Dermato-Funcional

Modalidades Terapêuticas nas Disfunções Estéticas

Instituto Phorte Educação
Phorte Editora

Diretor-Presidente
Fabio Mazzonetto

Diretora-Executiva
Vânia M. V. Mazzonetto

Editor-Executivo
Tulio Loyelo

Dermato-Funcional

Modalidades Terapêuticas nas Disfunções Estéticas

Fábio dos Santos Borges

Phorte editora

São Paulo, 2010

Dermato-Funcional: Modalidades terapêuticas nas disfunções estéticas

1ª reimpressão 2012

Rua Treze de Maio, 596
Bela Vista – São Paulo – SP
CEP: 01327-000 – Brasil
Tel/Fax: (11) 3141-1033
Site: www.phorte.com
E-mail: phorte@phorte.com

CIP-BRASIL. CATALOGAÇÃO-NA-FONTE
SINDICATO NACIONAL DOS EDITORES DE LIVROS, RJ

B731d
2.ed.

Borges, Fábio dos Santos
Dermato-Funcional: Modalidades terapêuticas nas disfunções estéticas / Fábio dos Santos Borges. - 2. ed. - São Paulo: Phorte, 2010.
il.

Inclui bibliografia
ISBN 978-85-7655-280-2

1. Dermatologia. 2. Pele - Doenças - Tratamento. 3. Fisioterapia. 4. Cuidados com a beleza. I. Título. II. Título: Modalidades terapêuticas nas disfunções estéticas.

10-1416. CDD: 616.5
CDU: 616.5

01.04.10 09.04.10 018376

Impresso no Brasil
Printed in Brazil

A grafia correta do termo *dermatofuncional* dá-se sem a utilização do hífen, porém, por solicitação do organizador, em virtude da publicação do reconhecimento da fisioterapia dermatofuncional, Resolução COFFITO, n. 362 de 20.5.2009, publicada no D.O.U. n. 112, Seção 1, em 16.6.2009, será utilizada a forma com o hífen (*dermato-funcional*) em todo o livro.

OBSERVAÇÃO IMPORTANTE

Como toda ciência, a Fisioterapia está sujeita a constantes desenvolvimentos. Pesquisas e experiências clínicas ampliam nossos conhecimentos, principalmente no que se refere a tratamentos e terapias medicamentosos. Tão logo nesta obra tenha sido citada uma dosagem ou uma aplicação, o leitor pode confiar que Autores e Editora preocuparam-se, em especial e de forma criteriosa, para que essa indicação *corresponda à situação de conhecimento mais atualizada por ocasião do término desta obra.*

Para as informações sobre indicações de dosagens e formas de aplicação, a Editora não assume quaisquer responsabilidades. *Todo o usuário é solicitado,* por meio de criteriosa avaliação das características dos equipamentos e/ou cosméticos utilizados e, dado o caso, após consulta de outros especialistas, confirmar se a indicação de dosagem ou a observância de contraindicações apresentam variações em relação às indicações constantes neste livro. Esta análise se faz necessária, principalmente, em produtos de raro emprego ou para aqueles que foram introduzidos recentemente no mercado. *Toda e qualquer dosagem e aplicação ocorre sob próprio e único risco do usuário.* Tanto os Autores como a Editora solicitam a todos os usuários que lhes comuniquem quaisquer irregularidades constatadas.

SOBRE O AUTOR

Fábio dos Santos Borges

Graduado em Fisioterapia em 1993 pela Faculdade de Reabilitação da ASCE – RJ.
Especialista em Docência Superior.
Especialista em Acupuntura.
Mestre em Ciências Pedagógicas.
Professor de Eletrotermofototerapia da Universidade Estácio de Sá – RJ.
Coordenador do curso de pós-graduação em Fisioterapia Dermato-Funcional da Universidade Gama Filho – RJ.

COLABORADORES

Alexsander Evangelista Roberto

Graduado em Fisioterapia em 2002 (Universidade Estácio de Sá – RJ).
Especialista em Fisioterapia aplicada à Tráumato-Ortopedia.
Diretor de Fisioterapia na Academia Rio Sport Center.
Fisioterapeuta do Al Ahli Sports Club – Qatar – em 2005.
Coordenador de Fisioterapia do Kashima Antlers – Japão – 2007 a 2010.
Doutorando na universidade Kanto Gakuen – Tokyo – Japão.

Aline Souza da Silva

Graduada em Fisioterapia em 2005 (Instituto Brasileiro de Medicina de Reabilitação – RJ).
Especialista em Fisioterapia Dermato-Funcional

Ana Carolina Assumpção

Graduada em Fisioterapia em 2005 (Instituto Brasileiro de Medicina de Reabilitação – RJ).
Especialista em Anatomia humana e Biomecânica (Universidade Castelo Branco – RJ).
Especialista em Biomecânica (Universidade Federal do Rio de Janeiro).
Especialista em Reeducação Postural Global – RPG/Souchard.

Andressa Marchi Chaves

Graduada em Fisioterapia em 2004 (Universidade Estácio de Sá – RJ).
Especialista em Fisioterapia aplicada à Tráumato-Ortopedia.
Formação no Conceito Mulligan.
Especialista em Fisioterapia apliacada à Saúde do Trabalhador (ênfase em Ergonomia).
Especialista em Docência.
Formação no Método Pilates.
Fisioterapeuta do Centro de Educação Física Almirante Adalberto Nunes (CEFAN) – Marinha do Brasil – RJ.

Ângela Tavares

Graduada em Biologia em 1972 (Universidade Gama Filho – RJ).
Graduada em Fisioterapia em 1992 (Universidade Castelo Branco – RJ).
Especialista em Docência do Ensino Superior.
Especialista em Reeducação Postural Global – RPG.
Especialista em Equoterapia – ANDE/UnB – Brasília.

Mestre em Educação – Orientação/Educação Sexual.
Professora de Fisioterapia na Graduação e na Pós-graduação em Saúde da Mulher – Fisioterapia Uroginecológica, Obstétrica e em Mastologia na Universidade Iguaçu (UNIG) – Itaperuna – RJ.
Supervisora de Estágio da Clínica Integrada de Fisioterapia da UNIG – Itaperuna – RJ.
Professora na Pós-graduação em Saúde da Mulher da PESTALOZZI – Niterói – RJ.
Membro da Sociedade Brasileira de Fisioterapia do Assoalho Pélvico – SOBRAFAP.

Cácia Rusenhack

Graduada em Cosmetologia (Universidade Castelo Branco – RJ).
Graduada em Fisioterapia em 2003 (Universidade Estácio de Sá – RJ).
Coordenadora e docente da Pós-graduação em Estética Clínica da Universidade Estácio de Sá – RJ.
Especialista em Fisioterapia Dermato-Funcional (Universidade Gama Filho – RJ).
Docente de Fisioterapia da Universidade Estácio de Sá – RJ.
Docente do Curso Superior de Estética e Cosmética da Universidade Estácio de Sá – RJ.
Docente da Pós-graduação em Adjunto de Medicina Estética da Universidade Castelo Branco – RJ.
Docente da Pós-graduação em Fisioterapia Dermato-Funcional da Universidade Gama Filho.
Diretora da Jeanne Balsan Cosméticos.
Membro do CIDESCO (Comitê Internacional de Estética e Cosmetologia).

Carmen Kligman Barguil

Graduada em Fisioterapia em 1991 pelo Instituto Brasileiro de Medicina de Reabilitação – RJ.
Especialista em Fisioterapia Aplicada à Neurologia e em Docência Superior pela Escola Superior de Ensino Helena Antipoff – ESEHA.
Especialista em Reeducação Postural Global – RPG (Universidade Estácio de Sá – UNESA).
Mestre em Educação – Mídia e Tecnologias (Universidade Iguaçu – UNIG).
Doutoranda em História das Ciências e da Saúde pela Casa de Oswaldo Cruz – COC/FIOCRUZ.

Célia Regina Fernandes de Carvalho

Licenciada e Bacharel em Química em 1980 (Faculdade de Humanidades Pedro II – RJ).
Licenciada e Bacharel em Química Industrial em 1984 (Faculdade de Humanidades Pedro II – RJ).
Especialista em Docência do Ensino Superior.
Especialista em Educação Profissional.
Mestre em Ensino de Biociências e Saúde.
Professora de Cosmetologia e Cosmetologia Aplicada na Universidade Estácio de Sá – RJ.
Coordenadora do curso de pós-graduação em Cosmetologia Aplicada na Universidade Estácio de Sá – RJ.

Ericka Kirsthine Valentin

Graduada em Fisioterapia em 2001 (Universidade Iguaçu – RJ).
Especialista em Fisioterapia Uroginecológica.
Especialista em Acupuntura e Eletroacupuntura.
Especialista em Terapia Manipulativa Integrada.
Membro da Associação Brasileira de Fisioterapia em Saúde da Mulher – ABRAFISM.
Membro da Sociedade Brasileira de Fisioterapia do Assoalho Pélvico – SOBRAFAP.
Fisioterapeuta Uroginecológica do Hospital Universitário Pedro Ernesto – HUPE.

Fabiana Barroso de Souza Borges

Graduada em Fisioterapia em 2000 (Universidade Castelo Branco – RJ).
Especialista em Fisioterapia na Unidade de Terapia Intensiva.

Especialista em Reeducação Postural Global – RPG.
Fisioterapeuta da Prefeitura Municipal de Campos dos Goitacazes – RJ.
Fisioterapeuta da Prefeitura Municipal de São João da Barra – RJ.

Flavia Acedo Scorza

Graduada em Fisioterapia em 2002 (Universidade Metodista de Piracicaba – SP).
Especialista em Fisioterapia Dermato-Funcional pela Universidade Gama Filho – SP.
Especialista em Fisioterapia aplicada à Tráumato-Ortopedia.
Especialista em Reeducação Postural Global – RPG.
Docente convidada do curso de Pós-graduação em Fisioterapia Dermato-Funcional da Universidade Gama Filho.

Flavia Maria Pirola

Graduada em Fisioterapia pela UNIFAE (Centro Universitário das Faculdades Associadas de Ensino de São João da Boa Vista – SP).
Especialista em Fisioterapia Dermato-Funcional pela UNIARARAS (Centro Universitário Hermínio Ometto).
Consultora Técnica e Fisioterapeuta Responsável da Bioset Indústria de Tecnologia Eletrônica em Rio Claro – SP.
Docente convidada do Curso de Pós-graduação em Fisioterapia Dermato-Funcional nas disciplinas de Eletrotermofoterapia e Laser da UNIARARAS, da UNAERP, da UNINOVE e da Universidade Gama Filho.

Helena Hanna Khalil Dib Giusti

Graduada em Fisioterapia pela UNITRI – Universidade do Triângulo Mineiro – MG.
Especialista em Fisioterapia Cardiorrespiratória.
Mestre em Fisioterapia – Dosimetria e Convalidação de Recursos Fisioterapêuticos.
Coordenadora do Curso de Especialização em Fisioterapia Dermato-Funcional e Estética – UNIARARAS (Centro Universitário Hermínio Ometto – PPG) – SP.
Docente do curso de Graduação em Fisioterapia – UNIARARAS (Centro Universitário Hermínio Ometto – PPG) – SP.
Pesquisadora da Bioset Indústria de Tecnologia Eletrônica.

Henrique Baumgarth

Graduado em Educação Física (Universidade Gama Filho – RJ).
Graduado em Fisioterapia (Instituto Brasileiro de Medicina e Reabilitação – RJ).
Especialista em Psicomotricidade (Universidade Estácio de Sá – RJ)
Especialista em Osteopatia (Fundação Educacional Lucas Machado – MG).
Mestre em Educação (Universidade Estácio de Sá – RJ).
Professor Titular da Universidade Estácio de Sá – RJ.
Professor Titular da Universidade Severino Sombra – RJ.
Professor Titular da Fundação Maria Campos – RJ.
Professor Titular do Instituto Osni Tadeu de Reflexologia e Pesquisa (IOR).
Presidente da Associação Brasileira de Crochetagem (ABCROCH).

Inês Cristina Alves da Silva

Graduada em Fisioterapia em 1994 (Universidade Castelo Branco – RJ).
Fisioterapeuta do Hospital Naval Marcílio Dias – Marinha do Brasil – RJ.
Especialista em Acupuntura pela Academia Brasileira de Artes e Ciencias Orientais.

Especialista em Fisioterapia Ortopédica pela Universidade Estácio de Sá – RJ.
Especialista em Reeducação Postural Global (RPG).
Formação em Drenagem Linfática Manual – Métodos Vodder e Leduc.
Membro do grupo de atendimento a pacientes mastectomizadas do Hospital Naval Marcílio Dias – Marinha do Brasil – RJ.

Ingrid Jardim de Azeredo Souza

Graduada em Fisioterapia em 2002 (Universidade Iguaçu – RJ).
Especialista em Fisioterapia Cinética Funcional.
Especialista em Acupuntura e Eletroacupuntura.

Isis Baumgarth

Graduada em Fisioterapia pela Universidade Estácio de Sá – RJ.
Graduada em Jornalismo pela UNIVERCIDADE – RJ.
Graduada em Publicidade pela Universidade Estácio de Sá – RJ.
Especialista em Linfodrenagem Manual Method Leduc e Vodder pela Faculdade ONCE em Madrid e pela Escola Vodder Argentina.
Coordenadora dos cursos de aperfeiçoamento de fisioterapia da Associação Brasileira de Crochetagem.

José Tadeu Madeira Oliveira

Graduado em Fisioterapia em 1990 (Sociedade Educacional Fluminense – RJ).
Especialista em Administração Escolar.
Mestre em Ciências Biológicas.

Luana Máximo da Silva

Graduada em Fisioterapia em 2005 (Instituto Brasileiro de Medicina de Reabilitação – RJ).
Especialista em Reeducação Postural Global – RPG.

Luiz Charles Araújo de Sá

Graduado em Medicina em 1988 (Universidade Federal do Rio Grande do Norte – RN).
Especialista em Cirurgia Plástica pelo curso de cirurgia plástica da PUC-Rio do Serviço do Prof. Ivo Pitanguy.
Membro especialista e Titular da Sociedade Brasileira de Cirurgia Plástica.
Membro da Sociedade Brasileira de Laser.
Membro fundador da Sociedade Brasileira de Queimadura.

Marcela Cister Cardoso

Graduada em Fisioterapia em 2005 (Instituto Brasileiro de Medicina de Reabilitação – RJ).
Especialista em Reeducação Postural Global – RPG.
Especialista no Método Pilates e Estabilização Segmentar.
Especialista em Acupuntura pela Academia Brasileira de Artes e Ciencias Orientais.
MBA em Gestão Hospitalar pela Universidade Federal do Rio de Janeiro (UFRJ).

Natale Ferreira Gontijo de Amorim

Graduada em Medicina em 1991 (Faculdade de Ciências Médicas de Minas Gerais – MG).
Especialista em Cirurgia Plástica pelo curso de cirurgia plástica da PUC-Rio do Serviço do Prof. Ivo Pitanguy.
Membro especialista e Titular da Sociedade Brasileira de Cirurgia Plástica.

Membro fundador da Sociedade Brasileira de Queimadura.
Professora assistente do curso de pós-graduação em cirurgia plástica do Prof. Ivo Pitanguy – PUC – Rio.

Oscar Ronzio

Professor Titular Cátedra Agentes Físicos Aplicados, carreira de Kinesiología e Fisiatria, Universidad Maimónides.
Professor Adjunto Cátedra de Reabilitação Computacional, carreira de Kinesiología e Fisiatria, Universidad de Morón – Buenos Aires – Argentina.
Docente Cátedra Agentes de Terapia Física, carreira de Terapia Física, Universidad del Salvador – Buenos Aires – Argentina.
Área de investigação em Kinesiología e Fisiatria. Universidad Maimónides.
Membro da Comissão Diretiva da Sociedade Argentina de Fisioterapia, S.A.F.
Membro da Comissão Diretiva Asociação Argentina de Terapia Física, A.A.T.F.

Patricia Froes

Graduada em Fisioterapia pela Faculdade de Ciências Médicas de Minas Gerais.
Especialista em Avaliação Fisioterapêutica pela Universidade Federal do Rio Grande do Norte – UFRN.
Mestre em Ciências da Saúde pela Universidade Federal do Rio Grande do Norte – UFRN.
Doutora em Ciências da Saúde pela Universidade Federal do Rio Grande do Norte – UFRN.
Docente do Curso de Fisioterapia – Universidade Potiguar – UNP/Natal – RN
Docente do Curso de Fisioterapia – Faculdades para o desenvolvimento do Rio Grande do Norte - FARN/Natal – RN.
Docente de Pós-graduação em Fisioterapia Dermato-Funcional: UNP (RN), Faculdades Integradas do Recife – FIR e Redentor (PE), Farias de Brito e UNIFOR (CE).
Coordenadora do Estágio Supervisionado em Fisioterapia Dermato-funcional da Universidade Potiguar – Natal – RN.

Paula Gasparini Garcia

Graduada em Fisioterapia em 2003 (Faculdade Integrada do Recife – PE).
Especialista em Fisioterapia Dermato-Funcional.

Regina Rossetti

Graduada em Fisioterapia em 1990 (Universidade de Ribeirão Preto – SP).
Fisioterapeuta da Unidade de Tratamento de Queimaduras da Santa Casa de São José dos Campos – SP.
Especialista em Dermotonia pela Ecole Internationale de Dermotonie – Palper-Rouler – Valence – França
Especialista em Cosmetologia.
Mestranda em Ciências da Saúde.

Rodrigo Soliva Jahara

Graduado em Fisioterapia pela Universidade Gama Filho.
Especialista em Fisioterapia Dermato-Funcional pela Universidade Gama Filho.
Especialista em *Peeling* Químico desde 1998 e Carboxterapia desde 2004.
Chefe da equipe de Fisioterapeutas da Clínica Estetique Center e da Clínica Espaço Saúde – RJ.
Membro da equipe do Dr. Carlos Alberto Miranda (Cirurgião Plástico – RJ).
Membro da equipe do Dr. Daniel Jahara (Oftalmologista / Esp. Cirurgia Palpebral – RJ).
Membro Titular da Associação Brasileira de Cosmetologia, da Câmara Técnica de Fisioterapia.
Dermato-Funcional do CREFITO 2 e da Associação dos Fisioterapeutas do Brasil.

Docente convidado do curso de Pós-graduação em Fisioterapia Dermato-Funcional da Universidade Gama Filho e da Interfisio.
Docente convidado do curso de Pós-graduacão em Estética Clinica da Universidade Estácio de Sá – RJ.

Valéria de Morais

Graduada em Fisioterapia em 2003 (Universidade Estácio de Sá – RJ).

Vilma Natividade da Silva Santos

Graduada em Fisioterapia em 1999 (Universidade do Grande ABC – SP).
Formada em Estética em 1987 (SENAC – Recife).
Especialista em Fisiologia Humana Faculdade de Medicina ABC.
Mestre em Ciências pela disciplina de Cirurgia Plástica e Reparadora pela Unifesp.

Yuri Alexander de Oliveira Afonso

Graduado medicina pela Universidade Federal do Rio Grande do Norte – UFRN.
Médico especialista associado da Sociedade Brasileira de Cirurgia Plástica – SBCP.

DEDICATÓRIA

A Deus Pai, infinito em sua misericórdia, que continua derramando bênçãos sem medidas em minha vida, e que permitiu que a continuação desta obra literária existisse.

Aos meus queridos filhinhos, Juninho e Felipe, que, mesmo distantes, principalmente por minha intensa atividade profissional, continuam como minha fonte de inspiração para continuar trabalhando, e nisso reúno forças para vencer as dificuldades encontradas no dia a dia de minha vida pessoal e profissional.

AGRADECIMENTOS

A Cristo Jesus, que continua me justificando diante do Pai todos os dias, que continua o alicerce para minhas atividades pessoais e profissionais, e que me deu direção para continuação desta obra.

Aos competentes colaboradores, que, com dedicação e disponibilidade, sacrificando horas de lazer e descanso, possibilitaram a continuação desta obra. Certo de poder contar com vocês em novos desafios, o meu muitíssimo obrigado.

Aos meus queridos pais, que com grande sacrifício conseguiram educar-me e, sem medir esforços, continuam me apoiando, permitindo que eu continue trilhando caminhos de conquistas e vitórias profissionais, fazendo-me reconhecer que sem eles eu não conseguiria chegar até aqui. Meu amor por vocês é infinito.

À Phorte Editora, que continua confiando em nosso trabalho, permitindo a continuação desta obra.

A todos os meus alunos, que têm servido de fonte de inspiração para continuar investigando e com isso, permitido meu constante crescimento profissional.

"Bem-aventurado o homem que acha sabedoria e adquire conhecimento; porque melhor é o lucro que ela dá do que o da prata, e melhor a sua renda do que o ouro mais fino."

(Provérbios 3, 13-14)

PREFÁCIO DA SEGUNDA EDIÇÃO

Manda-me os ditames de minha consciência reconhecer a importância de uma obra científica. Prefaciar a mesma literatura em suas duas edições constitui uma verdadeira conspiração do universo mostrando o valor do respeito profissional e principalmente a manifestação de uma grande amizade.

Há anos, acompanho o trabalho de Fábio dos Santos Borges, fisioterapeuta renomado, consciente de sua responsabilidade social e ávido por propiciar o crescimento profissional não somente dele, mas de todos que os cercam: alunos de graduação e pós-graduação, seus colegas de trabalho e seus amigos. Esta obra resulta de luta árdua e dedicação plena. Somente um "EDUCADOR", que merece o realce em maiúsculas, pode transformar esse esforço em um ideal concretizado, pois a instrução é dote que não se gasta, direito que não se perde, liberdade que não se limita.

Seus diferentes capítulos abordam com propriedade os assuntos relacionados com a "estética funcional", a beleza da obra que não ofusca em nenhum momento o rigor científico, traduz bem a personalidade do autor. Essa literatura, em seus 27 capítulos, apresenta assuntos complexos numa linguagem didática que alicerçado de uma riqueza de ilustrações fotográficas explicativas, permite ao leitor um aprendizado integral.

Novamente, com muito orgulho, felicito o amigo pelo enriquecimento de sua obra, que não hesito em recomendar. E que a Fisioterapia se enriqueça e se propague.

Prof. José Tadeu Madeira de Oliveira – MSci

PREFÁCIO

Em um gesto extremamente gentil, o autor desta obra intimou-me a prefaciá-la. Dessa forma, a par de sensibilizar-me pela distinção conferida, não posso esconder o agrado que me proporcionou ao ensejar-me às primícias da leitura desta literatura. Estudioso e idealista como é, Fábio Borges não se conformou em realizar apenas uma obra de divulgação.

Saúdo a sua aparição, particularmente por atenuar a escassez do nosso meio bibliográfico no tocante a trabalhos com este eixo temático. Contam a seu favor com maior experiência e por que não proclamar? Tem-se dedicado com mais atenção e diligência a assuntos que dizem tão de perto a interesses da qualidade de vida.

Seus conhecimentos advêm de muita pesquisa séria e constante, de sua experiência profissional de alto nível e de sua dedicação.

Trata-se de obra de grande atualidade, que focaliza os problemas da estética corporal e dos recursos fisioterapêuticos que envolvem esta prática com grande acuidade e, direi mesmo, com grande coragem, pois o autor não raro oferece soluções novas que fogem ao rancor do tradicionalismo.

Composto para auxiliar ao profissional na sua ansiedade natural, o autor teve o máximo cuidado em usar uma linguagem simples, cujo sentido pode ser rapidamente assimilado, adotando uma sistemática de desenvolvimento gradual, sem fracionamento do raciocínio.

Não será fora de propósito, ainda, realçar a metodologia adotada na construção desta literatura, em que os assuntos se sucedem ao saber de uma sequência e num tom expositivo que conduzem o leitor a enfronhar-se insensivelmente nos meandros de um novo universo, sem fadigas e sem esforços mnemônicos para aprender a globalidade da matéria.

Inegavelmente, trata-se de um trabalho útil e oportuno, sério, de excelente nível, mas que para atender a estes requisitos não perdeu a qualidade. Antes, com muita semelhança com o seu próprio autor, é atual, bem formado e capaz de se prestar, a um só tempo, para embasamento teórico e para roteiro seguro para a atuação clínica.

Ao felicitá-lo pela literatura, que não hesito em recomendar, auguramos a esta obra um acolhimento à altura de seus méritos, e que a fisioterapia se enriqueça e se propague.

Prof. José Tadeu Madeira de Oliveira – MSci

Sumário

Capítulo 24

Carboxiterapia 585

Flavia Acedo Scorza
Rodrigo Soliva Jahara

Capítulo 25

Radiofrequência 607

Oscar Ronzio
Patrícia Froes Meyer

Capítulo 26

Luz Intensa Pulsada 627

Flávia Maria Pirola
Helena Hanna Khalil Dib Giusti

Capítulo 27

Crochetagem– Aplicação na Dermato-Funcional 653

Henrique Baumgarth
Isis Maia Baumgarth

Índice 665

Introdução

Tudo isso começou há algum tempo, quando os fisioterapeutas observaram, no trabalho das esteticistas, uma oportunidade para atuação profissional. Isso ocorreu quando observaram os recursos utilizados na prática estética e verificaram que a fisioterapia dominava plenamente tais recursos, tanto no aspecto teórico quanto no prático. Assim, a classe fisioterapêutica começou a interessar-se pelo assunto, surgindo, então, uma área de atuação chamada *Fisioterapia aplicada à Estética,* com o objetivo de tratar eficazmente os distúrbios estéticos. Entretanto, logo os fisioterapeutas puderam verificar que podiam oferecer muito mais às suas clientes, em virtude de possuírem uma formação mais abrangente que a das esteticistas. Surgiu, portanto, uma nova denominação para esta atividade profissional chamada *Fisioterapia dermato-funcional*, não só com o objetivo de prover a recuperação físico-funcional dos distúrbios endocrinometabólicos, dermatológicos e musculoesqueléticos, mas que se apresenta com um caráter assistencial mais amplo com relação ao trabalho puramente "estético" realizado anteriormente, principalmente no tocante à saúde da mulher.

Atualmente, a Fisioterapia dermato-funcional vem se constituindo em uma especialidade bastante procurada no meio acadêmico, principalmente porque oferece oportunidades de trabalho para os recém-egressos das instituições de ensino superior. Diante desta situação, os profissionais formados vêm buscando, além de cursos de formação e especialização na área dermato-funcional, material didático especializado sobre o assunto com o objetivo de alcançar condições ideais de inserção neste mercado promissor para quem tem conhecimentos específicos.

Diante disto, o objetivo desta obra foi reunir conhecimentos diversificados e específicos acerca das modalidades terapêuticas disponíveis para fisioterapeutas e esteticistas no tocante ao tratamento das disfunções estéticas e daquelas de caráter reabilitacional, procurando com isso permitir que se possa elaborar propostas terapêuticas eficazes baseadas em fundamentos teóricos e práticos advindos da experiência dos autores desta obra.

Certo de que esta obra irá gerar discussões e opiniões divergentes quanto à experiência dos autores, esperamos contribuir para o engrandecimento cultural e profissional dos leitores, pois estamos cientes de que nenhuma obra literária é completa e absolutamente correta, mas o importante é que proporcione o interesse pela pesquisa, no intuito de fazer que as próximas edições atendam muito mais aos anseios daqueles que buscam melhor capacidade técnica para atuação profissional.

Capítulo 1

Ultrassom

Objetivos

Fábio dos Santos Borges

Objetivamos, com este capítulo, elucidar alguns aspectos relevantes relacionados à terapêutica ultrassônica nas afecções relacionadas à clínica dermato-funcional. Nesta parte do livro, o leitor terá a oportunidade de rever e compreender alguns conceitos biofísicos que foram descritos de forma associada à prática do profissional dermato-funcional no intuito de modular suas atitudes terapêuticas. Procuramos ainda descrever as propriedades da sonidoterapia, principalmente aquelas relacionadas à estrutura física do equipamento, na tentativa de fornecer meios para que seu manuseio e sua manutenção garantam eficácia do ato terapêutico. Por meio da descrição dos efeitos fisiológicos e terapêuticos, buscamos ainda elucidar como o ultrassom é capaz de influenciar no tratamento de afecções, não só da clínica dermato-funcional, mas de outras áreas de atuação da fisioterapia. Por fim, mostramos, pelas indicações e contraindicações, as possibilidades terapêuticas relacionadas ao ultrassom, para que o profissional dermato-funcional consiga interagir de forma ampla e segura junto ao paciente/cliente que busca intervenção fisioterapêutica dermato-funcional.

O ultrassom terapêutico vem se constituindo num recurso altamente utilizado por profissionais que atuam na área de fisioterapia dermato-funcional, em virtude de poder prover ótima resposta terapêutica a algumas afecções, por exemplo a cicatrização acelerada pós-cirurgia plástica, a fonoforese com produtos cosméticos etc.

Entretanto, existem ainda alguns efeitos atribuídos ao ultrassom terapêutico que carecem de comprovação científica, pois advêm de condutas antigas adotadas, muitas vezes, por um apelo comercial de empresas de aparelhos e cosméticos, ou pela falta de conhecimento técnico-profissional acerca das peculiaridades terapêuticas envolvendo o uso do ultrassom.

Embora o aparelho de ultrassom terapêutico tenha suas ondas sonoras produzidas por meio de corrente elétrica, o ultrassom não se enquadra na lista de recursos eletroterapêuticos, e sim termoterapêuticos pelo fato de produzir algum tipo de efeito térmico. Há alguns autores que classificam o ultrassom como recurso sonidoterapêutico.

ULTRASSOM

Som é toda onda mecânica perceptível ao ouvido humano. Estas ondas estão compreendidas, aproximadamente, entre frequências de 20 Hz a 20.000 Hz. Os sons de frequências abaixo ou acima deste espectro de frequência são inaudíveis ao ouvido humano, sendo denominados, respectivamente, *infrassons e ultrassons*.

As ondas sonoras podem ser geradas de forma mecânica por um objeto que vibra, por exemplo o diapasão. Em Fisioterapia e/ou Medicina, as ondas sonoras utilizadas para terapêutica ou diagnóstico são geradas por instrumentos chamados transdutores.

Por terapia ultrassônica entende-se: tratamento mediante vibrações mecânicas com uma frequência superior a 20.000 Hz. As frequências do ultrassom usadas terapeuticamente podem oscilar entre 0,7 MHz e 3 MHz.[1]

O aparelho de ultrassom terapêutico consiste de um console, considerando o aparelho propriamente dito, que possui um circuito apropriado para receber a corrente elétrica da rede comercial e transformá-la em oscilações elétricas de alta frequência. Essas oscilações são conduzidas ao transdutor (cabeçote), construído com um cristal piezelétrico. Ao receber a corrente elétrica, esse cristal muda a sua espessura na mesma frequência das oscilações elétricas recebidas, emitindo, assim, ondas ultrassonoras. O circuito interno do aparelho pode fazer a carga elétrica emitida ao cristal manter as oscilações, fazendo as mudanças na espessura do cristal ocorrerem de forma constante, produzindo o ultrassom contínuo. Esse circuito possui também um controlador que pode "ligar" e "desligar" o oscilador, produzindo uma saída de ondas sonoras de forma pulsada. Normalmente, as frequências de oscilação dos cristais piezelétricos dos aparelhos de ultrassom terapêutico são de 1 MHz e 3 MHz.

ASPECTOS BIOFÍSICOS

Propagação

As ondas sonoras necessitam de um meio para se propagarem (líquido, sólido e gasoso); ou seja, o som não se propaga no vácuo.

A propagação da energia ultrassônica nos tecidos depende principalmente de dois fatores: características de absorção do meio biológico e reflexão da energia ultrassônica nas interfaces teciduais.[2]

A velocidade de propagação da onda ultrasssonora é maior nos meios onde há maior agregação molecular, ou seja, onde as moléculas estão mais próximas umas das outras (maior densidade de massa).[1,3] Assim, o som se propaga mais rapidamente nos sólidos do que nos líquidos e nos gases. A velocidade de propagação do som[4] no ar é de 343 m/s, e na água salgada é de, aproximadamente, de 1.500 m/s. As ondas sonoras[3] na faixa de 1 MHz se propagam nos tecidos moles com uma velocidade de 1.540 m/s, e pelo osso compacto com 4.000 m/s.

Nos tecidos, onde a velocidade de propagação é maior, as moléculas estão mais próximas umas das outras. Dessa forma, uma pequena agitação em uma molécula afeta as outras moléculas circunvizinhas, fazendo que uma onda de vibração propague-se pelo meio sonado, favorecendo assim o deslocamento da onda sonora.

Nos tecidos orgânicos, a velocidade de propagação do ultrassom pode variar de acordo com as características dos tecidos (maior ou menor agregação molecular), ou seja, o som se propaga mais rápido no tecido ósseo do que no músculo, assim como no músculo mais rápido que na gordura.

Efeito piezelétrico

A piezeletricidade, descoberta por Pierri e Jaques Curie em 1880, é um fenômeno natural encontrado em certos cristais minerais, tais como o germânio e o quartzo, mas pode também ser sintetizado comercialmente, por exemplo, com chumbo, zinco e titânio. Este cristal piezelétrico é capaz de transformar energia mecânica em energia elétrica e seu reverso: elétrica em mecânica. Quando um cristal piezelétrico é comprimido ou deformado por meio mecânico, uma pequena carga elétrica pode resultar no interior deste cristal; de modo inverso, se uma carga elétrica for imposta ao cristal, uma vibração da deformação mecânica da estrutura molecular do cristal pode ocorrer.[5]

O ultrassom é gerado por um transdutor, que corresponde a um dispositivo que transforma uma forma de energia em outra. No caso do ultrassom terapêutico, o transdutor transforma a energia elétrica em energia mecânica, por ação do cristal piezelétrico presente no transdutor.[6]

Existem dois tipos de efeito piezelétrico: *direto* e *indireto*. O efeito piezelétrico direto corresponde à geração de uma voltagem elétrica pelo cristal, quando este está se comprimindo ou se expandindo. O efeito piezelétrico indireto ou inverso é criado quando uma corrente alternada propaga-se através do cristal, produzindo compressão ou expansão em sua estrutura. A mudança de polaridade da corrente alternada é que faz o cristal mudar sua espessura e, desse modo, vibrar na frequência da oscilação elétrica. As ondas ultrassônicas são geradas pelo efeito piezelétrico indireto, pois quando o cristal sofre mudança em sua espessura acaba por emitir ondas sonoras (Figura 1.1).[7]

Os efeitos piezelétricos no corpo humano são observados especialmente no tecido ósseo, nas fibras de colágeno e nas proteínas corporais. É possível que estes efeitos influenciem os efeitos biológicos do ultrassom.[1]

Para aplicar as cargas elétricas no cristal piezelétrico, podem ser fixados eletrodos de metal ao cristal. Esse cristal é fixado, por uma de suas faces, em uma superfície metálica no cabeçote do ultrassom. A face oposta fica no ar fazendo que quase toda energia da vibração seja transmitida do cristal para a superfície metálica do cabeçote, e daí para o meio de acoplamento e para os tecidos orgânicos.[4]

Isso contraria o conceito erronêo por parte de alguns profissionais quanto ao fato de o fisioterapeuta, ao segurar no corpo do transdutor, receber algum tipo de onda ultrassônica em sua mão. Isso não ocorre, pois as ondas sonoras, com frequência na faixa do mega-hertz, "não se propagam" no ar. Portanto, é praticamente impossível que haja emissão de ondas sonoras além da face frontal do transdutor.

Os cristais de quartzo não estão sendo mais utilizados. Eles necessitam de uma voltagem alta para emitirem ondas ultrassônicas. Atualmente, os cristais utilizados nos aparelhos de ultrassom são os cristais cerâmicos, e os mais empregados na fisioterapia são os de titanato zirconato de chumbo (PZT) (Figura 1.2), titanato de bário, e o níquel-ferrite de cobalto. A liga entre chumbo, zircônio e titânio é um excelente sintético pela sua durabilidade e eficiência em converter corrente elétrica em vibrações mecânicas, ou seja, os cristais cerâmicos possuem maior estabilidade estrutural, maior rendimento acústico, maior resistência à queda (menos sensíveis a choques mecânicos) e menor preço. Possuem ainda a capacidade de manter suas propriedades piezelétricas quando, em uso, atingem temperaturas mais altas.[1]

Um feixe de ultrassom que flua de um cristal de baixa qualidade poderia ser a razão da dor sentida por pacientes e a causa de aquecimento desigual do cabeçote.[7]

Atualmente, encontramos no mercado equipamentos de ultrassom utilizando um cristal com formato diferente, trata-se do ultrassom focalizado de alta intensidade – High Intensity Focused Ultrasound (HIFU). É uma técnica minimamente invasiva, de alta precisão, que utiliza ondas de ultrassom de alta intensidade focalizados no interior dos tecidos.

Em 1989, três grupos de estudos europeus se uniram e iniciaram um projeto para desenvolver um tratamento eficiente e não cirúrgico para o câncer de próstata localizado. Depois de dez anos de desenvolvimento, o HIFU foi aprovado para o tratamento na Europa. Atualmente, está sendo usado em toda a Europa, Rússia, Japão e em outros países asiáticos. No inicio da década de 2000, recebeu a aprovação do governo canadense e também

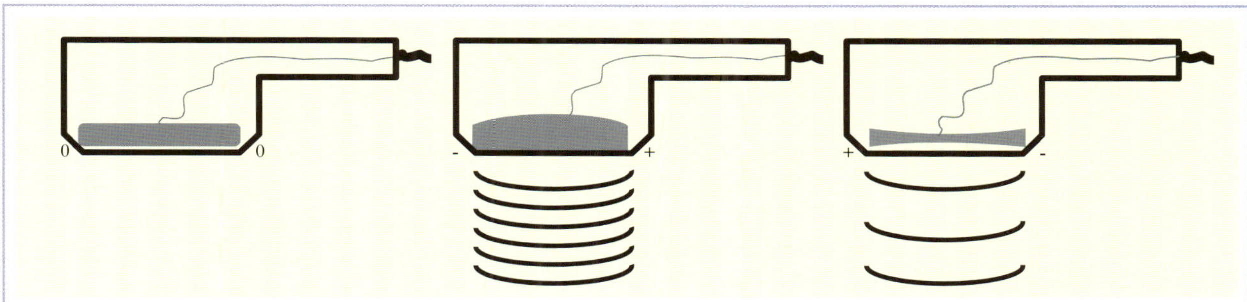

Figura 1.1 Efeito piezelétrico indireto (invertido): deformação do cristal piezelétrico no interior do transdutor diante de uma corrente alternada, produzindo ondas sonoras (ondas de tração e compressão).

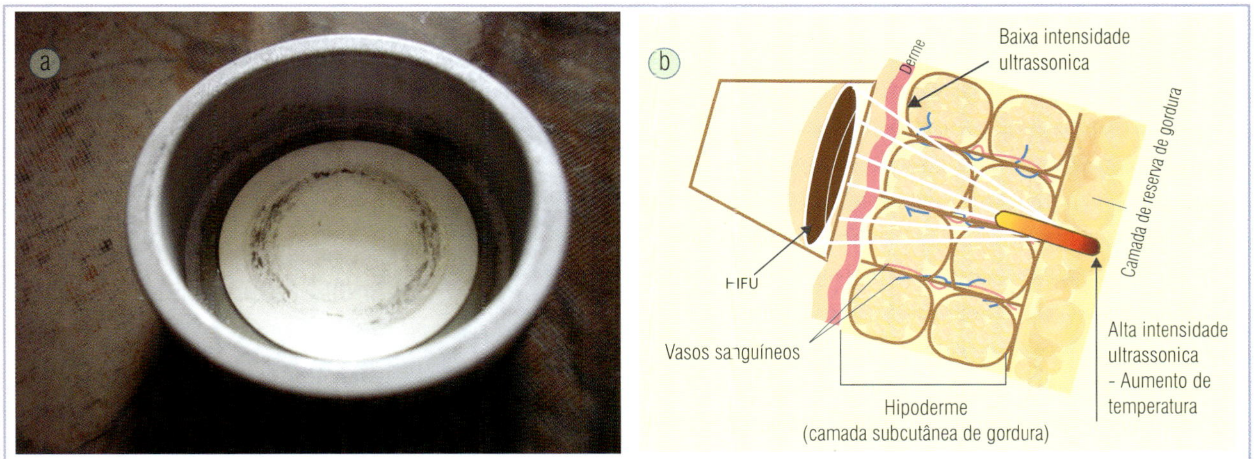

Figura 1.2 a) Aspecto do cristal de PZT acondicionado nos cabeçotes do ultrassom; b) Aspecto do cristal côncavo do HIFU, repare a convergência das ondas sonoras potencializando a energia depositada na área focalizada.

foi aprovado pelo Food and Drug Administration (FDA) nos Estados Unidos. Seu desenvolvimento fez adquirir notoriedade no tratamento de tumores de próstata e exames ultrassonográficos de precisão. Os equipamentos de HIFU possuem, diferentemente dos equipamentos tradicionais de ultrassom, um cristal piezoelétrico com formato côncavo que faz as ondas ultrassônicas serem convergidas para um único ponto com aumento da energia depositada (Figura 1.2b), isso a faz obter um alto poder "destrutivo" sobre as estruturas tratadas. A frequência de ondas pode variar de acordo com o fabricante, nos procedimentos de estética giram em torno de 0,2 MHz a 4 MHz, e a intensidade do ultrassom no ponto focalizado pode ultrapassar 1.000 W/cm^2. A temperatura no foco atinge cerca de 65 °C a 85 °C, temperatura necessária para destruir os adipócitos.

O método para o tratamento de gordura localizada baseia-se na capacidade das ondas ultrassônicas se propagarem através da pele e se focalizarem em pontos específicos do tecido gorduroso subcutâneo, onde são absorvidas e convertidas em calor. O método, embora relativamente ablativo, não tem características cirúrgicas e tem a vantagem de ser feito em regime ambulatorial, com a particularidade de provocar a destruição tecidual de modo muito preciso, sem afetar as estruturas adjacentes, o que minimiza o risco de lesão, principalmente, na pele. Não tem efeito cumulativo, isso é, não impede tratamentos complementares posteriores.

Ondas de compressão/tração

Há dois tipos de ondas sonoras que se propagam através de um meio: as ondas longitudinais e as transversais. Em uma onda longitudinal, a influência no meio molecular (sólido e líquido) ocorre na direção de sua propagação. Nesta direção, ocorrem regiões de alta densidade molecular, *ondas de compressão* (onde as moléculas do meio estão comprimidas), e regiões de baixa densidade molecular, *ondas de descompressão ou rarefação* (tração) (onde as moléculas estão separadas/expandidas) (Figura 1.3). As ondas transversais ocorrem quando as moléculas (somente em meio sólido), sob influência do campo ultrassônico, deslocam-se em uma

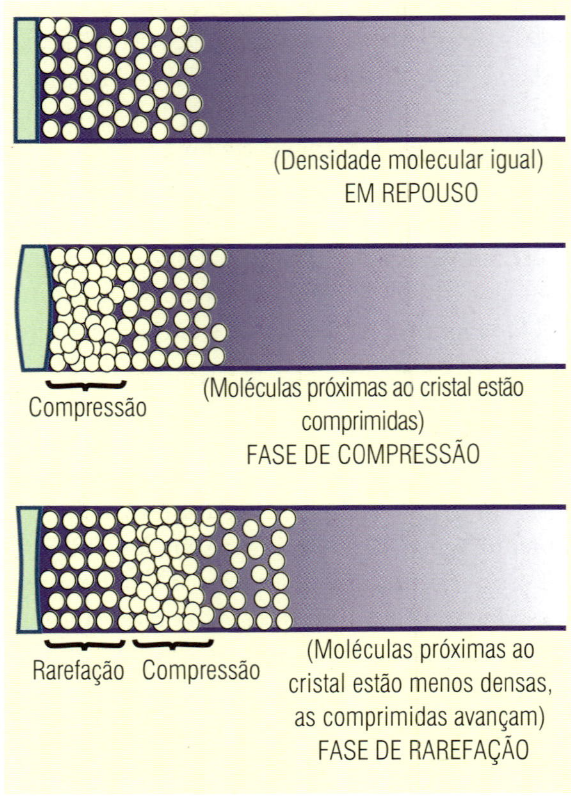

Figura 1.3 Representação esquemática da influência das ondas de compressão e rarefação no meio molecular.

direção perpendicular em relação à direção das ondas que estão se movendo (Figura1.4).[1,3,4,7,8]

Particularmente, as ondas longitudinais ocorrem na maioria dos tecidos moles e, consequentemente, apresentam maior percentual de utilização terapêutica. As ondas transversais ocorrem somente no tecido ósseo.

Impedância acústica

A impedância acústica pode ser caracterizada pela resistência oferecida pelos tecidos à passagem das ondas ultrassonoras. Cada tecido tem uma impedância acústica diferente.

Obtemos a impedância acústica de um determinado meio, multiplicando a densidade deste meio (densidade de massa) pela velocidade da onda sonora que se propagará através dele.[1,4,7] Há uma velocidade de propagação da onda sonora em cada meio particular. Esta velocidade é dependente da densidade e da elasticidade deste meio.

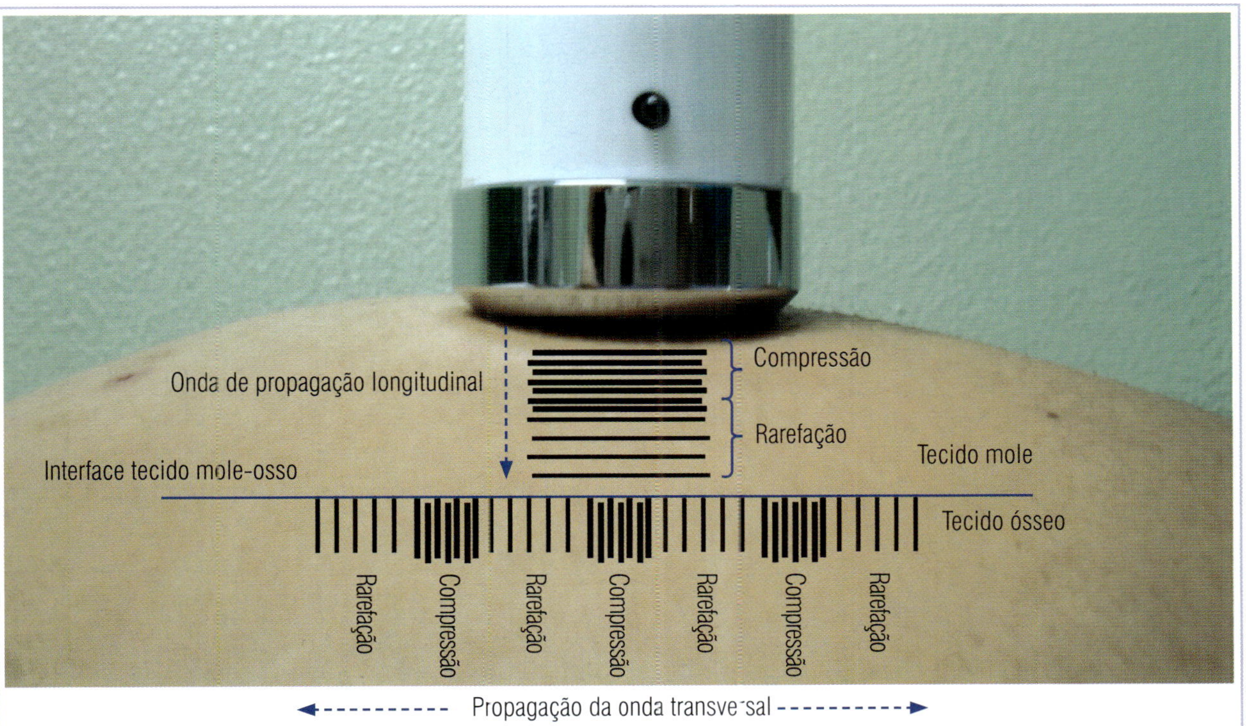

Figura 1.4 Representação da propagação das ondas longitudinais e transversais.

Quanto maior a agregação molecular do meio, maior será a impedância acústica. Isso tende a contrastar com a teoria da propagação da onda sonora, indicando que, quando as moléculas estão mais próximas umas das outras (maior densidade de massa), maior será a velocidade de propagação da onda sonora, ou seja, a capacidade de transmissão é inversamente proporcional à impedância acústica. Tal fato poderia parecer estranho se não considerássemos a absorção das ondas sonoras no meio, ou seja, nos meios de maior agregação molecular ocorre maior interação das ondas sonoras com a estrutura molecular do meio, fazendo que sejam mais absorvidas, diminuindo a energia sonora e caracterizando maior resistência à passagem das ondas, ou uma maior impedância.

Ressaltamos ainda que quanto maior a impedância acústica maior tende a ser o aquecimento tecidual. Se uma energia ultrassônica fosse transmitida com pouca resistência tecidual (menor impedância acústica, menor absorção) menor seria o aumento de temperatura nos tecidos tratados.

Hoogland[1] propôs, na Tabela 1.1, valores de impedância acústica para determinados meios que podem ser tratados pelo ultrassom, ou que constituam interfaces por onde as ondas sonoras trafeguem durante a terapia.

Tabela 1.1 Valores de impedância acústica

Meio	Impedância Acústica Z_S (Kg/m²s)
Alumínio	$13,8 . 10^6$
Sangue	$1,6 . 10^6$
Osso	$6,3 . 10^6$
Vaso Sanguíneo	$1,7 . 10^6$
Gel	$1,8 . 10^6$
Pele	$1,6 . 10^6$
Músculo	$1,6 . 10^6$
Água (20 °C)	$1,5 . 10^6$
Gordura	$1,4 . 10^6$
Ar	$0,0004 . 10^6$

Fonte: Hoogland, 1986.

Reflexão

Ocorre quando uma onda sonora emitida volta ao meio de origem (Figura 1.5), conservando sua frequência e velocidade. A reflexão em uma superfície ocorre quando a impedância acústica de dois meios por onde se propagam as ondas sonoras forem diferentes. Se os dois meios possuírem a mesma impedância acústica, isso não ocorrerá.

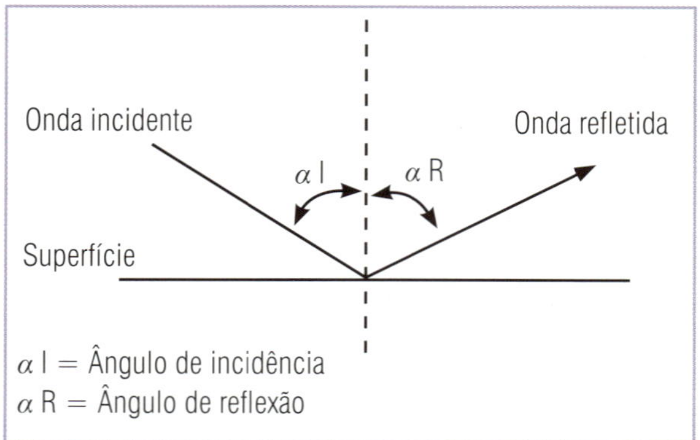

Figura 1.5 Representação da reflexão da onda ultrassônica.

A reflexão é proporcional à diferença de impedância acústica dos dois meios,[1,4,7,9] ou seja, quanto maior a diferença de impedância acústica entre os meios, maior a reflexão ocorrida entre eles.

Na utilizacão prática do ultrassom, é importante que promovamos um perfeito acoplamento entre o cabeçote e a pele do indivíduo tratado, utilizando uma substância de acoplamento; do contrário, haverá a presença de ar entre o cabeçote e a pele, formando uma interface refletora do feixe ultrassônico. Portanto, o objetivo do uso da substância de acoplamento é eliminar a presença de ar existente entre o transdutor e a parte que está sendo tratada, a fim de prover maior eficácia na transmissão de ondas ultrassônicas para os tecidos. O ideal é que utilizemos uma substância de acoplamento que apresente uma impedância acústica próxima a da pele, a fim de minimizar a quantidade de ondas refletidas quando estas passarem da substância de acoplamento para a pele. Além disso, o meio acoplante deve possuir suficiente viscosidade para permitir o deslizamento do ultrassom sobre a superfície a tratar.

Os agentes acopladores utilizados comumente são os géis preparados comercialmente, a água e o óleo mineral, mas os géis constituem os acoplantes mais eficientes para transmissão das ondas sonoras e na elevação da temperatura tecidual até níveis terapêuticos.[7,10] De acordo com Guirro e Guirro,[11] as formulações em gel apresentam uma porcentagem de transmissão maior do que na forma de creme ou unguento. Casarotto et al.[12] relataram que a água e o gel apresentam os menores coeficientes de reflexão e atenuação, os maiores coeficientes de transmissão e uma impedância acústica mais próxima à da pele, causando uma reflexão menor nesta interface.

Verificamos, portanto, a importância de utilizarmos o gel como substância de acoplamento, pois como ele tem impedância acústica próxima à da pele (Tabela 1.1) a reflexão ocorrida no nível da pele, quando as ondas ultrassônicas passarem do gel para a pele, serão minimizadas. Devemos, portanto, atentar para algumas substâncias que possuam propriedades terapêuticas e são utilizadas como meio acoplante do ultrassom na prática da fisioterapia dermato-funcional, pois são fabricados com vários princípios ativos (principalmente na terapêutica anticelulítica), na maioria das vezes sem critérios quanto à formatação estrutural da substância de acoplamento, proporcionando a comercialização de produtos em forma de creme ou pomada ou com alteração das características da estrutura do gel. Estes produtos tendem a dificultar a penetração das ondas sonoras, pois normalmente apresentam comportamento impróprio para a transmissão das ondas sonoras.

Podemos verificar na Tabela 1.2 a relação da proporcionalidade da reflexão em relação à diferença de impedância acústica a partir da reflexão ocorrida nos limites entre as interfaces com impedância acústica diferentes. Verificamos que na interface gordura-músculo a reflexão é de 0,8%, e na interface músculo-osso é de 34,5%. Entendemos, com isso, que a diferença de impedância acústica entre os tecidos músculo e osso é maior que entre a gordura e o músculo.

Tabela 1.2 Reflexão ocorrida em alguns limites entre interfaces com impedâncias acústicas diferentes

Interface	Reflexão
Alumínio – ar	100%
Alumínio – substância de acoplamento	60%
Substância de acoplamento (gel) – pele	0,1%
Pele – tecido subcutâneo (gordura)	0,9%
Água – tecido subcutâneo (gordura)	0,2%
Tecido subcutâneo (gordura) – tecido muscular	0,8%
Tecido muscular – tecido ósseo	34,5%
Pele – ar	100%

Fonte: Hoogland, 1986.

No corpo, só há reflexão significativa (ao redor de 30%) nas transições entre tecidos moles e osso.[1]

A partir da Tabela 1.2, verificamos também a importância de só proporcionarmos a saída de ondas sonoras através do transdutor quando ele estiver com algum meio de contato em sua superfície metálica emissora de ultrassom, pois na interface alumínio-ar ocorre 100% de reflexão, ou seja, toda vez que utilizarmos o ultrassom sem que o cabeçote esteja acoplado ou com algum meio acoplante, as ondas sonoras serão refletidas no ar e voltarão para o transdutor, podendo levar a algum problema técnico, e até mesmo descalibrar o aparelho. Low e Reed[4] informaram que a energia ultrassônica refletida pode causar aquecimento no cabeçote e, possivelmente, dano no próprio transdutor. Segundo alguns autores,[6,8] isso se deve ao fato de as ondas sonoras com frequências na faixa do megahertz não se propagarem no ar. Daí a importância de utilizarmos uma substância de acoplamento que impeça a formação de camadas ou bolhas de ar entre o cabeçote e a pele. A Figura 1.6 mostra um erro comum na técnica de aplicação, em que o cabeçote perde o contato com a pele, podendo provocar reflexão das ondas sonoras em sua superfície.

Atualmente, esse problema de reflexão com o desacoplamento do cabeçote da pele tem sido minimizado com o microprocessamento dos novos equipamentos, pois estes têm sido fabricados com dispositivos eletrônicos que detectam a ausência de acoplamento e interrompem a emissão de ondas sonoras, evitando o superaquecimento do cabeçote, assim como possíveis danos ao transdutor. Nos equipamentos que não dispõem desses dispositivos de interrupção de ondas sonoras, o superaquecimento do transdutor também pode ocorrer em virtude de um acoplamento imperfeito deste em relação à superfície da pele, assim como, com o uso de transdutores com grande área de superfície empregando pouca substância de acoplamento.

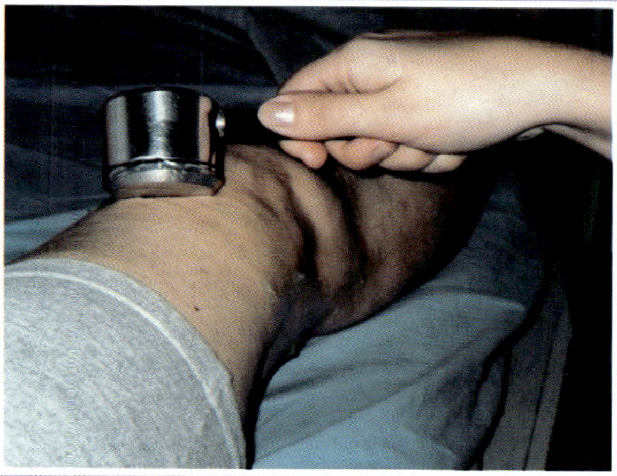

Figura 1.6 Erro metodológico na aplicação do ultrassom, em que o aparelho perde o contato com a superfície tratada.

Refração

A refração ocorre quando uma onda emitida passa para outro meio (interface diferente) e desvia sua direção (Figura 1.7), sofrendo mudança na sua velocidade, mas conservando sua frequência.

Este fenômeno ocorre quando as interfaces têm impedância acústica diferentes. Esta mudança de direção ocorre em virtude da velocidade diferenciada das ondas sonoras nos dois meios. Se as impedâncias acústicas forem semelhantes ocorrerá pouca refração.[4]

Para minimizar a refração, o feixe ultrassônico deverá ser aplicado sempre perpendicularmente à superfície de tratamento, pois um grande desvio da onda incidente com a linha perpendicular provoca intensa refração em direção paralela à superfície ou interface, havendo também reflexão da onda incidente.

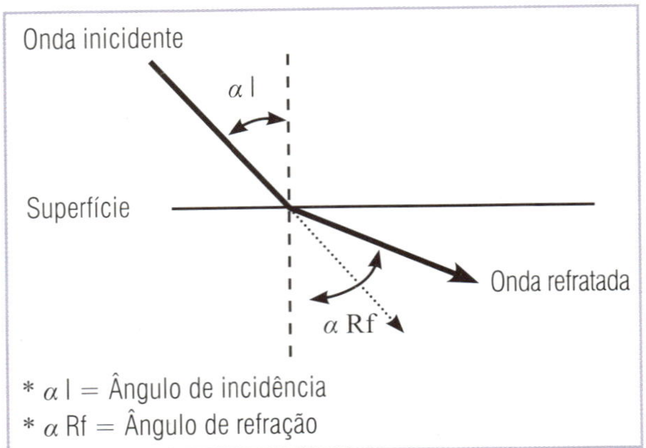

Figura 1.7 Representação da refração da onda ultrassônica.

Absorção

A absorção é caracterizada pela capacidade de retenção da energia acústica do meio exposto às ondas ultrassônicas. Estas ondas são absorvidas pelo tecido e transformadas em calor. O ultrassom aumenta o movimento molecular, provocando maior vibração e colisão entre as moléculas e gerando efeito térmico (energia cinética transformada em térmica).[4] As proteínas são as que mais absorvem a energia ultrassônica.[2,4,8,13]

Pesquisas realizadas com o ultrassom mostraram que o coeficiente de absorção aumenta quando se eleva a quantidade de proteína presente no meio condutor. Por isso, tecidos ricos em colágeno absorvem grande parte da energia do feixe ultrassônico que os atravessa (Figura 1.8),[30] e isso tende a gerar maior nível de aquecimento tecidual.[7]

Em virtude da absorção das ondas ultrassônicas nos tecidos, a intensidade das ondas diminuirá à medida que elas penetrarem nas camadas teciduais. Essa absorção depende, em parte, da frequência de ondas emitidas pelo aparelho. Quanto maior a frequência do ultrassom, menor o comprimento de onda e maior a absorção, pois o tempo de relaxamento das estruturas sonadas (moléculas, fibras, células etc.) é menor, e consequentemente absorvem maior quantidade de energia. Com isso, as ondas ultrassônicas emitidas pelo aparelho utilizado comumente na fisioterapia dermato-funcional (3 MHz), por possuírem maior frequência que aquelas emitidas pelo aparelho utilizado nas afecções de traumato-ortopedia, reumatologia, desportiva etc. (1 MHz), terão maior interação com os tecidos superficiais, e consequentemente maior absorção superficial, fazendo que haja uma menor penetração (Figura 1.9). Entretanto, segundo Low e Reed[4], se por um lado faz sentido usar o ultrassom de alta frequência, como o de 3 MHz, para tratar o tecido superficial, devemos lembrar que quantidades significativas de energia do ultrassom terapêutico com frequências mais baixas serão também absorvidas pelas camadas superficiais.

Isso tem levado alguns profissionais a utilizarem o ultrassom de 1 MHz na terapêutica dermato-funcional, entretanto, lembramos que o ultrassom de 3 MHz, por ser mais absorvido nas camadas superficiais, proporcionará maior efetividade de tratamento nas estruturas normalmente acometidas na clínica dermato-funcional.

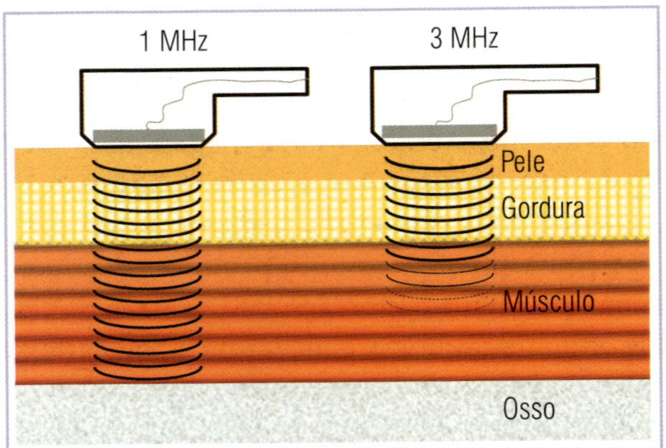

Figura 1.9 Esquema da absorção das ondas ultrassônicas associadas à sua penetração nas camadas teciduais.

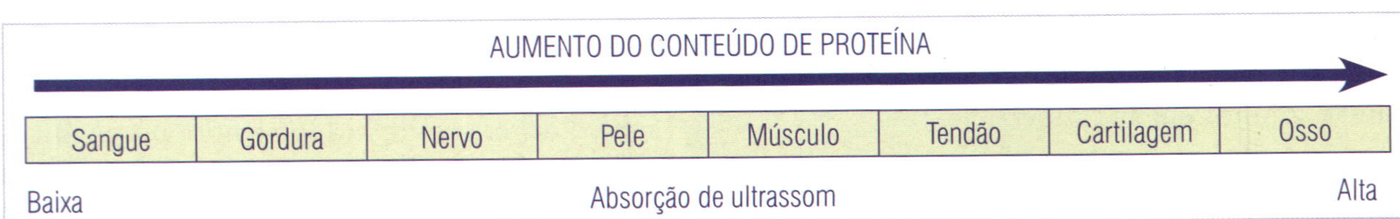

Figura 1.8 Absorção do ultrassom associada à estrutura proteica do meio.

Atualmente, já há um consenso entre os profissionais que utilizam o ultrassom que sua energia diminui com a distância do transdutor, ou seja, a dose de ultrassom ajustada no aparelho nunca será a mesma que chegará até a área alvo, mesmo no ultrassom de 3 MHz onde os efeitos ocorrem mais superficialmente.

Essa redução da potência, à medida que as ondas sonoras penetram em virtude da absorção, é chamada de coeficiente de absorção. Segundo Ter Haar,[6] a absorção representa de 60% a 80% da perda de energia do ultrassom.

A Tabela 1.3 mostra os coeficientes de absorção de determinadas estruturas envolvidas na terapia do ultrassom.

Tabela 1.3 Coeficiente de absorção nos diferentes tecidos

Meio	1 MHz	3 MHz
Sangue	0,028	0,084
Vaso sanguíneo	0,4	1,2
Osso	3,22	---
Pele	0,62	1,86
Cartilagem	1,16	3,48
Ar (20 °C)	2,76	8,28
Tendão	1,12	3,36
Músculo (feixe perpendicular)*	0,76	2,28
Músculo (feixe paralelo)**	0,28	0,84
Gordura	0,14	0,42
Água (20 °C)	0,0006	0,0018
Tecido nervoso	0,2	0,6

Fonte: Hoogland, 1986.
*Músculo posicionado perpendicularmente ao feixe ultrassônico. Ocorre durante as aplicações terapêuticas do ultrassom.
** Músculo posicionado paralelamente ao feixe ultrassônico. Fato observado em laboratório.

Os dados referentes aos coeficientes de absorção apresentados na Tabela 1.3 nos mostram que a gordura, onde o coeficiente de absorção é baixo, decorrente da homogeneidade do tecido, absorve pouca energia ultrassônica.[11] Essa informação contraria alguns profissionais e algumas empresas da área de estética que comercializam aparelhos de ultrassom, pois eles, por vezes, veiculam que o ultrassom é capaz de reduzir "medidas", principalmente as relacionadas às adiposidades. Isso é pouco provável, pois o ultrassom utilizado com doses terapêuticas influencia muito pouco o tecido gorduroso, não sendo capaz, portanto, de qualquer ação lipolítica na gordura localizada.

Polacow et al.,[14] em pesquisa para comprovação de permeação de tiratricol pela da fonoforese (0,2 W/cm^2, modo continuo), verificaram, por meio de analise histológica, que o ultrassom isoladamente não promoveu nenhum tipo de lise adipocitária, e que a alteração sobre o tecido gorduroso só ocorreu quando houve a permeação do fármaco.

Diante disso, contestamos os efeitos do ultrassom na hidrolipoclasia, se esse for usado com as doses terapêuticas usuais, pòis o ultrassom somente conseguirá produzir efeitos de lise no tecido adiposo caso seja usado com dose muita alta, fato que, na hidrolipoclasia, pode proporcionar queimaduras na pele durante o procedimento.

Atenuação

Como citado anteriormente, a dose de ultrassom ajustada no aparelho não corresponde àquela que alcançará o local a ser atingido no tratamento, pois a amplitude e intensidade diminuem à medida que as ondas de ultrassom passam através de qualquer meio. Esta diminuição de potência é causada pela difusão de som no meio, pela reflexão e refração nas interfaces e pela absorção do meio.

O feixe ultrassônico pode ter sua intensidade original reduzida pela metade em determinada distância, em determinados tecidos com espessuras específicas. Hoogland[1] postulou uma tabela indicativa da redução de metade da potência do ultrassom (Tabela 1.4), onde cada tecido possui valores diferentes de atenuação conforme sua espessura, assim como a frequência do ultrassom utilizado.

A utilização desta tabela na prática clínica tem maior representatividade nas afecções localizadas à certa profundidade, onde o ultrassom, com frequência de 1 MHz, passaria por camadas teciduais mais profundas, estando portanto sujeito à maior atenuação.

No esquema abaixo (Figura 1.10), verificamos uma situação comum nos diversos procedimentos de fisioterapia traumato-ortopédica, quando o objetivo é tratar, por exemplo, afecção em uma bursa, utilizando um aparelho de ultrassom de 1 MHz adotando-se potência de 2 W/cm², tendo seu feixe que percorrer 20 mm de gordura, em seguida 9 mm de músculo, e depois 3,1 mm de tendão.

Neste exemplo, baseando-se na tabela de redução de 50% da potência do ultrassom, a atenuação aconteceria quando o feixe ultrassônico ao passar por 20 mm de gordura teria sua intensidade diminuída em 20% (cerca de 0,4 W/cm²),

Tabela 1.4 Tabela de redução de 50% da potência (D1/2)

Estrutura	1 MHz	3 MHz
Osso	2,1 mm	---
Pele	11,1 mm	4,0 mm
Cartilagem	6,0 mm	2,0 mm
Ar	2,5 mm	0,8 mm
Tendão	6,2 mm	2,0 mm
Músculo (feixe perpendicular)	9,0 mm	3,0 mm
Músculo (feixe paralelo)	24,6 mm	8,0 mm
Gordura	50,0 mm	16,5 mm
Água	11.500,0 mm	3.833,3 mm

Fonte: Hoogland, 1986.
*Músculo posicionado perpendicularmente ao feixe ultrassônico. Ocorre durante as aplicações terapêuticas do ultrassom.
** Músculo posicionado paralelamente ao feixe ultrassônico. Fato observado em laboratório.

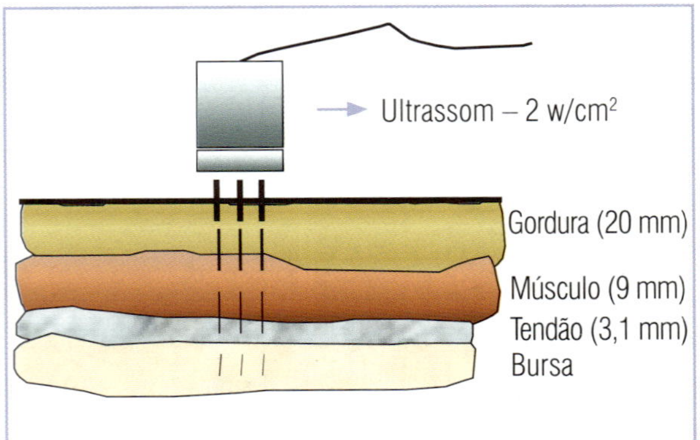

Figura 1.10 Esquema mostrando as diversas camadas teciduais que causarão atenuação das ondas sonoras, antes que estas atinjam a bursa.

pois vimos na Tabela 1.4 que 50 mm de gordura atenuarão 50% da potência ultrassônica. A intensidade então iria de 2 W/cm² para 1,6 W/cm². Após sair da gordura, o feixe ultrassônico passaria por 9 mm de músculo, sofrendo uma atenuação de 50% (cerca de 0,8 W/cm²) e sua intensidade passaria de 1,6 W/cm² para 0,8 W/cm². Após passar pelo músculo, o feixe passaria por 3,1 mm de tendão atenuando 25% (cerca de 0,2 W/cm²), pois, de acordo com a Tabela 1.4, um tendão com uma espessura de 6,2 mm atenua 50% da potência do ultrassom. Sua intensidade, então, cairia de 0,8 W/cm² para 0,6 W/cm². Neste exemplo, após acontecerem as atenuações nos tecidos localizados acima da área lesionada, a dose de ultrassom que chegaria na bursa seria de aproximadamente 0,6 W/cm².

No exemplo acima, a atenuação na pele foi desprezada para facilitar o exemplo didático. Entretanto, no atendimento de fisioterapia dermato-funcional, os aspectos terapêuticos relacionados à ação do ultrassom de 3 MHz têm por base principalmente a barreira imposta pela pele à penetração das ondas sonoras. Como as afecções relacionadas à Fisioterapia dermato-funcional são praticamente superficiais, a transposição das ondas sonoras através da pele torna-se relevante.

A estrutura da pele pode ter cerca de 0,5 mm a 4 mm de espessura. Suas subáreas anatômicas, como a epiderme, têm menos de 0,12 mm na maior parte do corpo, sendo mais grossas na palma das mãos e planta dos pés. A derme tem uma espessura média no corpo de aproximadamente 2 mm de espessura.[11] Portanto, levando-se em conta a tabela de redução de 50% da potência do ultrassom, as ondas ultrassônicas de 3 MHz atenuariam aproximadamente 26,5% na maior parte do corpo, após terem passado na epiderme e derme. Portanto, poderíamos pensar que se adotarmos intensidade de 1 W/cm² para tratamento de celulite, a dose de ultrassom que chegará na área celulítica será aproximadamente de 0,7 W/cm².

Esses valores percentuais estão logicamente condicionados a vários fatores, por exemplo superfície apropriada para acoplamento do cabeçote, qualidade da substância de acoplamento, correto manuseio do cabeçote, aparelho de ultrassom calibrado, correta eleição das espessuras teciduais etc. Caso fatores como esses não sejam observados, a atenuação pode ser ainda maior que os valores observados na Tabela 1.4.

Tixotropia (efeito tixotrópico)

A tixotropia consiste na propriedade que apresentam certos líquidos cuja viscosidade diminui quando são agitados mecanicamente.[11] O efeito tixotrópico relacionado ao ultrassom fornece a ele a capacidade de transformar coloide gel em sol.[9] Na prática, verificamos que o ultrassom é capaz de "amolecer" (transformar em "estado gelatinoso") substâncias em estado de maior consistência. Esse efeito é aplicado nos quadros de celulite, particularmente nos nódulos celulíticos, e no pós-operatório de lipoaspiração, especificamente nos estágios de fibrose tecidual, em que buscamos diminuir a consistência das estruturas teciduais endurecidas com o objetivo de favorecer manobras de vacuoterapia, de massagem, drenagem e a absorção pelo organismo.

Ondas estacionárias

As ondas estacionárias se formam por meio do encontro (sobreposição) das ondas emitidas pelo transdutor com as ondas refletidas numa determinada interface onde existam meios com impedância acústica diferente. Por exemplo, na interface músculo-osso ou na interface implante metálico-tecidos moles.

Essa concentração de ondas sonoras poderá produzir um padrão de ondas de maior amplitude, com o risco de haver danos a células móveis (por exemplo células endoteliais dos vasos sanguíneos ou células sanguíneas).[13] Low e Reed[4] fizeram citação sobre a possibilidade de haver estagnação de células dos vasos sanguíneos expostos às ondas estacionárias, e a possibilidade de formação de trombos. Os autores relataram também a possibilidade de haver aquecimento acentuado e localizado; onde a amplitude das ondas sobrepostas for alta, se o transdutor for movido durante o tratamento, há pouca possibilidade de formação de ondas estacionárias.

Embora pouco provável nos tratamentos de fisioterapia dermato-funcional, tendo em vista o caráter superficial do ultrassom de 3 MHz, devemos estar atentos para evitar a formação de ondas estacionárias em nível ósseo (interface osso-periósteo), onde as ondas incidentes na cortical óssea seriam refletidas para o periósteo (cerca de 30% do total que atinge o osso[1]) sobrepondo-se às ondas emitidas pelo transdutor. Isso poderia causar inicialmente a chamada dor *perióstica (periosteal)*, pois poderia haver superaquecimento do periósteo, e o paciente pode referir dor em *agulhada* (*espetada*) (Figura 1.11).

Para prevenir este problema, deve-se mover o transdutor, diminuir a intensidade terapêutica ou utilizar o modo pulsado de emissão de ondas.

Cavitação

A cavitação ocorre em toda aplicação de ultrassom, pois os pulsos individuais liberados pelo gerador de ultrassom fazem que as células e moléculas situadas no caminho do feixe oscilem de maneira cíclica, e diretamente proporcional

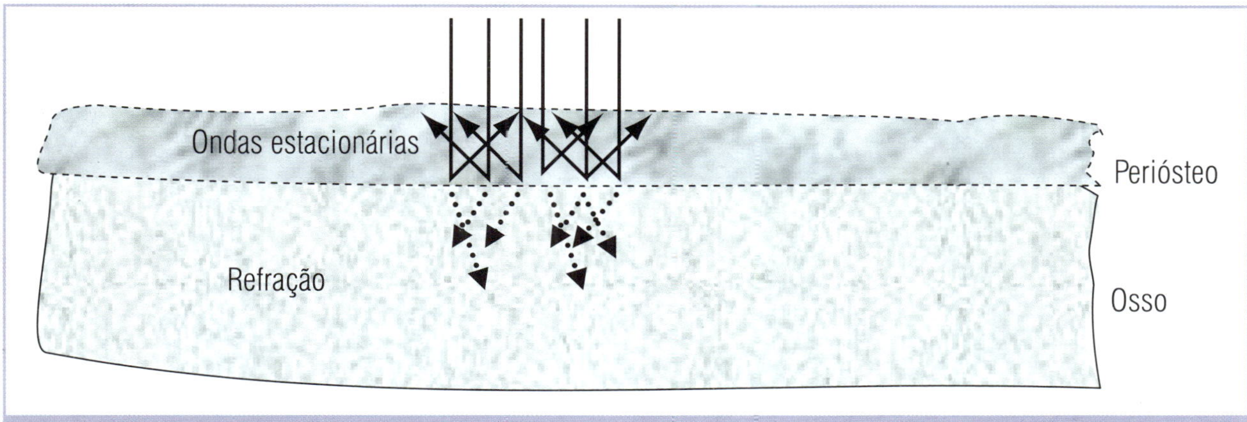

Figura 1.11 Formação de ondas estacionárias no periósteo.

à intensidade de saída da unidade geradora de ultrassom. Essas oscilações estimulam a formação de bolhas cheias de ar/gás.[4,15] A partir disto, podem ocorrer dois tipos de cavitação: cavitação estável e instável (transitória; temporária; ou de colapso).[8,11,15,47]

A cavitação estável ocorre quando as bolhas oscilam de um lado para outro dentro das ondas de pressão do ultrassom, aumentam e diminuem de volume, mas permanecem intactas. Este efeito é considerado normal e desejável, pois provê efeito terapêutico. A cavitação instável ocorre quando o volume da bolha se altera rápida e violentamente, então a bolha colapsa (implode) causando mudanças de temperatura podendo resultar em dano tecidual.

Esses danos teciduais podem ser decorrentes da alta temperatura e pressão ocasionadas pela liberação de energia no momento em que a bolha de ar se rompe. Essa liberação de energia pode provocar também, em virtude do rompimento de ligações moleculares, a produção de radicais livres e gerar íons hidrogênio (H^+) e íons hidroxila (OH^-).[16]

Os benefícios da terapia ultrassônica derivam "somente" da cavitação estável. A cavitação instável e um efeito deletério e indesejável, pois quando o ultrassom é aplicado a uma intensidade elevada ou de forma estacionária, pode danificar o tecido imóvel, células sanguíneas livres ou outras estruturas biológicas da área. Por isso, deve ser evitada.

Os danos provocados pela cavitação instável podem ser evitados (minimizando a possibilidade de formação das ondas estacionárias), bastando, para isso, movimentar o cabeçote e/ou usar intensidade baixa durante a terapia.[2,4,7,8]

O procedimento de hidrolipoclasia ultrassônica não aspirativa, realizado, normalmente, por médicos, com auxílio de fisioterapeutas, consiste na injeção de soro fisiológico e até anestésicos (mesocaína etc.) no tecido adiposo, e, em seguida, aplica-se o ultrassom contínuo de 3 MHz, utilizando uma intensidade muito alta (cerca de 2,5 W/cm² a 3 W/cm²) com o objetivo de provocar efeitos de cavitação instável na gordura subcutânea e, com isso, promover uma lise adipocitária. Recomendamos cautela nesse procedimento, pois a cavitação instável ao nível da pele pode provocar queimaduras.

Muitos fisioterapeutas têm realizado o tratamento de gordura localizada usando o ultrassom com doses altas sem o uso de injeções de qualquer substância líquida (soro fisiológico, solução hipotônica etc.), pois entende-se que há escassez de experimentos que justifiquem a injeção de qualquer tipo de substância líquida antes da aplicação do ultrassom, além disso, com a utilização de equipamentos tipo High Intensity Focused Ultrasound (HIFU) (Figura 1.2b), isso deixou de ser necessário.

A cavitação pode ser visualizada ao colocarmos um pouco de água sobre a face frontal do cabeçote e ligarmos o aparelho. Ocorrerá um "borbulhar" característico, em que a água parece "ferver". Isso é chamado de teste de cavitação,

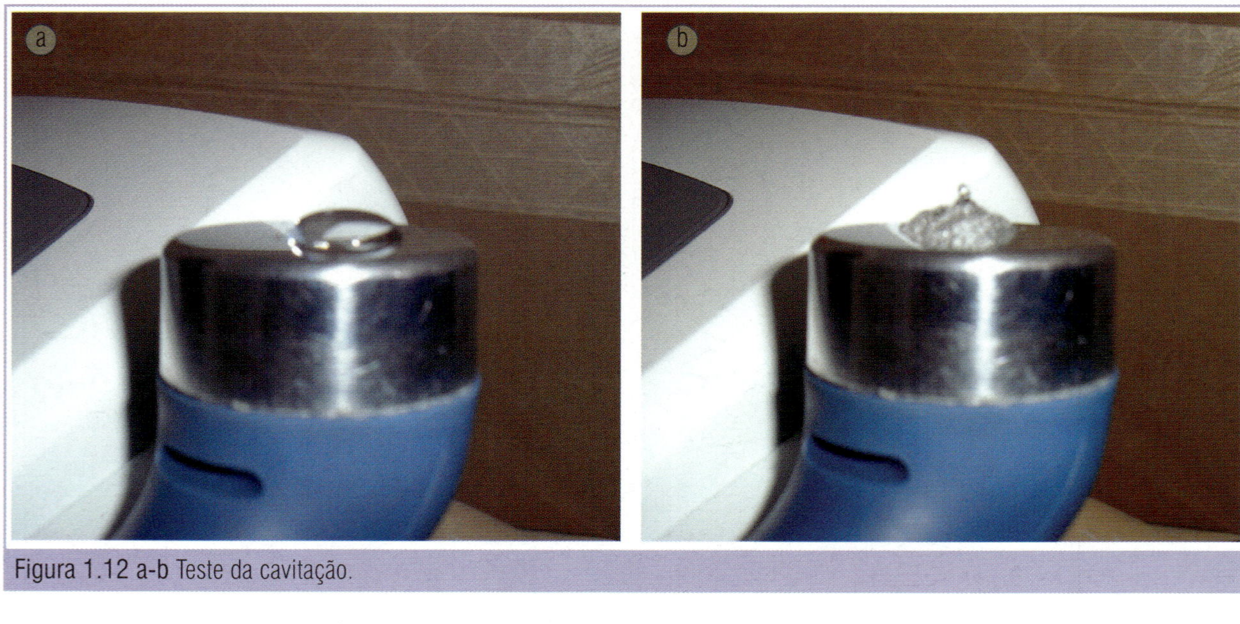

Figura 1.12 a-b Teste da cavitação.

e nos mostra que o aparelho está emitindo ondas sonoras (Figura 1.12). É aconselhável que se faça este teste antes da aplicação do ultrassom com relativa frequência, a fim de detectar se há algum problema com o funcionamento do aparelho, no tocante à emissão de ondas sonoras. Segundo Guirro e Guirro,[11] a cavitação pode ser visualizada com intensidade de 0,1 W/cm², no modo contínuo.

Além da prova da cavitação, pode ser necessário submeter o aparelho a outro teste, para verificar se ele realmente está gerando a energia necessária para a terapêutica. Estamos falando da prova da névoa, que consiste na colocação de algumas gotas de água sobre a superfície do cabeçote e, após ajustarmos o controle de potência, deverá haver a formação de uma "névoa" fina sobre a superfície do mesmo (a água não ferve, há uma superagitação das moléculas) (Figura 1.13). Guirro e Guirro[11] relataram que a intensidade ajustada entre 1,3 W/cm² e 1,8 W/cm² permite a visualização da névoa. Entretanto, verificamos na prática que isso depende das características tecnológicas de fabricação do aparelho de ultrassom, assim como do seu nível de calibração. Stewart et al.[17] recomendaram cuidado ao administrar alta potência neste teste, pois poderia haver danos ao transdutor. Alertamos que nos aparelhos que possuem dispositivos eletrônicos de detecção de desacoplamento do transdutor a prova da névoa pode não ocorrer de forma efetiva, pois o aparelho tende a interromper a emissão de corrente elétrica para o material piezoelétrico do transdutor.

Guirro et al.,[18] em pesquisa para verificação do nível de intensidade emitida por aparelhos de ultrassom de 1 MHz, relataram que entre as principais causas de diminuição da energia ultrassônica estão as perdas por despolarização espontânea da cerâmica piezelétrica, perdas por despolarização em razão de campo elétrico alternado, perdas por fadiga na cola de interface e perdas em virtude do desajuste gradual da sintonia de frequência.

A cavitação pode suscitar um movimento unidirecional de líquidos ao longo dos limites das membranas celulares, resultantes da onda de pressão mecânica em um campo ultrassônico, chamada de microcorrente acústica. Essa microcorrente produz altas tensões viscosas que podem alterar a estrutura e função da membrana celular em virtude da mudança na permeabilidade da membrana aos íons sódio e cálcio. Este transporte iônico aumentado tem grande importância no processo de cura, e isso se constitui em uma das justificativas do uso do ultrassom visando a acelerar o processo de reparo tecidual.[19]

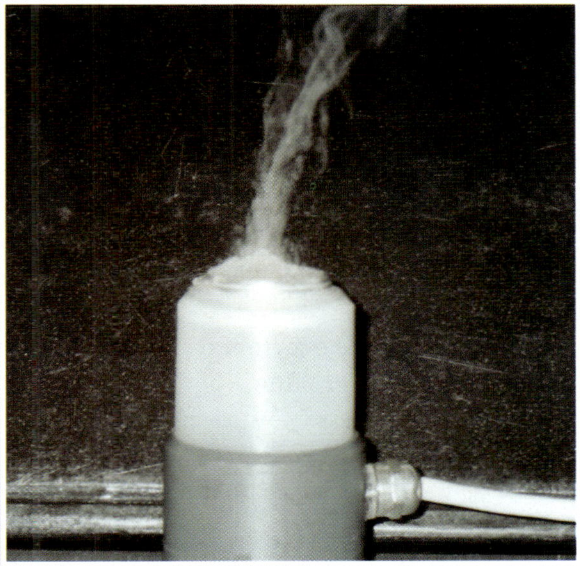

Figura 1.13 Prova da névoa.

Campo próximo/distante

Podemos distinguir duas áreas de um feixe ultrassônico: campo próximo (zona de Fresnel) e campo distante (zona de Fraunhoffer)[1,2,3,4,6,8] (Figura 1.14 e 1.15). Esse feixe ultrassônico não é uniforme, nem quando o ultrassom é aplicado num meio homogêneo. Esta *taxa de não uniformidade do feixe* é chamada de BNR (*Bean Non-uniformity Ratio*),[1] e é caracterizada pela razão entre o pico de intensidade e a intensidade média no feixe. Quanto mais baixa a BNR, mais uniforme é o feixe.[4]

No campo próximo ocorre ausência de divergência do feixe, havendo uma pequena convergência. O campo se caracteriza por fenômenos de interferência no feixe ultrassônico que podem conduzir a picos de intensidade, ou seja, o feixe ultrassônico neste campo possui alta taxa de não uniformidade (alta BNR), pois existem pontos onde ocorre alta intensidade e pontos onde ocorre baixa intensidade, podendo prover picos de 5 a 10 vezes maiores que o valor ajustado no aparelho (às vezes, picos 30 vezes mais altos).[1] Essa flutuação de intensidade no campo próximo acontece em virtude da diferença de pressão criada pelas ondas emitidas pelo transdutor. Quando o feixe ultrassônico penetra a estrutura corpórea, afastando-se do transdutor, as ondas sonoras eventualmente não são mais distinguidas, atingindo certo ponto na estrutura tratada simultaneamente, criando assim um ponto de maior intensidade.[20]

O campo distante caracteriza-se por uma baixa taxa de não uniformidade do feixe (baixa BNR), ou seja, ocorre ausência quase total de fenômenos de interferência e, o feixe é mais uniforme (possui grande divergência), e a intensidade diminui gradualmente ao aumentar a distância a partir do transdutor.[1]

No local onde ocorrem os picos de intensidade no campo próximo, pode haver a formação dos *hot points* (pontos quentes) (Figura 1.15), podendo concorrer para a incidência de lesões tissulares. Para que possamos minimizar os efeitos de picos de intensidade no campo próximo e prover segurança no tratamento, devemos movimentar o cabeçote durante a aplicação do ultrassom, pois isso torna o campo próximo mais homogêneo (mais uniforme) em virtude de haver uma distribuição mais uniforme da energia dentro da área tratada. Isso se dá pelo fenômeno da complacência dos tecidos (células, moléculas etc.), ou seja, os picos de intensidade que ocorrem em algumas estruturas orgânicas são repassados para as estruturas vizinhas onde a intensidade está menor. Com isso, há um equilíbrio entre as doses de ultrassom na região sonada.

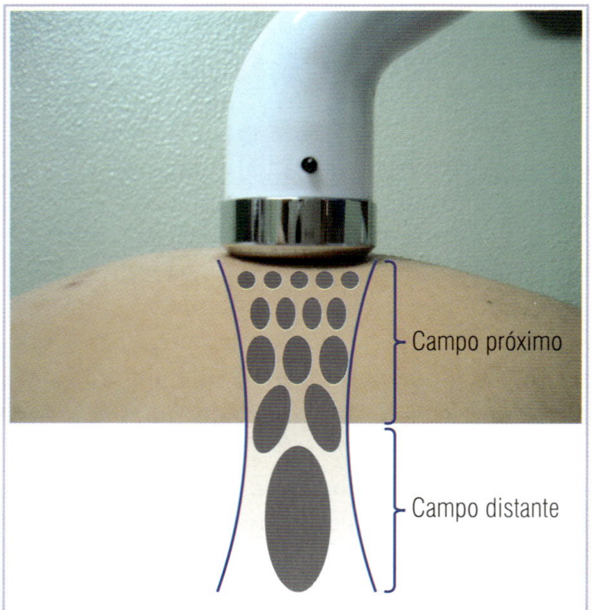

Figura 1.14 Campo próximo e campo distante.

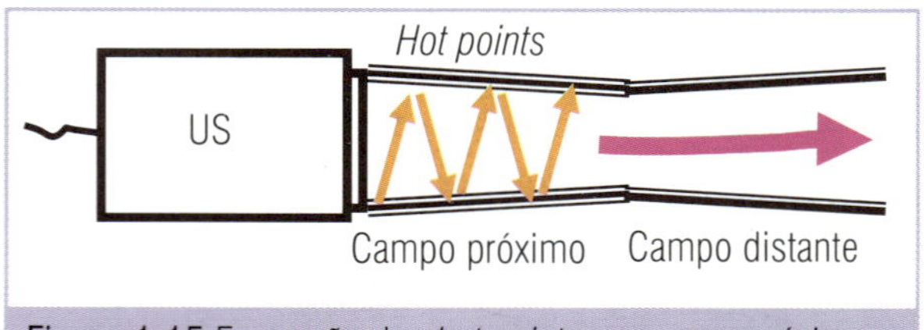

Figura 1.15 Formação dos *hot points* no campo próximo.

Embora o feixe ultrassônico no campo próximo ofereça o risco de ocorrerem lesões teciduais, todos os feitos terapêuticos do ultrassom ocorrem no campo próximo (principalmente na aplicação direta do cabeçote sobre a pele),[6] pois, à medida que as ondas sonoras penetram no campo, são absorvidas, e consequentemente atenuadas, impedindo a exposição tecidual ao campo distante (Figura 1.14).

Low e Reed[4] postularam uma tabela (Tabela 1.5) contendo o comprimento do campo próximo (cm) para transdutores de tamanhos diferentes nas frequências de 1 MHz e 3 MHz.

Tabela 1.5 Comprimento do campo próximo (Zona de Fresnel)

Tamanho do transdutor	Frequência	
Diâmetro	**1 MHz**	**3 MHz**
2 cm	6,7 cm	20 cm
3 cm	15 cm	45 cm
5 cm	41,16 cm	125 cm

Fonte: Low e Reed, 2001.

O valor da BNR normalmente é expresso por 2:1, 3:1, 6:1 etc. O exemplo da BNR de 3:1 significa que a intensidade média de produção é de 1 W/cm^2 e o pico ou ponto máximo de intensidade de emissão é de 3 W/cm^2. Deve-se tomar cuidado com aparelhos que tenham BNR muito alta, por exemplo 9:1, pois os picos de intensidade de 9 W/cm^2 são capazes de lesionar seriamente as estruturas teciduais tratadas, mesmo que movamos o cabeçote corretamente. São comuns relatos de ardência, choques ou dor durante a aplicação de ultrassom construído com BNR muito alta. Segundo Hecox et al.[21] a alta BNR pode ser responsável pela dor perióstica.

Para Draper e Prentice,[7] a BNR deve estar entre 2 e 6. Segundo Hoogland,[1] na teoria, o valor do BNR não pode ser menor que 4. Isso quer dizer que sempre deve-se levar em conta a possibilidade de picos de intensidade pelo menos quatro vezes superiores aos valores ajustados. Para o autor, o valor do BNR em cabeçotes bem fabricados situa-se entre 5 e 6, e o ideal é que este valor venha especificado no corpo do transdutor. No Brasil, em 1998, foi publicada a norma NBR-IEC[22] 1689, que recomenda a BNR ≤ 8.

PROPRIEDADES DO ULTRASSOM TERAPÊUTICO

A área de radiação ultrassônica depende da área de superfície do cristal[7] e, às vezes, corresponde aproximadamente à área da superfície de contato do transdutor (um pouco menor) onde há emissão de ondas sonoras, e chama-se ERA (*Efetive Radiation Area*) (Figura 1.16). Além disso, devemos saber que se houver defeito na colagem do cristal ao cabeçote (diafragma) e ocorrerem espaços vazios nesta interface, assim como defeito no processo de eletrificação do cristal piezelétrico, a radiação ultrassônica emitida será ainda menor.

Considerando que a ERA está normalmente relacionada ao tamanho do cristal piezelétrico, devemos estar atentos ao tamanho do transdutor, pois o mesmo nem sempre é indicativo da real área de superfície de radiação ultrassônica. Segundo Guirro e Guirro,[11] normalmente a ERA é menor que a área física da face metálica do transdutor. Segundo Draper e Prentice,[7] é um engano supor que, por termos um transdutor de grande área de superfície, teríamos emissão de ondas sonoras em toda sua superfície. Segundo os autores, isso particularmente ocorre com os cabeçotes com superfície maior que 10 cm^2.

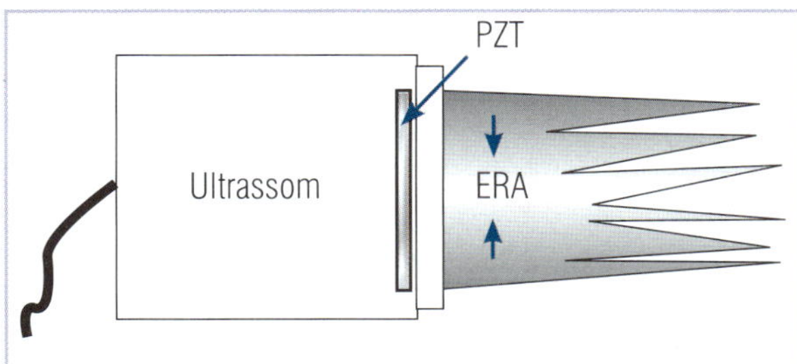

Figura 1.16 Esquematização da área efetiva de radiação do transdutor.

Encontramos estas peculiaridades em alguns aparelhos de ultrassom comercializados por empresas de equipamentos para uso em procedimentos estéticos, onde normalmente as áreas de tratamento são de grande dimensão, e são oferecidos cabeçotes maiores com o apelo de cobrir de ondas sonoras uma área maior. Entretanto, na maioria dos casos, os aparelhos são construídos com os mesmos cristais empregados nos transdutores pequenos, constituindo-se assim num processo comercial enganoso.

Normalmente, o tamanho da ERA dos transdutores gira em torno de 3 cm^2 a 4 cm^2, podendo variar de acordo com o objetivo terapêutico e/ou a técnica de aplicação empregada, por exemplo cabeçote reduzido para áreas pequenas ou irregulares (mãos, pés, proeminência óssea, etc.) e cabeçotes com ERA que vão de 5 cm^2 a 10 cm^2 para áreas muito grandes (lesões desportivas em quadríceps, áreas de celulite, hidrolipoclasia em grandes áreas de gordura localizada etc.).

Os aparelhos de ultrassom terapêutico relatados classicamente na literatura e largamente utilizados em pesquisas científicas são construídos com frequência de 1 MHz e/ou 3 MHz. O ultrassom na faixa de frequência de 1 MHz é empregado normalmente nas lesões profundas (fisioterapia tráumato-ortopédica, reumatológica, desportiva etc.), e o ultrassom de 3 MHz é utilizado nas lesões superficiais (fisioterapia dermato-funcional, tratamento de lesões ulcerativas na pele, tendões e ligamentos superficiais etc.).

Ainda hoje, a indústria de aparelhos de ultrassom voltados para tratamentos estéticos tem fabricado também aparelhos com frequência de 5 MHz, veiculando propostas de tratamento para as regiões da face e do abdômen, pelo fato de ter maior frequência, não atingindo, assim, estruturas profundas e, consequentemente, não causando qualquer tipo de lesão nos ossos da face e na parte visceral da parede abdominal. Entretanto, essa afirmação nos parece incoerente tendo em vista que o ultrassom de 3 MHz, comumente empregado nas afecções da clínica dermato-funcional, normalmente, não atinge estruturas localizadas profundamente na face ou no abdômen, quando usado corretamente. Portanto, não indicamos o uso do ultrassom de 5 MHz por não encontrarmos na literatura pesquisas científicas que respaldem seu emprego, e que, na verdade, entendemos tratar-se de uma proposta meramente comercial.

No tocante à profundidade de penetração do ultrassom, encontramos na literatura vários relatos dando conta de limites de penetração diferenciados para as frequências de 1 MHz e 3 MHz. Entretanto, dada a grande quantidade de citações, é difícil precisar qual a real profundidade que as ondas sonoras podem atingir. Além disso, há fatores que também influenciam nesta profundidade, como a dose utilizada, as estruturas teciduais localizadas sobre a área a tratar etc.

Dentre os relatos da literatura, o ultrassom de 1 MHz, para alguns,[23, 24] poderia atingir uma profundidade média de cerca de 2 cm a 5 cm. Hoogland[1] informou que essa profundidade seria de 3 cm a 4 cm, mas Kahn[5] relatou que poderia chegar a até 6 cm. Já com o ultrassom de 3 MHz, a profundidade descrita por alguns[1,3] poderia atingir cerca de 1 cm a 2 cm, ou, até mesmo de 2,5 cm.[24] Apesar dos conceitos sobre frequências relatados aqui, encontramos, atualmente, equipamentos com frequências mais baixas que 1 MHz, mas que, no entanto, são destinados a afecções estéticas, como gordura localizada. Trata-se de frequências em torno de 200 kHz, mas que utilizam potencias altíssimas, 17 W/cm^2, no modo pulsado.[25] O uso desse parâmetro de frequência é possível em equipamentos do tipo High Intensity Focused Ultrasound (HIFU) (Figura 1.2b), pois a frequência mais baixa favorece a penetração das ondas sonoras a fim de que a convergência destas até o interior dos tecidos (característica do HIFU) proporcione o efeito lesivo desejado (cavitação instável) de forma localizada. Isso é preferencialmente usado no tratamento de gordura localizada, onde se busca o rompimento da membrana do adipócito, diminuindo assim a espessura da gordura subcutânea.

Hoogland[1] relatou ainda que a profundidade de penetração corresponde à distância (ou profundidade) a qual a intensidade sônica cai a 10% de seu valor original, e serve para verificar se é possível esperar algum efeito terapêutico nesse nível. A Tabela 1.6 mostra os valores de profundidade até onde o ultrassom pode apresentar resultados terapêuticos com perdas de cerca de 90% de sua intensidade.

Tabela 1.6 Profundidade máxima de penetração do feixe ultrassônico com perdas de 90% da intensidade

MEIO	1 MHz	3 MHz
Tecido ósseo	7 mm	-------
Pele	37 mm	12 mm
Cartilagem	20 mm	7 mm
Tecido tendinoso	21 mm	7 mm
Tecido muscular:		
Feixe perpendicular	30 mm	10 mm
Feixe paralelo	82 mm	10 mm
Gordura	165 mm	55 mm
Água	38.330 mm	12.770 mm

Fonte: Hoogland, 1986.

O uso do colimador (redutor de cabeçote) (Figura 1.17) facilitaria o tratamento em áreas de difícil acesso ou irregulares (extremidades). Mas está totalmente desacreditado pela maioria dos profissionais, e caiu em desuso, pelo fato de existir a possibilidade de ficar uma "bolha de ar" entre o cabeçote e o colimador, que reduziria muito a eficácia da terapêutica, além de não retransmitir toda a energia ultrassônica que sai do cabeçote. Guirro et al.[26] relataram que o colimador é capaz de atenuar cerca de 67% a 80% da dose terapêutica.

Atualmente, tem-se utilizado cabeçotes construídos com a "forma reduzida", do tipo convergente, que possuem também a redução do tamanho da ERA (Figura 1.18).

Verificamos que alguns profissionais da área de estética têm adotado postura cautelosa quanto ao número de sessões a que o paciente deve se submeter. Embora Gann[24] tenha relatado que o ultrassom fosse usado limitando-se a 14 sessões, e que mais do que isso poderia reduzir as quantidades de células vermelhas e brancas do sangue, não verificamos a veracidade desta informação na prática clínica, pois

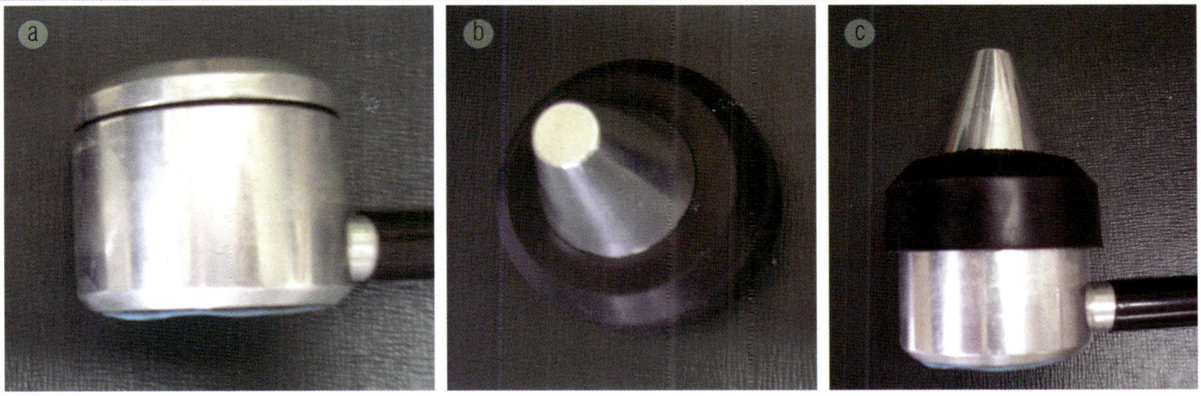

Figura 1.17 a-c Transdutor preparado com o colimador para uso em áreas de difícil acesso ou irregulares.

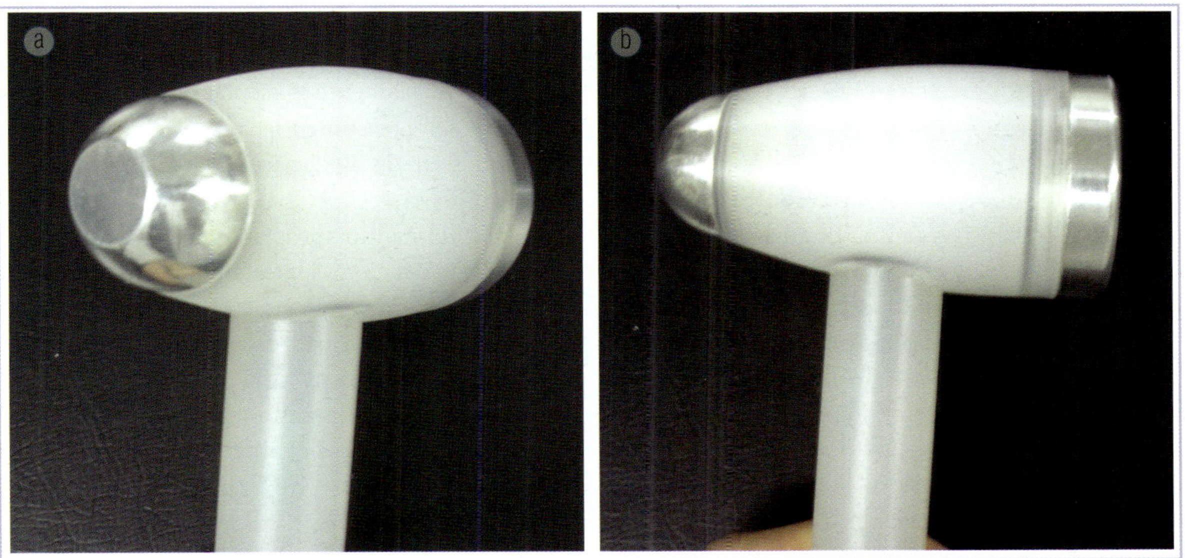

Figura 1.18 a-b Cabeçote com ERA reduzida fabricado pela Indústria Brasileira de Equipamentos Médicos (Ibramed®).

vários pacientes têm se beneficiado com o uso do ultrassom por mais de 20 sessões, sem que relatem qualquer desconforto durante ou após a sessão, ou que apresentem algum tipo de dano tecidual. Acreditamos haver necessidade de mais pesquisas fundamentando o mecanismo de um possível efeito deletério, ou a inocuidade do excesso de aplicações de ultrassom.

Regime de emissão de ondas sonoras

De acordo com o regime de emissão de ondas sonoras, o ultrassom pode ser contínuo ou pulsado. Quando a corrente elétrica é aplicada ao cristal piezelétrico de forma ininterrupta, ele irá se comprimir e dilatar-se continuamente, produzindo ondas contínuas. Quando optamos pelo regime pulsado de emissão de ondas, o aparelho interrompe momentaneamente a chegada de eletricidade no cristal, interrompendo parcialmente a emissão de ondas sonoras. Com isso, produzem-se ondas pulsadas de ultrassom.

O ultrassom contínuo apresenta efeito térmico *dominante*, enquanto o ultrassom pulsado apresenta efeito mecânico *dominante*. Isso pode gerar alguma confusão entre profissionais que utilizam o ultrassom em sua terapia, pois, para alguns, o modo pulsado é mais mecânico que o contínuo. Na verdade, o ultrassom contínuo possui efeito mecânico muito maior que o pulsado (pela ininterruptividade de emissão de ondas), por isso é capaz de produzir efeito térmico, e este efeito é o que predomina. Já no modo pulsado, como não há produção de calor (é considerado atérmico), só há o efeito mecânico, mas inferior ao ultrassom contínuo. Low e Reed[4] compararam o efeito mecânico do ultrassom contínuo como uma série ininterrupta de batidas de martelo num prego, enquanto que no regime pulsado ocorrem apenas uns poucos golpes mais fortes. Os autores relataram ainda que o ultrassom pulsado reduz o risco de dano provocado pela cavitação instável.

O ultrassom contínuo pode ser necessário quando ambos os efeitos, térmicos e não térmicos (mecânicos), forem necessários, principalmente nas lesões crônicas e nas afecções onde há necessidade de um grande efeito tixotrópico, neste caso havendo necessidade ou não do efeito térmico. Já no ultrassom pulsado, como há uma intermitência na saída das ondas sonoras no transdutor, sendo considerado por isso como atérmico, o mesmo está indicado quando o calor produz algum tipo de desconforto, onde a afecção é aguda, ou nos processos de regeneração tecidual.

À medida que as ondas ultrassônicas passam através dos tecidos, sua energia pode ser atenuada ou dissipada, ou seja, a energia pode ser totalmente absorvida de uma vez ou passar quase sem perda. As moléculas do meio, por onde trafegam as ondas ultrassônicas, encontram-se em movimento aleatório constante, e a quantidade dessa agitação molecular é a medida de calor, onde quanto maior a agitação molecular, maior o calor produzido na aplicação do ultrassom. Portanto, a energia sonora é convertida em energia térmica. Esta conversão é dependente da natureza do material sonado, ou seja, do modo como as moléculas oscilam, e da frequência de ondas sonoras. Em tecidos bastante vascularizados, como o músculo, provavelmente o calor é dissipado, impedindo aumentos importantes na temperatura local; entretanto, tecidos menos vascularizados, como tendões e ligamentos, podem permitir um aumento de temperatura relativamente maior.[4]

A frequência de 3 MHz não é somente mais absorvida superficialmente, é também absorvida três vezes mais rapidamente que o ultrassom de 1 MHz, e isso faz que haja aquecimento tecidual mais rápido.[23]

O grau dos efeitos térmicos no modo contínuo pode ser determinado também pelos controlesde intensidade do aparelho. Segundo Draper et al.[82] com uma intensidade de 1,5 W/cm², são necessários de três a quatro minutos para alcançar um nível terapêutico de aquecimento com o ultrassom de 3 MHz; e dez minutos para aquecer o tecido, quando for utilizado o ultrassom de 1 MHz.

Estes aumentos de temperatura foram quantificados, em 1995, por Draper et al.,[23] onde verificaram que, a uma profundidade média intramuscular entre 2,5 cm e 5 cm, utilizando intensidade de 1 W/cm², houve aumento de cerca de 0,2 °C com ultrassom de 1 MHz, e de 0,6 °C na frequência de 3 MHz. A pesquisa desenvolveu-se com o ultrassom estacionado por dez minutos.

Há relatos[27] de que o aumento de temperatura é capaz de prover alguns efeitos fisiológicos e terapêuticos, por exemplo o aumento do metabolismo e a cura, quando a temperatura aumenta 1 °C; a analgesia e o relaxamento muscular quando o aumento é de 2 °C a 3 °C; e aumento da extensibilidade tecidual e diminuição da rigidez articular, quando a temperatura aumenta 4 °C.

O tamanho apropriado da área a ser tratada deve estar relacionado ao tamanho da ERA, pois o ideal é que esta área seja de duas a três vezes maior que o tamanho da área de radiação efetiva do cristal. Isso se justifica pelo fato do pico de temperatura no músculo humano ter sido medido durante dez minutos com aplicação de ultrassom de 1 MHz, com dose de 1,5 W/cm², num grupo experimento com tamanho de área a tratar de 2 ERA, e em outro grupo com superfície de tratamento medindo 6 ERA. A temperatura no grupo de 2 ERA aumentou 3,6 °C (aquecimento médio-forte), tendo em vista que a temperatura no grupo de 6 ERA aumentou somente 1,1 °C (aquecimento médio). Isso mostrou que o ultrassom, teoricamente, apresenta maior eficácia quando usado para tratar áreas pequenas.[28] Diante disto, devemos tomar cuidado com as prescrições de ultrassom em fisioterapia dermato-funcional quando o objetivo for prover o aquecimento, pois normalmente as áreas tratadas são de grandes dimensões (às vezes, de tamanho igual ou maior que 10 ERA), favorecendo a ineficácia terapêutica. Devemos, portanto, valer-se de maior tempo de aplicação e/ou maior dose terapêutica no intuito de minimizar estes problemas, ou contraindicar totalmente o ultrassom nesses casos (veja o calculo do tempo de aplicação segundo o protocolo de Hecox et al.[21]).

Período de repetição dos pulsos

Tendo em vista que no modo pulsado a intensidade é periodicamente interrompida, com nenhuma energia ultrassônica sendo produzida durante o período desligado, podemos ajustar também a relação entre a duração do pulso e o período de repetição dos pulsos, chamados de ciclo de trabalho.[3,4,5,13] Podemos ter uma ideia deste ciclo de trabalho pela equação:

$$\text{Ciclo de trabalho} = \frac{\text{Duração de pulso (US ligado)}}{\text{Período de pulso (Ligado + Desligado)}} \times 100$$

Considerando-se um regime comum de pulsos no ultrassom pulsado, este regime pode ser descrito, por exemplo, como 2 ms ligado e 8 ms desligado (Figura 1.19), ou seja, durante 2 ms o ultrassom seria transmitido e durante 8ms não haveria transmissão de onda sonora. Nesse caso, haveria uma relação de marcação/espaço de 1:4 (razão entre a duração do pulso e o intervalo entre eles (2/8); ou haveria um ciclo de trabalho de 20%, sendo esta a relação entre a duração do pulso e o período de pulso (somatório da duração de pulso mais o intervalo) de 1:5. Isso é facilmente verificado aplicando-se os valores de duração do pulso (2 ms) e intervalo (8 ms) na fórmula descrita anteriormente.

Este é apenas um exemplo de como o regime de emissão pulsado pode ter seu *ciclo de trabalho* (ou sua relação *marcação/espaço)*, modulável em alguns aparelhos, em relação ao ultrassom contínuo. Existem vários parâmetros de modulação relacionados ao percentual de ultrassom pulsado em relação ao contínuo. Na Tabela 1.7, vemos alguns exemplos de parâmetros de modulação para ultrassom pulsátil com uma frequência de repetição dos pulsos de 100 Hz.

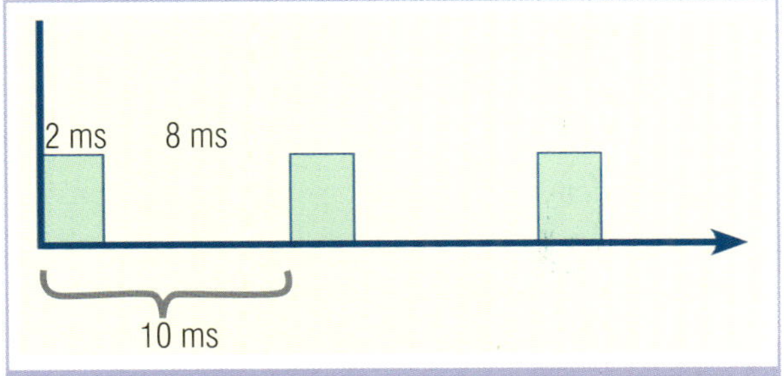

Figura 1.19 Período de repetição de pulsos no ultrassom.

O ciclo de trabalho pode nos dar uma ideia da intensidade média do ultrassom pulsado em relação ao contínuo. Numa aplicação de ultrassom contínuo com 1 W/cm², caso mudássemos o regimede emissão para pulsado, a intensidade média real seria de 0,5 W/cm² com ciclo de trabalho de 50% (marcação/espaço de 1:1, ou relação entre a duração de pulso e o período de repetição de pulsode 1:2); ou seria de 0,20 W/cm² com ciclo de trabalho de 20%; e seria de 0,1 W/cm² com ciclo de trabalho de 10%. Segundo Low e Reed,[4] o ultrassom pulsado pode ser usado com doses mais altas, pois o aquecimento médio é reduzido. Isso tem levado algumas empresas a construírem aparelhos de ultrassom para uso com doses altíssimas no modo pulsado a fim de promoverem intensa agressão na membrana adipocitária no tratamento de gordura localizada sem, no entanto, queimarem a pele. Normalmente utilizam o High Intensity Focused Ultrasound (HIFU) para isso.

É consenso entre diversos profissionais que utilizam o ultrassom terapêutico, quanto à modulação do ciclo de trabalho, que se o calor produzir dor ou a condição for aguda, um ciclo de trabalho pulsado de 10% ou 5% deverá ser usado, dependendo da agudez. Se for necessário um pequeno efeito térmico, utilizar um ciclo de trabalho de 20%, 25% ou 50% em vez de ultrassom em modo contínuo. Ciclos de trabalho de 20% e 25% também são muito úteis quando houver uma grande quantidade de reflexão do osso subcutâneo, como em epicondilites.

Embora exista essa variedade de modulações no modo pulsado, não encontramos protocolos envolvendo essas variações nas diversas afecções de fisioterapia dermato-funcional. Na prática clínica, normalmente, utiliza-se 20% ou 25% de ultrassom pulsátil para a maioria dos casos agudos e utiliza-se 50% para casos subagudos, com bons resultados terapêuticos. Nas afecções crônicas ou com ausência de sinais flogísticos, assim como nos procedimentos onde se deseja intenso efeito tixotrópico, emprega-se, normalmente, o modo contínuo.

No modo pulsado, além da relação entre a duração de pulso e a pausa entre eles (marcação/espaço) podemos ajustar também, em alguns aparelhos, a frequência de pulsação (repetição de pulsos). A maioria dos equipamentos de ultrassom analógicos tem uma frequência de repetição dos pulsos fixa de 100 Hz. Entretanto, podemos encontrar

Tabela 1.7 Exemplos de *Relação entre Duração e Período de Repetição dos Pulsos, Ciclo de Trabalho, e Marcação/Espaço,* relacionados ao ultrassom pulsátil com uma frequência de pulsação de 100 Hz

Relação entre duração e período de repetição dos pulsos	Duração dos pulsos (ms)	Pausa entre os pulsos (ms)	Repetição de pulsos (ms)	Ciclo de trabalho (%)	Marcação / espaço
1:2	5	5	10	50	1:1
1:4	2,5	7,5	10	25	1:3
1:5	2	8	10	20	1:4
1:10	1	9	10	10	1:9
1:20	0,5	9,5	10	5	1:19

aparelhos microprocessados/microcontrolados que também permitem uma modulação de 16 Hz e 48 Hz.

A frequência de 16 Hz é fundamental para a elevação dos níveis intracelulares de cálcio. Este efeito é decisivo para desencadear o aumento da produção e a liberação de fatores que contribuem para o processo de reparo de feridas.[4] A frequência de 16 Hz, portanto, na fisioterapia dermato-funcional, pode ser indicada para casos de reparo tecidual, principalmente após procedimentos cirúrgicos onde se deseja acelerar a resposta reparadora tecidual. A frequência de 100 Hz, de uma maneira geral, pode ser indicada para processos álgicos e inflamatórios na fase aguda (que não envolvam reparo tecidual).

Observação 1: quando utilizamos a frequência de repetição de pulsos diferente de 100 Hz, a duração do pulso sofre mudança. Por exemplo, segundo Low e Reed[4] na frequência de 16 Hz a duração de pulsos é 12,5 m.

Observação 2: a frequência de 48 Hz também pode ser usada para reparo tecidual.

Calibração

O manuseio do equipamento de ultrassom, tanto em tratamentos quanto em transportes e armazenamento, pode provocar desajustes em seus circuitos e/ou seu transdutor, provocando alteração na produção das ondas ultrassônicas. Isso irá requerer a inclusão de um processo de calibração periódica destes desajustamentos, a fim de garantir a eficácia na emissão de ondas sonoras.

Segundo Ter Haar,[6] a calibração pode servir para identificar os cristais piezoelétricos dos transdutores que estejam danificados. O autor defendeu o uso da balança de pressão de radiação (Figura 1.20).

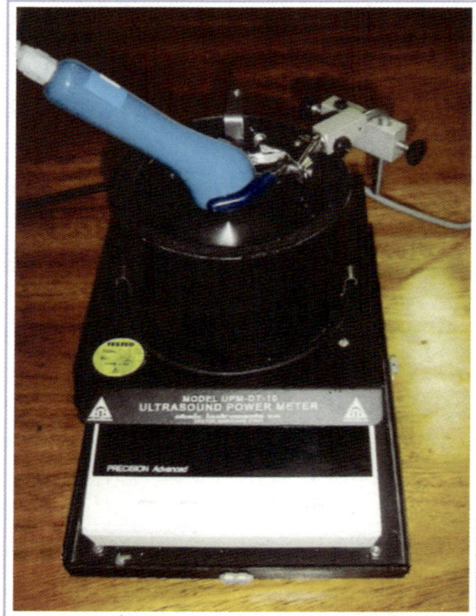

Figura 1.20 Balança de pressão de radiação para calibração do ultrassom.

Também chamada de balança acústica, ela possui um recipiente contendo água destilada, construído de um cone metálico em seu interior com um alto grau de sensibilidade a pressões. O cabeçote do Ultrassom é segurado sobre a balança com a sua face frontal submersa na água, direcionando as ondas sonoras para a extremidade superior do cone. O cone, ao absorver a pressão das ondas sonoras emitidas pelo transdutor submerso, transmite essa pressão para uma balança de precisão. A deflexão da balança, motivada pela pressão exercida pelas ondas sonoras, indicará a força acústica provida pelo transdutor, indicando a necessidade ou não de ajustes ou reparos no equipamento.

Ishikawa et al.,[64] analisando o desempenho de diversos equipamentos de ultrassom, verificaram que o treinamento para seu uso e sua manutenção é limitado. Por isso, os fisioterapeutas devem estar mais atentos à necessidade de calibração do ultrassom, e mais informados sobre seus benefícios e efeitos biológicos, para poderem realizar o tratamento com segurança e eficácia. Além disso, concluíram que tratamentos ineficazes são perda de tempo para o fisioterapeuta e o paciente, podendo ocorrer custos prolongados do tratamento e perda de credibilidade do método.

Dosimetria

A dosimetria é o produto da *intensidade* do estímulo pela *duração do tratamento*. Esses dois fatores são essenciais para o sucesso do tratamento e constituem parâmetros de modulação extremamente controvertidos sob o ponto de vista da atuação prática profissional e citação bibliográfica.

Intensidade

No interior dos aparelhos de ultrassom existe um circuito controlador da amplitude das oscilações elétricas, que controla o grau de vibração mecânica do cristal e, consequentemente, a amplitude da onda sonora. Esta amplitude é chamada de *intensidade*.[6,7] A *potência* do ultrassom é a energia total por segundo suprida pelo aparelho, é medida em watts (W). Como ela se espalha por toda a face do transdutor, e os transdutores têm tamanhos diferentes, é mais útil dar a intensidade em watts por centímetros quadrados (W/cm^2).[4,15]

A intensidade do ultrassom pode ser classificada de acordo com o modo como a potência e a intensidade são distribuídas na transmissão:

Intensidade média espacial é a intensidade ultrassônica média transmitida em relação à área do transdutor. É definida pela potência do ultrassom em watts, dividida pela ERA do transdutor em cm^2. Como exemplo, caso a potência das ondas sonoras emitidas seja de 4,5 watts e a ERA seja de 3, a intensidade média espacial será de 1,5 W/cm^2.

Intensidade de pico espacial é o maior valor dentro da transmissão ultrassônica que a intensidade pode atingir. Normalmente, seus valores mínimos são de 0,1 W/cm^2 e máximos podem chegar até a 3 W/cm^2, embora a indústria de aparelhos de ultrassom venha fabricando aparelhos que não ultrapassam 2 W/cm^2 no modo contínuo. Essa é a intensidade que comumente temos acesso nos controles dos aparelhos.

Intensidade média temporal ocorre somente no modo pulsado, e se calcula pela média da potência durante os períodos de emissão de ondas e de sua interrupção. Exemplo, caso utilize um ciclo de trabalho de 20% e uma intensidade média espacial de 2 W/cm^2, a intensidade média temporal seria 0,4 W/cm^2. A maioria dos aparelhos traz os potenciômetros com os valores da intensidade média espacial, entretanto, já vemos aparelhos que também trazem os valores da intensidade média temporal (Figura 1.21).

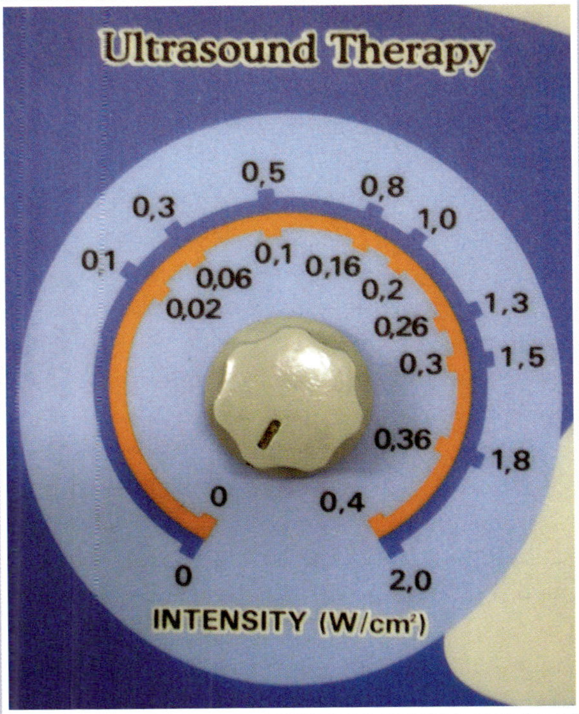

Figura 1.21 Valores da intensidade média temporal (faixa laranja) expressos no painel do aparelho de ultrassom.

Atualmente, encontramos no mercado empresas de aparelhos que atuam na área de Fisioterapia dermato-funcional e Medicina estética comercializando aparelhos de ultrassom específicos para tratamento de grandes áreas acometidas de celulite ou indicados para a técnica de hidrolipoclasia, com propagandas que relacionam a qualidade de seus equipamentos com altos valores de potência medidos em watts. Isso acaba por dificultar o entendimento dos profissionais quanto ao verdadeiro potencial do aparelho, pois acabam confundindo a potência veiculada (em watts) com a intensidade média espacial. A impressão que se tem é que se trata de propaganda com forte apelo comercial, onde aparelhos veiculados com 45 W de potência têm sua ERA omitida na propaganda, e consequentemente sua intensidade média espacial.

Para a determinação da intensidade terapêutica correta, em cada caso, devemos ter em mente a dose ideal que deverá chegar até os tecidos afetados, levando-se em consideração a atenuação das ondas sonoras nos tecidos superficiais à área da lesão (pele, tecido subcutâneo, gordura, músculos etc).

Em qualquer caso, o paciente não pode sentir sensações desagradáveis ou dolorosas. Se por consequência do tratamento aparecer dor de cabeça, desmaios, fadiga e/ou outras reações do sistema nervoso autônomo, a terapia posterior deve ser administrada numa intensidade mais baixa.[1]

É comum, quando se emprega alta intensidade, principalmente, no modo contínuo de emissão de ondas sonoras, o paciente referir a uma sensação de calor quando o cabeçote toca a sua pele. Essa sensação deve ser leve e não pode levar o paciente a queixar-se de incômodo ou dor. Segundo Draper e Prentice,[7] se o paciente relatar que o transdutor está muito quente na superfície da pele, é provável que o acoplamento no meio esteja inadequado. Isso comumente é verificado com a utilização do ultrassom em áreas irregulares ou nos transdutores com ERA total de grande dimensão (10 cm^2 a 15 cm^2) em que o seu tamanho dificulta o acoplamento perfeito, isso faz ocorrer grande reflexão das ondas sonoras na superfície do transdutor, ocasionando grande aquecimento, proporcionando, assim, significativo desconforto e até queimadura na pele.

A intensidade máxima que podemos ajustar no aparelho de ultrassom no modo contínuo é de 3 W/cm^2. Para o modo pulsátil, a potência (máxima) pode elevar-se a 5 W/cm^2 em alguns equipamentos.[1] Entretanto, na prática clínica recomenda-se que o ultrassom contínuo deva ser usado até 2 W/cm^2 para que não haja risco de lesão nas estruturas superficiais (exceto nos tratamentos de hidrolipoclasia, como já mencionado); e o ultrassom pulsado pode ser utilizado até 3 W/cm^2 (quando o aparelho tem construção tecnológica que permita este parâmetro). Atualmente, os fabricantes de ultrassom têm construído seus aparelhos com intensidades que vão somente até 2 W/cm^2, tanto para o contínuo quanto para o pulsado.

A redução da dose na utilização do ultrassom pulsado (intensidade média temporal), e consequentemente o pouco calor gerado, permite aumentar a intensidade na superfície corporal e, portanto, o efeito do tratamento de estruturas tissulares mais profundas[1].

Na Fisioterapia dermato-funcional, a maioria dos protocolos envolvendo tratamento para a celulite emprega intensidades ajustadas ao aparelho que giram em torno de 1,2 W/cm^2 a 1,8 W/cm^2 no modo contínuo. Já para processos de reparo tecidual, principalmente, cicatrizes pós-cirurgia plástica, procura-se chegar até o local da lesão doses que vão ate 0,5 W/cm,[2] usando o regime de emissão pulsado.

Tempo de aplicação terapêutica

Segundo Draper e Prentice,[7] o tempo de aplicação é algo polêmico, tratando-se de ultrassom, por envolver informações como o tamanho da área a ser tratada, da intensidade de saída (W/cm^2), do efeito térmico desejado e das metas terapêuticas do tratamento. Por isso, existem vários relatos dando conta de várias formas de cálculo do tempo de aplicação.

Segundo Hoogland,[1] o tempo de aplicação do ultrassom pode ser calculado da seguinte maneira: de posse das medidas da área a ser tratada, divida-a pela ERA do ultrassom. Exemplo: em uma região que tenha as medidas de 10 cm de comprimento por 4 cm de largura, e empregando-se um transdutor de 5 cm^2 de ERA, o tempo de aplicação poderia ser expresso da seguinte forma:

$$\text{Tempo} = \text{Área} \div \text{ERA} \rightarrow 40 \div 5 = 8 \text{ min.}$$

O autor relatou ainda que, em virtude da duração do tratamento estar relacionada ao tamanho da área corporal, o tempo máximo de aplicação com o ultrassom deve ser de 15 minutos por área de tratamento. Caso uma determinada área tenha seu tempo de aplicação calculado para mais de 15 minutos, deve-se dividir esta área em quadrantes e realizar mais de uma aplicação (Figura 1.22), e as áreas menores que o cabeçote se tratam, em geral, por poucos minutos (3 a 5 minutos). Entretanto, isso deve ser revisto quando a situação envolver o uso do ultrassom com doses acima de 2 W/cm^2 na hidrolipoclasia ou no tratamento de gordura localizada, pois tendo em vista que a intensidade utilizada oferece risco de lesão na pele, o tempo máximo de aplicação por área deve ser aumentado a fim de não provocar superaquecimento da pele e, consequentemente, queimaduras.

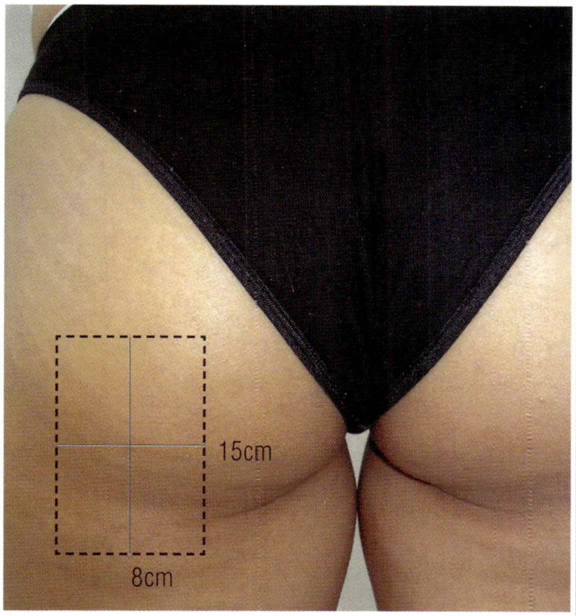

Figura 1.22 Numa área de tratamento totalizando 120 cm^2, utilizando-se um transdutor com ERA de 4 cm^2, teríamos que dividi-la em quadrantes, recalculando o tempo de aplicação para que não ultrapassasse 15 minutos por quadrante.

No tocante à utilização prática do tempo de aplicação calculado, deve-se levar em conta também algumas peculiaridades relacionadas à patologia, como fase da doença (aguda/crônica), profundidade da lesão, características físicas (obtenção de mais ou menos efeito tixotrópico) etc. Por isso, em alguns casos, podemos adotar um tempo máximo terapêutico de 40% a 60% do tempo calculado inicialmente, ou quem sabe até um tempo maior que esse.

O parágrafo acima pode ser aplicado particularmente na prática clínica de Fisioterapia dermato-funcional, cujas áreas tratadas normalmente são de grandes dimensões (principalmente regiões com celulite, hidrolipoclasia, pós--lipoaspiração, e abdominoplastia etc.), fazendo que o cálculo do tempo de aplicação mostre valores irreais quanto à funcionalidade de qualquer estabelecimento comercial de atendimento dermato-funcional. Diante disto, o fisioterapeuta tem procurado diminuir o tempo de aplicação para que o tratamento seja otimizado quanto à sua duração. Entretanto, se isso for feito de forma aleatória poderão ocorrer eleições equivocadas de tempo de aplicação comprometendo seriamente o resultado do tratamento.

Para ajudar, em parte, a resolver este problema, alguns profissionais têm se baseado nos relatos de Hecox et al.,[21] que orientaram multiplicar o valor da ERA por valores relacionados à fase da doença ou ao objetivo terapêutico. Esse cálculo pode ser descrito da seguinte forma:

a) *Fase subaguda*: $$\text{Tempo} = \frac{\text{Área}}{\text{ERA} \times 1{,}5}$$

b) *Fase crônica:* $$\text{Tempo} = \frac{\text{Área}}{\text{ERA} \times 1}$$

c) *Máximo efeito térmico*: $$\text{Tempo} = \frac{\text{Área}}{\text{ERA} \times 0{,}8}$$

Ao se utilizar a fórmula de cálculo da fase subaguda, conseguimos reduzir o tempo de aplicação para valores que se aproximem de uma realidade menos empírica, e consequentemente sujeita a menos erros.

Alguns autores[11] relataram também que existe uma íntima relação entre o tempo de aplicação e a intensidade do feixe ultrassônico, os quais são inversamente proporcionais. Outros autores[23] se baseiam na frequência do ultrassom como fator determinante para a profundidade que se pode tratar, para a taxa de aquecimento, e também para o tempo de aplicação, pois a energia produzida com o ultrassom de 3 MHz é absorvida três vezes mais rápido que no ultrassom de 1 MHz, levando a um aquecimento mais rápido. Como o ultrassom de 3 MHz aquece constantemente mais rápido que o de 1 MHz, reduziria, dessa maneira, a duração do tratamento em um terço.

Esses aspectos também podem auxiliar os profissionais que trabalham com Fisioterapia dermato-funcional no tratamento de grandes áreas do corpo, como citado anteriormente. Basta calcular o tempo, como proposto por Hoogland,[1] e caso o tempo calculado comprometa a funcionalidade do estabelecimento de fisioterapia, sugerimos recalcular o tempo de aplicação pelo protocolo de Hecox et al.[21] na *fase subaguda*, ou utilizar somente um terço do resultado obtido, entretanto, dependendo da situação terapêutica, isso pode comprometer a eficácia do tratamento.

EFEITOS FISIOLÓGICOS

Efeito mecânico

O efeito mecânico do ultrassom, chamado de micromassagem celular, é responsável por quase todos os efeitos da terapia ultrassônica. Esses efeitos são obtidos tanto no modo contínuo quanto pulsado, e, dependendo da intensidade usada para tratamento, podem ter uma influência favorável ou não sobre os tecidos. A micromassagem dos tecidos se deve às oscilações provocadas pelo feixe ultrassônico que os atravessa (ondas de compressão e tração). A movimentação destes tecidos aumenta a circulação de fluídos intra e extracelulares, facilitando a retirada de catabólitos e a oferta de nutrientes.[1,2,4,30]

Microcorrente acústica

Há uma *microcorrente acústica* caracterizada por movimentos muito pequenos de líquidos em torno das bolhas, células, fibras teciduais e outras interfaces. Esta microcorrenteza é capaz de exercer uma sobrecarga viscosa sobre a membrana celular aumentando sua permeabilidade, podendo alterar a taxa de difusão dos íons, causando alterações terapêuticas como aumento na secreção pelos mastócitos, aumento na captação de cálcio e maior produção de fator de crescimento pelos macrófagos.[4,9]

Aumento da permeabilidade da membrana

Para alguns autores,[1,2,8,11,30] este efeito ocorre não só pelo efeito de aquecimento como também pelo efeito não térmico do ultrassom por meio de cavitação.

O aumento da permeabilidade da membrana é capaz de proporcionar alteração no potencial de membrana e aceleração dos processos osmóticos (difusão de eletrólitos através da membrana).[9,11] Este efeito é a base para fonoforese.

Efeito térmico

É causado pela absorção das ondas ultrassônicas à medida que elas penetram nas estruturas tratadas. Isso faz que haja vibrações celulares e de suas partículas, provocando atrito entre si, gerando o efeito térmico.[9] A quantidade de calor gerado depende de alguns fatores, por exemplo o regime de emissão (modo contínuo produz maior calor que o pulsado), a intensidade, a frequência de ondas e a duração do tratamento.[1,2,4,8,30]

O efeito térmico provocado pelo ultrassom é capaz de aumentar o fluxo sanguíneo, a permeabilidade de membrana e a extensibilidade dos tecidos ricos em fibras colágenas.[19]

Vasodilatação

É considerado como um fenômeno protetor, destinado a manter a temperatura corporal dentro de limites fisiológicos. Ocorre tanto com o ultrassom contínuo (efeito térmico) como o pulsado (vasodilatação reflexa pela estimulação dos plexos nervosos terminais).[1,9,19,31] Justifica-se ainda, entre outros fatores, pela liberação de substâncias vasoativas como a histamina, – inibição da inervação simpática dos vasos – diminuindo sua resistência tênsil (pseudovasodilatação), e pelo aumento do metabolismo com consequente aumento do consumo de O_2, elevando, com isso, a presença de CO_2, provocando a vasodilatação.[1,2,3,8,30]

Aumento do fluxo sanguíneo

O ultrassom é capaz de liberar substâncias capazes de provocar vasodilatação e, consequentemente, aumento do fluxo sanguíneo.[1,2] Esse fluxo aumentado pode ocorrer também por meio da estimulação reflexa segmentar com ação na região paravertebral,[1,9,31] ou pela produção de uma leve inflamação pelo ultrassom.[11,19] Harrelson et al.[10] relataram que o fluxo sanguíneo é capaz de continuar elevado por 45 a 60 minutos após a aplicação do ultrassom.

Aumento do metabolismo

Por meio do efeito térmico do ultrassom, o aumento do metabolismo ocorre pela Lei de Van't Hoff, que relaciona o aumento de temperatura com a taxa metabólica, mencionando que para cada aumento de 1 °C na temperatura corpórea deve ocorrer um aumento de 10% na taxa metabólica.[3] Young[8] mencionou que este aumento seria de 13% da taxa metabólica.

O aumento da permeabilidade da membrana também é capaz de aumentar o metabolismo.

Ação tixotrópica

Como citado anteriormente, é a propriedade que o ultrassom tem de "amolecer" estruturas com maior consistência física (transforma coloides em estado sólido para o estado gel). Esse efeito permite o aumento da elasticidade tecidual e a diminuição de consistência tecidual fibrótica,[2,9,11] principalmente nos casos de celulite, fibrose pós-lipoaspiração, cicatrizes aderentes etc.

Liberação de substâncias ativas farmacológicas

Principalmente a histamina (por meio da desgranulação dos mastócitos por exemplo).[1,3,8]

Efeito sobre nervos periféricos

O ultrassom contínuo pode afetar a velocidade de condução nervosa (tanto aumentando como diminuindo).[1,2] Kramer[32] relatou que o aquecimento dos tecidos é responsável pelo aumento temporário na velocidade de condução nervosa observado nos nervos periféricos sonados.

Estimulação da angiogênese

As ondas ultrassônicas são capazes de facilitar a formação de novos vasos, atuando na facilitação da cicatrização.[8,9,11,33] Uma área isquêmica pode ter seu fluxo sanguíneo restabelecido mais rapidamente pela formação de novos capilares.[34]

Aumento das propriedades viscoelásticas dos tecidos conjuntivos e ricos em colágeno

O aquecimento de estruturas como cápsulas articulares, ligamentos, tendões e tecido cicatricial pode causar um aumento temporário em sua extensibilidade e, portanto, diminuição da rigidez articular, facilitação do alongamento e mobilização.[2,4,11]

Aumento das atividades dos fibroblastos, da síntese de colágeno e proteína, e elevação dos níveis intracelulares de cálcio

Esses efeitos ocorrem principalmente durante o processo de regeneração tissular e reparo de tecidos moles, e serão descritos a seguir.

EFEITOS TERAPÊUTICOS

Procuraremos nos ater aos efeitos terapêuticos que estão ligados à clínica da Fisioterapia dermato-funcional, relacionando-os com algumas peculiaridades relativas à técnica de aplicação e a protocolos de tratamento.

Regeneração tissular e reparação dos tecidos moles

A regeneração tissular na Fisioterapia dermato-funcional caracteriza-se, principalmente, pela cicatrização pós-cirurgia plástica, úlceras, queimaduras etc., e o processo de reparo tecidual compõe-se de três fases: inflamatória, proliferativa e remodelagem.

A fase inflamatória é muito importante para o processo de reparo tecidual, pois é nesta fase que ocorrem as mudanças fisiológicas que irão suscitar os estágios subsequentes do processo de cicatrização.

A fase inflamatória ocorre nas primeiras doze horas após a lesão.[11] Há duas respostas essenciais nesta fase, ambas relacionadas ao lançamento de substâncias químicas das células mastocitárias, plaquetas e dos leucócitos.[35] Inicialmente há a formação de coágulo, de um tampão de plaquetas (plaquetas somadas a leucócitos) e de fibrose tecidual.[7] As plaquetas tornam ativas algumas substâncias (prostaglandinas e serotonina), e fatores de crescimento que irão exercer importante efeito sobre o reparo subsequente.[8] Fatores de vasopermeabilidade (liberação de histamina) são lançados, tendo um efeito direto na membrana capilar local, resultando em um aumento da permeabilidade. Em seguida, são lançados fatores quimiostáticos que atraem neutrófilos e outras células inflamatórias para a área. Estas células, em troca, lançam vários fatores que resultam na excitação da fase proliferativa.[35] Isso ocorre quando eritrócitos, atraídos para o local juntamente com as plaquetas e os leucócitos, iniciam a etapa fagocitária, degradando colágeno e elastina, e liberando produtos que funcionem como fatores direcionais na cicatrização.[36]

Os mastócitos são responsáveis pela liberação de substâncias caracterizadas como fatores de lesão, responsáveis pelas primeiras sequências do processo de reparo. Os neutrófilos, atraídos por um grupo de fatores de lesão, são os primeiros a ingressar no leito da ferida com o objetivo de eliminar partículas estranhas. Os macrófagos entram no sítio da lesão logo após os neutrófilos, com a função de também fagocitar partículas estranhas (bactérias, debris teciduais lesionados etc.). Os macrófagos também irão produzir fatores de lesão que irão orientar a formação do tecido de granulação.[8]

Mastócitos, linfócitos e eosinófilos se integram ao processo, englobando os componentes necessários à efetivação do controle da infecção pelos neutrófilos e macrófagos, assim como a limpeza da área lesionada pelos macrófagos, preparando a ferida para a fase de proliferação, estimulando também a angiogênese, com o objetivo de aumentar a nutrição do tecido.[19,36]

Um dos principais agentes químicos modificadores do ambiente da ferida, na fase inflamatória, é a histamina. Os mastócitos são a principal fonte deste fator, que normalmente é liberado por um processo conhecido como desgranulação mastocitária. Neste processo ocorre o rompimento da membrana celular, em resposta a um aumento dos níveis de cálcio intracelular, liberando histamina e outros produtos no local da lesão.[8,19]

A fase *proliferativa* do reparo inicia-se após a fase inflamatória, cerca de três dias após a lesão, havendo intensa proliferação de fibroblastos e células endoteliais, que irão promover uma angiogênese.[4,11] Durante o reparo, os fibroblastos podem produzir mais colágeno.[4] Uma nova epiderme é formada durante esta fase do reparo. Novas células epidérmicas migram principalmente das bordas da ferida em direção ao centro da mesma. Ocorre também a contração da ferida, onde há uma redução do seu tamanho. Os macrófagos são responsáveis em liberar fatores ativos que controlam estes eventos.[3,8]

A fase de *remodelagem* é a mais longa de todas, podendo levar meses ou anos[4,8,11,36] até que o novo tecido esteja com a estrutura mais próxima possível do tecido original.[4] Durante a remodelagem, o tecido de granulação é gradualmente substituído por uma cicatriz, que é um tecido relativamente acelular e avascular.[8] Nesse período, quando o tecido de granulação retrocede, o colágeno depositado se remodela, e uma cicatriz madura se forma.[19,36] Durante esta fase, o colágeno tipo III é substituído por colágeno tipo I. A remodelação continua até que o tecido colágeno atinja características semelhantes às do tecido anterior à lesão.[11] A ferida adquire lentamente sua resistência tênsil.[8,33]

A terapia ultrassônica em processos de reparo tecidual é altamente difundida pela literatura mundial, como um recurso com capacidade de prover ótimos resultados na aceleração deste processo.

O ultrassom deve ser utilizado já na fase inflamatória do reparo.[19] Gonçalves e Parizotto[36] relataram que o ultrassom terapêutico atua como um acelerador do processo inflamatório, ou seja, inicialmente não apresenta características anti-inflamatórias como normalmente se pensa. Low e Reed[4] informaram que o ultrassom tem uma ação pró-inflamatória e não anti-inflamatória, pois ele tende a aumentar o processo inicialmente. Fyfe e Chahl[35] relataram que o ultrassom na fase inicial parece ser um tratamento pró-inflamatório que resultará na excitação da fase proliferativa do reparo.

Vários relatos[4,7,8,11,35,36] dão conta que o ultrassom, na fase inflamatória, aumenta a permeabilidade celular aos íons de cálcio. Isso causa um aumento do cálcio intracelular, provocando um aumento na desgranulação dos mastócitos. Isso irá provocar uma reação quimiotáxica que desencadeará todo o processo de reparo tecidual. Segundo Low e Reed,[4] o ultrassom pulsado na frequência de 16 Hz teria maior eficácia para prover esse efeito. Entretanto, alguns autores[65, 66] relataram que obtiveram melhor resposta no reparo tecidual ósseo usando 100 Hz de frequência de pulsação.

Na fase proliferativa, o ultrassom proporciona uma potencialização da motilidade e proliferação dos fibroblastos, indiretamente pela estimulação ultrassônica dos macrófagos. Há também incremento da velocidade angiogênica, aumento da secreção de proteína e colágeno, e estimulação da "contração" da ferida, diminuindo significativamente o tamanho da cicatriz.[4,8,11,37]

Na fase de remodelagem, o ultrassom aumenta a resistência tênsil, a reorientação e a quantidade de fibras colágenas. Esse aumento pode ser maior se ele for usado anteriormente na fase inflamatória e na fase proliferativa da lesão.[4,7,8,35] Guirro et al.[33] verificaram o aumento da força tênsil em processos de regeneração em músculos de ratos após aplicações de ultrassom. Os autores puderam comprovar ainda aumento na resistência cicatricial, assim como aumento do número de fibroblastos jovens e maduros, e angiogênese.

Na Fisioterapia dermato-funcional, o ultrassom, normalmente, é utilizado nas sequelas pós-cirurgia plástica, em feridas oriundas de úlceras e/ou queimadura etc. Para aceleração desse tipo de reparo tecidual, o ultrassom é mais indicado na forma pulsada,[1,4,8,37] com frequência de ondas de 3 MHz, e com baixo nível de intensidade, garantindo-se, assim, os efeitos atérmicos.

O ultrassom possui ainda capacidade para aumentar a mobilidade da cicatriz madura, aumentar sua extensibilidade colágena, principalmente com o uso do modo contínuo; e o tecido cicatricial pode ser suavizado com seu uso nos estágios iniciais do processo cicatricial.[7]

Anti-inflamatório

As principais aplicações do ultrassom como anti-inflamatório na clínica dermato-funcional referem-se, basicamente, às sequelas pós-cirúrgicas, a inflamação acneica, ao edema inflamado, a processos de reparo de feridas (úlceras de pressão, queimaduras etc.) entre outros. Quando se fala em ação anti-inflamatória do ultrassom, há um consenso no sentido de que ele possa acelerar a resposta inflamatória aguda, principalmente, associada ao reparo tecidual. Entretanto, quando esse efeito refere-se ao processo inflamatório crônico, há divergência de opiniões. Hashih et al.[83] relataram que a ação anti-inflamatória do ultrassom é duvidosa. McDiarmid et al.[3] relataram que nas condições inflamatórias crônicas o ultrassom parece ser eficaz em aumentar o fluxo sanguíneo para a cura, e para a redução da dor pelo aquecimento.

Analgésico

Segundo Draper e Prentice,[7] não existe nenhum consenso na literatura sobre o mecanismo exato de redução da sensação dolorosa pelo ultrassom. Para alguns,[1,2] este efeito justifica-se por alguns fatores: aumento do limiar de dor com ação nos nervos periféricos, eliminação de substâncias mediadoras da dor como consequência do aumento da circulação tissular, normalização do tônus muscular, bloqueio da condução nervosa etc.

Em nossa prática clínica, verificamos que o efeito analgésico do ultrassom parece não se constituir em algo que devemos priorizar no tratamento, pois muitas vezes a diminuição da dor ocorre pela aceleração do processo de reparo tecidual (e consequente ação anti-inflamatória), diminuição do edema etc., e não pela ação direta do ultrassom no quadro álgico. Em caso de quadro álgico intenso, sugerimos priorizar o uso de recursos eletroanalgésicos como TENS, corrente interferencial, microcorrentes etc.

Fibrinolítico/destrutivo

Tem por base a ação tixotrópica do ultrassom usado no modo contínuo. Esse conceito tem levado profissionais a indicarem o ultrassom para dissolver massas solidificadas,desenvolvidas por vários meses, ou processos de calcificação óssea. Mas ressaltamos que esta ação do ultrassom não se constitui num poder destrutivo a ponto de influenciar de forma significativa nessas estruturas.

Verificamos na prática clínica o uso do ultrassom nos processos fibróticos após lipoaspiração, orientamos cautela quanto a expectativa de resultados, pois caso a sua aplicação seja após um ano, por exemplo, os resultados tenderão a mínimos se o ultrassom for usado de forma isolada, entretanto, quando há associação de recursos mecânicos como a vacuoterapia ou manobras massoterapêuticas (massagem modeladora etc), podemos esperar bons resultados na modelação tecidual, pois o ultrassom contínuo aumentaria a temperatura dos tecidos de alta consistência "amolecendo--os", com isso, favoreceria a ação modeladora desses recursos mecanoterapêuticos. Esse efeito destrutivo é a base da ação do ultrassom no tratamento da gordura localizada, pois é capaz de causar, por meio do grande efeito mecânico, uma lise na membrana adipocitária, favorecendo a eliminação do conteúdo gorduroso.

Antiedematoso

O edema com sinal de Cacifo presente pode ser tratado com o ultrassom de 3 MHz, modo contínuo, com intensidade de 1,5 W/cm^2. O calor provido na terapêutica parece liquefazer como gel os restos celulares. Em seguida, o segmento corpóreo pode ser elevado, massageado, ou drenado para bombeamento do fluido.[7]

Reflexo

Tratamento segmentar estimulando-se uma região distante da área-alvo em tratamento, como em casos de lombociatalgia, atuando somente na região lombar.[1,13] É uma técnica pouco divulgada e de difícil reprodução.

Relaxamento muscular

Apesar de verificarmos, em nossa prática clínica, pouca efetividade no uso do ultrassom visando ao relaxamento muscular, Hoogland[1] relatou que a ação do ultrassom pulsado é maior sobre as terminações nervosas envolvidas no processo de contratura ou tensão muscular.

A eliminação de substâncias químicas estimulantes musculares, como consequência do aumento da circulação tissular, pode diminuir o tônus reflexo.[2] A diminuição do tônus muscular também pode estar relacionada aos efeitos da micromassagem, do efeito térmico e da diminuição da atividade do sistema nervoso ortossimpático.[9]

O ultrassom utilizado na frequência de 3 MHz, modo pulsátil, foi hipotetizado como possuidor de maior capacidade para prover efeitos de relaxamento muscular.[1]

TÉCNICAS DE APLICAÇÃO

As técnicas de aplicação mais utilizadas na terapia ultrassônica, de uma maneira geral, são: método direto (contato direto), fonoforese, subaquática, bolsa d'água, e reflexo segmentar. Entretanto, na fisioterapia dermato-funcional, as duas primeiras são frequentemente as mais empregadas, em virtude das peculiaridades das afecções encontradas na clínica dermato-funcional.

Para evitarmos os efeitos dos picos de intensidade no campo próximo e prover segurança no tratamento, assim como assegurar que ele seja o mais uniforme possível, devemos movimentar o cabeçote durante a aplicação, contínua e uniformemente, independente da técnica de aplicação empregada, pois isso tornará o campo próximo mais homogêneo (mais uniforme). Esse movimento também é necessário para evitar mudanças na circulação sanguínea. Caso seja utilizada alta intensidade, pode ocorrer também cavitação instável ou aquecimento excessivo, causando dano tecidual.

Método direto (contato direto)

É a técnica que utiliza o ultrassom com um meio de acoplamento sem propriedades medicamentosas e/ou cosméticas.

Normalmente, é a mais empregada por sua praticidade de utilização. É indicada quando a superfície a ser tratada é razoavelmente plana, sem muitas irregularidades, permitindo um perfeito contato de toda a superfície do cabeçote com a pele (Figura 1.23). Nesse tipo de aplicação, o transdutor é utilizado em contato direto com a pele, por meio da utilização de uma substância de acoplamento que tem a função de minimizar a presença de ar na interface cabeçote-pele, e consequentemente os efeitos da reflexão, permitindo que chegue até a região a ser tratada o máximo de ondas ultrassônicas. O meio de acoplamento deve ter ainda um baixo coeficiente de absorção para minimizar a atenuação neste meio, deve ser viscoso o bastante para agir como lubrificante, facilitando o deslizamento do transdutor sobre a pele, e é importante que permaneça livre de bolhas de ar durante o tratamento, garantindo, desta forma, o máximo de transmissividade ultrassônica.[1,2, 3, 5, 8,11]

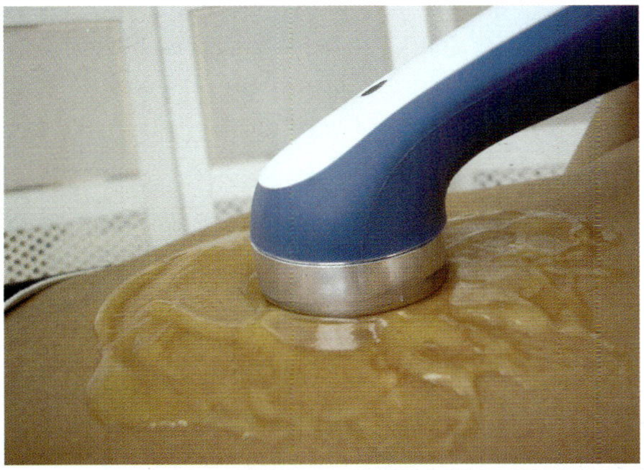

Figura 1.23 Método direto de aplicação do ultrassom.

Para essa técnica de aplicação recomendamos somente o uso de gel comum (a base de água) como meio de acoplamento, pois apresenta maior eficiência como meio de acoplamento,[12] absorve menor quantidade de energia ultrassônica, proporcionando assim menor aquecimento da substância de acoplamento, e por transmitir melhor que óleo ou creme.[38,39]

Na Fisioterapia dermato-funcional, o uso do método direto tem indicação principal nas sequelas de intervenção cirúrgica, onde objetivamos acelerar o reparo e a normalização tecidual (abdominoplastia, mamaplastia, lifting facial etc.) e/ou minimizar o endurecimento tecidual (pós-lipoaspiração, pós-subcisão, cicatrizes aderentes etc.). Em alguns casos, pode ser usado também no tratamento de celulite, embora a fonoforese seja mais usada nessa afecção.

A técnica de contato direto pode ser realizada de duas formas: dinâmica e semiestacionária.

Na forma dinâmica, o cabeçote é deslizado sobre a região a ser tratada com movimentos de relativa amplitude que podem ser circulares, longitudinais ou transversais, de poucos centímetros, que se sobrepõem para assegurar o tratamento uniforme da área. Informamos que não encontramos relatos sobre a obrigatoriedade de se realizar o movimento num sentido específico, e nem que isso influenciaria no resultado do tratamento.

Hoogland[1] informou que os movimentos devem ser realizados de forma homogênea e com ritmo muito lento. Salgado[40] relatou que os movimentos devem ser lentos e uniformes. Winter[41] mencionou que devem ser exercidos movimentos circulares muito lentos ("em câmera lenta"). McDiarmid et al.[3] relataram que muitos profissionais tendem a mover o transdutor muito rapidamente, podendo diminuir a quantia de energia absorvida pelo tecido, e que o propósito do movimento é distribuir a energia tão uniformemente quanto possível ao longo do tecido, passando longitudinalmente ou sobrepondo movimentos circulares. Segundo Draper e Prentice,[7] movimentos rápidos do cabeçote fazem que o fisioterapeuta passe da área a ser tratada, e, desse modo, temperaturas desejadas podem não ser atingidas. O movimento lento resulta em ondas sonoras distribuídas de forma uniforme, e o movimento rápido proporciona um aquecimento tecidual insuficiente.

Kramer[42] propôs que o transdutor deve ser movido lentamente, com uma velocidade de aproximadamente 4 cm por segundo (2,4 metros por minuto). Entretanto, verificamos na prática clínica que esta velocidade tem se tornado a causa de erros metodológicos na aplicação do ultrassom, pois comumente o fisioterapeuta não consegue manter o mesmo ritmo durante o tratamento, acabando por aumentar a velocidade de movimentação do cabeçote, diminuindo, com isso, a absorção tecidual das ondas ultrassônicas. Recomendamos que a velocidade de movimentação do transdutor seja de, aproximadamente, 1 a 0,85 metro por minuto. Pois caso o profissional não consiga manter o mesmo ritmo, e aumente levemente a velocidade de movimentação do cabeçote, não acarretará maiores prejuízos para a absorção das ondas ultrassônicas. Apesar desses conceitos acerca da velocidade de movimentação do cabeçote, recomendamos atenção nesse movimento quando o ultrassom for usado no tratamento de gordura localizada, empregando doses acima de 2 W/cm^2, pois há risco de superaquecimento e possível dano na pele, sendo necessário, portanto, movimentar o transdutor com velocidade um pouco mais rápida que a relatada anteriormente.

Na forma semiestacionária, o cabeçote realiza movimentos de mínima amplitude (menor que os da técnica dinâmica) sobre a região a ser tratada. Normalmente é utilizado para regiões pequenas (tendinites, lesões ligamentares etc.). Recomendamos que o fisioterapeuta fique atento às sensações referidas pelo paciente, pois a velocidade de movimentação do cabeçote pode estar relacionada ao valor da BNR do aparelho quanto a algumas sensações referidas pelo indivíduo tratado, pois caso o transdutor tenha uma BNR muito alta, sendo movimentado lentamente, pode haver queixas de dor, "choque", sensação de calor no cabeçote etc., podendo resultar em lesões teciduais. Isso se deve possivelmente à lesão por cavitação instável nos picos de intensidade do campo próximo do feixe ultrassônico.

Se o ultrassom tiver uma baixa BNR, o profissional conseguirá realizar movimentos mais lentos, utilizando a técnica semi-estacionária, principalmente numa área de pequenas dimensões.

Desaconselha-se a técnica Estática ou Estacionária, onde o cabeçote fica parado, tomando-se por base as peculiaridades do campo próximo do feixe ultrassônico. Como citado anteriormente, nesta área o ultrassom não é regular, fazendo que as ondas sonoras comportem-se de maneira desorganizada, proporcionando a ocorrência de picos de intensidade, aumentando muito a dose que se colocou no potenciômetro (*hot points*), e podem causar lesões tissulares.[3,4] Draper e Prentice[7] relataram que o aparecimento de pontos quentes em cabeçotes movimentados de forma lenta, em aparelhos com alta BNR, é capaz de lesão tecidual por cavitação. Alguns autores[7,43] mencionaram a possibilidade de haver perturbação no fluxo sanguíneo, acúmulo de plaquetas (formação de coágulo sanguíneo), estase de células sanguíneas, e danos ao sistema venoso na utilização da técnica estacionária.

Além da velocidade de movimentação do cabeçote, recomendamos que se faça uma relativa pressão do cabeçote na pele, pois Klucinec et al.[44] verificaram que quando o cabeçote exerceu uma pressão na pele por cerca de 200 g a 600 g houve maior transmissividade de energia acústica. Entretanto esta transmissão ultrassônica diminuiu quando a pressão foi de 700 g a 1.400 g.

Fonoforese

Esta técnica consiste no método direto, utilizando uma substância com propriedades terapêuticas em forma de gel como meio de acoplamento (Figura 1.24), objetivando com isso a introdução de substâncias cosmeticomedicamentosa através da pele, mediante a energia ultrassônica.

Compreende a técnica mais usada na terapêutica dermato-funcional, principalmente no tratamento da celulite, empregando produtos cosméticos principalmente com ação lipolítica e estimulante da circulação.

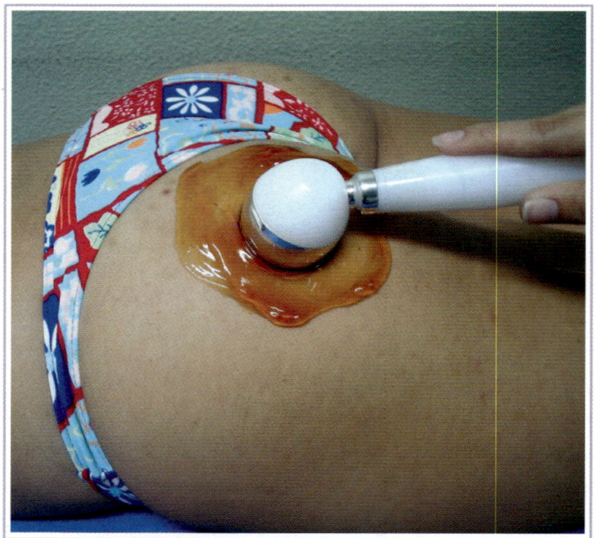

Figura 1.24 Fonoforese: Método direto com uso de substância de acoplamento com propriedades terapêuticas.

Existem algumas vantagens da fonoforese, entre elas, a ação local do produto a ser introduzido (medicamento/cosmético), com a minimização de possíveis efeitos colaterais decorrentes de ações sistêmicas. Outra vantagem e a somatória dos efeitos do ultrassom associados aos da substância terapêutica introduzida. O medicamento/cosmético não precisa ser polarizado, ou seja ter alguma carga elétrica, pois o ultrassom não utiliza corrente elétrica para a sua permeação.[11]

A fonoforese é efetivamente potencializada pelo aumento da permeabilidade da membrana celular. Segundo Bare et al.,[45] o efeito mecânico do ultrassom, provendo modificações nas ligações intercelulares e aumento da permeabilidade da membrana celular, é capaz de promover a difusão do produto através da pele. Há relatos[45,46] que colocam o fenômeno de cavitação instável como responsável pela introdução do produto fonoforético à medida que as bolhas se rompem, influenciando na entrega do produto pela pele. Segundo Griffin e Karsalis,[47] os efeitos térmicos do ultrassom aumentam a permeabilidade dos tecidos, e a pressão acústica criada pela transmissão do ultrassom mobiliza o medicamento/cosmético através da pele. Mitragotri et al.[48] mencionaram que o ultrassom é capaz de desorganizar o estrato córneo, diminuindo a resistência da pele para penetração de produtos por meio da fonoforese. Byl[49] relatou que a ação do ultrassom no estrato córneo, facilitando a permeação do produto fonoforético, poderia ser representada por uma desnaturação da queratina e remoção de células mortas na pele. Antich[50] relatou que, diferentemente da iontoforese que carreia íons através da pele, a fonoforese conduz as moléculas inteiras.

As frequências maiores tendem a prover maior índice de transmissão.[51] Portanto, o uso da fonoforese na fisioterapia dermato-funcional, que utiliza normalmente o ultrassom de 3 MHz, tende a prover maior qualidade quanto a permeação do produto através da pele, que nos procedimentos tradicionais da fisioterapia (tráumato-ortopedia, reumatologia, desportiva etc.) normalmente utilizam ultrassom de 1 MHz.

Alguns autores[52,53] informaram que tanto o ultrassom contínuo quanto o pulsado podem ser usados para a fonoforese. Segundo Guirro e Guirro,[11] a utilização da onda ultrassônica para a penetração de drogas através da pele pressupõe a utilização do pulso contínuo. Draper e Prentice[7] relataram que o ultrassom pulsado é o ideal para a fonoforese. Gann[24], tendo em vista que o ultrassom contínuo usado com doses altas possibilitaria uma ação pró-inflamatória, indica o ultrassom pulsado com dose baixa quando objetiva-se tratar uma inflamação.

Recomendamos que, na escolha do regime de emissão de ondas sonoras – contínuo ou pulsado – o fisioterapeuta atente para as características da afecção que está sendo tratada, pois no caso da fisioterapia dermato-funcional, onde a celulite tem o maior emprego da fonoforese, recomendamos o modo contínuo por sua ação tixotrópica nos nódulos celulíticos.

Estudos com animais registraram penetrações de medicamentos com fonoforese detectada nos tecidos com profundidades de 5 cm a 6 cm.[10]

Os agentes ativos dos cosmeticomedicamentosos usados podem classificar-se de acordo com o seu efeito. Os mais conhecidos e usados na fisioterapia dermato-funcional são:

- Produtos com efeitos sobre a circulação à base de histamina, castanha-da-índia, centelha asiática, hera, cavalinha, *ginkgo biloba* etc.;
- Medicamentos que favorecem a cicatrização de feridas à base de enxofre, cavalinha etc.;
- Medicamentos com ação anti-inflamatória (a maioria contém corticoesteroides); e
- Anticelulíticos à base de cafeína, silanóis, thiomucase, ácido tri-iodotiroacético, incluindo aqueles utilizados para estimular a circulação sanguínea etc.

Dentre os princípios ativos usados na fonoforese, Posternak et al.[54] citaram o ácido tri-iodoacético (triac; tiratricol), comumente usado em mesoterapia, que atua no metabolismo do adipócito com ausência de efeitos colaterais significativos.

As drogas em forma de gel apresentam-se como o tipo de formulação mais apropriado para esta terapia. E somente alguns produtos com boas características de transmissão ultrassônica possuem condições físicas ótimas necessárias para a fonoforese, sendo que as preparações tópicas com baixo índice de transmissão podem diminuir a efetividade da terapia ultrassônica.[11,55]

A taxa de transmissão de qualquer agente usado na fonoforese deve ser determinada antes de ser usado, pois ela deve ser igual ou maior que 80% da taxa de transmissão em relação à água para ser considerado ótimo transmissor de onda sonora; quando esta taxa de transmissão se encontra entre 40% e 79%, os agentes acoplantes são considerados como moderados ou médios transmissores; os agentes acoplantes cuja taxa de transmissão está abaixo de 40% são considerados transmissores de ultrassom ruins.[55]

De acordo com Low e Reed,[4] a transmissão adequada da energia ultrassônica para os tecidos está na dependência do uso de um meio de acoplamento que proporcione uma boa combinação entre a impedância acústica do metal da cabeça do transdutor e a pele.

Alguns autores[7,55] relataram um método para se verificar a capacidade de transmissão de um determinado meio acoplante para uso com o ultrassom:

1. Deve-se, primeiramente, circundar o cabeçote com uma fita adesiva ou improvisar um anel de acrílico para encaixe no mesmo. Deixa-se aproximadamente 1 cm a 2 cm de fita (ou anel acrílico) exposto, fazendo uma espécie de "tubo" a frente do cabeçote (Figura 1.25).
2. Enche-se o *tubo de fita* com gel de ultrassom com espessura de 0,5 cm a 1 cm (Figura 1.26).
3. Completa-se o restante do *tubo* com água (0,5 cm a 1 cm) (Figura 1.27).
4. Ajuste a intensidade (normalmente 1 W/cm^2) e observe o borbulhar da água (quantidade/intensidade e uniformidade) (Figura 1.28).
5. Repita o procedimento, substituindo o gel de ultrassom pelo meio acoplante que esteja querendo testar.
6. Compare a qualidade do borbulhar com o teste anterior. Se a água tem pequeno ou nenhum borbulhar, o meio de acoplamento testado não possui boa capacidade de transmissão ultrassônica.

Cameron e Monroe[55] investigaram a transmissibilidade de várias substâncias de acoplamento para a fonoforese e relataram uma transmissibilidade zero de energia ultrassônica, utilizando um preparado de hidrocortisona a 10% através de uma camada de 5 mm de espessura do meio de acoplamento. Bare et al.[45] investigaram um preparado de hidrocortisona a 10% com uma base gel, e não verificaram nenhuma elevação nas concentrações séricas de cortisol após a fonoforese. Rosim et al.[56] potencializaram a penetração de diclofenaco sódico realizando pré-tratamento com ultrassom contínuo, com frequência de 1 MHz, intensidade de 0,5 W/cm^2, e confirmaram a introdução do medi-

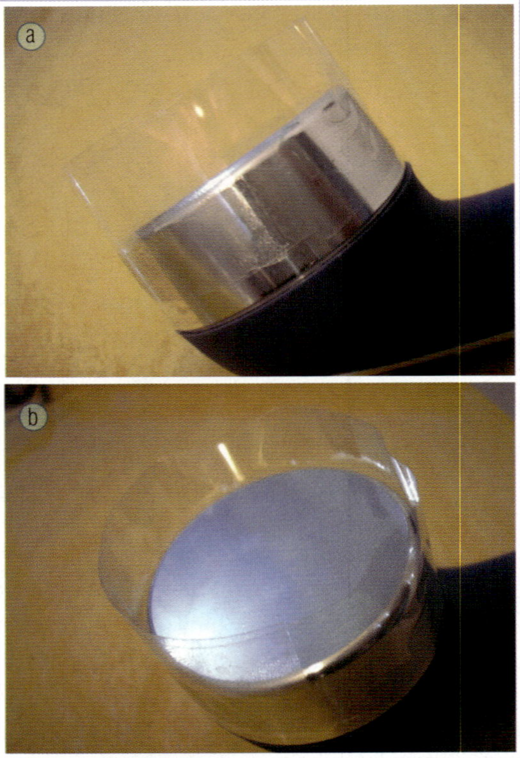

Figura 1.25 a-b Cabeçote circundado com fita adesiva para criação do "tubo" para acondicionamento da substância de acoplamento e da água para o teste de capacidade de transmissão ultrassônica.

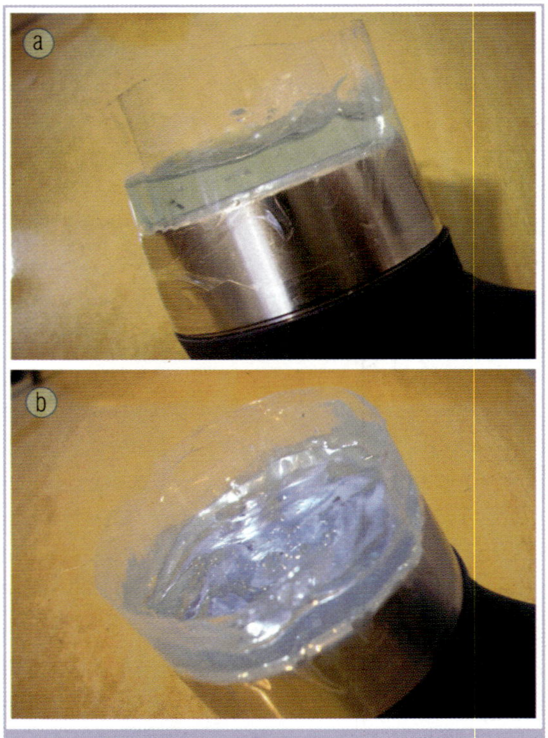

Figura 1.26 a-b Acondicionamento do gel comum no interior do "tubo" de fita adesiva.

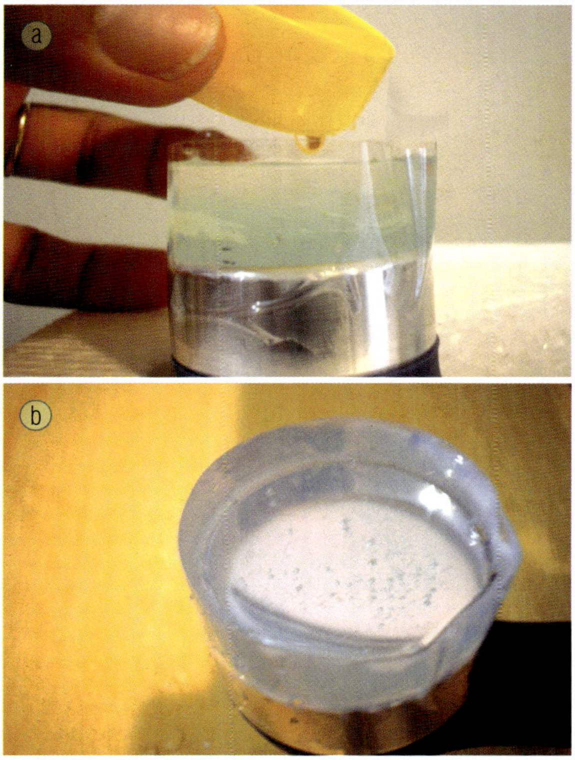

Figura 1.27 a-b Preenchimento do "tubo" de fita adesiva com água.

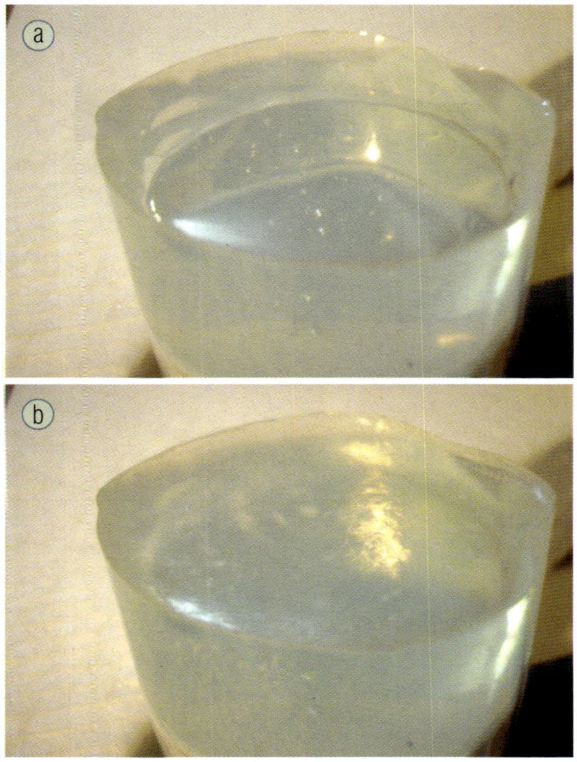

Figura 1.28 a-b Realização do teste de capacidade de transmissão ultrassônica. Notar a agitação da água (b) em virtude da emissão de ondas sonoras.

camento por meio de análise plasmática por cromatografia líquida.

Brasileiro et al.[53] realizaram uma avaliação quantitativa da transmissibilidade ultrassônica para alguns meios acoplantes usados na fonoforese e verificaram ótimo percentual de transmissão para o Feldene® e Profenid®, moderada transmissibilidade para o Calminex®, e pobre percentual para o Proflan® e Clofenak® (Gráfico 1.1). Embora o Feldene® e o Profenid® tenham alcançado um percentual maior do que os valores de referência, observou-se que os índices encontrados estão dentro da variância prevista. Os autores também verificaram por meio de análise qualitativa, por meio de técnica específica, que três das substâncias testadas não permitiram a passagem das ondas ultrassônicas.

Borges et al.[67] verificaram que grande parte dos cosméticos em gel usados com ultrassom no tratamento de celulite possuem bom poder de transmissividade, somente dois dos que foram testados foram reprovados no estudo, pois um deles possuía micrograñulos em sua composição (normalmente usados em produtos esfoliantes), e o outro foi manipulado com excesso de bolhas de ar ocasionando uma diminuição do poder de transmissividade ultrassônica

O uso de enzimas de difusão na terapêutica dermato-funcional exige que a intensidade do ultrassom deva ser cuidadosamente selecionada, uma vez que as enzimas podem desnaturar em temperaturas acima do limite suportável. Tirrel e Middleman[57] relataram que existem evidências de que o ultrassom possa alterar a conformação tridimensional das enzimas, podendo, então, inativá-las. Stefanovic et al.[58,59] relataram que soluções enzimáticas foram inativadas por ultrassom na frequência de 3 MHz, com intensidades entre 1 W/cm² e 3 W/cm². Diante desses fatos, Guirro e Guirro[11] relataram que se deve evitar a utilização de enzimas em géis aditivados para fonoforese, pelo risco de ineficiência terapêutica. Deve-se optar pela iontoforese no caso de tratamento à base de enzimas de difusão.

Verificamos na prática clínica que alguns médicos orientam fisioterapeutas e esteticistas a utilizarem o ultrassom em regiões onde foram

Gráfico 1.1 Percentuais de transmissibilidade verificados em medicamentos usados na fonoforese

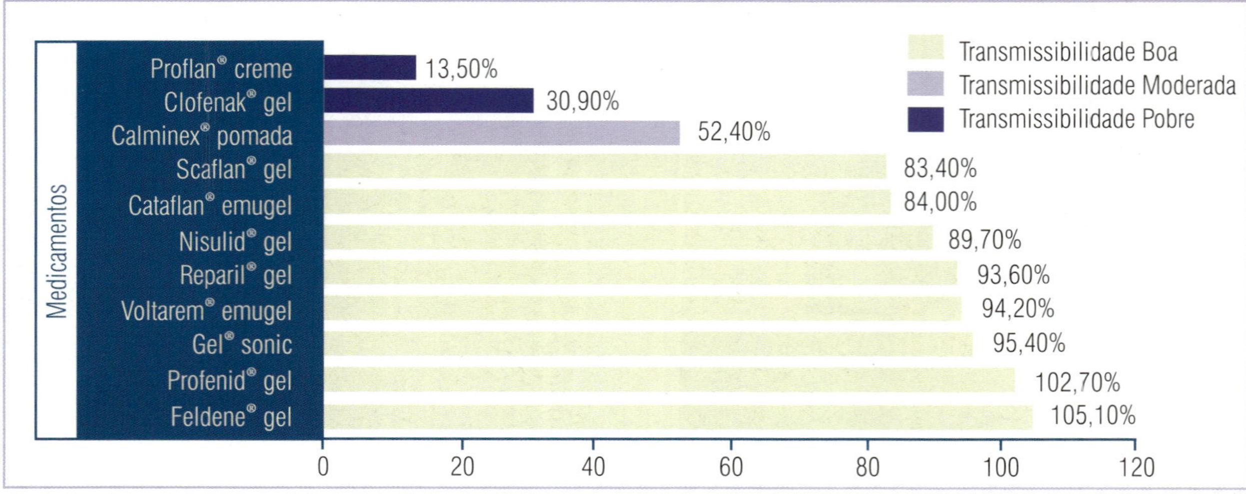

Fonte: Brasileiro et al., 2003.

inoculadas enzimas no tecido gorduroso/celulítico por meio da técnica de mesoterapia (intradermoterapia). Contraindicamos este tipo de procedimento, em virtude da possibilidade de ocorrer alguma ação maléfica das ondas sonoras sobre estas enzimas, podendo comprometer os resultados do tratamento mesoterápico.

A técnica de aplicação, acerca do uso do produto terapêutico, como meio de acoplamento na fonoforese, pode obedecer a três critérios básicos:

1. O fisioterapeuta pode usar o próprio produto terapêutico (medicamentoso/cosmético) como meio acoplante durante toda aplicação do ultrassom. Deve-se atentar para sua capacidade de transmissão ultrassônica e impedância acústica. Alguns desses produtos possuem alto poder de absorção, e antes do término da aplicação do ultrassom pode ocorrer intensa penetração do produto na pele, prejudicando o acoplamento e o deslizamento do cabeçote. Para minimizar este problema, orientamos terminar o tratamento adicionando ao acoplamento nova quantidade de gel terapêutico (cosmético/medicamentoso) ou gel comum para ultrassom. Recomendamos evitar misturar o gel terapêutico com o gel comum na pele antes de iniciar a aplicação do ultrassom, pois isso poderia prejudicar a penetração do produto terapêutico.[2] A substância de acoplamento com propriedades terapêuticas deve ser massageada na pele até a sua aparente ou efetiva absorção, e, em seguida, deve-se aplicar o gel comum e realizar a aplicação do ultrassom. Draper e Prentice[7] relataram que, dessa forma, o uso de acoplantes com propriedades terapêuticas pouco eficientes como condutores não prejudicará os efeitos advindos do ultrassom.
2. O acoplante com propriedades terapêuticas pode ser massageado na pele até sua aparente ou efetiva absorção, e em seguida deve-se aplicar o gel comum e realizar a aplicação do ultrassom. Draper e Prentice[7] relataram que desta forma o uso de acoplantes com propriedades terapêuticas pouco eficientes como condutores não prejudicariam os efeitos advindos do ultrassom.
3. Outra forma de emprego da fonoforese é realizando a aplicação normal de ultrassom com gel comum; em seguida, limpa-se a região (retirando todo o resquício de gel comum) e massageia-se a pele como o produto terapêutico a fim de que se aproveite o aumento da permeabilidade da membrana celular, provida pela aplicação do ultrassom, e tenha sua penetração favorecida.[56,60]

Na área de estética, tem-se utilizado aparelhos que proporcionam o uso combinado do ultrassom com corrente elétrica ao mesmo tempo. Hoogland[1] denominou esta técnica de terapia combinada, onde, inicialmente, o ultrassom era utilizado associado à corrente diadinâmica, e, posteriormente, à corrente interferencial. Na década de 1990, esta técnica não teve boa receptividade e aceitação no Brasil, pelo fato de não existirem fundamentos científicos acerca da técnica e pelo alto custo dos aparelhos.

O aparelho pode ter características específicas possuindo, além do transdutor, um eletrodo para transmissão da corrente elétrica. O transdutor ultrassônico também possui capacidade para transmitir corrente elétrica e é usado como eletrodo ativo. O eletrodo propriamente dito é utilizado como dispersivo e o funcionamento do aparelho obedece ao seguinte critério: eletrodo dispersivo é colocado numa área próxima ao local de tratamento; a substância acoplante é colocada sobre a área a tratar, onde o ultrassom será aplicado; no momento que o transdutor toca a pele, o circuito elétrico é fechado e a corrente começa a ser transmitida (Figura 1.29); neste momento, as ondas sonoras também são depositadas juntamente com a corrente elétrica, ou seja, há a associação das duas energias (sônica e elétrica) numa mesma área de tratamento.

Atualmente, os aparelhos empregados pelos profissionais de estética utilizam o ultrassom associado à corrente galvânica com o objetivo de prover a fonoforese e a iontoforese, ao mesmo tempo, principalmente, nos casos de celulite. Entretanto, alertamos para o grande apelo comercial da técnica (denominada comercialmente de "Mesoterapia Sem Agulhas"), por parte dos fabricantes de aparelhos, e, sobretudo, pela falta de fundamentação científica dessa associação terapêutica, no tocante ao uso da substância de acoplamento, pois deve possuir propriedades fonoforéticas e iontoforéticas, e não encontramos publicações com dados que comprovem a eficácia de algum produto cosmético/medicamentoso com essas características.

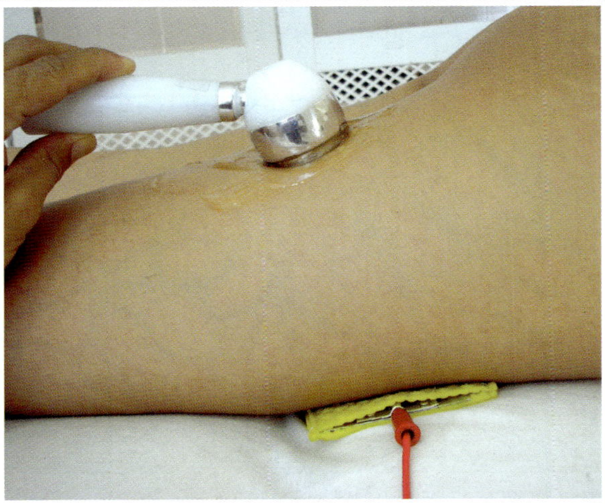

Figura 1.29 Terapia combinada.

Método subaquático

Esta aplicação é indicada para regiões de superfícies irregulares (pequenas articulações, proeminências ósseas etc.) onde o acoplamento é imperfeito, ou quando o paciente refere dor à pressão do cabeçote (contusão, inflamação aguda etc.).[1,8,11]

Esta é a aplicação mais perfeita por suas propriedades ideais de acoplamento, pois a água permite perfeito acoplamento. Segundo Guirro e Guirro,[11] a água, além de excelente meio de acoplamento, apresenta uma boa condução ultrassônica neste meio. Young[8] relatou que a inexistência de bolhas de gás e de outras inclusões, juntamente com a grande proximidade da impedância acústica da água (em comparação com o ar) em relação aos tecidos conjuntivos moles tornam a água o agente ideal, em termos acústicos, como meio acoplante.

Utiliza-se normalmente um recipiente (plástico ou vidro) de tamanho suficiente para conter a água e o segmento a ser tratado (Figura 1.30).

Nas aplicações que utilizam água (subaquática, bolsa-d'água), deve-se ter a preocupação de utilizar água destilada ou fervida para que ela perca os gases que nela estão dissolvidos (água desgaseificada), pois a formação de bolhas na superfície do cabeçote constituir-se-á em uma interface que refletirá, quase totalmente, o feixe ultrassônico. E uma vez fervida, deve-se evitar agitar a água para que ela não absorva novamente os gases.[1] Entretanto, a "água de torneira" é comumente usada, em virtude da dificuldade em conseguir água fervida (locais de trabalho sem estrutura adequada) ou pelo alto custo da água destilada, e isso parece não trazer prejuízos à terapêutica ultrassônica. Se bolhas de ar, porventura, se acumularem no transdutor ou sobre a área a tratar, devem ser removidas antes ou durante a terapêutica.

Nesta técnica subaquática o cabeçote do ultrassom pode ser submerso na água sem problemas, pois os aparelhos construídos atualmente são "selados" e indicados para utilização subaquática (entre-

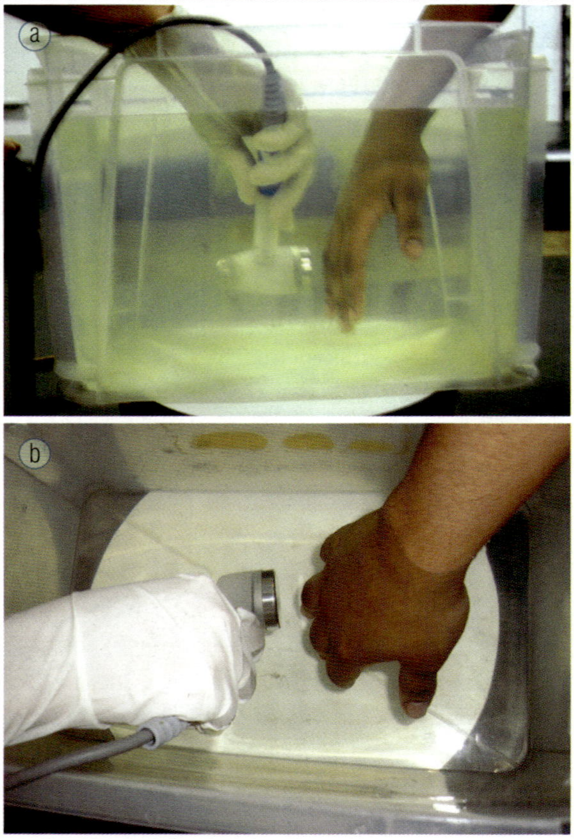

Figura 1.30 a-b Técnica subaquática.

tanto devemos verificar as especificações técnicas do aparelho por meio do seu manual de instruções).

Um assunto controvertido sobre a técnica de aplicação do método subaquático é a proximidade do cabeçote em relação à pele do paciente. Lucena[61] informou que não há necessidade, nem é importante que, na técnica subaquática, o cabeçote toque a pele, pois a água cria um meio contínuo entre o cabeçote e a pele. Starkey[15] relatou que o transdutor deve ser colocado na água, cerca de 2,5 cm de distância da pele. Para Kahn[5] e Machado,[9] esta distância deve ser de 2 cm a 3 cm. Bisschop et al.[29] mencionaram uma distância transdutor-pele de 1 cm a 2 cm. McDiarmid et al.[3] relataram que deve ser de 0,5 cm a 1 cm. Já Low e Reed[4] disseram que o cabeçote deve ser movimentado o mais próximo possível da pele.

Quanto a esse aspecto, entendemos que não há problema caso o cabeçote toque a pele do paciente, pelo contrário, pois tendo em vista que a superfície corpórea deve estar sempre paralela à face anterior do cabeçote (feixe ultrassônico estará perpendicular à pele), durante a movimentação do transdutor há o risco de o fisioterapeuta incliná-lo sobre a superfície corporal favorecendo assim a reflexão e refração do feixe ultrassônico nesta interface.

Caso haja necessidade da mão do operador ser submersa na água durante o tratamento, poder-se-á calçar uma luva cirúrgica de borracha. Esta medida previne o fisioterapeuta contra possibilidade de uma infecção cruzada, caso o paciente tenha feridas abertas.[8]

Essa técnica normalmente não é utilizada na prática clínica de fisioterapia dermato-funcional.

Método da bolsa de água

Esta técnica é utilizada onde existem superfícies irregulares e onde normalmente há a ausência do recipiente para o ultrassom subaquático, ou haja a impossibilidade de se introduzir o segmento corpóreo tratado num recipiente adequado (tronco, axila, ombro, articulações proximais etc).

Nesta técnica pode ser utilizada uma bolsa plástica ou de borracha (luva) cheia de água desgaseificada e sem bolhas de ar. Atualmente, verificamos que grande parte dos profissionais utiliza o preservativo de borracha como meio para confecção da bolsa para o acoplamento do ultrassom (Figura 1.31), pois seu formato facilita sua contenção e o manuseio do transdutor.

A bolsa-d'água deve ser colocada sobre a região a ser tratada, devendo ser utilizada substância de acoplamento entre a pele e a bolsa, e entre a bolsa e o transdutor, e então deslizar o cabeçote do ultrassom sobre a bolsa.

Alguns profissionais contraindicam esta técnica porque as interfaces formadas entre a 1ª camada de

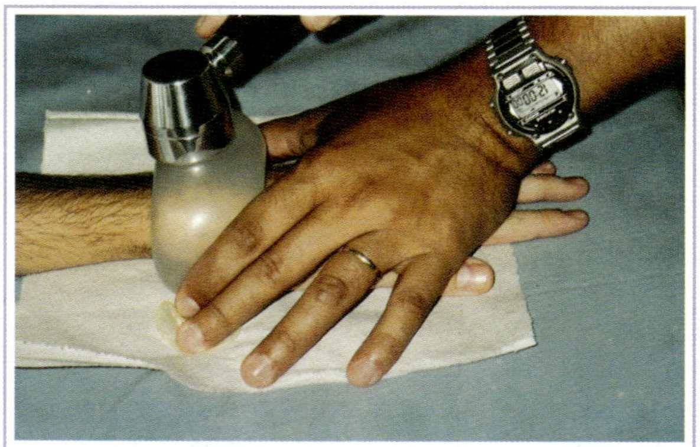

Figura 1.31 Utilização de bolsa-d'água para aplicação de ultrassom em processo estiloide da ulna.

substância de acoplamento e a 1ª face do plástico ou da borracha, entre a água e a 2ª face do plástico ou borracha, e entre a 2ª camada de substância de acoplamento e a pele prejudicariam a propagação do feixe ultrassônico, promovendo intensa atenuação. Guirro et al.[26] relataram que a bolsa-d'água feita com luva de látex é capaz de atenuar cerca de 79% da energia ultrassônica e com o balão de borracha cerca de 82%.

Essa técnica normalmente não é utilizada na prática clínica dermato-funcional.

Método do reflexo segmentar

A técnica do reflexo segmentar ou paravertebral reflexo é pouco documentada e consequentemente pouco utilizada. Ela refere-se ao uso do ultrassom para estimular áreas que não possam ser estimuladas diretamente. Segundo Machado,[9] normalmente é realizado estimulando-se raízes paravertebrais com ultrassom contínuo ou pulsado.

Como exemplo dos efeitos desta técnica, a estimulação no gânglio estrelado pode provocar dor pré-cordial em cardiopatas.[9] Kahn[5] relatou alguns protocolos relacionados a algumas respostas: para asma brônquica deve-se estimular a região paravertebral C3 e T1-T12, gânglio estrelado e região paracardíaca, com 0,5 W/cm^2 a 2 W/cm^2 por 5 a 10 minutos; para hipertensão arterial devemos estimular a região paravertebral C4-T9 com 1 W/cm^2 a 2 W/cm^2 por 5 a 10 minutos; e para neuralgia intercostal estimular os espaços intercostais e paravertebral, com 0,6 W/cm^2 a 2 W/cm^2 por 5 a 10 minutos.

É possível ainda aumentar a temperatura da pele da mão, através do incremento da circulação, irradiando o gânglio estrelado. Efeito similar pode ser obtido no pé se a região inguinal for estimulada, pois o ultrassom atua no controle nervoso da circulação nesta área.[31] Estimulando-se pontos *trigger* nas costelas podemos influenciar úlceras gastrointestinais.[1]

Normalmente esta técnica não tem utilização frequente nas afecções dermatofuncionais.

INDICAÇÕES EM FISIOTERAPIA DERMATO-FUNCIONAL

O início da terapia ultrassônica para o traumatismo agudo deve-se iniciar somente após 24 a 36 horas, pois o tratamento direto (local) mediante energia ultrassônica poderá danificar os vasos sanguíneos em recuperação.[1] Isso se aplica basicamente nos tratamentos pós-cirurgia plástica.

É importante para o fisioterapeuta conhecer o comportamento físico e fisiológico do ultrassom para a prescrição correta nas diversas afecções da clínica dermato-funcional.

Processos fibróticos e processos calcificados

Este efeito tem por base a ação tixotrópica do ultrassom. No esporão de calcâneo, por exemplo, o que se "desgasta" é a ponta do esporão, formada por tecido cartilaginoso inflamado, pois o que calcificou não é mais influenciado pelas ondas ultrassônicas. Num processo de calcificação em músculos e tendões, o ultrassom, aumentando a vascularização na área, é capaz de gerar aumento da absorção (utiliza-se ultrassom contínuo). Esses efeitos são maiores no músculo, pois o tendão tem menor vascularização. Harrelson et al.[10] mencionaram que o aumento do fluxo sanguíneo é útil na resolução dos depósitos de cálcio nas bursas e bainhas tendinosas.

Na Fisioterapia dermato-funcional, o ultrassom está indicado nos casos de fibrose pós-lipoaspiração, processos celulíticos avançados, aderência cicatricial etc. Sua eficácia pode ser potencializada quando associado a recursos de pressão negativa, como vacuoterapia/dermotonia/endermoterapia.

Transtornos circulatórios

É comum a presença de edema e/ou áreas isquêmicas nas sequelas pós-cirurgia plástica (ou cirurgia convencional), e a terapia ultrassônica tem indicação como agente coadjuvante no processo de cura, sendo, na maioria das vezes, necessário a associação de outras terapêuticas, como a drenagem linfática. Hoogland[1] informou que o tratamento local tem pouca melhora, sendo preferível o tratamento segmentar. Neste caso, os pontos de aplicação são especialmente os pontos *trigger* nos músculos. Draper e Prentice[7] indicaram o uso do ultrassom pulsado como o ideal para este tipo de afecção por aumentar o fluxo sanguíneo. Guirro e Guirro[11] relataram que uma área isquêmica tratada com ultrassom pode ter restabelecido a circulação sanguínea por meio da formação de novos capilares (angiogênese).

Tecidos em cicatrização

As principais aplicações do ultrassom na fisioterapia dermato-funcional referem-se principalmente às cicatrizes pós-cirúrgicas (plásticas ou não) e feridas abertas (úlceras de decúbito, queimaduras etc).

O ultrassom deve ser utilizado até 15 dias após a situação lesional, pois teria maior eficácia sendo utilizado na fase inflamatória e início da fase proliferativa do reparo.[19,62]

A cavitação e a microcorrente acústica são capazes de acelerar o reparo tecidual por meio da alteração da permeabilidade da membrana celular para os íons cálcio, que facilita o aumento da síntese de colágeno pelos fibroblastos, aumentando a resistência à tração da ferida.

Hoogland[1] indicou o uso do ultrassom no modo pulsado (20%) com frequência de 3 MHz, com intensidade média espacial abaixo de 0,5 W/cm^2. Young[8] relatou que para o aumento da velocidade da cicatrização em tecidos como a pele, tendão e osso, o ideal é intensidade de 0,5 W/cm^2 ou inferior, no modo pulsado de emissão de ondas. Low e Reed[4] indicaram a frequência de pulsação de 16 Hz para que haja elevação dos níveis intracelulares de calcio e, consequentemente, maior estímulo ao processo de reparo tecidual. Entretanto, autores [65,66] encontraram melhor resposta no reparo tecidual em ossos de ratos, usando ultrassom pulsado de 1 MHz e frequência de pulsação de 100 Hz. Draper e Prentice[7] fizeram referencia a algumas citações indicando o ultrassom contínuo com dose de 0,1 W/cm^2.

Nos processos cicatriciais pós-cirurgia plastica segue-se normalmente os protocolos baseados nos relatos do parágrafo anterior, entretanto, alguns fatores devem ser observados, por exemplo a qualidade da cicatriz pós-cirúrgica, pois, normalmente, estão fechadas e de baixo relevo, permitindo um bom acoplamento do cabeçote, suscitando uma aplicação com o método direto sobre a cicatriz. Entretanto, deve-se observar se não há curativos oclusivos, como adesivo tipo micropore etc., na qual devem ser removidos, se puderem, para não atrapalharem a transmissão das ondas sonoras.

Para as cicatrizes de feridas que não tenham "fechado", a esterilidade do meio de contato constitui um requisito absoluto. A possibilidade de infecção cruzada pelo cabeçote de tratamento pode ocasionar problemas em tais casos.

Pós-lipoaspiração

A lipoaspiração foi definida, no final da década de 1970, como técnica cirúrgica que faz uso de cânulas conectadas a aparelhos de alto poder de sucção. É empregada em áreas de acúmulo de gordura, principalmente, abdômen, coxa e glúteos, com o objetivo de diminuir ou modelar o contorno corporal alterado pela presença de tecido gorduroso. O cirurgião plástico introduz a cânula no tecido adiposo subcutâneo, realiza movimentos de vai e vem, realizando a sucção da gordura. Pode ser realizada a seco ou com introdução de substâncias específicas (técnica úmida/tumescente).

A principal sequela pós-lipoaspiração é o processo de fibrose, decorrente do processo de cicatrização tecidual. Mesmo sem uma fundamentação científica, mas baseada em resultados publicados, o ultrassom tem sido utilizado com frequência no pós-operatório com o intuito de minimizar a incidência das fibroses. Recomendamos o uso do ultrassom no pós-operatório de lipoaspiração, devendo-se observar que a fibrose, tão comum neste tipo de afecção, é decorrente, entre outros fatores, do processo de reparo no tecido gorduroso (traumatizado no ato cirúrgico). Com isso, recursos terapêuticos que estimulam o reparo tecidual (microcorrentes, laser, ultrassom etc.) podem acelerar o processo de reparo agravando o quadro de fibrose. Diante disso, recomendamos os seguintes parâmetros de modulação: fase aguda (cerca de 48 horas após a cirurgia), com presença de dor, edema e inflamação aguda, ultrassom pulsado, ciclo de trabalho de 50% (relação 1/2), frequência de pulsação de 100 Hz, intensidade de 1,0 W/cm^2 a 1,5 W/cm^2; na fase subaguda/crônica (ausência de o suprimento sanguíneo deficiente não seria capaz de acompanhar a demanda metabólica, pois com o aumento da temperatura, haveria um aumento do consumo de oxigênio, e como o suprimento sanguíneo (que prove o oxigênio) está deficiente, haveria aumento da presença de CO_2 levando à lesão tecidual.[2,10,30]

O ultrassom pulsado, por seu efeito térmico diminuído, não se constitui contraindicação, pelo contrário, pode ser indicado por atuar restabelecendo o fluxo sanguíneo pela neoformação de vasos.

Aplicações ao nível dos olhos

Pode haver cavitação no líquido oftálmico, provocando lesão no cristalino e retina, ocasionando cegueira irreversível.[2,7,8,10,11,30]

Útero grávido

Embora a intensidade que chegaria ao útero fosse mínima (devido sua profundidade), há uma tendência a se tratar a situação com segurança, pois os efeitos do ultrassom sobre tecidos em crescimento são desconhecidos. Em virtude disso, havendo a possibilidade de cavitação no líquido amniótico e ocorrência de malformações no feto, as aplicações no útero grávido estão limitadas. Além disso, deve-se evitar também o tratamento de tecidos segmentários correspondentes ao estado gravídico, para evitar qualquer anormalidade.[1,2,7,8,10,11]

Apesar dos relatos clássicos de malformação fetal, acreditamos que, pela profundidade da localização do útero, o ultrassom de 3 MHz não conseguiria atingí-lo a ponto de provocar qualquer tipo de lesão fetal.

Em estudo piloto realizado na Universidade Iguaçu (RJ), no final da década de 1990, envolvendo 6 coelhas prenhas pudemos verificar os efeitos do uso do ultrassom em região abdominal. Os animais foram divididos em três grupos equitativos (grupos 1, 2, 3), onde, após tricotomia abdominal (Figura 1.32), foram tratadas com ultrassom de 1 MHz (G1), 3 MHz (G2), e com ultrassom desligado (G3 – grupo controle) (Figura 1.33). O estudo envolveu análise da qualidade dos coelhos lactentes (Figura 1.34), assim como acompanhamento veterinário até dois meses após nascimento. Os parâmetros utilizados foram 1 W/cm² de intensidade, modo contínuo por dez minutos em cada hemiabdômen, pelo fato do animal pesquisado possuir dois úteros, totalizando 20 minutos por sessão. Os resultados mostraram que não houve qualquer efeito deletério nos animais nascidos nos três grupos de pesquisa, assim como após dois meses do nascimento.

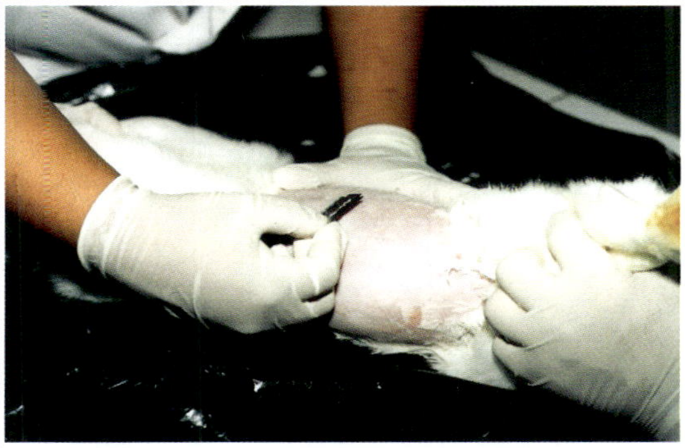

Figura 1.32 Tricotomia na região abdominal da coelha.

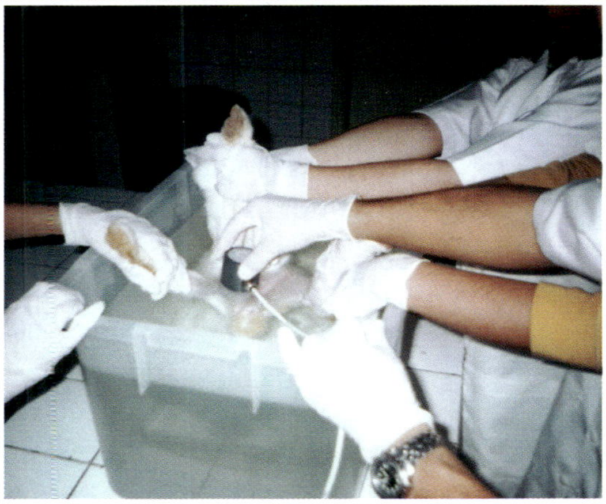

Figura 1.33 Aplicação do ultrassom no abdômen da coelha prenha.

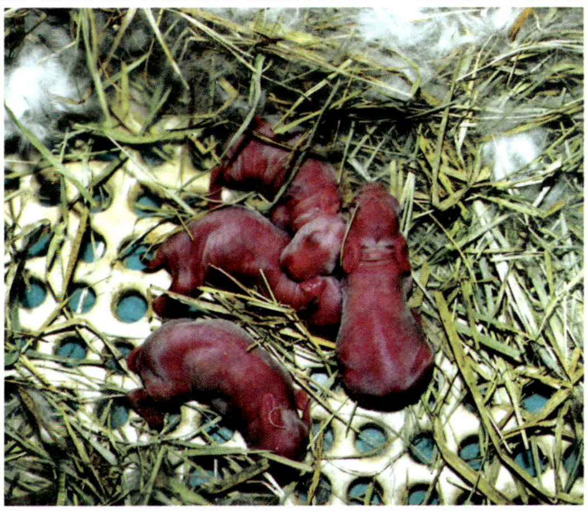

Figura 1.34 Coelhos lactentes nascidos sem problemas advindos da aplicação do ultrassom.

Sobre área cardíaca

O uso do ultrassom em áreas ao redor do coração pode provocar mudança no potencial de ação, podendo alterar as propriedades contráteis do músculo cardíaco, inclusive provocando mudanças no ECG.[1,2,7,8,10,11] Entretanto, entendemos que esta contraindicação refere-se ao ultrassom de 1 MHz, pois o caráter superficial da frequência de 3 MHz faz que este ultrassom não se constitua uma contraindicação absoluta.

Tumores malignos

Sobre o tumor, o ultrassom pode acelerar seu crescimento (aumentar a divisão celular) e levar a metastases.[1,2,7,8,10,11,30,74] Entretanto, lembramos que esta contraindicação não se constitui objeto de impedimento do uso do ultrassom quando for usado numa área distante do tumor. Sicard-Rosenbaum et al.[74] relataram que o uso do ultrassom contínuo sobre o tumor é capaz de aumentá-lo mais que o ultrassom usado no modo pulsado. Os autores relataram, ainda, que não há aumento de metástase tumoral com o uso de ultrassom pulsado.

Sicard-Rosenbaum et al.[69] relataram que o uso do ultrassom contínuo sobre o tumor é capaz de aumentá-lo mais que o ultrassom usado no modo pulsado. Os autores relataram, ainda, que não há aumento de metástase tumoral com o uso de ultrassom pulsado.

Testículos/gônadas

Poderiam ocorrer reações desconhecidas ou até mesmo esterilidade temporária.[1,7,8]

Sobre tromboflebites/varizes trombosadas

Há possibilidade de se soltar um coagulo/trombo, podendo liberar êmbolos (embolia).[1,7,8,11,30] Isso é pouco provável que ocorra no modo pulsado.

Inflamação séptica

O estímulo circulatório pode favorecer a aceleração e proliferação, favorecendo a disseminação do agente infeccioso pelo corpo.[1,8,11,30] Entretanto, quando o uso do ultrassom foi associado à tetraciclina e ao ácido nalidíxico (fonoforese) houve diminuição da proliferação de bactérias. [75]

Afecções localizadas no tecido ósseo

As afecções localizadas ao nível ósseo constituem relativo impedimento para uso somente do ultrassom de 1 MHz, tendo em vista que as áreas normalmente tratadas pela fisioterapia dermato-funcional (coxa, glúteo e abdômem) se localizam sob grande camada de tecido mole, impedindo que as ondas ultrassônicas na frequência de 3 MHz possam influenciar de alguma forma o tecido ósseo. Apesar disso, mesmo no ultrassom na frequência de 1 MHz não se constitui contraindicação absoluta para o tratamento de todas as afecções localizadas próximas ao osso.

Osteoporose

Garcia[30] mencionou que não há documentação científica adequada sobre o caso. Mas o que se vê na prática clínica é a ausência de malefícios advindos da utilizacão do ultrassom em pacientes com osteoporose, pois a ação mecânica do ultrassom terapêutico não tem força suficiente para causar danos a um osso osteoporótico.

Implante metálico

No implante metálico, 90% de radiação ultrassônica que o atinge são refletidas e tendem a se concentrar nos tecidos vizinhos (formação de ondas estacionarias na interface músculo-osso) (Figura 1.35). Por não se saber qual a quantidade de energia ultrassônica absorvida por estes tecidos, alguns profissionais durante algum tempo contraindicaram este procedimento para se resguardarem de possíveis acidentes que poderiam causar lesões, mesmo utilizando intensidade dentro da faixa terapêutica. Entretanto, Garavello et al.[76] relataram que o implante metálico não induziu a temperaturas excessivamente altas, e que as ondas ultrassônicas refletidas não foram capazes de prover qualquer elevação seletiva de temperatura nos tecidos adjacentes ao implante em virtude das ondas estacionárias refletidas neste metal. Segundo Garcia,[30] estes tecidos só teriam grande aquecimento se houvesse osso no local do implante

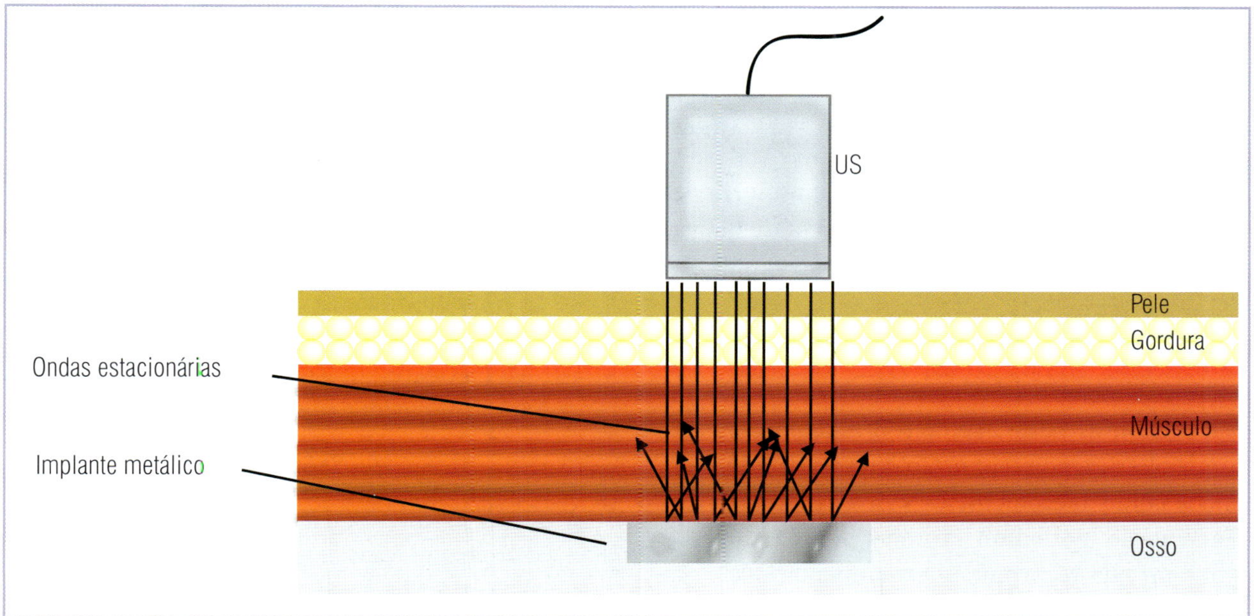

Figura 1.35 Esquema mostrando a formação de ondas estacionárias na interface implante metálico-tecidos moles.

metálico (em razão da elevada condutibilidade térmica do metal que dissipa, rapidamente, o calor).

Além disso, encontramos outros relatos dando conta de que o ultrassom pode ser utilizado com segurança na presença de implantes metálicos, pois as áreas próximas ao metal não sofrem elevação seletiva de temperatura quando expostas ao ultrassom, pelo contrário, a temperatura próxima ao metal mostrou-se menor que a temperatura medida no mesmo local sem a presença do metal.[2,4,7,15]

Epífises férteis

Esse item constitui contraindicação clássica para vários autores[1,7,10,11,30] que mencionaram que o ultrassom provocaria ossificação precoce, e interferiria no crescimento ósseo. Entretanto, alguns autores,[77,78] em pesquisa realizada com a aplicação de ultrassom pulsado na cartilagem de crescimento de coelhos, não verificaram alterações morfológicas ou funcionais na cartilagem. Hoogland[1] relatou que estas regiões ocupavam anteriormente um dos primeiros lugares na lista de contraindicações, mas que aplicações com ultrassom pulsátil e com baixa intensidade podem ser utilizadas em pacientes com idade abaixo de 18 anos. Esse conceito é corroborado por Moreno et al.,[79] que verificaram que o ultrassom pulsado (16 Hz, 48 Hz e 100 Hz) não proporcionou um fechamento precoce das epífises de coelhos, e que no modo contínuo houve apenas uma ligeira redução da extensão da cartilagem. Frez et al.[80] verificaram que o ultrassom contínuo produziu alterações histológicas significativas na espessura da cartilagem de crescimento de coelhos.

Lembramos também que, embora pouco comum, o ultrassom de 3 MHz pode ser utilizado sem preocupação em pacientes adolescentes que procurem tratamento dermato-funcional, pois, pelo fato de esta frequência ter características de absorção superficial, as ondas sonoras não atingiriam as epífises de crescimento ósseo localizada nas áreas normalmente tratadas com este ultrassom.

Endopróteses

O cimento de fixação da prótese (metacrilato de metil) possui, segundo alguns autores, um alto coeficiente de absorção ultrassônica, e os componentes à base de polímeros poderiam sofrer ação dos efeitos térmicos (ultrassom contínuo).[1,7,11,30] Entretanto, Lehmann e Lateur[2] afirmaram que não há determinação de que a absorção seletiva por estes materiais levaria ou não ao superaquecimento ou mesmo ao derretimento do material de fixação da endoprótese.

Lembramos ainda que o ultrassom pulsado, por sua ação atérmica, certamente não constituiria contraindicação para este item.

Diabetes melito

Segundo Hoogland,[1] pode ocorrer ligeira diminuição da glicemia, gerando sintomas de fadiga. Em geral, eles desaparecem reduzindo-se as doses.

Esta citação não tem se constituído impedimento para o tratamento de úlceras diabéticas com o ultrassom.

Sequela pós-traumática aguda

No tocante à Fisioterapia dermato-funcional, incluímos neste exemplo o estado de pós-cirurgia plástica, pois, em razão dos efeitos tanto térmicos como mecânicos, os vasos sanguíneos em regeneração poderiam "romper-se", conduzindo a hemorragia recorrente. O tratamento local com baixa intensidade só poderia ser administrado após 24 a 36 horas.[1]

Diretamente sobre o marca-passo (ou ondas sonoras desviadas)

O ultrassom poderia influenciar no funcionamento do marca-passo,[1,7,10] mas isso só ocorre se as ondas atingirem o aparelho, portanto as áreas normalmente tratadas pela fisioterapia dermato-funcional (coxas, glúteos e abdômen) não se constituem impedimento para o uso do ultrassom.

Feridas abertas

Devemos tomar cuidado com o tratamento de feridas abertas (úlcera de pressão, queimadura etc.), pois há risco de infecção.[4] Recomendamos, por isso, atenção quanto à esterilização e/ou limpeza do transdutor,[81] assim como ao uso de meios de acoplamento que não favoreçam contaminações.

REFERÊNCIAS

1- HOOGLAND, R. *Terapia Ultrasônica*. Delft: Enraf Nonius, 1986.

2- LEHMANN, J. F.; LATEUR, B. J. Diatermia e calor superficial, laser, e crioterapia. In: KOTTKE, F. J.; LEHMANN, J. F. *Tratado de medicina física e reabilitação de Krusen*. 4. ed. v. 1. São Paulo: Manole, 1994, p. 305-23.

3- MCDIARMID, T.; ZISKIN, M. C.; MICHLOVITZ, S. L. Therapeutic ultrasound. In: MICHLOVITZ, S. L. *Thermal agents in rehabilitation*. 3. ed. Philadelphia: F. A. Davis Co., 1996, p. 168-212.

4- LOW, J.; REED, A. *Eletroterapia explicada*. 3. ed. São Paulo: Manole, 2001. p. 186-228.

5- KAHN, J. *Princípios e Prática de eletroterapia*. 4. ed. São Paulo: Santos, 2001. p. 49-68.

6- TER HAAR, G. Princípios Eletrofísicos. In: KITCHEN, S.; BAZIN, S. *Eletroterapia de Clayton*. São Paulo: Manole, 1998. p. 23-30.

7- DRAPER, D. O.; PRENTICE, W. E. Ultra som terapêutico. In: PRENTICE, W.E. *Modalidades terapêuticas em medicina esportiva*. 4. ed. São Paulo: Manole, 2002. p. 208-235.

8- YOUNG, S. Terapia por Ultra Som. In: KITCHEN, S.; BAZIN, S. *Eletroterapia de Clayton*. São Paulo: Manole e Brasileira, 1998. p. 235-58.

9- MACHADO, C. M. *Eletrotermoterapia Prática*. 3. ed. São Paulo: Pancast, 2002. p. 110-26.

10- HARRELSON, G. L.; WEBER, M. D.; LEAVER-DUNN, D. Uso das modalidades na reabilitação. In: ANDREWS, R.; HARRELSON, G. L.; WILK, K. E. *Reabilitação física das lesões desportivas*. 2. ed. Rio de Janeiro: Guanabara Koogan, 2000. p. 72-77.

11- GUIRRO, E. C. O.; GUIRRO, R. R. J. *Fisioterapia dermato-funcional*: Fundamentos, Recursos e Patologias. 3. ed. Revisada e ampliada. São Paulo: Manole, 2002. p. 176-206.

12- CASAROTTO, R. A. et al. Coupling agents in therapeutic ultrasound: acoustic and thermal behavior. *Arch Phys Med Rehab.*, v. 85, p. 162-5, 2004.

13- FURINI, N. J.; LONGO, G. J. *Ultra Som*. São Paulo-Amparo: KLD Biosistemas-Eq. Eletrônicos, 1996.

14- Polacow, M. L. O. et al. Efeito do ultrassom na permeação cutânea do Tiratricol: Analise histológica. *Rev. Bras. Fisioter.*, v. 8, n. 1, p. 53-60, 2004.

15- Starkey, C. *Recursos Terapêuticos em Fisioterapia.* São Paulo: Manole, 2001. p. 277-308.

16- Todd, J. H. *Measurement of chemical activity of ultrasonic cavitation in aqueus solutions.* Ultrasonics. 1970. p. 235-38. In: Guirro, E. C. O.; Guirro, R. R. J. Fisioterapia Dermato--Funcional: Fundamentos, Recursos e Patologias. 3. ed. Revisada e ampliada. São Paulo: Manole, 2002.

17- Stewart, H. F.; Abzug, J. L; Harris, G. R. Consideration in ultrasound therapy and equipment performance. *Physical Therapy*, v. 60, n. 4, p. 424-28, 1980.

18- Guirro, R. et al. Calibration of therapeutic ultrasound equipment. *Physiotherapy*, v. 83, n. 8, p. 419-22, 1997.

19- Dyson, M. Mechanisms involved in therapeutic ultrasound. *Physiotherapy*, v. 73, n. 3, p. 16-120, 1987.

20- Williams, R. Production and transmission of ultrasound. *Physiotherapy*, v. 73, n. 3, p. 113-116, 1987.

21- Hecox, B.; Mehreteab, T. A.; Wisberg, J. *Physical Agents*: a comprehensive text for physical therapists. Norwalk, Connecticut: Appleton & Lange, 1994. p. 185-186.

22- NBR-IEC 1689. *Ultrassom, Sistemas de Fisioterapia, Prescrições para Desempenho e Métodos de Medição na Faixa de Frequências de 0,5 MHz a 5 MHz.* ABNT - Associação Brasileira de Normas Técnicas.

23- Draper, D. O.; Castel, J. C.; Castel, D. Rate of temperature increase in human muscle during 1 MHz and 3 MHz continuous ultrasound. *Journal of Ortopedic & Sports Physical Therapy*, v. 22, p. 142-150, 1995.

24- GANN, N. Ultrasound current concepts. *Clin. Management*, v. 11, n. 4, p. 64-9, 1991.

25- Moreno-Moraga, J. et al. Body contouring by non-invasive transdermal focused ultrasound. *Lasers in Surgery and Medicine*, v. 39, p. 315–23, 2007.

26- Guirro, R.; Cancelieri, A. S.; Sant'anna, I. Avaliação dos meios intermediários utilizados na aplicação do ultrassom terapêutico. *Rev. Bras. Fisioter.*, v. 5, n. 2, p. 1-4, 2001.

27- Castel, J. C. Therapeutic ultrasound. *Rehab and Therapy Products Review*, v. 1/2, p. 22-32. 1993.

28- Draper, D. O. Current research on therapeutic ultrasound and pulsed short-wave diathermy. *Physiotherapy Research Seminars Japan*, v. 17. Sendai-Japan. Nov. 1996.

29- Bisschop, G.; Bisschop, E.; Commandré, F. *Eletrofisioterapia.* São Paulo: Santos, 2001. p. 98-9.

30- Garcia, E. A. C. *Biofísica.* São Paulo: Sarvier, 1998. p. 173-78.

31- Patrick, M. Aplications of pulsed therapeutic ultrasound. *Physiotherapy*, v. 64, p. 103-4, 1978.

32- Kramer, J. F. Effect of therapeutic ultrasound intensity on subcutaneous tissue temperature and ulnar nerve conduction velocity. *American Journal Physical Medicine*, v. 64, p. 1-9, 1985.

33- Guirro, E. C. O.; Ferreira, A. L.; Guirro, R. Efeitos da estimulação ultrassônica pulsada de baixa intensidade no processo cicatricial. Estudo experimental em ratos. *Rev Ciência e Tecnologia*, v. 4/2, n. 8, p. 37-47, 1995.

34- Hogan, R. D. B.; Burke, K. M.; Franklin, T. D. The effect of ultrasound on the microvascular hemodynamics in skeletal muscle: effects during ischemia. *Microvascular Research*, v. 23, p. 370-9, 1982

35- Fyfe, M. C.; Chahl, L. A. Mast cell degranulation: A possible mechanism of action of therapeutic ultrasound. *Ultrasound in Medicine and Biology*, v. 62, n. 8, 1982. Suplemento.

36- Gonçalves, G.; Parizotto, N. A. Fisiopatologia na reparação cutânea: atuação da fisioterapia. *Rev. Bras. de Fisioterapia*, v. 3, n. 1, p. 5-13, 1998.

37- Webster, D. F. et al. The role of cavitation in the in vitro stimulation of protein synthesis in human fibroblasts by ultrasound. *Ultrasound Med Biol.*, v. 4, p. 343-51, 1978.

38- Benson, H. A. E.; McElnay, J. C. Topical nonsteroidal anti-inflammatory products as ultrasound couplants: their potential in phonophoresis. *Physiotherapy*, v. 80, n. 2, p. 74-6, 1994.

39- Docker, M. F.; Patrick, M. K.; Foulkes, D. J. Ultrasound couplants for physiotherapy. *Physiotherapy*, v. 68, n. 4, p. 24-5, 1982.

40- Salgado, A. S. I. *Eletrofisioterapia*: manual clínico. Londrina: Midiograf, 1992. p. 52-4.

41- WINTER, W. R. *Eletrocosmética*. 3. ed. Rio de Janeiro: Vida Estética, 2001. p. 235.

42- KRAMER, J. F. Ultrasound: Evaluation of its mechanical and thermal effects. *Arch. Phys. Med. Rehabilitation*, v. 65, p. 223, 1984.

43- OAKLEY, E. M. Dangers and contraindications of therapeutic ultrasound. *Physiotherapy*, v. 64, p. 173-174, 1978.

44- KLUCINEC, B.; DENEGAR, C.; MAHMOOD, R. The transducer pressure variable: Its influence on acoustic energy transmission. *J. Sport Rehab.*, v. 6, p. 47-53, 1997.

45- BARE, A. C. et al. Phonophoretic delivery of 10% hydrocortisone through the epidermis of humans as determined by serum cortisol concentrations. *Physical Therapy*, v. 76, p. 738-747, 1996.

46- FANG, J. Y. et al. Effect of low frequency ultrasound on the vitro percutaneous absorption of clobetasol 17-propionate. *Int. J. Pharm.*, v. 9, p. 33-42, 1999.

47- GRIFFIN, J. E.; KARSALIS, T. C. *Physical agents for physical therapists*. Springfield: Charles C. Thomas, 1978.

48- MITRAGOTRI, S.; BLANKSCHTEIN, D.; LANGER, R. Transdermal drug delivery using low-frequency sonophoresis. *Pharmac. Res.*, v. 13, n. 3, p. 411-20, 1996.

49- BYL, N. N. The use of ultrasound as an enhancer for transcutaneous drug delivery: Phonophoresis. *Phys Ther.*, v. 75, n. 6, p. 481-88, 1995.

50- ANTICH, T. J. Phonophoresis: the principles of the ultrasonic driving force and efficacy in treatment of common orthopedic diagnosis. *Journal Orthopedic Sport Physical Therapy*, v. 4, n. 2, p. 99-103, 1982.

51- BENSON, H. A. E; MCELNAY, J. C. Transmission of ultrasound energy through topical pharmaceutical products. *Physiotherapy*, v. 74, p. 587, 1988.

52- DYSON, M. Therapeutic application of ultrasound. In: NYBORG. W. L.; ZISKIN, M.C. *Biological Effects of Ultrasound*. Churchill Livingstone: Edinburg, 1985.

53- BRASILEIRO, J. S.; ALVES, T. C.; ESCOSSIA, C. C. Análise da transmissibilidade ultrassônica de medicamentos utilizados na prática da fonoforese. *Rev Bras Fisioter.*, v. 7, n. 2, p. 139-144, 2003.

54- POSTERNAK, M. E.; UEZEN, M.C.; BUSTELO, O.J. Paniculopatia edemato-fibro esclerótica. *Mesoterapia*, v. 2, n. 1, p. 22-25, 2000.

55- CAMERON, M. H.; MONROE, L. G. Relative transmission of ultrasound by media customarily used for phonophoresis. *Physical Therapy*, v. 72, p. 142-148, 1992.

56- ROSIM, G. C.; BARBIERI, C. H.; LANÇAS, F. M. Influência da aplicação prévia do ultrassom terapêutico na penetração transcutânea de Diclofenaco Sódico em humanos sadios. *Rev Bras Fisioter*. v. 8, n. 2, p. 129-135, 2004.

57- TIRREL, M.; MIDDLEMAN, S. Shear deformation effects in enzyme catalysis. *Biophys. J.* v. 23, p. 121-8, 1978. In: GUIRRO, E. C. O.; GUIRRO, R. R. J. *Fisioterapia Dermato- Funcional*: Fundamentos, Recursos e Patologias. 3. ed. Revisada e ampliada. São Paulo: Manole, 2002.

58- STEFANOVIC, V. et al. Ultrasound in enzymes. *Experientia*. v. 14, p. 486-7, 1960. In: GUIRRO, E. C. O.; GUIRRO, R.R.J. Fisioterapia Dermato-Funcional: Fundamentos, Recursos e Patologias. 3. ed. Revisada e ampliada. São Paulo: Manole, 2002.

59- STEFANOVIC, V. et al. Effects of ultrasound and enzymes. *Bull. Soc. Chim*. Belgrade. v. 24, 1959, p. 175-8. In: GUIRRO, E. C. O.; GUIRRO, R. R. J. *Fisioterapia Dermato Funcional*: Fundamentos, Recursos e Patologias. 3. ed. Revisada e ampliada. São Paulo: Manole, 2002.

60- MCELNAY, J. C. et al. J. Phonophoresis of methyl nicotinate: a preliminary study to elucidate the mechanism of action. *Pharm. Res.*, v. 10, n. 12, p. 1726-1731, 1993.

61- LUCENA, C. *Hiper e Hipo Termoterapia*. Curitiba: Lovise, 1991.

62- DYSON, M.; PAROOKES, M. Stimulation of bone repair by ultrasound. *Ultrasound in Med and Biol.*, v. 12, p. 61-6, 1983.

63- ROSA, A. B. R.; Vergnanini, A. L. Cellulite: a review. *JEADV*, v. 14, p. 251-62, 2000.

64- ISHIKAWA, N. M. et al. Análise do desempenho de equipamentos de ultrassom para fisioterapia, operando na cidade do Rio de Janeiro, conforme a norma NBR/IEC 1689 da ABNT. *Rev. Bras. Fisio.*, v. 6, n. 2, p. 63-9, 2002.

65- LEITE, V. L. *Estudo comparativo do efeito do ultrassom de 1 MHz com frequência de repeti-*

ção de pulso a 100 Hz e 16 Hz no tratamento de fratura de fíbula de rato, 2005. Dissertação (Mestrado em Interunidades em Bioengenharia) – Escola de Engenharia de São Carlos, Faculdade de Medicina de Ribeirão Preto, Instituto de Química de São Carlos, Universidade de São Paulo, São Carlos.

66- Douat, E. S. V. *Estudo comparativo do efeito do ultrassom terapêutico de 1 MHz com frequência de repetição de pulso a 100 Hz e 16 Hz no reparo de osteotomia por escareação em tíbia de rato*, 2004. Dissertação (Mestrado em Interunidades em Bioengenharia) – Escola de Engenharia de São Carlos, Faculdade de Medicina de Ribeirão Preto, Instituto de Química de São Carlos Universidade de São Paulo.

67- Borges, F. S. et al. Aferição da transmissividade de ondas ultrassônicas em produtos cosméticos utilizados na fonoforese para o tratamento do fibro edema gelóide (celulite) com o uso de balança de pressão de radiação. *Rev. Ciênc. Biol. Saúde*, Nova Iguaçu, v. 3, p. 34-40, 2002.

68- Moreno-Moraga, J. et al. Body contouring by non-invasive transdermal focused ultrasound. Lasers Surg. Med., v. 39, n. 4, p. 315-23, apr. 2007.

69- Teitelbaum, S. A. et al. Noninvasive body contouring by focused ultrasound: safety and efficacy of the Contour I device in a multicenter, controlled, clinical study. *Plast. Reconstr. Surg.*, v. 120, n. 3, p. 779-89, sep. 2007.

70- Adamo, C. et al. Ultrasonic liposculpturing: extrapolations from the analysis of in vivo sonicated adipose tissue. *Plastic Reconstructive Surgery*, v. 100, n. 1, p. 220-6, july. 1997.

71- Kinney, B. M. Body contouring with external ultrasound. *Plastic Reconstructive Surgery*, v. 103, n. 2, p. 728-9, fev. 1999.

72- Grespan, R. M. et al. Ultrassom externo previamente a lipoaspiração? *Rev. Socied. Bras. Med. Estética*, v. 14, set. 2003.

73- Rosenberg, G. J., Cabrera, R. C. External ultrasonic lipoplasty: an effective method of fat removal and skin shrinkage. *Plastic Reconstructive Surgery*, v. 105, n. 2, p. 785-91, feb. 2000.

74- Sicard-Rosenbaum, L. et al. Effects of energymatched pulsed and continuous ultrasound on tumor growth in mice. *Phys. Ther.*, v. 78, p. 271-77, 1999.

75- Guirro, E. C. O. *Bioefeitos induzidos por ultrassom em Staphylococcus aureus e Escherichia coli*. Estudo in vitro, 1999. Tese (Doutorado em) – Universidade Estadual Paulista.

76- Garavelo, I. et al. Efeitos térmicos do ultrassom terapêutico sobre os tecidos ósseo e muscular e sobre placa metálica implantada. *Rev. Bras. Ortop.*, v. 32, n. 6, p. 473-9, jun. 1997.

77- Pessina, A. L., Volpon, J. B. Aplicação de ultrassom terapêutico na cartilagem de crescimento do coelho. *Rev. Bras. Ortop.*, v. 34, n. 5, p. 347-54, mai. 1999.

78- Santos, C. A. et al. Influência do ultrassom terapêutico na epífise de crescimento ósseo de coelhos. *Fisioterapia e Pesquisa*, v. 12, n. 2, p. 13-21, 2005.

79- Moreno, B. G. D. et al. *Estudo experimental da aplicação do ultrassom terapêutico contínuo e pulsado nos modos 16 Hz, 48 Hz e 100 Hz sobre epífise de crescimento de coelhos*. In: Congresso de Pesquisas em Fisioterapia e suas aplicações. 1., 2005. São Carlos, *Anais*... São Carlos: Universidade Federal de São Carlos, abr./mai. 2001.

80- Fréz, A. R. et al. Efeito do ultrassom terapêutico contínuo em placas epifisárias de coelhos. *Rev. Bras. Med. Esporte*, v. 12, n. 3, mai./jun. 2006.

81- Madeira-Oliveira, J. T. et al. Situação microbiológica dos transdutores piezoelétricos ultrassônicos terapêuticos nos serviços de fisioterapia da Baixada Fluminense. *Reabilitar*, São Paulo, v. 8, p. 40-6, 2006.

82- Draper, D. O. et al. A comparison of temperature rise in human calf muscles following applications of underwater and topical gel ultrasound. *J. Orthop. Sport Phys. Ther.*, v. 17, p. 247-15, 1993.

83- Ashish, I., Harvey, W., Harris, M. Anti-inflammatory effects of ultrasound therapy: evidence for a major placebo effect. *British J. Rheumatol.*, v. 25, n. 77, 1986.

Capítulo 2

Alta Frequência

Fábio dos Santos Borges
Fabiana Barroso Souza Borges

Objetivos

Nossa intenção neste capítulo foi levar ao fisioterapeuta informações sobre um recurso amplamente utilizado nos procedimentos estéticos, mas de pouco conhecimento por parte daqueles que intervêm na clínica dermato-funcional. O leitor encontrará informações acerca das peculiaridades biofísicas da alta frequência, assim como da estrutura física do equipamento, e por meio da descrição de sua ação e de seus efeitos fisiológicos e terapêuticos buscamos oferecer subsídios ao fisioterapeuta dermato-funcional para não só intervir nas diversas afecções dessa clínica, como também intentar processos investigatórios na busca de novos desígnios para este recurso tão valioso. Por fim, listamos algumas indicações e contraindicações, assim como peculiaridades da técnica de aplicação, na tentativa de nortear diretrizes de trabalho dentro do contexto dermato-funcional.

Embora o termo alta frequência na eletrotermofototerapia denote, muitas vezes, um parâmetro de modulação relacionado à quantidade de repetições de determinada energia em forma de ondas ou elétrons, este recurso bastante empregado na Fisioterapia dermato-funcional recebe este nome justamente por ter um parâmetro de frequência de ondas eletromagnéticas fixada numa faixa alta.

CAMPO ELETROMAGNÉTICO

Formação

Um campo eletromagnético é um espaço onde agem forças magnéticas que se formam em torno de um condutor elétrico.

Quando há uma corrente elétrica num condutor, não somente o condutor é submetido a alterações, mas também a região que o circunda sofre modificações. Forma-se um campo eletromagnético em volta do condutor.

Quanto maior a intensidade da corrente no condutor, tanto mais forte é o campo eletromagnético ao seu redor. O efeito eletromagnético aumenta consideravelmente quando o condutor não está disposto linearmente, mas em forma de espiral. Nesse caso, as linhas magnéticas encontram-se tanto no interior como exteriormente em volta da espiral. Uma bobina apresenta essas características.

Sempre quando o campo eletromagnético ao redor do condutor se desfaz, ele se desprende do condutor e parte em direção ao infinito. Enquanto há corrente alternada no condutor, ondas eletromagnéticas são geradas (Figura 2.1).

Uma onda é a propagação de uma oscilação. A quantidade de oscilações por segundo dos elétrons de um condutor determina a frequência das ondas geradas por esse condutor. Por comprimento de onda entende-se a distância que uma onda percorre até que uma nova onda se desprenda do condutor.

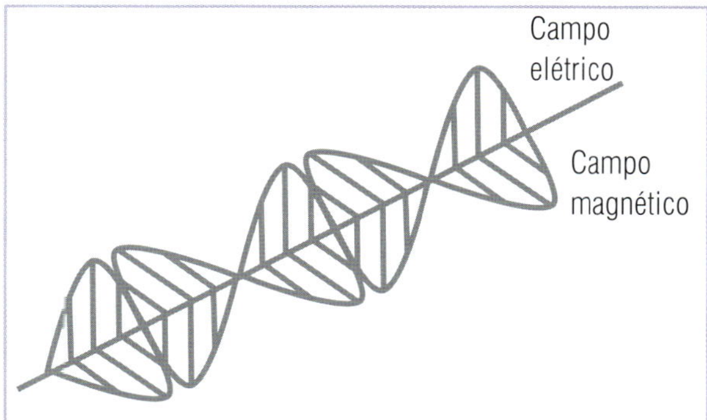

Figura 2.1 Representação esquemática de uma onda eletromagnética, onde campos elétricos e magnéticos deslocam-se simultaneamente.

A velocidade de propagação das ondas eletromagnéticas no vácuo é constante e corresponde à velocidade da luz, ou seja, 300.000 km/s. Quanto maior for a frequência das ondas, tanto menor será a distância entre elas, ou tanto menor será o comprimento de onda.

As ondas eletromagnéticas são uma forma de energia. Podem ser captadas por antenas. Uma antena é um condutor elétrico capaz de emitir ou receber ondas eletromagnéticas.

O francês Jean D'Arsonval iniciou estudos sobre os efeitos do campo eletromagnético no organismo no final do século XIX.

Os efeitos biológicos das ondas eletromagnéticas

As estruturas orgânicas contêm muitas moléculas externamente neutras, chamadas de dipolos, cujas cargas internas estão dispostas assimetricamente. Um exemplo para os dipolos é a molécula de água, onde a carga negativa concentra-se sobre o oxigênio, enquanto a carga positiva fica ao lado do hidrogênio. Os dipolos, quando expostos a um campo eletromagnético, orientam-se de maneira que seu lado de maior carga negativa se direcione ao polo positivo. A mudança da polaridade da corrente alternada força os dipolos a acompanharem as oscilações do campo eletromagnético. Quando o ritmo das oscilações é muito rápido, como ocorre numa corrente de alta frequência, as rotações dos dipolos também são extremamente rápidas, acima de 300 milhões de vezes por segundo. Nesse caso, a energia eletromagnética é transformada em calor, porque a rotação rápida dos dipolos provoca atrito entre eles. As moléculas das substâncias apolares (por exemplo, as gorduras) sofrem somente uma ligeira deformação quando expostas ao campo eletromagnético, sem, no entanto, entrarem em rotação.[1,2]

GERADOR DE ALTA FREQUÊNCIA

É um aparelho emissor de "faíscas" eletromagnéticas por meio de eletrodos monopolares confeccionados em vidro numa base metálica. Trabalha com correntes alternadas de alta frequência, cujos parâmetros de frequência e tensão podem variar de acordo com o fabricante. Eis alguns parâmetros encontrados normalmente: frequência variando entre 100 e 200 kHz, com uma tensão que oscila entre 25.000 e 40.000 V e uma intensidade da ordem[2] de 100 mA; ou entre 150 e 200 kHz, com uma tensão oscilando[4] entre 30.000 e 40.000 V; ou entre 500 kHz e 1 MHz, com tensão entre 40.000 e 90.000 V e intensidade[5] de cerca de 100 mA; e ainda com frequência variando entre 1 e 2 MHz, com tensão oscilando[1] entre 100.000 e 150.000 V.

Ação

O ozônio é conhecido por suas propriedades bactericidas. Lake et al.[6] avaliaram a ação anti-inflamatória e antimicrobiana de injeção intravítrea de ozônio diluído em solução salina balanceada (SSB) em modelo experimental de endoftalmite por *Staphylococcus epidermidis* em coelhos e verificaram que o ozônio diminuiu significativamente a reação inflamatória no modelo de endoftalmite pesquisado. Segundo os autores, isso ocorreu possivelmente em razão da redução da carga bacteriana provocada pelo ozônio.

Cardoso et al.[7] avaliaram a ação do ozônio como método alternativo na sanificação de galões de água de vinte litros. Trinta galões foram avaliados após a sanificação com água ozonizada (4 mg/L/2 minutos) quanto à contagem total de microrganismos aeróbios mesófilos heterotróficos, número mais provável (NMP) de coliformes totais e *Escherichia coli, Staphylococcus aureus* e *Pseudomonas spp.* em 100 ml de solução enxaguatória. Os autores verificaram que o tratamento da água com o ozônio reduziu significativamente o valor médio de unidades formadoras de colônias (UFC) de microrganismos heterotróficos, além de promover a negativação das análises para coliformes *Pseudomonas ssp.*, e somente 13,3% das amostras apresentaram-se positivas para *Staphylococcus aureus* após a sanificação. Velano et al.[8] também verificaram a ação do gás ozônio dissolvido em água preparada com suspensões de *Staphylococcus aureus*. Os resultados indicaram um efeito antibacteriano significativo.

O uso do aparelho de alta frequência na superfície da pele provoca a formação de ozônio (O_3),[3,4] e este, por ser uma substância instável, se decompõe rapidamente em oxigênio molecular (O_2) e em oxigênio atômico (O). A ação desinfetante do ozônio reside na grande agressividade do oxigênio atômico nascente, liberado durante a decomposição do ozônio ($O3 = O2 + O$),[3] pois este tem reconhecida eficácia contra agentes microbianos, agindo por lise da membrana dos agentes após oxidação.[6]

EFEITOS FISIOLÓGICOS

Efeito térmico

O principal efeito das correntes de alta frequência ao atravessar o organismo é a produção de calor, que tem por base o efeito Joule. Do efeito térmico, pode-se deduzir outro efeito como o de vasodilatação periférica local. Em razão do calor gerado, consegue-se um aumento do fluxo sanguíneo e, portanto, produz-se uma melhora do trofismo, da oxigenação e do metabolismo celular.[3,4]

Apesar disso, verificamos que o efeito térmico do aparelho de alta frequência não é tão pronunciado como visto em outros recursos de alta frequência, tal qual as ondas curtas e o micro-ondas. Em algumas situações, verificamos uma leve sensação de calor quando usamos o aparelho de alta frequência com uma potência mais alta e por um maior tempo de aplicação. Entretanto, esses parâmetros não são vistos com frequência na prática clínica, onde normalmente se utilizam doses baixas e por pouco tempo de aplicação.

Segundo Miedes,[3] o efeito térmico obtido é inversamente proporcional à superfície do eletrodo. Portanto, quando se usam eletrodos de pouca superfície (em forma de bico), podem ocorrer lesões por queimadura (Figura 2.2), já que concentram em um ponto os efeitos térmicos do aparelho de alta frequência.

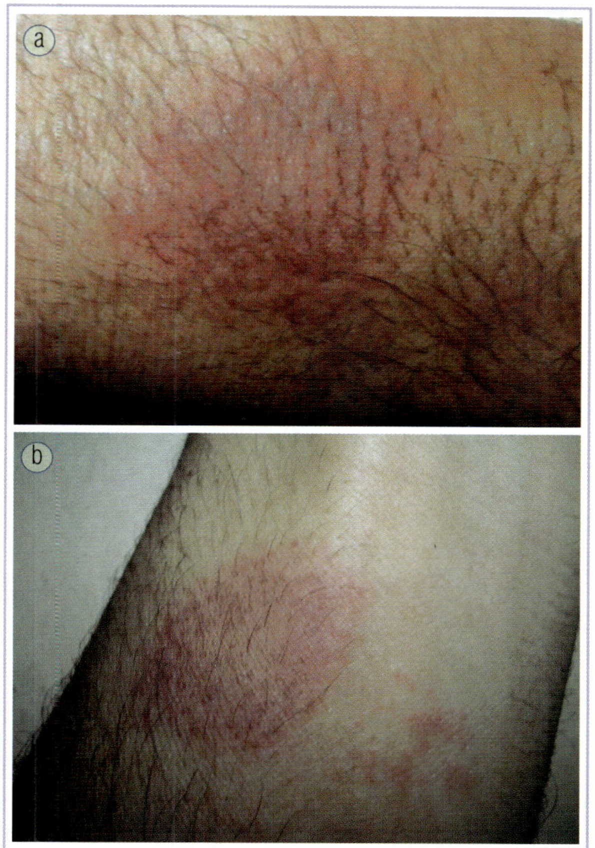

Figura 2.2 a-b Lesões por queimadura causadas pela alta frequência.

Vasodilatação e hiperemia

Aparecem como consequência do efeito térmico, em que a vasodilatação provoca um aumento da circulação periférica local, gerando a hiperemia na pele.[1,3,4] Assim como no efeito térmico, a hiperemia também só ocorre com uso de intensidade alta, por um tempo maior de aplicação, portanto este efeito normalmente não é verificado.

Aumento da oxigenação celular

Este efeito está associado à vasodilatação e ao consequente aumento do fluxo sanguíneo, aumentando assim o aporte de oxigênio por intermédio do sangue.

EFEITOS TERAPÊUTICOS

Bactericida e antisséptico

É o principal efeito do aparelho de alta frequência. Inclusive algumas de suas indicações se justificam por este efeito. Ocorre pela formação do ozônio na superfície da pele.

As "faíscas" que saltam entre a superfície do eletrodo e a pele geram o ozônio a partir do oxigênio ambiental. O ozônio formado possui ação muito oxidante e, portanto, é um bom bactericida, germicida e antisséptico em geral.[3,4,7,8]

Além da ação bactericida, Soriano et al.[4] relataram que a alta frequência pode atenuar a atividade das toxinas bacterianas. Higa et al.[9] verificaram a ação fungicida do aparelho de alta frequência em cultura de *Candida tropicalis*, em que houve 90% de eficácia para morte do agente bacteriano. Segundo Keles et al.,[10] tanto o álcool a 70% quanto o aparelho de alta frequência podem ser usados como agentes desinfetantes, pois os autores verificaram desinfecção de eletrodos de alta frequência em virtude da redução significativa de *Staphylococcus aureus*.

Melhora do trofismo dérmico

Este efeito está relacionado à ação bactericida da alta frequência, pois muitas vezes o trofismo da pele, relacionado a processos de regeneração tecidual, está prejudicado pela ação de bactérias.

Com a redução das bactérias da ferida, o reparo tecidual é facilitado, havendo, com isso, um estímulo do trofismo dérmico.

Anti-inflamatório

Associa-se este efeito à inflamação ocorrida nos processos de reparo tecidual em que há solução de continuidade da pele, como em feridas abertas (úlceras, acne etc.), pois é comum, nesses casos, a presença de germes e bactérias que acabam por dificultar a resolução do processo inflamatório.

Este efeito também se justificaria pelo aumento do fluxo sanguíneo, pois aumentaria a presença dos elementos de defesa do sangue na área da lesão. Apesar disso, a alta frequência não é indicada para inflamação em estruturas internas do corpo, como tendões, músculos, articulações etc., pois não tem ação em profundidade.

Observação: Há de se ressaltar que esse tipo de corrente não tem nenhum efeito de excitação neuromuscular.[3] Ressaltamos ainda que o leve efeito termoterápico do aparelho de alta frequência poderia ser a justificativa para uso em processos inflamatórios agudizados, como em acnes fechadas, pós-cirurgia plástica etc.

INDICAÇÕES

A maioria das indicações tem por base a ação bactericida do gerador de alta frequência. Entre elas, destacamos:

- Desinfecção após a extração de eflorescências acneicas: ocorre ação bactericida nas feridas abertas após a retirada de material acneico.
- Eflorescências acneicas inflamadas: a ação da "Termoterapia suave" teria efeito anti-inflamatório.
- Desinfecção do couro cabeludo em casos de seborreia: caso haja evolução para dermatite seborreica, o aparelho de alta frequência terá ação fungicida, auxiliando no tratamento da afecção.
- Pós-depilação: principalmente onde houver histórico de foliculite (Figura 2.3), pois ela é causada, normalmente, pela presença de bactérias oportunistas que estão na pele e penetram nos poros após a extração do pelo.

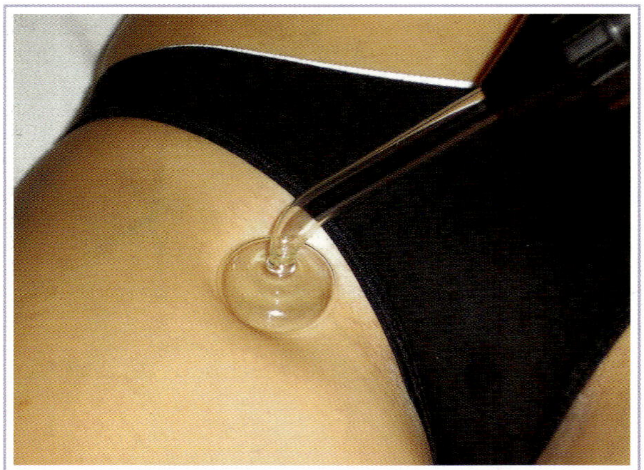

Figura 2.3 Aplicação da alta frequência pós-depilação.

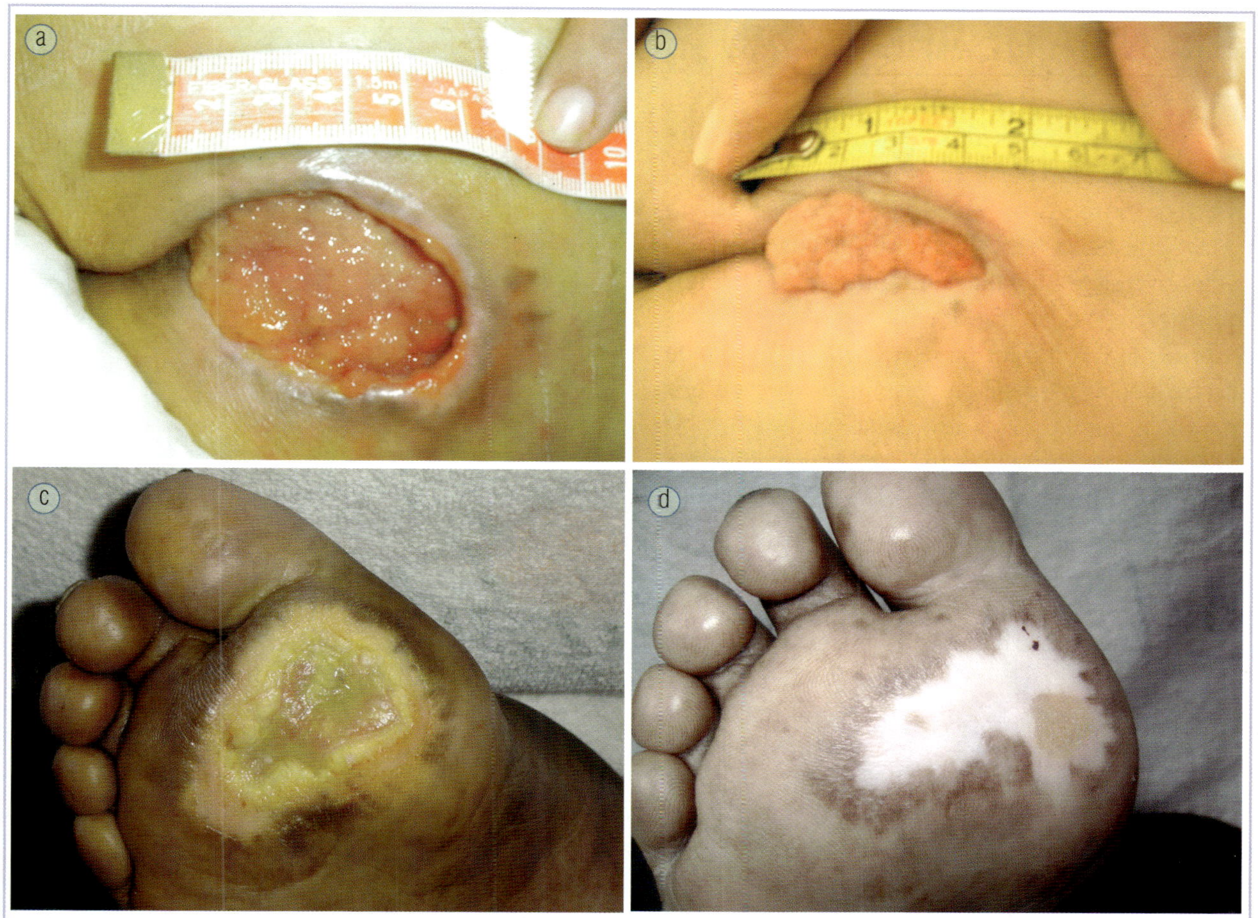

Figura 2.4 a-b Fotografias mostrando a evolução no tratamento de úlcera de pressão com alta frequência, após estimulação diária; c-d – imagens do resultado do tratamento de úlcera diabética após 64 sessões de alta frequência.

- Solução de continuidade da pele (úlcera diabética, varicosa e úlceras de pressão infectadas, assim como feridas abertas etc.): por sua ação bactericida o aparelho de alta frequência estimula o trofismo dérmico, potencializando assim o fechamento da ulceração. [11]

Na Figura 2.4(a-d), verificamos resultados de tratamentos de úlceras; no primeiro (a-b), úlcera de pressão tratada com alta frequência realizada diariamente, três vezes por dia, por 15 minutos de estimulação no interior da lesão e ao redor dela. Foi utilizado o eletrodo de bico, fazendo-se o faiscamento sem que o eletrodo tocasse a lesão tecidual (a úlcera fechou em cinco semanas); no segundo, (c-d), úlcera diabética[11] tratada com alta frequência, três vezes por semana, uma vez por dia, durante 15 minutos; nesse caso, a úlcera fechou com 64 sessões (cerca de cinco meses).

- Procedimentos estéticos: a alta frequência é empregada, principalmente, na terapêutica facial, não só nos procedimentos de limpeza de pele como também em outros protocolos faciais (hidratação, revitalização etc.).[4]
- Psoríase: apresenta boa resposta terapêutica no tocante ao fechamento das lesões.[12]
- Afecções ungueais: feridas inflamadas pós-extração de cutículas ungueais têm sua evolução estacionada, facilitando a cura; verrugas periungueais;[12] onicomicose[13] etc.
- Piolhos: sua presença pode ser controlada, pois sofrem ou podem morrer diante do faiscamento elétrico da alta frequência.
- Cândida vaginal: a ação bactericida interna com o eletrodo com a espiral metálica (Figura 2.10) apresenta boa resposta terapêutica, principalmente nos casos recidivantes.

TÉCNICA DE APLICAÇÃO

O equipamento consiste num gerador de alta frequência, em um porta-eletrodo e em diversos eletrodos de vidro. As correntes de alta frequência, alta voltagem e baixa intensidade são geradas por um dispositivo eletrônico que consta de vários circuitos transistorizados que transformam, retificam e, posteriormente, produzem faíscas eletromagnéticas de alta frequência a partir da corrente elétrica de uso doméstico, que é provida através da rede.

Os eletrodos que se utilizam para a aplicação das correntes de alta frequência são geralmente tubos ocos de vidro (Figura 2.5). Em seu interior, há geralmente o vácuo parcial, quer dizer, ar rarefeito ou um gás, como o neon. A passagem da corrente provoca uma ionização das moléculas de gás, as quais, sob o forte impacto energético, tornam-se fluorescentes.[1,4]

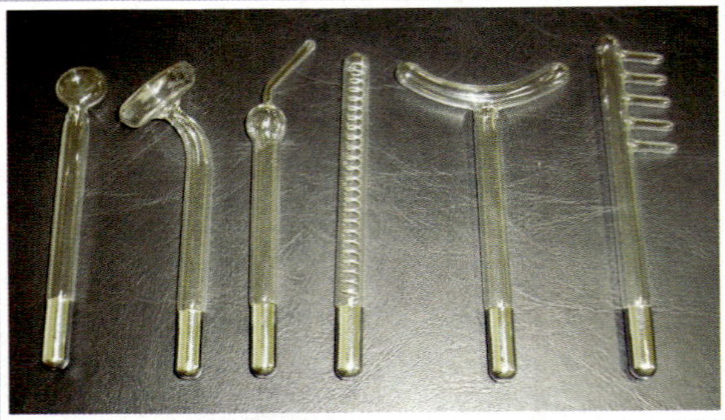

Figura 2.5 Eletrodos de vidro usados na alta frequência.

Os eletrodos se conectam geralmente por pressão, através de sua base metálica, no porta-eletrodo, que por sua vez, está ligado mediante um cabo elétrico ao console gerador da corrente de alta frequência. O aparelho pode ser portátil (Figura 2.6) ou montado em aparelhos conjugados com outros recursos eletroterapêuticos.

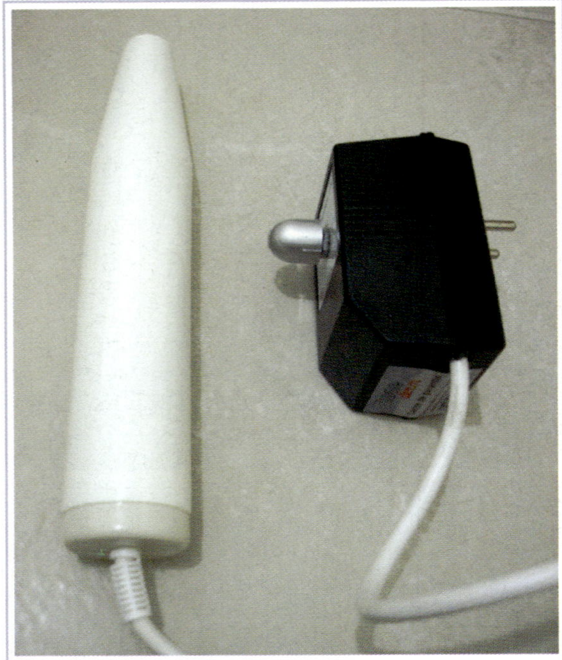

Figura 2.6 Gerador portátil de alta frequência com porta-eletrodo fabricado pela Tone Derm®.

Embora ainda não haja uma padronização fundamentada do tempo de tratamento, procedimentos habituais, na região de toda a face ou da cabeça, duram, em média, entre três e cinco minutos,[3] podendo chegar a dez minutos.[5] Quando a aplicação se dá no corpo, o tempo de aplicação pode variar de acordo com o tamanho da área a tratar. Em tratamentos de ulcerações (como os da Figura 2.4), têm-se utilizado 15 minutos em cada aplicação. Santos et al.[11] também utilizaram 15 minutos em tratamento de úlcera diabética. Barros et al.[12] utilizaram 15 minutos diários para tratar um caso de verruga periungueal por HPV.

Quanto à dosimetria da intensidade, normalmente se busca o máximo de faiscamento e/ou luminosidade do eletrodo, associado ao conforto e/ou à tolerância do paciente.

A junção entre o eletrodo e o porta-eletrodo não deve tocar a pele do cliente, nem ser tocado pelo fisioterapeuta, pois há a possibilidade de um choque elétrico muito forte.

Ao utilizar a alta frequência, mediante eletrodos de vidro, podem aparecer diferentes tonalidades, sendo as mais habituais: *violeta*, quando no interior do eletrodo houver vácuo; e *laranja*, quando em seu interior houver sido introduzida certa quantidade de gás neon.[4]

O eletrodo de tonalidade laranja produz os mesmos efeitos que o violeta, porém de uma forma mais suave.[3]

Com a finalidade de aumentar a ação do eletrodo, este pode ser passado ligeiramente afastado da pele ou sobre uma gaze seca.

Tipos de aplicação

Segundo alguns autores,[3,14] as aplicações mais comuns utilizando os eletrodos da alta frequência

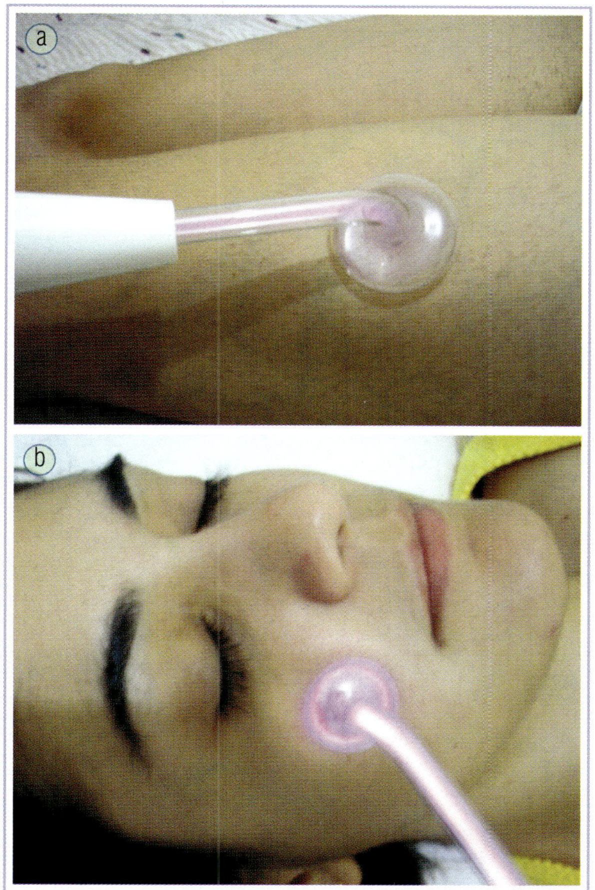

Figura 2.7 a-b Aplicação direta no corpo e na face com eletrodo tipo "cogumelo".

são: aplicação direta ou efluviação; aplicação a distância ou com faíscas; e aplicação indireta ou saturação.

a) Aplicação direta ou efluviação.

Aplica-se diretamente o eletrodo sobre a área a tratar, efetuando uma suave massagem. Geralmente, utilizam-se eletrodos de superfície plana que se aplicam deslizando-os sobre a pele em forma de massagem suave. O eletrodo comumente utilizado é o tipo cogumelo ou cebola, que pode ter tamanho grande (uso corporal) ou pequeno (uso facial) (Figura 2.7). Ele tem grande utilidade para a desinfecção da pele após o término da fase de extração durante a limpeza de pele.

b) Aplicação a distância ou faiscamento.

O eletrodo se mantém a uma curta distância da pele (milímetros), porém, sem encostar-se em nenhum momento. Como consequência da alta voltagem da corrente, saltam faíscas desde o eletrodo até a superfície da pele da pessoa tratada. Isso decorre do

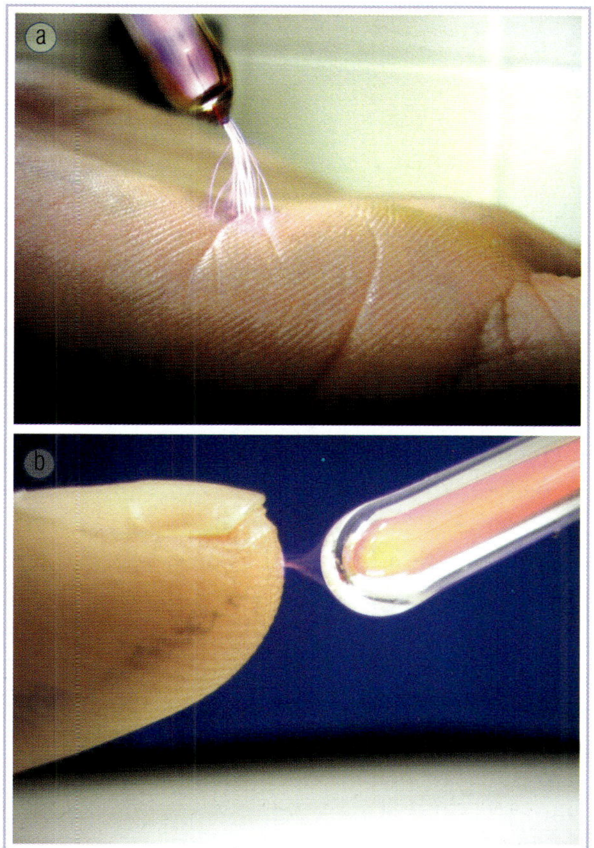

Figura 2.8 a-b Faiscamento com eletrodo da alta frequência.

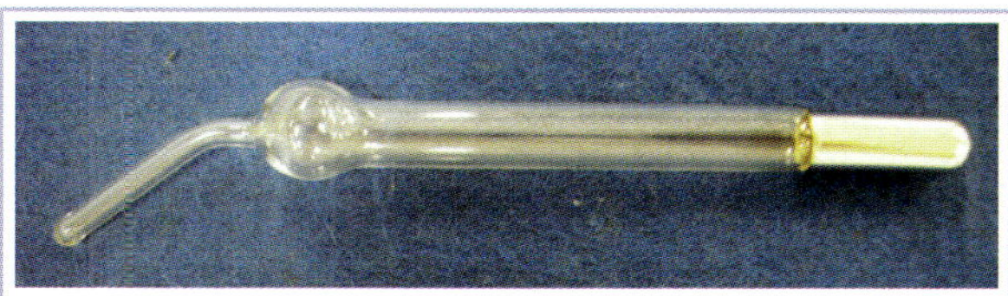

Figura 2.9 Eletrodo em forma de bico.

fato de a corrente que se acumula na superfície do eletrodo passar para a pele. Na verdade, pelo efeito da alta voltagem da corrente, produz-se uma grande diferença de potencial entre o eletrodo e a pele; o ar, que inicialmente não é condutor da eletricidade, torna-se condutor, deixando passar a corrente (Figura 2.8).

Deve-se levar em conta a sensibilidade da pessoa tratada a esse tipo de descargas elétricas.

O eletrodo que produz grande ação com o faiscamento tem a forma de bico (Figura 2.9), também chamado, equivocadamente, de "cauterizador", que provê uma fulguração (chuva de faíscas) na pele da cliente.[4] Seu uso consiste em aproximá-lo da pele o suficiente para que parta dele uma chuva de faíscas, a qual deve ter como alvo a lesão em questão (Figura 2.8). É comumente utilizado em lesões localizadas e de pequena extensão (acne, feridas ungueais, após a retirada de cutícula etc.).

É importante observar que o termo cauterização com a alta frequência é revestido de mito terapêutico, pois *cauterizar* quer dizer destruir ou queimar, e quando se consegue isso com o eletrodo de bico, é sinal de que pode ter havido algum tipo de efeito lesivo na pele (Figura 2.2).

c) Aplicação indireta ou saturação.

Consiste na aplicação da corrente de alta frequência através do eletrodo saturador em forma de barra metálica ou de vidro com espiral metálica interna (Figura 2.10), em que a pessoa tratada segura-o com uma mão e com a outra segura o porta-eletrodo. O fisioterapeuta tratará a cliente com as mãos, pois, quando ele a toca, o fenômeno de alta frequência se dá através do organismo desta última pessoa, e nos pontos de contato das mãos do profissional ocorrem efeitos semelhantes aos que se verificam mediante uma aplicação direta (Figura 2.11).

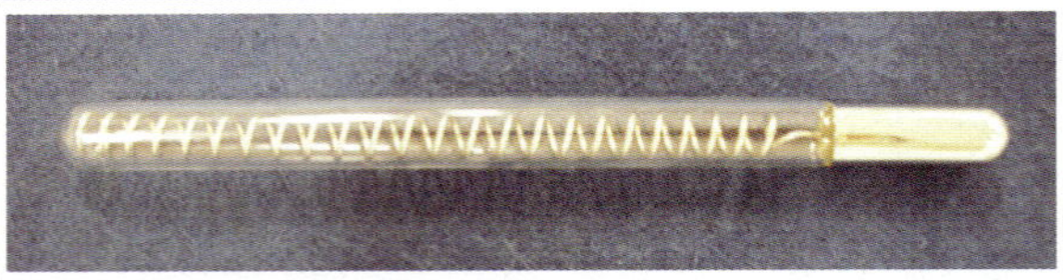

Figura 2.10 Eletrodo de vidro com espiral metálica em seu interior para a aplicação da técnica de saturação.

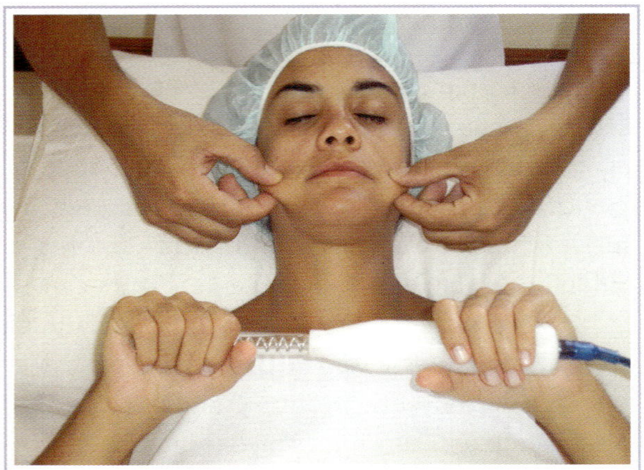

Figura 2.11 Aplicação indireta ou saturação.

Embora, nesse tipo de aplicação, associem-se os efeitos da massagem aos efeitos da aplicação direta da corrente de alta frequência, não encontramos, na literatura, fundamentação científica respaldando seu uso com algum tipo de beneficio terapêutico.

Observação: além dos eletrodos citados nessas técnicas, é comum encontrarmos no mercado outros tipos, que podem ser fornecidos de acordo com o fabricante. Entre eles, encontramos um em forma de pente (Figura 2.12), que tem a finalidade

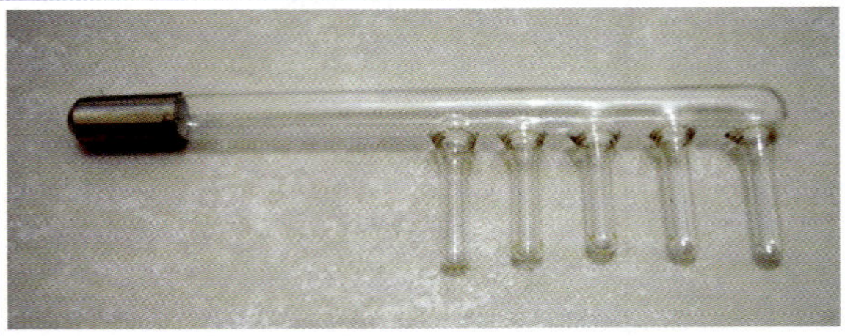

Figura 2.12 Eletrodo em forma de pente.

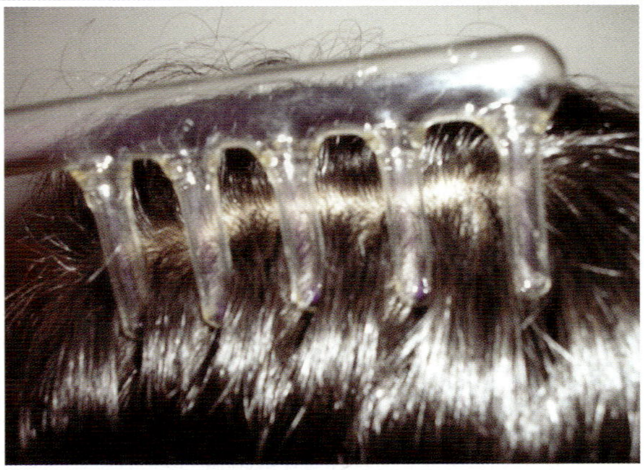

Figura 2.13 Utilização do eletrodo em forma de pente.

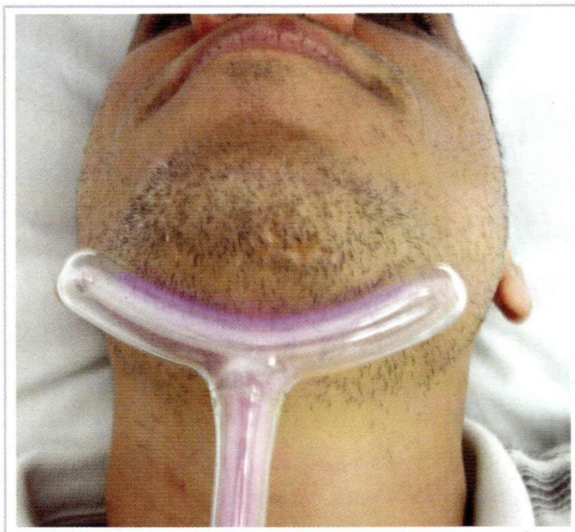

Figura 2.14 Eletrodo em forma de forquilha.

de tratar afecções nos cabelos, como a presença de piolhos. O pente deve ser movimentado levemente, em movimentos de pentear sobre o couro cabeludo (Figura 2.13). A aplicação, normalmente, tem uma duração máxima de dez minutos.

Encontramos ainda eletrodos em forma de forquilha para a aplicação na região de pernas, braços e submentoniana (Figura 2.14), principalmente, em pacientes com quadro de foliculite pós-barba; em forma de "cachimbo" (Figura 2.15) ou "rabo de baleia", ambos indicados para pós-tratamento ungueal, sobretudo onde há retirada de cutículas; em forma de "lápis", para potencializar o faiscamento localizado em lesões de pequenas áreas físicas; em forma de rolo, para deslizamento no rosto e no corpo (Figura 2.16); e outros.

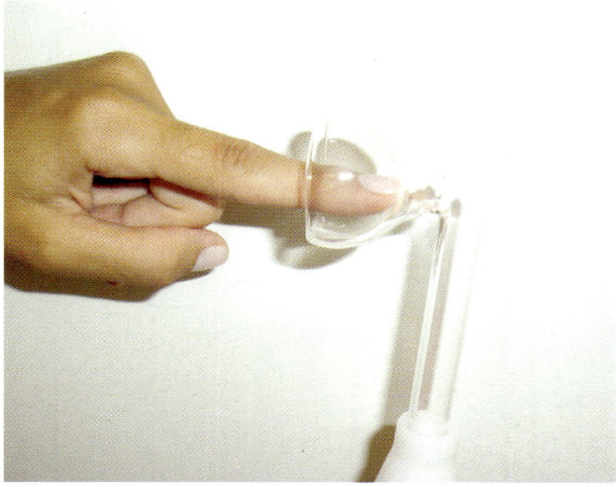

Figura 2.15 Eletrodo em forma de cachimbo.

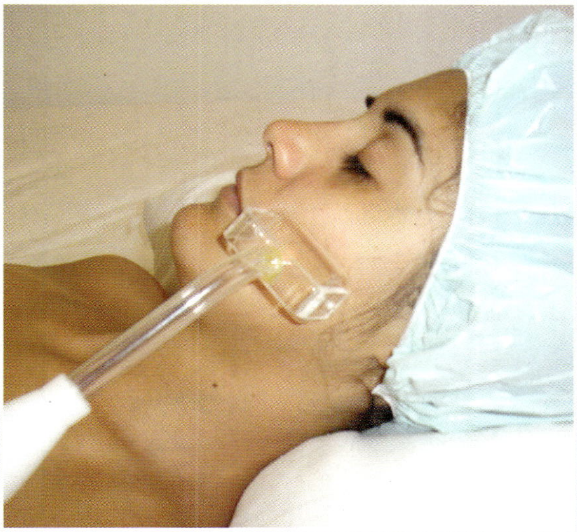

Figura 2.16 Eletrodo em forma de rolo.

Observação: após o término das aplicações, é importante a assepsia do material utilizado, principalmente dos eletrodos. Normalmente limpa-se o eletrodo com algodão embebido em álcool a 70%.

CONTRAINDICAÇÕES

Algumas contraindicações estão relacionadas à ação das ondas eletromagnéticas no organismo. Entre elas estão: o marca-passo cardíaco, que pode sofrer algum tipo de influência em seu funcionamento; as gestantes, principalmente nos três primeiros meses, pois pode haver problemas na formação do feto (é prudente que a fisioterapeuta grávida evite usar o aparelho nas clientes); os pacientes com distúrbios de sensibilidade, pois pode haver lesões pelo fato de o cliente não relatar incômodo diante de uma aplicação com alta intensidade; a pele com cosméticos inflamáveis, contendo álcool ou éter, que pode sofrer queimadura por fogo, desencadeado pelo faiscamento do aparelho de alta frequência.

Além disso, o envelhecimento celular está ligado à ação dos radicais livres, e o oxigênio é um dos precursores dessa ação, por meio da oxidação das estruturas orgânicas. O oxigênio atômico é o oxidante mais agressivo depois do flúor. Baseado nas considerações sobre os radicais livres, Winter[1] relatou que os eletrodos de alta frequência, produtores de ozônio no nível da pele, devem ser utilizados criteriosamente, pois a corrente de alta frequência, quando empregada sem critério, causa envelhecimento precoce. Entretanto, não encontramos relatos comprovando esse possível envelhecimento ocorrido na prática clínica.

REFERÊNCIAS

1- Winter, W. R. *Eletrocosmética*. 3. ed. Rio de Janeiro: Vida Estética, 2001. p. 185-206.

2- Scott, S. Diatermia por ondas curtas. In: Kitchen, S.; Bazin, S. *Eletroterapia de Clayton*. São Paulo: Manole e Brasileira, 1998. p. 235-58.

3- Miedes, J. L. L. *Electroestética*. Madrid: Videocinco, 1999. p. 68-75.

4- Soriano, M. C. D.; Pérez, S. C.; Baqués, M. I. C. *Electroestética professional aplicada*: teoria y práctica para la utilización de corrientes en estética. Espanha: Sorisa, 2000. p. 157-62.

5- Magalhães, J. *Cosmetologia*. Rio de Janeiro: Rubio, 2000. p. 213-14.

6- Lake, J. C. et al. Efeito terapêutico da aplicação intra-ocular de ozônio em modelo experimental de endoftalmite por Staphylococcus epidermidis em coelhos. *Arq. Bras. Oftalmol.*, São Paulo, v. 67, n. 4, jul./ago. 2004.

7- Lake, J. C. et al. Efeito terapêutico da aplicação intra-ocular de ozônio em modelo experimental de endoftalmite por Staphylococcus epidermidis em coelhos. *Arq. Bras. Oftalmol.*, São Paulo, v. 67, n. 4, jul./ago. 2004.

8- Velano, H. E. et al. Avaliação in vitro da atividade antibacteriana da água ozonizada frente ao Staphylococcus aureus. *Pesqui. Odontol. Bras., São Paulo*, v. 15, n. 1, jan./mar. 2001.

9- Higa, D. R. et al. Efeito do gerador de alta frequência sobre cultura de cândida. *Rev. Espec. Fisio.*, v. 1, n. 1, 2007.

10- Keles, J. C.; Keles, L. C.; Almeida, W. L. Avaliação da eficácia do álcool 70% na desinfecção dos eletrodos do gerador de alta frequência utilizado em culturas bacterianas de Staphylococcus aureus. *Rev. Espec. Fisio.*, v. 2, n. 2, 2008.

11- Santos, C. H. S. et al. Uso do gerador de alta frequência no tratamento de úlcera diabética: estudo de caso. *Rev. Espec. Fisio.*, v. 2, n. 2, 2008.

12- Barros, V. C. C.; Santos, V. N. S.; Borges, F. S. Tratamento de verruga ungueal causada por HPV com o uso do gerador de alta frequência: relato de caso. *Rev. Espec. Fisio.*, v. 1, n. 2, 2007.

13- Paiva, A. P. J. et al. Avaliação da utilização da alta frequência em onicomicose podal: tratamento alternativo. *Rev. Espec. Fisio.*, v. 3, n. 1, 2009.

14- Arnould-Taylor, W. *Princípios e prática de fisioterapia*. 4. ed. Porto Alegre: ArtMed, 1999, p. 143-4.

Capítulo 3 Pressoterapia

Fábio dos Santos Borges
Andressa Marchi

Objetivos

Esta parte do livro contém informações sobre um recurso utilizado tanto nas afecções da clínica dermato-funcional como nas lesões ligadas ao atendimento de traumato-ortopedia, reumatologia, desporto etc. Objetivamos, portanto, elucidar conceitos acerca das disfunções linfáticas que acometem clientes/pacientes das clínicas citadas, assim como as peculiaridades da pressoterapia como um recurso eficaz na resolução de disfunções circulatórias. Abordamos, para isso, os conceitos da técnica de aplicação, ressaltando os detalhes que norteiam a prática profissional que envolve o acometimento estético e o patológico. E, para solidificar estes conceitos, descrevemos os efeitos fisiológicos e terapêuticos, concluindo com uma lista de indicações e contraindicações, na tentativa de modular a atitude terapêutica do profissional dermato-funcional diante deste recurso mecanoterapêutico que tem se mostrado eficaz no tratamento dos distúrbios circulatórios.

A pressoterapia é um método fisioterapêutico que, por meio de uma massagem pneumática na direção do fluxo circulatório, ativa o retorno venoso e normalmente é utilizada em casos de insuficiências venosas, amputação de membros, comprometimentos linfáticos etc. Entretanto, ela atualmente vem se constituindo numa técnica largamente explorada pela área da Fisioterapia dermato-funcional com o objetivo de minimizar as disfunções circulatórias, influenciando terapeuticamente no pós-operatório de cirurgia plástica, lipodistrofia ginoide (celulite), linfedema pós-mastectomia etc.

SISTEMA LINFÁTICO

O sistema linfático consiste de um fluido chamado linfa, de vasos linfáticos que transportam este fluido, de uma variedade de estruturas e órgãos que contêm tecido linfático e da medula óssea vermelha, que armazena células que se transformam em glóbulos brancos, chamados de linfócitos.[1]

A linfa é um líquido aquoso claro, contido em um sistema vascular quase tão difundido quanto o vascular sanguíneo. A linfa é vertida na corrente sanguínea por meio de comunicações especiais na junção das veias jugular e subclávia bilateralmente, pois, nestes pontos, o endotélio das veias é contínuo com o dos vasos linfáticos.[2,3]

De acordo com Leduc e Leduc,[4] várias pressões são responsáveis pelas trocas através do capilar sanguíneo:

- Pressão hidrostática (PH): depende da atividade cardíaca, por isso está ligada à existência da corrente sanguínea. O valor de aproximadamente 30 mmHg no nível arterial cai a aproximadamente 20 mmHg no nível do capilar venoso.
- Pressão oncótica (PO): está ligada à presença de proteínas no sangue. É de aproximadamente 25mmHg. Permanecendo nesse valor mais ou menos constante em todo o trajeto do capilar.

Tortora[1] ainda mencionou que o sistema linfático apresenta como funções a drenagem do fluido intersticial, onde os vasos linfáticos devolvem as proteínas ao sistema circulatório, além de transportar lipídios e proteínas lipossolúveis e proteger o corpo de células invasoras.

Para Hooker,[5] o sistema linfático apresenta quatro finalidades principais, que são: capturar o plasma e as proteínas plasmáticas que escapam dos pequenos vasos e devolvê-las à circulação sanguínea; evitar a formação de edemas; manter a homeostase do ambiente extracelular e bloquear a disseminação de infecção ou de células malignas nos linfonodos.

O trajeto realizado pelos líquidos corporais é dividido em dois: capilar arterial (submetido ao fenômeno de filtragem) e capilar venoso (submetido à reabsorção). A rede de reabsorção é constituída pelos capilares linfáticos que coletam o líquido da filtragem carregado de dejetos do metabolismo celular. Em caso de necessidade, como no caso de processos inflamatórios e edemas, o capilar linfático se dilata, e com o consequente aumento da pressão tissular, novas vias preexistentes se tornam funcionais.[4]

A pulsação arterial e as contrações realizadas por músculos vizinhos realizam pressões que facilitam a progressão da linfa no nível dos capilares. Essas pressões líquidas e tissulares têm um papel essencial na manutenção da corrente linfática.[1,6]

LINFEDEMA

Quando ocorre uma obstrução dos vasos linfáticos, ou formação excessiva de linfa onde este fluido intersticial é formado mais rapidamente do que ele pode passar pelos vasos linfáticos, ocorre então a formação do edema, que nada mais é do que o acúmulo excessivo de fluido intersticial nos espaços tissulares.[1]

Quando há lesão, ocorrem mudanças no local afetado que determinam o acúmulo de líquido extracelular. É desenvolvido então um exsudato inflamatório, para que o sistema linfático mantenha o equilíbrio no local, sendo desta forma apresentado o sinal de Cacifo, que se caracteriza clinicamente por um tipo de tumefação que deixa uma depressão na pele após a realização de uma pressão local.[7,8,9]

Segundo alguns autores,[10,11,12] quando o edema se torna persistente, outros problemas no local podem ser adicionados como atrofia muscular, contratura articular, distrofia simpático-reflexa e fibrose intersticial.

O edema é uma das muitas complicações que podem ocorrer também como consequência de uma queimadura, e sua persistência pode resultar em dor e diminuição da função.[13] Porém, este fluido, bem como as proteínas contidas nele, deve retornar ao sistema circulatório para manter o volume e as funções sanguíneas normais.[1]

Segundo Leduc e Leduc,[4] o edema é resultado do desequilíbrio verificado entre o aporte de líquido retirado dos capilares sanguíneos pela filtragem e a drenagem desse líquido. Quando o aporte de líquido filtrado se torna maior e o sistema de drenagem não acompanha este aumento, ocorre, então, um desequilíbrio entre a filtragem e a evacuação à custa desta última. Sendo assim, os tecidos se enchem de líquido, a pressão intratecidual aumenta e a pele se distende. Desta forma, poderíamos considerar que o edema seria causado por uma insuficiência linfática.

O linfedema se forma à medida que o fluido intercelular fica mais abundante e a linfa começa a fluir. Desta forma, o edema superdistende os capilares linfáticos e os poros de entrada se tornam ineficazes[5] e, em geral, a formação do edema ocorre muitas horas após a lesão.[9]

Vários problemas anatômicos podem conduzir a uma estase linfática, além de hipoplasia linfática e insuficiência funcional, e até mesmo a ausência de válvulas linfáticas.[14]

Segundo Dumont et al.,[15] linfedema é o termo geral para uma série de condições patológicas em que há acúmulo excessivo, na região intersticial, de fluido rico em proteínas.

O linfedema normalmente envolve anormalidades na drenagem linfática das extremidades (superior, inferior, ou em ambas).

Algumas pesquisas nos fornecem dados em que o edema em braço pós-dissecação de nodos linfáticos axilares, provavelmente, seja a causa mais comum de linfedemas. A incidência informada de edema pós-mastectomia varia substancialmente de 6% a 80%.[16]

De acordo com Neto et al.,[17] o defeito da drenagem linfática leva ao linfedema que pode ser primário ou secundário. Os linfedemas primários podem ser congênitos, sendo considerados precoces quando a primeira manifestação ocorre antes dos 15 anos de idade, e tardios, quando ocorrem após essa idade. O edema linfático secundário pode ser pós-infeccioso, pós-cirúrgico, pós-tuberculose, neoplásico, filariótico, pós-radioterapia, pós-traumático, pós-flebítico ou por refluxo; e as complicações decorrentes do linfedema são: fibroedema (endurecimento da textura da pele e do tecido subcutâneo devido à alta concentração de proteínas), linfangite e/ou erisipela de repetição e linfangiossarcoma (neoplasia de linhagem maligna).

Além das mudanças crônicas no tamanho e na estrutura do tecido subcutâneo e da estrutura intertegumentar, o linfedema pode ter um efeito significativo na qualidade de vida e na percepção de bem-estar.[18]

Pacientes com linfedema comumente manifestam ansiedade, depressão, dificuldade em domínios vocacionais, domésticos, sociais e sexuais.[19] Já em mulheres que desenvolvem linfedema pós-mastectomia, alguns fatores psicológicos podem reduzir a aceitação nos tratamentos disponíveis.[51]

Segundo Boccardo et al.,[20] o linfedema acomete um grande número de pacientes, principalmente após intervenções oncológicas ou após processos inflamatórios e/ou infecciosos, e o tratamento dessa patologia pode incluir métodos de drenagem linfática manual, contensão elástica e terapia por pressão.

Para estimular este retorno venoso e linfático, podemos utilizar um recurso terapêutico que consiste na colocação de aparelhos para aplicação de uma pressão mecânica sobre o abdômen, os membros superiores e os membros inferiores, denominado *Pressoterapia.*[21,22]

PRESSOTERAPIA

Quando nos voltamos para o conhecimento da hidrodinâmica, verificamos que a maneira mais simples de drenar um conduto é deslocando o fluido no mesmo sentido do fluxo, exercendo a pressão no trajeto desse. Outro fator importante são as barreiras que podem ocorrer no conduto, nas quais se pode aumentar a pressão ou a velocidade para vencer a limitação imposta.[23]

Qualquer tipo de compressão externa que promova um diferencial de pressão entre as extremidades pode deslocar o fluido contido num duto, o que pode ter como resultado final a redução da pressão no seu interior e, assim, a facilitação da entrada do novo conteúdo por diferença de pressão.[23]

Segundo Hooker,[5] os métodos padronizados para tratamento de edemas na maioria das condições clínicas incluem elevação, compressão e contração muscular. A compressão externa, por exemplo, que aumenta o fluxo linfático e é usada com bastante frequência, pode ser realizada por meio dos aparelhos de compressão pneumática intermitente.

A pressoterapia é um método fisioterapêutico que se caracteriza pela utilização de uma massagem pneumática realizada na direção do fluxo circulatório, por meio de pressão positiva sobre o segmento corpóreo, ativando o retorno venoso e linfático.

Equipamento

A técnica consiste em uma massagem pneumática, por meio da introdução do segmento corpóreo em artefatos pneumáticos (*botas, luvas* e *cinta*) (Figura 3.1), geralmente formados por várias zonas independentes entre si, os quais inflam e desinflam, de forma sequencial ou não, com a ajuda de um compressor (Figura 3.2).

Segundo Zaragoza e Rodrigo,[24] existem dois tipos de pressoterapia: a de pressão negativa e a de pressão positiva. As unidades de pressão negativa, ou em forma de ventosa, consistem em aplicadores que podem ser de cristal, metal ou plástico/polietileno em diferentes tamanhos, dependendo da área

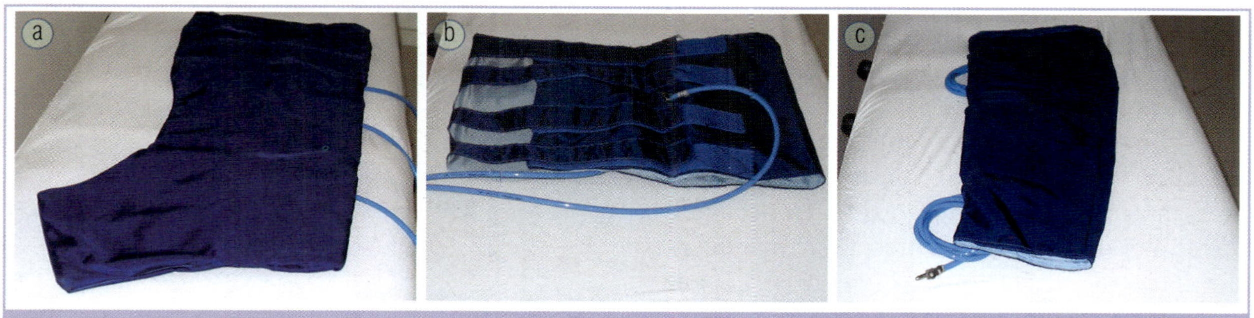

Figura 3.1 a-c Modelos de bota, cinta e luva.

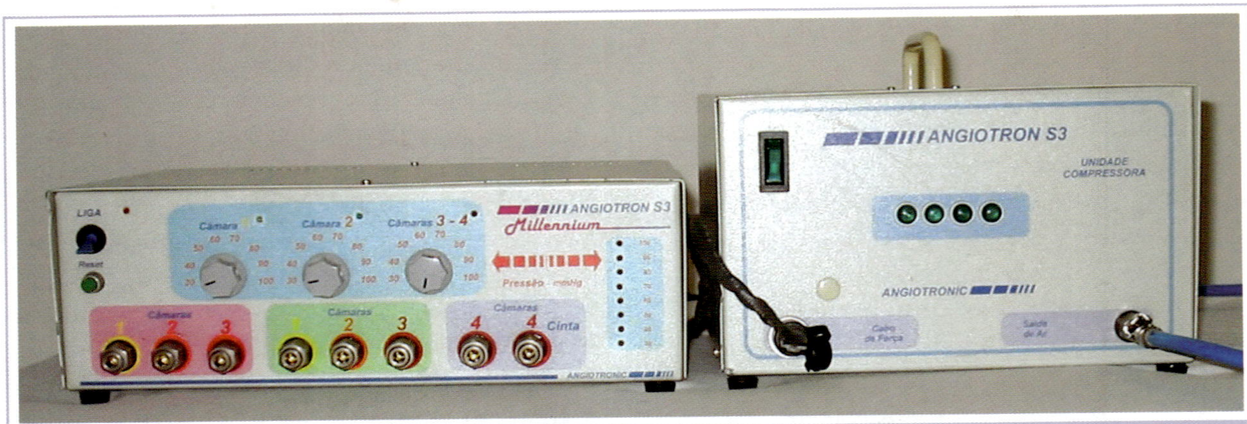

Figura 3.2 Unidade de compressão pneumática modelo Angiotron®.

a ser tratada, conectando-se ao tubo de aspiração--compressão que se une ao mecanismo que produz vácuo. Estas unidades podem controlar o ritmo de desempenho e o poder de aspiração.

As unidades de pressão positiva (consideradas os verdadeiros aparelhos de pressoterapia) utilizam um compressor que introduz ar em aplicadores especiais, com o propósito de gerar estímulo circulatório. Podemos citar, dentro dessas, a compressão pneumática estática e a compressão pneumática dinâmica e intermitente.[21,24, 25]

O compressor está associado a uma unidade de controle central (Figura 3.2), pela qual se podem realizar as modulações necessárias quanto à pressão, o tempo de compressão, o tempo total de tratamento etc. Os artefatos necessários para a compressão normalmente são feitos de plásticos resistentes com uma cavidade de enchimento, que podem ser separados em alguns compartimentos individuais para aplicação sequencial (Figura 3.1) e são acoplados ao compressor por meio de mangueiras plásticas ou confeccionadas de borracha.

De acordo com o número de compartimentos ou câmaras com regulagens individuais de pressão, nas botas ou nas luvas, podemos denominar os equipamentos de unicompartimentais ou multicompartimentais.[25]

Nos equipamentos unicompartimentais, a pressão aplicada é uniforme na câmara, mas a pressão exercida no membro se diferencia conforme o diâmetro local da área a ser tratada, assim como na Lei de Laplace (Figura 3.3). Lei esta que afirma a pressão exercida em uma região ser inversamente proporcional ao raio naquele ponto. O que ocorre nestes equipamentos é que o gradiente de pressão se estabelece da porção distal para a proximal. Tratando-se da aplicação em membros inferiores, o gradiente de pressão será maior no tornozelo, diminuindo de maneira gradativa até a coxa, onde alcança maior diâmetro.[25,26]

Nos equipamentos multicompartimentais, normalmente há uma divisão de compartimentos, confeccionados em sobreposição para evitar garrote entre uma câmara e outra, sendo no mínimo três compartimentos que se enchem separadamente, podendo ou não ter regulagem individual. A pressão intermitente também pode ser encontrada nestes aparelhos com múltiplos compartimentos, que inflam de distal para proximal e se reduz gradualmente em cada compartimento, a fim de simular os movimentos da massagem manual para remoção de edemas.[27,28,29]

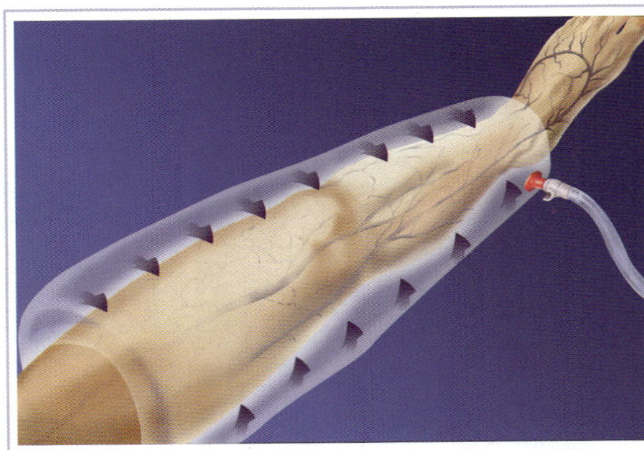

Figura 3.3 Compressão unicompartimental – ação da Lei de Laplace.

Bunce et al.[30] relataram que os equipamentos multicompartimentais seriam mais interessantes, devido ao fato de que eles oferecem um gradiente de pressão de distal para proximal em forma de onda.

Prentice,[26] tratando da unidade de compressão pneumática intermitente com equipamentos multicompartimentais, como bombas de compressão linear, mencionou que em alguns aparelhos a duração de cada ciclo de pressão pode ser de 120 segundos. Inicialmente, a célula (compartimento) distal é pressurizada, prosseguindo este ciclo durante 90 segundos. Vinte segundos após o início da pressurização distal, a célula mediana é insuflada, e, depois de decorridos mais 20 segundos, o mesmo processo ocorre na célula proximal. Ao final do período inicial, são necessários 30 segundos para o retorno de todas as células para 0 (zero) de pressão e, então, se repete o ciclo.

A compressão estática não é mais empregada, em virtude das altas e constantes pressões (externas) a que o membro afetado é submetido, podendo promover o colapso nos vasos linfáticos residuais e ainda prejudicar o sistema venoso.

Técnica de aplicação

Existem três parâmetros para ajuste de grande parte dos aparelhos de compressão pneumática intermitente: a pressão de insuflação – sequência de tempo ligado/desligado – e o tempo total de tratamento. Qualquer pressão que seja superior à pressão capilar arterial de aproximadamente 30mm/Hg pode estimular a reabsorção do edema e o movimento linfático, porém o valor da pressão sanguínea diastólica deve ser a pressão máxima, pois, sendo mais elevada, pode fechar o fluxo sanguíneo arterial com uma resposta tecidual incômoda.[31,32,33]

De acordo com Guirro e Guirro,[25] se o equipamento multicompartimental possuir regulagem individual em cada compartimento, deve ser considerada a média entre a pressão sistólica e diastólica do paciente para determinar a pressão do segmento distal e ajustar cada compartimento com um decréscimo de 20 mm/Hg. Por exemplo, pressão sistólica de 120 mm/Hg e pressão diastólica de 80 mm/Hg, valor médio de 100 mm/Hg para o compartimento do pé, 80 mm/Hg para o compartimento da perna e 60 mm/Hg para o compartimento da coxa. Eles ainda relataram que as pressões terapêuticas podem variar de acordo com o local de aplicação: de 40 mm/Hg a 60 mm/Hg nos membros superiores e entre 60 mm/Hg e 100 mm/Hg nos membros inferiores.

Entretanto, outros autores relataram que as pressões terapêuticas aplicadas com este recurso têm como base os valores de pressão normal do sistema circulatório, sendo a pressão arterial média de 120 mm/Hg, a pressão venosa média de 40 mm/Hg e a pressão linfática média de 20 mm/Hg. Portanto, para o favorecimento da entrada de líquido no interior do sistema venolinfático, é necessário exercer uma pressão de 40 mm/Hg. Utilizando-se uma pressão de 20 mm/Hg, favorece-se somente a entrada de líquido no meio linfático.[26,34]

Na prática clínica da fisioterapia dermatofuncional, verificamos que a maioria dos protocolos envolvendo o uso da pressoterapia determina o uso de pressões que variam entre 20 e 30 mm/Hg para ação no sistema linfático.

Prentice[26] relatou que há muitas variações quanto à sequência de tempo ligado/desligado. Alguns protocolos utilizam uma sequência de trinta segundos com o aparelho ligado por trinta segundos desligado, outros protocolos adotam um minuto ligado por dois minutos desligado e existem protocolos que invertem, com dois minutos ligado por um minuto desligado. Ainda há protocolos que fazem a relação quatro minutos ligado para um minuto desligado.

Contudo, isso só é possível nos aparelhos que permitem estes ajustes. É comum encontrarmos equipamentos que trazem o tempo de insuflação e desinsuflação predeterminados pelo fabricante, limitando a ação do fisioterapeuta.

A pressão intermitente pode ser ajustada nos equipamentos unicompartimentais com ciclos de compressão/descompressão, que podem variar na duração de 120 segundos de compressão para 60 segundos de descompressão a 180 segundos de compressão para 90 segundos de descompressão.[25] De acordo com Richard e Staley,[13] a compressão é distribuída com um tempo de proporção 3:1 (três minutos ligado, um minuto desligado) e é mais eficiente quando a compressão da luva é igual ou mais fraca que a pressão sanguínea diastólica do paciente.

Quanto ao tempo total de tratamento, na maioria dos casos, dez a trinta minutos parecem apropriados. Se houver um edema aumentando de volume ou resistindo ao tratamento, pode ser necessário um número maior de aplicações diárias.[35,36,37]

Hooker[5] relatou que, além da compressão pneumática, a eletroestimulação de baixa frequência pode ser utilizada para facilitar a absorção de subprodutos da lesão pelo sistema linfático para, assim, produzir contrações musculares de bombeamento.

Alguns autores[22,38] mencionaram que antes de iniciarmos o tratamento de compressão pneumática devemos tomar alguns cuidados como:

1. Assegurar-se de que o paciente não apresente nenhuma contraindicação.
2. Verificar a pressão arterial do paciente, momentos antes do tratamento.
3. Realizar a medida de circunferência da área a ser tratada, registrando-a.
4. Informar ao paciente sobre a técnica que será desenvolvida, as sensações esperadas e a duração do tratamento.
5. Inspecionar a pele do paciente.
6. Remover objetos como joias, relógios etc.
7. Como medida de higiene, aconselha-se cobrir a área a ser tratada com *stockinette* (malha tubular) ou material similar, tomando cuidado para não deixar áreas enrugadas (Figura 3.4).
8. Posicionar o paciente em uma posição adequada e confortável à área de tratamento.
9. Inserir a área a ser tratada no respectivo compartimento.
10. Conectar o aparelho à unidade de compressão, de acordo com os tubos de entrada e saída.
11. Ajustar o tempo de insuflação/desinsuflação, ou sequência de tempo ligado/desligado, à pressão de insuflação e determinar o tempo total de tratamento.
12. Proceder ao enchimento dos artefatos de compressão (Figura 3.5, 3.6 e 3.7), observando as reações iniciais do paciente, prestando atenção a queixas de desconforto ou dor.

Obs.: Apesar de ser encontrada na maioria dos aparelhos vendidos por empresas ligadas à estética, não acreditamos que a cinta possa promover uma drenagem eficiente da região abdominal, tendo

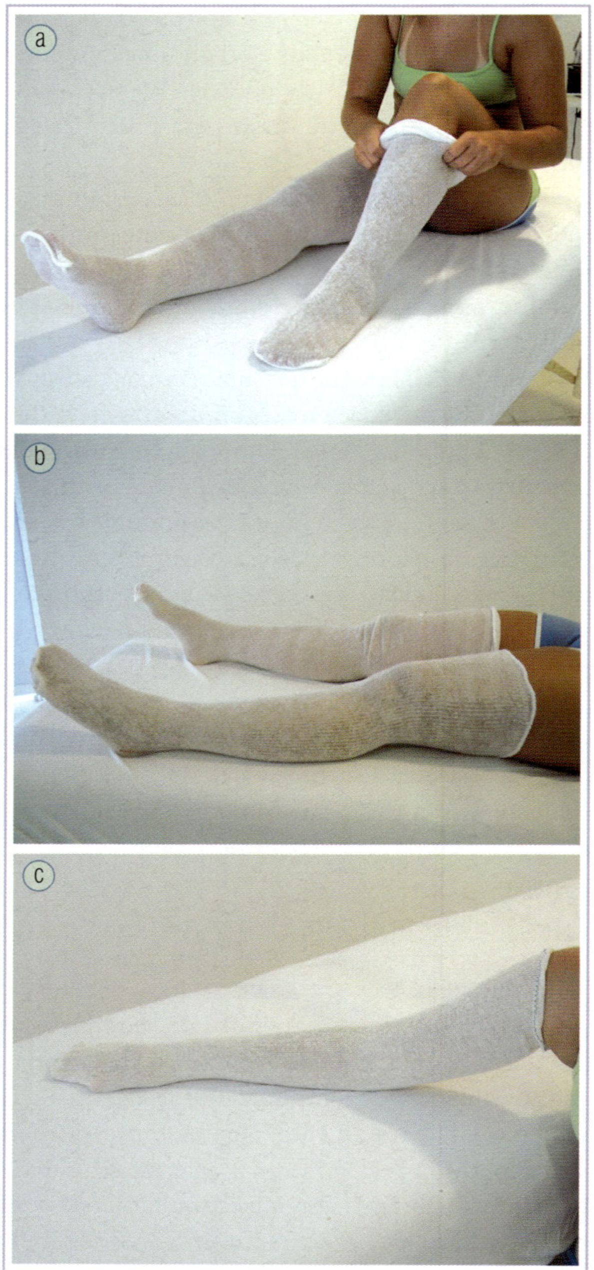

Figura 3.4 a-c Uso do *stockinette* em membros inferiores e membro superior.

em vista ocorrer uma pressão única e uniforme em toda essa região, sem levar em consideração o sentido do fluxo linfático ou o posicionamento dos vãos.

13. Solicitar ao paciente que realize exercícios leves de amplitude de movimento durante o ciclo desativado ou desligado, se for necessário.
14. Durante o tratamento, é necessário que o fisioterapeuta permaneça junto ao paciente, certificando-se que este não está experimen-

tando algo desconfortável, como dor ou sensação de formigamento.

Obs.: Para que se tenha uma boa resposta terapêutica no tratamento de disfunções linfáticas – por meio da pressoterapia – faz-se necessário o desbloqueio sobre o território dos linfonodos antes da compressão pneumática. Isso pode ser feito por meio das manobras específicas da drenagem linfática manual.

EFEITOS FISIOLÓGICOS E TERAPÊUTICOS

A pressoterapia, por meio do sistema de ajuste de pressões externas com finalidades terapêuticas, pode proporcionar os seguintes efeitos fisiológicos e terapêuticos:[34]

- Favorecer a circulação de retorno, tanto linfática como venosa.
- Estimular a reabsorção dos líquidos intersticiais e de toxinas retidas.
- Tendo sido realizado o desbloqueio sobre o território dos linfonodos, melhorar a drenagem linfática durante a atuação sobre os vasos linfáticos.
- Reabsorção dos edemas.
- Efeito antálgico e relaxante em virtude da ação mecânica da compressão pneumática sobre o segmento corpóreo.

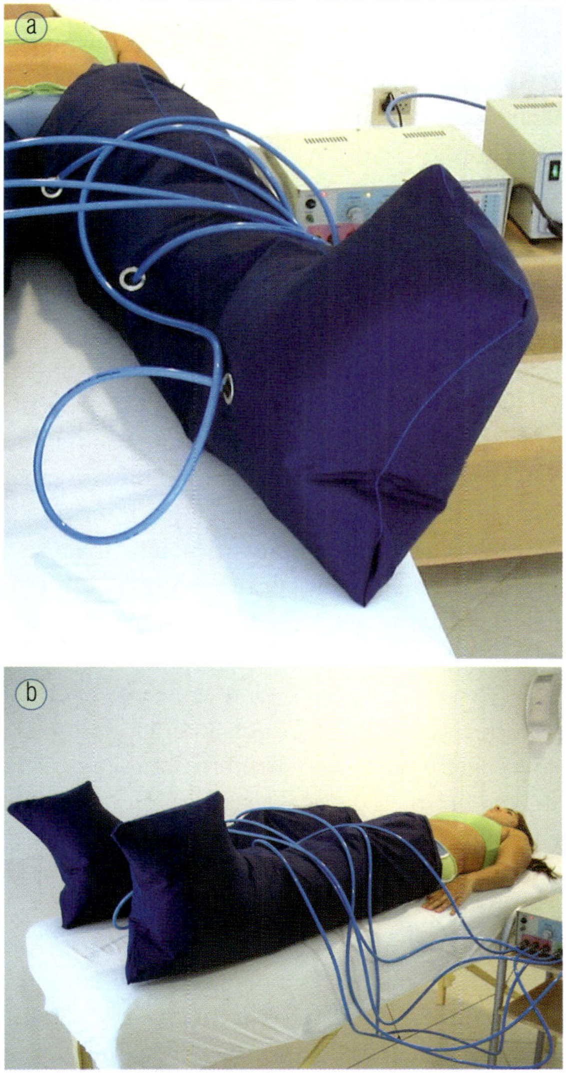

Figura 3.5 a-b Enchimento dos artefatos pneumáticos para os membros inferiores.

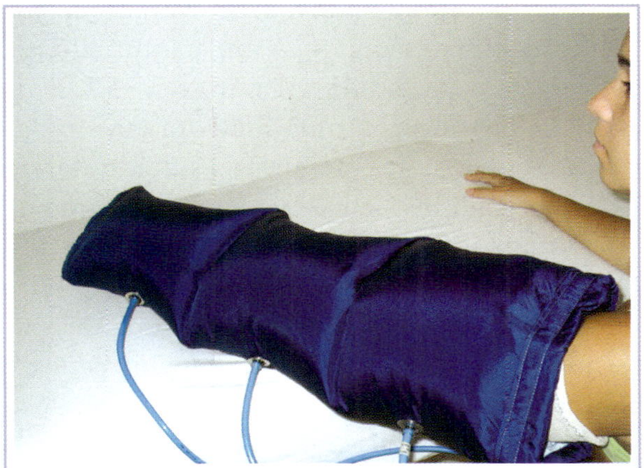

Figura 3.6 Enchimento dos artefatos pneumáticos para os membros superiores.

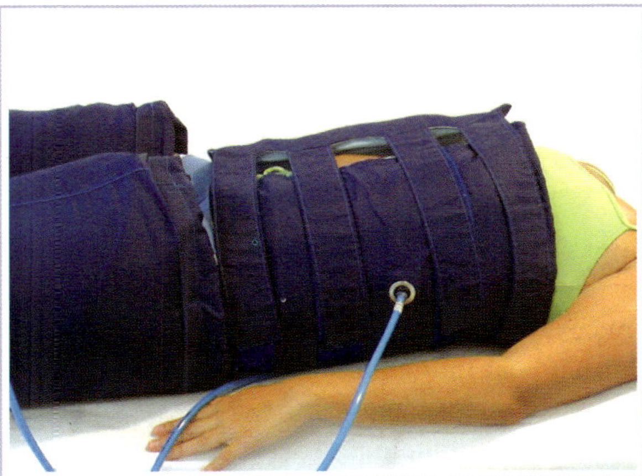

Figura 3.7 Enchimento dos artefatos pneumáticos em forma de cinta para a região abdominal.

INDICAÇÕES

Na Fisioterapia dermato-funcional, encontramos aplicação para pressoterapia principalmente nos quadros de lipodistrofia ginoide (celulite), obesidade, nos quadros em que se busca a melhora do trofismo e a recuperação da elasticidade cutânea, em linfedema pós-mastectomia, em pós-cirurgia plástica como lipossucção/lipoescultura etc.

Alguns autores[34,39,40] relataram que as unidades de pressão positiva também podem ser aplicadas em casos como linfedemas e edemas venosos de uma maneira geral; prevenção de varizes; edema traumático ocorrido após lesão de tecidos moles; edema crônico em certos tipos de doenças neurológicas em que há inabilidade de se movimentar um membro; úlceras estáticas desenvolvidas com presença de líquido no espaço intersticial por longo tempo; amputação de um membro na qual o coto tende a desenvolver uma tumefação pelas posições dependentes; insuficiência renal, pois pacientes em diálise tendem a desenvolver um edema em extremidades e hipotensão; insuficiência arterial em pacientes que apresentam claudicação intermitente, com o objetivo de aumentar o retorno venoso; e diante da possibilidade de desenvolver Trombose Venosa Profunda (TVP) no pós-operatório pela inatividade.

De acordo com Rockson et al.[41] e Meirelles,[42] o uso da compressão pneumática intermitente ajuda na remoção do fluido em excesso da extremidade e deveria ser considerada como uma técnica adjuvante para a drenagem linfática manual.

Segundo Campisi,[43] a pressoterapia pode ser usada no tratamento linfático, venoso ou para "dissolver" edemas localizados em membros superiores e/ou inferiores; além de também ser usado como uma terapia adjuvante para lipodistrofia ginoide.

A compressão pneumática foi utilizada num estudo com o objetivo de avaliar seus efeitos agudos na região da coxa, na panturrilha, e em coxa e panturrilha juntamente, em indivíduos normais, em indivíduos claudicantes e em indivíduos arteriopatas que foram submetidos a enxerto *bypass* infrainguinal para isquemia de extremidade. Foram analisadas 16 extremidades de indivíduos normais, 17 extremidades de indivíduos claudicantes e 16 extremidades de indivíduos arteriopatas. A compressão pneumática intermitente foi realizada com pressão máxima de insuflação e desinsuflação (120 mm/Hg e 0 mm/Hg, respectivamente), com o tempo de 4 segundos para insuflação e 16 segundos de desinsuflação, e 1 segundo entre este ciclo no compartimento da panturrilha e o início do ciclo na coxa. Os resultados mostraram que a compressão pneumática intermitente aplicada somente na coxa ou em combinação com a aplicação na panturrilha produziu uma melhora do fluxo arterial e do fluxo infrainguinal (enxerto). Foi relatado também que a escassez de métodos conservadores disponíveis, para indivíduos com baixo fluxo sanguíneo em extremidades, permite que a compressão pneumática intermitente torne-se uma opção terapêutica não invasiva e segura, com benefícios para indivíduos com claudicação intermitente e indivíduos submetidos a enxerto *bypass* infrainguinal.[44]

De acordo com London et al.,[45] os dados até agora publicados indicam que a compressão pneumática intermitente em membros inferiores é não somente um método estabelecido para a prevenção de trombose venosa profunda (TVP), mas também uma opção promissora no tratamento conservador da doença vascular periférica sintomática (DVPS).

Eikelboom et al.,[46] em um estudo realizado com oito pacientes portadores de isquemia em membro inferior (Fontaine III-IV), tendo aplicado o método de compressão pneumática intermitente, com uma câmara de ar em torno do pé e do tornozelo com uma pressão de 100 mmHg com ciclos de 3 a 20 segundos, aplicados por 15 a 90 minutos, em decúbito dorsal e com o membro inferior elevado a 15°, descreveram um aumento do fluxo sanguíneo em panturrilha de 39,9 ml/min para 50,5 ml/min, e a escala visual análoga indicou uma melhora após 6 das 17 sessões, além dos melhores resultados terem sido conseguidos com sessões com menos de 30 minutos, pois sessões prolongadas se demonstraram pouco tolerantes. Os autores relataram ainda que a compressão pneumática intermitente poderia aumentar repentinamente a circulação sanguínea no membro isquêmico.

Alguns pesquisadores[47] realizaram experimento com dois grupos de voluntários, em que o primeiro grupo apresentava, angiograficamente, oclusão da artéria femoral superficial e artéria poplítea, e o segundo grupo não apresentava alterações vasculares. Ambos os grupos foram submetidos, em posição sentada, à compressão pneumática intermitente de tornozelo e pé somente; posteriormente, compressão de panturrilha isoladamente; e, por fim, a compressão de tornozelo e pé associada à compressão simultânea da panturrilha. Os resultados mostraram que houve aumentos significativos no fluxo da artéria poplítea e no fluxo de sangue da pele, tanto nos pacientes sem alterações quanto naqueles que apresentavam oclusão arterial. A associação da compressão da panturrilha com tornozelo e pé apresentou maior proporção no aumento do fluxo da artéria poplítea.

Segundo Nicolaides,[48] o fluxo do sangue na artéria poplítea, por exemplo, é de aproximadamente 120 ml/min na posição horizontal, sendo este valor reduzido a 50 ml/min na posição sentada, devido ao retorno venoso eliciado pelo aumento da pressão venosa (acima de 40 mmHg). Com a aplicação da compressão intermitente no pé ou em panturrilha na posição sentada, essa pressão venosa diminui e cessa a resposta do retorno venoso, que diminui, por sua vez, a resistência vascular periférica (RVP) e produz um aumento no fluxo do sangue. Durante a compressão intermitente, o fluxo arterial poplíteo é aumentado de 50 ml/min a 100 ml/min, sendo, desta forma, bastante eficaz também no que diz respeito ao estímulo circulatório.

Foi realizado um estudo[49] em que foram tratados edemas pós-traumáticos em tornozelos com dois recursos: crioterapia e compressão intermitente, durante quatro dias, e, ao final deste período, foi constatado 74% de redução do edema com a compressão intermitente e 70% de redução com a crioterapia.

Shebel at al.[50] relataram que num tratamento de pacientes diabéticos insulinodependentes com doença vascular periférica severa tentou-se a introdução de um método de compressão pneumática para salvar o membro direito de um paciente que já havia amputado a sua perna esquerda na altura do joelho, há dois anos, e que nesse membro desenvolveu-se uma espécie similar de úlcera. A compressão pneumática foi usada na tentativa de salvamento para, então, o paciente poder ir ao ambulatório e adaptar-se à prótese. A compressão foi aplicada por 60 minutos e a úlcera cicatrizou no período de 11 meses.

CONTRAINDICAÇÕES

Deve-se evitar a aplicação da compressão intermitente em quadros recentes de tromboflebite; insuficiência cardíaca congestiva (ICC); edema pulmonar agudo; trombose venosa profunda conhecida (TVP); neoplasias; inflamações agudas; infecções cutâneas; fratura não consolidada; quadros em que a pressão lesaria ainda mais as estruturas, como na síndrome compartimental; varizes importantes e transtornos de tensão arterial.[22,34,38]

Segundo Richard e Staley,[13] o tratamento é contraindicado para uma extremidade parética. O tratamento deve ser cessado se houver torpor ou ocorrer indisposição durante o curso do tratamento. A parte do corpo a ser tratada deve ser inspecionada para intolerância à compressão para dar continuidade ao tratamento.

REFERÊNCIAS

1- TORTORA, G. J. *Corpo Humano*: Fundamentos de Anatomia e Fisiologia. 4. ed. Porto Alegre: Artmed, 2004.

2- DANGELO; FATTINI. *Anatomia humana sistêmica e segmentar*. 2. ed. São Paulo: Atheneu, 2002.

3- GRAY, H. F. R. S. *Anatomia (Charles Mayo Goss)*. 29. ed. Rio de Janeiro: Guanabara Koogan, 1988.

4- LEDUC, A.; LEDUC, O. *Drenagem Linfática*: teoria e prática. 2. ed. São Paulo: Manole, 2000.

5- HOOKER, D. N. Aparelhos de compressão intermitente. In: PRENTICE, W.E. *Modalidades terapêuticas para fisioterapeutas*. 2. ed. São Paulo: Artmed, 2004, p. 347-59.

6- LOCKHART, R. D.; HAMILTON, G. F.; FYFE, F. W. *Anatomia do corpo humano*. 2. ed. Rio de Janeiro: Guanabara Koogan, 1983.

7- GARDNER, A. Reduction of post-traumatic swelling and compartment pressure by impulse compression of the foot. *JBJS.*, Londres, v. 72-B, p. 810-15, 1990.

8- WILKERSON, G. B. Treatment of the inversion ankle sprain through synchronous application of focal compression and cold. J. *Athl. Train.*, n. 26, p. 220-37, 1991.

9- AIRAKSINEN, O. Treatment of post-traumatic edema in lower legs using intermittent pneumatic compression. *Scand. J. Rehabil. Med.*, n. 20, p. 25-8, 1988.

10- CARRIERE, B. Edema: Its development and treatment using lymph drainage massage. *Clin. Manag. Phys. Ther.*, v. 8, n. 5, p. 19--21, 1988.

11- DUFFLEY, H.; KNIGHT, K. Ankle compression variability using elastic wrap, elastic wrap with a horse shoe, edema II boot an air stirrup brace. J. *Athl. Train.*, v. 24, p. 320-3, 1989.

12- FOLDI, E.; FOLDI, M.; WEISSLEDER, H. Conservative treatment of lymphoedema of the limbs. *Angiology*, v. 36, n. 3, p. 171--80, 1985.

13- RICHARD, R. L.; STALEY, M. J. *Burn Care and Rehabilitation*: principles and practice. Contemporary Perspectives in Rehabilitation. Philadelphia: F.A. Davis Company, p. 436-7, 2004.

14- BROWSE, N. L., STEWART, G. Lymphedema-pathophysiology and classification. *J. Cardiovasc. Surg.*, v. 26, p. 91-106, 1985.

15- DUMONT, D.J. et al. 1998. Cardiovascular failure in mouse embryos deficient in VEGF receptor-3. *Science*, n. 282, p. 946-9. In: STANLEY; ROCKSON. Lymphedema. *Am. J. Med.*, Excerpta Medica: n. 4, v. 110, March 1, 2002.

16- SEGERSTROM, K. et al. Factors that influence the incidence of brachial edema after treatment of breast cancer. *Scand. J. Plast. Reconstr. Surg. Hand. Surg.*, v. 26, p. 223-7, 1992.

17- NETO, H. J. G. et al. Estudo etiológico dos linfedemas baseado na classificação de Kinmonth, modificada por Cordeiro. *J. Vasc. Br.* v. 3, n. 1, p.59-64, 2004.

18- VELANOVICH, V.; SZYMANSKI, W. Quality of life of breast cancer patients with lymphedema. *Am. J. Surg.* n. 177, p. 184-8, 1999.

19- PASSIK, S. et al. Psychiatric consultation for women undergoing rehabilitation for upper-extremity lymphedema following breast cancer treatment. *Psycho-oncology*. n. 4, p. 255-63, 1995.

20- BOCCARDO, F. et al. Demonstrativo de um protocolo para o estudo anatomopatológico dos vasos linfáticos no linfedema. Simpósio de Linfologia. *J. Vasc. Bras.*, v. 2, n. 4, p. 313-7, 2003.

21- MIEDES, J. L. L. *Electroestética Aplicada à Estética Integral*. Videocinco. v. 15, p. 157--67, 1999.

22- STARKEY, C. *Recursos Terapêuticos em Fisioterapia*. 2. ed. São Paulo: Manole, 2001, p. 314-9.

23- GODOY, M. F. G.; GODOY, J. M. P. Drenagem linfática manual: novo conceito. Simpósio de Linfologia. *J. Vasc. Bras.*, v. 3, n. 1, p. 77-80, 2004.

24- Zaragoza, J. R.; Rodrigo, P. *Electroestética*: Manual Prático de Aparatologia. Barcelona: Nueva Estética, 1995, p. 297-303.
25- Guirro, E. C. O.; Guirro, R. R. J. *Fisioterapia Dermato-Funcional*: Fundamentos, Recursos e Patologias. 3. ed. São Paulo: Manole, 2002, p. 452-61.
26- Prentice, W. E. *Modalidades Terapêuticas em Medicina Esportiva*. 4. ed. São Paulo: Manole, 2001, p. 308-19.
27- Kim-Sing, C.; Basco, V. Postmastectomy lymphedema treated with the Wright Linear Pump. *Can. J. Surg.*, v. 30, n. 5, p. 368-70, 1987.
28- Klein, M.; Alexander, M.; Wright, J. Treatment of lower extremity lymphedema with the Wright Linear Pump: a statistical analysis of a clinical trial. *Arch. Phys. Med. Rehabil.*, v. 69, p. 202-6, 1988.
29- Lemley, T.; Prentice, W.; Hooker, D. A comparison of two intermittent compression devices on pitting ankle edema. *J. Athl. Train.*, v. 28, n. 2, 1993, p. 156-7.
30- Bunce, I. H. et al. Post-mastectomy lymphoedema treatment and measurement. *Med. J. Aust.*, v. 161, n. 2, p. 125-8, 1994.
31- Airaksinen, O. Changes in post-traumatic ankle joint mobility, pain and edema following intermittent pneumatic compression therapy. *Arch. Phys. Med. Rehabil.*, v. 70, p. 341-4, 1989.
32- Evans, P. The realling process at the cellular lever: a review. *Physiotherapy*, v. 66, p.256-9, 1980.
33- Kobi, P.; Denegar, C. Traumatic edema and the lymphatic system. *J. Athl. Train.*, v. 18, p. 339-41, 1983.
34- Soriano, M. C. D.; Perez, S. C.; Baqués, M. I. C. *Electroestética Professional Aplicada*: Teoria y prática para la utilización de corrientes en estética. Espanha: Sorisa, 2000, p. 195-204.
35- Brewer, K.; Prentice, W.; Hooker, D. *The effects of intermittent compression and cold on reducing edema in post-acute ankle sprains*. Chapel Hill, NC: University of North Carolina, 1990.
36- Quillen, W.; Rouiller, L. Initial management of acute ankle sprains with rapid pulsed pneumatic compression and cold. *JOSPT.*, v. 4, p. 39-43, 1982.
37- Rucinski, T.; Hooker, D.; Prentice, W. The effects of intermittent compression on edema in post-acute ankle sprains. *JOSPT.*, v. 14, n. 2, p. 65-9, 1991.
38- Fond, D.; Hecox, B. Intermittent pneumatic compression. In: Hecox, B.; Mehreteab, T.; Weisberg, J. *Physical agents*: a comprehensive text for physical athlete. Norwalk: Conn. Appleton e Lang, p. 419-28, 1994.
39- Lafeber, F. Intermittent hydrostatic compressive force stimulates exclusively the proteoglycan synthesis of ostearthritic human cartilage. *Br. J. Rheumatol.*, n. 7, v. 31, p. 437-42, 1992.
40- McCulloch, J. Intermittent compression for treatment of chronic stasis ulceration: a case report. *Phys. Ther.*, v. 61, p. 1452-3, 1981.
41- Rockson, S. G. et al. American Cancer Society lymphedema workshop. *Workgroup III diagnosis and management of lymphedema Cancer*. n. 83, p. 2882-5, 1998.
42- Meirelles, M. C. *Estética*. Rio de Janeiro: Vida Estética, 1994.
43- Campisi, C. Pressoterapia. In: Ribuffo, A.; Bartoletti, C.A.(ed). *La Cellulite*. Rome: Salus, 1983, p. 111-36.
44- Delis, K. T. et al. Effects of intermittent pneumatic compression of the calf and thigh on arterial calf inflow: a study of normals, claudicants and grafted arteriopaths. *Surgery*, v. 129, n. 2, p. 188-95, 2000.
45- London, U. K. et al. Intermittent pneumatic foot and calf compression: Determining its optimal effect on venous haemodynamics using direct pressure monitoring. Presented at the *American Venous Forum 10th Annual Meeting*. Lake Buena Vista, FL., Feb. 1998.
46- Eikelboom, B. C. et al. Intermittent Pneumatic Compression Therapy in patients with leg ischemia. Vascular Center, Academic Hospital Utrecht, The Netherlands. Presented at the 17th World Congress,

International Union of Angiology London, April 3-7, 1995.

47- Eze, A. R. et al. Intermittent calf and foot compression increases lower extremity blood flow. Department of Surgery, Eemple University School of Medicine, Philadelphia, PA. *Am. J. Surg.*, v. 172, p. 130-5, 1996.

48- Nicolaides, A. N. Intermittent foot and calf compression a novel way to treat intermittent claudication. 18th World Congress of the International Union of Angiology, Sept 14-18, 1998. Tokyo, Japan.

49- Stokle, U. et al. Fastest reduction of posttraumatic edema: continuous cryotherapy or intermittent impulse compression? *Foot Ankle Int.*, n. 7, p. 432-8, jul. 1997.

50- Shebel, N. D. et al. M. *Eng., General Surgery/Section of Vascular Surgery, Kaiser Permanente Medical Center, Panorama City, CA, USA*. Presented at the Society for Vascular Nursing Symposium, June, 1998 Washington D.C.

51- Rose, K.; Taylor, H.; Twycross, R. Long-term compliance with treatment in obstructive arm lymphedema in cancer. *Palliat. Med.,* p. 52-5, 1991.

52- Airaksinen, O. Treatment of post-traumatic edema in lower legs using intermittent pneumatic compression. *Scand. J. Rehabil. Med.*, v. 20, p. 25-8, 1998.

Capítulo 4

Microdermoabrasão

Objetivos

Cacia Rusenhack

Buscamos, com este trabalho, conduzir o profissional fisioterapeuta que trabalha com dermato-funcional e os estudantes de Fisioterapia que desejam atuar na referida especialidade a uma maior interação com os procedimentos terapêuticos da área. Essa interação propicia uma correta conduta, que permite o fisiodiagnóstico de determinadas lesões estético-dermatológicas, passíveis de tratamento com uma terapêutica específica de *peeling*, como a microdermoabrasão. Procuramos, neste capítulo, descrever a eficácia e a aplicabilidade do emprego terapêutico da microdermoabrasão no afinamento do tecido epitelial em suas diferentes camadas.

Os métodos de *peelings* têm como uma das finalidades, talvez a principal, promover a aceleração da mitose celular fisiológica, do que resulta um tecido epitelial mais fino, viçoso e saudável. Além disso, controlam e até curam determinadas afecções cutâneas.

A eficácia e a aplicabilidade das diferentes técnicas de *peeling* dependem, inicialmente, do pleno conhecimento do sistema tegumentar e de suas possíveis afecções, tratáveis com os variados procedimentos esfoliativos disponíveis.

Grandes são os benefícios dessa modificação renovadora da pele para pacientes, médicos dermatologistas e médicos estetas, cirurgiões plásticos e fisioterapeutas dermatofuncionais, já que determinadas lesões e sequelas do tegumento trazem desconfortos e infelicidade para quem as possui e, consequentemente, preocupam os profissionais que tratam desses pacientes.

ESTRUTURA DA PELE

A pele pode ser dividida em três camadas: a epiderme (mais superficial), a derme (intermediária) e a hipoderme (mais profunda – embora não considerada por alguns autores como parte de sua divisão) (Figura 4.1).

A epiderme é a camada avascular da pele e a mais externa do corpo. Está separada da derme por sua última camada, a membrana basal ou germinativa, apoiada sobre as papilas dérmicas. Suas células são do tipo estratificadas, de forma pavimentosa. Torna-se impermeável em razão de sua camada superficial morta e ceratinizada, denominada como capa córnea, e suas células podem se apresentar de forma compacta ou em disjunção. Dentre as suas inúmeras funções, conferem proteção ao organismo contra os agentes físico-químicos do ambiente e os microrganismos parasitas. Embora não apresente vasos sanguíneos, sua nutrição ocorre por meio da difusão de leitos presentes na derme. Quando submetida à pressão contínua, sofre espessamento, formando calos e calosidades, como uma forma de defesa aos atritos extrínsecos.

A epiderme é subdividida (da superfície para a profundidade) em cinco camadas: estrato córneo em disjunção e compacto (camada cor-

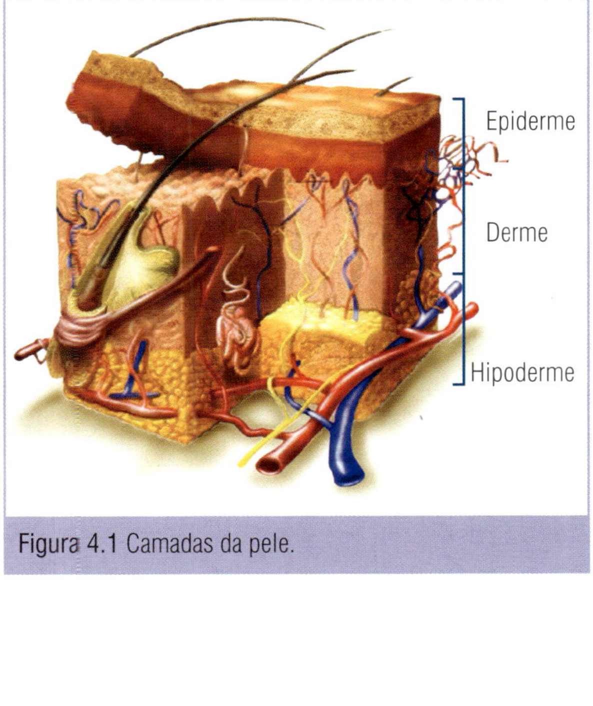

Figura 4.1 Camadas da pele.

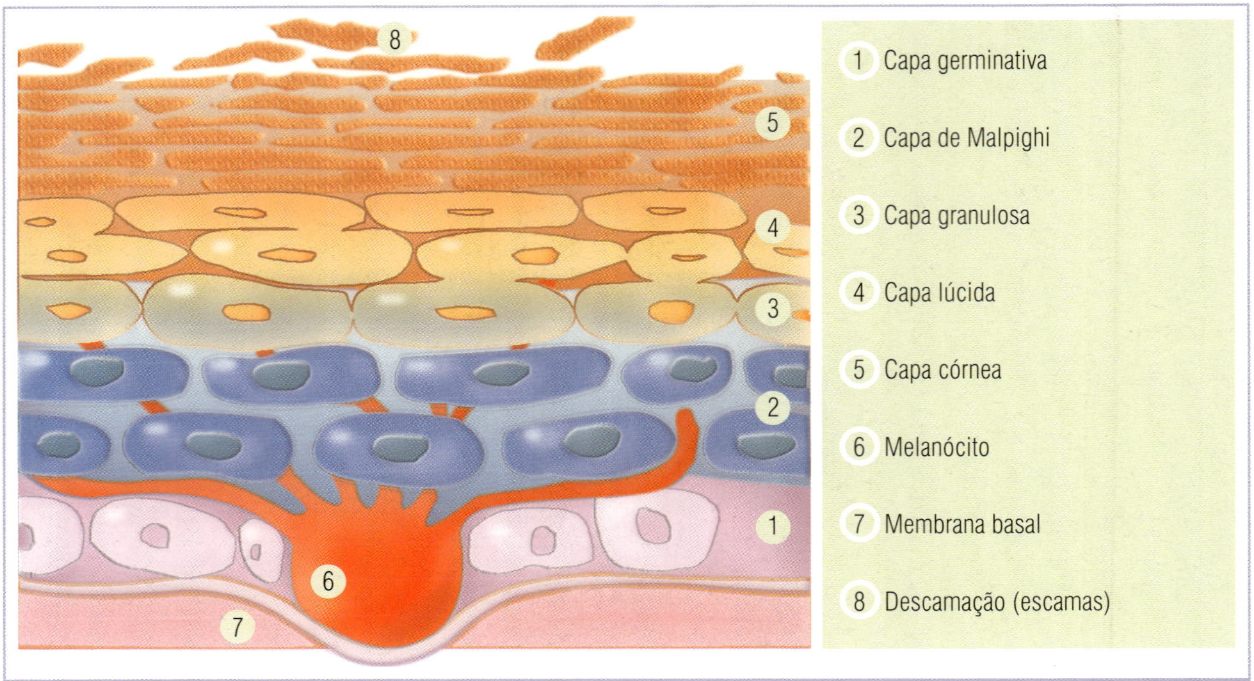

Figura 4.2 Camadas da epiderme.

neificada); estrato lúcido (camada clara); estrato granuloso (camada granulosa); estrato espinhoso ou malpighiano (camada espinhosa) e o estrato germinativo ou basal (camada regenerativa) (Figura 4.2).[1]

Estrato córneo

Forma a camada mais externa da epiderme, composta por células mortas completamente preenchidas por uma proteína chamada ceratina (queratina). São chamadas de células ceratinizadas, e por sua descamação contínua, necessitam de substituição. Em relação à quantidade de água em suas camadas, Stanley et al.[1] compararam o estrato córneo ao germinativo, relatando uma proporção de 20% para o primeiro e 70% para o segundo. Relataram, ainda, que o estrato córneo é composto de células achatadas que se assemelham a escamas, servindo como uma barreira física às ondas luminosas e térmicas, ao microrganismos e à maioria dos agentes químicos. Sua espessura depende do nível de estímulo ocorrido em sua superfície pela erosão e pelo suporte de peso, do que se conclui ser maior o surgimento de calos e calosidades nas regiões das palmas das mãos e das plantas dos pés.

Estrato lúcido

Dispõe-se imediatamente abaixo do estrato córneo, não sendo visualizado em regiões de pele pouco espessa. Suas células são transparentes, achatadas, mortas ou em degeneração, e sua espessura é composta de uma a cinco células, geralmente anucleadas.

Estrato granuloso

Formado de duas a cinco camadas de células, morfologicamente achatadas, é transição para camadas subjacentes. Sua denominação provém de grânulos acumulados, embora tais grânulos não contribuam para a cor da pele. O estrato granuloso toma parte ativa na ceratinização, processo no qual as células produzem ceratina e perdem seus núcleos, tornando-se mais compactas e mais frágeis.

Estrato espinhoso ou malpighiano

Consiste de várias fileiras de células espinhosas de forma poliédrica. Sua denominação advém de sua morfologia, apresentando-se com extremidades espinhosas.

Estrato germinativo

É o estrato mais profundo, também considerado o mais importante da epiderme por conter células capazes de sofrer divisão mitótica. Suportam modificações morfológicas e nucleares à medida que se movem para a camada mais superficial, dando origem a novas células e a todas as outras camadas da epiderme. A regeneração epidérmica só ocorrerá se o estrato germinativo permanecer intacto. A camada basal destas células germinativas repousa numa membrana basal que oferece uma proteção adicional contra o meio ambiente. Por meio de células melanócitas, parte integrante desta camada forma a melanina, o principal pigmento da pele, transferido dos processos melanocíticos para as células epiteliais circunjacentes.

Stanley et al.[1] relataram que o principal fator responsável pelas diferenças de cor entre as raças é a variação no conteúdo e na atividade da melanina, e alguns grupos populacionais apresentam melanócitos mais ativos em sua pele, o que determina as diferenças raciais, afirmando que a pele intensamente pigmentada não contém necessariamente um grande número de melanócitos, mas sim melanócitos mais ativos.

A derme contém a maior parte das estruturas vivas da pele e é responsável por sua elasticidade e resistência. Apresenta corpúsculos sensoriais táteis, terminações nervosas e receptores de frio e calor. Seus vasos sanguíneos são responsáveis pela nutrição e pela oxigenação – tanto das células dérmicas quanto das epidérmicas.

Todos os estudos sobre o sistema tegumentar consideram a hipoderme parte dele, embora, para diversos autores, ela não seja uma das camadas da pele. Composta por células do tipo adipócitos, está situada abaixo da derme e é rica em gorduras e vasos sanguíneos. Apresenta-se como um tecido conjuntivo frouxo, e a gordura por ela armazenada constitui uma reserva de energia. Além disso, atua também como isolante térmico.

Alguns autores relataram distintas funções da pele:

- Revestimento de superfícies: protege órgãos internos de agressões físicas, químicas, mecânicas e bacterianas.[1,2,3]
- Proteção passiva: opõe-se às forças externas, como pressão, distensão e golpes; e ainda capta as sensações por meio de receptores especiais: terminações nervosas livres (além da dor, elas detectam temperatura); corpúsculos de Vater-Pacini (dos maiores e mais profundos receptores que captam as pressões); as terminações de Ruffini (sensibilidade ao calor), os corpúsculos de Meissner (detectam o tato) e corpúsculo de Krause (sensibilidade ao frio). A pele, quando deformada, recompõe-se graças à ação das proteínas de colágeno e elastina.[1,2,3,9]
- Absorção: a pele humana normal intacta comumente é impermeável à água, aos lipídios, às gorduras e às proteínas, sendo essa uma função protetora. Porém, sob determinadas condições patológicas, essa acidez poderá ser destruída, diminuindo a capacidade da pele de autoesterilização, tornando-a, então, exposta à invasão bacteriana. Todos os gases verdadeiros de muitas substâncias voláteis passam através da epiderme, podendo ser letal a absorção de grandes quantidades de vapores e pesticidas orgânicos. Sob condições especiais, hormônios sexuais, assim como mercúrio, chumbo e cobre são rapidamente absorvidos pela pele. Os principais canais para absorção são os orifícios foliculares.[10] Segundo Viglioglia e Rubin,[11] a absorção é diretamente proporcional ao número de folículos pilossebáceos de cada zona. Assim, regiões desprovidas dessas estruturas, como as palmas das mãos e as plantas dos pés, apresentam uma absorção praticamente nula. Afirmam, ainda, que após as substâncias entrarem pelo infundíbulo folicular, alcançam o conduto sebáceo chegando até à glândula sebácea e através dela atingem a derme. As substâncias absorvidas pela pele normal são solúveis em lipídios e água.

Skog e Wahlberg apud Viglioglia e Rubin[11] demonstraram que uma baixa viscosidade da pele, além do diminuto tamanho da partícula utilizada, incrementam a função de absorção.

Tabela 4.1 Valores de permeabilidade segundo a topografia corporal

Topografia Corporal	Valores
Ângulo da mandíbula	13,0
Fronte	6,0
Axila	3,6
Couro cabeludo	3,5
Antebraço	1,0
Palma da mão	0,83
Planta do pé	0,14

Fonte: Feldman e Maibach.[11]

Viglioglia e Rubin,[11] trabalhando com hidrocortisona, estabeleceram uma tabela de permeabilidade segundo a topografia corporal. Essa permeabilidade pode ser verificada na Tabela 4.1.

- Secreção: eliminam-se as impurezas do corpo pelas glândulas sudoríparas. Essa secreção auxilia rins e pulmões na eliminação de detritos.
- Regulação hídrica: impede a perda excessiva de líquidos corpóreos e a absorção de líquidos extracorpóreos, mantendo, dessa forma, seu equilíbrio.
- Termorregulação: regula a temperatura do corpo pelo suor ou pela transpiração, permitindo que sua temperatura seja constante. São determinadas células cerebrais do hipotálamo que mantêm a temperatura corporal equilibrada. Quando há aquecimento provocado, por exemplo, por exercícios, as glândulas sudoríparas recebem instruções para resfriar a pele. As glândulas écrinas, situadas sob a pele, secretam suor, resfriando o corpo.
- Armazenamento: a pele é capaz de armazenar água, sais, açúcares e gorduras.

Peeling

Segundo Viglioglia e Rubin,[4] o termo *peeling* é compreendido como um procedimento destinado a produzir a renovação celular da capa córnea da epiderme. De acordo com a intensidade de ação e o método escolhido, o procedimento poderá ser mais ou menos penetrante e, dessa forma, praticado por médicos dermatologistas, cirurgiões plásticos, fisioterapeutas ou cosmetólogos, variando a sua prática de acordo com a invasão.

Alguns autores[4,5] referiram-se aos *peelings* como procedimentos que utilizam cremes ou terapêuticas desincrustantes, fortes ou leves, esclarecendo que o termo *peeling* deriva do inglês *"to peel"* (descascar).

São inúmeras as formas de aplicação, veículos e princípios ativos utilizados na técnica de *peeling*. Viglioglia e Rubin[11] relataram existir alguns agentes descamantes distintos:

- Agente natural: Sol (raios ultravioleta).

Alguns agentes artificiais:

- Físicos: microgrânulos de óxido de alumínio, microgrânulos de polietileno e ponteira de diamantes.
- Químicos: ácido tricloracético (TCA – ATA), *criopeeling* por neve carbônica, criocautério por CO_2 direto, nitrogênio líquido, máscaras queratolíticas, ácido azelaico, fenol, enxofre, ácido salicílico, entre outros.
- Biológicos: ácido retinoico, alfa-hidroxiácidos (AHA), como ácido láctico, ácido mandélico e ácido glicólico, enzimas, vitamina C tópica etc.
- Mecânicos: dermoabrasão, microdermoabrasão (cristais e diamante).

Dentre os diferentes tipos de *peelings* citados, devemos selecionar o que melhor se adapta às necessidades cosméticas, fisioterapêuticas ou dermatológicas. As indicações mais comuns relacionadas ao uso dos *peelings* são: correção de rugas e sulcos cutâneos; afinamento do tecido epitelial, hiperqueratoses e cicatrizes superficiais; estrias; quistos de *milium*; elastoses; quistos comedônicos; discromias; tatuagens; lesões acneiformes; sequelas de acne; foliculite, varicela; traumatismos epiteliais; rosácea; rinofima.

Viglioglia e Rubin[4] relataram algumas reações adversas ao procedimento de *peelings*: hiperpigmentações (especialmente em peles morenas), *milium*, cicatrizes hipertróficas e queloides em pessoas propensas, eritema prolongado, queimaduras químicas etc.

DERMOABRASÃO

A dermoabrasão como precursora da microdermoabrasão foi descrita por Macedo,[6] em 1988, que a considerou um tipo de *peeling* radical em sua ação, já que o classificou como método "mecânico invasivo". O autor descreveu a técnica como uma lixa acoplada a um torno, formando uma máquina que gira em alta velocidade e elimina, literalmente, toda a epiderme e, possivelmente a derme papilar, expondo, dessa forma, a derme reticular, propiciando o surgimento, em alguns dias, de uma nova camada epitelial.

Alguns autores relataram que pacientes submetidos à dermoabrasão devem permanecer em casa por aproximadamente um mês, até que a crosta formada após a aplicação venha a cair e apresente uma pele renovada. Inicialmente, essa nova pele apresenta-se bastante fina e sensível, sendo contraindicada a exposição solar ou a aplicação de cosméticos, sem o devido acompanhamento médico. O uso de antibióticos é recomendável para evitar infecções.[5,6]

A dermoabrasão é contraindicada para pacientes de pele negra, pois quanto mais ativos forem os melanócitos, maior será a probabilidade de a região ficar manchada após o lixamento.

Macedo[6] considerou a dermoabrasão ideal para rugas superficiais ao redor dos lábios e para eliminar cicatrizes de acne. Mas, por ser considerada um *peeling* profundo, mencionou que somente está apropriado para o uso médico, exigindo grande controle na aplicação. Tal procedimento sangra bastante, tornando-se imprescindível a anestesia local e grande perícia por parte do médico responsável. Seu resultado permite respostas duradouras. Segundo Fonseca e Prista,[7] decorridos 10 a 15 dias inicia-se o desprendimento das crostas formadas provenientes dessa terapêutica, surgindo, então, uma nova pele com coloração rosada e levemente edemaciada, proporcionando uma recuperação gradativa a cada dia subsequente.

Os riscos de um procedimento cirúrgico ou de possíveis sequelas depressivas fazem os consultórios médicos de Dermatologia, Cirurgia Plástica ou Medicina Estética optarem, em casos específicos, pela microdermoabrasão em substituição à técnica de dermoabrasão. É comum encontrarmos profissionais fisioterapeutas especializados em Dermato-Funcional contratados por médicos para executarem essa prática.

Comparativamente, a microdermoabrasão apresenta-se como uma técnica de ação mais superficial. Segundo Sabatovich et al.,[8] sua profundidade poderá atingir até a camada espinhosa, aumentando a nutrição epidérmica por meio do estímulo dérmico.

Embora essa afirmativa seja prudente, a camada do epitélio a ser atingida dependerá diretamente da técnica de aplicação, da potência estabelecida no equipamento e do número de vezes em que ocorrerá a erosão sobre uma mesma região, não se descartando a possibilidade de uma invasão na camada germinativa da epiderme ou mesmo na derme papilar.

Entendemos, por isso, que as grandes diferenças entre dermoabrasão e microdermoabrasão são a profundidade de ação, a recuperação tecidual e os riscos após o lixamento.

MICRODERMOABRASÃO

A microdermoabrasão apresenta-se como uma técnica de esfoliação não cirúrgica, passível de controle e que pode ser executada de forma não invasiva. Normalmente, esta prática refere-se ao fisioterapeuta dermato-funcional ou ainda ao médico dermatologista ou esteta, por suas formações acadêmicas e pós-graduações específicas. Porém, geralmente os médicos indicam que as aplicações sejam executadas por um fisioterapeuta dermato-funcional ou esteticistas experientes de sua confiança.

Inúmeras são as suas indicações cuja base é o incremento da mitose celular fisiológica, proporcionado pela microdermoabrasão, suscitando efeitos como a atenuação de rugas superficiais ao redor dos lábios, o afinamento do tecido epitelial (preparando-o para tratamentos de revitalização e proporcionando uma textura fina e saudável por meio do incremento de proteínas de colágeno, elastina e reticulina), sequelas de acne, clareamento das camadas mais superficiais da epiderme, foliculite, atenuação e prevenção de estrias.

Equipamento

Embora não existam, ainda, estudos e pesquisas concluídos sobre a microdermoabrasão, a prática terapêutica demonstra que seu manuseio consiste na aplicação direta sobre a pele por meio de um equipamento mecânico gerador de pressão negativa e pressão positiva simultâneas, em que são utilizados microgrânulos de óxido de alumínio (ou outro material similar – 100 a 140 micras), quimicamente inertes, jateados pela pressão positiva sobre a superfície cutânea numa velocidade passível de controle, provocando erosão nas camadas da epiderme, sendo, ao mesmo tempo, sugados pela pressão negativa, tanto os resquícios dos microcristais como células córneas em disjunção.

Os equipamentos utilizados para a prática da microdermoabrasão (Figura 4.3) devem possuir um botão de ajuste que permita maior ou menor quantidade no jateamento dos microcristais de óxido de alumínio.

Outro tipo de equipamento utilizado na prática de microdermoabrasão é composto por uma manopla com diferentes ponteiras diamantadas de granulometrias diferentes, denominado *peeling de diamantes*. Nesta prática, só obtemos a pressão negativa (também ajustável), proporcionando que a pele seja suavemente sugada pela manopla, sendo o lixamento efetuado por meio dos movimentos executados pelo terapeuta, que manterá contato direto dessa manopla com a pele (os terminais diamantados podem variar de 50 a 200 micras, e quanto maior a micragem utilizada, mais invasiva será a abrasão).

A ponteira da cânula é um acessório que direciona os microcristais jateados da manopla do aparelho e que faz contato terminal com a região epidérmica (Figura 4.4 a e b). Deve ser descartável, já que ela é de plástico e se mantém em contato direto com a pele do paciente. Preferencialmente, tais ponteiras devem ser transparentes, possibilitando ao terapeuta a visualização da erosão desejada.

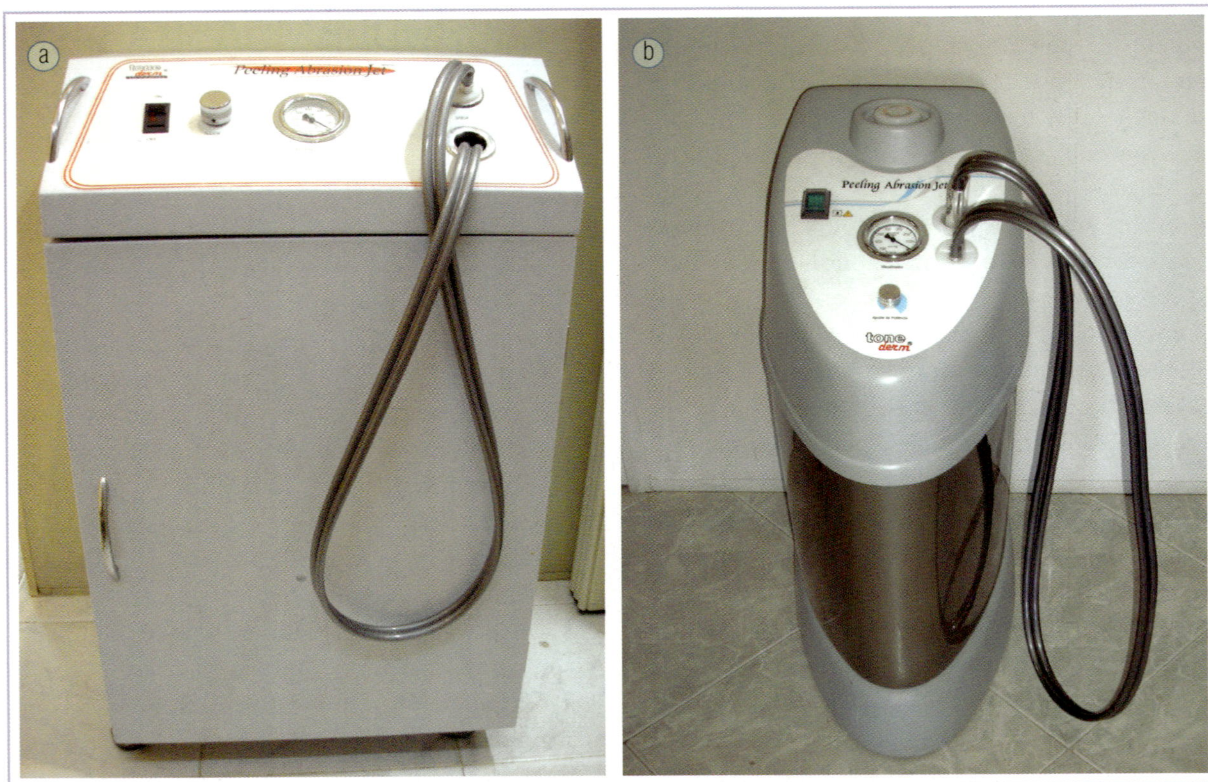

Figura 4.3 a-b Modelos de aparelhos de microdermoabrasão fabricados pela Tone Derm®.

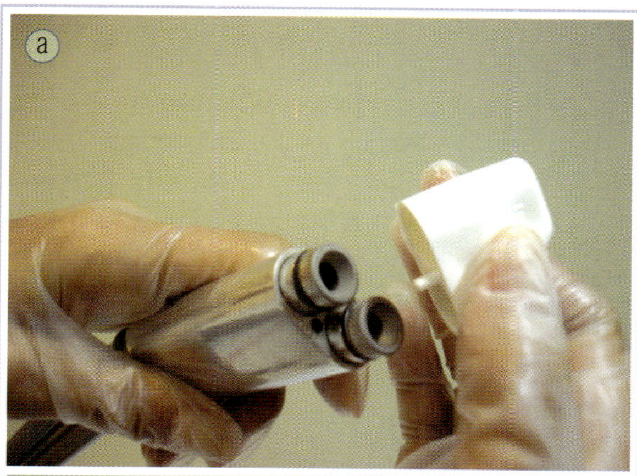

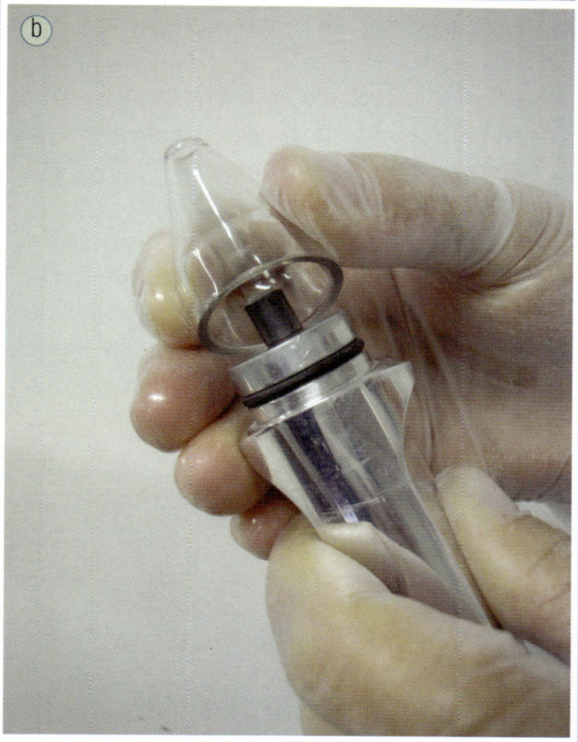

Figura 4.4 a-b Modelos de ponteira.

Os microcristais de óxido de alumínio nunca poderão ser reutilizados. Embora sejam raros, tais procedimentos previnem possíveis contaminações.

Efeitos

Sabatovich et al.[8] relataram que a mitose celular fisiológica ocorre no adulto, em média com um intervalo de quatro semanas, tempo em que as células das camadas mais profundas da epiderme se superpõem às anteriores até chegarem à superfície da pele como células córneas.

Podemos concluir que qualquer processo de *peeling* promoverá o incremento nessa mitose celular, o que proporciona uma renovação epitelial mais acelerada, evitando o excesso no depósito de células córneas e a sua permanência por um período mais prolongado.

Os processos terapêuticos utilizados para promover a renovação da pele, ou seja, de sua primeira camada – composta por células anucleadas e nutrida pela derme (sua segunda camada)–possibilitam mais viço e hidratação, apresentando uma atenuação de suas marcas e sequelas, provenientes da constante exposição aos efeitos extrínsecos e intrínsecos.[8]

Técnica de aplicação

Alguns procedimentos são necessários para que tenhamos êxito na utilização da microdermoabrasão:

- Ajustar o botão de pressão positiva do equipamento, a fim de permitir maior ou menor saída dos microgrânulos de óxido de alumínio. Quanto maior o ajuste, maior será o jateamento dos microgrânulos sobre a região tratada. Normalmente, o relógio do manovacuômetro dos equipamentos de microdermoabrasão atinge uma pressão de até 700 mmHg. A pressão ideal dependerá de fatores diversos, tais como sensibilidade cutânea e tipo de pele a ser tratada (alípica ou lipídica), e nas peles lipídicas há a possibilidade de um maior ajuste de pressão em virtude da exacerbação sebácea que age como um fator de proteção, além da capacidade reacional do paciente.
- Em nossa prática, procuramos iniciar com um ajuste de potência menor, aproximadamente 200 mmHg, aumentando de acordo com os parâmetros citados.
- Devemos estirar a pele, com o objetivo de facilitar os movimentos de varredura da cânula. Esse procedimento remove os obstáculos provenientes de uma possível ptose tegumentar regional, permitindo maior destreza, rapidez e eficácia na aplicação.

- A quantidade de movimentos da cânula sobre a mesma região proporcionará o tipo de abrasão desejada; quanto mais se proceder à varredura, sobre a mesma região, maior será a abrasão local. Esse movimento da cânula sobre a pele, jateando os microgrânulos, deve ser preciso e uniforme, repetindo-se a aplicação sobre a mesma região conforme a necessidade, permitindo que se possa ajustar o equipamento para maior ou menor quantidade na saída dos microcristais.
- A velocidade/lentidão (manual) na passagem da cânula é importante, pois a prática no manuseio do equipamento de microdermoabrasão permite observar que, quanto mais lento for o processo de deslizamento da cânula sobre a pele, estando o equipamento num ajuste máximo, maior será a profundidade de ação por cm^2. Vale lembrar que a abrasão obtida com esse método poderá não ser uniforme, sendo quaisquer desnivelamentos superficiais invisíveis a olho nu. A microdermoabrasão deve ser efetuada de forma gradativa, evitando-se excesso de abrasão.
- Utilizando-se da cânula terminal, devemos executar procedimentos de varredura sobre a pele (manter a região de tratamento sob estiramento) (Figura 4.5 a e b), limpando o excesso dos microcristais com chumaço de gaze seca. Como técnica de aplicação, promovemos a varredura no sentido das linhas de Langer e, se necessário, complementamos com movimentos em "xadrez", atingindo assim toda a região.

Os jatos de microcristais são expulsos (pressão positiva) por meio da alta velocidade e da pressão, descompactando as células das camadas mais superficiais da epiderme e, ao mesmo tempo, aspirando os resíduos celulares e o excesso dos microcristais. Por não apresentar relatos álgicos, desde que realizado corretamente, tal procedimento não necessita de anestesia ou de qualquer tipo de sedação.

O paciente deve ser bem-acomodado em decúbito e, quando o procedimento for executado na face, a cabeceira da maca deverá ser reclinada. Seus olhos deverão ser mantidos fechados e, sobre eles, uma compressa de gaze embebida em soro fisiológico (Figura 4.6).

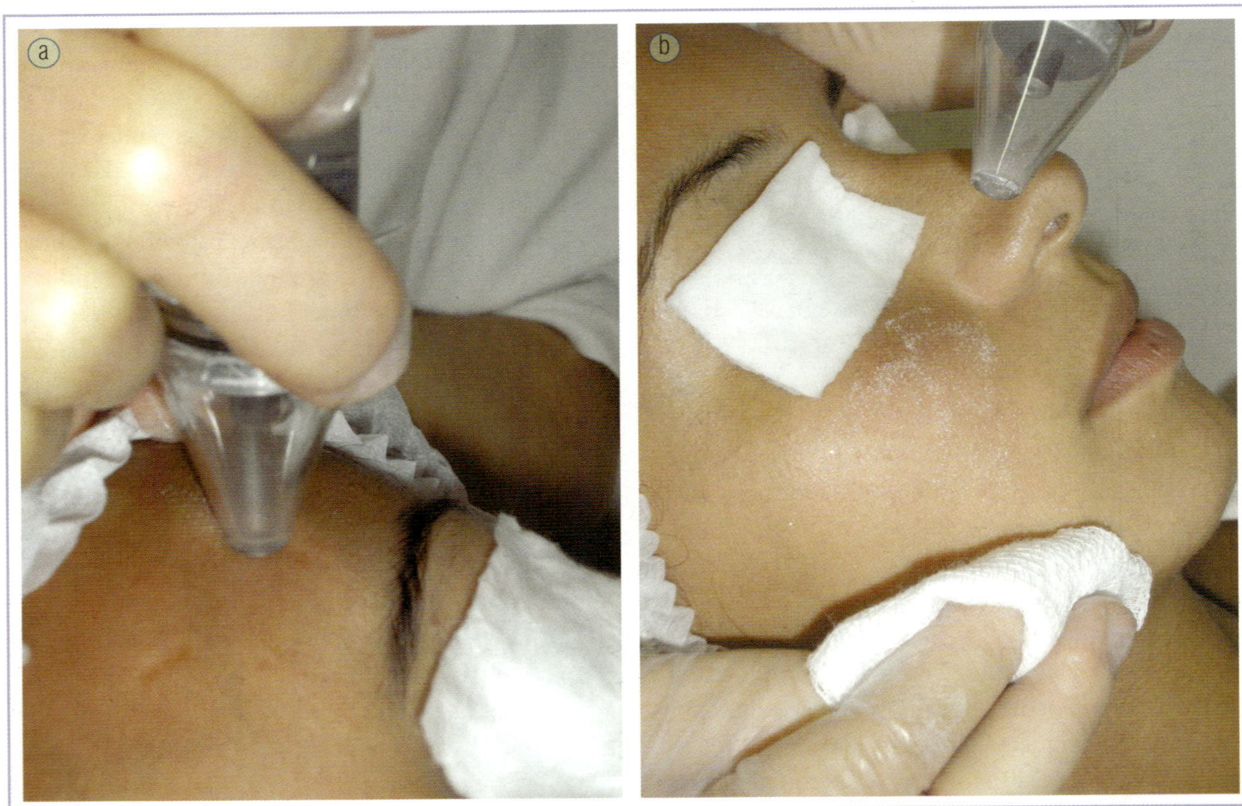

Figura 4.5 a-b Procedimento de varredura da cânula na face associando limpeza dos microgrânulos com gaze seca.

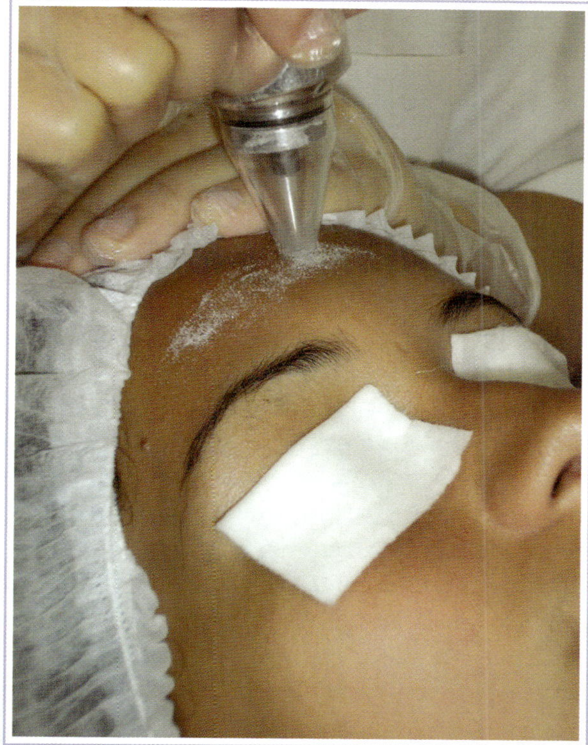

Figura 4.6 Proteção dos olhos com gaze embebida em soro fisiológico.

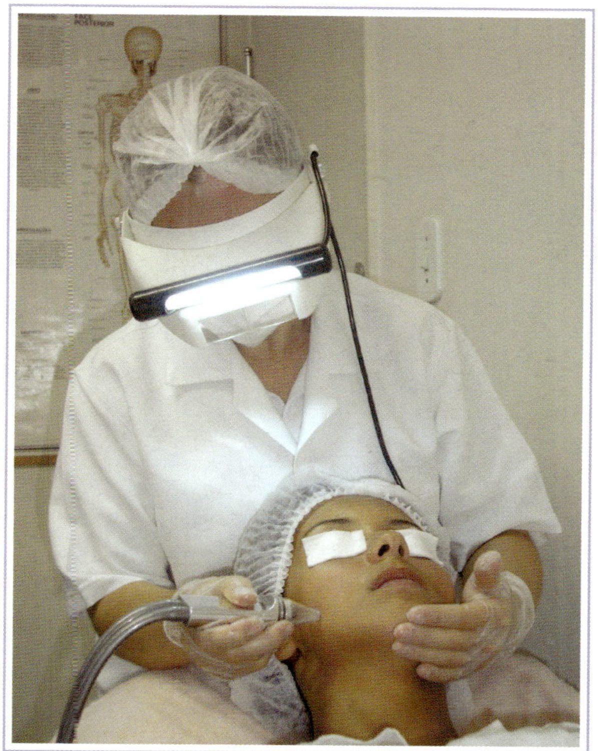

Figura 4.7 Fisioterapeuta utilizando óculos de proteção, luva, máscara e lupa de pala.

É indispensável, por parte do profissional, o uso de luvas e máscara descartáveis, além de óculos protetores e lupa de pala (Figura 4.7).

As áreas mais comuns para a aplicação da microdermoabrasão são a face, os braços e os antebraços, os dorso das mãos, a região da musculatura dorsal e ventral (trapézio e peitorais), os glúteos e a região supratrocanteriana e infratrocanteriana.

Como cuidado especial por parte dos fisioterapeutas, sugerimos como medida de precaução não atingir o tecido conjuntivo, evitando sangramentos não compatíveis com sua atuação terapêutica (técnica dermatoinvasiva). Já os médicos especializados poderão proceder em um nível de pele mais inferior, associando, inclusive, *peelings* químicos para casos de dermatoses mais profundas.

Cada sessão de microdermoabrasão tem a duração aproximada de dez a trinta minutos, dependendo da extensão da área de tratamento, podendo levar até oitenta minutos quando associada à antissepsia básica, hidratação, máscara cosmética hidratante e fotoproteção.

A quantidade e o intervalo das sessões poderão variar, dependendo do problema a ser tratado. Podemos observar que um mínimo de quatro aplicações, uma por semana, já nos mostra extraordinários resultados, podendo atingir de 6 a 12 aplicações em média, aumentando o intervalo de acordo com a resposta obtida, sempre avaliando caso a caso.

A manutenção deverá ser mensal, e posteriormente, bimestral. O uso de filtro ou bloqueador solar, indicado para cada tonalidade de pele, diuturnamente, torna-se imprescindível.

Baseados em relatos de experiência e estudos de caso, ratificamos que os resultados obtidos são realmente surpreendentes e bastante duradouros, já observados na primeira aplicação, porém isso depende do tipo de pele e afecção estética a ser tratada, assim como da habilidade do profissional.

Notamos um visível afinamento do tecido epitelial já na primeira aplicação, o que pode ser comprovado por diagnóstico por meio da luz de Wood, ou câmera de dermatoscopia (proporciona a visualização aumentada do epitélio em até duzentas vezes).

É comum a presença de um leve eritema, e raramente, de um edema suave, mas ambos poderão ser atenuados com o uso de hidratação apro-

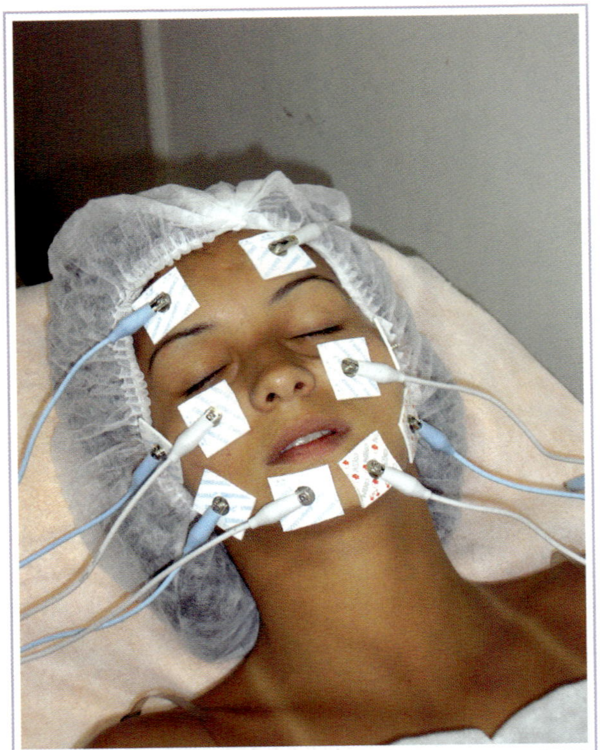

Figura 4.8 Aplicação de microcorrentes.

priada após o procedimento, assim como de recursos vasoconstritores e máscara calmante, podendo o paciente retornar imediatamente às suas atividades cotidianas.

Também é comum o uso de microcorrentes após o procedimento (Figura 4.8) com o objetivo de promover a aceleração do reparo, assim como a normalização da fisiologia da pele.

Uma grande vantagem da microdermoabrasão em relação à dermoabrasão é que até as peles negras ou sensíveis podem ser submetidas ao processo, sem que isso implique sequelas indesejáveis, bastando, por parte do profissional, a desteridade necessária a cada caso.

Outra grande vantagem é que não limita o paciente à sua rotina habitual, permitindo que, após a aplicação com a terapêutica por microdermoabrasão, ele mantenha suas atividades cotidianas sem a necessidade de afastar-se do trabalho ou do convívio social.

Como qualquer outra prática fisioterapêutica, também a microdermoabrasão exige um preparo prévio para sua aplicação, não esquecendo que o domínio da técnica é vital para o resultado positivo. Sua ação é acumulativa e atenuante, tendo uma importante indicação preventiva. Desde que seguidas as indicações no manuseio do equipamento e observadas as individualidades, essa prática não oferece riscos ou efeitos colaterais nem provoca o surgimento de sequelas. O procedimento é de execução rápida e precisa. Promove o visível afinamento e a renovação do tecido epitelial e, principalmente, causa grande felicidade e satisfação aos pacientes que se submetem a essa técnica terapêutica.

Embora sejam escassas as literaturas científicas que descrevem a técnica utilizada na aplicação da microdermoabrasão, é possível observar, na prática de consultórios e clínicas de Fisioterapia dermato-funcional, que ela é similar à dermoabrasão, porém obtendo ação bem mais superficial, devendo, dessa forma, atingir somente as camadas superficiais da epiderme que serão eliminadas, promovendo aceleração da mitose celular e consequente renovação epitelial pelo incremento da síntese proteica, ocorrida na camada subjacente e estimulando a neovascularização regional que, segundo Sabatovich et al.,[8] não deverá ultrapassar o limite hemorrágico. Com a sequência das aplicações, o efeito observado é cumulativo, vindo a estimular a neocolagênese.

Observação: o profissional da área médica, além de utilizar a terapêutica da microdermoabrasão, poderá, com o mesmo equipamento, atuar na dermoabrasão, trabalhando em camadas mais profundas, invadindo a derme papilar.

INDICAÇÕES

Baseando-se nos mesmos princípios da dermoabrasão descritos por alguns autores[5,6,8] e considerando-se a prática clínica em diversos consultórios dermatológicos, fisioterapêuticos e gabinetes de estética especializados, a "raspagem" da pele efetuada pela microdermoabrasão está indicada nas seguintes situações clínicas:

- Pré-cirúrgico estético (ritidoplastia, rinoplastia): tem grande importância durante e após o processo cirúrgico. Proporciona maior afinamento do tecido epitelial, aumentando a qualidade na elasticidade e a hidratação do tecido pelo incremento da síntese proteica.

- Pré-tratamento de revitalização: diminuição da impedância da pele, facilitando a terapêutica proposta; incrementando o aporte sanguíneo; afinamento dos corneócitos (camada córnea em disjunção e camada córnea compacta), permitindo a passagem e a penetração de determinados ativos indicados, dando ênfase a uma das principais funções da pele que é a absorção/permeação.
- Rugas finas: conhecido nos EUA como efeito *lunch peel* (*peeling* da hora do almoço). Esse "apelido" surgiu pelo curto espaço de tempo que é necessário para sua aplicação, o que incentivou as mulheres americanas a procurarem essa terapêutica em seus intervalos de almoço, no decorrer do expediente profissional. Para essa indicação, a resposta ocorre por meio do afinamento do tecido epitelial e de uma neovascularização com considerável aumento na colagênese e, consequentemente, atenuação das marcas de expressão mais visíveis (Figura 4.9).
- Peles lipídicas: diminui o calibre dos óstios, controlando o processo de exacerbação sebácea e possível manifestação acneiforme.
- Discromias difusas e circunscritas, hipercrômicas e hipocrômicas (Figura 4.10) e fotoenvelhecimento: colabora para o clareamento epitelial, pela ação esfoliativa sobre a capa córnea da epiderme; exerce ação de incremento local em casos de hipopigmentação, induzindo a formação melânica; atua como agente de adsorção de melanina pré-formada na epiderme.
- Sequelas de acne: permite o nivelamento tecidual, pelo lixamento de suas extremidades e incremento proteico na região depressiva; esse efeito é alcançado devastando-se a borda da cicatriz, tornando-a suavemente inclinada e atingindo o seu centro para uma considerável estimulação proteica. O resultado é a sensação de uma pele renovada, visivelmente mais delgada e suave ao tato.
- Queloides, cicatrizes hipertróficas, extremidades e centro de cicatrizes hipotróficas: apresentam indicação relativa devido à sensibilidade pré-existente. Visa a promover o nivelamento e o clareamento epitelial.
- Foliculite: favorece a diminuição do excesso de células compactadas e ceratinizadas da capa córnea da epiderme, permitindo a ex-

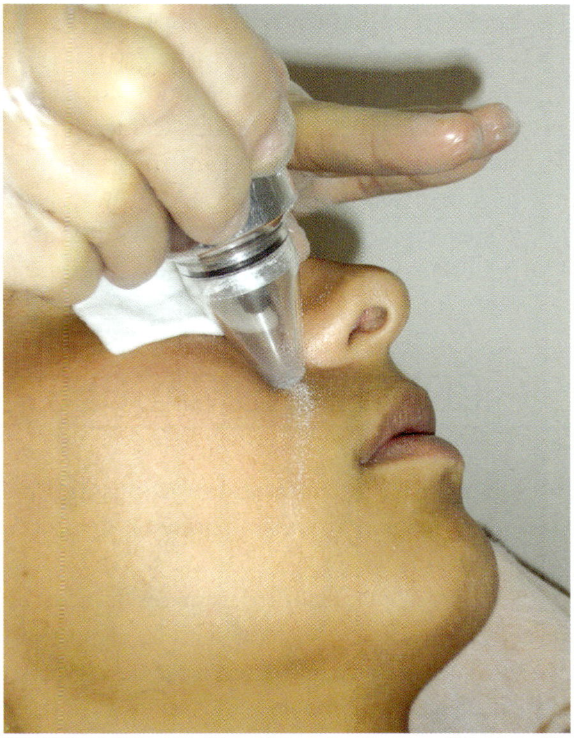

Figura 4.9 Aplicação de microdermoabrasão em sulco nasolabial.

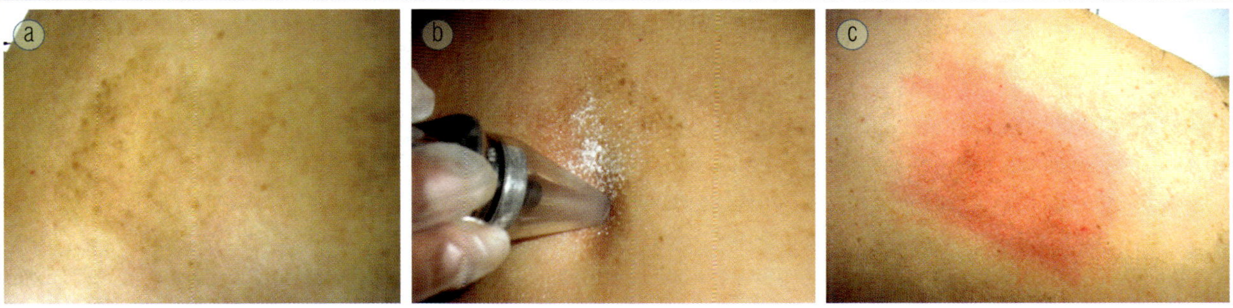

Figura 4.10 a-c Tratamento de hipercromia.

pulsão do filamento derivado do folículo piloso, o que controla o processo inflamatório comum nesse tipo de afecção.

- Hiperqueratose: descompactação das camadas superficiais da epiderme com afinamento do tecido epitelial.
- Estrias: a microdermoabrasão poderá provocar uma lesão local induzindo a uma regeneração do tecido acometido pela estria. Esse procedimento proporcionará um aumento na síntese proteica por meio do estímulo dos fibroblastos (célula precursora das proteínas de colágeno e elastina), permitindo uma neovascularização. Consequentemente, obtêm-se o desejável retorno à sensibilidade álgica e à normalização gradativa na pigmentação epidérmica.
- Coadjuvando a terapêutica para estrias, poderão ser associados outros métodos terapêuticos complementares, tais como: vacuoterapia, *eletrolifting* (galvanopuntura), microcorrente, *peelings* com alfa-hidroxiácidos (AHA) utilizando, por exemplo, ácido glicólico e cosméticos apropriados e regeneradores (ex: óleo de copaíba).

CONTRAINDICAÇÕES

A microdermoabrasão está contraindicada nas lesões tegumentares acompanhadas de processo inflamatório.

Algumas precauções devem ser levadas em conta, tais como: evitar a exposição solar 48 horas antes e após cada sessão; controle com uso de cosméticos ou cosmecêuticos à base de ácidos, evitando-se uma grande sensibilização epidérmica, exceto sob indicação e rigoroso acompanhamento médico ou fisioterapêutico; usar qualquer técnica de *peeling* ou de produtos ceratolíticos concomitantemente às sessões de microdermoabrasão sem a prévia indicação e o prévio acompanhamento do profissional responsável; excesso na erosão que possa atingir a camada mais inferior da epiderme (basal ou germinativa), precavendo-se de um possível processo invasivo que venha a atingir o tecido conjuntivo, sendo este incompatível com a terapêutica fisioterápica; cuidados especiais nas peles negras para que não ocorra excesso de abrasão, evitando o surgimento de uma discromia indesejada; grande fragilidade capilar (telangiectasias/couperrose); hemangiomas; sensibilidades ou alergias.

Protocolo empregado na maioria dos procedimentos faciais

- Quantidade de sessões: média de 4 a 12 aplicações.
- Intervalo: uma vez por semana (aproximadamente).
- Duração de cada sessão completa: de dez a trinta minutos, de abrasão (podendo chegar a oitenta minutos aproximadamente, incluindo a higienização prévia e a hidratação posterior).

No procedimento prático, visando a amenizar rugas superficiais e a atenuar os sulcos de expressão, podemos proceder da seguinte maneira:

- Realizar antissepsia inicial com emulsão, creme, musse, leite, gel ou sabonete de limpeza apropriado, de acordo com o tipo de pele (Figura 4.11).
- Tonificação para proporcionar o complemento da antissepsia inicial, promover uma leve vasoconstrição e equilibrar o pH da pele. Preferencialmente, utilizar produto não adstringente, ou seja, que não possua grande concentração de álcool em sua formulação, o que poderia proporcionar uma momentânea e indesejável desidratação na pele (Figura 4.12).
- Inicia-se a microdermoabrasão (Figura 4.13) com a pele seca e totalmente isenta de produ-

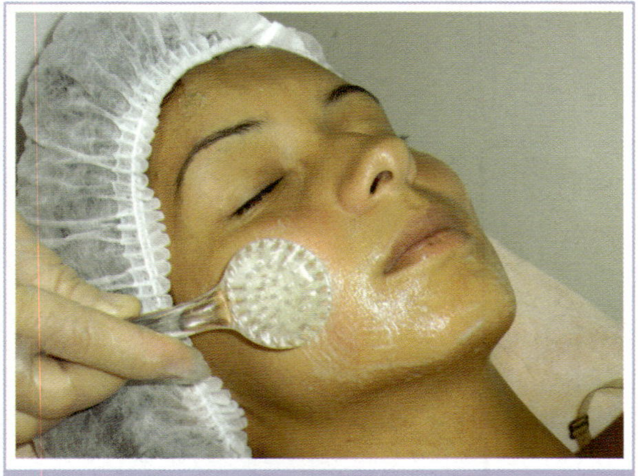

Figura 4.11 Higienização.

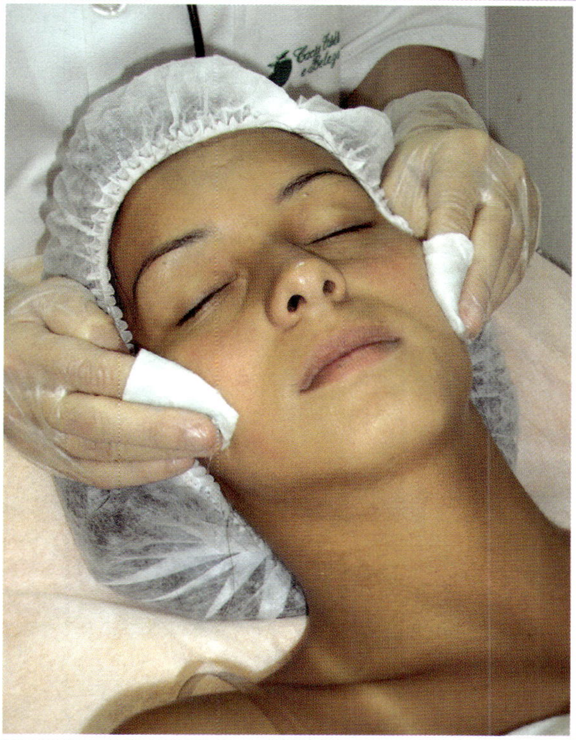

Figura 4.12 Tonificação.

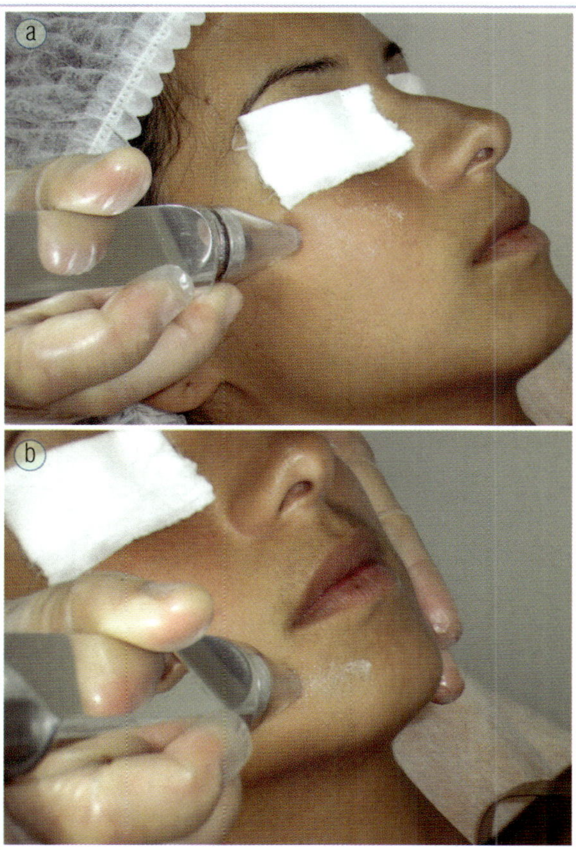

Figura 4.13 a-b Microdermoabrasão.

tos cosméticos. Se necessário, durante a aplicação, utilizar um chumaço de gaze seca ou pincel de cerdas macias para retirar o excesso dos microgrânulos jateados pela pressão positiva e não totalmente sugados pela pressão negativa do equipamento.

- Aplicar loção calmante gelada e, se necessário, utilizar outros recursos crioterápicos (exemplo: *Beauty Gloss* – esferas de vidro contendo gel, previamente colocadas no congelador) (Figura 4.14).
- Utilizar o aparelho de alta frequência de forma direta (Figura 4.15).
- Realizar a iontoforese com corrente galvânica, aplicando um cosmético apropriado a cada tipo de pele.
- Aplicar creme ou gel de massagem calmante.
- Máscara calmante e hidratante. Uma ótima opção é a máscara hidroplástica, cuja base é

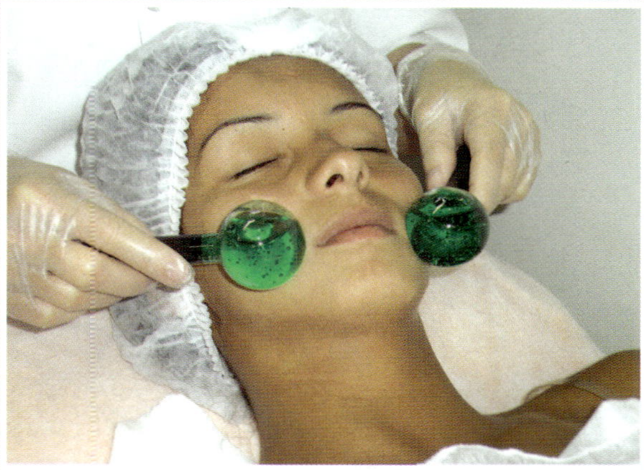

Figura 4.14 Agente crioterápico (*Beauty Gloss*).

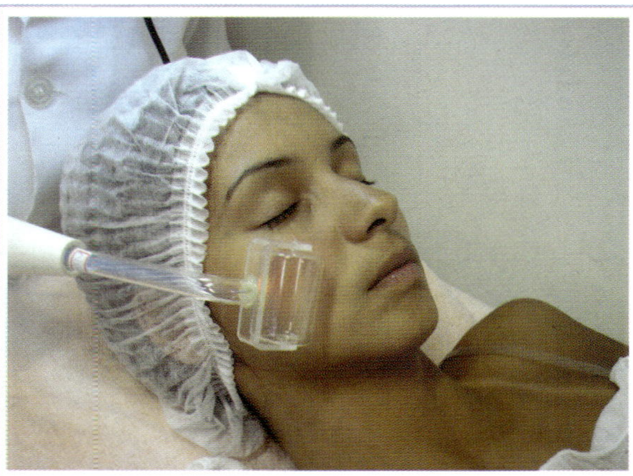

Figura 4.15 Aplicação de alta frequência.

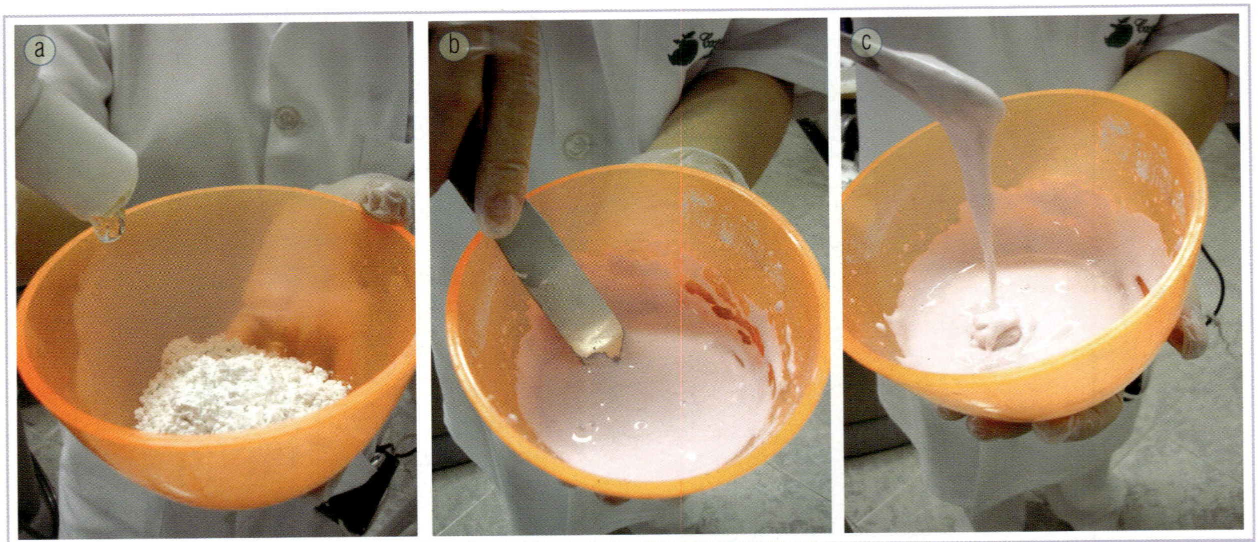

Figura 4.16 a-c Mistura do pó com o gel comum para a formação da máscara.

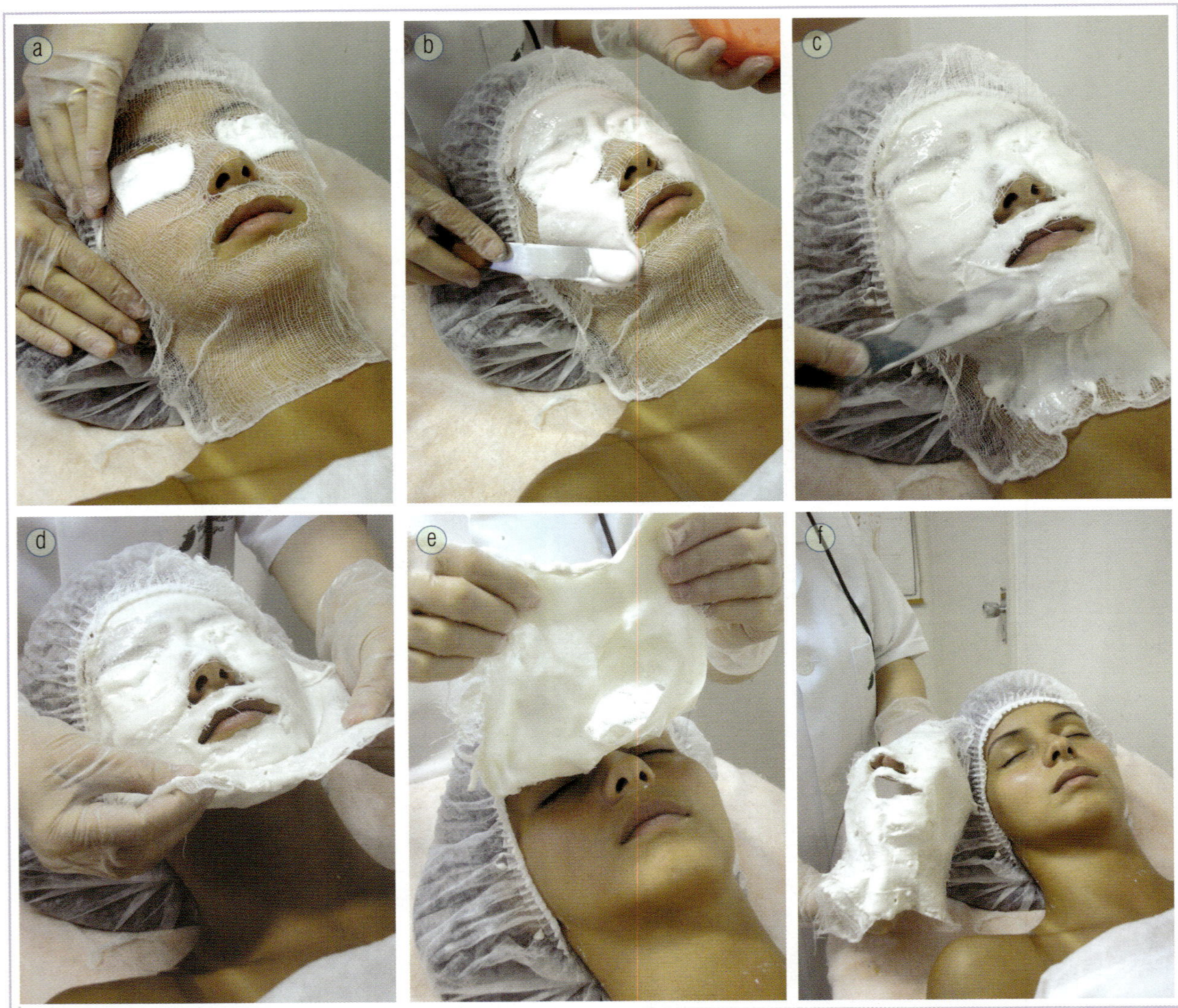

Figura 4.17 a-f Montagem da máscara iniciando com a tela feita com gaze e finalizando com a colocação da máscara na pele e retirada da máscara.

o alginato, dissolvida no soro fisiológico gelado, podendo estar associado ao amido de milho, conferindo efeito vasoconstritor, antiedematoso, refrescante e anti-hiperêmico. Indica-se associar à mistura citada um gel inócuo ou, preferencialmente, gel com ativos de efeito calmante, que, além de sua propriedade principal (calmante), também auxiliará no ponto ideal da mistura, evitando que a máscara seque antes de ser aplicada em toda a região desejada. Essa máscara deverá ser aplicada sobre uma gaze umedecida em loção calmante ou soro fisiológico gelado (Figuras 4.16 e 4.17).

Após a retirada da máscara, finalizar o tratamento, utilizando filtro ou bloqueador solar, de acordo com cada tipo de pele.

REFERÊNCIAS

1- Stanley, J.; Francone, C.; Lossow, W. *Anatomia e Fisiologia Humana*. Rio de Janeiro: Guanabara Koogan, 1988, p. 79-86.
2- Guillot, C. F.; Quiroga, M. I. *Cosmética Dermatológica Practica*. 5. ed. Buenos Aires: Atheneo, 1986, p. 26.
3- Peyrefitte, G.; Martini, M.; Chivot, M. *Cosmetologia*. Biologia Geral, Biologia da Pele. São Paulo: Andrei, 1998, p. 262.
4- Viglioglia, P. A., Rubin, J. *Cosmiatria Fundamentos Científicos y Técnicos*. Buenos Aires: Ediciones de Cosmiatria, 1983, p. 69.
5- Silva, I. M. *Acne, Alopécias e Senilidade Cutânea em Cosmética Dermatológica*. Rio de Janeiro: Cidade Científica, 1987, p. 52-55.
6- Macedo, O. R. *Segredos da boa pele*: Preservação e Correção. São Paulo: SENAC, 1988, p. 108-115.
7- Fonseca, A.; Prista, L. N. *Manual de Terapêutica Dermatológica e Cosmetologia*. São Paulo: Rocca, 1984, p. 231-234.
8- Sabatovich, O., Kede, M. P. V.; Sabatovich, P. G. Microdermoabrasão com Cristais. In: Kede, M. P. V.; Sabatovich, O. *Dermatologia Estética*. São Paulo: Atheneu, 2004, p. 4; 469-472.
9- Lindsay, J., Shaffer, J. *Time Life*. Ciência e Natureza – Corpo Humano. Rio de Janeiro: Abril Livros, 1995, p. 98-99.
10- Stanley, J.; Francone, C.; Lossow, W. *Anatomia e Fisiologia Humana*. Rio de Janeiro: Guanabara Koogan, 1988, p. 83.
11- Viglioglia, P.A.; Rubin, J. *Cosmiatria II*. Buenos Aires: AR3, 1996, p. 31-33; 85.

Capítulo 5

Dermotonia – Aplicabilidade Facial e Corporal

Objetivos

Regina Rossetti

O uso da dermotonia visa a proporcionar a recuperação clinicopatológica dos tecidos. Seu princípio está embasado na técnica milenar de ventosas e massoterapia, principalmente, as manobras da massagem de Palper-Rouler, Masser-Rouler e drenagem linfática, realizado por um equipamento eletromecânico que possui bomba de vácuo com a finalidade de produzir uma ação mecânica por pressão negativa nos tratamentos de intercorrências patológicas específicas da área clínica abordada.

Dermotonia, do francês *dermotonie®*, foi desenvolvida no início dos anos 1990, pelo médico francês Serge Karagozian, especializado em Reabilitação Física, Osteopatia, Massagem Palper-Rouler Analítica e Masser-Rouler, e Depressodrenagem Linfática. Serge é diretor da École Internationale de Dermotonie et Palper--Rouler Analitique, localizada em Valence (França) e defendeu sua tese sobre dermodistonias.

A técnica se destina à utilização de um aparelho de vácuo em diferentes patologias, frente a uma pré-avaliação da prega cutânea e da detecção de zonas congestionadas, denominadas dermalgias. Localizando a dermalgia, a dermotonia pode ser aplicada de duas maneiras: com a depressomassagem e com a depressodrenagem linfática,[1] em que todo o seu embasamento científico está na unidade neuromicrocirculatória (UNM).

A dermotonia não se constitui de um equipamento de vácuo, e sim de uma técnica que se utiliza deste para a sua aplicação. Iniciaremos este item abordando os efeitos gerais da ventosaterapia, a base da aplicabilidade da técnica de dermotonia, tipos e manobras de massoterapia Palper-Rouler e Masser-Rouler, seus efeitos fisiológicos, indicações e contraindicações em geral.

A dermotonia, do francês *dermotonie*®, foi desenvolvida no início dos anos 1990, pelo médico francês Serge Karagozian, especializado em depressomassagem e depressodrenagem linfática, diretor da École Internationale de Dermotonie et Palper-Rouler Analitique, localizada em Valence, França.

A técnica se destina à utilização de um aparelho de vácuo em diferentes patologias, frente a uma pré-avaliação da prega cutânea e detecção de zonas congestionadas, denominadas dermalgias. Localizando a dermalgia, o aparelho de vácuo é aplicado de duas maneiras: a depressomassagem e a depressodrenagem linfática.[1]

Para melhor compreensão da dermotonia, iniciaremos este item abordando os efeitos gerais da ventosaterapia, a base da aplicabilidade da técnica de dermotonia.

VENTOSATERAPIA

Podemos conceituar ventosaterapia como método de tratamento milenar utilizado por chineses e egípcios, aperfeiçoado pela Medicina tradicional chinesa, trazendo, com isso, grandes benefícios à humanidade ao longo dos anos. Esse tratamento emprega artefatos feitos de vidro, plástico ou outro material adequado, em formato de "copo" ou que se assemelhe, utilizado associado a uma pressão negativa, colocado sobre a pele, podendo realizar uma massagem nos tecidos, para aumentar a sua oxigenação e ativar a circulação.

Os antigos egípcios foram os primeiros a fazer uso sistemático das ventosas. Evers Papyrus, considerado o texto médico mais antigo, de 1.550 a. C., descreveu sangrias por meio de ventosas para "remover a matéria estranha do corpo".

Galeno e Hipócrates eram grandes defensores da técnica de ventosas. Prosper Alpinus, no final do século XVI, no Egito, deixou no consulado veneziano um relato de seus atendimentos de vários anos de trabalho utilizando ventosas. Deixou um ótimo registro, em que citava a autoridade de Heródoto da Grécia (413 a. C.), médico famoso e o primeiro escritor de História Antiga a relatar que as queixas para as quais os egípcios usavam a escarificação e as ventosas eram as seguintes:

> A escarificação, com ventosas, possui o poder de evacuar a matéria ofensiva da cabeça; diminuir a dor da mesma parte; de reduzir a inflamação; de restaurar o apetite; de fortalecer o estômago fraco; eliminar a vertigem e a tendência a desmaiar; de trazer para a superfície a matéria ofensiva que tenha se alojado no interior; de secar supurações; de conter hemorragias; promover evacuações menstruais; impedir a tendência à putrefação nas febres; aliviar a austeridade; apressar e abrandar as crises das enfermidades; eliminar a tendência à sonolência; conciliar o sono natural; e eliminar a indolência. Essas enfermidades, e muitas outras análogas, eram aliviadas pela aplicação criteriosa das cucúrbitas (ventosas), secas ou sangrentas.[2]

"A técnica de ventosa é uma arte", escreveu Samuel Bayfield, em 1823.

Charles Kennedy escreveu, em 1826:

> A arte da aplicação de ventosas tem sido tão bem conhecida e seus benefícios há tanto tempo percebidos, que é absolutamente desnecessário trazer testemunhos a favor do que tem recebido a aprovação não somente da comunidade moderna, mas também a ratificação dos mais antigos povos da história humana.[2]

Primeiros instrumentos

Os mais antigos foram chifres ocos ou cuias, utilizados pelos egípcios até os dias de hoje. Já no século XI, na América, foram utilizadas as ventosas de vidro, e o médico W. A. Gillespie recomendou as ventosas feitas de chifre por considerá-las superiores às de vidro para a prática médica rural.[2] Nas Figuras 5.1 a 5.3, vemos modelos de ventosas em diferentes tamanhos e confeccionadas com vidro, chifre de boi e bambu.

Métodos modernos

Muitos equipamentos e métodos de aplicação de ventosas usados hoje são exatamente os mesmos de antigamente. Há poucas exceções, como a introdução de bombas de sucção eletrônicas, elétricas ou mecanizadas.

Dentre os métodos de tratamento por meio das ventosas utilizados atualmente, há o recurso da dermotonia, pouco conhecida no Brasil, mas já utilizada nas clínicas francesas por médicos, fisioterapeutas e cirurgiões plásticos desde o seu desenvolvimento, mediante a tese do Dr. Serge Karagozian,[1] publicada em 1995. A técnica é indicada nos tratamentos de diversas patologias, atuando com caráter terapêutico em distúrbios reumatológicos, neurológicos, vasculares e dermatológicos, também abrangendo tratamentos pós-operatórios diversos e tratamento estético.[3] A dermotonia é um método global de cuidados, essencialmente reflexo, partindo do princípio das ventosas utilizadas pelos chineses há três mil anos, aliado ao *Palper-Rouler analítico*, técnica de avaliação criada pelo Dr. Renee Bagot, em 1953, e da teoria da *dermalgia reflexa*, tese defendida em 1933 pelo Dr. Henri Jarricot. Unindo todos esses conceitos, o Dr. Karagozian idealizou sua técnica, que utiliza a ventosagem, e a partir dela, os aparelhos de vácuo *Dermapulse* e *Skintonic* foram desenvolvidos (a técnica não é limitada aos equipamentos especificados, podendo ser aplicada com qualquer aparelho de vácuo). Esses aparelhos geradores de pressão negativa permitem a realização de uma

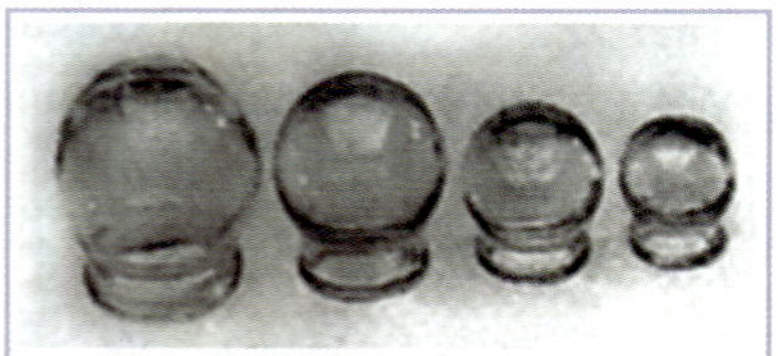

Figura 5.1 Ventosas feitas de vidro.

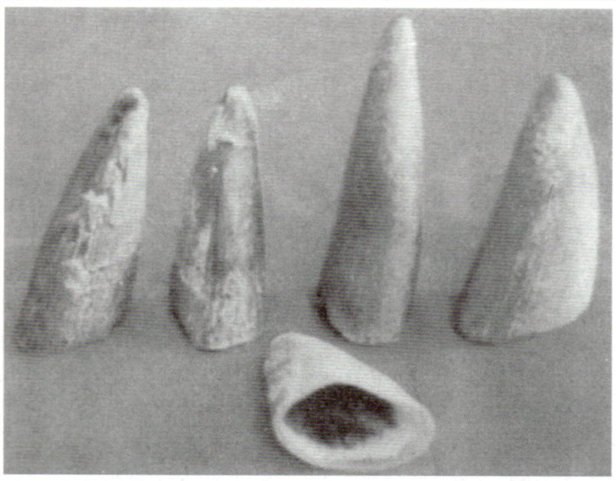

Figura 5.2 Chifre de boi.

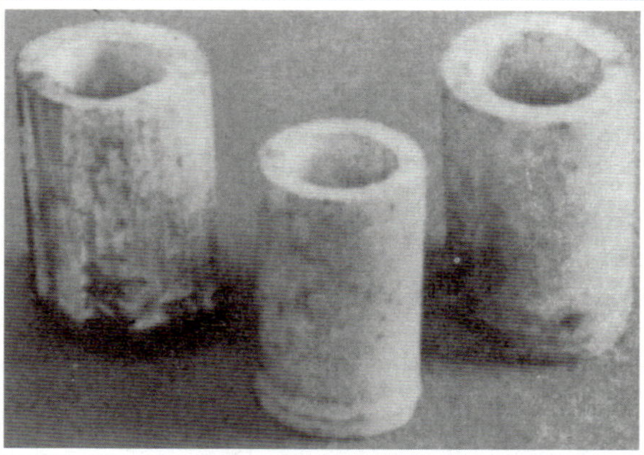

Figura 5.3 Bambu.

depressão localizada, por meio da sucção, que pode ser contínua ou pulsátil. A técnica é indicada nos tratamentos de diversas patologias, atuando com caráter terapêutico em distúrbios reumatológicos, neurológicos, vasculares e dermatológicos, também abrangendo tratamentos pós-operatórios diversos e tratamento estético.

A aplicação da dermotonia se inicia com a avaliação do paciente pela técnica do Palper-Rouler, detectando as zonas de congestão denominadas dermalgias ou dermodistonias. Após localizar a alteração, é realizada a terapia por depressomassagem ou depressodrenagem linfática, técnica de dermotonia.

EFEITOS FISIOLÓGICOS E TERAPÊUTICOS

Favorece as trocas gasosas

O corpo humano, eficiente com seus sistemas e funções, possui um órgão – o coração – de proporções de 10 cm x 15 cm, que bombeia o sangue por uma rede de 90.000 km de vasos durante 24 horas por dia, em uma vida média de 80 anos. Se alguma coisa afeta o sangue ou a sua circulação de modo terapêutico ou maléfico, vai, consequentemente, gerar um efeito curativo ou destrutivo na saúde. O sangue é composto de fluido (plasma), com 90% de água e outros 10% de gases [oxigênio (O_2), gás carbônico (CO_2) e nitrogênio (N_2)], proteínas, sais, anticorpos, hormônios e matérias tóxicas (ureia, ácido úrico e outras). Nesse plasma é que se efetua todo o metabolismo sanguíneo.

No adulto, 70% do peso corpóreo são constituídos por água (H_2O). Com o envelhecimento, 60 trilhões de células perdem água. Os vasos sanguíneos também envelhecem e atrofiam. Outro dado importante é que, para haver saúde, é necessário que a alcalinidade do sangue esteja com o seu pH de 7,2 a 7,4. O sangue bioquimicamente equilibrado torna o pH das células homogeneamente estável. Esse processo de controle é geralmente feito pelos rins e pulmões. O sangue "sujo" (venoso) é mais ácido, enquanto o "limpo" (arterial) está mais para o pH neutro. O sangue venoso possui pH de 7,2 a 7,3, enquanto o arterial tem pH em torno de 7,3 a 7,5. A diferença do pH de 0,2 a 0,3 é que mantém a saúde do corpo. Embora pareça pouco, basta um desequilíbrio para ficar enfermo. Sem esse mecanismo de compensação, o corpo não seria capaz de curar doenças por si.

Ao aplicarmos a ventosa eletromecanizada na pele, realizamos uma vasoconstrição momentânea local (exemplo: como se estivéssemos garroteando) e, ao retirarmos, ocorre uma vasodilatação, que promove uma espécie de "ginástica circulatória", ou seja, o sangue e a água dos capilares que se dirigem ao tecido subcutâneo começam a ser sugados para a periferia da pele com mais intensidade, ocorrendo a formação de um leve "edema" e, em virtude da passagem de proteínas e de outras moléculas até os capilares dos tecidos, aumenta a pressão osmótica, modifica-se a permeabilidade capilar, ativa-se o intercâmbio gasoso entre tecidos capilares e o líquido extracelular é drenado.

A aplicação e a ação das ventosas na pele baseiam-se na lei de trocas gasosas, eliminando os gases estagnados no corpo e promovendo a limpeza do sangue, pelo uso da pressão negativa produzida pelo vácuo. Ao aplicarmos as ventosas, o vácuo formado "engole", suga a pele, provocando o que se conhece como efeito reflexo simpaticolítico.

A pele possui mil bares de pressão isométrica; a aplicação do vácuo na superfície cutânea retira os mil bares de pressão, forçando o surgimento de um fenômeno descrito pela lei física como trocas gasosas, o qual faz os gases migrarem da alta para a baixa pressão. Como consequência, as toxinas e os gases estagnados na pele são eliminados.

Aumento da mobilidade dos líquidos corporais

A mobilização do sangue dentro dos capilares cutâneos melhora a troficidade por contração e expansão dos vasos e favorece a nutrição celular por realizar uma ginástica circulatória.[1,4]

Segundo Viglioglia e Rubin,[5] a força de aspiração das ventosas é particularmente eficaz na remoção de infiltrado subcutâneo, dos líquidos intersticiais e dos nódulos da hipoderme, aumentando a irrigação sanguínea dos músculos e tecidos, melhorando assim a nutrição e as trocas metabólicas. A melhora da troficidade unida à flexibilização tissular provoca melhor deslizamento no meio intersticial, permitindo que os líquidos intersticiais, o sangue e a linfa, veiculem melhor os aportes nutritivos e eliminem as toxinas.[1,4]

Aumento do trofismo tissular

Melhora a troficidade, atuando na reestruturação do tecido conjuntivo, graças ao aporte de enzimas e nutrientes e à eliminação de toxinas.[1,4]

Melhora da tonificação tissular

A maneira correta de aplicar a massagem nos permite estimular as fibras colágenas e elásticas (Figura 5.4). Esse estímulo, associado ao descongestionamento dos tecidos, devolverá à pele sua tonicidade normal.[1,4,5] A vacuoterapia empregada sob a forma da dermotonia, por ser indolor e não invasiva, pode prevenir a fibrose e acelerar o processo de cicatrização, ativando a microcirculação e diminuindo os edemas, favorecendo o retorno ao estado tecidual normal.[6]

Efeito reflexo

É a reação corporal automática desencadeada pelo sistema nervoso autônomo diante de uma estimulação, também denominada de reflexo incondicionado; são comportamentos que respondem a um estímulo/resposta (ambiente-sujeito). Diante de um estímulo, que pode ser o mecânico da vacuoterapia, a fibra sensitiva de um nervo raquidiano (nervo aferente ou sensitivo) transmite-o até a medula espinhal, passando pela raiz posterior. Na medula ou no encéfalo, neurônios associativos (centro nervoso ou coordenador) transformam o estímulo em uma ordem de ação. Essa ação sai da medula pela raiz anterior e é enviada através da fibra motora ou eferente ao órgão, glândula ou músculo que emitirá uma resposta ao estímulo inicial. Esse movimento forma um arco, que é chamado de arco reflexo.

Arco reflexo

Reação involuntária rápida, consciente ou não (proteção ou adaptação do organismo), originada de um estímulo externo antes mesmo de o cérebro tomar conhecimento do estímulo periférico, consequentemente, antes de este comandar uma resposta. Os atos reflexos são comandados pela substância cinzenta da medula espinhal e do bulbo. Isso ocorre em razão da rede de nervos entrecruzados, parecidos com fios de distribuição elétrica denominados de plexos nervosos:

- O plexo cervical leva as ligações nervosas à cabeça, ao pescoço e ao ombro.
- O plexo braquial leva as ligações nervosas ao peito, ao ombro, ao braço, ao antebraço e à mão.
- O plexo lombar leva as ligações nervosas às costas, ao abdômen, à virilha, à coxa, ao joelho e à perna.
- O plexo sacral leva as ligações nervosas à pelve, às nádegas, aos órgãos sexuais, à coxa e à perna.
- Os nervos intercostais estão localizados entre as costelas.

Ação sobre os gânglios linfáticos

Permite a estimulação e a purificação dos gânglios linfáticos por causa do efeito reflexo (simpaticolítico).[1,4,5]

Observação: diante do exposto, no que se refere às aplicações clínicas, várias são as indicações da vacuoterapia: tratamentos preventivos à recuperação físico-funcional dos distúrbios endócrino-metabólicos, dermatológicos e musculoesqueléticos.

DERMOTONIA

Princípios

"A dermotonia consiste na restauração da forma e da função dos tecidos resultando na melhora da circulação e da oxigenação do meio intersticial, fator importante na qualidade de vida de toda estrutura tecidual".

A pele e o sistema nervoso têm a mesma origem embriológica, a ectoderme. A segmentação metamérica embrionária dá origem aos dermátomos (pele e tecido subcutâneo), miótomos (músculo, tendão, ligamento e fáscia) e viscerótomos (órgão visceral), que formam os três folhetos de organização somática. O metâmero compreende também um angiotoma (vasos sanguíneos e linfáticos), um esclerótomo (osso longo e periósteo) e um neurótomo (sistemas neuroespinhal e neurovegetativo).[1]

Em geral, os impulsos que nascem das vísceras não chegam a ser conscientes. A dor visceral, em alguns casos, é sentida no órgão onde se origina, mas, em outros, é referida a uma área distante e geralmente superficial em relação à víscera. No dermátomo, correspondente inervado pelo mesmo segmento espinhal que supre a víscera, podem ocorrer alterações no limiar de dor e sensibilidade a estímulos.[7]

As vias sensitivas aferentes de um metâmero levam até o corno dorsal do segmento espinhal correspondente aos estímulos gerados, que são reconduzidos pelas vias eferentes para o próprio metâmero. Dessa forma, um ponto de partida de um dos componentes pode, por meio dessa ligação nervosa intrametamérica, perturbar todos os compartimentos de um mesmo metâmero.[1]

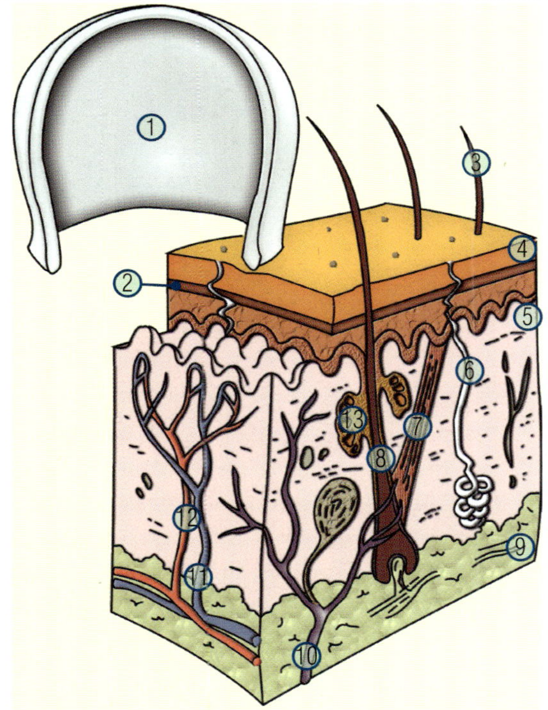

1 – Ventosa
2 – Estrato basal (camada germinativa)
3 – Pelo
4 – Epiderme
5 – Derme
6 – Glândulas sudcríparas
7 – Músculo eretor do pelo
8 – Folículo piloso
9 – Fáscia superficial
10 – Axônios sensoriais
11 – Veia
12 – Artéria
13 – Glândulas sebáceas

Figura 5.4 Corte da pele com aplicação de ventosas.

O tecido cutâneo pode apresentar áreas achatadas ou deprimidas, áreas elevadas e edemaciadas, com aumento da tensão na derme e diminuição da nutrição da região local referida, pela estimulação de uma via nervosa reflexa. Essa projeção a um local distante da origem da alteração poderia ser explicada pela excitação de um grupo comum de neurônios do sistema nervoso central para onde convergem fibras de diferentes fontes, sendo fibras viscerais e fibras cutâneas da sensibilidade. Os impulsos que partem dos neurônios viscerais e chegam ao cérebro são interpretados como provenientes da pele.[7]

Partindo desses conceitos, a dermotonia divide em duas classes as alterações de origem reflexa que ocorrem na pele: dermalgia e dermodistonia. Abordaremos agora os conceitos propostos por Karagozian[1] inerentes a essas duas classes de alterações.

Dermalgia ou dermalgia reflexa

De um segmento espinhal emerge bilateralmente uma raiz dorsal sensitiva e uma raiz ventral motora. Essas duas raízes unem-se formando um nervo espinhal misto, conservando o dispositivo metamérico.

Quando ocorre uma perturbação de um órgão interno, de uma articulação, de um músculo ou de um vaso, há uma modificação no revestimento cutâneo, que pode ser detectada quando realizamos a técnica do *Palper-Rouler*. Assim, essas estimulações serão conduzidas pelas vias sensitivas aferentes para o corno dorsal dos segmentos espinhais correspondentes e reconduzidas pelas vias eferentes para o seu metâmero.

Um estímulo puramente dérmico pode, por essa ligação nervosa intrametamérica, perturbar todos os compartimentos de um mesmo metâmero.

Os influxos aferentes subliminares, incapazes de desencadear uma resposta, criarão na região do corno dorsal um campo de irritação em estado de excitação.

Os estímulos, mesmo subliminares, provenientes, entre outros, do dermátomo, ocasionarão uma reação por somação espacial.

O metâmero em estado latente de excitação é, portanto, um estado de alerta pronto a responder à menor excitação, pois seu limiar de excitação é baixo.

A metametização apresenta um sistema cerebroespinhal (uma raiz anterior e uma raiz posterior) que forma o arco reflexo elementar. Os ramos anteriores possuem fibras motoras, sensitivas e neurovegetativas. Os ramos posteriores são formados pelos nervos raquidianos e possuem territórios sensitivos diminuídos.[3]

A dermalgia reflexa foi assim batizada por Henri Jarricot, em 1933. Ela existe somente nos estados patológicos e é frequentemente "muda". Essa entidade anatomoclínica é identificada por um sinal que pode ser o espessamento da prega cutânea, o edema ou a hiperalgia. Pode haver também uma tensão tissular aderida ao plano subjacente, apresentando-se por um espessamento difuso, o tecido conjuntivo é turgescente e há presença de edema. Quando o edema é mole, corresponde a um problema agudo. Trata-se de um verdadeiro congestionamento vascular linfático. Pode também apresentar-se como cordões mais ou menos inturgescidos e pequenas ilhotas císticas subcutâneas, como "grãos de arroz" em *terço*. Quando os tecidos se apresentam endurecidos, temos um problema crônico; o tecido apresenta-se com diminuição de temperatura cutânea e hiperalgia. Após exame histopatológico, os "caroços" encontrados foram identificados como ilhotas inflamatórias, microscópicas, constituídas por linfáticos, monocelulares e alguns plasmócitos. Esses elementos infiltram os trabiques que separam as células adiposas e formam, por sua associação, as lesões inflamatórias perineuríticas caracterizadas por acúmulo leucocitário discreto. Esses núcleos também podem ser encontrados nas tramas dos órgãos. A inflamação provoca hipoplagia do tecido conjuntivo seguida de esclerose.[3]

Diferentemente do que ocorre na trama intercasciolar dos nervos, a ação é sobre as extremidades sensoriais, e a dor é o sintoma.

Essas alterações são chamadas de "celulomas" e são causadas pela perturbação da microcirculação e precipitação de dejetos toxínicos.[3]

A dor espontânea, ou a dor que é desencadeada pelo *Palper-Rouler*, é sinal de uma perturbação, seja ela orgânica ou não; órgãos, articulações, tendões e músculos projetam sua dor na região precisa do tecido conjuntivo.[3]

As localizações dermálgicas anteriores são, frequentemente, de origem visceral, e as posteriores, de origem somática.[1]

Dermodistonia

A pele possui um potencial de excitabilidade, vigor ou tensão de equilíbrio. A dermodistonia é a perturbação desse equilíbrio funcional existente diante de uma modificação cutânea palpável, localizada no dermátomo correspondente a um segmento espinhal (Figuras 5.5 a 5.9). Ela pode ser ocasionada por uma alteração vasoconstritora localizada, proveniente de um comando emitido ao centro de controle vasomotor pelo sistema nervoso central.

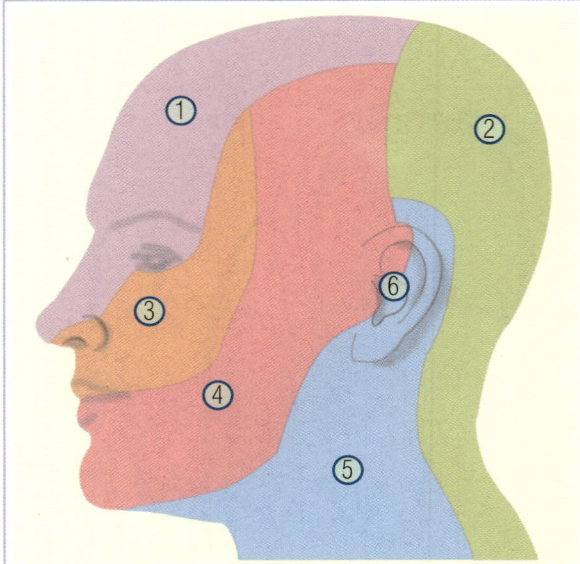

1 – Nervo oftálmico (V1) – nervo do ramo trigêmeo
2 – Ramos dorsais dos nervos espinhais cervicais
3 – Nervo maxilar (V2) – nervo do ramo trigêmeo
4 – Nervo mandibular (V3) – nervo do ramo trigêmeo
5 – Ramos do plexo cervical
6 – Ramo auricular do vago para o meato externo e pequena área na superfície auricular posteromedial

Figura 5.5 Dermátomos da cabeça e do pescoço.

A unidade neuromicrocirculatória (UNM)

Esta unidade corresponde a uma estrutura funcional que reúne o sistema simpático, as terminações

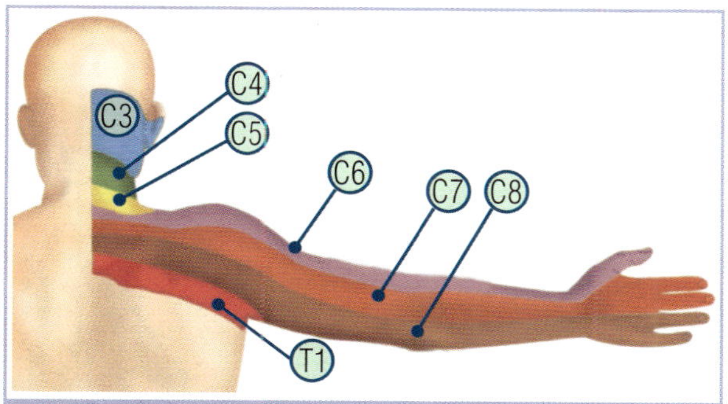

Figura 5.6 Dermátomos do membro superior (vista posterior).

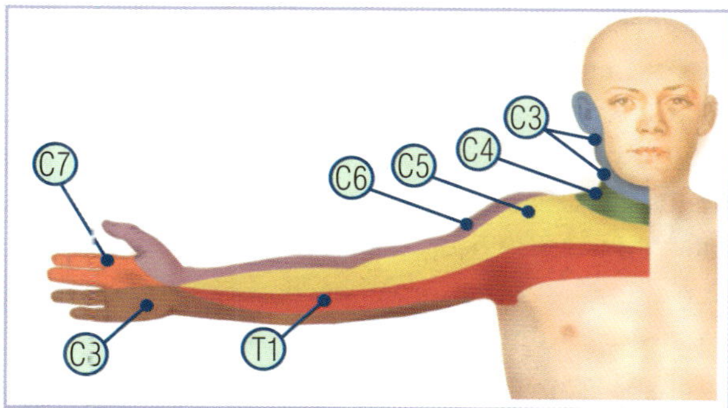

Figura 5.7 Dermátomos do membro superior (vista anterior).

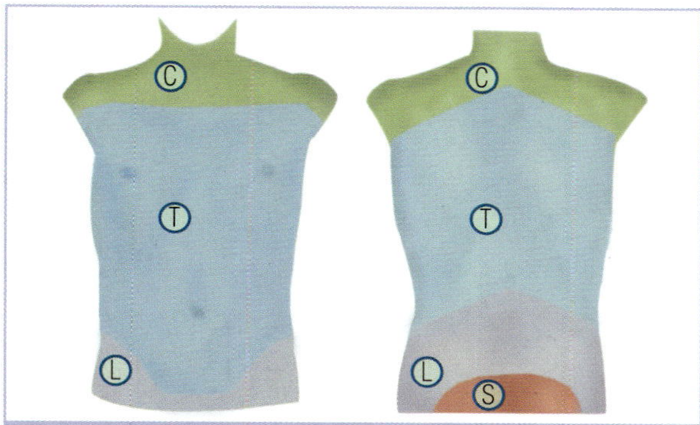

Figura 5.8 Dermátomos do tronco.

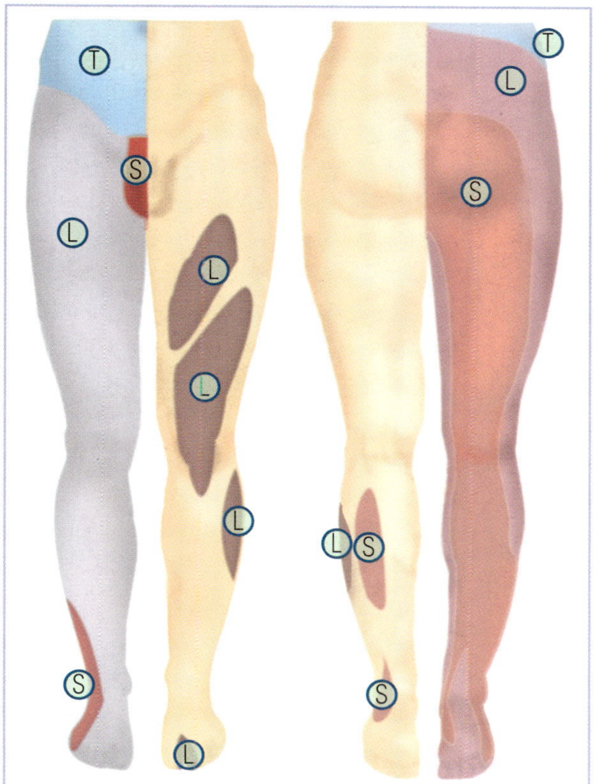

Figura 5.9 Dermátonos do membro inferior (vista posterior e anterior).

das fibras nervosas, os mecanorreceptores, as arteríolas, as vênulas, as metarteríolas, os coletores linfáticos e o tecido conjuntivo intersticial. Portanto, a UNM possui uma parte vascular e outra parte nervosa.[3]

Partindo dessas noções, algumas observações devem ser levadas em consideração. As necessidades metabólicas da pele, esta última constitui uma reserva sanguínea rapidamente mobilizável, diante de uma agressão térmica ou de uma modificação tecidual. A vasomotricidade desempenha seu papel de regulação.

É função do sistema nervoso central a vasoconstrição permanente. Isso em razão das fibras simpáticas que transmitem a unidade neuromicrocirculatória e da ordem vasoconstritora partindo dos centros superiores através de um circuito de dois neurônios, um medular e outro periférico, que chegam aos plexos nervosos perivasculares.

A dermodistonia constitui a tradução de um estímulo nocivo por meio de uma modificação cutânea palpável que se localiza no dermátomo correspondente a um mielotoma preciso. Em efeito, partindo de um estímulo cutâneo nocivo, observamos, em razão do sistema nervoso simpático no dermátomo correspondente, uma vasoconstrição do *shunt* arteriovenoso, uma elevação da pressão na meta-artéria e também um aumento da permeabilidade capilar.[3]

A ação desse estímulo nocivo resulta no extravasamento de líquido, e consequentemente, de proteína no meio intersticial, ocorrendo uma elevação do sinal nos mecanorreceptores, produzindo a dor local. Existem outros fatores, tais como liberação de neuromediadores algogênicos, que podem aumentar o fenômeno.

Segundo Silva,[3] a eliminação da dermodistonia, desde um estímulo por meio da técnica do Palper-Rouler, ocasiona o desaparecimento imediato do fenômeno da vasoconstrição e a diminuição progressiva da permeabilidade capilar. Enquanto coletores linfáticos evacuam as proteínas, a pressão oncótica diminui e o intumescimento do tecido intersticial melhora. A pele recupera seu aspecto normal à palpação. O muco não ocorre quando temos a presença de um estímulo nocivo prolongado; a isquemia relativa crônica gera uma hiperatividade fibroblástica, resultando na síntese de uma fibrose colagênica secundária. Toda aplicação do Palper-Rouler, mais a aplicação da dermotonia, tem por objetivo suprir a ação do sistema nervoso simpático, abrindo uma anastomose arteriovenosa, eliminando assim a dermodistonia.

O conhecimento topográfico dos dermátomos é de grande importância para o terapeuta. Sua localização, definida por Dejerine em 1914, é a referência atual.[3]

Palper-Rouler analítico

A técnica do Palper-Rouler é a manobra-chave para a detecção das zonas dermodistônicas (tensionadas). Ela é dividida em três etapas: a formação da prega cutânea, o rolamento da prega e a massagem.

A formação de uma prega cutânea é realizada colocando-se os polegares numa mesma linha (Figura 5.10), enquanto os outros dedos deslizam trazendo o tecido cutâneo sobre os polegares que se "enterram" sob a prega formada, realizando uma massagem (Figura 5.11).

O relaxamento da prega é feito sem pinçar a pele, com o polegar na base da prega cutânea, enquanto os outros dedos a conduzem sobre os polegares em um movimento de flexoextensão das articulações interfalangianas. A massagem da prega cutânea se faz pelas polpas dos dedos em movimentos de fricção quase circulares, massageando as faces internas da prega, alternando entre a mão esquerda e a direita (Figura 5.12). É por meio dessa análise da prega que se localiza a dermalgia e se determina a dermodistonia.[1]

Esta técnica comporta, às vezes, as fricções, as pressões, o amaciamento e as vibrações superficiais num primeiro momento, como pinçar o tecido, em que a dermodistonia é mais circunscrita, chama-se de "centro dermodistônico". Deslocamos o tecido e realizamos um estiramento, não beliscando a pele, mas sim tocando todos os tecidos, tentando formar uma prega deles. O paciente re-

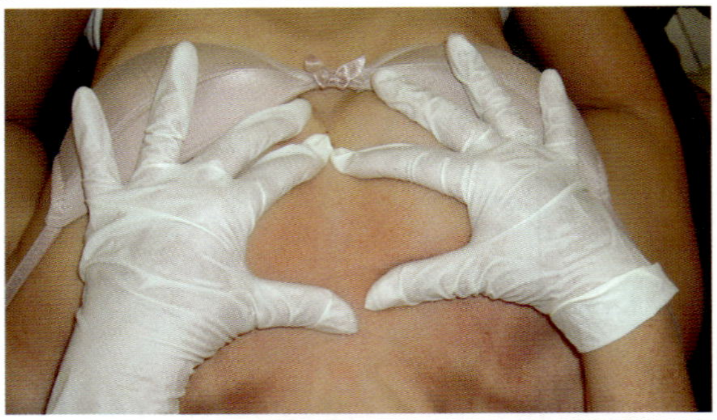

Figura 5.10 Técnica do Palper-Rouler: posição inicial dos dedos.

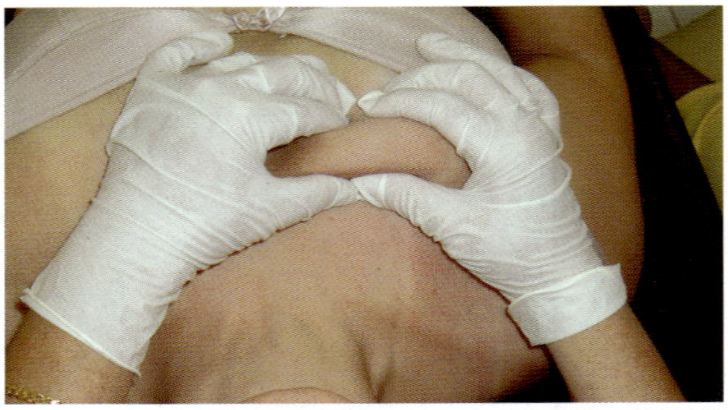

Figura 5.11 Técnica do Palper-Rouler: posição secundária dos dedos.

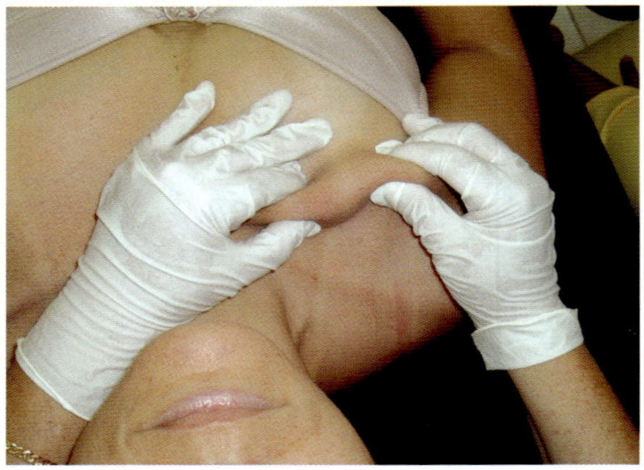

Figura 5.12 Técnica do Palper-Rouler: massagem da prega.

fere que a dor nas regiões tensionadas apresenta alívio imediato após aplicação da dermotonia, em razão da liberação da tensão tecidual.[4]

Equipamento

O aparelho utilizado para a aplicação da dermotonia possui uma bomba de sucção, geradora da pressão negativa. Essa bomba nos permite, por meio

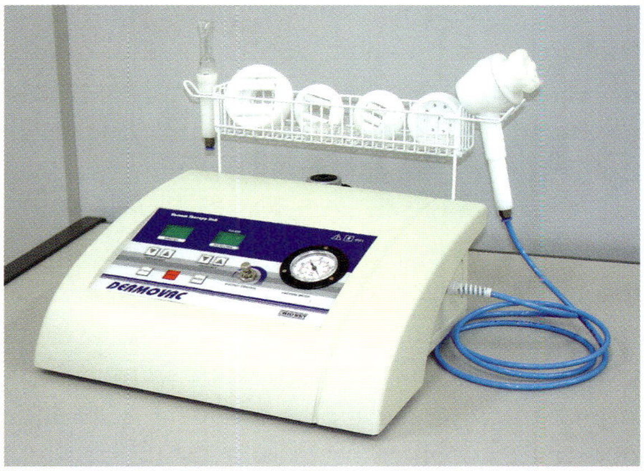

Figura 5.13 Modelo de aparelho de dermotonia encontrado no mercado nacional fabricado pela Bioset®.

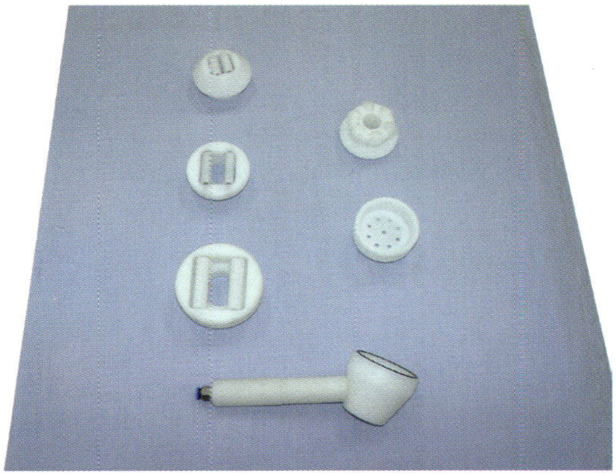

Figura 5.14 a Ventosas de plástico (ou polipropileno) de vários tamanhos.

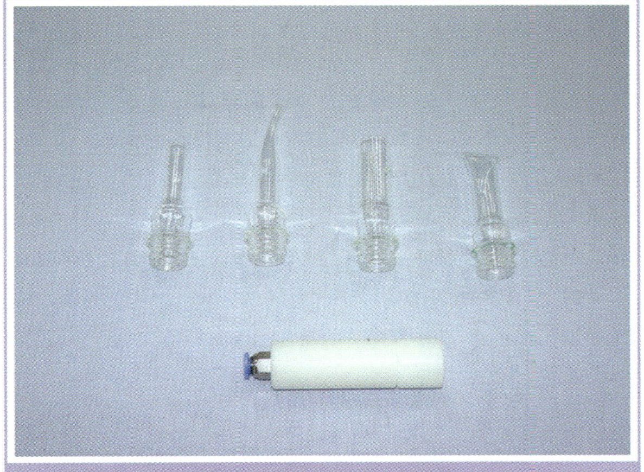

Figura 5.14 b Ventosas confeccionadas de vidro.

de um equipamento programado e controlado por um vacuômetro e/ou manômetro, modular a pressão em unidades de mmHg. Vários são os equipamentos de fabricação nacional com bombas que produzem pressão de até 600 mmHg, alguns permitem modulação na sucção nos modos contínuo e pulsátil. O modo pulsátil permite ajustes de frequência que podem variar de 1 a 40 pulsos/minuto. O aparelho vem acompanhado de ventosas específicas, algumas feitas de vidro e/ou material plástico (acrílico ou polietileno) e podem apresentar rolos ou possuir esferas. Na Figura 5.13, vemos um modelo de fabricação nacional que possui alguns dos parâmetros moduláveis citados.

As ventosas, normalmente, são de vários tamanhos (pequeno, médio e grande), fato este que facilita a aplicação da dermotonia de acordo com a extensão da área a ser tratada. Na Figura 5.14, visualizamos alguns modelos de ventosas de vidro e material sintético.

Com o avanço da tecnologia e a necessidade de diminuir o tempo do tratamento, já encontramos equipamentos com uma bomba a vácuo mais potente, com 800 mmHg. A pressão exercida por essa bomba, quando aplicada no tecido lesionado, como numa cicatriz muito aderida (fibrótica), ou no tecido muscular com uma maior tensão, principalmente nas fáscias e tendões, é importante para que exerçamos a ação reflexa realizada pela dermotonia. O microprocessamento dos aparelhos mais modernos permite que a potência exercida pela ação da bomba de vácuo seja mantida, com isso, os tempos de sustentação (sucção) e de repouso ficam estáveis. Ventosas específicas também foram desenvolvidas anatomicamente, com medidas e diâmetros para ajudar na manutenção da mesma pressão.

Dermotonia x endermoterapia x vacuoterapia

Tanto no âmbito clínico como no comercial, encontramos diversas teorias, colocando as técnicas de pressão negativa como dermotonia, endermoterapia e vacuoterapia como terapêuticas diferenciadas e com peculiaridades técnicas distintas, havendo, ainda, certa confusão no momento de indicar uma dessas técnicas para determinado fim terapêutico. Na tentativa de elucidar um pouco a diferença entre essas técnicas, descreveremos a seguir conceitos envolvendo a utilização das duas manobras de pressão negativa. A dermotonia é a técnica que utiliza equipamentos eletrônicos a vácuo, aplicados manualmente, para que se obtenham os efeitos fisiológicos já citados; precisamos ter conhecimento da técnica de ventosas, mas a técnica de Palper-Rouler torna-se indispensável para diagnosticarmos o estado do tecido; faz-se necessário também o conhecimento da massagem clássica, da massagem reflexa, dos tipos de aplicação de ventosas e da técnica de drenagem linfática de Vodder. As ventosas, para a sua aplicação, são leves e com diversos tamanhos para que possamos realizar aplicações dos tipos fraco, médio e forte, em pequenas e grandes regiões; não necessita de uso de malhas, pois precisamos observar claramente a eliminação das zonas tensionadas, a presença de micro-hemorragias e hematomas, e não há necessidade de usar cremes ou óleos, que são utilizados nos tratamentos de ventosas manuais para deslizarmos sobre a pele, e na Medicina tradicional chinesa.

Depressomassagem

Os primeiros relatos médicos da aplicação da massoterapia, ainda com uma visão empírica, foram feitos por Homero, Sócrates, Hipócrates e Galeno, dentre outros; somente a partir do século XIX é que se estabeleceu uma visão mais científica, por meio de nomes como os de Per Henrik Ling, Mezger, Kirchberg, Mennell, Head e Mackenzie, Mitchell, Championniere, Kellogg, Murrel, Hoffa, Kolhrausch, Dicke e outros, preocupados com os efeitos fisiológicos, manobras, tempo e forma de aplicação, indicações e contraindicações. A massoterapia foi sendo estudada e ampliada, desenvolvida e aceita no meio científico. Dessa forma, também se pesquisou a aplicabilidade da massagem mecânica, utilizando, para sua aplicação, aparatos que auxiliavam o terapeuta durante o tratamento, como os "vibradores" que realizam o deslocamento dos tecidos por pressão positiva, assim como as ventosas aplicadas manualmente, como já citadas no início deste capítulo.

Nos anos 1990, bombas eletromecânicas que produzem sistema a vácuo foram introduzidas na Europa em equipamentos para tratamentos terapêuticos e implantadas em clínicas de estética do Brasil. Tínhamos um aparelho em mãos e só utilizávamos para massagem mecânica estética, denominada pelos profissionais de endermoterapia, que, atualmente, também utiliza equipamentos eletrônicos a vácuo; normalmente o "cabeçote" (ventosa) é de maior tamanho e possui rolos motorizados; é capaz de realizar uma massagem profunda por meio da sucção, fazendo uma dobra na pele, e é indicado utilizá-lo com malhas, pois estas oferecem mais conforto para o paciente, em virtude de deslizarem melhor; normalmente, seu uso é mais indicado para os tratamentos de celulite e gordura localizada. Logo, outra nomenclatura surgiu: a vacuoterapia. Como podemos observar, todos os equipamentos partem da utilização de uma bomba de sistema a vácuo (pressão negativa). Quando aplicamos qualquer estímulo elétrico ou mecânico, causamos uma ação e temos como resposta uma reação pelo nosso próprio organismo, descrita nos efeitos fisiológicos.

Sabe-se que, para realizar a aplicação desses equipamentos, é fundamental que o profissional tenha conhecimentos científicos e técnicos, pois a aplicação incorreta pode trazer sequelas, com riscos à segurança, à integridade física e à saúde dos pacientes.

Como descrevemos anteriormente, para aplicarmos a dermotonia é muito importante uma boa avaliação por meio da manobra de massagem do Palper-Rouler

Aplicabilidade da técnica de dermotonia

A aplicação da dermotonia se inicia com a avaliação do paciente pela técnica do Palper--Rouler, detectando as zonas de congestão denominadas dermalgias ou dermodistonias. Após a localização da alteração, é realizada a aplicação por depressomassagem ou depressodrenagem linfática. A dermotonia é um método de tratamento que utiliza a depressomassagem ou ventosagem sob três formas:

1. Depressomassagem pulsada (DMP): permite uma estimulação eficaz dos linfonodos linfáticos, com uma sucção localizada na ventosa, ou seja, o tratamento é realizado com uma frequência de ventosagem de pulsos por minuto (ppm). O cabeçote de massagem é aplicado sobre o centro dermodistônico durante, aproximadamente, dois segundos, e a zona

de dermodistonia tende a desaparecer, o que pode ser comprovado pelo Palper-Rouler. A DMP realiza um bombeamento da microcirculação agindo sobre o mecanismo da ação reflexa, alterando a zona dermodistônica

2. Depressomassagem contínua (DMC): é a ventosagem no modo contínuo, realizada como uma massagem manual, aplicada sobre toda a superfície dermodistônica. A intensidade deverá permanecer de 100 mmHg a 250 mmHg. O método pode ser em forma de deslizamento superficial e/ou profundo e de fricções. O sentido de aplicação corresponde ao objetivo terapêutico desejado, pois os traços longitudinais (sentido da circulação de retorno) apresentam efeitos predominantemente circulatórios, os traços transversais têm efeito descontraturante e os movimentos circulares realizam um amaciamento das zonas de fibrose e descongestionam o tecido profundo.
3. Depressodrenagem linfática (DDL): assim denominada por Karagozian, é um prolongamento da depressomassagem, também de modo contínuo. O método é fraco, e a pressão é de 30 mmHg a 60 mmHg. Nesse caso, ocorre uma drenagem linfática de qualidade sobre os trajetos linfáticos.

Unindo todos esses conceitos, o dr. Serge Karagozian idealizou sua técnica, que utiliza a ventosagem, e a partir dela, aparelhos de vácuo foram desenvolvidos, em que, por meio de um cabeçote munido de seis esferas, forma-se uma prega cutânea por aspiração, a qual se constitui de forma hemisférica, deslocando-se em todos os sentidos, sem formar ângulos. Os efeitos fisiológicos da massagem de drenagem linfática estimulam o peristaltismo dos coletores linfáticos, por aplicação rítmica, suave, lenta e precisa das manobras, aumenta a capacidade de transporte do sistema linfático, previne a formação de fibroses, estimula o sistema nervoso parassimpático gerando analgesia nas estruturas tratadas, melhora a resposta defensivo-imunitária e aumenta a reabsorção de uma fração do edema.

A aplicação da dermotonia na Fisioterapia dermato-funcional estética e reparadora se assemelha às outras técnicas já utilizadas com mecanismo de vácuo-rolamento, com a finalidade de atenuar cicatrizes, melhorar o aspecto da celulite, acelerar a reabsorção de líquidos corporais e reorganizar o tecido adiposo subcutâneo.[8]

A pressão exercida no segmento massageado ocasiona um efeito local mecânico e uma ação reflexa, por liberação de substâncias vasoativas.[7] A terapia por massagem mecânica proporciona efeitos fisiológicos semelhantes aos da massagem manual.[6]

A pressão de aspiração das ventosas do aparelho é particularmente eficaz na remoção de infiltrado subcutâneo, dos líquidos intersticiais e nódulos da hipoderme, aumentando a irrigação sanguínea dos músculos e tecidos, melhorando a nutrição e as trocas metabólicas.[5]

De acordo com estudos realizados nos Estados Unidos, o uso do aparelho gerador de vácuo na massagem para definição do contorno corporal vem sendo bem-sucedido, embora não existam pesquisas de grandes dimensões que demonstrem todos os efeitos que podem ser obtidos.[9]

A massagem mecânica melhora a aparência da celulite e altera a distribuição da gordura subcutânea por tracionar verticalmente os tecidos conectivos.[10]

Os benefícios obtidos incluem uma hipervascularização, hiperoxigenação, drenagem do líquido intersticial e linfático e relaxamento muscular.[11]

Em um estudo comparativo para tratamento da celulite com a aplicação tópica de um creme à base de aminofilina, observou-se melhora de 10% das pacientes, enquanto a terapia por vácuo-rolamento apresentou melhora em 30% do total, o equivalente ao triplo do obtido com o medicamento.[12]

O uso do vácuo já está sendo associado a técnicas cirúrgicas de contorno corporal como lipoaspiração, lipoescultura com ultrassom e dermolipectomia.[13]

Há pesquisas com associação da massagem por pressão negativa com outras terapias, com a finalidade de eliminar a gordura localizada sem necessidade de cirurgia.[14]

A massagem mecânica do tecido adiposo subcutâneo com vácuo-rolamento também causa benefícios durante o período de menopausa, aumentando a taxa de estrogênio na corrente sanguínea e gerando melhoras no ciclo menstrual e na pele, como as obtidas por reposição hormonal.[13]

Uma pesquisa realizada com modelos suínos apresentou resultados muito satisfatórios no tecido subcutâneo. Constatou-se uma deposição longitudinal de fibras de colágeno, além da remodelação da gordura localizada.[15]

Os adipócitos são distorcidos e se reorganizam em uma distribuição melhor, resultando no alisamento da superfície corporal.[16]

A técnica de aplicação é segura quando realizada moderadamente, com os devidos cuidados e com os pacientes previamente avaliados com indicação para o tratamento.[17]

Aplicando-se o vácuo numa determinada região da pele, a pressão externa é diminuída, ao passo que a pressão interior dessa mesma região é aumentada, fazendo as toxinas e os gases celulares que ficam na camada inferior da pele serem mecanicamente expelidos com rapidez. Quanto maior for a pressão negativa (vácuo), maior será o diferencial de pressão entre a derme e a epiderme e, consequentemente, maior e mais rápida será a eliminação dessas toxinas.

A dermotonia, ao ativar a microcirculação, pode reduzir edemas, favorecendo o retorno ao estado tecidual normal. Assim, pode promover a redução do diâmetro do membro acometido, facilitando o retorno venolinfático e, consequentemente, melhorando a amplitude de movimento do segmento acometido.

Depressodrenagem linfática

Conhecendo-se o papel fundamental do sistema linfático na eliminação dos exsudatos metabólicos, e na presença de edemas, a dermodistonia é capaz de realizar uma drenagem eficaz.

De acordo com Karagozian,[1] a depressodrenagem linfática é um prolongamento natural da depressomassagem, mas com uma pressão mais suave, equivalente a 30 mmHg, não ultrapassando 60 mmHg, realizada em três tempos:

- *Depressomassagem pulsada* sobre a região dos linfonodos (manobra de abertura): colocamos a ventosa sobre a região dos linfonodos, sem executarmos o deslizamento. A ação do vácuo realiza um bombeamento local, efeito reflexo, estimulando assim os linfonodos da região aplicada; utiliza-se normalmente uma pressão máxima entre 600 mmHg e 700 mmHg.
- *Depressomassagem contínua* sobre todos os trajetos linfáticos na direção da ação clássica de reabsorção da linfa; a pressão não deverá ultrapassar 60 mmHg.
- *Depressomassagem pulsada* sobre a região dos linfonodos (manobra de fechamento; semelhante à manobra de abertura): colocamos a ventosa sobre a região dos linfonodos, sem executarmos a manobra de deslizamento, e a ação do vácuo realiza um bombeamento local, efeito reflexo, promovendo um esvaziamento dos linfonodos.

A massagem por pressão negativa atua sobre as massas líquidas intersticiais, facilitando a reabsorção pela via venosa, transferindo-as para a circulação central. A pressão é suave porque o edema, sendo superficial, permite-lhe atuar sobre

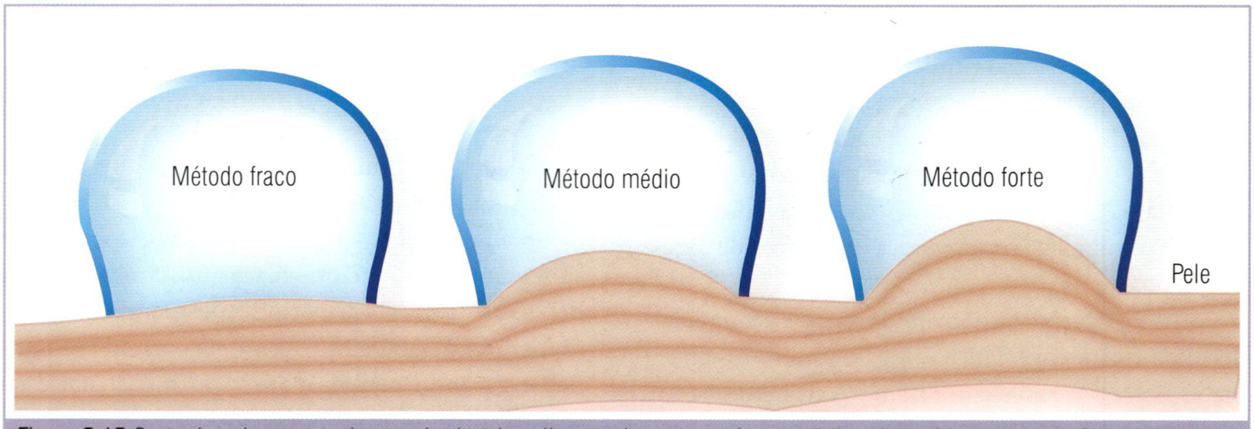

Figura 5.15 Corte da pele mostrando os métodos de aplicação de ventosas fraco, médio e forte (Modificado de Chirali, 2001).

a rede linfovenosa subcutânea, não havendo, portanto, necessidade de uma pressão elevada.[18]

Os efeitos fisiológicos da massagem de drenagem linfática estimulam o peristaltismo dos coletores linfáticos por aplicação rítmica, suave, lenta e precisa das manobras, aumenta a capacidade de transporte do sistema linfático, previne a formação de fibroses, estimula o sistema nervoso parassimpático – gerando analgesia nas estruturas tratadas – melhora a resposta defensivo-imunitária e aumenta a reabsorção de uma fração do edema.[19]

Observação: Na Figura 5.15, visualizamos como as pressões poderiam ser utilizadas de acordo com o objetivo terapêutico: o método fraco utilizamos para uma depressodrenagem linfática; o método médio, para uma depressomassagem nos tecidos moles; e o método forte, para uma depressomassagem nos tecidos fibrosados.

CONTRAINDICAÇÕES

A técnica é contraindicada para pacientes que apresentam tumores cutâneos, grandes dermatoses, fragilidade capilar, doenças infecciosas evolutivas e reumatismos inflamatórios.[1]

APLICABILIDADE NOS TRATAMENTOS FACIAIS

Indicações

Acne e sequelas

O problema pode se apresentar com alteração (às vezes, severa) da troficidade cutânea e da diminuição da taxa de hidratação da camada córnea da epiderme.

Após realizarmos o procedimento de higienização convencional da pele, detectamos por meio do *Palper-Rouler analítico* as dermodistonias; em seguida, realizamos a *depressomassagem pulsátil* nas regiões tensionadas (dermodistônicas); logo após, realizamos a *depressomassagem contínua* sobre as pústulas e os comedões, realizando sua extração.

Após a extração acneica, podemos utilizar a *alta frequência* buscando efeito bactericida e consequente cicatrização; em seguida, realizamos novamente a *depressomassagem pulsátil* sobre as regiões dos linfonodos para estimulação ganglionar (manobra de abertura); a seguir, empregamos a *depressodrenagem linfática,* estimulando os traços vasculares, drenando os exsudatos metabólicos (melhorando a cor da pele) e realizando um "alisamento" cutâneo, prevenindo as cicatrizes ocasionadas pela acne.

Finalizando, realizamos a *depressomassagem pulsátil* sobre as regiões dos linfonodos, para estimulação ganglionar *(manobra de fechamento).*

Envelhecimento cutâneo: rugas

Resulta da conjunção de quatro causas diferentes: desidratação da camada córnea da epiderme (taxa < 10%), redução da atividade dos fibroblastos (qualitativa e quantitativa da produção das fibras de colágeno e elastina), atrofia progressiva de pequenos músculos subcutâneos e alteração tissular ligada à restrição vascular da microcirculação cutânea.

Na face, ocorrem as mudanças mais evidentes da pele por causa da flacidez, depósitos de gordura e linhas de expressão. Desse modo, é crescente a procura para atenuar rugas ou criar uma aparência mais jovem. O rejuvenescimento facial produz modificações psicológicas na qualidade de vida do paciente, resgatando a autoestima e o ânimo de viver. Podemos utilizar a dermotonia com o objetivo de "rejuvenescer" a pele. A força de aspiração nas ventosas é particularmente eficaz na remoção de infiltrados subcutâneos, dos líquidos intersticiais e de nódulos da hipoderme, aumentando a irrigação sanguínea dos músculos e tecidos, melhorando assim os tecidos e trocas metabólicas. Podemos utilizar como protocolo esta sequência:

- Higienização convencional da pele com emulsão de limpeza.
- Palper-Rouler analítico (detecção de dermodistonias).

- Depressomassagem pulsátil, método forte (nas regiões tensionadas e sobre os gânglios linfáticos).
- Depressomassagem contínua, método médio, pressão de 200 mmHg, fazendo, inicialmente, uma "esfoliação" da pele, por toda a face, o pescoço e o colo, até obter uma hiperemia (a camada córnea precisa estar livre das células descamantes para poder desempenhar bem o seu papel de regulação e hidratação). Finalizamos com movimentos de tonificação e estimulação cutânea, com o pinçar de Jaquet para restaurar a microcirculação cutânea, estimular a atividade dos fibroblastos e melhorar a flexibilidade da pele.
- Depressodrenagem linfática, método fraco, pressão de 30 mmHg a 60 mmHg (manobra de fechamento).

APLICABILIDADE NOS TRATAMENTOS CORPORAIS

Lipodistrofia ginoide

O termo lipodistrofia ginoide (LDG) foi proposto por Ciporkin e Paschoal,[20] caracterizando etimologicamente uma desordem das trocas metabólicas do tecido adiposo local, causando uma importante alteração do contorno corporal, principalmente das mulheres. Envolve várias alterações na derme, na microcirculação e nos adipócitos.

Essas estruturas sofrem modificações não apenas morfológicas, como também histoquímica, bioquímica e ultraestrutural. Semiologicamente, essas alterações causam o aspecto de "casca de laranja" ou de "acolchoado" da pele. Observamos, às vezes, leve edema.[20]

À medida que os lóbulos tornam-se mais espessos, empobrecem a vascularização dos adipócitos, uma vez que ela caminha entre as septações lobulares. Os adipócitos sofrem um processo de isquemia e não podem responder aos neuromediadores noradrenérgicos para liberar os ácidos graxos em casos de demanda energética (esforços musculares ou dieta alimentar).[20]

Estudos comprovaram que a massagem mecânica não invasiva do contorno corporal melhora a aparência da celulite e altera a distribuição da gordura subcutânea, por tracionar verticalmente os tecidos conectivos.[10]

Como todo tratamento, a avaliação levará em consideração a topografia das zonas lipodistróficas; a existência de problemas venosos ou linfáticos; hábitos alimentares; o estado neurovegetativo, o estresse, a ansiedade, a opressão etc.; a estática do conjunto e a presença de cicatrizes. Podemos utilizar como protocolo esta sequência:

– Por meio do Palper-Rouler analítico, detectamos as zonas lipodistróficas (devemos respeitar o trajeto dos dermátomos).

– Com depressomassagem pulsátil, descongestionamos as zonas de dermodistonias.

– Com a depressomassagem contínua, realizamos uma massagem com deslizamento profundo até provocarmos uma hiperemia, a fim de obter um efeito "lipolítico" sobre as lipodistrofias.

Observação 1: como relatamos anteriormente, a aplicação no trajeto longitudinal apresenta o efeito com predominância circulatória; já no trajeto transversal, a predominância tem o efeito descontraturante; e com os movimentos circulares, predominam os efeitos desfibrosante, descontraturante e descongestionante profundo em zonas de fibrose da LDG. Com a depressomassagem pulsátil, abrimos as regiões ganglionares; em seguida, com a depressodrenagem linfática atraímos a linfa na direção dos coletores linfáticos; estimulamos o peristaltismo dos coletores linfáticos por aplicação rítmica, suave, lenta e precisa das manobras, aumentando a capacidade de transporte do sistema linfático. Finalizamos com a depressomassagem pulsátil para o fechamento das regiões ganglionares.

Observação 2: quando a LDG for edematosa, iniciar com a depressodrenagem linfática, eliminando líquidos extracelulares e, após, aplicar a depressomassagem contínua para a mobilização do meio intersticial.

Finalizamos com a depressomassagem pulsátil para fechamento das regiões ganglionares.

Estrias

Ocorrem pelo rompimento das fibras que dão elasticidade à pele, com comprimento e largura variáveis. Inicialmente, elas aparecem como pequenas linhas avermelhadas ou roxeadas, sem nenhuma depressão ou apenas com uma elevação mínima. Com o tempo, a coloração vai diminuindo e ficando branco-perolada ou, em alguns casos, do tom natural da pele. As principais causas são crescimento exagerado, uso de medicamentos à base de corticoides, gravidez, fatores hereditários, variação brusca de peso, hipertrofia decorrente de halterofilismo e outros.

As áreas mais atingidas são os quadris (região trocantérica), o abdômen, a coxa (lateral e medial), a face interna dos joelhos, os seios, a parte interna dos braços, a parte lateral do corpo e as últimas costelas (regiões dorsal e lombar).

Tratamento de estrias brancas

- Depressomassagem pulsátil ao redor da região com estria (utilizamos a ventosa de vidro de tamanho maior).

- Depressomassagem contínua sobre a estria até obter uma hipervascularização (utilizamos a ventosa de vidro de tamanho menor, formato de bico de "beija-flor").

Observação: o tratamento poderá ser associado a outros procedimentos, por exemplo, aplicação de ácido retinoico ou utilização de *eletrolifting* e/ou de microdermoabrasão cristal ou ponteira diamantada. O objetivo do tratamento nas estrias é a melhora da troficidade da cicatriz atrófica e a estimulação dos fibroblastos, originando a reconstrução do colágeno e das fibras elásticas. Sessões uma vez por semana sobre as estrias.

Tratamento de estrias vermelhas

É o estágio inicial da estria, quando ocorre rompimento das fibras e há presença de edemas.

Realizamos a depressomassagem pulsátil para abertura das regiões ganglionares; depressodrenagem linfática para tratar o edema, drenando e descongestionando os tecidos, promovendo uma cicatrização mais rápida e de melhor qualidade; e depressomassagem pulsátil, para fechamento das regiões ganglionares.

Observação: o tratamento por meio da depressodrenagem linfática localizada deverá ser realizado de duas a três vezes por semana.

PRÉ E PÓS-OPERATÓRIO DE CIRURGIAS PLÁSTICAS ESTÉTICAS

Pré-operatório

Sua aplicabilidade no pré-operatório tem por objetivo fortalecer os vasos sanguíneos e linfáticos da região a ser operada, desobstruindo possíveis congestionamentos.

Quanto ao tratamento, realizamos o *Palper--Rouler analítico* para detectarmos as dermodistonias (detectarmos as tensões da região a ser operada), a depressomassagem pulsátil, aplicando-se sobre as regiões tensionadas (dermodistonias); a depressomassagem contínua, aplicando-se massageando e descongestionando os tecidos; a depressomassagem pulsátil sobre as regiões dos linfonodos, para *manobra de abertura*; a depressodrenagem linfática, para estimular os traços vasculares, drenando os exsudatos metabólicos; e finalizamos com a depressomassagem pulsátil sobre as regiões dos linfonodos, para *manobra de fechamento*.

Observação: o ideal é que realizemos, no mínimo, cinco sessões antes da cirurgia.

Pós-operatório

Permite tratar edemas drenando e descongestionando os tecidos, promovendo uma cicatrização mais rápida e de melhor qualidade.

O tratamento pode ser realizado de duas a três vezes por semana. Iniciamos com a depressomassagem pulsátil sobre as regiões dos linfonodos, estimulação ganglionar, para realização da *manobra de abertura*; em seguida, realizamos a depressodrenagem linfática para estimulação dos traços vasculares, drenando os exsudatos metabólicos; e finalizamos com a depressomassagem pulsátil, aplicando sobre as regiões dos linfonodos, para *manobra de fechamento*.

Os efeitos pretendidos são o alívio do desconforto pós-operatório (sensação de "repuxamento"), a melhora da qualidade de cicatrização e a tonificação do tecido.

O início do tratamento pós-operatório pode variar de acordo com o procedimento cirúrgico:

- *Face lifting* e blefaroplastia: cinco dias após a cirurgia.
- Abdominoplastia: sete dias de pós-operatório.
- Mamaplastia: cinco dias de pós-operatório.

Pós-operatório de lipoaspiração

No Brasil, desde sua introdução em 1980, a lipoaspiração vem sofrendo aperfeiçoamentos e causando consequente aumento na procura de médicos cirurgiões plásticos e dermatologistas especializados nas diferentes técnicas cirúrgicas já existentes.[21]

A lipoaspiração é usada para remover depósitos de gordura localizada. Por meio de uma cânula aspirativa, a gordura indesejada é removida e o contorno corporal é obtido, sendo em geral permanente.[22]

Os avanços tecnológicos e conhecimentos mais específicos fizeram dessa cirurgia um procedimento mais seguro, mas ainda com algumas complicações que podem ocorrer na fase pós-operatória.[22]

Dentre as alterações que podem acometer o paciente, as mais comuns são a irregularidade do contorno corporal e o edema prolongado.[23]

Assim, técnicas de drenagem linfática e o uso de sistemas de vácuo-rolamento passaram a fazer parte de um grupo de recursos envolvidos nos cuidados com a cirurgia plástica.[24]

As irregularidades do contorno corporal podem ser caracterizadas por áreas de depressão na superfície corporal decorrentes das escavações do tecido adiposo, que não é totalmente aspirado.[9] Os hematomas são provenientes de ruptura dos vasos sanguíneos, e o edema decorrente é persistente, pelo comprometimento dos vasos linfáticos superficiais.[24]

Baseando-se nos estudos das complicações da lipoaspiração e das indicações da dermotonia, optou-se pela aplicação desta técnica para uma melhor recuperação dos pacientes na fase pós-operatória e na obtenção de melhores resultados, proporcionando diminuição do edema, regressão dos hematomas, redução do quadro álgico, correção das áreas de irregularidade da pele, obtenção de um grau menor de fibrose e aceleração do processo de cicatrização, reduzindo, portanto, o período de convalescença.[24]

O tratamento deverá ser realizado 24 horas após a lipoaspiração, de duas a três vezes por semana, por cerca de vinte sessões (ou até obter resultados satisfatórios).

Iniciamos com a depressomassagem pulsada sobre a região dos linfonodos (manobra de evacuação); em seguida, a depressodrenagem linfática, modo contínuo, método fraco sobre todos os trajetos linfáticos na direção da ação clássica de reabsorção da linfa (manobra de captação). A proposta dessa manobra é baseada nos efeitos fisiológicos da massagem de drenagem linfática, que estimula

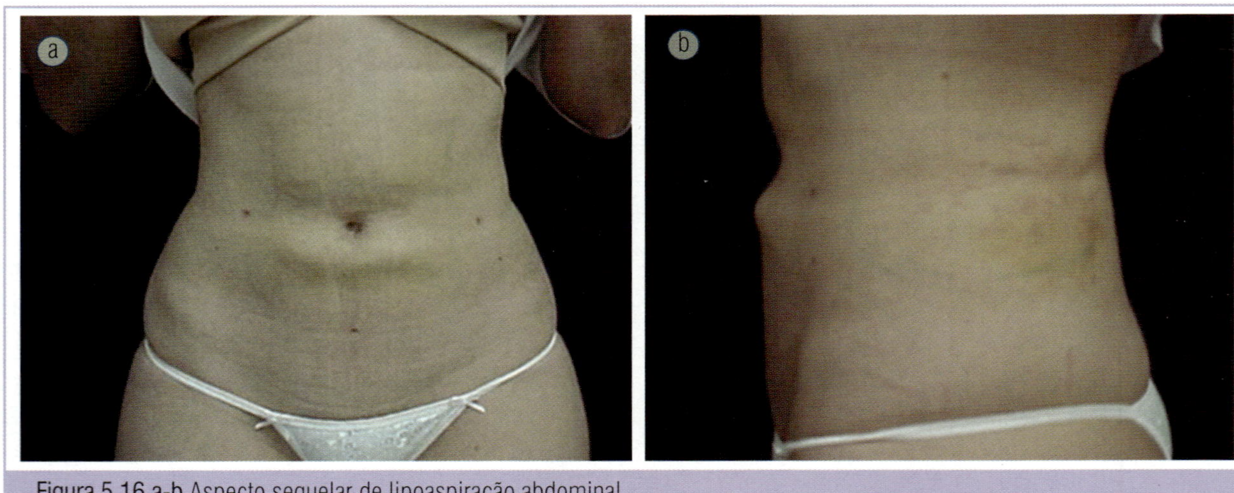

Figura 5.16 a-b Aspecto sequelar de lipoaspiração abdominal.

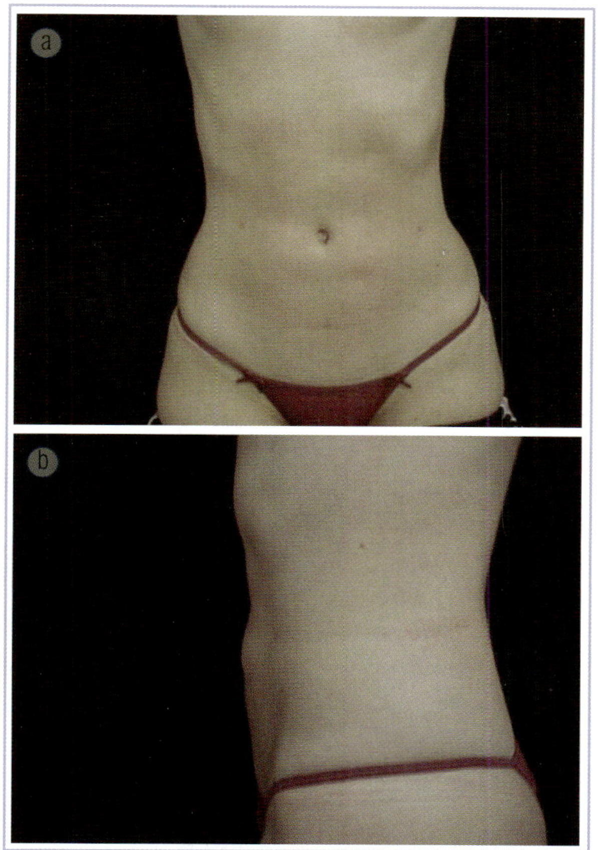

Figura 5.17 a-b Resultados após cinco sessões de dermotonia após lipoaspiração.

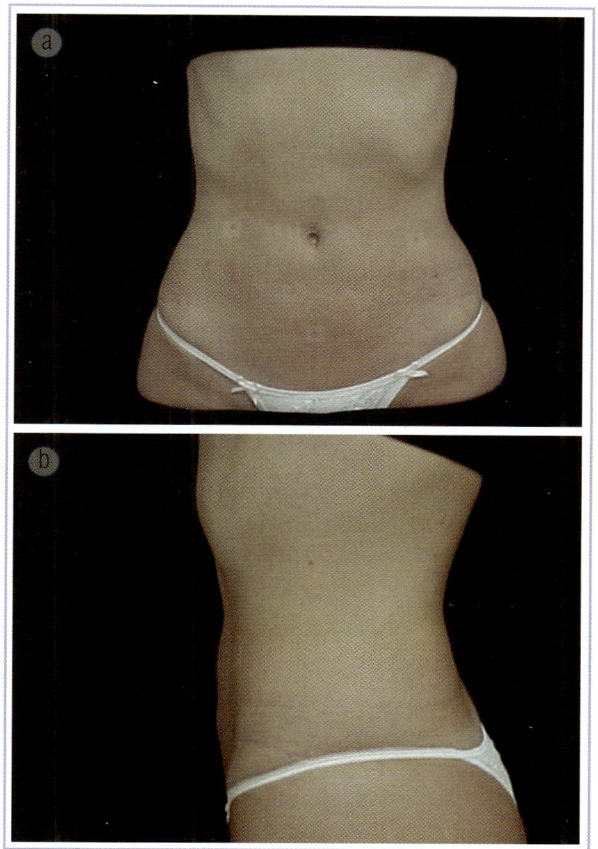

Figura 5.18 a-b Resultados após dez sessões de dermotonia após lipoaspiração.

o peristaltismo dos coletores linfáticos, por aplicação rítmica, suave, lenta e precisa das manobras, aumenta a capacidade de transporte do sistema linfático, previne a formação de fibroses, estimula o sistema nervoso parassimpático gerando analgesia nas estruturas tratadas, melhora a resposta defensivo-imunitária e aumenta a reabsorção de uma fração do edema.

Finalizamos com a depressomassagem pulsada sobre a região dos linfonodos (manobra de fechamento).[25]

Nas Figuras 5.16, 5.17 e 5.18, verificamos os resultados do tratamento de pós-operatório de lipoaspiração, com resultados após cinco e dez sessões.

QUEIMADURAS

Segundo Fontana,[24] as queimaduras de *primeiro grau* comprometem apenas a epiderme. Nesses casos, a pele mostra-se hiperemiada, edemaciada e, na maioria das vezes, o paciente queixa-se de dor intensa. Aparecem isoladamente em pessoas que se expuseram demasiadamente ao sol. Em outras situações, com frequência são acompanhadas de lesões mais profundas. As queimaduras de *segundo grau* comprometem a derme em maior ou menor profundidade. Têm como características a presença de bolhas com conteúdo líquido e dor intensa, sendo comuns em acidentes com líquidos aquecidos. Após a remoção das bolhas, nota-se que a derme ainda conserva sua elasticidade e apresenta-se avermelhada nas lesões mais superficiais e branco-nacarada nas queimaduras mais profundas. As queimaduras de *terceiro grau* são aquelas em que toda a espessura da derme foi destruída, eliminando a possibilidade de restauração. Estas estão, habitualmente, relacionadas com acidentes por fogo. A pele, nesses casos, pode apresentar-se endurecida, coriácea e pouco ou nada dolorosa. Também pode apresentar-se menos endurecida, porém com cor branco-nacarada intensa.

Protocolo de tratamento

Se possível, devemos iniciar logo que o paciente sofreu a queimadura. O tratamento imediato pós-queimadura deverá resumir-se apenas na depressodrenagem linfática, manobra de evacuação ganglionar próxima à área da injúria; o tratamento poderá ser realizado com o paciente no leito, uma vez ao dia. Após alta hospitalar, dar continuidade ao tratamento ambulatorial nos dias em que o paciente for realizar curativos, ou seja, em dias alternados. A depressodrenagem linfática contínua poderá ser deslizada sobre o trajeto da circulação linfática aplicada nas áreas próximas da injúria. Havendo um processo cicatricial sem presença de flictenas (bolhas) ou feridas abertas, poderemos iniciar a depressodrenagem linfática modo contínuo sobre o tecido cicatrizado com pressão de 30 mmHg para prevenir as sequelas de queimaduras; o tratamento será realizado de duas a três vezes por semana.

Nos tratamentos de sequelas de queimaduras (Figuras 5.19), realizamos a depressomassagem pulsátil nas regiões próximas da lesão para liberar as zonas tensionadas; sobre as cicatrizes, realizamos a depressomassagem contínua, e a pressão vai depender da sensibilidade do paciente. O tratamento será realizado uma ou duas vezes por semana e poderá ser associado a outras terapias dermatológicas, por exemplo, o corticoide intralesional, entre outros, sob responsabilidade médica.

COMPLICAÇÕES VASCULARES EM MEMBROS INFERIORES DURANTE O PERÍODO GESTACIONAL

A gravidez merece especial atenção por ser um dos fatores predisponentes das manifestações antiestéticas no corpo da mulher. É um estado que predispõe a sinais visuais como aumento de peso, varicosidades, edema, estrias e celulite, além de sintomas como cansaço, cãibras e peso nos membros inferiores. A causa principal dessas complicações são distúrbios vasculares e circulatórios, além das características genéticas da gestante, aumento excessivo de peso e sedentarismo. O tratamento visa a favorecer mecanicamente o retorno do sangue venoso e a drenagem linfática e a ajudar o sistema arterial a nutrir e oxigenar suficientemente os tecidos.

Protocolo de tratamento

A massoterapia nos membros inferiores, durante a gravidez, quando há estases nas pernas e distúrbios estáticos, deverá ser feita com toques leves, pressões suaves, todos no sentido do retorno venoso. Quando há parestesias noturnas na região lombar, cãibras nos pés, nas panturrilhas e nas coxas, indica-se a massagem do tecido conjuntivo, levantando e ao mesmo tempo pinçando levemente a dobra da pele. Quando se aplica a massagem do tecido conjuntivo durante a gravidez, é preciso lembrar que, nesse estado, os tecidos e a aderência das camadas móveis do tecido subcutâneo foram mais endurecidos pelo aumento da hidratação do que em tempo normal. Nesses casos, apalpando-se esse tecido, verificam-se sempre zonas venosas e linfáticas mais ou menos nítidas. As partes dos tecidos particularmente tensas são:

- Tecido sobre os grandes trocanteres do fêmur.
- Tecido sobre os músculos grande glúteos.
- Tecido no nível da faixa iliotibial, na face externa da coxa.
- Tecido na região de adutor, na face interna da coxa.
- Tecido entre os músculos das panturrilhas.

A depressomassagem do tecido conjuntivo é efetuada com a paciente em decúbito dorsal e lateral dos lados esquerdo e direito.

Para se prevenir compressões na veia cava quando em decúbito dorsal, pode ser colocada uma toalha dobrada sob o lado direito da pelve, de modo que a paciente fique levemente virada para a esquerda. A dermotonia procura melhorar a circulação vascular e linfática, fazendo desaparecer as zonas de tensão cutâneas e drenando a linfa através dos coletores. Um teste de tolerância cutânea é sempre aplicado preliminarmente às manobras de modo que não lese a pele.

Em razão da perda de tonicidade dos vasos, da dilatação das veias e do risco de desenvolver varizes nos membros inferiores, a depressomassagem contínua utilizada em uma intensidade forte deverá ser evitada no período gestacional. Contudo, a capacidade de retenção hídrica, a dificuldade circulatória do sangue e da linfa e a escassez da drenagem linfática definem a utilização da depressodrenagem linfática nos membros inferiores, com as pacientes previamente avaliadas com indicação para o tratamento e com o objetivo de prevenir as complicações vasculares (sinais e sintomas) que podem se manifestar durante a gestação. A drenagem linfática é uma massagem que estimula todo o sistema linfático; atua na microcirculação, favorecendo a eliminação de toxinas e líquidos. Muitas gestantes têm celulite que evolui para a formação de edemas e quadro álgico nos membros inferiores. Por meio da drenagem linfática e da dermotonia, serão beneficiadas. A dermotonia pode atuar na circulação melhorando as trocas metabólicas tissulares, oxigenando e descongestionando os tecidos.

Na realização da drenagem linfática manual, é preciso aplicar movimentos suaves e rítmicos com as mãos para não agredir os vasos. O tempo de tratamento é longo, em razão da lentidão necessária para a execução dos movimentos. Em depressodrenagem, a pressão utilizada, se permanecer relativamente fraca, permite abrir esses capilares linfáticos e drenar muito mais rapidamente a linfa no sentido dos coletores. A ausência de risco de colapso dos capilares linfáticos permite manobras muito mais rápidas, e uma sessão de drenagem geral dos dois membros inferiores tem seu tempo reduzido.

PÓS-OPERATÓRIO DE CIRURGIA REPARADORA DE CÂNCER DE MAMA

A mastectomia corresponde à técnica cirúrgica que visa à extirpação total ou parcial do tecido mamário acometido e dos tecidos adjacentes. A mastectomia radical é aceita como técnica mais eficiente no tratamento cirúrgico do câncer de mama. As retrações e fibroses cicatriciais são complicações mais comuns pós-mastectomia e diminuem a elasticidade da pele no local, dificultando a mobilização do membro superior. A paciente tenderá a não movimentar muito esse membro, podendo gerar um encurtamento da musculatura, principalmente do peitoral maior. Como a paciente evita mover o membro homolateral ao da cirurgia, a produção de líquido sinovial, que depende dos movimentos de compressão e descompressão, tende a diminuir, assim como tende a haver um espessamento dos ligamentos e da cartilagem articular. As retrações cicatriciais são um importante fator na diminuição da mobilidade do membro superior; ocorre uma aderência entre o tecido subcutâneo e a fáscia do grande peitoral, apresentando maior incidência nas cirurgias de quadrantectomia externa. Trata-se de uma sequela visível e palpável, muito incômoda e limitante.

A dermotonia para tratamento de encapsulamento de mama objetiva a diminuição de aderências e a retração do tecido da mama esquerda, o aumento da elasticidade da pele e a amplitude de movimento do membro superior esquerdo.

Os resultados do tratamento com dermotonia são: ação lipolítica (pela ação mecânica), drenagem linfática e eliminação dos resíduos metabólicos (por meio da ação de hipervascularização associada ao desfibrosamento do tecido conjuntivo, garantindo uma melhor circulação dos fluidos), tonificação da pele (pelo estímulo gerado no fibroblasto associado ao descongestionamento dos tecidos) e desestresse muscular (por diminuir as tensões e otimizar as trocas tissulares).

A dermotonia também atua mecanicamente no sistema circulatório (venoso e linfático), regulando o equilíbrio hídrico, a circulação de nutrientes e a eliminação de toxinas dos tecidos e na reestruturação dos tecidos envolvidos.

Protocolo de tratamento

- Assepsia da região do tronco e dos membros superiores (MMSS).
- Palper-Rouler analítico.
- Depressomassagem pulsátil, método forte, modo pulsado sobre os dermátomos corres-

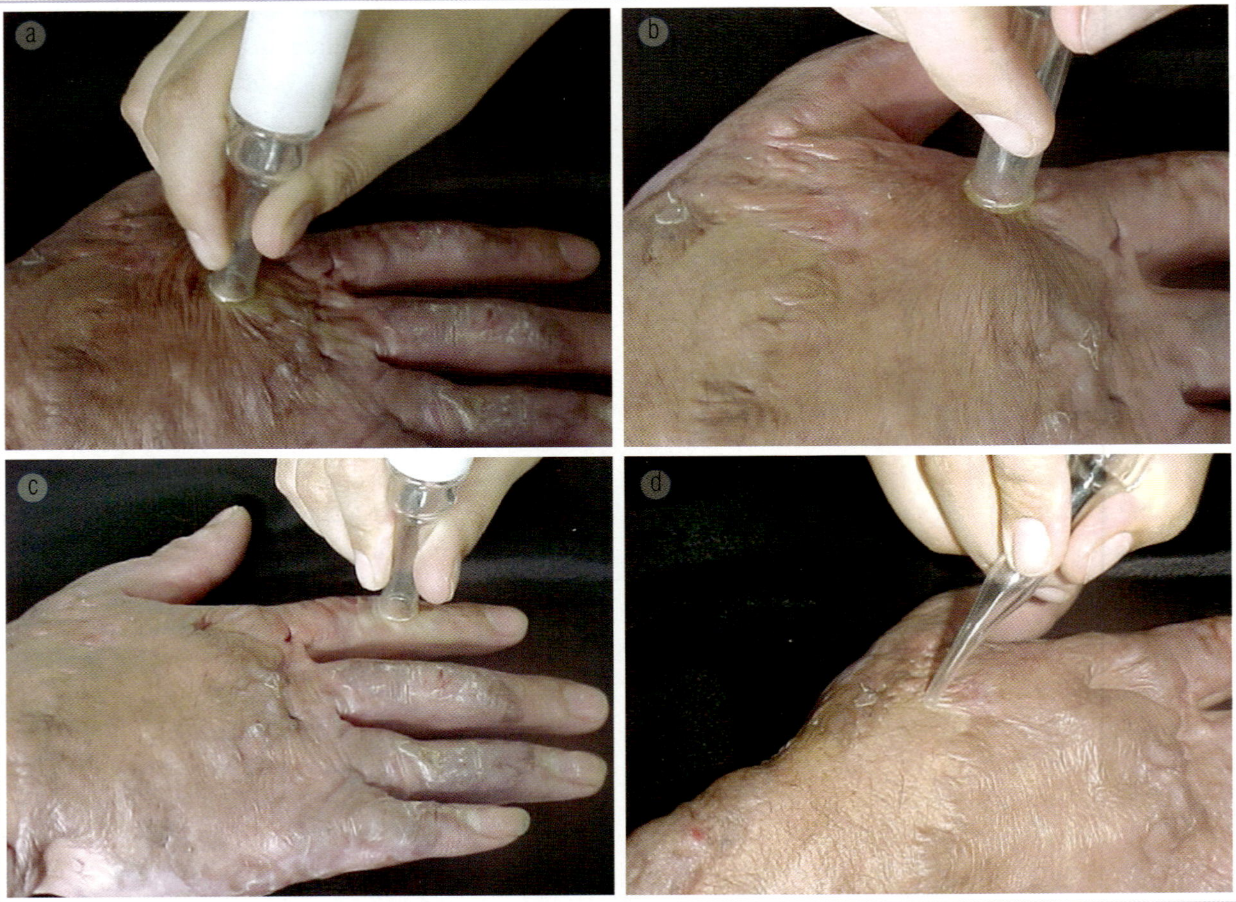

Figura 5.19 a-d Tratamento de mão queimada com dermotonia.

pondentes da região cervicotoracolombossacral, ao redor das mamas direita e esquerda, ao redor das cicatrizes presentes, na região axilar e na linha mamária infraesternal, utilizando potência da bomba de vácuo de 300 mmHg.

- Depressomassagem contínua, método médio, pressão de 200 mmHg sobre a fibrose.

O Palper-Rouler analítico deve ser aplicado após cada sessão, para observarmos o desaparecimento da dermalgia e da dermodistonia localizada.

REFERÊNCIAS

1- Karagozian, S. *La Dermotonie*. Valence: École Internacionale de Dermotonie et Palper-Rouler Analítique, 1995. 36 p.

2- Chirali, I. Z. *Ventosoterapia*. São Paulo: Rocca, 2001.

3- Silva, C. C. *Eletrossucção na Fisioterapia*. 1999. 40 f. Trabalho de Conclusão de Curso (Graduação em Fisioterapia) – Universidade Bandeirante, São Paulo, 1999.

4- Rossetti, R. A. Dermotonia: aplicabilidade nos protocolos de quelóides e cicatrizes hipertróficas. *Up to Date Magazine*, n. 46, p. 56-8, 2002.

5- Viglioglia, P. A.; Rubin, J. Fisioterapia cosmiátrica: aparatologia. In: *Cosmiatria II:* ciência que comprende la atención cosmética de la piel sana o enferma. Argentina: Artres, 1996. p. 356.

6- Bernadin. D.; Karagozian, S.; Guasti, M. Les effets de la dermotonie dans le traitement des cicatrices et des oedèmes post-operatoires. *La Revue de Chirurgie Esthétique de Langue Française*, v. 23, n. 91, p. 19-27, 1998.

7- Guirro, E.; Guirro, R. *Fisioterapia em estética*: fundamentos, recursos e patologias. 2. ed. São Paulo: Manole, 1996. p. 77-144.

8- André, M. *La Dermotonie*. Disponível em: <http://minceur.dossier.event.voila.fr/monceur/voila /cel_techniques. htm?chap=3)>. Acesso em 27 jul. 2002.

9- Fodor, P. B. Endermologie (LPG): does it work? *Aesthet. Plast. Surg.*, v. 21, p. 68, 1997.

10- Ersek, R. A. et al. Noninvasive mechanical body contouring: a preliminary clinical outcome study. *Aesthet. Plast. Surg.*, v. 21, p. 61-7, 1997.

11- Kinney, B. External fatty tissue massage (the "endermologie" and "silhouette" procedures). *Plast. Reconstr. Surg.*, v. 100, n. 7, p. 1903-4, 1997.

12- Collis, N. B. et al. Cellulite treatment: a myth or reality: a prospective randomized, controlled trial of two therapies, endermologie and aminophilline cream. *Plast. Reconstr. Surg.*, v. 104, n. 4, p. 1110-4, 1999.

13- Benelli, J. et al. Endermologie: humoral repercussions and estrogen interaction. *Aesthet. Plast. Surg.*, v. 23, p. 312-5, 1999.

14- Mendes, F. H. Noninvasive liposculpture: an association of external ultrasound delivery with endermosuctioning massage. *Plast. Reconstr. Surg.*, v. 104, n. 4, p. 1206-7, 1999.

15- Adock, D. et al. Analyses of the effects of deep mechanical massage in the porcine model. *Plast. Reconstr. Surg.*, v. 108, n.1, p. 233-40, 2001.

16- Chang, P. et al. Noninvasive mechanical body countering: (endermologie) a one-year clinical outcome study update. *Aesthet. Plast. Surg.*, v. 22, p. 145-53, 1998.

17- Ersek, R. A. Safety and efficacy report: external fatty tissue massage. *Plast. Reconstr. Surg.*, v. 102, n. 1, p. 273, 1998.

18- Leduc, A.; Leduc, O. *Drenagem linfática*: teoria e prática. 2. ed. São Paulo: Manole, 2000, p. 27-59.

19- Tacani, R. E. Técnicas manuais em medicina estética. In: De Maio, M. *Tratado de medicina estética*. São Paulo: Roca, 2003, p. 167-85.

20- Ciporkin, H.; Paschoal, L. H. *Atualização terapêutica e Fisiopatogênica da Lipodistrofia Ginóide*: Celulite. São Paulo: Santos, 1992. p. 218.

21- Toledo, L. S. Lipoplastia no Brasil. In: Horibe, E. K. *Estética clínica e cirúrgica*. Rio de Janeiro: Revinter, 2000, p. 265-71.

22- Rohrich, R. J.; Beran, S. J. Is liposuction safe? *Plast. Reconstr. Surg.*, v. 104, n. 3, p. 819-22, 1999.

23- Matarasso, A.; Hutchingson, O. H. Z. Liposuction. *J. Am. Med. Assoc.*, v. 285, n. 3, p. 266-68, 2001.

24- Fontana, C. *Manual de prevenção contra queimaduras*. São Paulo: Hospital das Clínicas da Faculdade de Medicina da Universidade de São Paulo, 2001.

25- Lawasiere, C. *Aplicabilidade da Dermotonia no Pós-Operatório de Lipoaspiração*. 2002. 40 f. Trabalho de Conclusão de Curso (Graduação em Fisioterapia) – Faculdades Integradas de Guarulhos (FIG), Guarulhos, 2002.

26- Mauad, R. J., Mustafá, S. C. M. N., Banzato, S. G. A. Cirurgia do contorno corporal. In: Mauad, R. J. *Estética e cirurgia plástica*: tratamento no pré e pós-operatório. São Paulo: Senac, 2001. p. 13-44.

Capítulo 6

Peeling Ultrassônico

Objetivos

Fábio dos Santos Borges

Objetivamos, com este capítulo, apresentar um recurso extremamente incomum no meio fisioterapêutico dermato-funcional. Para isso, descrevemos as propriedades do *peeling* ultrassônico, ressaltando os aspectos de sua técnica de aplicação, para que a prática clínica obtenha o melhor resultado terapêutico. Por meio da descrição de seus efeitos fisiológicos, procuramos dar suporte para o entendimento do funcionamento do equipamento, e pelas indicações e contraindicações, direcionamos o profissional de fisioterapia para que ele possa obter maior eficácia no emprego deste recurso nas diversas afecções da clínica dermato-funcional.

O *peeling* ultrassônico consiste em uma técnica que se baseia na utilização de uma vibração mecânica de pequena amplitude e alta frequência, aplicada sobre a superfície da pele mediante uma espátula metálica.
Também é chamado de microvibração de alta frequência.

AÇÃO

Sua ação principal consiste na eliminação de células mortas da superfície cutânea mediante um sistema de vibração mecânica de uma espátula quando esta entra em contato diretamente com a superfície da pele a uma elevada frequência.

PROPRIEDADES

A espátula que se utiliza não é plana, pois apresenta um ângulo aberto no centro, a fim de criar duas áreas de aplicação ao inverter sua posição, uma pela parte da ponta e outra pela parte plana (Figura 6.1). Com essa estrutura, a espátula, por meio da aplicação pelas duas partes, consegue prover dois efeitos básicos diferentes:

1. Aplicando a ponta da espátula: o movimento vibratório ocorre de tal maneira que, ao tocar a ponta da espátula na pele, as partículas semidesprendidas da superfície cutânea são retiradas, eliminando, desta forma, as células mortas da pele (Figura 6.4).
2. Aplicando a parte plana da espátula: ao inverter a posição, a parte plana da espátula realiza uma micropercussão na pele, proporcionando uma micromassagem cutânea (Figura 6.6). Esta forma de aplicação se realiza geralmente após a técnica anterior. Se for usado um cosmético de bom fator de penetração, a absorção por parte da pele pode ser favorecida.

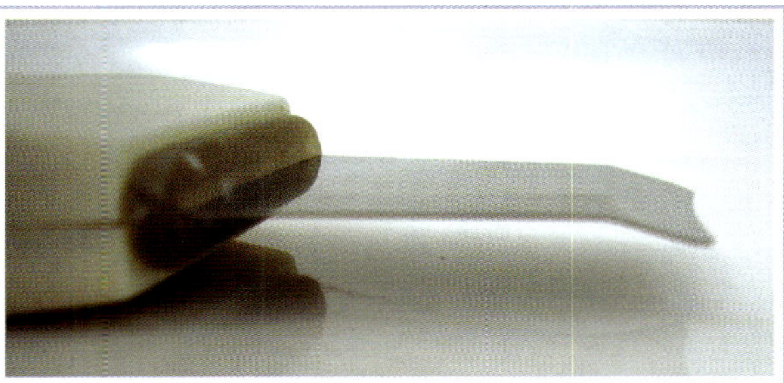

Figura 6.1 Aspecto da ponta da espátula.

EFEITOS FISIOLÓGICOS

Ao eliminar as capas superficiais da epiderme, estimula-se a renovação do tecido cutâneo. Este método esfoliante, de natureza fundamentalmente mecânica, é menos agressivo para a pele que outros de tipo químico, à base de cosméticos específicos.

Mediante a eliminação das células mortas da superfície da pele, conseguem-se efeitos revitalizantes aos quais se acrescentam a melhora nos processos de intercâmbio e a oxigenação da pele.

A micropercussão ao proporcionar uma micromassagem cutânea pode elevar ligeiramente a temperatura, na qual são atingidos efeitos sedantes das terminações nervosas e melhora da circulação sanguínea periférica.

EQUIPAMENTO

Os equipamentos são formados por uma estrutura central, de onde se pode programar a frequência e a intensidade da vibração, o tipo de corrente elétrica associada, o tempo de duração do tratamento etc. (Figura 6.2). Na maior parte dos equipamentos, existe um gerador de corrente galvânica que se aplica através da espátula vibradora. Com isso, os efeitos do microvibrador se somem aos da eletroterapia. Nesse caso, é comum a presença de microcorrentes e/ou corrente elétrica, sendo esta última sugerida normalmente para a realização de iontoforese, para a penetração de cosméticos de natureza eletrolítica na fase da aplicação da espátula plana.

Entretanto, alertamos que a iontoforese realizada com eletrodos dinâmicos (que se movimentam durante a aplicação da corrente elétrica) é pouco eficaz pela diminuição da concentração de corrente em determinados pontos da pele onde se deseja introduzir o cosmético.

A espátula de aplicação está inserida em um aplicador que se adapta à mão do terapeuta, com a finalidade de facilitar a aplicação (Figura 6.3). Em seu interior, encontra-se o dispositivo gerador da microvibração de alta frequência, que transforma a corrente elétrica em vibração mecânica, transmitida para a espátula. A frequência do ultrassom normalmente utilizada é em torno de 25 kHz a 30 kHz.

Se o equipamento estiver associado a um sistema de corrente galvânica, a espátula atuará como um eletrodo, de polo positivo ou negativo, segundo seu programa, em função do tipo de cosmético usado. Neste caso, é necessário um eletrodo dispersivo que se conectará à cliente em uma superfície da pele próxima à área de tratamento.

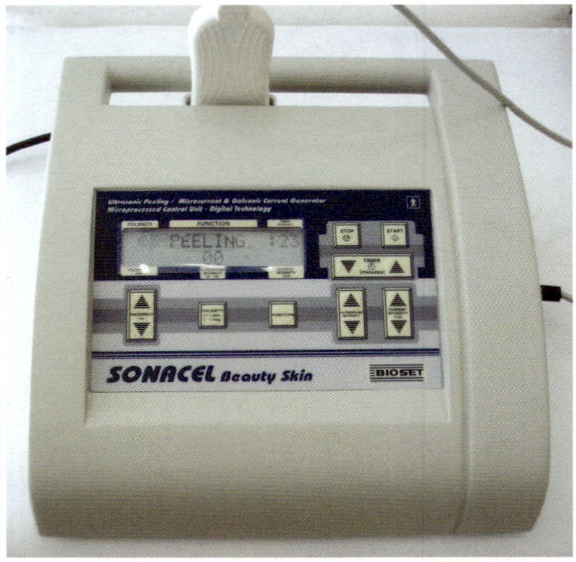

Figura 6.2 Modelo de equipamento de *peeling* ultrassônico fabricado pela Bioset®.

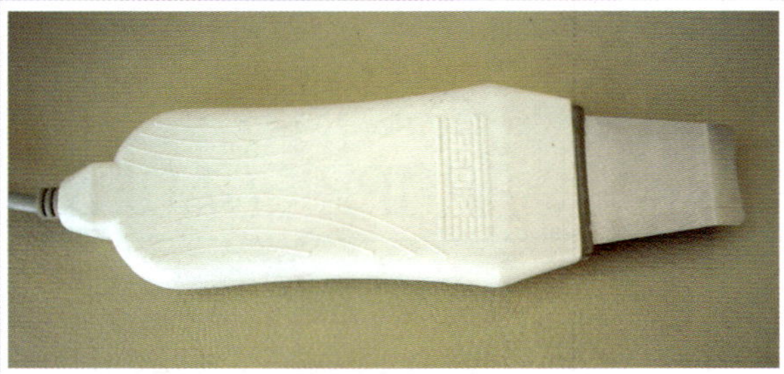

Figura 6.3 Estrutura da espátula terapêutica.

INDICAÇÕES

Peles desvitalizadas, hiperqueratósicas e seborreicas, e para realização de limpezas profundas da pele onde está contraindicado o uso de produtos químicos esfoliantes.

Pode ser utilizado sobre toda a área do rosto, nos tratamentos faciais e em zonas hiperqueratósicas do resto do corpo.

TÉCNICA DE APLICAÇÃO

A aplicação pode ocorrer independentemente pela borda ou pela parte plana da espátula, porém, o mais efetivo é a combinação de ambas as técnicas, além da inclusão de outros tratamentos estéticos.

Antes do tratamento, deve-se realizar uma limpeza da superfície da pele, desmaquiando, se for preciso, com cosméticos apropriados.

Em seguida, pode-se aplicar um produto emoliente quando o objetivo for preparar a pele para a retirada de incrustados mais difíceis.

Devemos pulverizar sobre a superfície da pele uma solução emoliente, soro fisiológico, ou apenas água; em seguida aplicar a vibração mecânica por meio da ponta da espátula. O líquido será vaporizado pela vibração da espátula, concorrendo para uma retirada da sujeira acumulada na pele e nos poros.

Quando a pele estiver seca, é necessário voltar a pulverizar a substância líquida novamente. Para esta aplicação, devemos colocar a espátula com a cavidade para baixo, formando um ângulo de 45°, aproximadamente, com a superfície da pele. Esse seria um procedimento de limpeza (Figura 6.4 e 6.5).

Pode-se aplicar em seguida um cosmético de efeitos tróficos e revitalizantes sobre a superfície da pele. Nesse caso, deve-se inverter a espátula, procedendo à aplicação com sua parte plana. Se o cosmético tiver caráter iônico, poderá associar-se a corrente galvânica através da espátula. Este seria procedimento de regeneração ou finalização terapêutica (Figura 6.6).

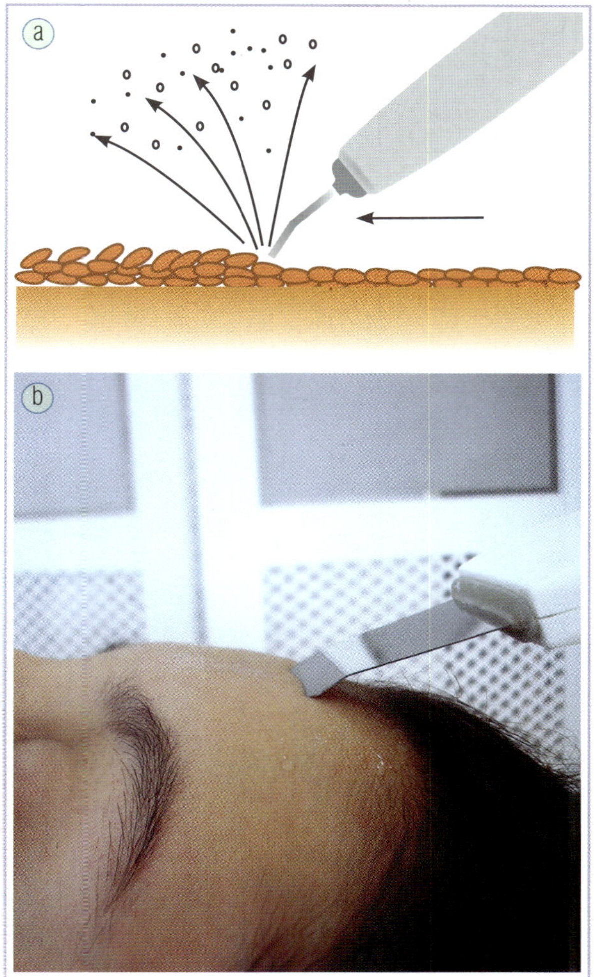

Figura 6.4 a-b Aplicação do *peeling* ultrassônico pela ponta da espátula para limpeza.

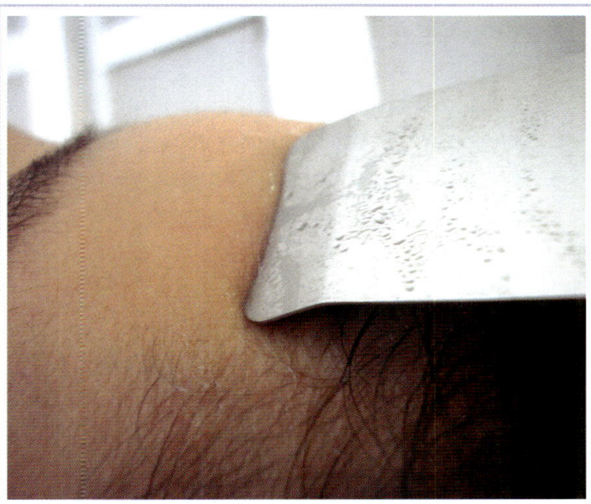

Figura 6.5 Aplicação do *peeling* ultrassônico pela ponta da espátula para limpeza (aumentada).

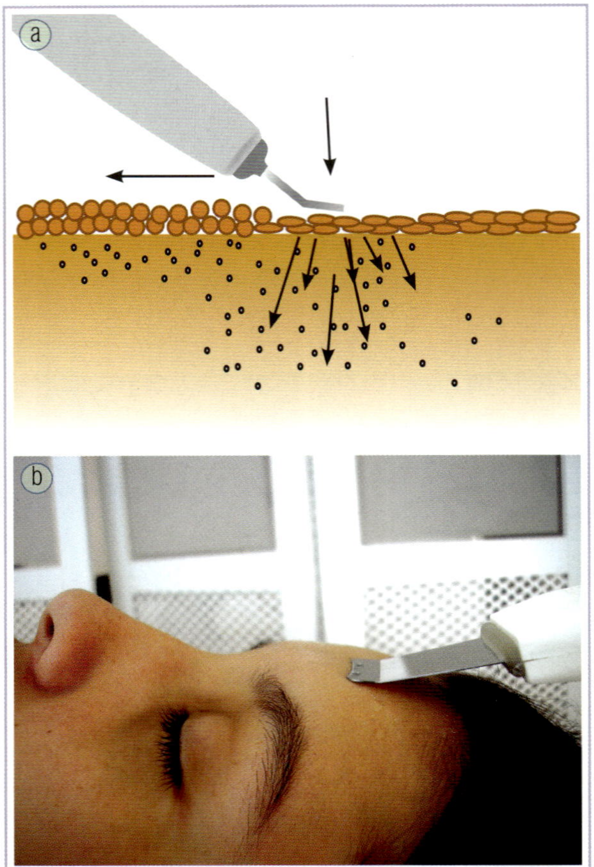

Figura 6.6 a-b Uso da espátula com a parte plana.

CUIDADOS E PRECAUÇÕES

- Constatar que a cliente a tratar não apresenta nenhuma contraindicação.
- Levar em conta a sensibilidade cutânea das diferentes pessoas tratadas.
- Tomar cuidado com zonas sensíveis da pele, como pescoço, interior dos braços e das coxas, seios e próximo de boca e olhos, pois podem gerar intenso desconforto.
- Vigiar a resposta da pele ao longo do tratamento.
- Evitar pressões muito fortes que podem lesionar o sistema natural de proteção cutânea.

CONTRAINDICAÇÕES

- Feridas e lesões da pele, pois elas podem agravar.
- Varizes, varicosidades, linfangites, e telangiectasias, pois pode haver aumento do quadro patológico nos vasos.
- Inflamações agudas, pela hipersensibilidade apresentada pela paciente.
- Tromboses e tromboflebites, pela possibilidade de haver deslocamento do trombo, proporcionados pela vibração mecânica da espátula.

REFERÊNCIA

1- Miedes, J. L. L. *Electroestética.* Madrid: Videocinco. 1999, p. 149-153.

Capítulo 7 Corrente Russa

Fábio dos Santos Borges
Alexsander Evangelista
Andressa Marchi

Objetivos

Este capítulo trata de um recurso largamente utilizado na Fisioterapia dermato-funcional. A corrente russa talvez seja o meio terapêutico mais empregado nesta área de atuação da fisioterapia, principalmente nos casos de flacidez muscular.

Objetivamos, portanto, com esta parte do livro, sanar algumas dúvidas acerca da eletroestimulação neuromuscular com a corrente russa. Para isso, iniciamos o escrito abordando as peculiaridades da fibra muscular, enfocando o trabalho semiológico dermato-funcional, assim como a prática clínica.

Por meio da descrição das características deste tipo de corrente, buscamos elucidar os detalhes técnicos que fizeram deste recurso eletroterapêutico uma arma eficaz nos trabalhos de tonificação e/ou fortalecimento muscular. No momento seguinte, enfocamos as peculiaridades da eletroestimulação envolvendo o tecido muscular, desde o fortalecimento até a mudança na composição da fibra muscular, e em seguida descrevemos os aspectos fisiológicos e terapêuticos da influência do estímulo neuromuscular sobre o tecido gorduroso, tendo em vista a controvérsia envolvendo uma possível redução de panículo adiposo por intermédio da corrente russa.

Na tentativa de ajustar a atitude terapêutica, visando a busca por melhores resultados, procuramos elucidar os mais variados parâmetros de modulação por meio dos relatos da literatura e da prática clínica dos autores deste capítulo.

Por fim, pela descrição das indicações, conseguimos ilustrar diversas situações terapêuticas na clínica dermato-funcional, em que o leitor encontrará meios práticos de eletroestimular diversas áreas do corpo, visando a atingir objetivos terapêuticos e estéticos.

Na década de 1970, trabalhos foram publicados dando conta de que uma corrente interrompida de média frequência (2500 Hz) foi utilizada para prover maior ganho de força muscular do que aquele obtida por meio da contração muscular voluntária. Esta forma de corrente foi denominada de corrente russa, e sua técnica terapêutica foi chamada de estimulação russa. Tudo isso justificado pelo fato do seu uso ter sido investigado por um pesquisador soviético chamado Yakov Kots.

Em 1977, Kots visitou a *Concórdia University,* em Montreal, no Canadá, onde apresentou os resultados de suas pesquisas sobre os efeitos da estimulação elétrica no aumento de força muscular em atletas de elite. Ele relatou que a estimulação elétrica neuromuscular podia produzir ganhos de força que eram de 30% a 40% maiores do que aqueles produzidos pela contração voluntária máxima do músculo.[1,2]

O uso deste tipo de eletroestimulação notabilizou-se por ter sido empregado na equipe olímpica russa, associada ao treinamento clássico, com muito sucesso. Kots defendeu um regime de trabalho para aumento de força muscular que podia aumentar a contração voluntária máxima (CVM) dos atletas de elite.[3] Porém, infelizmente os únicos detalhes dos trabalhos de Kots foram breves notas de conferência, traduzidos do idioma russo e não prontamente acessíveis.[4]

Apesar dos protocolos experimentais de Kots não terem sido documentados e seus resultados nunca reproduzidos no ocidente, seus relatos contribuíram para que os pesquisadores de todo mundo reconhecessem o potencial dessa técnica e ampliassem os estudos com relação à estimulação elétrica e ao fortalecimento muscular. Os estudos desenvolvidos a partir de então parecem dar suporte à afirmação de que a estimulação elétrica neuromuscular pode fortalecer músculos normalmente inervados, tanto em sujeitos sadios quanto naqueles que sofrem de vários tipos de distúrbios, onde estejam presentes fraqueza e hipotrofia muscular.[1]

No decorrer da década de 1980, os astronautas soviéticos que passavam meses na estação espacial, convivendo com a falta de gravidade e, portanto, sem poderem se exercitar, tinham a musculatura tão debilitada que, ao retornarem à Terra, mal conseguiam manter-se em pé. Uma das soluções encontradas para resolver este problema e manter a força muscular foi o uso de eletroestimulação, neste caso a corrente russa de Kots.

Hoje, na prática clínica dermato-funcional é comum o uso da corrente russa, haja vista seu reconhecido potencial no trato à musculatura hipotônica e flácida. É importante ressaltar que a técnica é operador dependente, isto é, deve-se tomar cuidado com a qualidade dos aparelhos, o tipo e a posição de eletrodos, assim como com o uso de protocolos de tratamento adequados para cada paciente, respeitando-se o biótipo individual deles.

PROPRIEDADES HISTOFISIOLÓGICAS DA MUSCULATURA

Um músculo individual possui uma região central mais espessa denominada ventre muscular, e, revestindo a parte externa do músculo, responsável pela transferência de tensão muscular para o osso, existe um tecido fibroso chamado epimísio. Cada músculo pode conter milhares de fibras musculares, organizadas em compartimentos dentro do próprio músculo. Os feixes de fibras são chamados fascículos e cada um pode conter até 200 fibras musculares. O fascículo é recoberto pelo perimísio, que é uma bainha conectiva que protege as fibras, formando caminhos para os nervos e vasos sanguíneos. Sendo assim, o epimísio e o perimísio dão ao músculo a capacidade de alongamento e o retorno ao tamanho normal. As fibras musculares são cobertas por uma membrana disposta paralelamente, denominada endomísio. O endomísio nutre e inerva cada fibra, pois esta é composta de uma bainha muito fina, que conduz os capilares e os nervos. Diretamente sob o endomísio encontra-se o sarcolema, através do qual a inervação neurológica percorre, atingindo

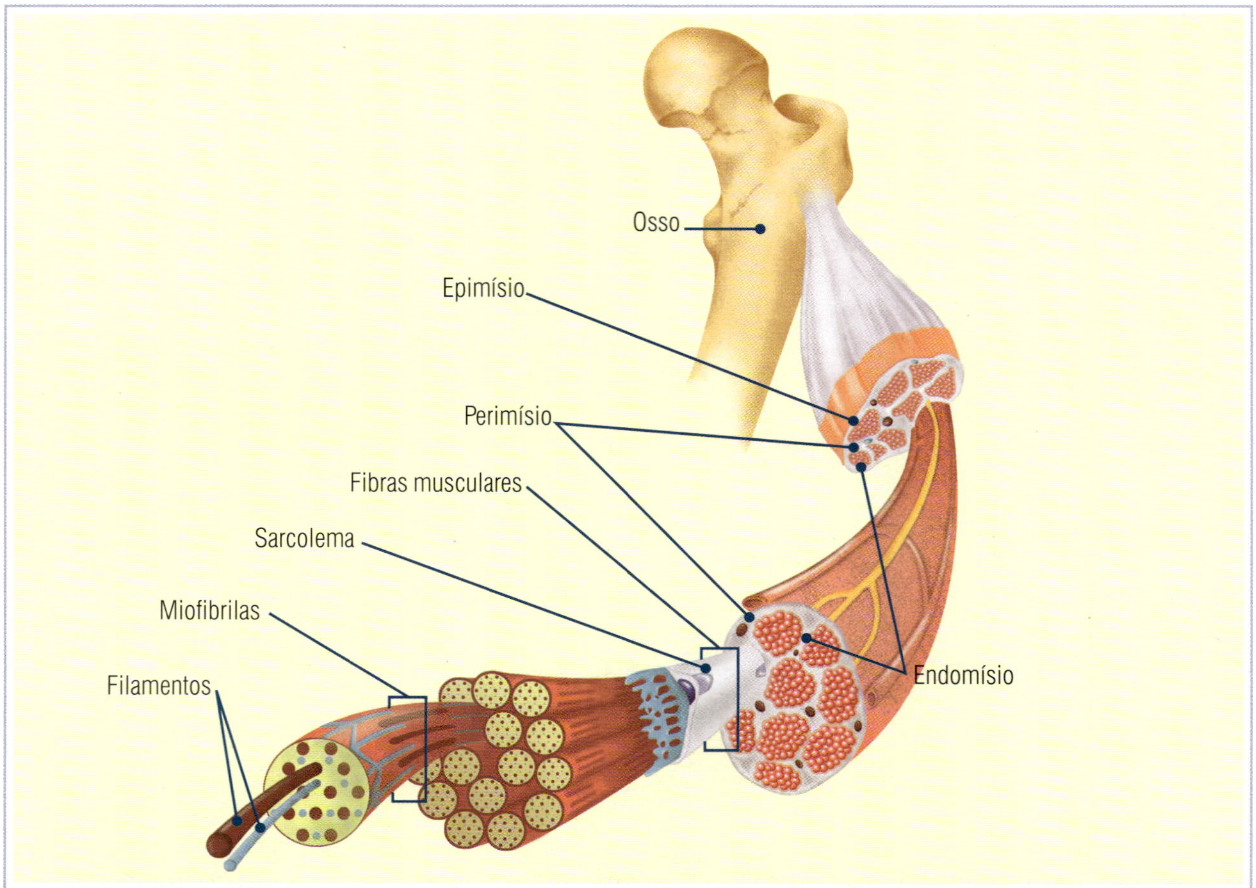

Figura 7.1 Estrutura muscular.

a unidade contrátil individual de cada músculo (sarcômero) pela neurotransmissão química (Figura 7.1).[5]

Em pesquisas realizadas sobre o comportamento clínico da nossa musculatura, foram observados basicamente dois tipos de fibras musculares: fásicas e tônicas (brancas e vermelhas), sendo as fásicas de velocidade e as tônicas de sustentação.[6] Pesquisas demonstraram que, com exceção de poucos músculos, o corpo humano só contém músculos com composição de fibras musculares mistas, e que esta composição das fibras musculares varia muito de uma pessoa para outra.[7] Algumas pessoas podem possuir número bastante maior de fibras rápidas que de fibras lentas, e isso, obviamente, poderia determinar, até certo ponto, as capacidades atléticas dos diversos indivíduos.[8]

A genética, os níveis hormonais no sangue e os hábitos de exercício do indivíduo são fatores que também podem influenciar na porcentagem dos tipos de fibra contidos nos músculos esqueléticos. No ponto de vista prático, esta composição das fibras apresenta importante papel no desempenho de eventos de força e de *endurance*.[9]

Segundo alguns autores, os tipos de fibras musculares podem ser classificados baseados na miosina ATPase, de forma mais abrangente, onde são estabelecidas subdivisões para fibras fásicas.[1,10,11,12,13,14,15,16,17] No Quadro 7.1, verificamos as peculiaridades desta divisão.

Os músculos humanos são heterogêneos, visto estarem compostos por uma ampla variedade de fibras musculares distintas. As fibras pertencentes a qualquer unidade motora se alastram por um grande território, ao invés de ficarem interagrupadas. Considerando-se uma individualidade, podemos perceber, por meio de técnicas sofisticadas para verificação das fibras, que existem algumas diferenças sutis dentro de cada unidade motora.[18]

Quadro 7.1 Características das fibras musculares

Características	Tipo de fibra muscular		
	Tônicas Tipo I Vermelha S (Slow) SO (Slow Oxidative)	Intermediária Tipo IIa Intermediária FF (Fast Fatigable) FOG (Fast Oxidative Glicolitic)	Fásicas Tipo IIb Branca FR (Fast Resistant) FG (Fast Glicolitic)
Diâmetro da fibra muscular	26 mm	28 mm	46 mm
Tipo de contração	Prolongada	Prolongada	Breve
Suprimento vascular	Rico	Rico	Escasso
Atividades de enzimas oxidativas	Alta	Médio-alta	Baixa
Conteúdo mitocondrial	Alto	Alto	Baixo
Atividades de enzimas glicolíticas	Baixa	Alta	Alta
Conteúdo de glicogênio	Baixo	Alto	Alto
Conteúdo de mioglobina	Alto	Alto	Baixo
Resistência à fadiga	Muito alta	Alta	Baixa
Tensão tetânica (nível de contração)	Baixa	Intermediária	Alta
Frequência de uso	Alta	Intermediária	Baixa
Ordem de recrutamento	Primeira	Intermediária	Última
Tamanho da unidade do corpo celular	Pequeno	Intermediário	Grande
Velocidade da condução do impluso nervoso	Baixa ($A\alpha_2$)	Intermediária	Alta ($A\alpha_1$)
Cor predominante	Vermelha (escura)	Vermelha	Branca
Conteúdo lipídico	Alto	Intermediário	Baixo
Filogênese (desenvolvimento evolutivo)	Baixa	Intermediária	Alta
Frequência tetânica	10-30 Hz	"Não relatado"*	35-150 Hz
Comportamento funcional	Estática	Dinâmica	Dinâmica
Produção de força	Baixa	Relativamente alta	Alta

* Não encontramos relatos dando conta de valores exatos de parâmetros de frequência ideais para a excitação elétrica desse tipo de fibra muscular.

A *unidade motora* é definida como a unidade funcional básica do músculo esquelético, sendo constituída pelo neurônio motor e pelas fibras musculares inervadas por ele.

Pelo fato de as fibras musculares de uma unidade motora não ficarem agrupadas, antes ficarem dispersas por todo o músculo em microfeixes de 3 a 15 fibras, tem-se uma intercalação desses microfeixes das diversas unidades motoras. Por meio desta interdigitação, unidades motoras distintas se contraem, apoiando-se umas às outras não de forma total, como se fossem segmentos isolados, fazendo que não seja possível ativar somente fibras musculares de contração lenta sem ativar também algumas fibras de contração rápida.[17]

Cada músculo humano contém uma mistura dos três tipos de fibras musculares. Segundo Scott,[18] os dois mecanismos que determinam a proporção de tipos de fibras no músculo são a he-

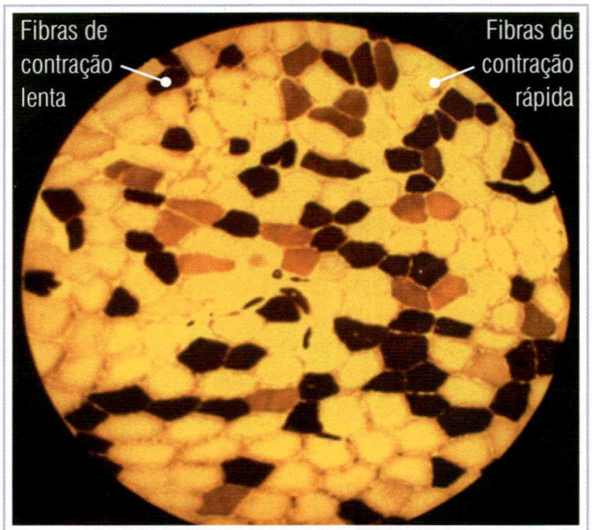

Figura 7.2 Identificação dos tipos de fibras musculares num corte histológico muscular para atividade da miosina ATPase (Fonte: Robergs e Roberts, 2002).

reditariedade e o uso. Na Figura 7.2, verificamos a distinção entre os tipos de fibras musculares num corte histológico muscular para atividade da miosina ATPase.

Músculos requisitados para produzirem níveis moderados de tensão por longos períodos de tempo apresentam uma alta porcentagem de fibras musculares resistentes à fadiga, já os músculos requisitados para produzirem níveis de força rápidos e altos por breves intervalos contêm uma alta porcentagem de unidades fatigáveis fortes e de contração rápida.[10]

Comportamento clínico da musculatura

Musculatura de contração lenta: tônica; tipo I

Caracterizam-se por um baixo nível de atividade de miosina ATPase, por uma menor velocidade de contração e por uma capacidade glicolítica menos desenvolvida que suas congêneres de contração rápida. Entretanto, as fibras de contração lenta contêm mitocôndrias relativamente volumosas e numerosas, e é essa concentração de mitocôndrias, combinada aos altos níveis de mioglobina, que dá às fibras de concentração lenta sua pigmentação vermelha característica. Esta alta concentração de enzimas mitocondriais é necessária para sustentar o metabolismo aeróbico (oxidativo); assim sendo, essas fibras apresentam ótima resistência à fadiga e são apropriadas para o exercício aeróbico prolongado.[10] Elas tendem a predominar em atletas de provas de resistência, como por exemplo os maratonistas.

As fibras musculares lentas são utilizadas para as atividades contínuas.[18] Poderíamos, então, pensar que elas praticamente "não necessitariam ser trabalhadas", pois bastaria ficar de pé para exercitá-las (é considerada musculatura estática ou postural).[13] Resistente e dinâmica, ela suporta intensa atividade e têm grande capacidade de contração, o que permite, aliás, a movimentação de todo o corpo.

Musculatura intermediária: tipo IIa

As fibras de contração rápida ou do tipo II são subdivididas em tipo IIa, oxidativas e glicolíticas, e tipo IIb, glicolíticas. As fibras IIa são vermelhas, de contração rápida ou intermediárias, pelo fato de sua velocidade de contração rápida estar combinada a uma capacidade moderadamente bem desenvolvida para a transferência de energia tanto aeróbica (com um alto nível da enzima aeróbica desidrogenase succínica ou SDH) quanto anaeróbica (com um alto nível da enzima anaeróbica fosfofrutocnase ou PFK). Essas são as chamadas fibras rápidas oxidativas glicolíticas. A fibra IIb possui o maior potencial anaeróbico e constitui a "verdadeira" fibra rápida glicolítica.[11,13]

As fibras tipo IIa são extremamente adaptáveis, ou seja, podem chegar a níveis iguais aos das fibras tipo I, com o treinamento de *endurance*, pois aumentam sua capacidade oxidativa.[19]

Musculatura de contração rápida fásica, tipo IIb

As fibras musculares de contração rápida tipo IIb possuem uma alta capacidade para a transmissão eletroquímica dos potenciais de ação, um alto nível de atividade de miosina ATPase, um nível rápido de liberação e captação do cálcio pelo retículo sarcoplasmático e de um alto nível de renovação (*turnover*) das pontes cruzadas, características que se relacionam todas com sua capacidade de gerar energia rapidamente para produzir contrações rápidas e vigorosas. A velocidade intrínseca de contração e elaboração de tensão das fibras de contração rápida é duas a três vezes maior do que aquela das fibras classificadas como contração lenta. São fibras que dependem essencialmente do sistema glicolítico em curto prazo e bem desenvolvido para a transferência de energia.[11]

Elas se cansam com facilidade e não toleram contrações prolongadas. São utilizadas nos momentos em que há necessidade de breves momentos de força intensa.[18]

Em geral, as fibras de contração rápida são ativadas nas atividades explosivas e rápidas, assim como em outras contrações musculares vigorosas, que dependem quase que inteiramente do metabolismo anaeróbico para a produção de energia. As capacidades metabólicas e contráteis dessas fibras são igualmente importantes nos desportos que utilizam paradas, arranques e mudanças de ritmo constantes, por exemplo, no basquete ou no hóquei de campo, que, às vezes, necessitam de energia rápida que somente as vias metabólicas anaeróbicas podem fornecer.[11]

Só são trabalhadas com exercícios extenuantes e/ou realizados numa frequência rápida. Por este fato, raramente são recrutadas nas atividades cotidianas. Isso tem levado alguns profissionais que cuidam da estética corporal a afirmarem que ela seria a responsável pela flacidez e diminuição do tônus, em virtude das fibras vermelhas estarem predominantemente sendo requisitadas nas nossas atividades diárias mais costumeiras.

Porém, na prática clínica, o que se vê é que o desuso, a imobilização e também o descondicionamento físico podem gerar a flacidez e a hipotonia, não só nas fibras brancas, mas também nas fibras vermelhas, o que, muitas vezes, torna difícil apontar qual a fibra muscular verdadeiramente responsável pela flacidez. Daí, portanto, a recomendação de que nos trabalhos de tonificação muscular, em pessoas sedentárias, a eletroestimulação ocorra tanto nas fibras brancas quanto nas vermelhas. Entretanto, atualmente, mesmo em pessoas sedentárias, a eletroestimulação neuromuscular tem sido enfatizada somente para as fibras brancas, pois, durante o procedimento, é solicitado que a cliente realize a contração muscular voluntária no mesmo momento em que recebe o estímulo elétrico, com isso, haverá dois níveis de contração, o voluntário, com as fibras vermelhas e, o eletroestimulado, com as fibras brancas. É possível observar a predisposição genética quanto ao tipo de fibra predominante na composição corporal de um indivíduo. Isso pode ser feito a partir da análise de um dos marcadores genéticos chamados dermatoglifia.

O termo dermatoglifia ocorre pela junção do termo *dermo*, do latim, significando "pele", e de *glypha*, do grego, que significa "gravar".[20] É a ciência que estuda o desenho e o relevo da pele da palma da mão e da ponta dos dedos.[21] Ela se baseia na identificação da formação das papilas digitais como uma marca genética indicativa da predominância dos tipos de fibras musculares.[20]

Por meio da análise do desenho da impressão digital dos dedos, Cummins e Midlo[20] distinguiram três grupos de desenhos: arco (A), presilha (L) e verticilo (W) (Figura 7.3).

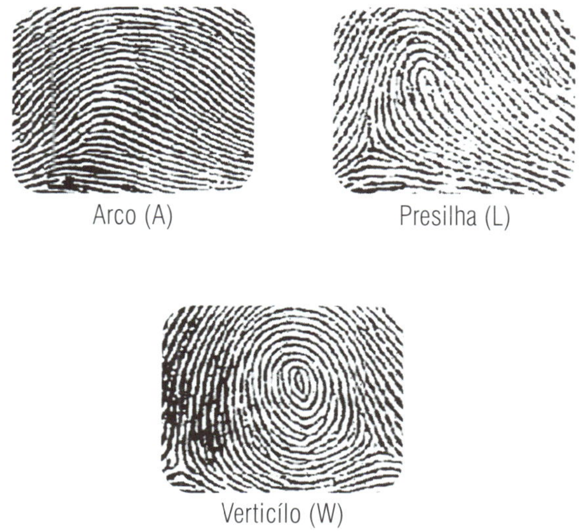

Figura 7.3 Tipos de desenhos das impressões digitais.

No procedimento de obtenção das impressões digitais, utilizando-se um papel específico, os dedos devem ser bem lavados anteriormente para que toda a superfície a ser impressa seja coberta com uma camada regular de tinta (as falanges distais têm que ser cobertas com a tinta do lado da superfície valar dos dedos até a unha).[22] A análise é feita de forma qualitativa, pela forma dos desenhos, e de forma quantitativa, pela quantidade de linhas (QL), do somatório das quantidades totais de linhas (SQTL) e da quantidade de cristas cutâneas dentro do desenho.[20]

A avaliação da intensidade dos desenhos pode ser feita partindo da presença dos *deltas*, e assim se calcula o *índice delta* (D10), que é o número de deltas possíveis nos dez dedos, tendo o mínimo de 0 e o máximo de 20.[23] O arco (A) se caracteriza pela ausência de trirrádios ou deltas, e se compõe de cristas que atravessam transversalmente a almofada digital;[24] a presilha (L) apresenta um delta (desenho meio fechado em que as cristas da pele começam de um extremo do dedo, encurvam-se distalmente em relação ao outro, mas sem se aproximar daquele onde se iniciam); o verticilo (W) apresenta dois deltas (figura fechada em que as linhas centrais concentram-se em torno do núcleo do desenho).[22]

A presilha (L) indica predominância de fibra muscular glicolítica, e o verticílo (W) indica a da fibra oxidativa. O arco (A) não tem relação com nenhum dos tipos de fibra muscular.[22]

Ferrão et al.[22] concluíram, após análise dermatoglifílica, que indivíduos com predominância de fibras oxidativas apresentam maior capacidade de emagrecimento (perda de percentual de gordura) por meio do condicionamento aeróbico.

Silva et al.[24] concluíram que existe correlação entre os parâmetros dermatoglifílicos e sua classificação quanto ao tipo de fibra muscular com a flexibilidade das articulações do ombro e quadril. Os autores verificaram que os indivíduos com predomínio de fibras glicolíticas apresentaram um maior grau de flexibilidade que os indivíduos com fibras oxidativas.

Fisiologia contrátil

O sistema nervoso periférico (SNP) é composto por todos os ramos de nervos que se encontram externamente à medula espinhal. Os nervos periféricos, chamados nervos espinhais, são primariamente responsáveis pela ação muscular, eles entram posteriormente na coluna vertebral e saem anteriormente a cada nível da medula espinhal.

Há três níveis na organização de um nervo periférico. No nível mais interno, a fibra nervosa é um pequeno componente condutor do tronco nervoso, neurônio ou da célula nervosa. É cercado por um endoneuro consistindo de tecido conectivo. O segundo nível é um feixe nervoso (funículo ou fascículo), consistindo de fibras nervosas cercadas por perineuro. O terceiro nível é o tronco nervoso, formado por um ou vários funículos, envolvidos por outra camada de tecido conectivo, o epineuro. As extensões do epineuro vão para dentro do nervo, separando os funículos (Figura 7.4).[25]

O tecido conectivo é frouxo, irregular e contém células, fibras e uma substância fundamental. Os nervos que entram na parte posterior são chamados neurônios sensitivos, transmitindo informações provenientes do músculo para dentro do sistema nervoso através da via aferente. Os nervos que saem pela parte anterior são chamados motoneurônios ou neurônios motores, que transmitem impulsos do sistema nervoso para o músculo através da via eferente.

O motoneurônio é composto de um corpo celular que contém o núcleo da célula nervosa. Este corpo celular fica dentro da substância cinzenta da medula sob forma de *pools neuronais*, ou seja, aglomerados de neurônios; assim, inervam porções de um único músculo ou de sinergistas selecionados. Do corpo celular emerge uma ramificação chamada axônio que é mielinizado, ou seja, isolado por células de Schwann, que permitem maior velocidade na condução nervosa. Quando um axônio mielinizado se aproxima da fibra muscular, ele se divide em placas terminais que ficam dentro de fendas localizadas próximas ao centro da fibra muscular. Este local é denominado junção neuro-

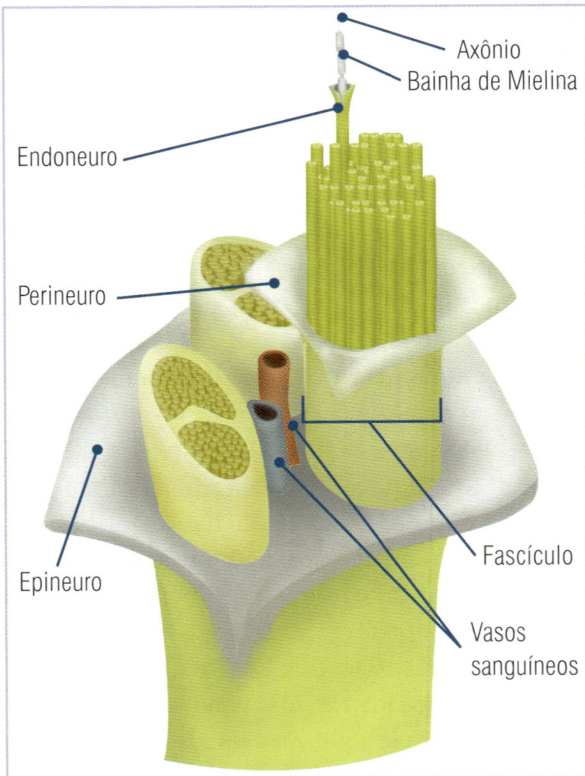

Figura 7.4 Estrutura nervosa.

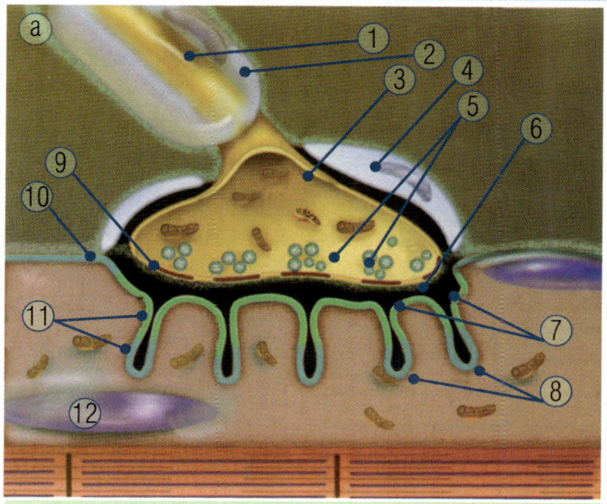

1 – Fibra do neurônio motor
2 – Mielina
3 – Axônio terminal
4 – Célula de Schwann
5 – Vesículas sinápticas (contém ACh)
6 – Membrana pré-sináptica (contém AChE)
7 – Fenda sináptica
8 – Goteira sináptica
9 – Zona ativa
10 – Sarcolema
11 – Região do sarcolema que contém receptores para Ach
12 – Núcleo da fibra muscular

Figura 7.5a Esquema da junção neuromuscular.
(Fonte: Robergs e Roberts, 2002).

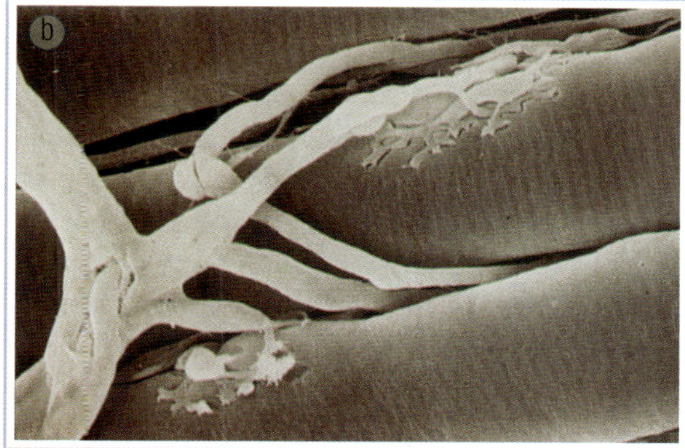

Figura 7.5b Microscopia eletrônica do axônio do motoneurônio e sua junção neuromuscular.
(Fonte: Robergs e Roberts, 2002).

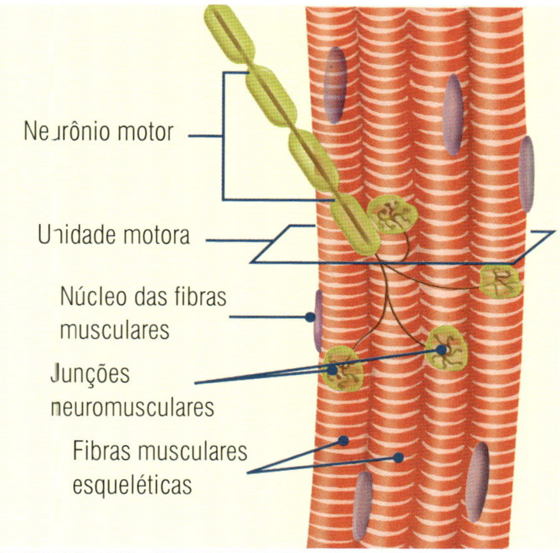

Figura 7.6 Esquema da unidade motora.

muscular onde se encontra a fenda sináptica, fazendo assim um contato indireto por meio de uma transmissão química com o músculo (Figura 7.5 a-b).[5]

Como já citado, as unidades motoras são grupos funcionais constituídos de um único neurônio motor e todas as fibras musculares por ele inervadas (Figura 7.6), e quando uma delas é ativada suficientemente, todas as fibras musculares relacionadas a ela se contraem em poucos milissegundos.

As fibras musculares de uma unidade motora pertencem a um mesmo tipo, o que põe em evidência a função das mesmas na expressão dos tipos de fibras musculares e nas suas características de contração, ou seja, as fibras inervadas por uma unidade motora possuem propriedades bioquímicas, físicas, ultraestruturais e contráteis similares, o que nos mostra a importância do motoneurônio ao controlar todos estes parâmetros.[26]

O tamanho do corpo celular do motoneurônio está relacionado ao número de fibras musculares por ele inervadas. Grandes motoneurônios possuem corpos celulares maiores, axônios de maior diâmetro e uma velocidade de condução mais alta em comparação aos pequenos neurônios. Isso se adapta melhor às fibras musculares fásicas, já que elas precisam fornecer força explosiva de curta duração ou, de alguma forma, uma força adicional de duração mais longa. A movimentação do componente fásico é, de alguma forma, mais rude porque a unidade motora é maior, sendo as primeiras a entrarem em atividade quando se exige uma reação inesperada e rápida do músculo. Este fato pode ser visto comparativamente dentro do mesmo músculo.[1,18]

O potencial de ação das unidades motoras tônicas está em torno de -70 mV, já para as unidades motoras fásicas está em torno de -90mV, por isso as fibras de contração lenta são ativadas antes das fibras rápidas nas atividades cotidianas.[1]

Durante a contração muscular voluntária, as unidades motoras são recrutadas de uma maneira dessincronizada. Isto é, unidades motoras não são todas ativadas no mesmo instante de tempo. As frequências de descarga de unidades motoras recrutadas em contração voluntária também não são todas as mesmas. Algumas unidades podem ser descarregadas a baixas frequências fixas, enquanto outras podem descarregar irregularmente até mesmo em frequências menores. Uma questão que os neurocientistas enfrentaram por anos foi entender como o sistema nervoso central (SNC) sabe quais motoneurônios são ativados com a finalidade de produzir um nível particular de contração. Agora existem evidências que indicam que motoneurônios são recrutados na maioria das contrações numa sequência ordenada. O comando do SNC para iniciar a contração muscular primeiro ativa os menores motoneurônios alfa (maior resistência interna). Se mais força é requerida para devidamente executar uma atividade, os sinais do comando do SNC são aumentados e, progressivamente, os motoneurônios maiores (baixa resistência interna) são ativados.[10]

Este recrutamento, primeiramente descrito por Henneman, tem uma sequência conhecida como *Princípio do Tamanho de Henneman*.

Portanto, uma vez que o tamanho do motoneurônio alfa é relacionado ao tipo de fibra muscular inervada pelo neurônio, o recrutamento de unidades motoras em contração geralmente seguirá das unidades motoras do tipo lentas para as do tipo intermediária e, finalmente, para as do tipo rápidas, com o aumento do nível de contração. Aquelas unidades motoras designadas para gerarem tensão por relativamente longos períodos sem fadiga substancial (tipo lenta e intermediária) são então usadas, em sua maioria, nas contrações volitivas. Unidades do tipo rápidas, capazes de produzir altos níveis de tensão por períodos muito curtos, são usadas apenas ocasionalmente, em contrações de alto nível de força.[2,10] Entretanto, Fleck e Kraemer[27] relataram que pode haver exceções na ordem de recrutamento por tamanho, que poderiam estar relacionadas ao treinamento de padrões de movimento com velocidades muito altas e grande produção de potência, por exemplo no movimento de "cortada" no voleibol. Desta forma, no lugar das unidades motoras de baixo limiar (tônicas), as unidades motoras de alto limiar (fásicas) são recrutadas primeiro. Isso significa que as unidades motoras de baixo limiar não são recrutadas nesta atividade. Os autores relataram ainda que as unidades motoras tônicas poderiam estar inibidas para facilitar a produção de potência.

Em contrações musculares fisiológicas, observa-se que a 15% da força máxima isométrica as unidades motoras inicialmente ativas são as lentas (tipo I). Até 30% da força isométrica máxima somente as fibras do tipo I são ativadas, produzindo um pouco mais de força. Quando a força produzida é de 50% a 60% da força isométrica máxima, começam a ser ativadas as unidades motoras que inervam as fibras tipo IIa. Por último, as unidades motoras de grande tamanho que inervam as fibras IIb são ativadas a partir de intensidades correspondentes de 70% a 90% da força isométrica máxima.[28]

Uma outra maneira pelo qual podemos estimular as fibras brancas a se contraírem antes das vermelhas é utilizando a eletroestimulação neuromuscular. Isso foi relatado por Starkey,[2] que mencionou que a estimulação elétrica é capaz de estimular os nervos motores de grande diâmetro do tipo II a se contraírem antes das fibras do tipo I. Como as fibras do tipo II são capazes de produzir mais força, o vigor da contração aumenta.

Para isso, basta adotarmos parâmetros de modulação compatíveis com a frequência tetânica apropriada para cada tipo de fibra muscular.

CARACTERÍSTICAS DA CORRENTE RUSSA

Segundo Robinson,[29] a corrente originalmente utilizada pelos pesquisadores soviéticos foi uma corrente alternada simétrica, sinusoidal, com frequência de 2.500 Hz, modulada por bursts a cada 10 ms para fornecer 50 bursts por segundo.

Esta forma de estimulação foi promovida comercialmente como *Estimulação Russa*.[2,29,30]

Segundo Adel e Luykx,[12] o pesquisador soviético utilizou bursts de 50 Hz por se encontrar mais ou menos no centro do espectro de frequências utilizado para a geração de contrações tetânicas (40 Hz a 80 Hz).

Atualmente, a corrente russa pode ser definida como uma corrente alternada de média frequência (entre 2.500 Hz e 5.000 Hz), que pode ser modulada por bursts ("rajadas") e é utilizada com fins excitomotores.[12,18,31]

A corrente russa, desde que foi apresentada por Kots, por volta de 1977, como um estimulador muscular elétrico para aumentar o ganho de força, evoluiu. Atualmente, pode oferecer uma frequência média de 2.000 Hz a 10.000 Hz, com pulso podendo variar de 50 a 250 microssegundos.[32]

Segundo Furini e Longo,[33] a corrente russa é uma corrente alternada de média frequência, retangular, balanceada e simétrica. Sua frequência pode ser de 2.000 Hz a 4.000 Hz; nos equipamentos mais conhecidos, a frequência é de 2.500 Hz. A escolha dessa frequência se deve a duração do período refratário absoluto do nervo motor que está na faixa de 0,2 ms a 0,5 ms.

Segundo Alon,[34] é improvável que o motivo por ter sido usada uma frequência portadora de 2.500 Hz tenha sido apenas o fato de que tal frequência seja única em relação ao conforto da estimulação, pois foi escolhida porque uma frequência na faixa de 2.500 Hz implica em pulsos cujas durações estão na ordem de 50 a 200 microssegundos, e isso representa uma faixa relacionada a uma estimulação relativamente confortável. Hooker[32] mencionou que a faixa de duração de pulso da corrente russa gira em torno de 50 a 250 microssegundos. Entretanto, Protas et al.[35] mencionaram algumas limitações da corrente russa, que incluíam uma percepção mais desconfortável em virtude da duração de pulso ser fixa (de modo que ajustes individuais para o conforto dos pacientes não eram possíveis); e uma frequência fixa de pulsos e de burst nos aparelhos mais antigos (o que limitava muito o número de procedimentos clínicos oferecidos).

Estes aparelhos de frequência fixa assemelham-se àqueles empregados no estudo proposto por Kots, na década de 1970. Entretanto, ainda hoje encontramos algumas empresas que fabricam aparelhos com essas mesmas limitações características. Apesar disso, já existe um avanço tecnológico em relação à melhoria no *design* e na estrutura eletrônica nos aparelhos encontrados atualmente.

Com uma nova estruturação física para a construção de aparelhos de corrente russa, o uso clínico pode incluir o controle da dor e, se usada corretamente, podemos obter até um alívio efetivo da dor durante mobilizações ou exercícios para aumento do arco de movimento articular. Essas aplicações dependem de eliciamento principalmente de terminações nervosas.[34]

As frequências de estimulação necessárias para a geração de uma força resultante ou somação tetânica uniforme são diferentes; fibras musculares lentas (possuidoras de tempos de contração e relaxamento mais lentos) fazem somação em frequências de estimulação mais baixas, enquanto as fibras musculares de contração mais rápida geram forças maiores e uma contração tetânica uniforme em frequências mais altas.[18]

Segundo alguns autores,[1,10] a estimulação de um músculo ou de fibras neuromusculares com frequências maiores que a sua velocidade de despolarização/repolarização máxima faz que essas fibras se despolarizem na sua própria frequência, tornando a despolarização assíncrona, ou seja, cada pulso da corrente não irá corresponder a uma despolarização da fibra. E isso se dará basicamente por dois aspectos:

1. Pode haver a possibilidade de a frequência média ter um valor acima da frequência de despolarização máxima das fibras nervosas motoras (algum ponto entre 1.000 Hz e 3.000 Hz), pois, durante a estimulação, alguns pulsos podem coincidir com o período refratário absoluto, causando maior dificuldade na repolarização. O retorno ao potencial de repouso da membrana tornar-se-á cada vez mais demorado, terminando por não mais se estabelecer enquanto durar a estimulação.
2. Em virtude da frequência elevada, pode ocorrer intensa fadiga da placa motora terminal com a estimulação elétrica, não permitindo que essa placa motora converta os impulsos elétricos em despolarização da membrana da fibra muscular. O nervo então demonstra um fenômeno de acomodação, fazendo que o período refratário se torne cada vez mais longo.

Para prevenir o que foi exposto acima, há necessidade de se interromper a frequência média em intervalos que devem coincidir com o término de cada despolarização, evitando que a fibra nervosa seja "bombardeada" com estímulos durante o período refratário. Nestas configurações, a fibra se despolariza na frequência de modulação (interrupção), conservando sua sensibilidade à estimulação elétrica.[1]

Encontramos, na corrente russa, as características de interrupção citadas acima, pois, em virtude da modulação na forma de bursts, há uma interrupção na qual a corrente é nula, e isso favorece a prevenção de fadiga na placa motora.

Portanto, a interrupção da média frequência em diversas frequências baixas (modulação) permite o trabalho das diferentes fibras musculares, de acordo com as velocidades ótimas de despolarização de cada tipo de neurônio motor (fibra fásica ou tônica), pois, segundo Hoogland,[1] se trabalharmos com correntes alternadas *não moduladas* com uma frequência acima de 3.000 Hz, a unidade motora se descarregará em sua própria frequência, não permitindo que a estrutura muscular altere sua morfologia, não havendo nenhum efeito específico no músculo. Mas, quando são utilizadas correntes alternadas *moduladas* (como a corrente russa), um padrão de despolarização pode ser imposto ao axônio, promovendo alterações morfológicas e histoquímicas na musculatura, em proporção à frequência imposta artificialmente.

Correntes alternadas com frequências entre 2.000 Hz e 4.000 Hz são utilizadas por serem relativamente agradáveis, dificilmente ferirem a pele e causarem uma tensão máxima no músculo quando usadas com intensidades suficientes. Este tipo de corrente também permite valores de corrente (amperagem) mais altos, geralmente acima de 100 mA, o que não é permitido com frequências menores, de acordo com os padrões IEC (Normas de segurança para equipamentos eletromédicos – IEC 60601-2.10, obrigatórias no mundo). Frequências menores, contudo, são utilizadas, e a vantagem aqui é que, com a corrente russa, o músculo pode ser tensionado por mais tempo[1].

Teoricamente, como a frequência de estimulação é aumentada, a oposição ao fluxo de corrente (impedância) pelo tecido cai. Isso tem levado ao desenvolvimento de estimuladores que empregam bursts de estimulação com frequências portadoras na variação de 2.000 Hz a 4.000 Hz. Esperava-se que tais aparelhos fossem capazes de produzir níveis mais altos de contração muscular com menos desconforto para o paciente que os estimuladores mais tradicionais disponíveis, que produzem estimulação de 1 Hz a 100 Hz. Entretanto, não foram encontrados estudos de pesquisa publicados que comprovem essa afirmação.[29]

ELETROESTIMULAÇÃO E TECIDO MUSCULAR

Fortalecimento muscular

Muitas pesquisas foram realizadas buscando conhecer o efeito de correntes elétricas nas fibras musculares. Os estudos[36] se concentraram em duas hipóteses principais: aumento da força muscular e mudança no tecido muscular.

Harrelson et al.[30] relataram que uma razão para a eletroestimulação ser mais eficaz do que apenas o exercício reside na diferença nos padrões de recrutamento e acionamento (disparo) entre a eletroestimulação e as contrações musculares voluntárias. Em uma contração voluntária, o recrutamento das unidades motoras no músculo esquelético obedece a um determinado padrão quando o influxo do SNC determina o início da contração em um músculo (como citado anteriormente); já no início do processo de reabilitação, o treinamento muscular típico com exercícios normalmente envolve um peso mais baixo, para evitar o estresse excessivo da articulação lesionada. Portanto, as fibras de contração rápida (tipo IIb) seriam recrutadas apenas raramente (pois são recrutadas com esforço suplementar, seguindo o princípio do Tamanho de Henneman). Assim, receberiam poucos efeitos de treinamento destes tipos de exercício. Realizando-se este trabalho muscular utilizando a eletroestimulação, os efeitos poderiam ser positivos, visto que a articulação pode ser estabilizada e o trabalho de força pode ser realizado isoladamente, mesmo num período recente de pós-cirurgia e convalescença muscular, pois as fibras musculares fásicas poderiam ter sua contração eliciada eletricamente.

Como já citamos, isso poderia ser justificado pelo informe de Starkey[2] que relatou o uso da eletroestimulação para eliciar a contração de fibras de força (tipo IIb) antes das fibras de resistência (tipo I). Sobre o assunto, Hooker[32] também relatou que a estimulação elétrica é capaz de reproduzir os eventos físicos e químicos associados à contração muscular voluntária normal, ajudando a manter a função muscular normal e, consequentemente, retardando o aparecimento da atrofia. Para Currier e Mann,[37] a eletroestimulação neuromuscular também pode prover o mesmo efeito que a contração muscular voluntária no que diz respeito ao aumento temporário no metabolismo muscular.

Se o indivíduo, por alguma razão, não for capaz de executar uma contração muscular voluntária, isso pode ser realizado com o auxílio de eletroestimulação neuromuscular.[30] Nisso se baseiam vários protocolos de tratamento, visando o fortalecimento muscular de músculos debilitados.

Sinacore et al.[38] mostraram resultados obtidos em estudo de um único caso, onde a excitação elétrica foi capaz de ativar seletivamente as fibras do tipo II. Os autores ressaltaram a importância deste achado tendo em vista que, em muitas doenças crônicas, as fibras do tipo II são seletiva e preferencialmente afetadas, e que a excitação elétrica pode ser uma técnica clinicamente viável para usar nestes tipos de pacientes com acometimento de fibras tipo II.

O retardamento da atrofia, por meio da manutenção do tecido muscular, após uma lesão que impede o exercício muscular normal, pode ser realizado por meio da substituição de uma contração muscular volitiva pela eletricamente estimulada Nesse caso, a intensidade da corrente deve ser tão alta quanto puder ser tolerada, podendo ser aumentada durante o tratamento quando ocorrer alguma forma de acomodação sensorial.[32] Segundo Swearingen,[39] a estimulação elétrica é um meio de recrutar de forma potencialmente preferencial as unidades motoras mais rápidas, mais do que se poderia usualmente ativar por meio de uma contração voluntária. Esta capacidade de direcionar a intervenção para o recrutamento de unidades motoras mais rápidas pode ser uma vantagem clínica no tratamento de indivíduos com problemas que afetam preferencialmente as fibras musculares de contração rápida, por exemplo em indivíduos mais velhos, naqueles expostos a altas e/ou contínuas terapias com drogas esteroidais ou naqueles com histórias de abuso de álcool, doenças renais em estágio terminal e artrite reumatoide, dentre outros. Hooker[32] orientou que deve ser dado ao músculo algum tipo de resistência, como a gravidade ou resistência externa, oferecida pela adição de pesos ou fixando-se a articulação de forma que a contração se torne isométrica, a fim de que haja o fortalecimento muscular efetivo.

Low e Reed[40] defenderam que a estimulação elétrica pode substituir o exercício ativo voluntário quando existirem restrições a ele. Além disso, a estimulação elétrica pode ser usada para várias finalidades terapêuticas como: fortalecimento muscular em músculos normais ou enfraquecidos, facilitação do controle muscular, manutenção ou aumento da amplitude de movimento articular, estimulação de nervos aferentes, dentre outros.

Hoogland[1] ressaltou a importância da estimulação elétrica no ganho de força quando definiu alguns benefícios extras:

- Consegue-se ativar de 30 a 40% a mais das unidades motoras com a corrente elétrica de média frequência que nos exercícios comuns e tratamentos convencionais. Pois, com a estimulação elétrica, ocorre a modulação do nervo motor alfa e não despolarização do neurônio, como no movimento ativo, tendo assim características de despolarização artificial, tornando possível ativar todas as unidades motoras.
- Aumento de força em curto prazo.
- Melhor qualidade da estabilidade articular durante a fase de imobilização.

Esses conceitos têm levado várias pessoas a buscar a eletroestimulação com a corrente russa para tonificar os músculos, já que não conseguem obter esse efeito por meio de atividades físicas em academia de ginástica, pois, se por predisposição genética esta pessoa tivesse um grande contingente de fibras fásicas em sua composição corporal, a tonificação eficaz só ocorreria com atividade de muita força ou velocidade para que houvesse recrutamento das fibras fásicas. Entretanto, com o uso da eletroestimulação, esse esforço para o recrutamento das fibras fásicas seria minimizado.

Em pessoas saudáveis, o aumento de força muscular por meio de estimulação elétrica é maior do que com exercício ativo. Se o músculo é fraco, então a força muscular aumenta mais rapidamente que com o fortalecimento convencional. Isso é possível porque a estimulação elétrica pode ativar as unidades motoras necessárias a uma contração muscular efetiva.[1] Ao contrário da contração voluntária, a estimulação elétrica máxima pode fazer quase todas as unidades motoras se contraírem sincronizadamente em um músculo, permitindo contrações musculares mais fortes e, consequentemente, maior hipertrofia muscular.[41] Vale lembrar que a efetividade do ganho de força com o uso da eletroestimulação neuromuscular deve estar associada à utilização de uma carga externa.

Segundo Hooker,[32] para o fortalecimento muscular, a intensidade da corrente deve ser alta o bastante para permitir que o músculo desenvolva 60% do torque desenvolvido na contração isométrica voluntária máxima (CIVM). A frequência de estimulação deve estar no limite da tetania (20 a 85 pulsos por segundo). O tempo ON deve estar na faixa de 10 a 15 segundos, e o tempo OFF deve estar entre 50 segundos a 2 minutos. A frequência de sessões de estimulação elétrica deve ser programada pelo menos três vezes por semana. Segundo o autor, geralmente os ganhos de força continuarão durante o curso do tratamento, mas pode ser necessário aumentar as intensidades para manter o ritmo com os torques da contração voluntária máxima. De acordo com Swearingen,[39] a corrente russa é um exemplo de estimulação efetiva para aumentar a força muscular, mas outras formas de onda com características apropriadas podem ser equivalentes ou mais efetivas.

Soares et al.[79] utilizaram correntes de média frequência (2.000 Hz) moduladas em baixa (50 Hz), com 2 segundos de rampa de subida e descida, 5 segundos de tempo *ON* e 10 segundos de tempo *OFF*, por 20 minutos diários, 3 vezes por semana, e verificaram ganhos de força de preensão maiores que quando comparados à estimulação de baixa frequência (65 Hz) nos mesmos grupos musculares.

A estimulação elétrica combinada ou não com exercícios voluntários levou a ganhos de força similares ou até maiores, em alguns casos, que aqueles obtidos apenas com exercício voluntário, tendo assim uma média em torno de 20% de ganho de força em aproximadamente um mês.[33]

Entretanto, há relatos[31,42] dando conta de que a eletroestimulação neuromuscular não se mostrou mais efetiva para o fortalecimento muscular de músculos sadios em comparação com contrações volitivas. Para Furini e Longo,[33] o valor da estimulação elétrica é bem mais claro em músculos enfraquecidos ou enfraquecendo, e ganhos significativos foram relatados com a melhoria da função muscular, demonstrando uma redução na hipotrofia muscular.

Silva et al.[43] obtiveram aumento de massa muscular em reto abdominal de mulheres sadias, verificado por meio de ultrassonografia, utilizando corrente russa com 36 sessões (em dias alternados, 3 vezes por semana), com tempo de contração de 9 segundos e tempo de repouso de 27 segundos, com a sessão terapêutica durando 20 minutos de estimulação. O aumento de tecido muscular nas voluntárias ficou em torno de 20,2% a 24%, comparados com os volumes medidos antes do estudo.

Entendemos que a ausência de consenso entre os autores sobre o efetivo fortalecimento de músculos sadios intensificados pela eletroestimulação neuromuscular se deve ao fato de não haver protocolos unificados acerca dos parâmetros de modulação do aparelho empregado na terapêutica ou na pesquisa. Além disso, há uma diversificação de aparelhos com variações de características técnicas influenciando, sobremaneira, as respostas ao tratamento e/ou treinamento com a eletroestimulação. Entretanto, verificamos em nossa prática clínica dermato-funcional que pessoas que têm se submetido ao trabalho de eletroestimulação neuromuscular obtêm excelente resposta quanto ao aumento da tonificação e força muscular (quando há associação de resistência externa), assim como melhora na estabilidade articular, nas disfunções posturais e nas discrepâncias estéticas relacionadas à hipotonia muscular.

Variação metabólica e fadiga muscular

Sabe-se que o exercício tem como fonte energética primária o sistema de trifosfato de adenosina e fosfocreatina (ATP-PC), o qual fornece energia rapidamente durante contrações musculares máximas. A utilização da fosfagenase é esgotada de 10 a 15 segundos, 50% do reabastecimento dura cerca de 22 segundos e o reabastecimento completo deste composto pode ocorrer em 2 minutos.[44]

Este aspecto bioenergético faz necessário um constante entendimento dos parâmetros de modulação, para evitarmos resultados indesejáveis, visto que as fibras musculares podem ser selecionadas preferencialmente para o trabalho.[1,37] O que significa dizer que a escolha da fibra para o trabalho isoladamente, fenômeno que a frequência de pulso nos permite,[1] deve estar inteiramente ligada ao tempo de repouso e contração muscular, respeitando o tempo hábil para a resíntese de ATP e seus respectivos substratos energéticos.[2,44]

Entendemos que esta variação metabólica vai depender do tipo de fibra que será trabalhada. Portanto, quando trabalhamos fibras do tipo IIb por exemplo, onde o volume de mitocôndrias e a concentração enzimática mitocondrial encontram-se reduzidas, poderemos verificar que sustentações prolongadas poderão levar à fadiga muscular mais facilmente.[10,45] Desta forma, o tempo de repouso deve ser um pouco mais longo, sendo mais comumente usado 10 segundos para contração e 60 segundos para o repouso.[46]

A fadiga muscular como consequência de contrações voluntárias é bem conhecida, mas é um fenômeno complexo e não completamente compreendido. Inicialmente seria em virtude da extinção do glicogênio muscular e da glicose sanguínea disponível com outras limitações bioquímicas. Alguns autores colocaram como fato importante na prática clínica a observação do tempo de repouso e o tempo de contração.

Como dito anteriormente, durante a contração muscular o esgotamento da fosfagenase é de cerca de 10 a 15 segundos, e para que haja tempo suficiente para reposição de fosfagenase é necessário pelo menos o tempo de 60 segundos de repouso, mas alguns autores[47] relataram que este tipo de contração não é suficiente para esgotar todo estoque de ATP-CP, e que a exaustão não pode ser atribuída a concentrações criticamente baixas de fosfagenase. Evangelista et al.[48] apresentaram dados que corroboram para esta discussão, com os quais, utilizando um tempo de 9 segundos de contração e 9 segundos de repouso, foram observados resultados mais rápidos no que concerne ao tempo total de aplicações, sem que houvesse sinais de fadiga.

É importante frisar que esses podem não ser fatores únicos para desencadeamento de fadiga. A taxa da utilização de oxigênio também é importante.[11] A fadiga e as contrações submáximas são controladas pela variação de unidades motoras particulares envolvidas. Contrações prolongadas demonstram um recrutamento maior de unidades motoras para manter a mesma força muscular à medida que a fadiga ocorre.[33] Desta forma, seria esperado que a estimulação elétrica dos músculos via nervo motor levasse a uma fadiga muscular relativamente rápida, já que um conjunto fixo de unidades motoras deve ser preferencialmente estimulado com as fibras fásicas de disparo rápido selecionadas. Esta ocorrência foi relatada por Currier e Mann,[37] que demonstraram que a fadiga muscular por meio da estimulação elétrica era maior que a contração voluntária isométrica de igual intensidade.

O grau de duração da fadiga aparenta estar diretamente relacionada com a duração da estimulação elétrica. Autores encontraram evidências da persistência da fadiga por períodos curiosamente longos após a aplicação do protocolo terapêutico de estimulação elétrica em indivíduos saudáveis. A recuperação completa foi atrasada por até 24 h, e em alguns casos 48 h.[33]

A fadiga após o exercício, incluindo o exercício induzido eletricamente, pode ser um estímulo necessário para o fortalecimento muscular, mas se a estimulação de um músculo já fadigado é danosa ou não, ainda não sabemos. A possibilidade de risco em razão da estimulação elétrica funcional (FES) também foi considerada por Stokes e Cooper,[49] mas parece não haver nenhuma evidência de qualquer dano funcional ou estrutural por causa da estimulação elétrica.

Mudança na estrutura das fibras musculares

Estímulos elétricos sobre os motoneurônios mudaram as características de algumas fibras fásicas que passaram a agir como fibras tônicas, e vice-versa; ou seja, interferindo sobre os motoneurônios podemos interferir sobre as fibras musculares. Em geral, a transformação de fibras musculares fásicas em tônicas transcorre com maior facilidade do que o caminho inverso. Esta plasticidade está ligada à frequência de estimulação com que se despolariza o nervo motor por meio de corrente elétrica, e é uma propriedade inerente às células musculares.[1,11,33]

Esta mudança nas características bioquímicas e fisiológicas das fibras musculares pode ocorrer também em virtude da atividade muscular intensa (treinamento) e talvez da inatividade, pois a estrutura da fibra muscular se adapta à função, ou seja, como o músculo é funcionalmente usado.[11,12,16]

A resposta de uma unidade motora isolada a um único potencial de ação é chamada *contração espasmódica*. O músculo responde com uma breve contração, e em seguida retorna ao seu estado de repouso. Se mais de um impulso for fornecido dentro de um intervalo mais breve que o tempo do ciclo de contração-relaxamento da unidade motora, o músculo não retornará ao seu estado de repouso, e neste caso diz-se que as forças geradas em cada impulso estão em *somatório* ou se *fundem*. Sob uma frequência de estimulação suficientemente elevada, é produzida uma contração fusionada, *tetânica ou contínua*, pois as flutuações das forças de cada impulso são, sob um ponto de vista prático, indiferenciáveis.[12,18] Para quase todos os músculos esqueléticos, é necessária uma frequência mínima de 7 Hz para provocar uma contração tetânica. Frequências inferiores provocam contrações simples (espasmódicas).[29] Contrações tetânicas mais agradáveis são obtidas com uma frequência entre 40 Hz e 80 Hz.[12]

No trabalho de mudança estrutural das fibras musculares, na maioria dos casos, reduz-se a velocidade de contração das células musculares. Com esta modificação, a fibra muscular adquire a função ou a característica de fibra tônica, ou seja, torna-se mais vermelha e a capilarização aumenta. Mas nem sempre esta mudança é desejada, principalmente quando se necessita de uma função mais dinâmica do músculo. A modificação é reversível desde que passemos a trabalhar estes músculos com funções mais dinâmicas, pois a estrutura da fibra muscular se adapta à função conforme o músculo é utilizado funcionalmente. Com isso, chega-se à conclusão que a frequência de despolarização da fibra muscular é o fator determinante para a mudança nas propriedades características da fibra muscular.[1]

A desnervação do músculo também produz alterações nas propriedades características da fibra muscular. Em experimentos com fibras musculares desnervadas, a mudança para fibras brancas é mais óbvia que com fibras musculares inervadas. Segundo Hoogland,[1] nem mesmo parece ser necessário evocar um potencial de ação na célula muscular, a transformação das fibras musculares também pode ocorrer com eletroestimulação subliminar. Isso ratifica uma dependência à frequência de estimulação.

A existência de uma interação neural entre os membros é um ponto do qual não se duvida. A maior prova disso foi obtida quando foi realizada a desnervação do músculo sóleo de coelhos (musculatura tônica) e feita a reinervação cruzada com o músculo gastrocnêmio (musculatura fásica), o que levou à troca das propriedades do sóleo, que passou a ter características de músculo rápido. Inesperadamente, o músculo sóleo da perna contralateral (na qual não fizeram qualquer tipo de alteração) também, mas de maneira menos significativa, exibiu o mesmo tipo de mudança. A explicação para estes ganhos de força e estas alterações é que elas só foram possíveis por causa da influência dos fatores neurais.[50]

Segundo Hoogland,[1] a utilização da corrente russa na plasticidade muscular permite o fortalecimento do músculo sem que produza modificação na composição da fibra muscular, utilizando-se frequência portadora entre 2.000 Hz e 3.000 Hz. O fortalecimento do músculo com o objetivo de modificar a composição da fibra muscular ocorre utilizando-se uma frequência portadora em torno de 4.000 Hz, frequências moduladas de aproximadamente 20 Hz são usadas para transformar fásicas em tônicas, e 100 Hz para transformar tônicas em fásicas. Pode haver ainda a excitação subliminar prolongada para modificar a composição da fibra muscular, sem fortalecimento do músculo.

O autor não deixou muito claro a forma de atuação fisiológica diferenciada da estimulação com 2.500 Hz ou 4.000 Hz, para que haja a transformação ou não da fibra muscular. Além disso, não encontramos pesquisas que mostrem claramente resultados elucidativos quanto à utilização prática do músculo após sua transformação. Portanto, este objetivo terapêutico ainda não se constitui como algo prioritário nos diversos tipos de atividade eletroterapêutica.

Sultan et al.[51] observaram a transformação de fibras fásicas em tônicas em músculos de animais. Eles utilizaram eletroestimulação de baixa frequência 24 horas por dia, durante 1, 2, 4, ou 8 dias (1 dia, coelho: $n = 2$; 2 dias, rato: $n = 4$; 4 dias, coelho: $n = 4$ e rato: $n = 4$; e 8 dias, coelho: $n = 2$ e rato: $n = 4$), adotando como modulação 10 Hz de frequência, com pulsos de 0,2 ms de duração. Os autores relataram ainda que a eletroestimulação não provocou nenhum efeito nas características proteicas específicas musculares dos ratos, mas conduziu a essas elevações no músculo dos coelhos.

Egginton e Hudlicka,[52] ao estimularem o músculo tibial anterior de ratos, oito horas por dia, durante 2, 3, e 7 dias, com uma frequência de 10 Hz, verificaram um aumento do fluxo de sangue muscular nos estágios iniciais de estimulação motivado por um crescimento capilar. Verificaram ainda um inchaço do endotélio capilar e, por consequência, uma diminuição da luz capilar, resultando em um prolongamento do tempo em que glóbulos vermelhos do sangue gastam para extração de oxigênio. Segundo os autores estas mudanças poderiam contribuir para uma melhora da resistência para fadiga em músculos de contração rápida caso fossem estimulados cronicamente com a frequência fisiológica dos nervos que inervam os músculos de contração lenta.

Patel et al.[53] verificaram o aumento da capacidade oxidativa dos dorsiflexores de coelho utilizando eletroestimulação a 10 Hz.

Para Theriault et al.,[54] resistência à fadiga muscular pode ser significativamente alterada com eletroestimulação de baixa frequência (8 Hz) por seis semanas, pois com este protocolo os autores verificaram uma melhora na resistência muscular dos extensores do joelho em sedentários, tendo em vista que os indivíduos tratados apresentaram resistência igual a indivíduos ativos (não atletas).

ELETROESTIMULAÇÃO E TECIDO ADIPOSO

Os adipócitos (células gordurosas especializadas para síntese e armazenamento de triglicerídios) aumentam em número (hiperplasia) até o início da adolescência. Aumentam também de tamanho (hipertrofia) durante toda a vida, pois essas células servem de reservatório de "energia". A falta de exercício e o excesso alimentar podem estimular sua formação. Assim, a obesidade constitui uma combinação do número de adipócitos e de seu conteúdo lipídico. As pessoas obesas possuem um número maior de células gordurosas contendo um volume de lipídios maior que seus equivalentes magros. Em adultos com aumento no peso corporal (em aproximadamente 9 kg) num período de três a quatro meses, a maior parte do peso corporal é por causa do maior armazenamento de gordura nos adipócitos preexistentes. Entretanto, se for permitido um aumento contínuo de peso, parece haver um mecanismo de gatilho que irá permitir a ocorrência de hiperplasia dos adipócitos.[55]

A gordura armazenada representa a fonte mais abundante de energia potencial do corpo. Essa fonte, comparada aos outros nutrientes, é quase ilimitada. Em todas as células existe gordura armazenada, porém, seus maiores fornecedores são os adipócitos.[11]

Para que a gordura corporal seja disponibilizada como energia deve ocorrer a lipólise. O funcionamento deste sistema desdobra os triglicerídios na superfície da gotícula de gordura, os ácidos graxos são liberados e metabolizados ou atravessam a membrana celular do adipócito para entrarem na circulação capilar. Já na corrente sanguínea eles se ligam à albumina sérica, que atua como carreador, e são transportados para as células que os utilizam como substrato energético.[56, 57,58,59]

Depois que os ácidos graxos se difundem para dentro da circulação, eles são entregues aos tecidos ativos onde são removidos do tecido adiposo, e são transferidos para os músculos, (particularmente as fibras de contração lenta) nos quais a gordura é desintegrada e transformada em energia dentro das mitocôndrias, a fim de que possa ser utilizada como combustível. Dependendo do estado de nutrição, treinamento do indivíduo e duração da atividade física, de 30% a 80% da energia para o trabalho biológico derivam das moléculas adiposas intra e extracelulares (1 MOL de gordura é capaz de produzir 142 ATP).[11]

Se o corpo tiver uma boa reserva de carboidrato, este será o combustível preferencial durante a atividade intensa, uma vez que nestas condições só ele pode ser oxidado rapidamente para suprir a energia que o músculo necessita para sua fisiologia contrátil. O exercício aumenta a concentração plasmática de epinefrina e de outros hormônios, ativando os betarreceptores dos adipócitos e estimulando a lipólise, quebrando os triglicerídios em Ácidos Graxos (AGL) e glicerol. Em descanso, 70% dos AGL liberados na lipólise são ligados novamente ao glicerol e formam novos triglicerídios nos adipócitos. Durante o exercício moderado, esse processo diminui, ao mesmo tempo em que a lipólise aumenta, elevando assim o nível sanguíneo de AGL.[60,61]

Uma vez no plasma, os AGL ligam-se à albumina, e sua quantidade no sangue diminui à medida que a intensidade do exercício aumenta.[55,62]

Comparando-se dois níveis de exercício, um a 25% e outro a 65% do VO_2 máx, foi verificado que a 25% há maior queima de gordura proporcionalmente, mas a 65% esta queima apresenta-se com maior quantidade absoluta.[60,61,62]

Se existe pouco O_2 disponível em razão da intensidade do exercício, a energia precisará vir da glicose, uma vez que a gordura não pode ser metabolizada sem O_2. Os hormônios liberadores dos AGL (epinefrina, glicocorticoides) permanecem ativos por duas ou três horas após o exercício. A epinefrina impede que o nível insulínico suba muito em resposta à glicemia sanguínea. É por isso que, segundo alguns autores, não se engorda comendo muito carboidrato até três horas depois do exercício, pois todo carboidrato irá repor o glicogênio.[36,46]

Durante o sono liberamos hormônio de crescimento (GH), que é um glicocorticoide. Por isso, no período de recuperação noturna após a realização de atividade física, o corpo é sustentado quase que 100% com gordura. O nível de insulina não aumenta durante o exercício e permanece após dois ou três horas, mesmo com o consumo de bebida carboidratada. O índice glicêmico de um alimento representa a magnitude da elevação da glicose sanguínea que ocorre após sua ingestão.[36,63]

Segundo Galbo et al,[55] a insulina produz um aumento na captação celular de glicose, resultando na redução de seus níveis sanguíneos. Além dessa função, a insulina inibe também a liberação de glucagon pelo fígado e a liberação de ácidos graxos pelo tecido adiposo. Por sua vez, o glucagon produz efeitos exatamente opostos, ou seja, mobilização de glicose a partir do fígado por meio da gliconeogênese e mobilização dos ácidos graxos a partir dos adipócitos.

Durante o exercício físico, no qual tanto a glicose quanto os ácidos graxos são necessários como combustíveis metabólicos, foi mostrado que a presença do glucagon aumenta e a da insulina diminui. Esta seria uma hipótese bioquímica de que o esforço muscular induzido eletricamente poderia provocar esta mobilização, já que a eletroestimulação neuromuscular, segundo alguns autores, tende a prover contração muscular de 30% a 40% mais eficaz do que a contração voluntária.[1,30] Entretanto, algumas pesquisas[43,64] mostraram que a eletroestimulação foi ineficaz para a redução de panículo adiposo em região abdominal.

Atualmente encontramos no mercado da estética vários anúncios, sem respaldo científico, de que o uso da eletroestimulação neuromuscular poderia reduzir medidas, não só atuando no aparato muscular, mas também na camada adiposa do corpo. Apesar da falta de literatura científica específica mais abrangente sobre os efeitos da EENM no tecido adiposo, aceitamos a hipótese de que poderia haver algum tipo de influência da contração muscular eletricamente induzida no metabolismo do tecido adiposo, baseando-se nos estudos da fisiologia da gordura, estando associada a regiões onde haja contração muscular, na qual entendemos que a contração eliciada eletricamente poderia favorecer o trabalho aeróbico e desencadear um catabolismo de gordura. Entretanto, os estudos atuais ainda não definiram qual a forma de contração eletroestimulada seria eficaz para redução de tecido gorduroso localizado ou não sob o músculo contraído eletricamente, pois os resultados de pesquisas encontrados ressaltam somente a melhora na qualidade muscular.

Parâmetros de modulação

Modulação é uma variação ordenada dos ajustes empregados nos equipamentos, com o objetivo de obter a máxima eficácia quanto aos resultados pretendidos.[65]

Nos equipamentos de corrente russa, as modulações normalmente encontradas são os ajustes de intensidade que se constituem na escolha da saída de corrente (quantidade de fluxo de elétrons) em miliamperes, para o eliciamento da contração muscular; modulações de rampa de *subida* e de *descida*, que são aumentos ou diminuições cíclicas e sequênciais que podem ocorrer na largura do pulso, mas que são característicos mesmos da intensidade (amplitude); a frequência modulada, utilizada para diferenciar as unidades motoras que objetiva-se priorizar na estimulação; a frequência portadora, que se caracteriza pela frequência da corrente introdutória do estímulo excitomotor; a sustentação e o repouso, caracterizados pelo tempo que a corrente é transmitida para os tecidos, assim como deixa de fazê-lo; e o modo de estimulação relacionado ao regime de saída de corrente nos canais, onde se pode optar, por exemplo, pela saída de corrente em todos os canais ao mesmo tempo, pela saída em apenas um grupo de canais alternadamente com outro grupo de canais etc.

Para alcançar a modulação ideal dentro de um contexto terapêutico podemos encontrar disponíveis no mercado estimuladores de controle analógico, que são aqueles que permitem o ajuste dos parâmetros de estimulação principalmente por meio do uso de botões rotatórios ou mostradores. Esses controles são de natureza mecânica (por exemplo potenciômetros). Os estimuladores de controle digital são aqueles que permitem o ajuste por meio do uso de botões de girar, empurrar ou de interruptores sensíveis à pressão. Em geral, os aparelhos com *design* de controle digital incluem alguma forma de *display* visual – por exemplo uma tela de cristal líquido (LCD), que permite ao fisioterapeuta selecionar os parâmetros ideais de trabalho a partir de um *menu* de estimulação disponível. Os estimuladores com *design* digital, em sua maioria, estão sendo construídos com seu funcionamento eletrônico baseado em microprocessadores ou microcontroladores.[29]

A forma de onda encontrada no aparelho de corrente russa empregado nos trabalhos descritos por Kots[3] era a senoidal. Swearingen[39] citou a onda em "dente de serra" como constituinte do aparelho de corrente russa. Segundo o autor, os pulsos bifásicos desta onda dente de serra atendem às exigências do sistema nervoso, pois há uma taxa rápida de mudança e uma alta frequência de pulsos dentro de cada *burst*, o que reduz o risco de acomodação dos axônios. Segundo Hooker,[32] atualmente existem duas formas de ondas básicas na corrente russa: uma onda senoidal e um ciclo de onda quadrada com um intervalo intrapulso fixo.

Entretanto, encontramos também, em grande parte dos aparelhos de corrente russa fabricados no Brasil, outras formas de ondas empregadas comumente em aparelhos de TENS e FES (eletroestimulação funcional), principalmente pulsos bifásicos assimétricos, com uma fase triangular e outra retangular.

Alon[34] postulou que os pulsos simétricos com um intervalo interfase são os preferidos para a estimulação dos motoneurônios. Kantor et al.[66] verificaram que foi preciso uma menor intensidade de corrente para estimular nervos periféricos com uma forma de onda bifásica assimétrica, em relação a outras formas de onda, e também houve menor irritabilidade na pele comparada à utilização de pulsos monofásicos. Delitto e Rose[67] fizeram uma avaliação do conforto relativo entre três formas diferentes de onda (triangular, sinusoidal e quadrada), produzidas por aparelhos de corrente russa (2.500 Hz, modulada com 50 bursts por segundo) e descobriram que a percepção de um indivíduo para o desconforto muda enquanto a forma de onda de estimulação varia, e que as "preferências individuais" existiam para cada forma de corrente. Outras pesquisas[68,69] mostraram resultados semelhantes quando compararam a corrente russa (onda senoidal de 2.500 Hz, com 50 bursts por segundo) com corrente "pulsada única". Os pesquisadores concluíram que os indivíduos preferiram as formas de onda com pulso único.

Tempo de contração (tempo *ON* ou *ON time*) e de repouso (tempo *OFF* ou *OFF time*)

Podemos modular o tempo em que a corrente passa para os tecidos, assim como o tempo em que ela cessa sua passagem. Tempo *ON* ou *ON time* é o tempo em que um trem de pulsos, ou uma série de bursts, é fornecido em uma aplicação terapêutica, ou seja, quando há a contração muscular. Tempo *OFF* ou *OFF time* é o tempo entre trens de pulsos ou uma série de bursts, ou seja, quando cessa a contração muscular.[70]

Normalmente, encontramos aparelhos fabricados com parâmetros que giram em torno de 1 a 30 segundos (às vezes, até 60 segundos).

Este tipo de modulação está revestido de uma importância muito grande, pois se constitui num dos principais pontos dos diversos protocolos utilizados em prática clínica, assim como em pesquisas. Entretanto, verificamos por meio da literatura, e também pela utilização clínica, que a eleição do tempo de contração (*T.ON*) e de repouso (*T.OFF*) está condicionada a alguns fatores, por exemplo o condicionamento da musculatura que está sendo estimulada, o processo de agudização ou cronificação da doença, a qualidade tecnológica de construção do estimulador e as experiências pessoais do fisioterapeuta. Portanto verificamos, apesar de existirem alguns relatos baseados em pesquisas, que esses parâmetros de modulação são extremamente pessoais em relação ao profissional que está atuando terapeuticamente.

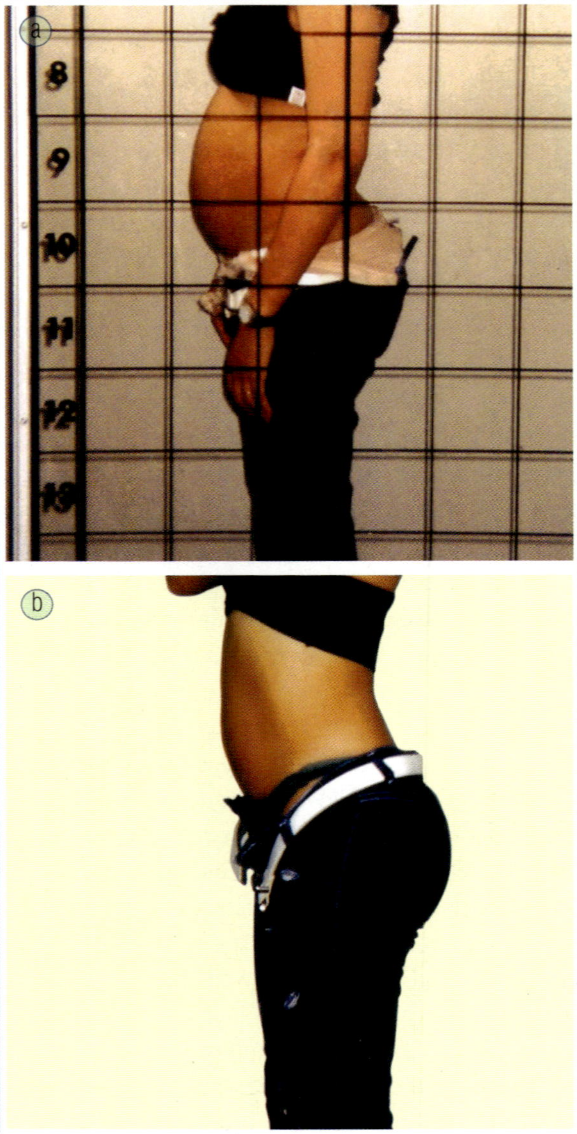

Figura 7.7 a (antes) - b (depois) Redução do perímetro abdominal em puérperas com uso de corrente russa.

Kots e Xvilon[71] utilizaram com a corrente russa um protocolo chamado de regime "10/50/10", que correspondia a 10 segundos de *T.ON*, 50 segundos de *T.OFF* e um tempo total de tratamento de 10 minutos por sessão de tratamento. Eles concluíram que um *T.ON* máximo de 10 segundos com um *T.OFF* de 50 segundos eram desejáveis para que não ocorresse fadiga durante a eletroestimulação (caracterizada por uma diminuição do torque). Também por esse motivo, Brasileiro et al.[42] mencionaram, baseando-se na literatura, um tempo de contração de 10 segundos e um tempo de repouso de 30 segundos como ideais para prevenção de fadiga muscular durante o processo de fortalecimento com eletroestimulação. Silva et al.[43] obtiveram hipertrofia muscular em reto abdominal com tempo de contração de 9 segundos e tempo de repouso de 27 segundos. Snyder-Mackler et al.[72] verificaram fortalecimento de quadríceps com 10 segundos de contração e 2 minutos em repouso.

Entretanto, Borges e Valentin[73] utilizaram 6 segundos de contração eletroestimulada com 6 segundos de repouso em músculo reto-abdominal de puérperas com 15 dias pós-parto, onde verificaram redução da diástase abdominal num tempo menor que o fisiológico e melhor qualidade muscular abdominal (Figura 7.7). Evangelista et al.[48] utilizaram 9 segundos de *T.ON* por 9 segundos de *T.OFF* em região abdominal de voluntárias sadias. Em ambos os estudos, não houve sinais de fadiga ou desconforto relatados pelas mulheres envolvidas no experimento.

Verificamos, por meio dos relatos, uma variedade de protocolos condicionando o tempo de contração e de repouso a diversos fatores. Dentre eles, a fadiga, ocasionada pela eletroestimulação mantida em alta intensidade sem que haja um intervalo entre as contrações suficiente para evitar a produção de ácido láctico e, consequentemente, sua instalação.[45] Notamos também que essa personalização do protocolo está condicionada, muitas vezes, a paradigmas terapêuticos pessoais daqueles que pesquisam e intencionam buscar a forma ideal de trabalho, desde que não proporcionem lesões, fadiga, dores etc. após ou durante a eletroestimulação, e consigam atingir seus objetivos terapêuticos, por isso, ressaltamos a importância de o profissional buscar um método ótimo de trabalho que seja adequado às características de seu paciente e produza resultados satisfatórios. Nesse sentido, recomendamos como regra geral, a fim de se evitar malefícios com a eletroestimulação, que o tempo ON seja igual ou menor que o tempo OFF. Podemos notar que todos os protocolos citados anteriormente obedecem a esta regra.

Rampa de subida e descida

Uma outra modulação encontrada mais frequentemente na estimulação elétrica clínica é a modulação de *rampa*. A rampa determina um aumento ou uma diminuição gradativos da duração de pulso e da amplitude de pulso, ou ambos, dentro de um determinado período de tempo, variando normalmente de 1 a 5 segundos, permitindo um aumento ou diminuição gradual da contração muscular. O aumento progressivo da carga do pulso é chamado de rampa de subida ou *rise*, e a diminuição gradual da carga até o fim do tempo ON é chamada de rampa de descida ou *decay* (Figura 7.8).[34,70]

No passado, as modulações de rampa eram referidas como *tempo de transição* e *tempo de queda*. Contudo, esses dois termos são usados hoje para descrever características de pulso único, e não variações nas características de uma série de pulsos.[70]

Entendemos que a rampa tem como função dar um aspecto mais fisiológico à contração eletroestimulada, pois diferentemente das correntes sem rampas, ditas correntes de pulso brusco, a contração inicia e termina de forma abrupta, proporcionando desconforto e receio ao paciente, pois algumas vezes o mesmo se assusta quando a corrente se inicia ou termina. Segundo Robinson,[29] em aplicações visando à estimulação neuromuscular, a inclusão de uma rampa de subida no bordo anterior de um trem de pulsos leva em

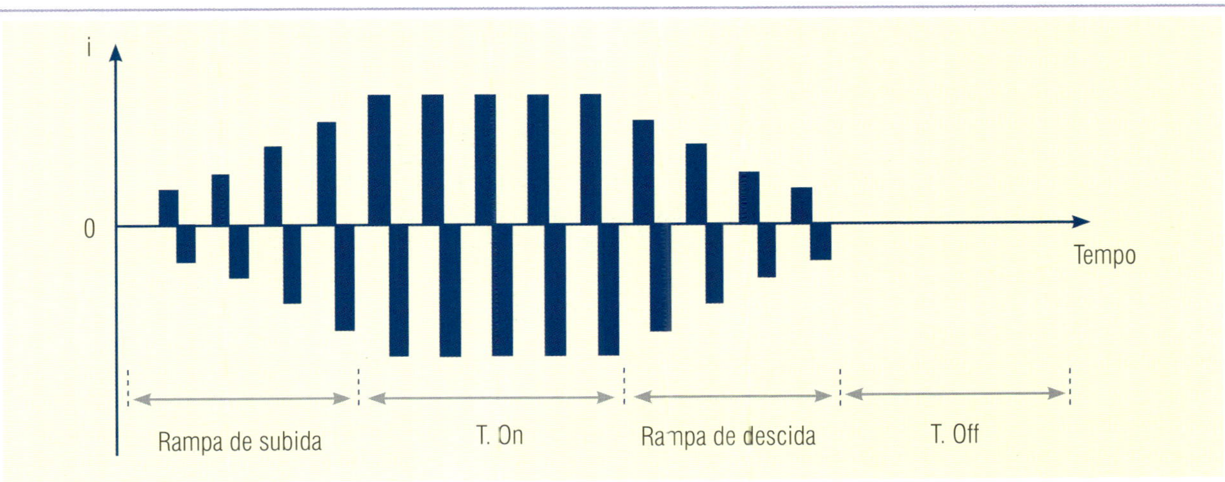

Figura 7.8 Esquema da rampa de subida e de descida.

conta o restabelecimento gradual das fibras do nervo motor, e sucessivamente ao aumento gradual na contração muscular, resultando no aumento suave da força contrátil do músculo. Este início gradual de estimulação produz contrações musculares que copiam com mais rigor aquelas produzidas nas atividades funcionais durante a contração muscular voluntária, e o início gradual tem um caráter mais confortável para o indivíduo submetido à estimulação.

Os aparelhos que permitem o controle manual das rampas de subida e descida, na qual o fisioterapeuta pode eleger os tempos de cada uma delas independentemente do tempo *ON*, são considerados clinicamente superiores aos outros aparelhos, nos quais o tempo de rampa é parte integrante do tempo *ON*.

Na prática clínica, muitas vezes quando se ajusta a rampa de subida, adota-se o mesmo valor para a rampa de descida (isso muitas vezes é imposto pelo *design* eletrônico do aparelho).

Normalmente, utilizamos três segundos de rampa de subida em início de tratamento ou em paciente inseguros ou hipersensíveis a eletroestimulação, pois este parâmetro provê grande conforto a estimulação. Numa fase mais adiantada do tratamento ou quando o paciente se mostrar adaptado ao estímulo elétrico, pode-se utilizar dois segundos de rampa de subida. Quanto à rampa de descida, tem-se estabelecido como usual na prática clínica, na maioria dos protocolos, dois segundos de rampa de descida.

Intensidade (amplitude)

Os controles de amplitude de corrente são rotulados de "intensidade" ou "voltagem", e, em alguns aparelhos, os números expressos no controle de emissão de corrente, variando de um a dez por exemplo, indicam o nível de saída de estimulação do mais baixo ao mais alto. A amplitude de corrente adotada nos diversos protocolos para a corrente russa está condicionada aos parâmetros moduláveis encontrados nos vários tipos de aparelhos e à forma de trabalhar de cada profissional.

Quanto aos aparelhos, os analógicos possuem escalas numéricas que não informam a dosagem ótima (em miliamperagem) que está sendo empregada (estas informações, na maioria das vezes, não constam nem nos manuais técnicos dos aparelhos). Já os aparelhos com *displays* digitais, microcontrolados ou microprocessados, normalmente informam a quantidade de corrente que está sendo empregada no eliciamento da contração muscular.

Apesar da possibilidade de encontrarmos um tipo ou outro, sabe-se que a corrente é calculada em Coulomb/segundo, em que Coulomb é a unidade de medida da carga elétrica e um segundo representa o intervalo de tempo no qual se calcula o fluxo da corrente. A média da quantidade de fluxo de corrente em um segundo é uma corrente média chamada de RMS_A. Um excesso de corrente RMS_A pode causar lesão, enquanto uma corrente RMS_A insuficiente não eliciará a resposta fisiológica esperada. Na prática clínica, deve-se utilizar a densidade

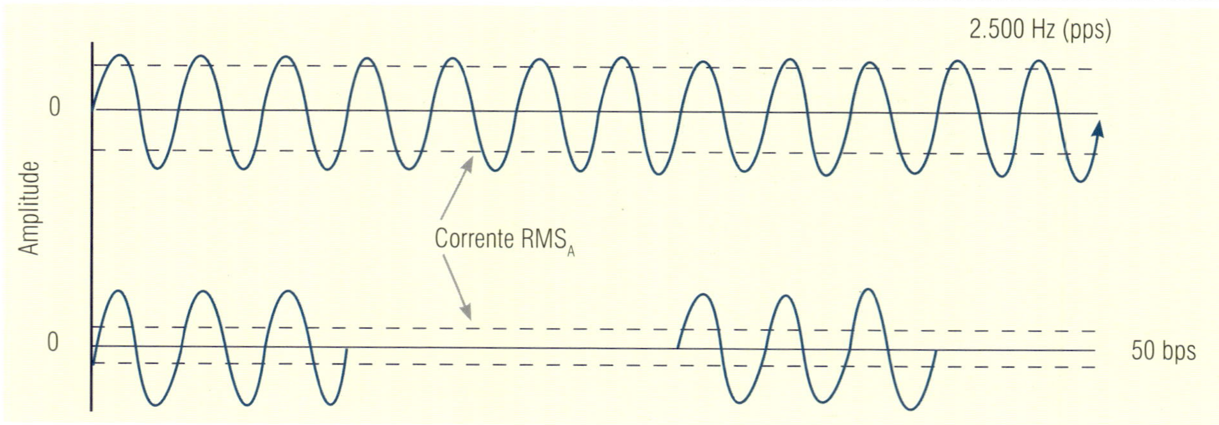

Figura 7.9 Criação dos intervalos interbursts para diminuição da corrente RMS_A.

de corrente RMS_A mais baixa capaz de produzir a resposta fisiológica desejada. Uma corrente desnecessariamente alta aumenta o desconforto do paciente e diminui a eficiência do estimulador.[34] No entanto, a corrente RMS_A na corrente russa (cerca de 50 a 100 mA), é sempre igual a, aproximadamente, 70% da corrente de pico. E para se reduzir a saída desta corrente RMS_A, o idealizador da corrente russa escolheu uma forma de onda senoide modulada em tempo, 50 bursts por segundo, criando um intervalo interbursts de 10 ms (Figura 7.10). Esses bursts reduzem um pouco a corrente RMS_A e permitem que se aumente a amplitude, e portanto a carga da fase, fazendo que se consiga uma estimulação motora muito intensa (Figura 7.9).[32,34]

Segundo Hooker,[32] quando gerada com o efeito burst, a corrente total é diminuída. Isso permite maior tolerância da intensidade da corrente pelo indivíduo. Quanto maior a intensidade, mais nervos motores são estimulados, aumentando a magnitude da contração.

Além disso, em virtude dos curtos valores da duração de pulso encontrados na corrente russa (de 50 a 200 microssegundos), devemos utilizar uma maior amplitude de corrente para compensar esta duração mais curta, a fim de conseguir eliciar-se uma estimulação muscular através dos nervos periféricos.[34] Entretanto, deve-se estar atento, pois a intensidade associada com esta duração de corrente poderia ser considerada como dolorosa.[32]

Os usuários de aparelhos de estimulação russa devem estar cientes de que os rótulos numéricos encontrados em seus potenciômetros ou *displays* muitas vezes têm pouca relação com a amplitude de estimulação exata ou relativa que está sendo aplicada em um indivíduo. Em outros casos, os controles podem ter marcação não numérica relacionada à amplitude de saída ou podem ter uma marcação que reflita as características não lineares do controle. A informação precisa sobre mudanças de saída relativas na corrente ou na voltagem, enquanto os controles de amplitude são ajustados, pode ser obtida somente observando-se medidores analógicos ou digitais disponíveis em alguns aparelhos ou monitorando-se a saída de corrente do estimulador por meio de um osciloscópio.[29] Por isso, devemos entender que de acordo com a qualidade do padrão tecnológico de construção dos aparelhos, alguns deles irão nos mostrar escalas de intensidade que variam de 0 mA a 200 mA, que poderão corresponder à corrente de pico, e não à RMS_A, que possui valores mais baixos; ou então corresponder a valores bastante imprecisos que não refletem a realidade eletrônica em nível de intensidade da corrente que está sendo mostrada no *display*.

Orienta-se o trabalho de eletroestimulação com a máxima intensidade de corrente tolerada, pois há uma dependência da intensidade da contração eliciada eletricamente com o ganho de forma muscular. Num estudo com 52 pacientes após reconstrução do ligamento cruzado anterior, Snyder-Mackler et al.[46] descreveram uma relação dose-resposta para a eletroestimulação neuromuscular. Os autores verificaram que quanto maior a força de contração evocada eletricamente, maior foi a recuperação do quadríceps femoral após a reconstrução do ligamento cruzado anterior.

Isso talvez se explique pelo relato de Swearinger,[39] que mencionou que o aumento da intensidade do estímulo elétrico proporciona um alcance profundo da corrente no tecido. Ainda neste contexto, Hooker[32] relatou ocorrer a despolarização de mais fibras nervosas por meio de dois métodos. Primeiramente, as fibras de limiares mais altos, dentro do alcance do primeiro estímulo, são despolarizadas pelo estímulo de intensidade mais alta; segundo, as fibras com o mesmo limiar, porém mais profundas na estrutura, só são despolarizadas pelo alcance profundo da corrente.

Embora haja relatos associando a intensidade da contração estimulada com a força ganha, na prática clínica, algumas vezes, deparamo-nos com queixas de dor, durante a eletroestimulação com doses de intensidade mais altas. Isso muitas vezes acontece em virtude do aumento excessivo da amplitude da corrente diante de pouca ou nenhuma contração muscular. Quanto a isso, devemos observar, por exemplo, se há uma grossa camada de gordura subcutânea, muito comum nos tratamentos da fisioterapia dermatofuncional, em que as áreas mais trabalhadas são as regiões glútea e abdominal. Neste caso, a gordura atuaria como "isolante" para corrente elétrica, dificultando sua chegada até os tecidos excitáveis. Orientamos deslocar os eletrodos para as regiões mais excitáveis na pele (ponto motor ou emergência nervosa) ou modificar a técnica de aplicação (tamanho e/ou tipo dos eletrodos, meio de acoplamento dos eletrodos, modulação dos parâmetros de eletroestimulação etc.).

Devemos, portanto, preferir a intensidade contrátil gerada pelo músculo, e não a intensidade da corrente produzida pelo aparelho.

Regime de emissão de corrente nos canais de saída

Normalmente, os aparelhos possuem locais apropriados para introdução ou conexão de *plugues* ou "tomadas" específicos, encontrados nas extremidades dos cabos condutores de corrente. Esses locais são chamados canais de saída de corrente dos aparelhos.

Dependendo da formatação eletrônica do aparelho, podemos modular o regime de saída de corrente nos diversos canais. Robinson[29] relatou que há três maneiras comuns de estimulação para serem coordenadas quando vários canais, por exemplo, são aplicados em uma única abordagem terapêutica. Primeiro, o aparelho pode ser ajustado para que todos os canais forneçam estimulação ininterrupta (sem *T.OFF)* para todo o período de tratamento. Este padrão de estimulação é geralmente chamado de *modo de estimulação contínuo* (bastante utilizado para protocolos visando analgesia). A segunda maneira se dá pelo fato de muitos aparelhos poderem ligar e desligar a saída de corrente para todos os canais ao mesmo tempo. A corrente é emitida pelos canais, durante um período, de acordo com o ajuste do tempo *ON*, e consequentemente cessa sua emissão em todos os canais por um período, de acordo com o ajuste do tempo OFF. Esse modo de estimulação é chamado de modo sincrônico, sincronizado, simultâneo ou interrompido, e pode ser utilizado para estimular músculos ou grupamentos musculares isolados ou de dois segmentos corpóreos distintos, simultaneamente, (ex.: glúteos, abdominais e adutores). A terceira maneira na qual a saída de corrente é regulada através dos canais alterna a estimulação entre grupos de canais, ou seja, um grupo de canais permite a saída de corrente enquanto o outro grupo está desligado, e vice-versa. Esse padrão de estimulação em dois grupos distintos de canais é, geralmente, chamado de modo alternado ou recíproco.

Esse modo permite o recrutamento de músculos ou grupamentos musculares bilaterais para a contração alternadamente, assim como dos músculos agonistas e antagonistas de um membro para a contração num mesmo momento. Normalmente, o tempo OFF é ajustado com valor zero ou programado com o menor tempo possível, pois, quando o estímulo está sobre um músculo, o outro (antagonista ou contralateral) permanece em repouso durante todo o período de contração do músculo anteriormente eliciado.

Alguns aparelhos podem apresentar apenas o modo sincronizado. Isso limita a aplicação terapêutica da eletroestimulação neuromuscular, pois os grupamentos musculares serão estimulados todos ao mesmo tempo, podendo produzir contrações de agonistas e antagonistas ao mesmo tempo, ou tornando a contração muscular pouco fisiológica. Além disso, nos tratamentos de fisioterapia dermato-funcional, onde normalmente são estimulados vários músculos ao mesmo tempo, se houver a contração muscular associada à movimentação articular, pode parecer um ato esdrúxulo pelo fato de várias articulações estarem se movimentando ao mesmo tempo.

Existe ainda um outro padrão de saída de corrente nos canais, comumente encontrado nos aparelhos destinados à terapêutica de fisioterapia dermato-funcional, tendo como principal indicação a drenagem de líquidos. Neste tipo de aparelho onde existem vários canais (6, 8, 10, e até mais), a corrente é emitida num canal; em seguida, no canal vizinho (após cessar ou não a saída de corrente no canal anterior); a seguir, no próximo canal, e assim sucessivamente. Este tipo de estimulação é chamado de estimulação *sequencial.*

Embora não tenhamos encontrado relatos científicos comparando a drenagem linfática provida manualmente com a obtida pela eletroestimulação sequencial, há um consenso dos profissionais que se valem da drenagem linfática para a mobilização de líquidos de que esta manobra provida por aparelhos de eletroestimulação é muito menos eficaz que a manobra feita manualmente.

Frequência

Na corrente russa, encontramos dois tipos de frequência: portadora e modulada. A *frequência portadora* é definida como a frequência de pulsos dentro dos bursts, ou seja, é a corrente de média frequência que vai gerar a corrente de baixa frequência para a estimulação muscular.

Como vimos anteriormente, a frequência portadora pode encontrar-se na faixa de 2.500 Hz a 5.000 Hz,[34] entretanto encontramos no mercado 2.500 Hz como a frequência única predominante na grande maioria dos equipamentos construídos. Encontramos também uma parcela considerável de aparelhos oferecendo a frequência de 4.000 Hz juntamente com a de 2.500 Hz.

A corrente russa foi projetada para produzir bursts de corrente alternada modulada por tempo. Os bursts foram criados para permitir que uma corrente pulsada passe por alguns milissegundos; e depois deixe de passar por alguns milissegundos, em um ciclo de repetição. Os bursts são chamados também de "envelopes" ou "rajadas" (Figura 7.10), e correspondem aos pulsos de uma corrente pulsada, por isso, tanto dez bursts como dez pulsos individuais são capazes de causar contrações isoladas; entretanto, a percepção dos bursts é diferente daquela de pulsos individuais.[34]

Este relato nos deixa a vontade para buscar um eletroestimulador que atenda às nossas necessidades sem que nos deixemos levar por propagandas de estilo "sensacional" apregoando que a corrente russa é superior às outras formas de estimulação. Por isso, encontramos ótimos trabalhos envolvendo a eletroestimulação neuromuscular com o uso dos aparelhos de FES (eletroestimulação funcional). Brasileiro et al.[74] apresentaram resultados mostrando não haver diferenças entre a produção de torque por meio de aparelhos de baixa e média frequência.

O número de bursts por segundo (bps), assim como o número de pulsos por segundo, pode ser predeterminado pelo fisioterapeuta, de acordo com a capacidade modulatória do aparelho de corrente russa, e com os objetivos terapêuticos.

A eletroestimulação usando uma corrente cuja frequência portadora era de 2.500 Hz, mostrou-se mais efetiva que aquelas de frequência portadora de 1.000 Hz para obtenção de uma força máxima (70% da contração voluntária máxima), quando foi utilizada diretamente sobre os músculos da panturrilha. Ambas as correntes estavam moduladas em 50 bursts por segundo.[75] Delito et al.[76] verificaram ganhos de força com percentual semelhante.

Segundo Harrelson et al.,[30] as frequências portadoras na faixa de 4.000 Hz são consideravelmente mais altas do que o número de vezes que um nervo pode despolarizar-se por segundo. Portanto, podemos acreditar que em razão do excesso de estímulo na membrana neuronal, a frequência de 4.000 Hz seja útil para tratamentos que buscam um efeito analgésico. Os autores relataram, ainda, que quanto mais alta for a frequência portadora, menor será a duração do pulso, ao passo que quanto menor for a frequência portadora, mais longa será a duração do pulso. Portanto, podemos acreditar que a frequência portadora na faixa de 2.500 Hz seria bastante útil à estimulação neuromuscular, pois quanto maior a duração de pulso, melhor a qualidade do estímulo. Alon,[34] no entanto, relatou que atualmente os apa-

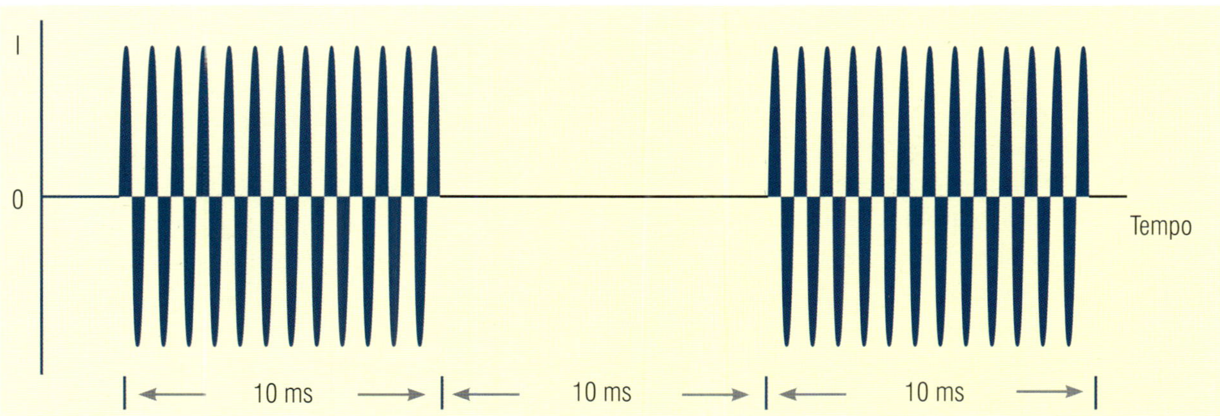

Figura 7.10 Representação esquemática dos bursts.

relhos estão sendo construídos com capacidade para emitir pulsos mais curtos e com intervalo entre eles relativamente longos. Isso proporcionaria certa independência entre a frequência e a duração do pulso.

A frequência modulada da corrente russa é definida como a frequência de bursts por segundo (bps), e a corrente de baixa frequência, que será utilizada para a estimulação neuromuscular dos tipos de fibras musculares distintas. Normalmente, os parâmetros de modulação dos aparelhos fabricados vão de 0 Hz a 100 Hz (e até 150 Hz), mas talvez ainda encontremos alguns aparelhos que trazem um parâmetro fixo de 50 Hz (como proposto anteriormente no aparelho usado por Kots, na década de 1970).

Como citado anteriormente, segundo Robinson,[29] necessitamos de uma frequência mínima de 7 Hz para provocarmos uma contração tetânica nos músculos esqueléticos, e que frequências inferiores só são capazes de provocar as chamadas contrações espasmódicas (contrações simples). Delitto et al.[77] sugeriram frequências entre 30 Hz e 80 Hz como ideais para a eletroestimulação neuromuscular. Entretanto, para Adel e Luykx,[12] as contrações tetânicas mais agradáveis são obtidas com uma frequência entre 40 Hz e 80 Hz.

Para trabalharmos um músculo que tenha função postural (musculatura estática – fibras tônicas), é necessário usar uma frequência modulada mais baixa, na ordem de 20 Hz a 30 Hz.[1,40] Scott[18] mencionou esta estimulação com frequência modulada de 10 Hz.

Se desejarmos trabalhar músculos que tenham função mais dinâmica (fibras fásicas) é necessário que seja usado uma frequência modulada mais alta, na ordem[1,40] de 50 Hz a 150 Hz.

Salgado[17] fez menção a alguns achados na literatura, relatando que com o avanço dos conhecimentos sobre a fisiologia da contração muscular induzida por eletroestimulação e com a modernidade dos aparelhos, podemos recrutar seletivamente as fibras musculares. Assim, com uma frequência inferior a 20 Hz, o trabalho é mais direcionado para a *endurance* muscular (fibras do tipo I), diminuindo de maneira significativa a fadiga muscular. A estimulação de baixa frequência, a 10 Hz, é capaz de promover um aumento da capacidade aeróbica oxidativa das fibras do tipo I (majoritárias nos músculos extensores), levando a um aumento de vascularização. Se o nosso objetivo for trabalhar as fibras rápidas (tipo IIb), é necessário apenas o aumento da frequência de estimulação para valores compreendidos entre 35 Hz e 70Hz.

Num estudo comparativo,[78] frequências de 50 Hz a 100 Hz produziram maior torque que estimulação com 20Hz.

Obs.: Não encontramos relatos na literatura atestando valores específicos de frequência para uso na eletroestimulação de fibras intermediárias (tipo IIa). Entretanto, tendo em vista este tipo de fibra constituir-se numa subdivisão das fibras fásicas, há um consenso entre os pesquisadores de que, ao eletroestimularmos as fibras fásicas, adotando valores de frequência apropriados para este tipo de fibra muscular, já estaríamos estimulando a contração das fibras intermediárias.

Ciclo de trabalho

Uma caracterização eletrônica, normalmente associada a diversos modos de estimulação, usada nas aplicações clínicas em geral, é o *ciclo de trabalho* (*Duty cicle* ou *taxa de repetição*). O ciclo de trabalho da estimulação russa é a razão do tempo em que o burst é fornecido para a soma deste mesmo tempo com o tempo em que o burst deixa de ser fornecido (intervalo interburst), multiplicado por 100, e expresso por uma porcentagem.[54,80]

$$\text{Ciclo (\%)} = \frac{\text{Período de Burst}}{\text{Período de Burst} + \text{Período sem Burst}} \times 100$$

Exemplo: se o tempo do burst é igual a 10 segundos e o tempo sem burst é igual a 30 segundos, o ciclo para tal padrão de estimulação seria 25%.

Normalmente, os aparelhos nacionais são construídos com um parâmetro de ciclo fixo de 50%. Mas podemos encontrar também aparelhos que fornecem parâmetros moduláveis de ciclos que giram em torno de 20%, 33%, 40% e 50%.

Na prática clínica, normalmente quando optamos pela modulação de 50%, temos uma estimulação mais agressiva em relação à de 20%, sob o ponto de vista de intensidade de estimulação e também da sensação referida pelo paciente. Normalmente utilizamos 20% em pacientes na fase aguda de sua recuperação ou em pacientes hipersensíveis à estimulação elétrica. E optamos pelo parâmetro de 50% em pacientes crônicos ou na maioria dos casos da fisioterapia dermato-funcional, em que as pacientes/clientes normalmente não se encontram numa situação de patologia, e sim estética.

Nas pesquisas realizadas por Kots,[71] na década de 1970, foram utilizados ciclos de 50%.

Observações:

Brasileiro et al.[45] mencionaram estudos envolvendo eletroestimulação neuromuscular que preconizaram a utilização de intensidade máxima tolerada por um tempo de contração de 10 a 15 segundos, com um repouso de 30 a 60 segundos. Proporcionando, com isso, um número de quinze contrações por sessão, podendo ocorrer até três sessões por dia.

Kots e Xvilon[71] recomendaram que a estimulação elétrica deveria ser utilizada como adjunto ao exercício, com o objetivo de aumentar a habilidade do músculo para gerar força. Pesquisas realizadas com a corrente russa[40,72,77] mostraram que a eletroestimulação associada à contração voluntária produziu maiores resultados quanto ao ganho de força muscular. Daí, portanto, pode haver a necessidade de orientarmos os pacientes a contraírem, sequencial ou simultaneamente, o músculo eletroestimulado durante a contração eliciada eletricamente. Atualmente esta prática vem crescendo nos diversos protocolos, visando ao fortalecimento e à tonificação muscular, inclusive nos tratamento da fisioterapia dermato-funcional, em cuja cultura o trabalho deve ser feito basicamente de forma passiva, em que a contração é eliciada apenas pela corrente elétrica, ou seja, o paciente, normalmente, não realiza nenhum tipo de contração voluntária. Em nossa prática clínica verificamos que as clientes que optaram em realizar a contração voluntária simultaneamente com a estimulação elétrica obtiveram a tonificação muscular mais rápida que nos trabalhos de estimulação passiva (sem a contração voluntária). E quando houve a adição de uma carga externa (pesos tipo "caneleira" e/ou halteres) esses resultados foram potencializados.

Segundo Ward e Shkuratova,[4] existem explicações para um maior ganho de força com a associação da contração voluntária e a eletroestimulação neuromuscular. Primeiramente, os autores relataram que com a combinação da aplicação sequencial de exercício voluntário e estimulação elétrica, a quantidade total de exercício é maior. Além disso, também mencionaram que exercício e estimulação elétrica preferencialmente recrutaram tipos de fibra diferentes (a contração voluntária recruta fibras vermelhas; e a eletroestimulação, fibras brancas).

Além dos parâmetros relacionados à modulação da corrente propriamente dita, a técnica de colocação dos eletrodos também tem papel importante. Brasileiro et al.[45] mencionaram que a contração muscular eletroestimulada tem por base não só a amplitude da corrente, mas também o tamanho dos eletrodos, assim como sua adequada fixação. Segundo os autores, o tamanho do eletrodo é de grande importância, pois eletrodos muito pequenos podem gerar intenso desconforto sensorial antes da contração muscular; e os eletrodos muito grandes podem distribuir a corrente para músculos ou nervos que não se constituem como alvos do tratamento. O ideal são eletrodos grandes para grandes grupamentos musculares (quadríceps por exemplo). De acordo com Low e Reed,[40] a corrente russa é aplicada usualmente com eletrodos colocados sobre o ventre muscular. Mas entendemos que o ideal é que os eletrodos estejam sobre o ponto motor do músculo, ou próximo a ele.

Podem ocorrer relatos de desconforto e intolerância à eletroestimulação na terapêutica dermato-funcional, mesmo adotando-se intensidades terapêuticas para eliciar a contração da musculatura. Recomendam-se alguns dias de adaptação, utilização de baixa intensidade nas sessões iniciais, e tempo de contração menor que dez segundos.[45] Acrescentamos ainda utilizar ciclos de trabalho com baixo percentual, adotar mudanças estratégicas nas frequências de modulação (alternar valores durante a sessão) e utilizar rampas de subida maiores (três a quatro segundos).

INDICAÇÕES

Fisioterapia dermato-funcional

No contexto da fisioterapia dermato-funcional, a região glútea e abdominal são as mais solicitadas pelas pacientes (clientes) como regiões prioritárias a serem tratadas, com o objetivo de minimizar a flacidez e perda de tônus. Em terceiro lugar vem a região anterior de coxa (quadríceps), e depois a região posterior dos braços. Entretanto, existem diversos protocolos envolvendo também a estimulação de ísquios tibiais, peitorais, bíceps braquial etc.

O uso da corrente russa na região glútea está envolto de algumas peculiaridades que podem garantir a obtenção ou não dos resultados pretendidos. É comum um acúmulo de gordura subcutânea na área dos glúteos, principalmente nas mulheres. Isso pode dificultar a passagem da corrente da pele para o músculo, fazendo que não haja contração ou que essa se faça com pouca expressão. Caso o fisioterapeuta não observe este detalhe, poderá não proporcionar à sua paciente (cliente) os efeitos da tonificação muscular pretendidos Orientamos buscar eletrodos adequados quanto ao tipo e tamanho, assim como seu posicionamento ideal. Normalmente eles são colocados sobre a origem e a inserção muscular, entretanto a resposta contrátil tende a ser maior quando os eletrodos estão sobre os pontos motores (Figura 7.12) ou na emergência nervosa. Os eletrodos autoadesivos são os mais adequados para a região glútea e abdominal, pois são regiões que dificultam a manutenção do posicionamento dos eletrodos de borracha de silicone quando esses são colocados com gel e presos com faixas elásticas, pois, quando do momento da contração muscular, há a "deformação" tecidual e eles tendem a mudar de posição, diminuindo a eficácia da contração.

Nas imagens a seguir (Figuras 7.11, 7.12, e 7.13), verificamos as peculiaridades da técnica de aplicação dos eletrodos em região glútea.

Embora pouco comum, mas extremamente efetivo, o trabalho de eletroestimulação em glúteos pode ser associado à contração voluntária de extensão de coxa com ou sem uma carga externa, e com a perna estendida ou não (Figura 7.14). Nesse caso, recomendamos o uso de tempo ON até no máximo três segundos, pois a extensão de coxa sustentada além deste tempo pode ocasionar algias na região lombar.

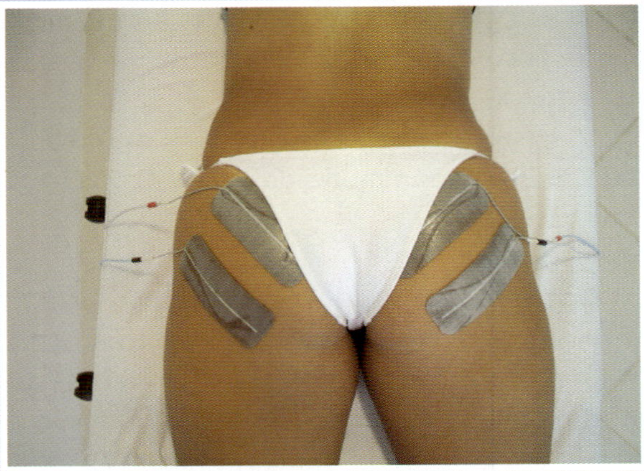

Figura 7.11 Posicionamento dos eletrodos em região glútea baseando-se na origem e na inserção muscular.

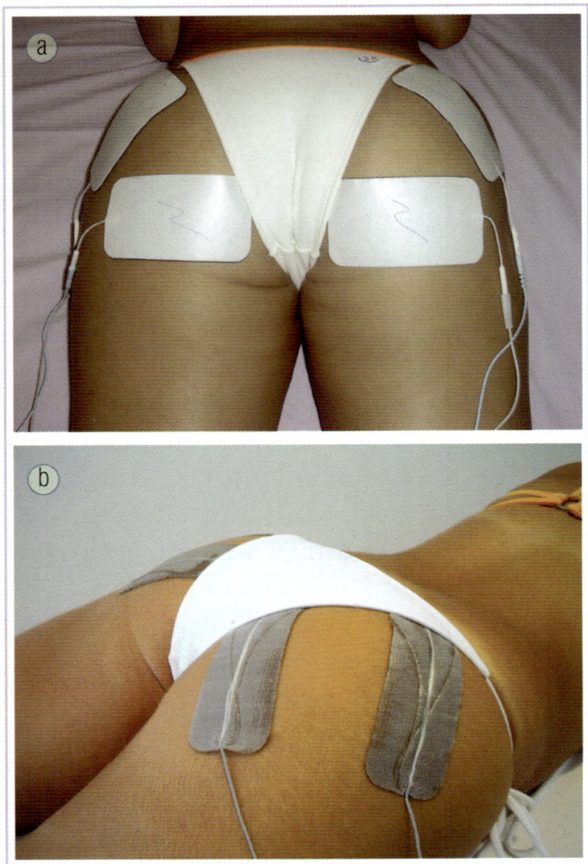

Figura 7.12 a-b Posicionamento dos eletrodos em região glútea baseando-se na área do ponto motor.

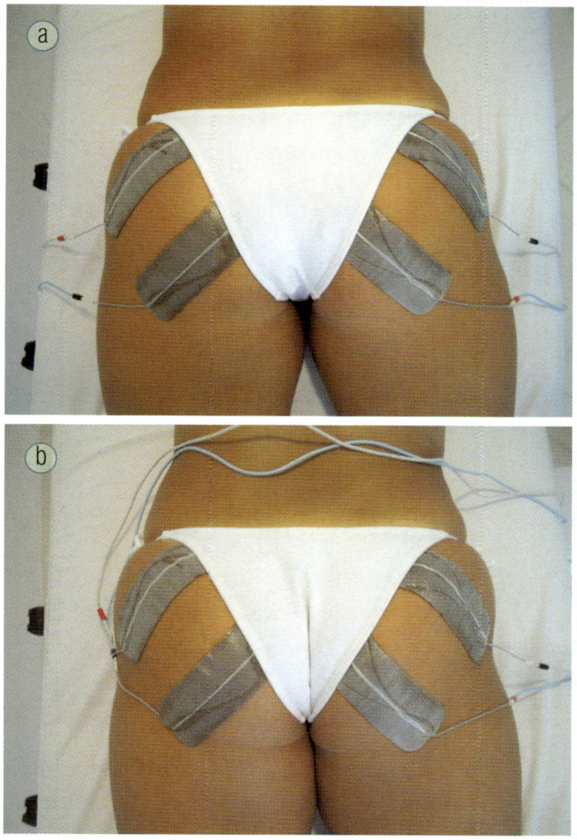

Figura 7.13 a-b Resultado da contração muscular efetiva de glúteos proporcionada pela eletroestimulação.

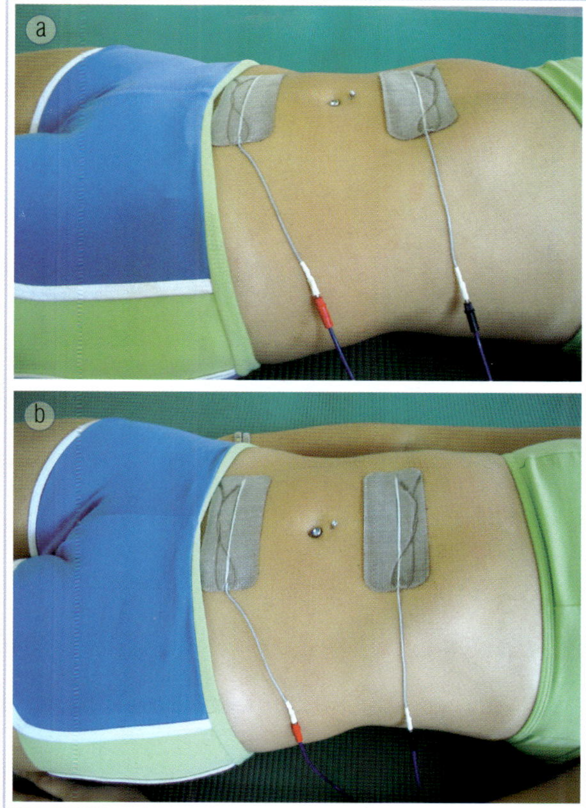

Figura 7.15 a-b Posicionamento dos eletrodos para estimulação do reto abdominal isoladamente (o uso de dois eletrodos de relativa dimensão são suficientes).

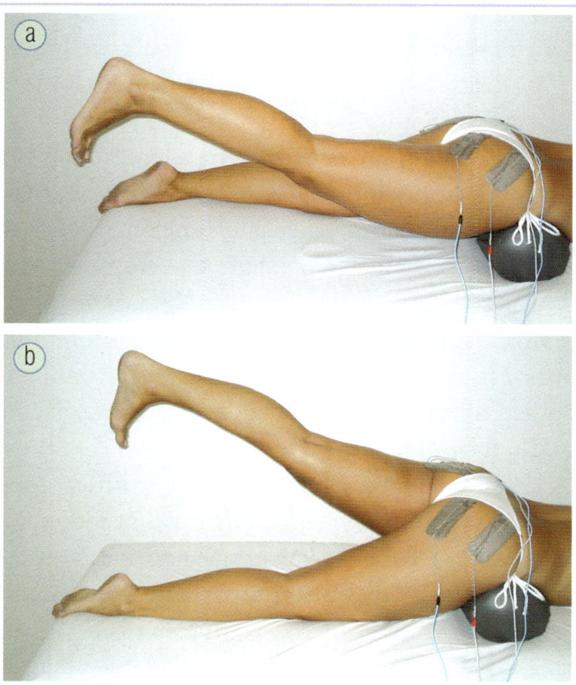

Figura 7.14 a-b Eletroestimulação de glúteos associando extensão ativa de coxa.

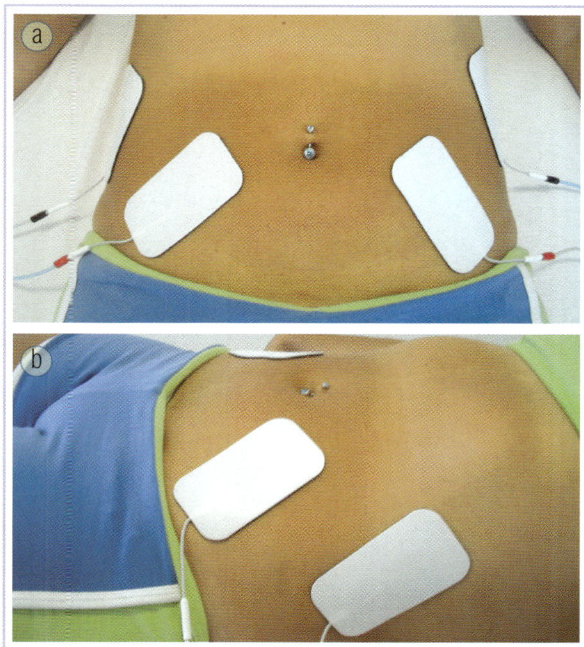

Figura 7.16 a-b Posicionamento dos eletrodos para estimulação em oblíquos externos isoladamente (normalmente utiliza-se o modo *recíproco* de emissão de corrente).

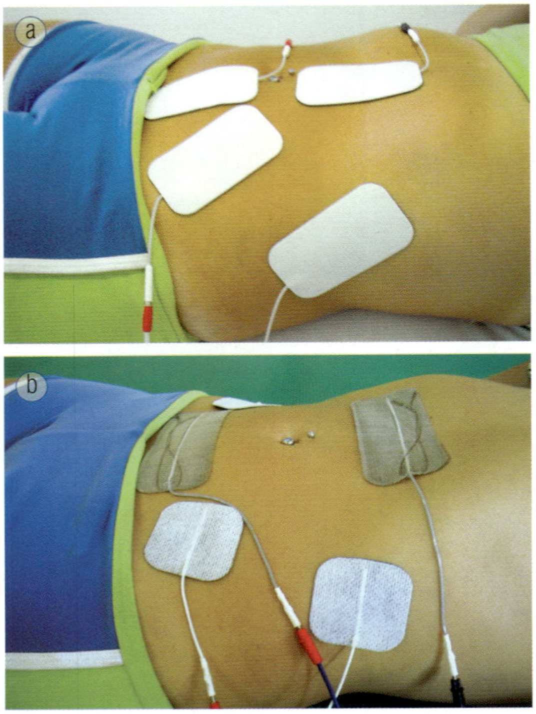

Figura 7.17 a-b Posicionamento dos eletrodos para estimulação em reto abdominal e oblíquo externo simultaneamente (normalmente utiliza-se o modo *sincronizado* de emissão de corrente).

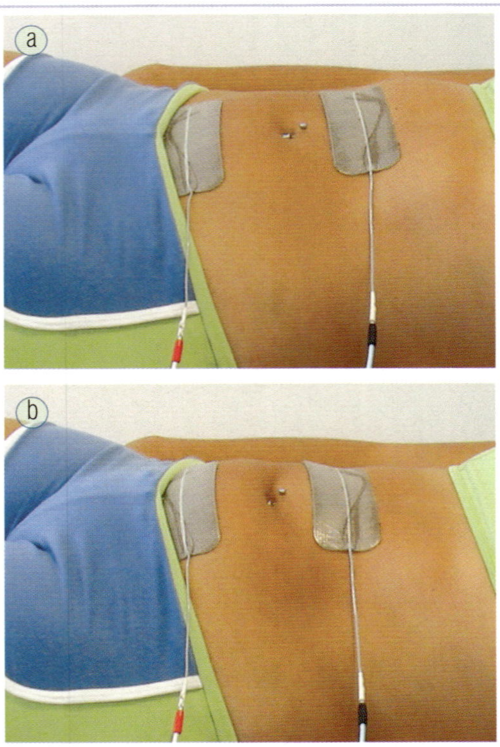

Figura 7.18 a-b Aspecto da contração efetiva do reto abdominal motivada pela eletroestimulação.

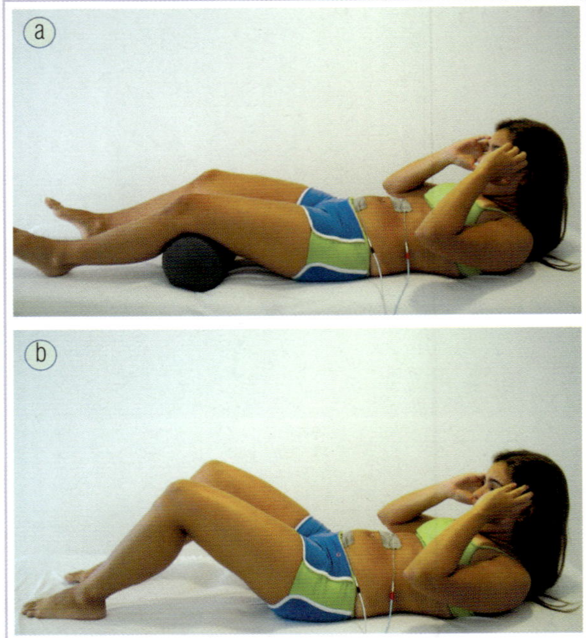

Figura 7.19 a-b Contração de reto abdominal eliciada eletricamente, associada à contração voluntária.

Quanto à eletroestimulação na musculatura abdominal, a paciente normalmente encontrar-se-á em posição de decúbito dorsal com os eletrodos dispostos na região abdominal. Podemos estimular isoladamente o reto abdominal (Figura 7.15) ou os oblíquos externos (Figura 7.16). Podemos também realizar a estimulação simultânea de ambos os grupamentos musculares abdominais ao mesmo tempo (Figura 7.17).

O uso da corrente russa na região abdominal tem se constituído uma das aplicações mais realizadas na prática clínica dermato-funcional. Por isso, devemos estar atentos a alguns aspectos envolvendo este trabalho. Primeiramente, observar se há excessivo acúmulo de gordura em região abdominal, pois, assim como na região glútea, a estimulação poderá ter sua eficácia reduzida, e não haver a contração da musculatura abdominal.

Ressaltamos a importância de se buscar sempre uma contração efetiva da musculatura abdominal (Figura 7.18). Para isso, talvez seja necessário rever o tipo e a colocação dos eletrodos (também recomendamos o uso de eletrodos autoadesivos) ou, quem sabe, adiar o trabalho de eletroestimulação abdominal, priorizando uma terapêutica dermato-funcional para gordura localizada. Segundo, podemos incentivar a paciente fazer a contração abdominal volitiva junto com a contração eliciada eletricamente (deve-se, no entanto, verificar as condições para isso, como condicionamento físico e aceitação da paciente) (Figura 7.19), pois isso tende a potencializar o trabalho de tonificação abdominal. Caso haja opção pela contração muscular abdominal volitiva, devemos diminuir o tempo ON para que nao haja risco de fadiga muscular (normalmente, utilizamos dois segundos de tempo ON e de três a cinco segundos de tempo OFF). E em virtude do caráter dinâmico do movimento produzido pela contração ativa da musculatura abdominal, recomendamos ainda o uso de rampas de subida (Rise) e descida (Decay) de um segundo.

Normalmente, o trabalho de eletroestimulação associado à contração volitiva de musculatura abdominal se detém somente ao músculo reto do abdômen (flexão de tronco) em virtude da movimentação articular ser mais simples e prover menor gasto energético para a paciente.

A eletroestimulação em quadríceps pode ocorrer com o paciente (cliente) em decúbito dorsal ou sentado. Os eletrodos podem ser posicionados em nível de origem e inserção ou sobre os pontos motores da musculatura anterior de coxa (Figura 7.20).

Muitos protocolos envolvem a estimulação com a paciente deitada (decúbito dorsal) e membros inferiores estendidos, sendo realizada uma contração isométrica de quadríceps (Figura 7.21). Entendemos que esse tipo de protocolo tenderia a resultados pouco efetivos. Recomendamos a movimentação articular, provida pela contração eliciada eletricamente, associando ou não à contração voluntária. Por isso, sugerimos a posição decúbito dorsal com o joelho semifletido, apoiado em rolos, "triângulos", almofadas etc. (Figura 7.22). Orientamos ainda que, de acordo com a disposição da paciente (cliente), pode haver o uso de uma carga externa (pesos tipo "caneleira") adicionada à contração muscular de quadríceps.

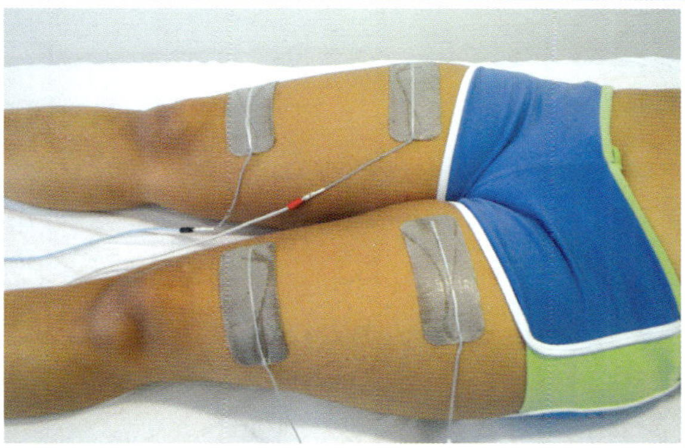

Figura 7.20a Eletrodos posicionados na região de origem e inserção muscular de quadríceps.

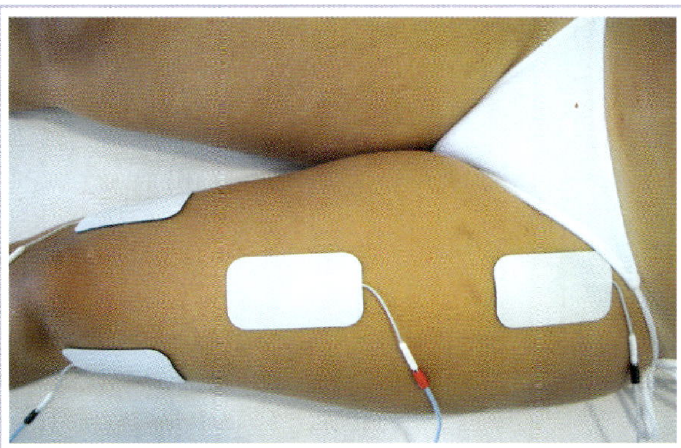

Figura 7.20b Eletrodos posicionados ao nível dos pontos motores do quadríceps.

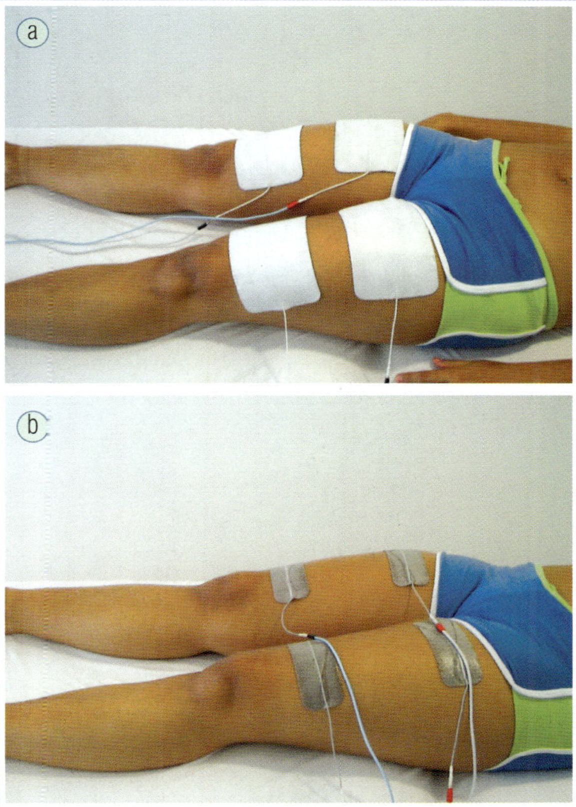

Figura 7.21 a-b Paciente posicionado em decúbito dorsal, com membros inferiores estendidos, para realização de contração isométrica de quadríceps.

Tanto os eletrodos de borracha de silicone quanto os autoadesivos são indicados para o trabalho em quadríceps. Entretanto, tendo em vista que este músculo possui dimensões maiores que a maioria dos outros, recomendamos o uso de eletrodos maiores quando sua colocação for no nível de origem e inserção (Figura 7.21 e 7.22).

O tríceps braquial é outro músculo solicitado para o ganho de tônus, principalmente, nas pacientes (clientes) de meia idade, que apresentam intensa flacidez dessa musculatura. Os eletrodos normalmente são pequenos e a paciente pode se posicionar sentada, com os membros superiores estendidos (contração isométrica), em decúbito dorsal, com o cotovelo fletido (Figura 7.23), ou em decúbito ventral, com o cotovelo fletido a 90º, nesse caso, há movimentação articular de extensão de antebraço facilitando a adição de carga externa (por exemplo: halteres).

Os adutores podem ser estimulados isolada ou bilateralmente, associando a contração voluntária contra uma resistência (Figura 7.24 e 7.25).

Algumas áreas, como a região posterior de coxa, o bíceps braquial e peitoral, não são muito enfatizados na clínica dermato-funcional. Entretanto, existem protocolos para utilização da corrente russa nestas regiões, principalmente quanto à colocação dos eletrodos, que podem ser tratadas de acordo com as Figuras 7.26 e 7.27.

Em pacientes que se submeteram à intervenção cirúrgica do ponto de vista estético, por exemplo lipoaspiração, abdominoplastia, gastroplastias (culminando com emagrecimento intenso), a corrente russa é indicada para minimizar

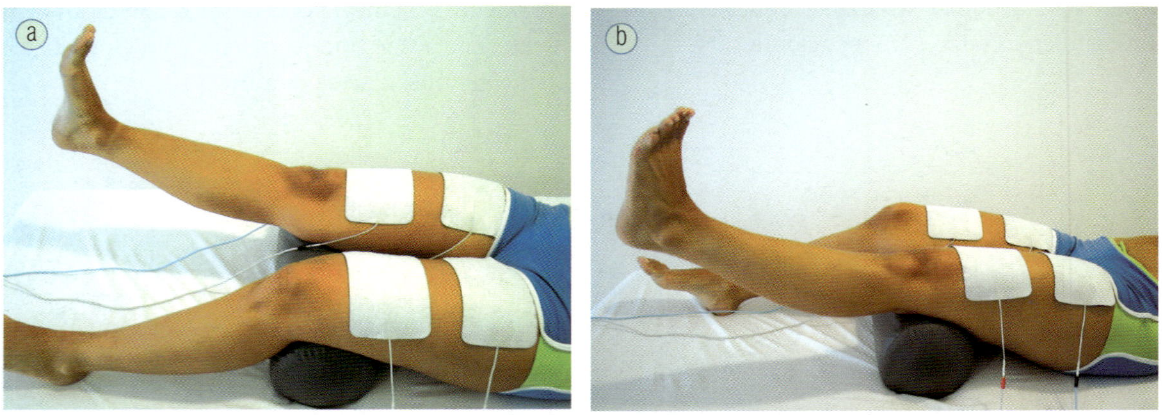

Figura 7.22 a-b Extensão da perna eliciada eletricamente, associando a contração volitiva, estando o joelho semifletido, apoiado por rolo.

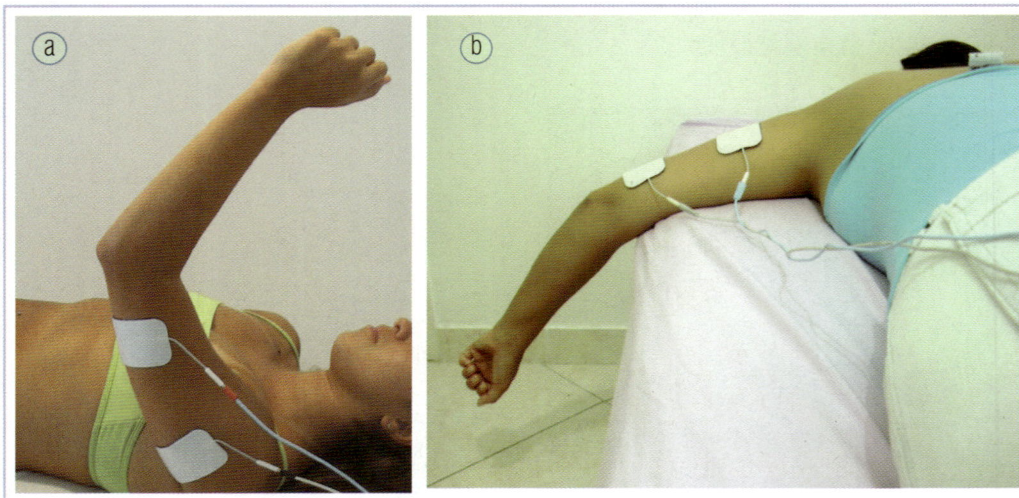

Figura 7.23 a-b Eletroestimulação em tríceps braquial.

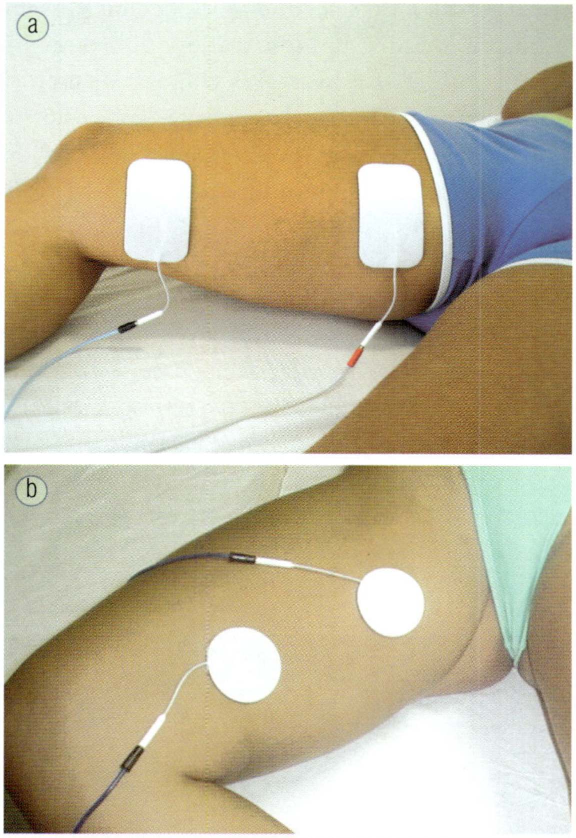

Figura 7.24 a-b Eletroestimulação de adutores de forma isolada (unilateral).

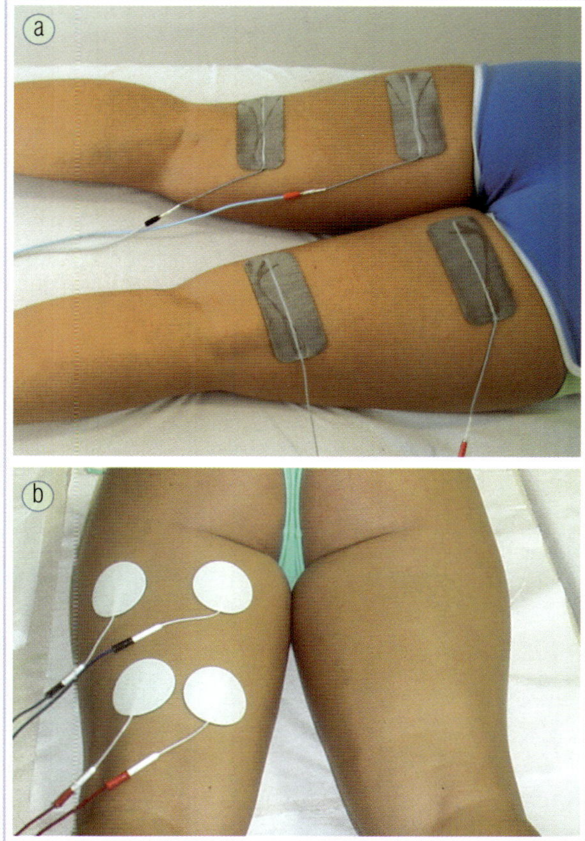

Figura 7.26 a-b Posicionamento dos eletrodos para eletroestimulação em ísquios tibiais.

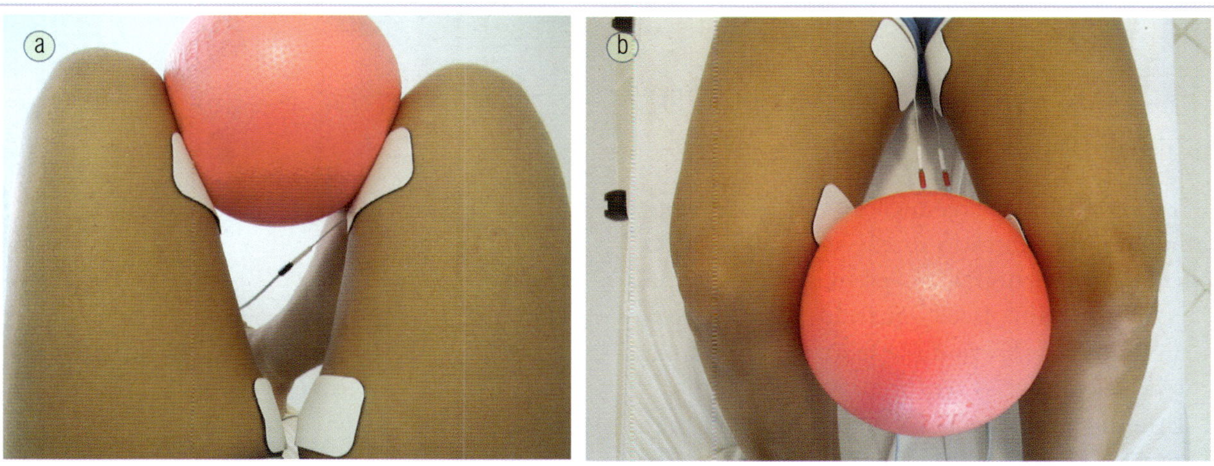

Figura 7.25 a-b Eletroestimulação de adutores de forma simultânea associando a contração voluntária com uma resistência.

a perda de tônus muscular nas áreas operadas e também de uma maneira geral.

Obs.: Quanto ao tempo total da sessão de terapia dermato-funcional, orientamos a eletroestimulação por cerca de 10 a 20 minutos por grupamento muscular em pacientes em início de tratamento ou descondicionados; e cerca de 30 a 40 minutos por grupamento muscular em pacientes em fase avançada do tratamento ou condicionados fisicamente (atletas, praticantes de atividades físicas etc.). Entretanto, vale ressaltar que este tempo está condicionado ao número de grupamentos musculares que serão estimulados numa única sessão.

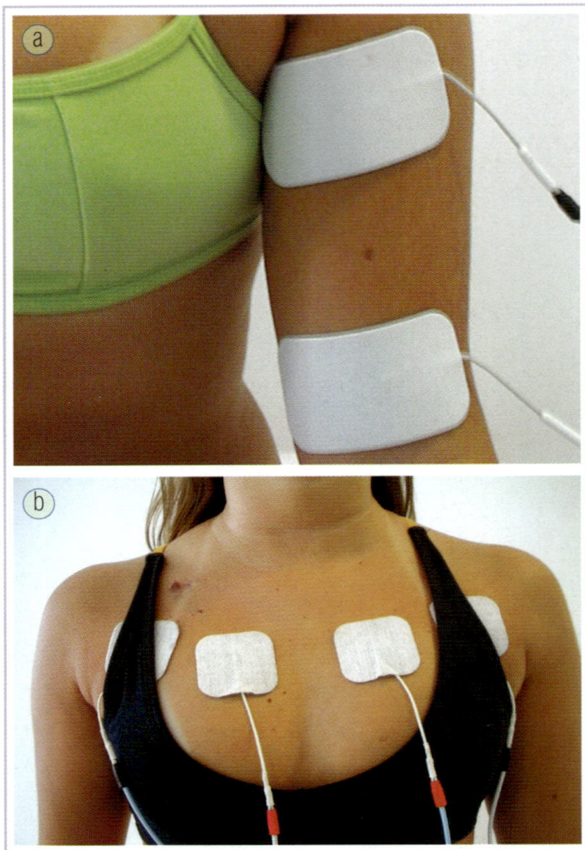

Figura 7.27 a-b Posicionamento dos eletrodos para eletroestimulação de bíceps braquial e peitoral.

Onde a contração muscular voluntária é inibida por alguma lesão

O trabalho de "reeducação muscular" normalmente está indicado diante de uma *inibição muscular* pós-cirurgica ou pós-lesão. A atrofia dos contatos sinápticos, quando permanecem sem uso por longos períodos, é teorizada como uma fonte dessa "alienação sensório-motora". A adição da estimulação elétrica do nervo motor fornece um uso artificial das sinapses inativas e ajuda a restabelecer um maior equilíbrio do sistema normal quando a informação sensorial ascendente for reintegrada aos padrões de controle do movimento. Estimular o músculo a contrair-se causa um aumento no estímulo sensorial daquele músculo.[62]

Hooker[32] fez menção a alguns parâmetros de modulação para uma estimulação efetiva neste tipo de acometimento muscular: tempo de contração de um a dois segundos, associada à *T.OFF* de quatro a dez segundos; o indivíduo pode alternar contrações musculares voluntárias com as contrações induzidas pela corrente (aplicação sucessiva); o tempo total de tratamento deve ser de, aproximadamente, 15 minutos, mas pode ser repetido várias vezes por dia.

Pós-operatório em geral

Em pacientes que fazem uso de fixadores externos que impossibilitem a fixação de resistência ou em pós-operatórios articulares a estimulação, em alguns casos pode ser feita conjuntamente com a cinesioterapia, levando a uma hipertrofia mais rápida além de melhorar o tônus muscular.[33]

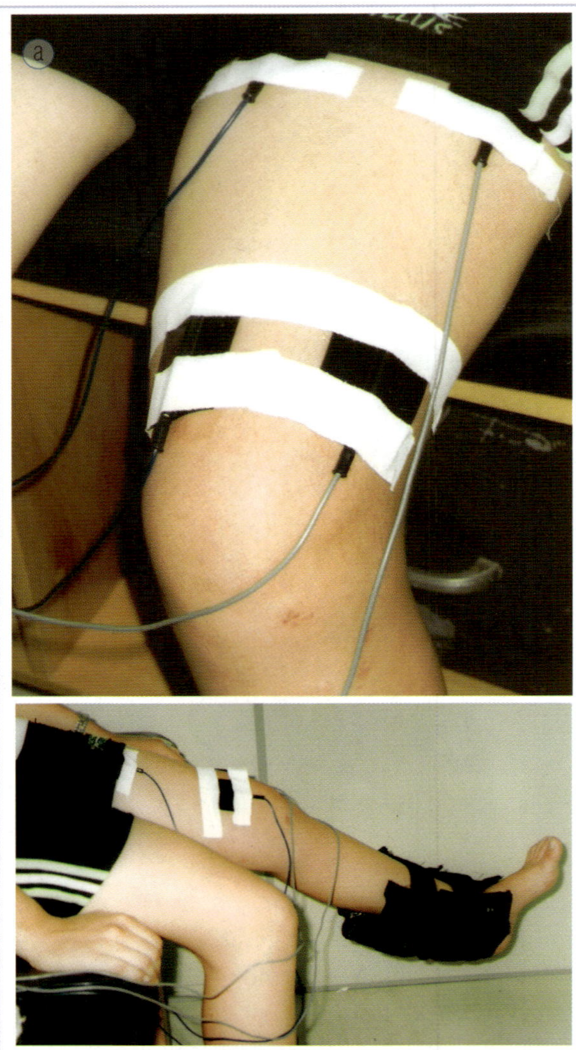

Figura 7.28 a-b Utilização da corrente russa associada à carga externa em pós-artroscopia de joelho.

Signorelli et al.,[81] por meio de revisão de literatura, postularam um protocolo para estimulação de cotos de MMII, visando ao fortalecimento dos músculos residuais com a seguinte modulação: frequência portadora de 2.500 Hz; frequência modulada de 20 Hz (fibras tônicas) e 50 Hz (fibras fásicas), dividindo o tempo de estimulação entre estes dois parâmetros; tempo *ON* de 10 a 15 segundos, e tempo *OFF* de 50 a 120 segundos; tempo total da sessão variando de 30 a 40 minutos, de acordo com a tolerância do paciente; três vezes por semana, podendo até ocorrer diariamente.

Na Figura 7.28, vemos uma paciente que, após submeter-se a artroscopia de joelho, não conseguia realizar movimento de extensão de perna com carga. A corrente russa foi utilizada com eficácia, proporcionando aumento de força e possibilidade de utilização de carga durante o processo de reabilitação. Na Figura 7.29 vemos o resultado do fortalecimento muscular no quadríceps esquerdo de um paciente submetido à ligamentoplastia de ligamento cruzado posterior com o uso de eletroestimulação. O trabalho durou três meses e as sessões ocorreram em dias alternados (quatro vezes por semana). Houve adição gradativa de carga externa totalizando 28 kg ao fim do tratamento.

Recuperação das sensações de tensão muscular

Em pacientes com quadros de hipotonias decorrente de desuso por algum tipo de lesão, imobilização, envelhecimento etc.

Disfunções posturais

Em casos de hiperlordose lombar, deve-se fortalecer glúteos e abdominais; em escolioses, atua-se na musculatura paravertebral (e adjacentes) em que haja diminuição de força gerando o desequilíbrio vertebral etc.

Instabilidade articular

Em casos de imobilização articular de forma terapêutica (aparelho gessado, tala, *brace* etc.), é comum a incidência de hipotonia e hipotrofia pós-imobilização. Isso é capaz de gerar instabilidade articular proporcionando dor, deformidades etc. A corrente russa pode ser utilizada durante a fase de imobilização (com a retirada ou não do aparelho imobilizador), com o objetivo de impedir a instalação ou o avanço da hipotrofia.

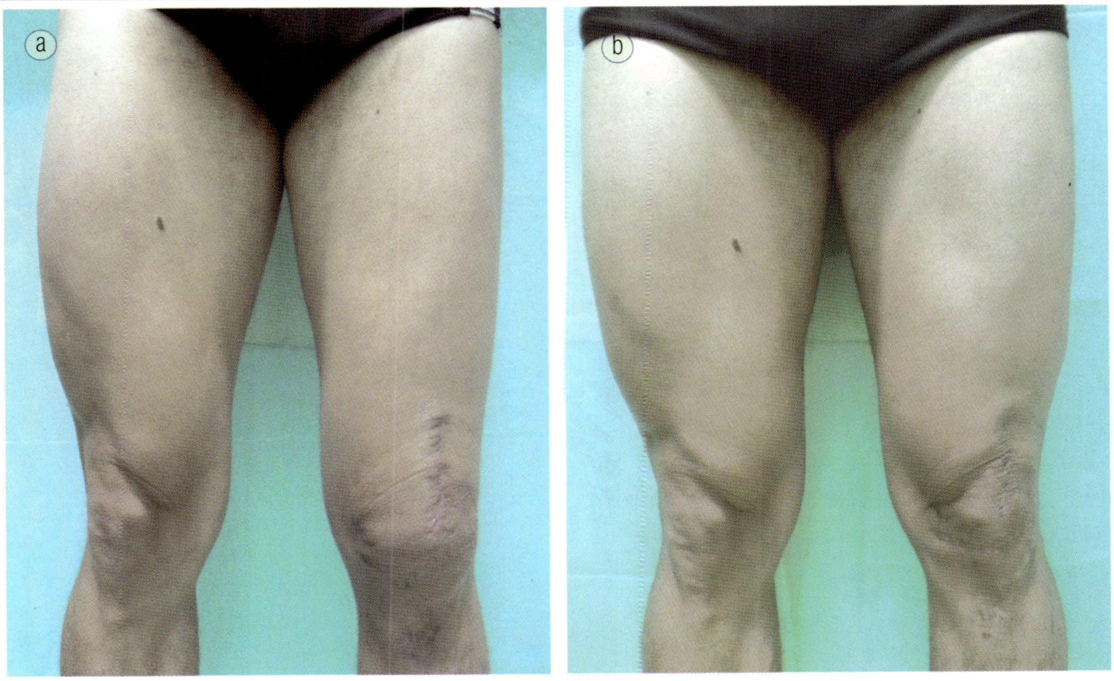

Figura 7.29. Resultado de fortalecimento muscular em quadríceps esquerdo com uso de eletroestimulação associado a carga externa, após 3 meses de tratamento.

Analgesia

Na prática clínica, a corrente russa também pode ser utilizada como recurso analgésico, principalmente quando não se dispõe de um aparelho de TENS (classicamente usado para eletroanalgesia). Sugerimos, como modulação principal, a frequência portadora de 4.000 Hz (caso o aparelho não disponha deste parâmetro, pode-se utilizar 2.500 Hz). Em casos de dores crônicas, emprega-se frequência modulada de 4 Hz a 5 Hz, com intensidade de corrente suficiente para provocar pequenas contrações musculares (similar ao TENS acupuntura). Em casos agudos, utiliza-se uma frequência modulada de cerca de 100 Hz e amplitude de corrente a nível subliminar motor, ou seja, sem provocar contração muscular (similar ao TENS convencional).

Desporto

A corrente russa pode ser utilizada na recuperação de atletas de qualquer modalidade esportiva que apresentem algum quadro de desequilíbrio muscular ou diminuição de força. Esta indicação reverte-se de grande importância em virtude do atleta, normalmente, apresentar elevado limiar sensitivo, levando-o a suportar altas doses de corrente, proporcionando ótima resposta quanto ao fortalecimento muscular, principalmente pelo fato do atleta suportar altas resistências externas, adicionadas ao seguimento corpóreo durante a eletroestimulação.

O atleta pode ser instruído para trabalhar com a contração eletricamente induzida, mas o esforço voluntário pode ser necessário para o sucesso desse tratamento. Com isso, atualmente, o uso simultâneo da contração voluntária e da Eletroestimulação vem se tornando comum no meio daqueles que buscam o fortalecimento muscular com eletroestimulação.[32]

Por meio da modificação da composição das fibras musculares, a corrente russa também pode ser usada para aumentar a capacidade de *sprint*, saltos, arremessos etc.

Outras

Destacamos ainda outras indicações relacionadas ao trabalho de eletroestimulação neuromuscular utilizando a corrente russa: incontinência urinária ou disfunções do assoalho pélvico (com uso de eletrodos intravaginais ou transcutâneos externos); transplantes musculares e/ou nervosos (onde se objetiva um aprendizado de uma nova função muscular); e recuperação da sensação da contração nos casos de perda de sinestesia (propriocepção).

Obs.: Com a estimulação elétrica, o fortalecimento muscular acontece artificialmente. A força obtida deste modo não é funcional, e será perdida logo, se a musculatura não for usada. Assim, o fortalecimento de músculos com corrente elétrica deve ser combinado com treinamento da função específica do músculo.[12]

MAPA DOS PONTOS MOTORES

Na busca de uma melhor qualidade no trabalho de eletroestimulação, é comum o uso da técnica de colocação dos eletrodos, levando-se em

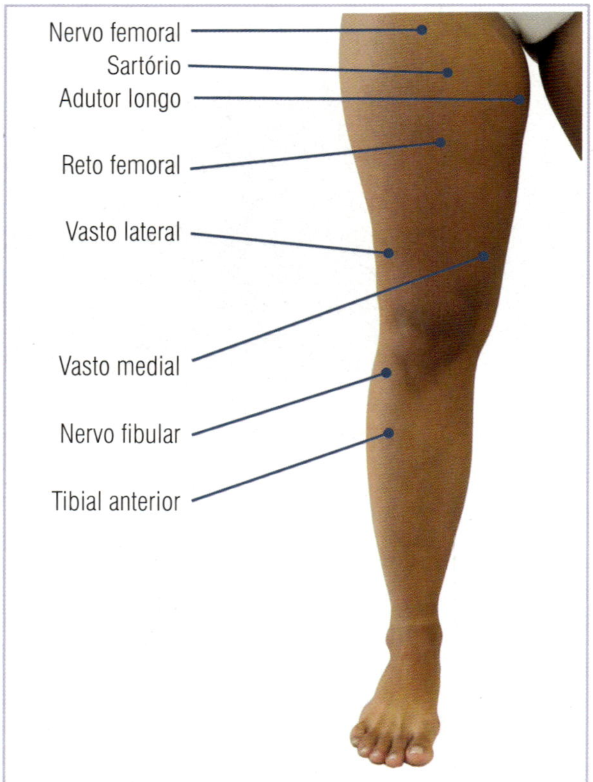

Figura 7.30 Localização dos pontos motores no membro inferior – face anterior.

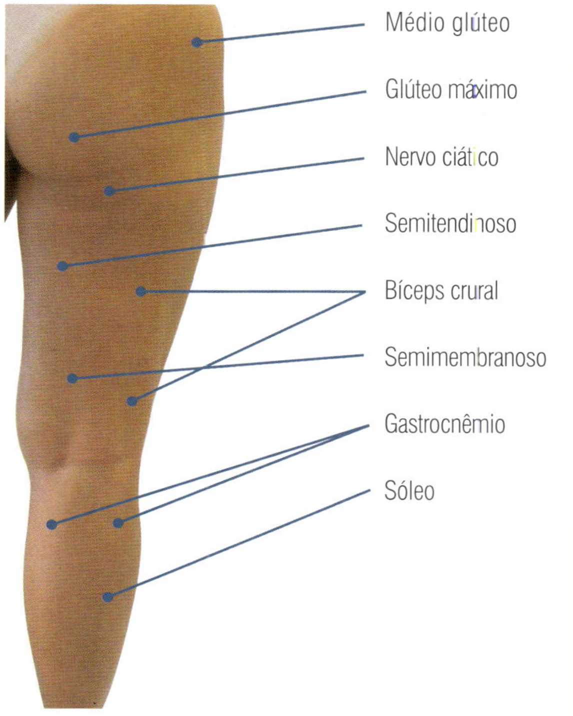

Figura 7.31 Localização dos pontos motores no membro inferior – face posterior.

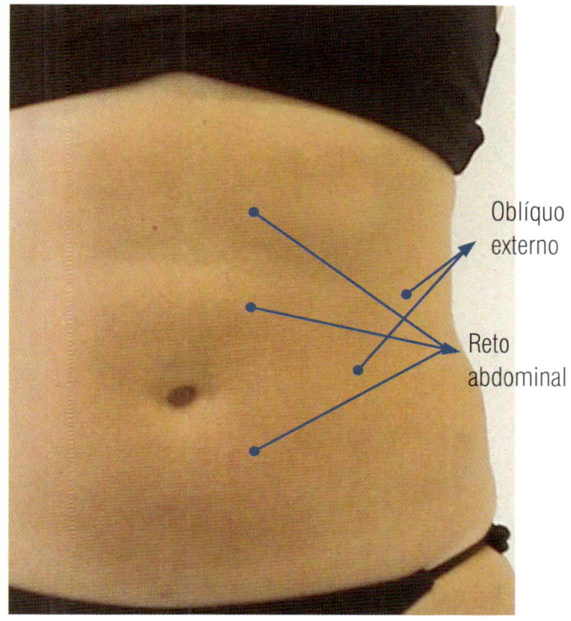

Figura 7.32 Localização dos pontos motores no tronco.

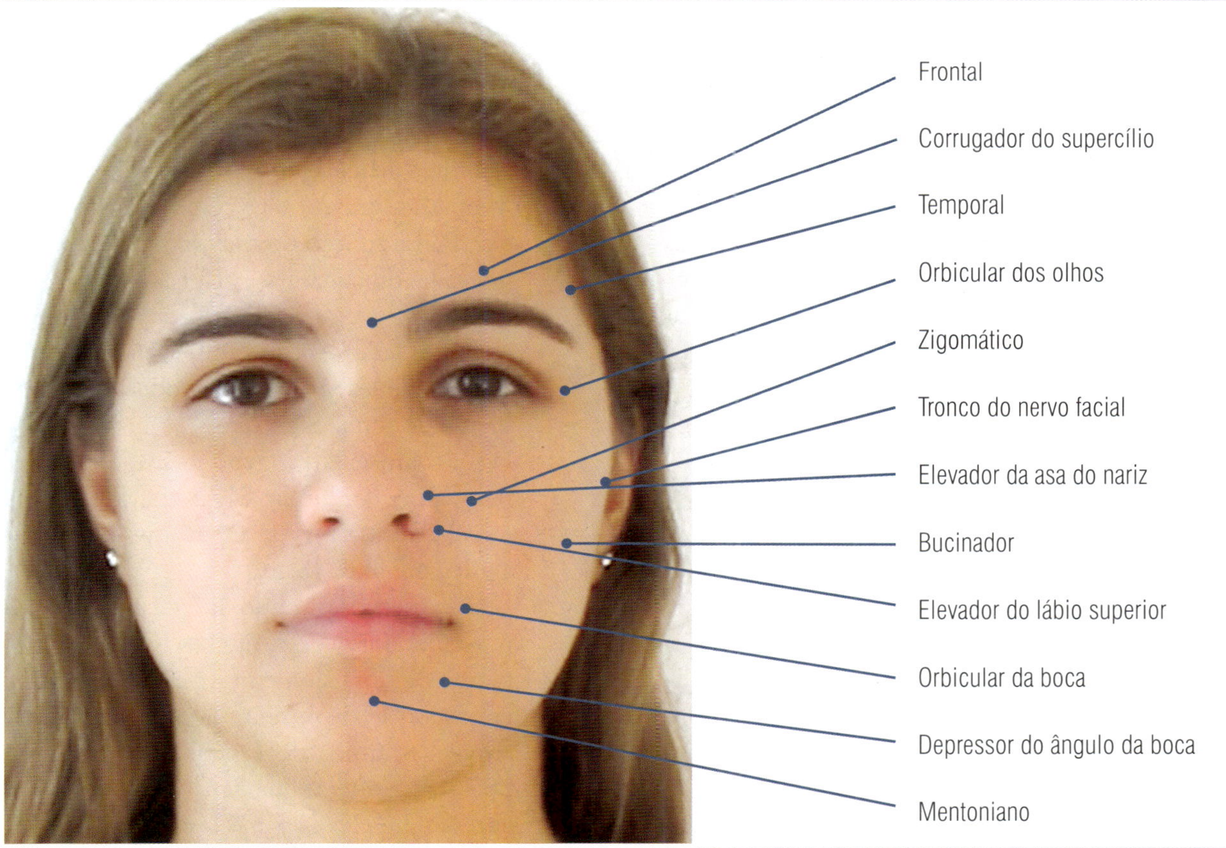

Figura 7.33 Localização dos pontos motores na face.

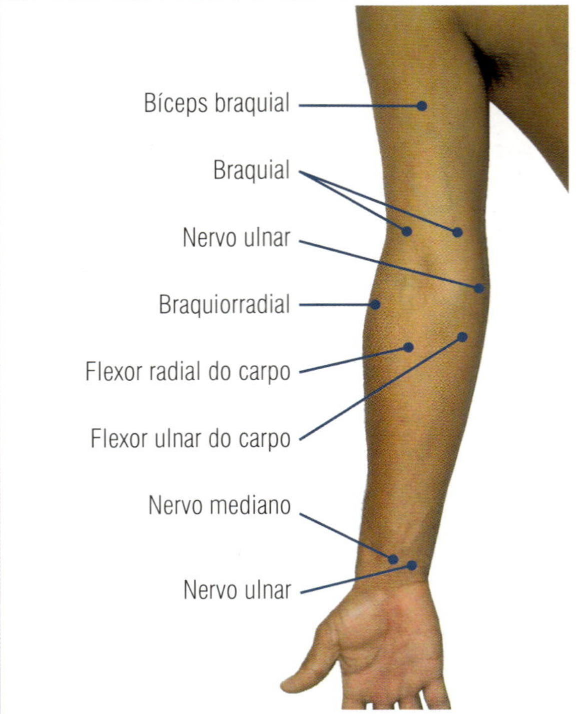

Figura 7.34 Localização dos pontos motores no membro superior – face anterior.

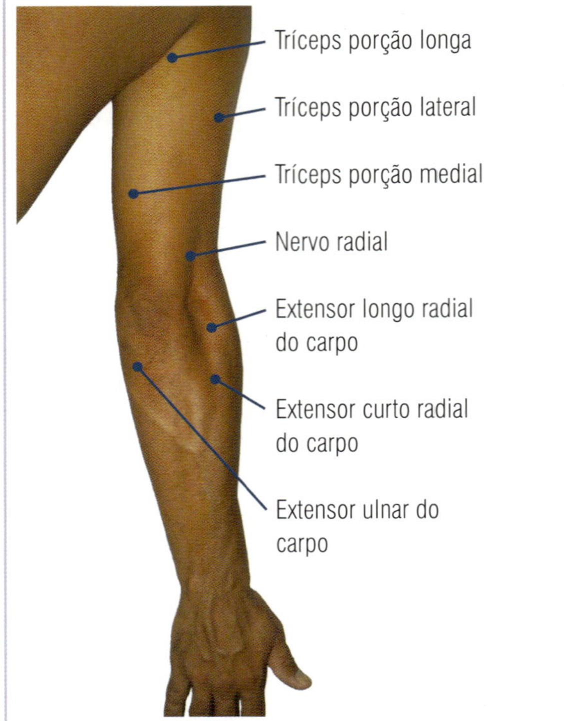

Figura 7.35 Localização dos pontos motores no membro superior – face posterior.

consideração os pontos motores, caracterizados por áreas de maior excitabilidade na pele e que, consequentemente, necessitam de menor quantidade de corrente para que haja excitação neuromuscular. As Figuras de 7.30 a 7.35 mostram a localização aproximada dos pontos motores nos membros, no tronco e na face; isso porque a estrutura anatômica individual não obedece a padrões exatos de localização. Esses pontos são os mais explorados na prática clínica dermato-funcional.

CONTRAINDICAÇÕES

Além das contraindicações clássicas da eletroestimulação neuromuscular, destacamos:

- Fraturas não consolidadas, em que não exista fixação com implante metálico ou calo ósseo, pois pode haver deslocamento do foco de fratura.
- Inflamações articulares em fase aguda nos tratamentos em que haja necessidade de movimentação articular intensa ou levantamento de carga, pois pode haver grande incômodo e agravamento do quadro. É comum, neste caso, o uso da eletroestimulação estabilizando a articulação acometida.
- Miopatias graves, tais como coreia, atetose etc., Pois a função do movimento estaria prejudicada, dificultando a ação da eletroestimulação.
- Espasticidade. A contraindicação reveste-se ao músculo espástico, pois poderia haver aumento do tônus muscular.
- Lesões musculares, tendinosas e ligamentares, pois, tendo em vista que a contração é realizada de forma intensa, poderia haver agravamento da lesão.
- Lesões nervosas onde há desnervação do músculo, pois a corrente russa apresenta um tempo de duração de pulso não modulável e em valores baixos, não conseguindo assim atingir o limiar de excitabilidade nervosa, pois os valores cronáxicos normalmente se apresentam elevados nas lesões nervosas.

REFERÊNCIAS

1- Hoogland, R. *Strengthening and strething of muscles using electrical current*. Delft, Holanda: Enraf Nonius, 1988.

2- Starkey, C. *Recursos terapêuticos em fisioterapia*. São Paulo: Manole, 1999. p. 212-16; 247.

3- Kots, Y. M. *Electrostimulation*. Canadian-Soviet exchange symposium on electrostimulation of skeletal muscles, Concordia University, Montreal, Quebec, Canada, December, 1977. p. 6-15.

4- Ward, A. R.; Shkuratova, N. Russian Electrical Stimulation: The Early Experiments. *Physical Therapy*. v. 82, n. 10, out. 2002.

5- Hamill, J.; Knutzen, K. M. *Bases biomecânicas do movimento humano*. São Paulo: Manole, 1999.

6- Janda, V. *Muskelfunctionsdiagnostik, muskeltest untersuxhung verkurzter muskein, untersuchung hypermobilität*. Verlag Acco-Belgica, 1979.

7- Johnson, M. A. Data on distribution of fiber types in thirty-six human muscles. An autopsy study. *J. neurol. science*. v. 18, p. 111-129, 1973.

8- Guyton, A. C. *Fisiologia Humana*. Rio de Janeiro: Guanabara, 1996. p. 79-94.

9- Bobbert, M.; Ettema, G.; Huijing, P. The force-length relationship of a muscle-tendon complex: Experimental results and model calculations. *Europ. J. Appl. Physio.*, n. 61. 1990.

10- Robinson, A. J. Fisiologia do músculo e do nervo. In: Robinson A. J.; Snyder-Mackler, L. *Eletrofisiologia Clínica: eletroterapia e teste eletrofisiológico*. 2. ed. Porto Alegre: Artmed, 2001. p. 105-116.

11- McArdle, W. D., Katch, F. I, Katch, V. I. *Fisiologia do Esforço*: Energia, Nutrição e Desempenho Humano. 3. ed. Rio de Janeiro: Guanabara Koogan, 1992. p. 233-35.

12- Adel, R. V.; Luykx, R. H. J. *Electroterapia de frecuencia baja y media*. Delft: Enraf Nonius, 1990.

13- Santos, A. *Fisioterapia Estática*. São Paulo: Novartis Biociências S.A, 1998.

14- Judge, M. D. et al. *Principles of meat science*. 2. ed. Dubuque: Kendall/Hunt Publishing Company, 1989. p. 351.

15- Smith, L. K.; Weiss, E. L.; Lehmkuhl, L. D. *Cinesiologia clínica de Brunnstrom*. 5. ed. São Paulo: Manole, 1997. p. 103.

16- Enoka, R. M. *Bases neuromecânicas da cinesiologia*. 2. ed. São Paulo: Manole, 2000. p. 149-52.

17- Salgado, A. S. I. *Eletrofisioterapia*: manual clínico. Londrina-PR: Midiograf, 1999. p. 71-115.

18- Scott, O. Ativação dos Nervos Motores e Sensitivos. In: Kitchen, S.; Bazin, S. *Eletroterapia de Clayton*. São Paulo: Manole, 1998. p. 69; 73-74; 113-17.

19- Powers, S. K.; Howley, E. T. *Fisiologia do exercício*: teoria e aplicação ao condicionamento e ao desempenho. 3. ed. São Paulo: Manole, 2000.

20- Cummins; M. Palmar and plantar dermatoglyphics in primates. Philadelphia: [s. n.]1942, p. 257. In: Fernandes Filho, J. Impressões dermatoglificas: marcas genéticas na seleção dos tipos de esporte e lutas. *Tese de doutorado*. Moscou-Rússia: VNIIFK, 1997.

21- Fernandes Filho, J. *A prática da avaliação física*. 2. ed. Rio de Janeiro: Shape, 2003.

22- Ferrão, M. L. D. et al. Efeito da predominância e de tipo de fibra muscular sobre o emagrecimento e condicionamento aeróbico. *Fit e Perform J.*, v. 3, n. 4, jul/ago, 2004.

23- Gladkova, T.D. *Desenhos nas mãos e nos pés dos homens e dos macacos*. Moscou: 1966. Apud: Silva, E. et al. Níveis de flexibilidade em função do tipo de fibra muscular. *Fit e Perform J.*, v. 2, n. 3, 2003.

24- Silva, E. et al. Níveis de flexibilidade em função do tipo de fibra muscular. *Fit e Perform J.* ,v. 2, n. 3, 2003.

25- Pratt, N. E. Neurovascular entrapment in the regions of the shoulder and posterior triangle of the neck. *Phys Ther.*, n. 66, 1986.

26- Kannus, P. et al. The effects of training, immobilization and remobilization on musculoskeletal tissue. *Scan. J. Med. Sci. Sports.*, v. 2, n. 3, p. 100-118, 1992.

27- Fleck, S. J.; Kraemer, W. J. *Fundamentos do treinamento de força muscular*. 2. ed. Porto Alegre-RS: ArtMed, 1999. p. 66-7.

28- Badillho, G.; Ayestarán, G. *Fundamentos para treinamento de Força*. 2. ed. Porto Alegre: Artmed, 2001. p. 79-80.

29- Robinson, A. J. Instrumentação para eletroterapia. In: Robinson, A. J.; Snyder-Mackler, L. *Eletrofisiologia Clínica*: eletroterapia e teste eletrofisiológico. 2. ed. Porto Alegre: Artmed, 2001. p. 45-68.

30- Harrelson, G. L.; Weber, M. D.; Leaver-Dunn, D. O Uso das Modalidades na Reabilitação. In: Andrews, R., Harrelson, G. L.; Wilk, K. E. *Reabilitação Física das Lesões Desportivas*. 2. ed. Rio de Janeiro: Guanabara Koogan, 2000. p. 85-86; 92.

31- Delitto, A.; Snyder-Mackler, L.; Robinson, A. J. Estimulação elétrica do músculo: técnicas e aplicações. In: Robinson, A. J.; Snyder-Mackler, L. *Eletrofisiologia Clínica*: eletroterapia e teste eletrofisiológico. 2. ed. Porto Alegre: Artmed, 2001. p. 119-34.

32- Hooker, D. N. Correntes elétricas estimulantes. 4. ed. In: Prentice, W. E. *Modalidades terapêuticas em medicina esportiva*. São Paulo: Manole, 2002. p. 88-105.

33- Furini, N.; Longo, G. Corrente russa, fortalecimento e alongamento de músculos utilizando correntes elétricas. In: Cohen, M.; Abdalla, R. J. *Lesão nos esportes*: diagnóstico, prevenção e tratamento. Rio de Janeiro: Revinter, 2003.

34- Alon, G. Os Princípios da Estimulação Elétrica. In: Nelson, R. M, Hayes, K. W.; Currier, D. P. *Eletroterapia Clínica*. São Paulo: Manole, 2003. p. 55-58.

35- Protas, E. G; Dupny, T.; Gardea, R. Electrical Stimulation for strength training. *Phys. Ther.*, v. 64, p. 751-52, 1984.

36- Francesconi, R. P. Endocrinological responses to exercise in stressful environments. In: Pandolf, K. B. (Ed.), *Exerc. and Sport Scien. Rev.*, v. 16. New York: MacMillan, 1988, p. 255-84.

37- Currier, D. P.; Mann, R. Muscular Strength development by electrical stimulation in healthy individuals. *Phys. Ther.*, v. 63, n. 6, p. 915-921, 1983.

38- Sinacore, D. R. et al. Type II fiber activation with electrical stimulation: a preliminary report. *Phys. Ther.*, v. 70, n. 7, p. 416-22, jul. 1990.

39- Swearingen, J. V. Estimulação elétrica para aprimorar e restabelecer a performance muscular. In: Nelson, R.M, Hayes, K. W.; Currier, D. P. *Eletroterapia Clínica*. São Paulo: Manole, 2003. p. 147-166.

40- Low, J.; Reed, A. *Eletroterapia explicada* - Princípios e Prática. 3. ed. São Paulo: Manole, 2001. p. 69; 81-86; 132

41- Currier, D. P. Electrical stimulation for improving strength and blood flow. In: *Clinical Electrotherapy*. USA: Appleton and Lange, 1987.

42- Brasileiro, J. S. et al. *Efeitos da estimulação elétrica neuromuscular sobre o fortalecimento do músculo quadríceps femoral*. 10° Congresso Brasileiro de Biomecânica. Ouro Preto. 2003.

43- Silva, J. C. et al. Efeitos da estimulação elétrica neuromuscular associada ou não a exercícios de contração muscular voluntária máxima. *Rev. Fisiot. Brasil.*, v. 3, n. 6, maio/jun., 2005.

44- Selkowitz, D. M. Improvement in isometric strength of the quadriceps femoris muscle after training with electrical stimulation. *Phis. Ther.*, v. 65, n. 2 p. 186-196, 1985.

45- Brasileiro, J. S, Castro, C. E. S, Parizotto, N. A. Parâmetros manipuláveis clinicamente na Estimulação Elétrica Neuromuscular (EENM). *Rev. Fisiot. Bras.*, v. 3, n. 1. jan/fev, 2002.

46- Snyder-Mackler, L. et al. Use of electrical stimulation to enhance recovery of quadriceps femoris muscle force production in patients following anterior cruciate ligament reconstruction. *Phys. Ther.* Oct; v. 74, n. 10, p. 901-7. 1994.

47- Karlsson, J. et. al. Lactate, ATP and CP in working muscles during exhaustive in man. *J. Appl. Physiol.*, v. 29,n. 5, p. 598-602, 1970.

48- Evangelista, A. R. et al. Estudo comparativo do uso da eletroestimulação na mulher associada com atividade física visando à melhora da performance muscular e redução do perímetro abdominal. *Rev. Fisiot. Bras.* n., 1, v. 4, jan./fev., 2003.

49- Stokes, M.; Cooper, R. Muscle fatigue as a limiting factor in functional electrical stimulation: A Rev. *Physiot.* Canada, n. 39, p. 24-36, 1989.

50- Srihari, T., Seedorf, V., Pette, D. Ipsi and contralateral changes in rabbit soleus myosin by cross-reinnervation. *Pflugers Archiv.*, v. 390, p. 246-49, 1981.

51- Sultan, K. R. et al. Fiber type-specific expression of major proteolytic systems in fast-to slowtransforming rabbit muscle. *Am. J. Physiol. Cell. Physiol.*, v. 280, Issue 2, C239-C247, feb. 2001.

52- EGGINTON, S.; HUDLICKA, O. Early changes in performance, blood flow and capillary fine structure in rat fast muscles induced by electrical stimulation. *J. Physiol.*, v. 515, n. 15, p. 265-75, feb./1999.

53- PATEL, T. J. et al. Increased oxidative capacity does not protect skeletal muscle fibers from eccentric contraction-induced injury. *Am. J. Physiol.*, v. 5, n. 274, Pt 2, R1300-8, may. 1998.

54- THERIAULT, R. et al. Electrical stimulation-induced changes in performance and fiber type proportion of human knee extensor muscles. *Eur. J. Appl. Physiol. Occup. Physiol.*, v. 4, n. 74, p. 311-17, 1996.

55- GALBO, H. et al. Glucagon and plasma catecholamines during beta-receptor blockade in exercising man. *J. Appl. Physiol.*, v. 6, n. 40, p. 855-63, 1976.

56- CORMACK, D. H. *Ham Histologia*. 9 ed. Rio de Janeiro: Guanabara Koogan, 1991. p. 144-48; 477-78.

57- GANONG, W. F. *Fisiologia Médica*. 4. ed. São Paulo: Atheneu, 1983. p. 180-87.

58- HOUSSAY, B. A. *Fisiologia Humana*. 5. ed. Rio de Janeiro: Guanabara Koogan, 1984. p. 346-49.

59- DERLIM, T. M. *Manual de Bioquímica com correlação clínica*. Tradução da 5. ed. americana. São Paulo: Edgar Blucher, 2003. p. 630-32.

60- JOHNSON, S.; BERG, K.; LATIN, R. The effect of training frequency of aerobic dance on oxygen uptake, body composition and personality. *J. Sports Med.*, v. 24, p. 290, 1984.

61- FRANKLIN, B. et al. Effects of physical conditioning on cardiorespiratory function, body composition and serum lipids in relatively normal-weight and obese middle-aged woman. *Int. J. Obesity*, v. 3, n. 2, p. 97-109, 1979.

62- LOMO, T.; SLATER, C. Control of acetylcholine sensitivity and synapse formation by muscle activity. *J. Physiol.*, p. 275-391, 1978.

63- BAILEY, S. P.; DAVIS, J. M; AHLBORN, E. N. Neuroendocrine and substrate responses to altered brain 5-HT activity during prolonged exercise to fatigue. *J. Appl. Physiol.*, n. 74, p. 3006-12, 1993.

64- JARUSSI, G. O. et al. Estudo dos efeitos da NMES sobre o tecido adiposo e muscular do abdômen. *Rev. Fisiot. Brasil.*, v. 2, n. 3, maio/jun. 2001.

65- GERLEMAN, D.; BARR, J. O. Instrumentação e segurança do produto. In: NELSON, R. M, HAYES, K. W.; CURRIER, D. P. *Eletroterapia Clínica*. São Paulo: Manole, 2003. p. 28-9.

66- KANTOR, G.; ALON, G.; HO, H. S. The effects of selected stimulus waveforms on pulse and phase characteristics at sensory and motor thresholds. *Phys. Ther.*, v. 10, n. 74, p. 951-61, 1994.

67- DELITTO, A.; ROSE, S. J. Comparative comfort of three waveforms used in electrically eliciting quadriceps femoris contractions. *Phys. Ther.*, n. 66, p. 1704-07, 1986.

68- BOWMAMI, B. R.; BAKER, L. L. Effects of waveform parameters on comfort during transcutaneous neuromuscular electrical stimulation. *Annals Biomedic Engineering.*, v. 13, p. 59-74, 1985.

69- GRIMBY, G.; WIGERSTAD-LOSSING, I. Comparison of high-and low-frequency muscle stimulations. *Archives of Physical Medicine Rehabilitation.*, n. 70, p. 835-38, 1989.

70- ROBINSON, A. J. Conceitos básicos em eletricidade e terminologia contemporânea em eletroterapia. In: ROBINSON, A. J.; SNYDER-MACKLER, L. *Eletrofisiologia Clínica*: eletroterapia e teste eletrofisiológico. 2. ed. Porto Alegre: Artmed, 2001 p. 35-9.

71- KOTS, Y. M; XVILON, V. A. Trenirovka mishechnoj sili metodom elektrostimuliatsii: soobschenie 2, trenirovka metodom elektricheskogo razdrazenii mishechi. *Teor. Pract. Fis. Cult.*, n. 4, p. 66-72, 1971.

72- SNYDER-MACKLER, L. et al. Strength of quadriceps femoris muscle and functional recovery after reconstruction of the anterior cruciate ligament. *J. Bone Joint Surg. American.*, n. 77, p. 1166-173, 1995.

73- BORGES, F. S.; VALENTIN, E. Tratamento da flacidez e diastase do reto-abdominal no puerpério de parto normal com o uso de eletroestimulação muscular com corrente de média frequência: estudo de caso. *Rev. Bras. Fisiot. Dermato-Funcional*, v. 1, n. 1, 2002.

74- BRASILEIRO, J. S. et al. *Estudo comparativo entre a capacidade de geração de torque e o des-*

conforto sensorial produzido por duas formas de estimulação elétrica neuromuscular em sujeitos sadios. Anais do I Congresso Brasileiro de Pesquisas em Fisioterapia e suas Aplicações. 2001: São Carlos-SP. Brasil. p. 13.

75- ANDRIANOVA, G. G. et al. Primenenie elektrostimuliatsii dlia trenirovki mishechnoj sili. *Novosti Meditsinskogo Priborostroeniia*, n. 3, p. 40-47, 1971.

76- DELITTO, A. et al. Electrical stimulation of quadriceps femoris in an elite weight lifter: a single-subject experiment. *Int. J. Sports Med.*, v. 10, p. 187-91, 1989.

77- DELITTO, A. et al. Electrical stimulation versus voluntary exercise in strengthening thigh musculature after anterior cruciate ligament surgery. *Phys. Ther.*, v. 68, p. 660-63,1988.

78- KRAMER, J. Effect of electrical stimulation current frequencies on isometric knee extension torque. *Phys. Ther.*, v. 67, n. 1, p. 31-38, 1987.

79- SOARES, A. V.; PAGLIOSA, F.; OLIVEIRA, G. O. Estudo comparativo entre a estimulação elétrica neuromuscular de baixa e média frequência para o incremento da força de preensão em indivíduos sadios não-treinados. *Rev. Fisiot. Brasil*, v. 3, n. 6, nov./dez., 2002.

80- BEIGUELMAN, B. Dinâmica dos genes nas famílias e nas populações. 2. ed. Ribeirão Preto: *Rev. Bras. de Genética*, 1995.

81- SIGNORELLI, M. C. et al. Protocolo para fortalecimento do membro residual através de eletroestimulação neuromuscular com modulação russa em amputações transtibiais proximais. *Rev. Reabilitar*, v. 18, n. 5, p. 40-3, 2003.

82- ROBERGS, R. A; ROBERTS, S. O. *Princípios fundamentais de fisiologia do exercício para aptidão, desempenho e saúde.* São Paulo: Phorte, 2002. p. 81-2; 95.

Capítulo 8 Microcorrentes

Fábio dos Santos Borges
Vilma Natividade S. Santos

Objetivos

Objetivamos com este capítulo não só apresentar mas esclarecer os principais aspectos que envolvem este recurso extremamente eficaz, no entanto, pouco utilizado no meio fisioterapêutico. Por meio de suas características físicas, procuramos mostrar as peculiaridades dos equipamentos de microcorrente, em que identificamos as principais formas de onda, assim como dos parâmetros de modulação comumente encontrados. Em seguida, buscamos elucidar os efeitos fisiológicos e terapêuticos da microcorrente, a fim de que o fisioterapeuta dermato-funcional possa utilizá-lo nas mais diversas afecções, sustentado por maior eficácia em seu ato terapêutico, principalmente tendo em vista a controvérsia da aceitação dos resultados obtidos por meio de alguns tipos de eletrodos. Por fim, mostramos suas indicações e contraindicações, para que o leitor entenda como a microcorrente pode ser utilizada não só nas afecções da clínica dermato-funcional, mas nas diversas áreas da Fisioterapia.

As correntes elétricas têm sido utilizadas desde os primórdios da Medicina. Os primeiros relatos sobre o uso da corrente elétrica como terapia foram descritos na Roma e na Grécia antigas para tratamento das cefaleias, nevralgias e outros processos dolorosos, nos quais se utilizavam descargas elétricas por meio de um tanque de água com enguias.

Correntes elétricas de baixa intensidade como forma de tratamento começaram a ser utilizadas há muito tempo na Medicina oriental, mediante a eletroacupuntura. Entretanto, entre os terapeutas orientais não havia preocupação com a comprovação científica e divulgação desse tipo de terapêutica, pois havia um respaldo familiar, e as informações eram transmitidas de pai para filho, atestando seu emprego.

Cheng et al.[1] iniciaram um trabalho que elucidaria o mecanismo de ação das microcorrentes, em que demonstraram que seu uso aumentou a concentração de ATP e a síntese de proteína, acelerou o transporte através da membrana celular e outros efeitos no nível intracelular.

Em 1985, Becker[7], em seu livro *The Body Electric*, esclareceu os efeitos fisiológicos advindos de uma corrente elétrica endógena que participa de quase todas as funções do corpo.

Foi verificado que esta corrente elétrica endógena encontra-se na faixa dos microamperes. Portanto, há a ideia de se denominar a microcorrente como uma corrente fisiológica, homeostásica e normalizadora.

A microcorrente pode ser definida como um tipo de eletroestimulação que utiliza correntes com parâmetros de intensidade na faixa dos microamperes, e são de baixa frequência, podendo apresentar correntes contínuas ou alternadas. Também é chamada de MENS (*Micro Electro Neuro Stimulation*).

Segundo Robinson e Snyder-Mackler,[2] o modo normal de aplicação dos aparelhos de microcorrentes ocorrem em níveis incapazes de ativar as fibras nervosas sensoriais subcutâneas *(estimulação subliminar)* e, como resultado, os pacientes não têm nenhuma percepção da sensação de formigamento tão comumente associada aos procedimentos eletroterapêuticos. Já Starkey,[3] relatou que esta forma de estimulação elétrica tende a ser aplicada em nível subsensorial ou sensorial muito baixo, com uma corrente que opera a menos de 1.000 microamperes, ou seja, abaixo da faixa dos miliamperes (1 miliamper = 1.000 microamperes).

Diferentemente das outras modalidades eletroterapêuticas, a característica que distingue a microcorrente é que ela não visa à excitação de nervos periféricos. Por ter características subsensoriais, não causa desconforto ao paciente.

Craft[4] afirmou que a microcorrente trabalha com a menor quantidade de corrente elétrica mensurável, e que isso é compatível ao campo eletromagnético do corpo.

CARACTERÍSTICAS FÍSICAS

Atualmente, podemos encontrar diversos tipos/modelos de aparelhos com uma grande diversidade em relação às suas características físicas. Entretanto, Robinson e Snyder-Mackler[2] relataram que não existe nenhum padrão industrial desenvolvido para a construção de aparelhos de microcorrentes. Starkey[3] relatou que os estimuladores com microcorrentes podem liberar correntes contínuas, alternadas e pulsadas ou não (em uma ampla variedade de formas de onda).

Hoje em dia, no mercado, encontramos alguns tipos de microcorrentes que podem ter como forma de onda os exemplos abaixo:

1. Formas de ondas individuais com características de pulso monofásicos retangulares, que

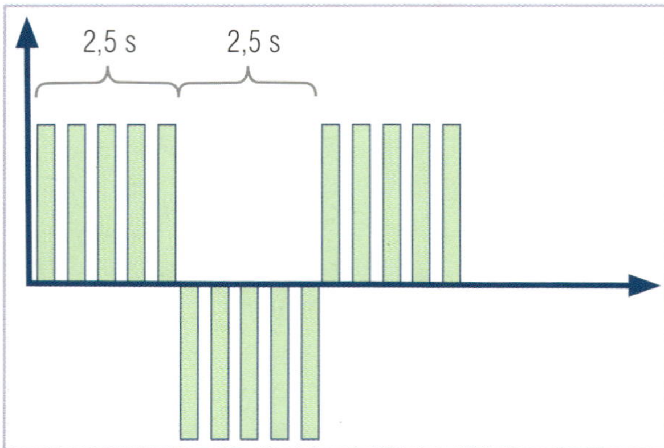

Figura 8.1 Pulso monofásico retangular com inversão automática da polaridade.

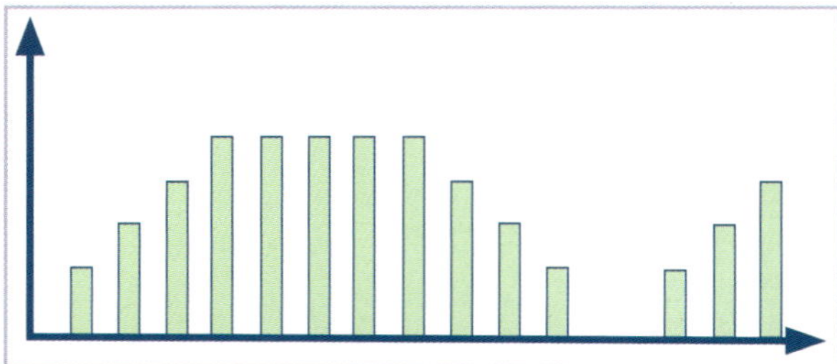

Figura 8.2 Pulso monofásico em forma de burst com rampas de subida e descida.

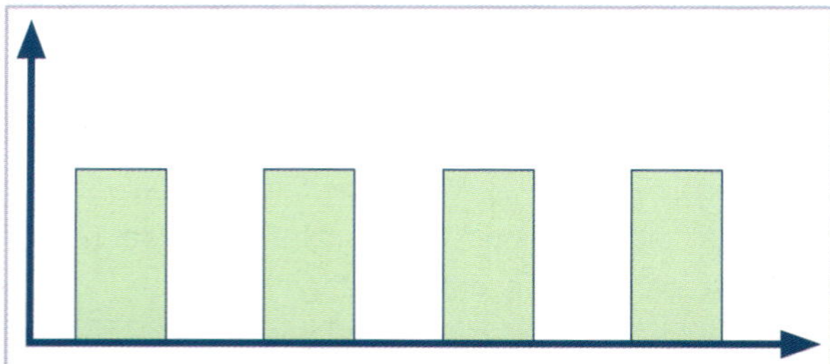

Figura 8.3 Pulso monofásico retangular.

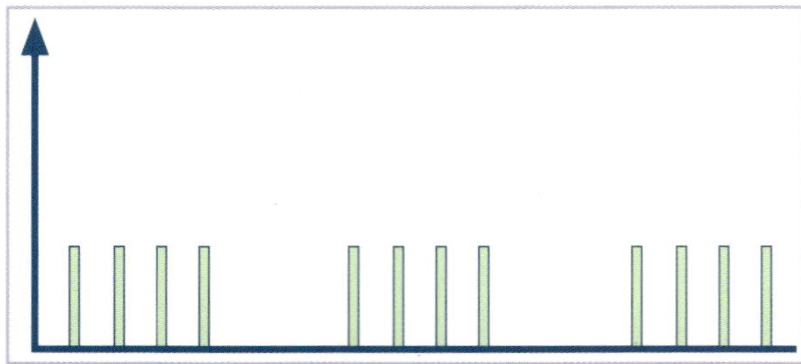

Figura 8.4 Pulso monofásico em forma de burst sem rampas.

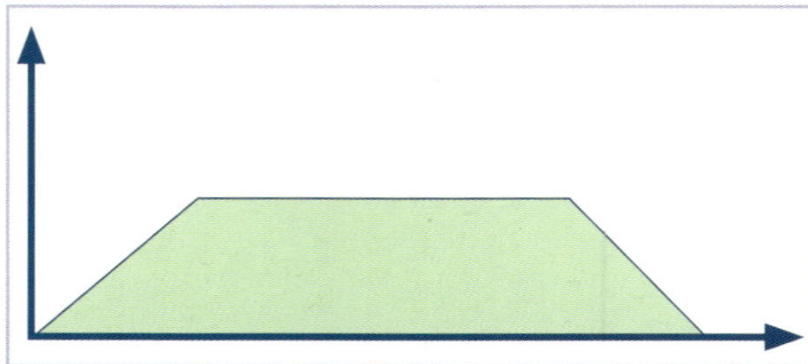

Figura 8.5 Pulso monofásico trapezoidal.

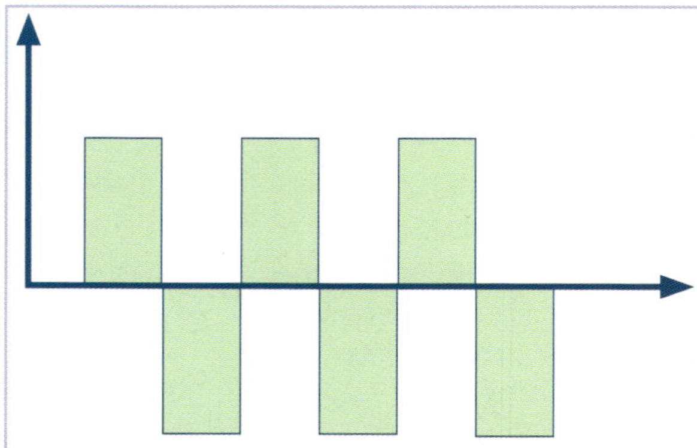

Figura 8.6 Pulso bifásico retangular.

revertem periodicamente a polaridade.[2] Neste caso, a inversão de polaridade ocorre a cada 2,5 segundos de forma automática (Figura 8.1).

2. Algumas formas de microcorrentes (Figura 8.2) trazem um formato de pulso com uma rampa de amplitude automática para a série de pulsos distribuídos.[2,5]
3. Outras formas de microcorrentes trazem um formato de pulso retangular distribuídos de forma monofásica (Figura 8.3). Esta é uma forma clássica encontrada na maioria dos aparelhos atualmente.
4. Alguns aparelhos trazem uma corrente contínua em forma de trens de pulso, com intervalos entre eles (Figura 8.4).
5. Há aparelhos que possuem correntes com pulsos trapezoidais (corrente contínua) (Figura 8.5).
6. Existem também formas de microcorrentes alternadas com formato de pulso retangular (Figura 8.6) ou até senoidal.

Obs.: Levando-se em conta as diversas considerações clínicas, Wing[5] relatou que uma efetividade máxima em aparelhos de microcorrente deveria provavelmente incluir uma estimulação monofásica com cátodo e ânodo, com trens de pulso e ondas que trocam de polaridades de dois a quatro segundos para permitir que ambas possam ser aproveitadas e conceder que as células selecionem a polaridade desejada.

Encontramos no mercado alguns aparelhos que utilizam várias formas de onda em um único tratamento, com o objetivo de promover efeitos diferenciados de acordo com determinada forma de onda. Entretanto, a literatura utilizada para justificar este tipo de procedimento não apresenta base científica e deve ser questionada. Diante disso, encontramos diversos protocolos que utilizam somente uma forma de onda para o tratamento das mais variadas afecções, tanto na área dermato-funcional como em outras áreas da Fisioterapia, apresentando resultados satisfatórios segundo aquilo que se propõe tratar.

De acordo com o modelo do aparelho fabricado, os controles de intensidade normalmente permitem um ajuste de amplitude em torno de 10 a 900 microamperes. Os controles de frequência geralmente permitem ajustes de 0,5 Hz a 900 Hz (ou em até 1.000 Hz).

A duração de pulso de microcorrente é maior que outros tipos de eletroestimulação, como por exemplo, o TENS. Um pulso de microcorrente típico é de aproximadamente 0,5 segundos, que é cerca de 2.500 vezes maior que um pulso típico de TENS. Estes aparelhos liberam no corpo uma corrente elétrica com amperagem de aproximadamente 1/1.000 do TENS.[3,6]

Wing[5] mencionou que a duração de pulso da microcorrente é sempre igual ao intervalo entre os pulsos, independente da frequência.

O plano de atuação das microcorrentes é profundo, podendo atingir um nível muscular, e apresenta-se com imediata atuação no plano cutâneo e subcutâneo.

Em comparação ao TENS, a terapia das microcorrentes além de diminuir ou eliminar a dor acelera o processo curativo e o reparo tecidual.

EFEITOS FISIOLÓGICOS

Restabelecimento da bioeletricidade tecidual

Na membrana celular, há uma camada lipídica, sendo essa não permeável a todos os íons. Assim, possui a capacidade de separar íons eletricamente carregados. Esta camada age de forma isolante, resultando na capacitância elétrica da membrana celular. A chamada capacitância elétrica significa ter condições de armazenar cargas elétricas dentro da membrana por meio de uma força eletrostática. Íons carregados podem cruzar uma unica membrana por canais que darão a mesma uma habilidade protetora, a fim de conduzir a eletricidade para, então, regular a permeabilidade da membrana. É possível que exista um circuito de bioeletricidade ocorrendo continuamente ao longo do corpo. Um exemplo clássico desta bioeletricidade são as células endoteliais das membranas dos capilares, que agem como eletrodos, gerando um circuito bioelétrico, permitindo que os íons se movam pela parede ou entre as células do endotélio.[7,8]

Corroborando com o supracitado, vários autores descreveram que um trauma afetaria o potencial elétrico das células do tecido lesado. Inicialmente, o local atingido teria uma resistência maior do que os tecidos próximos da lesão. Isso porque quando uma lesão acontece, uma carga positiva forma-se na área lesionada e joga para cima a diferença de voltagem potencial, servindo como uma bateria bioelétrica que espera ser ligada. Como as membranas ficam menos permeáveis ao fluxo de íons (especificamente potássio e outros íons positivos), e mais isoladas eletricamente, o fluxo intrínseco de bioeletricidade é forçado a levar o caminho de menor resistência. Portanto, a bioleletricidade evita áreas de alta resistência e vai em direção ao caminho mais fácil, geralmente evitando a lesão pela circulação sanguínea ao redor dela, isso resulta na diminuição da condutância elétrica na área da ferida. O decréscimo do fluxo elétrico na área lesionada diminui a capacitância celular, e, como resultado, gera a inflamação e a cura é assim diminuída.[5,6,9,10]

Jaffe e Vanable[11] provaram que a bateria cutânea dos mamíferos é bastante poderosa (pelo menos em seres humanos e em cobaias) e pode manter voltagens de potenciais transcutâneos de até 80 mV (positivas internamente), tendo uma capacidade de impulsão da corrente da ordem de 1 μA/mm de comprimento da ferida.

Becker[7] demonstrou que uma corrente elétrica é o gatilho que estimula a cura, a regeneração e o crescimento em todo organismo vivo por meio da eletricidade endógena, constatando que a regeneração acontece por meio do controle elétrico, sugerindo que este sistema torna-se ineficiente ao envelhecermos.

Taubes[12] fez menção ao sistema circulatório como um possível condutor de eletricidade, especialmente os vasos capilares. A corrente é aumentada sempre que ocorre algum dano no sistema circulatório. Isso acontece quando em resposta a um trauma, normalmente as paredes se tornam menos permeáveis aos íons. Com isso, o organismo aumenta o fluxo elétrico no ponto do reparo.

Weiss et al.[13] afirmaram que os tecidos vivos possuem eletropotenciais de corrente direta que aparentemente regulam, pelo menos em parte, o processo de cicatrização/reparo.

Segundo Charman,[14] a hipótese relativa aos vários aspectos da bioeletricidade é que as células recebem, codificam e agem sob sinais elétricos, acústicos e magnéticos. Esta bioeletricidade é a base em que se apoiam as várias teorias do sinal magnético entre as células.

Pesquisadores relataram que, por meio do dano tecidual ou de atividade normal do músculo, um acúmulo de cargas, em razão de elétrons em excesso, pode ser gerado. O acúmulo de cargas pode constringir as arteríolas, ativando assim a corrente bioelétrica. Porém, as vênulas (no final dos capilares) não constringem em um campo elétrico. Então, íons e células carregadas (neutrófilos, por exemplo) podem migrar através das veias e através de poros vazados das vênulas pós-capilares para o local da lesão. Em virtude da lesão provocar mudanças na polaridade do potencial elétrico (que altera as propriedades de isolação elétrica da membrana capilar), o vaso capilar fica menos permeável ao fluxo de células carregadas e íons necessários para a cura.[5,8]

Wing[5] mencionou que mensurações realizadas em cotos de amputação da ponta do dedo de uma criança encontraram microcorrentes com intensidades em torno de 10 μA a 30 μA. A voltagem normal conferida foi de 10 μA, porém, quando uma fratura ocorre, a voltagem é diminuída para zero. Cinco dias depois essa voltagem apontou ligeiramente para o normal, e antes do décimo dia a voltagem conferida era quase normal. No décimo quinto dia a voltagem já era normal, ou seja, 10 μA.

Becker e Murray[15] relataram que a polaridade de tecido reverte-se após a lesão. Esta teoria da "corrente de lesão" propõe que as feridas sejam inicialmente positivas em relação ao tecido circundante, e que essa polaridade positiva dispare o início do processo de reparo. Mantendo essa polaridade positiva, ocorrerá uma potencialização da cicatrização. A teoria da "corrente de lesão" parece ser sustentada pelo fato de que a polaridade positiva é transitória; feridas crônicas abertas não possuem mais esse sinal de erro de disparo.

Becker[7] estudou as células neuronais e as células da glia e, concluiu que estas últimas são condutoras elétricas que não transmitem sinais discretos para os neurônios, mas têm a capacidade de conduzir estimulação elétrica exógena de baixa frequência. Essas correntes têm um efeito profundo, diretamente proporcional ao campo eletromagnético que criam, e por meio deste campo estimulam os neurônios e também células adjacentes.

Segundo Taubes,[12] todo corpo é um gerador de corrente elétrica de baixo nível, onde o polo positivo está ao longo da medula espinhal e o polo negativo é a periferia. A possibilidade mais óbvia sobre como estas correntes são conduzidas pelo corpo é incluindo o sistema nervoso e toda sua estrutura de apoio. O sistema nervoso não é constituído apenas pelos neurônios, mas existe uma imensa rede de células que se somam a este sistema. Incluímos neste somatório as células da glia, no sistema nervoso central (SNC), e as células de Schwann nos nervos periféricos. Todos os corpos celulares de um neurônio residem no cérebro e no nível espinhal. Entretanto, Morgareidge e Chipman[16] relataram que o colágeno, a proteína mais comum no reino animal, pode se comportar como um semicondutor. Um semicondutor é um material que oferece baixa resistência para pequenas correntes, enquanto permite a pronta transmissão delas. Inversamente, um semicondutor opõe transmissão a grandes correntes, gerando uma resistência muito alta. Semicondutores normalmente são cristais, e o colágeno, em muitas estruturas, tem propriedades cristalinas. O colágeno debaixo de tensão gerará potenciais elétricos pequenos do mesmo modo que ocorre no osso (efeito piezelétrico). Como um meio semicondutor, o colágeno poderia ser a rede que também leva correntes pequenas por toda parte do corpo.

A corrente elétrica produzida pela MENS pode atuar dentro da fibra venosa, sendo conduzida através das células de Schwann, que são células satélites no gânglio de raiz dorsal e células da glia no sistema nervoso central. Este sistema opera de um modo semelhante a um semicondutor, no qual pequenas quantias de corrente elétrica são transmitidas em ambas as polaridades. Em um tecido vivo, quando ocorre um estímulo, como um trauma, uma amputação, uma anestesia ou uma aplicação de microcorrente, os potenciais de superfície mudam, dentro de dois segundos após o estímulo inicial. Esta atividade sugere que existe um semicondutor biológico responsável pela transmissão de dados, a respeito dos danos ocorridos, para o cérebro, e registra o dano como uma mudança no potencial de superfície.[7]

Cheng et al.,[1] em estudo feito em pele seca de ratos, observaram que a resistência elétrica na pele dos animais de início tinha valor considerado alto, e depois diminuiu linearmente com aplicação de correntes acima de 50 microamperes.

A correta aplicação da microcorrentes em um local lesionado pode aumentar o fluxo de corrente endógena. Isso permite à área traumatizada recuperar sua capacitância. A resistência deste tecido lesionado é, então, reduzida, permitindo à bioeletricidade entrar na área e restabelecer a homeostase. Portanto, a terapia das microcorrentes elétricas pode ser vista como um catalisador útil na iniciação e perpetuação das numerosas reações elétricas e químicas que ocorrem no processo de cura.[6,9,10]

Alguns autores relataram que após uma lesão no corpo e um rompimento de sua atividade elétrica normal, a terapia por microcorrente pode produzir sinais elétricos semelhantes aos que acontecem no corpo humano quando esse estiver recuperando tecidos lesionados. Os equipamentos de microcorrente especificamente são projetados para imitar e ampliar os sinais bioelétricos minuciosos do corpo humano. Estes equipamentos trabalham no nível celular, criando um veículo de corrente elétrica para compensar a diminuição da corrente bioelétrica disponível para o tecido lesionado. Isso aumenta a habilidade do corpo para transportar nutrientes e resíduos metabólicos das células na área afetada.[1,4,5,7,10]

Incremento à síntese de ATP (adenosina trifosfato)

Noventa porcento do total de ATP utilizado nos trabalhos celulares são formados durante o metabolismo da glicose, com a energia liberada pela oxidação subsequente dos átomos de hidrogênio liberados durante a glicólise.

Toda energia acumulada será armazenada nas mitocôndrias, também denominadas "poços de energia" celular, e definidas como uma organela intracelular composta de várias membranas, sendo responsável por todas as reações do metabolismo aeróbico que utiliza esta forma de combustível. Dentro desta estrutura celular, existe uma combinação de várias enzimas especiais que transportam os íons de hidrogênio liberados pela degradação metabólica da glicose e gordura. Estes íons fluem pela membrana celular, dando origem à adenosina trifosfato (ATP) – principal fonte de energia química.

As enzimas presentes nas mitocôndrias clivam cada átomo de hidrogênio em um íon $H+$ e a um elétron. Posteriormente, utilizam os elétrons para combinar o oxigênio dissolvido dos líquidos, formando íons hidroxila. A seguir, os íons hidrogênio e hidroxila se combinam para formar moléculas de água. O mecanismo de formação de moléculas de ATP é chamado de *quimiosmótico*. Esse mecanismo ocorre pela ionização do hidrogênio, pela formação da cadeia de transporte de elétrons e pela formação da água. Os elétrons são removidos dos átomos de hidrogênio e entram na cadeia de transporte de elétrons. Durante o transporte desses elétrons ocorre a liberação de energia utilizada na síntese de ATP. Este processo motiva uma elevada concentração de íons positivos na membrana externa da mitocôndria e de íons negativos na membrana interna.[17,18,19]

A energia do transporte de elétrons é primariamente para bombear prótons para o exterior da mitocôndria, formando a carga positiva no exterior da membrana mitocondrial. Isso forma um gradiente de prótons (Figura 8.7). Este gradiente forma uma força próton-motriz, que leva a síntese de ATP. Isso ocorre porque a membrana interna é impermeável aos prótons, e estes só podem retornar ao interior da mitocôndria, e desfazer o gradiente, por meio de sítios es-

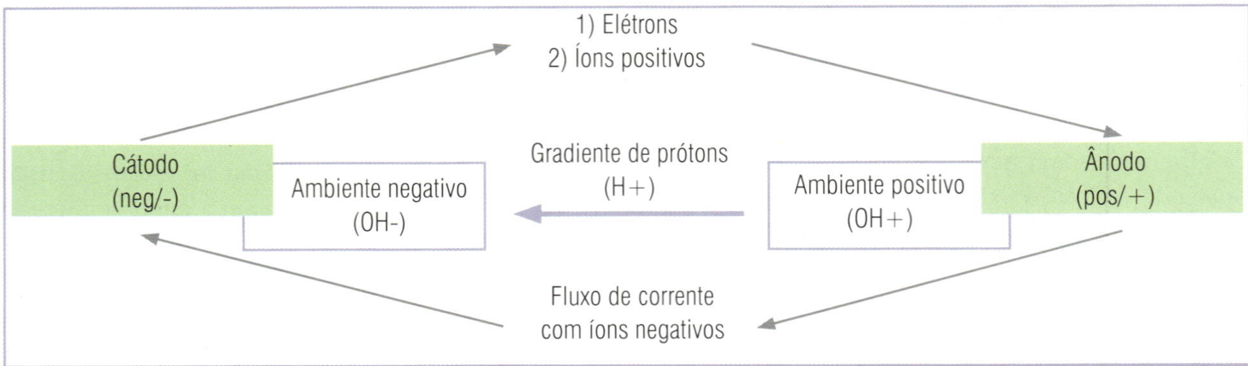

Figura 8.7 Gradiente de prótons gerados pela microcorrente.

pecíficos localizados na membrana interna. Esses sítios são constituídos pelo complexo ATPase, e é esse complexo que une o ADP com ATP. Então, podemos dizer que o processo de síntese de ATP está intimamente ligado a um processo eletrofisiológico. Esse processo é acelerado pela ação da microcorrente que aumenta a formação desse gradiente de prótons, fornecendo à membrana externa íons positivos, e íons negativos para a membrana interna, aumentando assim a diferença elétrica entre as duas membranas e a força próton motriz; força essa que leva à formação de ATP.[1,6]

Esta formação de ATP motivada pela estimulação elétrica com microcorrente ocorre quando, durante a eletroestimulação, os elétrons reagem com as moléculas de água pelo lado catódico para produzir íons hidróxilos (-OH), enquanto no lado anódico, prótons (H+) são formados. Assim, entre a interface anódica e catódica, um gradiente de prótons e um gradiente potencial atravessa o tecido e o meio é criado. Em consequência, os prótons, sob a influência do campo elétrico e a diferença de concentração, devem mover-se do ânodo para cátodo. Desde que a razão de formação de prótons na interface anódica seja igual à razão de consumo de prótons na interface catódica, o pH do sistema (meio e tecido) permanece sem interferência. Quando a migração de prótons alcança a membrana mitocondrial (H+) ATPase, o ATP é formado. A oxidação dos substratos, que é acompanhada pela migração dos prótons através das membranas, pode igualmente ser estimulada eletricamente pela corrente induzida de prótons, ativando um processo de *feedback*.[1]

Estudos realizados por Cheng et al.,[1] mostraram que o uso de microcorrentes de 100 μA a 500 μA aumentou o transporte de aminoácidos, e estes dois fatores contribuíram para um aumento da síntese de proteína.

A adenosina trifosfato (ATP) é um fator essencial no processo de cura. Uma grande quantidade de ATP, a principal fonte de energia celular, é requerida para controlar funções primárias da membrana celular como o movimento dos minerais vitais: sódio, potássio, magnésio e cálcio, para dentro e para fora das células. Isso também sustenta o movimento dos resíduos para fora da célula. Tecidos lesionados têm resistência elétrica mais alta e também são pobres em ATP. Como mencionado anteriormente, em um músculo ou tecido traumatizado, a passagem da corrente bioelétrica é obstruída, resultando em impedância elétrica.[20] A impedância elétrica causa uma redução no suprimento sanguíneo, oxigênio, e nutrientes para os tecidos, conduzindo a espasmos teciduais. A circulação diminuída causa um acúmulo de resíduos metabólicos, resultando em hipóxia local, isquemia e metabólitos nocivos que levam à dor. Quando isso ocorrer, é sinal de que a produção de ATP está reduzida. Os impulsos elétricos do corpo precisam de uma corrente necessária para superar a barreira de impedância inerente ao tecido traumatizado. Isso também resulta em um obstáculo da própria habilidade do corpo para começar o processo curativo até o tecido se recuperar substancialmente do trauma.[1,6,7,10]

Como a microcorrente reabastece o ATP, os nutrientes podem novamente fluir para dentro das células lesionadas e os resíduos dos produtos metabólicos podem fluir para fora das células. Isso é primordial para o desenvolvimento da saúde dos tecidos. O ATP também abastece os tecidos de energia necessária para aumentar o transporte de íons através das membranas e produzir novas proteínas.

Aumento do transporte de membranas

Em virtude do aumento da produção de ATP, ocorre a intensificação do transporte ativo através da membrana.[1]

Transporte ativo de aminoácidos

Segundo Guyton,[17] as moléculas de praticamente todos os aminoácidos são demasiadamente grandes para sofrerem difusão através das membranas celulares. Então, o único meio de transporte significativo desta substância para o interior da célula é por meio do transporte ativo.

Este mecanismo de transporte ativo depende diretamente da energia liberada pelas moléculas de ATP, e o aumento de ATP disponível para a célula aumenta o transporte de aminoácidos e, consequentemente, aumenta a síntese de proteínas. Isso foi verificado por Cheng et al.,[1] utilizando intensidade de corrente variando entre 100 e 500 microamperes.

Síntese de proteínas

Como dito anteriormente, correntes constantes de 100 μA a 500 μA aumentaram a produção de ATP celular local em até 500%. Isso aumentou o transporte ativo de aminoácidos e consequentemente a síntese de proteínas em 30% a 40%.[1] Quando a corrente foi aumentada, estes efeitos bioestimulatórios foram invertidos, e correntes que excederam 1.000 μA (1 mA) reduziram a retenção do ácido aminoisobutírico em cerca de 20% a 73%, e a síntese de proteína diminuiu mais de 50%. Aumentando-se a corrente entre 1 mA e 5 mA, diminuiu-se a produção de ATP, e a 5 mA, a produção de ATP colocou-se abaixo dos níveis de controle.[1,5,6,7] Cheng et al.[1] relataram que as intensidades acima de 1.000 μA também inibiram a respiração celular.

A produção de ATP aumentada consegue oferecer a energia que os tecidos exigem para aumentar a síntese de proteína e aumentar o transporte de íons. Juntos, estes processos são os elementos iniciais para o desenvolvimento de tecidos saudáveis.[10]

Ação no sistema linfático

Uma pequena quantidade de proteínas plasmáticas vaza continuamente pelos poros capilares para o líquido intersticial. Se não forem devolvidas ao sangue circulante, a pressão coloidosmótica do plasma cairá a volumes demasiadamente baixos, o que fará que se perca grande parte do volume sanguíneo para os espaços intersticiais. Uma importante função do sistema linfático é a de devolver as *proteínas plasmáticas do líquido intersticial* à circulação do sangue. Ocasionalmente, ocorrem anormalidades no mecanismo das trocas líquidas nos capilares que resultam em edema, caracterizado pela passagem excessiva de líquido para fora do plasma e para o líquido intersticial, com a consequente tumefação dos tecidos. Entre as várias causas desse fenômeno está o *bloqueio do sistema linfático*, que impede o retorno da proteína, do interstício para o plasma, fazendo que a concentração de proteínas plasmáticas caia a volumes muito baixos, enquanto a concentração de proteína no líquido intersticial aumenta muito. Estes dois fenômenos, isolados ou em conjunto, produzem a transudação excessiva de líquido para os tecidos.[17,18,21]

A MENS aumenta a mobilização de proteínas para o sistema linfático, pois, quando são aplicadas em tecidos traumatizados, as proteínas carregadas são postas em movimento, e sua migração para o interior dos tubos linfáticos torna-se acelerada. A pressão osmótica dos canais linfáticos é aumentada, absorvendo o fluido do espaço intersticial.[6]

Obs.: Embora possa parecer que uma microcorrente com corrente contínua produza melhor os efeitos fisiológicos descritos acima, muitos protocolos de terapia com microcorrentes utilizam corrente alternada (interrompida em pulsos ou não),[22] principalmente no tratamento cicatricial da pele.

EFEITOS TERAPÊUTICOS

Analgesia

Segundo Kirsch e Lerner,[10] um dos maiores benefícios obtidos com a MENS está no controle da dor. Guirro e Guirro[23] confirmaram os resultados desse tipo de estimulação e concluíram resultados animadores no controle da dor, na cicatrização de feridas e no controle de edemas.

A MENS pode criar ou mudar o fluxo da corrente direta constante dos tecidos neurais que podem, de algum modo, influenciar a transmissão de estímulos dolorosos. A MENS pode também tornar a membrana celular do nervo mais receptiva para os neurotransmissores que irão bloquear a transmissão.[24]

Tendo em vista encontrarmos na estrutura orgânica parâmetros de intensidade de corrente elétrica endógena na faixa dos microamperes,[5,16] a microcorrente é vista como uma corrente fisiológica, homeostásica e normalizadora das funções orgânicas. Portanto, quando um indivíduo apresenta um quadro doloroso, podemos estar diante de uma disfunção responsável por algum tipo de estimulação nociceptiva. A MENS aplicada sobre estruturas acometidas de dor tem a propriedade de normalizar a fisiologia alterada na área álgica, promovendo a homeostase, assim como a possível cura e reversão do quadro de dor, ou seja, como resposta à utilização das microcorrentes e em consequência do restabelecimento da bioeletricidade tecidual, o SNC responderia com uma mensagem de diminuição do quadro álgico.

De acordo alguns relatos,[25,26] correntes de baixa frequência em nível dos microamperes têm bastante sucesso na redução da dor e aumento na reparação tecidual de um modo geral.

Diferentemente do TENS, e pelo fato da microcorrente aliviar a dor promovendo a cura, este tipo de estimulação não atua com resultados imediatos, e sim de forma gradativa e acumulativa.[27]

Alcaide[27] realizou um estudo com 16 pacientes, com idade variando entre 18 a 37 anos, com diagnóstico de ruptura parcial de reto femural, separando os voluntários em dois grupos equitativos. O grupo I foi submetido a um tratamento placebo; o grupo II recebeu tratamento com microcorrentes. Para este estudo, foi utilizada uma intensidade de 180 μA, com 30 minutos de aplicação. O estudo comprovou a eficiência da terapia por microcorrente na diminuição do quadro doloroso, associando esta eficácia com sua ação catalisadora do processo cicatricial fisiológico.

A microamperagem pode ser efetiva para tratamento de cefaleias, síndromes temporomandibulares, neuropatias, artrites, bursites e tendinites. Experiências clínicas indicam que também pode ser uma terapia adjunta nos tratamentos das dores de ouvido, gargantas, algias dentárias, sinusites, conjuntivites alérgicas, neuralgia pós-herpética, úlceras de pele e síndrome do túnel do carpo.[28]

Pacientes com tumor no nível cerebral e cervical cursando grandes quadros de cefaleia foram tratados com grande sucesso com microcorrente, até que resistissem à morfina.[29,30]

Dentistas usaram este tipo de terapia como substituta para anestesia local e controle da dor, associada aos tratamentos ortodônticos.[28,31]

Kahn[32] informou que os efeitos polares favorecem a liberação de oxigênio no ânodo, o que aparentemente favorece a analgesia. Desta forma, segundo o autor, a MENS também é útil para produzir alívio da dor em muitas situações.

Kirsch e Mercola[6] relataram a ação da MENS em vários tipos de quadros álgicos, comprovando sua eficácia quanto à aceleração e até cura do controle da dor.

Em 1531, um estudo testou em pacientes a efetividade de terapia com MENS para a redução de dor em doze tipos de danos agudos; 94% dos pacientes informaram uma redução da dor durante o primeiro tratamento (primeira aplicação), e 88% estiveram livres da dor com 10 sessões de tratamento. Além disso, nenhum efeito colateral ou aumento dos sintomas foi informado durante o estudo.[31]

Aceleração do processo de reparação tecidual

Na década de 1960, estudos experimentais em coelhos demonstraram que a intervenção elétrica resultou na aceleração das feridas da pele, com formação de cicatrizes mais fortes.

Assimacopoulus[33] aplicou a corrente elétrica negativa de 75 μA a 100 μA em coelhos, e observou a produção do tecido conjuntivo, acelerando a cicatrização tissular. A partir deste estudo, com o uso de corrente contínua negativa de baixa intensidade, publicou três casos clínicos experimentais em pacientes que apresentavam úlceras crônicas localizadas no pé, tendo como resultado um denso tecido conectivo rico em fibras colágenas hialinizadas. Essas cicatrizes levaram de 30 a 42 dias para atingir a reparação total, mas elas não apresentavam glândulas sudoríparas, glândulas sebáceas e folículo piloso.

A corrente contínua, no polo negativo, retarda o crescimento das bactérias, e associada a mecanismos de defesa normais aumenta a destruição dos microrganismos infecciosos.[9]

Harrelson et al.[34] relataram que o efeito bactericida das microcorrentes com corrente contínua ocorre no polo negativo; e no polo positivo ocorre uma exacerbação da reepitelização induzida.

A excitação elétrica de uma ferida é capaz de multiplicar as células do tecido conjuntivo, elevar a concentração de receptores de fator de crescimento que aumenta a formação de colágeno.[2,10,16]

A reversão de polaridade na aplicação de microcorrente parece reiniciar os processos de reparo de ferida. Coagulação sanguínea e trombose ocorrem embaixo do ânodo, mas não embaixo do cátodo. Quando a polaridade é invertida, o cátodo é capaz de fazer que a formação do coágulo em baixo do ânodo fique mais solúvel.[6]

Foram utilizadas microcorrentes, com eletrodos implantados, com intensidade em torno de 10 μA a 20 μA em rupturas de tendões e ligamentos de atletas. A corrente acelerou a recuperação dos feridos, encurtando o período normal de recuperação de 18 para apenas 6 meses.[5]

Alvarez et al.[35] estudaram os efeitos das correntes de baixa intensidade em feridas dérmicas induzidas cirurgicamente em pele de porcos, utilizando uma corrente com intensidade de 200 μA, duas vezes por semana, durante cinco semanas e constataram o aumento da taxa de colágeno, comprovado na análise histológica qualitativa.

Dunn[36] observou o efeito da corrente elétrica na matriz de colágeno com a colocação do eletrodo no centro das feridas dérmicas, em *porquinhos-da-índia*, nos quais foi aplicado uma corrente de 50 μA, estando o cátodo sobre a ferida, e obteve como resultado aumento da migração de fibroblastos e o alinhamento de colágeno; já com o ânodo colocado sobre a ferida, observou a migração de células inflamatórias.

Brown e Gogia[37] pesquisaram o efeito da corrente de baixa amperagem na cicatrização de feridas em coelhos. Aplicaram corrente de baixa amperagem em 80 μA, durante duas horas por dia, em grupos diferentes. No grupo controle, foi aplicado o cátodo sobre a ferida, e os animais cicatrizaram após sete dias. Já no grupo experimental, foi aplicado o ânodo sobre a ferida, cujo fechamento ocorreu entre os quatro primeiros dias.

Santos et al.[38] comprovaram, em seu trabalho na pele de ratos submetidos a queimaduras químicas de segundo grau, o intracrescimento dos fibroblastos e o alinhamento das fibras de colágeno que foram incrementados com a estimulação de microcorrentes (corrente contínua utilizando 20 e 100 microamperes). A resposta máxima dos fibroblastos foi observada nas proximidades do cátodo. Os autores relataram ainda que houve uma redução do tempo no processo de reparação tecidual na pele dos animais utilizando microcorrentes, em que o grupo controle demorou um total de 32 dias e o grupo experimento, 12 dias, para a reparação tecidual. A Figura 8.8 mostra imagem de lâmina histológica do grupo controle (G1) não submetido a microcorrentes e a Figura 8.9 mostra do grupo experimento (G2) eletroestimulado com microcorrentes.

Por meio das análises histológicas e constatação dos resultados, os autores podem justificar o uso atual da microcorrente na revitalização cutânea e na cicatrização de segunda intenção nas lesões ortopédicas, ginecológicas e atualmente na fisioterapia dermato-funcional, por causa do incremento dos fibroblastos.

Atualmente, o efeito de reparação tecidual pela microcorrente é extremamente útil no pós-operatório de cirurgias plásticas, em que se objetiva a rápida resolução do edema, da equimose, da inflamação e da dor, ocorrendo assim a inibição da metaloproteinase que favorece a formação da fibrose e aderência tecidual; e principalmente com o intuito de estimular o processo de cicatrização. Neste caso, recomendamos que o emprego da MENS seja no pós-cirúrgico imediato, poden-

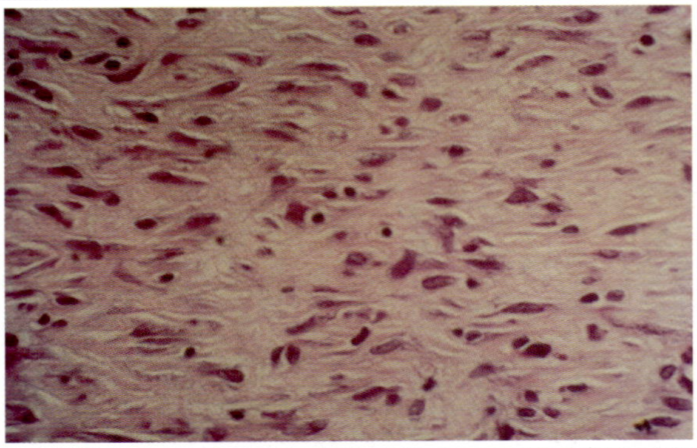

Figura 8.8 Fotomicrografia da análise histológica da pele do rato no 21° dia pós-*peeling* de ATA no grupo controle (G1) (HE, 10X), mostrando fibroblastos com núcleos arredondados e ovoides, e fibras dissociadas.

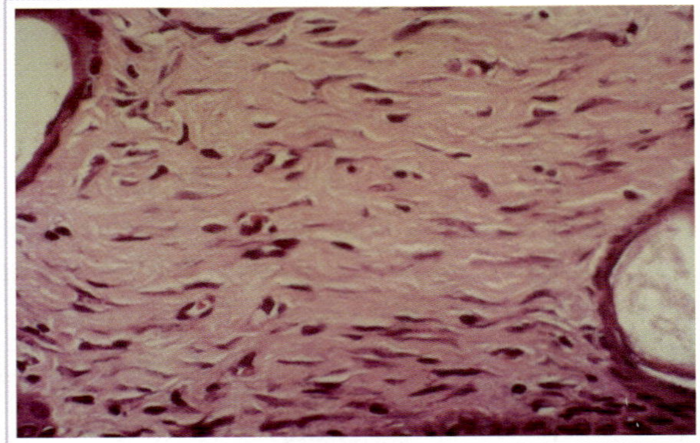

Figura 8.9 Fotomicrografia da análise histológica da pele do rato no 21° dia pós-*peeling* de ATA no grupo experimental (G2) (HE, 10X); observa-se um número maior de fibroblastos, e colágeno mais compacto e eosinofítico.

do ser aplicado 24 horas após a cirurgia sem que exista qualquer risco de tração ou contaminação da lesão.

Entretanto, alertamos para o uso da MENS no pós-operatório imediato de lipoaspiração, pois existe a possibilidade de haver aceleração do reparo e consequente aumento e rapidez na formação da fibrose subcutânea, característica neste tipo de procedimento cirúrgico.

Reparação de fraturas/aumento da osteogênese

Segundo Brighton,[39] eletrodos de aço com 5 a 20 microamperes produziram melhor crescimento ósseo em fraturas.

O primeiro uso clínico relatado de estimulação elétrica para induzir a cicatrização da fratura foi feito por Friedenberg et al.[40] no início dos anos de 1970. Desde aquele tempo, correntes contínuas de baixa amperagem foram usadas para induzir novo crescimento ósseo em pacientes com fraturas não consolidadas. De acordo com Robinson e Snyder-Mackler,[2] as fraturas não consolidadas e com má consolidação são tão problemáticas para os médicos e fisioterapeutas quanto as feridas crônicas abertas. A resposta do crescimento ósseo ao estresse e seus correlatos elétricos já foram descritos por alguns estudiosos. A teoria da "corrente de lesão" para o osso envolve uma negatividade relativa do tecido lesado com o não lesado.

O tipo de corrente originalmente utilizada para consolidação óssea era contínua de baixa amperagem. Esse tipo de corrente parecia aderir rigidamente à lei biológica de Arndt-Schultz.[41] Esta lei diz que estímulos fracos aumentam a ação fisiológica, enquanto estímulos fortes podem inibir ou impedir a atividade.[32] As correntes inferiores a 5 μA estão abaixo do limiar para osteogênese; aquelas de 5 μA a 20 μA parecem produzir osteogênese significativa; e as correntes acima de 20 μA são destrutivas.[41]

Apesar disso, em nossa prática clínica intencionamos realizar o tratamento em um paciente de 15 anos com fratura por avulsão em tuberosidade tibial. Realizamos a técnica denominada terapia prolongada com microcorrente, utilizando um aparelho específico com um *timer* com autonomia de dez horas de uso contínuo, que o paciente utiliza no horário noturno (enquanto dorme). Na Figura 8.10, visualizamos o aspecto da fratura e discreta presença de uma "ilhota" de cálcio na região anterior à tuberosidade tibial.

Realizamos o tratamento por cerca de 30 dias ininterruptos, com aproximadamente seis horas de estimulação diária, empregando um pulso retangular de corrente contínua, com inversão de polaridade automática a cada 2,5 segundos, com frequência de 1.000 Hz, e com uma dose de 60 microamperes. Na Figura 8.11, visualizamos um fechamento parcial do foco de fratura e intensa calcificação da ilhota óssea à frente da tuberosidade tibial.

Lembramos que o uso da MENS em focos de fratura deve ser realizado com colocação trans-

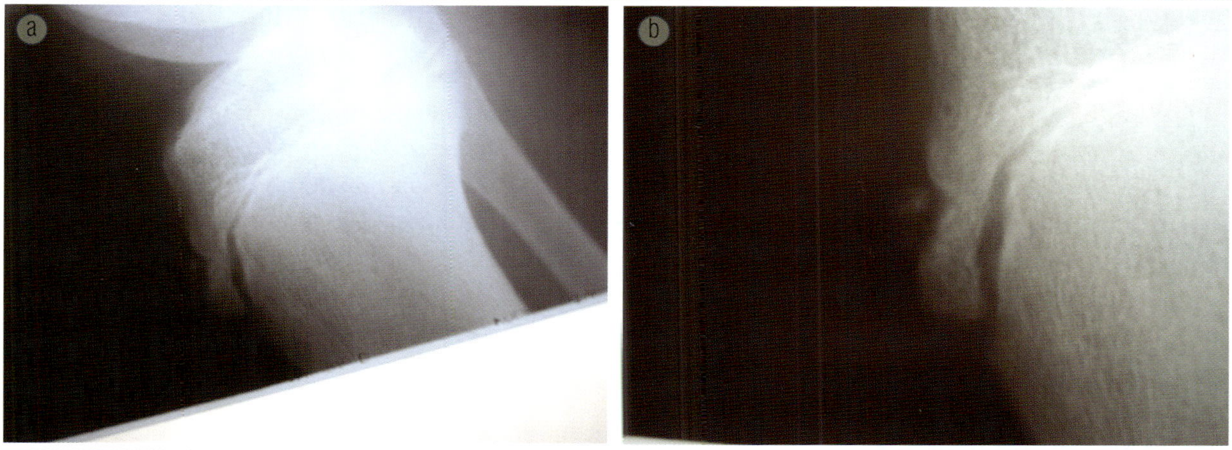

Figura 8.10 a-b Fratura por avulsão na tuberosidade tibial. Note pequena imagem de estrutura de cálcio à frente da tuberosidade tibial.

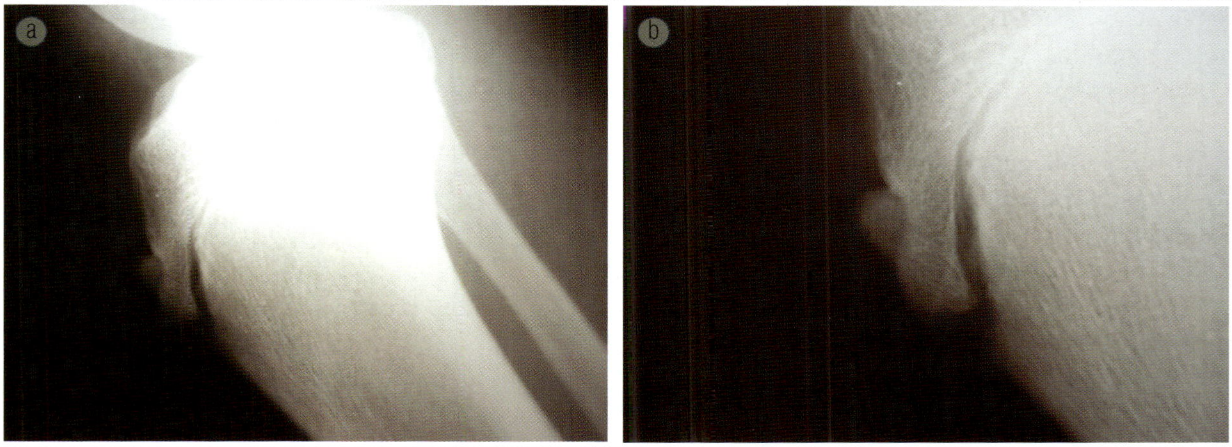

Figura 8.11 a-b Aspecto da região de fratura por avulsão em tuberosidade tibial após eletroestimulação com microcorrente. Notar fechamento parcial do foco de fratura (comparado com a Figura 8.10) e intensa calcificação da ilhota de cálcio à frente da tuberosidade da tíbia.

versal dos eletrodos, aplicando-se uma frequência acima de 600 Hz para minimizar a impedância tecidual e permitir que a corrente possa chegar até a profundidade óssea.

Em virtude da intensa e rápida produção de tecido ósseo, produzidos pela microcorrente neste caso, o ortopedista que acompanhava o tratamento sugeriu que interrompêssemos o mesmo tendo em vista tratar-se de um paciente com 15 anos, portanto, em fase de crescimento, e os efeitos da microcorrente poderiam interferir na evolução fisiológica do centro epifisário tibial, causando um possível fechamento precoce.

Anti-inflamatório

A resolução do processo inflamatório está associada ao restabelecimento da bioeletricidade tecidual, à ação no sistema linfático, à regeneração tecidual e à obtenção da homeostase, mediante o processo de cura. Este efeito anti-inflamatório também vem em decorrência do aumento da circulação local, concomitantemente a uma elevação da defesa orgânica por meio da fagocitose pela ação de macrófagos e anticorpos.[2,16] Segundo Kirsch e Lerner,[28] frequências de 80 Hz ou 100 Hz, às vezes, produzem resultados mais rápidos ao tratar problemas articulares inflamatórios (por exemplo, artrites, bursites, tendinites etc.), mas estas frequências não contribuem para resultados em longo prazo. Assim, o tratamento deve sempre ser completado usando uma frequência mais baixa. Os autores relataram ainda que se deve fixar o nível de intensidade à posição confortável mais alta, que normalmente é entre 500 a 600 microamperes para eletrodos tipo sonda, embora às vezes menores para os elétrodos de prata.

Bactericida

A cicatrização da ferida também pode ser impedida pela infecção. A estimulação elétrica com condutor negativo de um gerador de corrente contínua foi considerada, em cultura ou *in vivo*, como sendo bacteriostática ou retardadora do crescimento dos microrganismos gram-negativos e gram-positivos.[42]

Em um processo de cicatrização, o polo negativo de uma corrente direta deve ser colocado sobre a ferida por sua ação bactericida. Quando a ferida deixar de ser infectada, inverte-se a polaridade do eletrodo sobre ela, para que o polo positivo possa fazer a promoção do reparo.[16]

Em 1978, Eaglstein e Mertz[43] já mostravam que feridas úmidas submetidas à MENS se recuperam mais rápido, em pelo menos 40%.

Feridas contaminadas com pseudomonas e/ou proteus apareceram estéreis após vários dias de eletroestimulação com microcorrentes.[2]

Embora a maioria dos estudos mencione que se usa o polo negativo para inibir o crescimento bacteriano e polo positivo para promover a cura, estudos indicaram o uso de correntes contínuas que alternam entre o positivo e o negativo, automaticamente como sendo extremamente eficazes para o reparo tecidual. Pesquisadores, após estudo em animais, apoiaram esta técnica, sugerindo que ela é melhor para a cura de feridas que as correntes que não possuem esta peculiaridade eletrônica.[2]

Edema/inchação

Com a ação da microcorrente no sistema linfático, aumentando a absorção do líquido intersticial, podem ocorrer respostas positivas na resolução de edemas.[2,6,16]

Relaxamento muscular

O espasmo muscular pós-trauma pode provocar deficiência de fluxo sanguíneo, resultando em hipóxia local, acumulação de metabólitos nocivos e dor, conduzindo à redução da síntese de ATP. A utilização de microcorrentes, ao restabelecer a síntese de ATP, pode devolver a cura nestes casos.[2,5,6,16]

Segundo Robinson e Snyder-Mackler[2] houve melhora de fadiga muscular pós-exercícios, utilizando-se a microcorrente em cima dos músculos durante 20 minutos após os exercícios.

Acreditamos que a cura de certos tipos de danos está significativamente acelerada por aplicação apropriada de microcorrente, e muito disso está associado ao aumento da produção de ATP (energia) e à síntese de proteínas dentro das células.

TÉCNICA DE APLICAÇÃO

Como dissemos anteriormente, não é ideal utilizar os aparelhos de microcorrentes do mesmo modo que se utilizam os aparelhos de TENS. Pois, por exemplo, o TENS pode ser aplicado sobre o segmento contralateral de um coto doloroso, objetivando tratar uma "dor fantasma". Isso tende a não funcionar com as microcorrentes, que devem ser aplicadas, preferencialmente, sobre o local da dor, em virtude do seu caráter subsensorial. Além disso, segundo Stanish,[8] em comparação o TENS, a microcorrente, além de diminuir ou eliminar o processo álgico, acelera o processo curativo.

Eletrodos de borracha de silicone têm uma resistência de cerca de 200 ohms, enquanto elétrodos de prata têm uma resistência de cerca de 20 ohms. Os elétrodos de prata trabalham mais efetivamente com microcorrentes.[10]

Segundo Kirsch e Lerner,[28] os efeitos das microcorrentes são acumulativos e normalmente devem ser tomadas muitas doses para que sejam alcançados os resultados finais de cura, embora resultados iniciais possam ser vistos durante ou após as primeiras sessões.

As técnicas de aplicações variam como na maioria das modalidades eletroterapêuticas. Entretanto, na fisioterapia dermato-funcional, as microcorrentes podem ser utilizadas basicamente de duas formas:

- utilizando eletrodos convencionais (borracha de silicone, autoadesivo e de prata).
- utilizando eletrodos tipo sonda ou caneta (bastonetes, cotonetes etc).

Normalmente, nas técnicas eletroterapêuticas da microcorrente, verificamos, nas diversas áreas da Fisioterapia, uma maior utilização dos eletrodos convencionais do tipo borracha de silicone. Na Fisioterapia dermato-funcional também é comum esta prática (variando com o uso de eletrodos autoadesivos), principalmente na técnica corporal, onde os eletrodos permanecem estáticos, permitindo a passagem de corrente pelos tecidos durante certo período. A técnica utilizando eletrodos tipo sonda (bastão) normalmente é empregada nas aplicações faciais (Figura 8.12), por meio de movimentos sincronizados, de maneira a esquadrinhar toda a face, ora com estímulos seguindo o caminho dos vasos linfáticos, ora realizando "beliscões" no intuito de estimular a epiderme, derme e até os músculos.

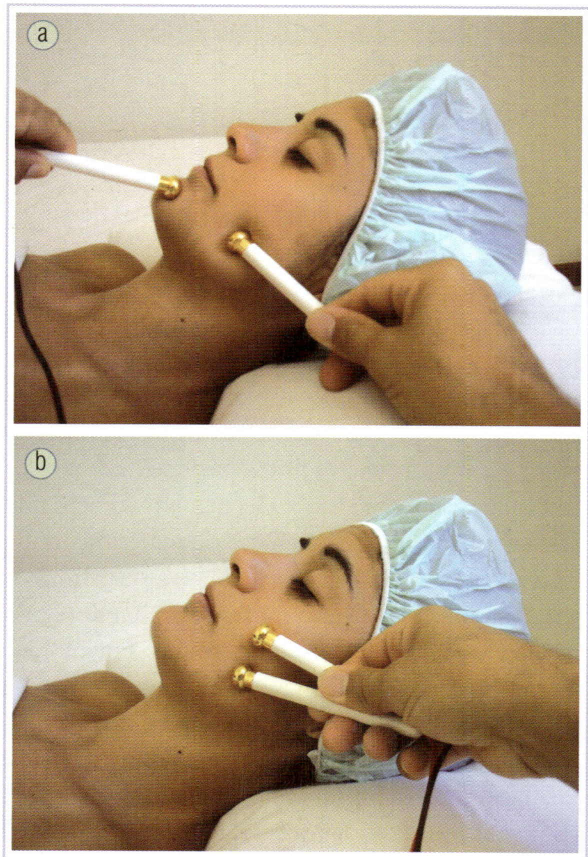

Figura 8.12 a-b Uso de eletrodos tipo sonda nas aplicações faciais.

Observamos na prática clínica de alguns profissionais da área de estética a veiculação de informações sem nenhum tipo de fundamentação científica, apregoando que estes movimentos faciais realizados com os eletrodos tipo sonda seriam capazes de prover efeitos de *lifting*, ou seja, haveria algum tipo de "levantamento" das estruturas faciais, que provocariam grande efeito visual, mas que não teriam objetivo terapêutico, já que não perdurariam a ponto de servir como resultado estético permanente.

Além disso, ressaltamos a importância de priorizar o uso dos eletrodos estáticos na face (borracha de silicone, autoadesivo e outros) (Figura 8 13 e 8.14) ou no corpo (Figura 8.15), tendo em vista que estes tipos de eletrodos são capazes de concentrar maior quantidade de corrente nos tecidos, promovendo maior eficácia terapêutica. Quanto aos eletrodos tipo sonda, alertamos que, visando ao seu constante movimento, a concentração da corrente nas áreas alvo é prejudicada em virtude da inconstância da permanência do eletrodo na área a tratar.

Para a prática clínica de Fisioterapia dermato-funcional, recomendamos o uso de aparelhos que apresentem vários canais de saída de corrente, pois isso facilitaria a distribuição de corrente na estrutura a tratar, principalmente nas aplicações faciais (Figura 8.13 e 8.14). Encontramos no mercado uma variedade de opções de quantidades de canais de saída de corrente por aparelho, podendo variar entre seis a dez canais, mas verificamos também modelos que fornecem apenas um ou dois canais de saída; esses tipos de aparelho tendem a limitar o uso da MENS e, consequentemente, comprometer a eficácia do tratamento em algumas situações clínicas.

Alguns aparelhos oferecem ainda outras opções de eletrodos, como luvas de silicone condutoras, rolinhos metálicos, máscaras, pregadores auriculares etc.

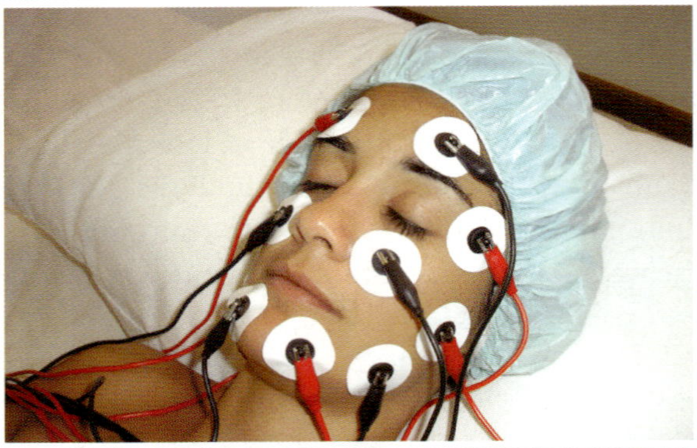

Figura 8.13 Técnica de aplicação passiva, utilizando eletrodos de borracha de silicone.

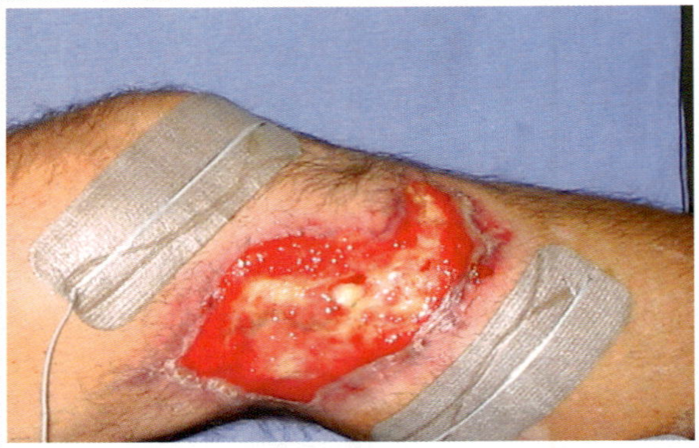

Figura 8.15 Técnica de aplicação em sequela de queimadura na perna utilizando eletrodos autoadesivos.

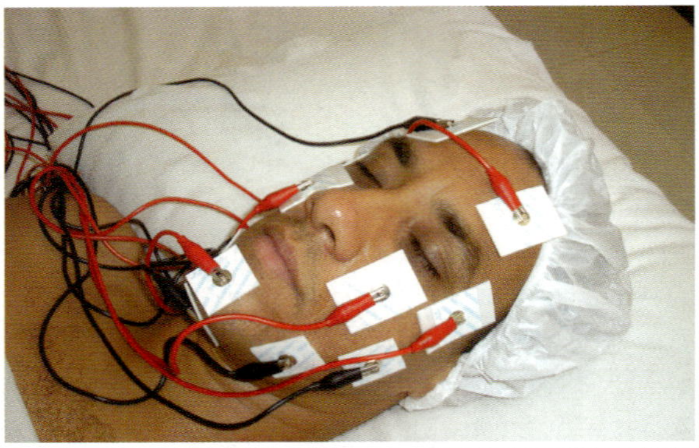

Figura 8.14 Técnica de aplicação utilizando eletrodos autoadesivos.

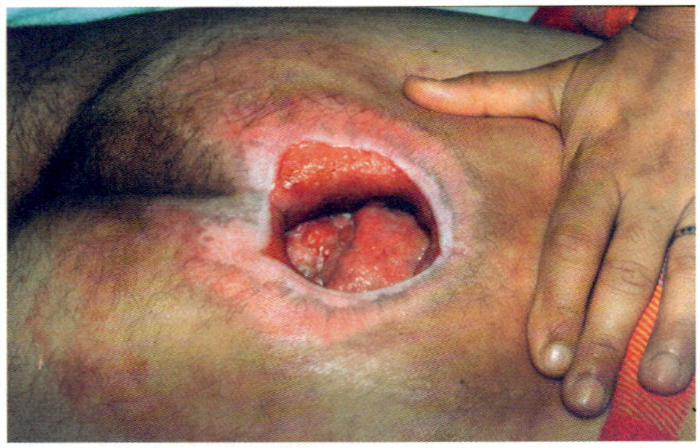

Figura 8.16 Úlcera em região sacral, com volume de 60 ml de soro em seu interior.

As Figuras de 8.16 a 8.19 mostram o trabalho realizado em úlcera de pressão com uso de MENS e terapia convencional, onde foram empregados eletrodos de borracha de silicone. Verificamos inicialmente que a úlcera permitia a colocação de 60 ml de soro fisiológico em seu interior. Após cinco sessões de aplicação de MENS, ela somente permitia a colocação de 45 ml de soro. Após 60 aplicações, a regeneração da lesão mostrou que ela comportava somente 25 ml de soro.

Atualmente são utilizados também eletrodos autoadesivos do tipo *patch* (Figura 8.20). Estes eletrodos são constituídos de superfície autoadesiva e bateria produtora de corrente com intensidade no nível de microamperes. Algumas baterias possuem autonomia de até 500 horas de uso, permitindo ao paciente o uso contínuo durante o dia e à noite.

O alongamento de grupos musculares encurtados ou o "encurtamento" de grupos estirados e/ou flácidos podem ser realizados por técnicas de estimulação que usam a mão do terapeuta com o eletrodo de estimulação em forma de luvas, confeccionadas com material emborrachado contendo partículas de carbono (Figura 8.21).

As técnicas de *eletromassagem* exigem que o terapeuta coloque eletrodos em seu corpo, assim como no corpo do paciente, para que haja o fechamento do circuito elétrico. Isso é feito usualmente colocando-se um eletrodo no dorso da mão do terapeuta e o outro eletrodo no paciente, em um local distante da massagem. O fechamento do circuito elétrico é realizado pelo contato da mão umedecida do fisioterapeuta com o paciente durante a massagem. Há pouca ou nenhuma sensação, tanto para o paciente quanto para o fisioterapeuta. Quanto aos eletrodos em forma de máscara (Figura 8.22), estes são especialmente indicados para aparelhos fabricados com poucos canais, pois estes tipos de eletrodos, normalmente, necessitam apenas de dois cabos para a transmissão da corrente elétrica, favorecendo assim uma maior distribuição de microcorrentes na face, em comparação ao uso de eletrodos tipo "bastão".

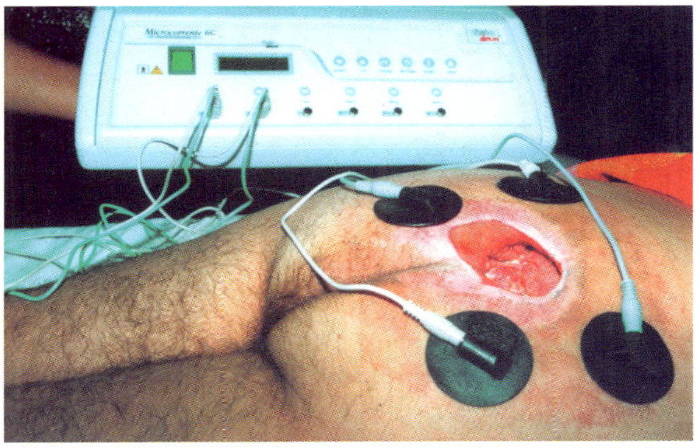

Figura 8.17 Aplicação da MENS com eletrodos de borracha de silicone.

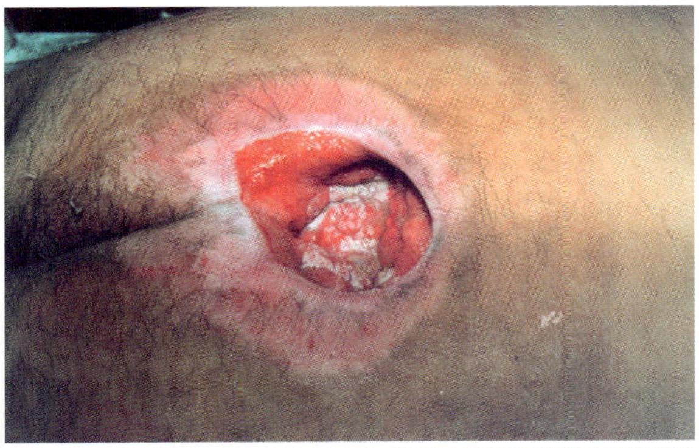

Figura 8.18 Aspecto da úlcera após cinco dias da aplicação de MENS (cabendo volume de 45 ml).

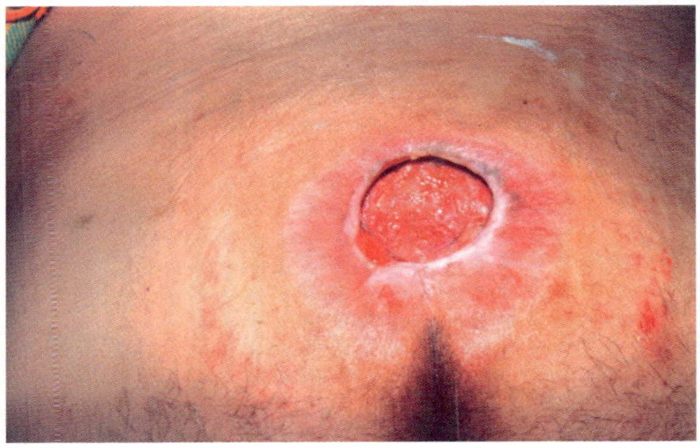

Figura 8.19 Resultado de 60 dias de tratamento convencional e MENS (cabendo agora um volume 25 ml).

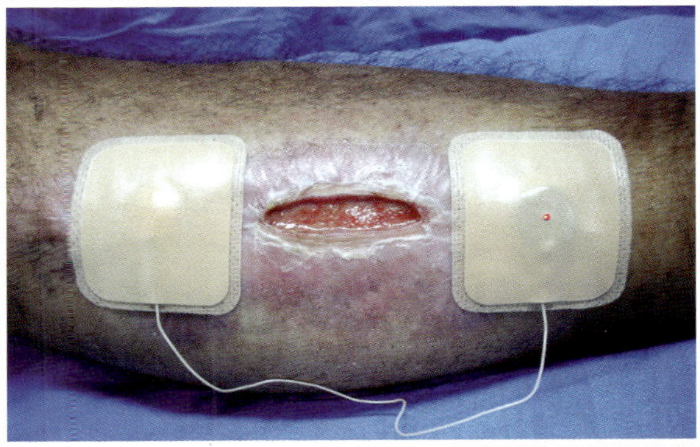

Figura 8.20 *Patch* de microcorrente usado por 24 horas no tratamento de queimadura na pele.

Encontramos também, eletrodos com formatos especiais para a adaptação em áreas específicas. Na Figura 8.23 verificamos eletrodos com formato apropriado para uso em mamas, especialmente indicados para pós-operatório de mamaplastia.

Quanto aos parâmetros de modulação, verificamos comumente, em nossa prática clínica, o uso de frequências que giram em torno de 100 Hz a 200 Hz quando o objetivo for tratar áreas mais superficiais (pele, músculos superficiais, tendões etc.). Entretanto, quando o objetivo for atingir estruturas mais profundas, recomendamos o uso de 600 Hz a 1.000 Hz, com os eletrodos em posição transversal ao local de tratamento.

Quanto à intensidade de corrente, de acordo com alguns achados científicos, aliados à nossa prática clínica, recomendamos o uso de 80 a 100 microamperes na maioria das afecções dermatofuncionais.

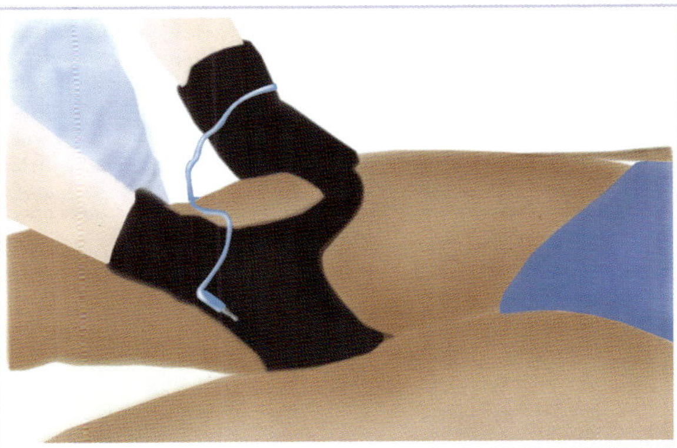

Figura 8.21 Eletrodos em forma de luvas condutoras, para associação da terapia manual e microcorrente.

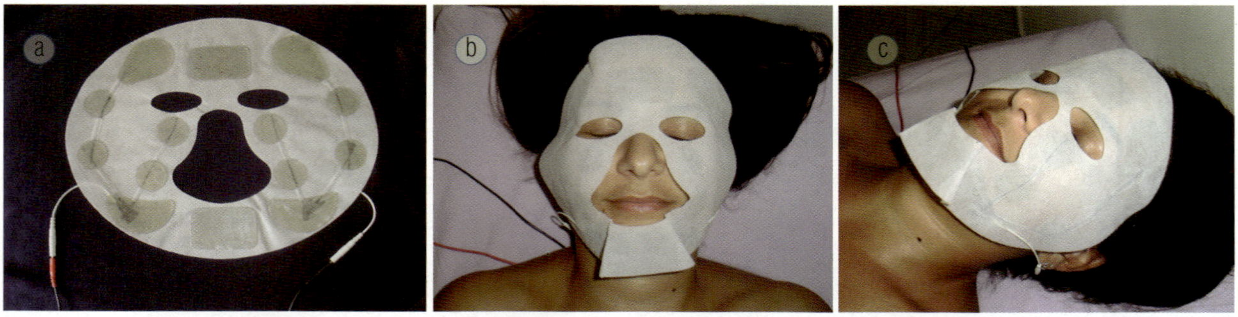

Figura 8.22 Eletrodo em forma de máscara, usada normalmente em aparelhos com um ou dois canais de saída de corrente; repare a interligação entre os meios de contato para que haja a distribuição de corrente elétrica em toda a face.

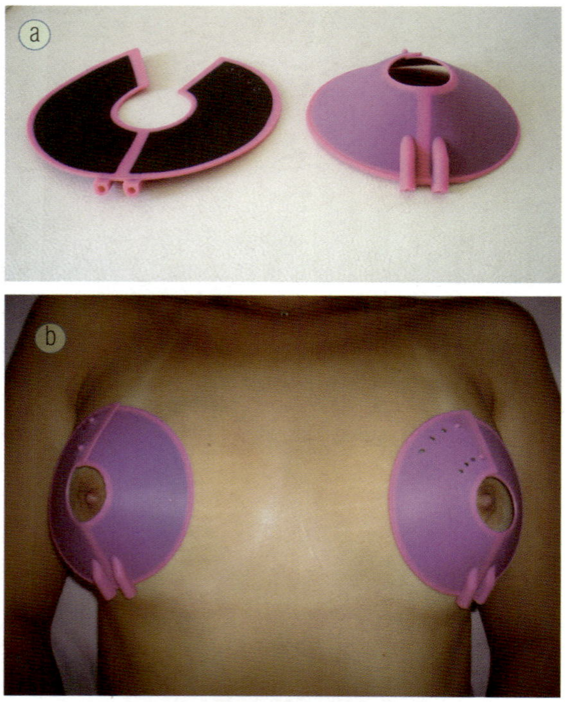

Figura 8.23 Eletrodo em forma especial para uso em região de mama (a); posicionamento do eletrodo na mama (b).

INDICAÇÕES

As principais indicações na fisioterapia geral são as cicatrizes em regeneração; rupturas miotendinosas (visando ao reparo tecidual);[44,45] processo inflamatório (tendinites, tenossinovites etc.); pós-operatório de uma maneira geral (visando a acelerar a recuperação e diminuir edema, dor, e inflamação); úlceras de decúbito (promoção de ação reparadora e bactericida);[46,47,48] síndromes dolorosas de uma maneira geral;[49,50, 51,52,53] estados de tensão muscular; fraturas;[54,55] recuperação de queimaduras[56,57] e outras. Embora ocorram preocupações a respeito de alguns tipos de exposições a campos eletromagnéticos, preconizando que esta exposição possa levar a neoplasias, há uma forte evidência de que o campo "eletromagnético" provido pela estimulação de baixa amperagem possa normalizar o crescimento celular, inibindo o crescimento da célula anormal, e, após esta inibição, apressando o processo de divisão celular da célula normal.[58,59,60] Se uma célula estiver em um estado normal de equilíbrio fisiológico, campos elétricos externos parecem não afetá-la.[61]

Segundo Wing,[5] até esta data, a melhor evidência de pesquisa em favor da estimulação com microcorrentes apoia a utilização do polo negativo (cátodo) como sendo o mais efetivo para o reparo e regeneração de ossos e nervos, enquanto a estimulação com microamperes no polo positivo (ânodo) aparece com mais efetividade na cura de lesões de pele.

Na Fisioterapia dermato-funcional, encontramos algumas situações clínicas em que a microcorrente possui papel preponderante na resolução das mais diversas afecções. Entre elas, o pós-*peeling* (químico ou mecânico), na busca de uma normalização da camada da pele que foi desbastada pela técnica abrasiva do *peeling*, estimulando sua regeneração; no pós-operatório imediato de cirurgia plástica visando à rápida resolução do edema, do hematoma, da dor, da inflamação, e acelerar a cicatrização (alertamos cuidado no pós-operatório de lipoaspiração); na acne, com ação anti-inflamatória, bactericida e cicatrizante; na prevenção de envelhecimento cutâneo etc.

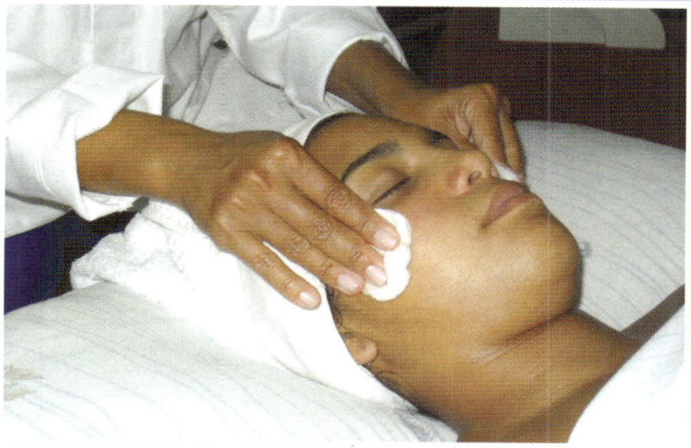

Figura 8.24 Normalmente, inicia-se uma revitalização facial realizando uma higienização com loção hidroalcoólica.

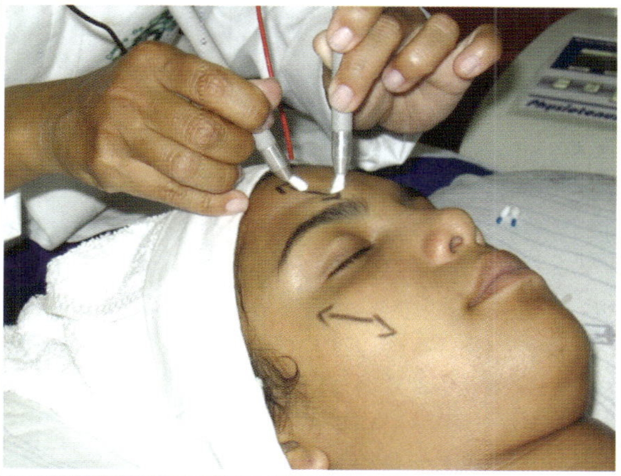

Figura 8.25 Pode-se buscar, de alguma forma, influenciar o tônus muscular e as linhas de tensão da pele, realizando movimentos com os eletrodos, acompanhando o sentido das fibras musculares faciais com maior grau de tensão (buscando uma possível "normalização").

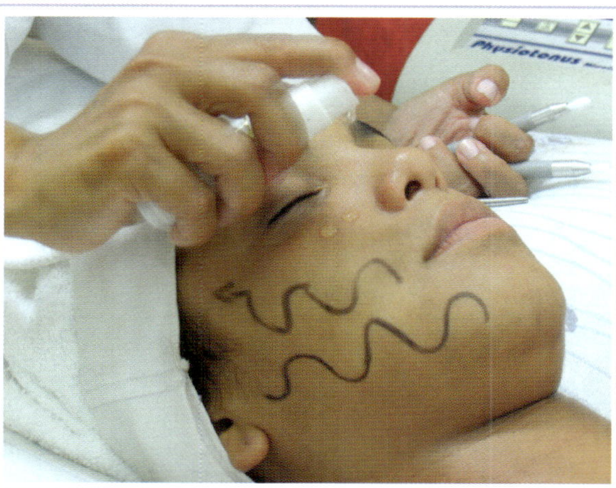

Figura 8.26 Pode ser realizada uma lubrificação com gel neutro ou com ativos cosméticos.

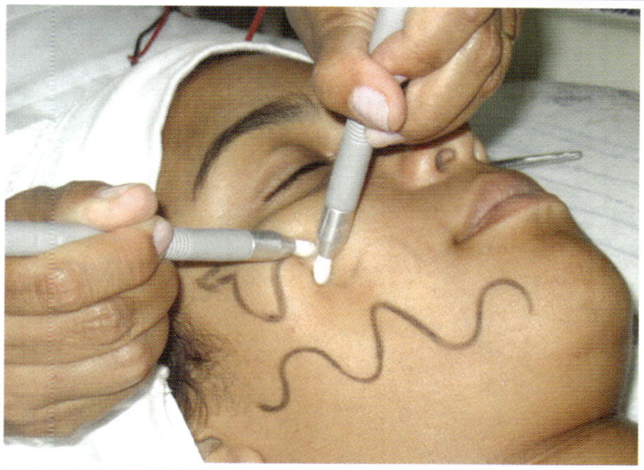

Figura 8.27 Com o suposto objetivo de melhorar a circulação e a nutrição da derme papilar e reticular, os eletrodos podem ser movidos em toda face no sentido distoproximal, realizando-se movimentos em "S".

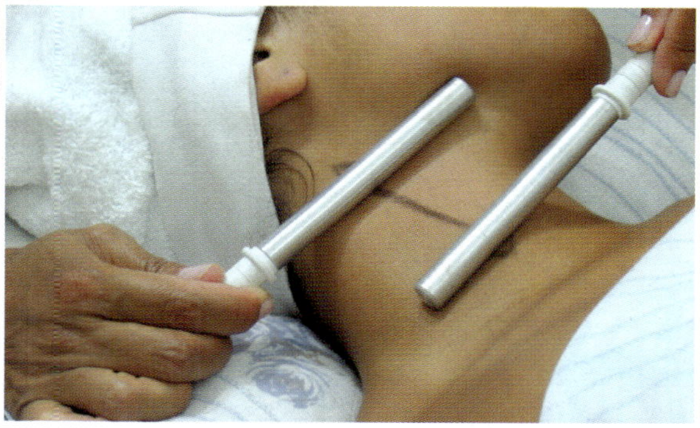

Figura 8.28 Com outro modelo de eletrodo, comumente empregado na região do pescoço, podemos tratar esta região deslizando os eletrodos, buscando atingir toda musculatura.

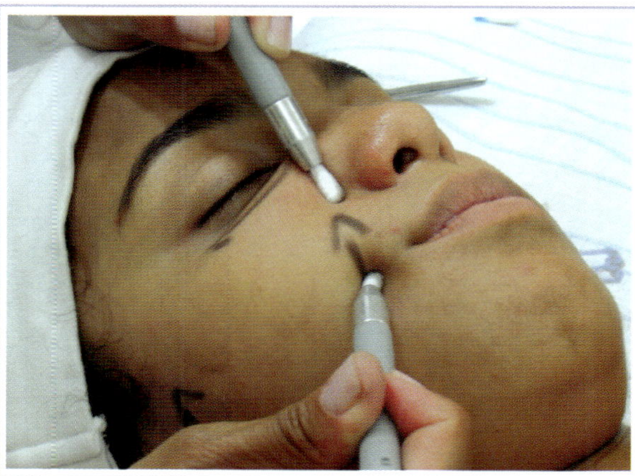

Figura 8.29 Pode-se realizar também o "encurtamento" ou a aproximação das extremidades dos músculos com ptose, intencionando melhora na irrigação sanguínea.

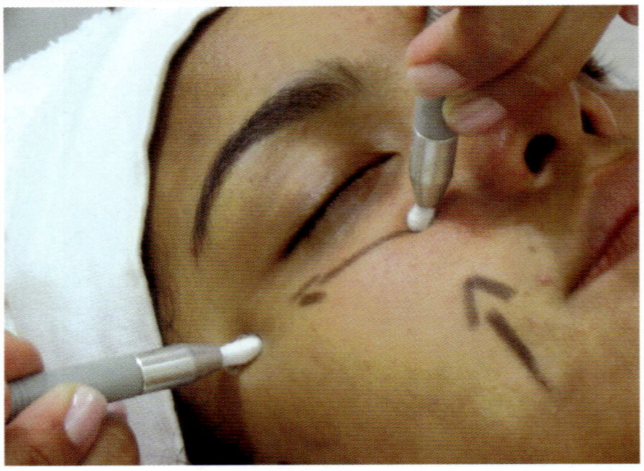

Figura 8.30 Pode-se repetir o movimento anterior na região orbicular dos olhos com bastante suavidade.

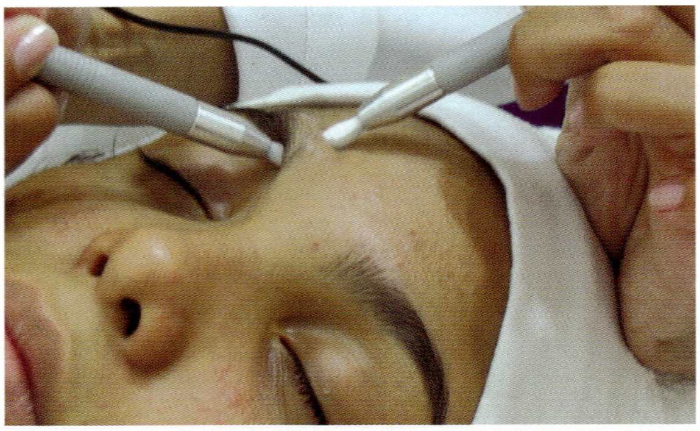

Figura 8.31 Pode-se realizar um pinçamento em toda sobrancelha e em toda face de distal para proximal, buscando proporcionar um leve eritema (sinal de estímulo circulatório).

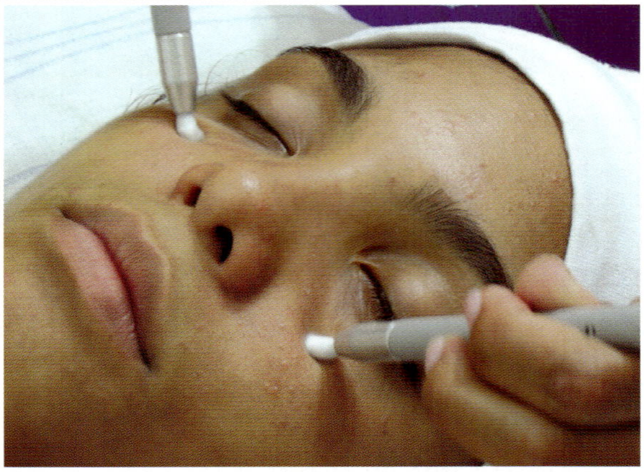

Figura 8.32 Finaliza-se com deslizamento bilateral no sentido ascendente próximo à região nasal.

O aumento da produção da ATP tende a induzir a uma verdadeira revitalização tecidual, pois acrescenta fonte extra de energia, disponível para os processos metabólicos celulares, e nisso se baseia o crescente interesse por este método na luta contra o envelhecimento cronológico e fotoinduzido das células.[62] Craft[4] afirmou que "a terapia de Microcorrentes rejuvenesce tecidos sem deixar cicatrizes, e é a forma natural de curar mais rápida do mundo". A redução inflamatória do edema, o aumento da circulação sanguínea, trazendo substâncias de defesa para o local e o relaxamento de músculos apressam a cura. A microcorrente é excepcionalmente útil em danos de tecidos moles, como feridas, traumas, pós--cirurgia e, particularmente, nos tratamentos de dor residual em longo prazo, por causa das cicatrizes pós-cirúrgicas.[7,28] Segundo Cruz et al.,[62] este método de tratamento pode ser aplicado no pós-operatório, resultando em uma aceleração cicatricial após qualquer cirurgia.

Lembramos mais uma vez que o encaminhamento do paciente para terapia com microcorrentes, proveniente de procedimento cirúrgico, deve ocorrer, se possível, 24 horas após a cirurgia, pois, como a microestimulação não oferece nenhum tipo de sensação desconfortável e não causa contração muscular, não haverá riscos de complicação pós-cirúrgica e o paciente somente se beneficiará de efeitos do tipo anti-inflamatório, antiedematoso e cicatrizante.

O efeito da eletroestimulação é a base que sustenta os tratamentos de *eletrolifting*, que, como seu nome já diz, estão indicados a produzir um "levantamento" das estruturas cutâneas em processo de envelhecimento, é usado para combater os sinais de cansaço e estresse sobre a pele. Neste tipo de eletroterapia, utiliza-se uma agulha fina, introduzida até a epiderme, sendo então ligada ao cátodo da microcorrente de corrente contínua. [63]

Guirro e Guirro[23] relataram que os fibroblastos, células derivadas do mesênquima, possuem uma capacidade de replicação baixa nas estrias, mas que esta replicação pode ser modificada em resposta aos estímulos controlados do *eletrolifting*, por meio da introdução da agulhas com microcorrente.

A microcorrente também pode ser usada na eletrolipólise (eletrolipoforese), que se constitui de uma técnica terapêutica, onde são introduzidos, na camada adiposa subcutânea, eletrodos em forma de agulhas. A corrente passa através de duas agulhas, sendo capaz de originar uma neuroestimulação que levaria à promoção da lipólise no território tratado e, consequentemente, à queima de gordura. [63]

Apesar de contraindicarmos o uso dos eletrodos do tipo sonda (bastão) na terapia dermato-funcional, principalmente, quando a intenção é prover concentração de corrente em determinadas áreas, verificamos, ainda, nos procedimentos puramente estéticos, o uso desse tipo de eletrodo. Nas Figuras 8.24 a 8.32, relatamos a sequência de um exemplo de tratamento estético comumente empregado nos consultórios de estética, intencionando uma "revitalização facial", empregando a microcorrente com o uso dos eletrodos tipo sonda. Ressaltamos que embora este protocolo seja bastante difundido e empregado, não há comprovação científica de que ele promova resultados confiáveis para aquilo a que se propõe, devendo, portanto, ser melhor investigado antes de ser colocado em prática.

CONTRAINDICAÇÕES

São poucas as contraindicações da MENS, dentre elas a osteomielite e a dor de origem desconhecida.[3]

Pode ocorrer ainda alergia ou irritação à corrente elétrica, principalmente quando for utilizado microcorrente de corrente contínua.

Alguns autores[2,6,10] relataram que devemos nos preocupar quanto à aplicação sobre útero grávido, pois a excitação elétrica poderia afetar, teoricamente, os sistemas de controle endócrinos, podendo até provocar aborto. Entretanto, os autores que relataram este fato não sustentaram cientificamente esta informação. Caso haja aplicação no eixo do marca-passo, poderá ocorrer influência em seu funcionamento.

Segundo Starkey,[3] podemos tomar como precaução as seguintes situações: o uso de microcorrentes em pacientes desidratados pode causar náuseas, tontura e/ou dores de cabeça; e o paciente pode se queixar de "choques" elétricos quando a microcorrente for aplicada em um tecido cicatricial, isso ocorre em virtude da corrente emitida "forçar" a resistência elétrica da cicatriz. Neste caso, deve-se diminuir a intensidade da corrente.

REFERÊNCIAS

1- Cheng, N.; Van Hoof, H.; Bockx, E. The Effects of Electrical Currents on ATP Generation, Protein Synthesis, and Membrane Transport in Rat Skin. Clin. *Orthop.*, n. 171, p. 264-72, 1982.

2- Robinson, A. J.; Snyder-Mackler, L. *Eletrofisiologia Clínica*: Eletroterapia e teste eletrofisiológico. 2. ed. Porto Alegre: Artmed, 2001. p. 285-86.

3- Starkey, C. *Recursos Terapêuticos em Fisioterapia.* São Paulo: Manole, 2001. p. 257-59.

4- Craft, J. *Massage your Horse with Health, Love and Joy.* Hawaii: Dr. Joy Craft, 1998.

5- Wing, T. Modern Low Voltage Microcurrent Stimulation: A comprehensive overview. *Chiropractic Economics*, n. 37, p. 265-71, 1989.

6- Kirsch, D. L.; Mercola, J. M. The Basis for Microcurrent Electrical Therapy in Conventional Medical Practice. *J. Adv. Med.*, v. 8, n. 2, 1995.

7- Becker, R. *The Body Electric.* New York: William Morrow, 1985.

8- Stanish, W. The Use of Electricity in Ligament and Tendon Repair. *Physician Sports Med.*, n. 13, p. 108-16, 1985.

9- Watson, T. Estimulação Elétrica para a Cicatrização de Feridas. In: Kitchen, S.; Bazin, S. *Eletroterapia de Clayton.* 10. ed. 1. ed. bras. São Paulo: Manole, 1998. p. 312-36.

10- Kirsch, D. L.; Lerner, F. N. *Eletromedicina*: o outro lado da fisiologia. Guia oficial da Academia Americana de controle da dor. [s.l.]:[s.n.], 1987.

11- Jaffe, L. F; Vanable, J. W. Electric fields and wound healing. *Clin. Dermatol.*, v. 2, p. 34-44, 1984.

12- Taubes, G. An Electrifying Possibility. *Discover.*, p. 23-37, 1986.

13- Weiss, D. S., et al. Electrical stimulation and wound healing. *Arch. Dermatol.*, n. 126, p. 222-25, 1990.

14- Charman, R. A. Bioelectricity and electrotherapy: Towards a new paradigm. *Physiotherapy*, n. 76, p. 502-8, 1990.

15- BECKER, R.; MURRAY, D. G. Method for producing cellular dedifferentiation by means of very small electric currents. *Ann. NY Acad. Sei.*, n. 29, p. 606-15, 1967.

16- MORGAREIDGE, K. R.; CHIPMAN, R. D. Microcurrent Therapy. *Phys. Ther. Today*, p. 50-53, 1990.

17- GUYTON, A. C. *Fisiologia Humana*. Rio de Janeiro: Guanabara Koogan, 1996. p. 429-40.

18- MCARDLE, W. D.; KATCH, F. I.; KATCH, V. L. *Fisiologia do Esforço*: Energia, Nutrição e Desempenho Humano. 3. ed. Rio de Janeiro: Guanabara Koogan, 1992. p. 72-75.

19- MARZOCO, A. *Bioquímica Básica*. Rio de Janeiro: Guanabara Koogan, 1990.

20- ANDERSON, D. *Dorland's pocket medical dictionary*. 24. ed. Philadelphia: W.B. Saunders, 1982.

21- KNIGHT, K. L. *Cryotherapy in Sport Injury Management*. Indiana: Human Kinetics, 1995.

22- STROMBERG, B. V. Effects of Electrical Currents on Wound Contraction. *Ann. Plast. Surg.*, p. 21-121, 1988.

23- GUIRRO, E. C. O.; GUIRRO, R. R. J. *Fisioterapia Dermato-Funcional*: Fundamentos, recursos e patologias. 3. ed. revisada e ampliada. São Paulo: Manole, 2002. p. 133-35.

24- HOOKER, D. N. *Correntes Elétricas Estimulantes*. In: PRENTICE, W. E. Modalidades terapêuticas em Medicina Esportiva. 4. ed. São Paulo: Manole, 2002. p. 102-05.

25- GAULT, W. R.; GATENS, P. F. Use of low intensity direct current in management of ischemic skin ulcers. *Phys Ther.*, n. 56, p. 265-69, 1976.

26- KLOTH, L.; FEEDAR, J. A. Acceleration of wound healing with high voltage monophasic pulsed current. *Phys. Ther.*, p. 68, 503, 1988.

27- ALCAÍDE, A. R. Terapia por Microcorrentes Elétricas. *J. FisioBrasil.* Rio de Janeiro, 1998.

28- KIRSCH, D. L; LERNER, F. N. Innovations in Pain management: a practical guide for clinicians. In: WEINER, R. L. (Ed.). Electromedicine. Deutsche Press, n. 23, p. 1-29, 1990.

29- BAUER, W. Electrical treatment of severe head and neck cancer pain. *Arch. Otolaryngol.*, n. 109, p. 382-83, 1983.

30- WINDSOR, R. E.; LESTER, J. P.; HERRING, S. A. Electrical stimulation in clinical practice. *Phys. Sportsmed.*, n. 21, p. 85-93, 1993.

31- VODOVNIK L.; KARBA R. Treatment of chronic wounds by means of electric and electromagnetic fields. *Rev. Med. Biol. Enginieer comput.*, n. 30, p. 257-66, 1992.

32- KAHN, J. The basics of electrical stimulation. *Whirlpool.*, p. 26, 2001.

33- ASSIMACOPOULOS, D. Wound healing promotion by the use of negative electric current. *Am. Surg.*, n. 34, p. 423-31, 1968.

34- HARRELSON, G. L.; WEBER, M. D.; LEAVER-DUNN, D. O Uso das Modalidades na Reabilitação. In: ANDREWS, R.; HARRELSON, G. L.; WILK, K. E. *Reabilitação Física das Lesões Desportivas*. 2. ed. Rio de Janeiro: Guanabara Koogan, 2000. p. 61-95.

35- ALVAREZ, O. M.; MERTZ, P. M.; SMERBECK, R. V. The healing of superficial wounds in stimulated by external electrical current. *J. Invest Dermatol.*, n. 81, p. 144-8, 1983.

36- DUNN, M. G. Wound healing using a collagen matrix: effect of DC electrical stimulation. *J. Biomed. Mater. Res. Applied Biomaterials.*, n. 22, p. 191-206, 1988.

37- BROWN, M.; GOGIA, P. P. Effects of high voltage stimulation on coetaneous wound healing in rabbits. *Phys. Ther.*, v. 67, p. 662-67, 1987.

38- SANTOS, V. N. et al. Microcurrent associate to tricloroacetic acid peeling in the mice skin. *Acta Cir. Bras.*, 2004.

39- BRIGHTON, C. T. The Treatment of Non-Unions with Electricity. *J. Bone Joint Surg.* (Am.), n. 63, p. 847-51, 1981.

40- FRIEDENBERG, Z. B. et al. Bone reaction to varying amounts of direct current. *Surg. Gynec. Obstet.*, n. 31, p. 894-99, 1970.

41- BASSETT, C. A.; MITCHELL, S; GASTON, S. R. Pulsing electromagnetic field treatment in ununited fractures and failed arthrodeses. *JAMA*, v. 247, p. 623-28, 1982.

42- ROWLEY, B. A. et al. The influence of electrical current on an infecting microorganism in wounds. *Ann. New York Academy of Science*, n. 238, p. 543-551, 1974.

43- EAGLSTEIN, W. H.; MERTZ, P. M. New methed for assessing epidermal wound healing. The effects of triamcinolone acetonide and polyethylene film occlusion. *J. Invest Dermatol.*, n. 71, p. 382-84, 1978.

44- ALCAIDE, A. R.; ALMEIDA, F. S. Terapia por microcorrentes no tratamento da ruptura muscular parcial do reto femoral. *Mundo Saúde*, v. 25, n. 4, p. 400-3, 2001.

45- MADEIRA-OLIVEIRA, J. T. et al. Microcorrente prolongada na recuperação físico-funcional no pós-cirúrgico de ruptura total do tendão de aquiles esquerdo. *Fisioterapia Ser*, v. 4, p. 109-11, 2009.

46- MACEDO, A. C.; SIMÕES, N. D. Aplicação de estimulação elétrica de baixa intensidade no tratamento de úlceras varicosas. *Fisioterapia em Movimento*, v. 20, n. 3, p. 25-33, 2007.

47- SILVA, C. R. Efeito da corrente elétrica de baixa intensidade em feridas cutâneas de ratos. 2006. Tese (doutorado) – Universidade do Vale da Paraíba, São José dos Campos, 2006.

48- LEE, B. Y. et al. Ultra-low microcurrent therapy: a novel approach for treatment of chronic resistant wounds. *J. Advanc. Therapy*, v. 24, n. 6, p. 1202-09, 2007.

49- KOOPMAN, J. S.; VRINTEN, D. H.; WIJCK, A. J. Efficacy of microcurrent therapy in the treatment of chronic nonspecific back pain: a pilot study. *Clinical J. Pain*, v. 25, n. 6, p. 495-99, 2009.

50- LAMBERT, M. I. et al. Electro membrane microcurrent therapy reduces signs and symptoms of muscle damage. *Med. Science Sports Exercise*, v. 34, n. 4, p. 602-7, 2002.

51- BOERNER, E. et al. Assessment of efficacy of microcurrent therapy in lumbar degenerative arthritis in comparison with traditional therapy. *Index Copernicus J. Master List*, v. 5, n. 2, p. 221-27, 2005.

52- MAKIN, C.; GREGORY, W.; PHILLIPS, T. Cytokine changes with microcurrent treatment of fibromyalgia associated with cervical spine trauma. *J. Bodywork Movement Therapies*, v. 9, n. 3, p. 169-76, 2005.

53- EL-HUSSEINI, T. et al. Microcurrent skin patches for postoperative pain control in total knee arthroplasty: a pilot study. *Int. Orthop.*, v. 31, p. 229-33, 2006.

54- MENDONÇA, F. A. et al. Efeito da aplicação de microcorrente na osteogênese após fratura. *RGO*, v. 53, n. 3, p. 193-97, 2005.

55- ESQUISATTO, M. A. et al. Efeitos de diferentes intensidades de microcorrente no reparo ósseo em ratos Wistar. *Rev. Bras. Ortopedia*, v. 41, n. 8, p. 331-35, 2006.

56- HUCKFELDT, R. et al. Wound closure after split - thickness skin grafting is accelerated with the use of continuous direct anodal microcurrent applied to silver nylon wound contact dressings. *J. Burn Care Res.*, v. 28, n. 5, p. 703-7, 2007.

57- BATASSINI, *S. et al.* Avaliação dos efeitos das microcorrentes nas lesões decorrentes e queimaduras de 3° grau. *Fisioterapia Brasil*, v. 8, n. 1, p. 45, 2007.

58- BECKER, R. *Cross Currents*. Los Angeles: Jeremy B. Tarcher, 1990.

59- SAVITZ, D. A. et al. Magnetic field exposure from electric appliances and childhood cancer. *Am. J. Epidemiol.*, n. 131, p. 763-73, 1990.

60- POOL, R. Is there an EMF-cancer connection? *Science*, n. 249, p. 1096-98, 1991.

61- VODOVNIK, L. et al. Modified cell proliferation due to electrical currents. *Med. Biol. Eng. Comput.*, n. 30, p. 21-8, 1992.

62- CRUZ, N. I.; BAYRON, F. E.; SUAREZ, A. J. Tratamento de queimaduras com corrente de baixa intensidade em pele de porcos. *Ann. Plast. Surg.*, 1989.

63- SORIANO, M. C. D.; PÉREZ, S. C.; BAQUÉS, M. I. C. *Electroestética profesional aplicada*: teoria y práctica para la utilización de corrientes en estética. Barcelona: Sorisa, 2000. p. 111-23.

Capítulo 9

Eletrolipólise (Eletrolipoforese)

Ana Carolina Assumpção
Aline Souza
Luana Máximo
Marcela Cister Cardoso
Fábio dos Santos Borges

Objetivos

Pretendemos com este capítulo, mostrar ao leitor as peculiaridades desta técnica, extremamente eficaz no tratamento, principalmente, de adiposidades localizadas, mas que tem sido empregada com base em uma série de informações desencontradas, veiculadas por empresas e profissionais de estética. Os relatos aqui descritos dão conta da fisiologia do tecido adiposo, especificamente quando localizado de forma inestética, assim como da lipodistrofia ginoide (celulite), tendo em vista serem estas duas afecções as que mais merecem destaque com relação às indicações da eletrolipólise. Em seguida, abordamos os aspectos envolvendo o tratamento por meio da eletrolipólise, na qual buscamos elucidar o mecanismo de ação da corrente no tecido adiposo e a técnica de aplicação, no intuito de construir no fisioterapeuta dermato-funcional o conhecimento adequado para a utilização da eletrolipólise de forma eficaz em sua prática clínica. Por fim, mediante às indicações e à contraindicações, determinamos as possibilidades e os limites desta técnica, em algumas afecções na clínica dermato-funcional.

No início da década de 1980, na França, um grupo de médicos começou a utilizar, na medicina estética e na acupuntura, correntes polarizadas ou mista para tratamento de adiposidade, celulite fibrótica ou nodular.[1]

Anteriormente, na eletroterapia clássica, existiam tratamentos para obesidade à base de corrente galvânica aplicada com grandes eletrodos transcutâneos sobre a área afetada. Entretanto, a grande novidade dos métodos atuais consiste tanto na forma de aplicar a corrente como em seu mecanismo biofísico de atuação. Hoje em dia, é realizado o tratamento da celulite e de adiposidades (principalmente gordura localizada), mediante correntes aplicadas com eletrodos em forma de agulhas, introduzidas nas áreas de tratamento.[2]

TECIDO ADIPOSO

O tecido adiposo é uma forma especializada de tecido conjuntivo, formado por células chamadas adipócitos. Podem ser encontrados de forma isolada ou em pequenos grupos, nas malhas de muitos tecidos conjuntivos, ou ainda agrupados em grandes áreas do corpo, como no tecido subcutâneo.[3,4,5]

Existem dois tipos de tecido adiposo identificáveis pela estrutura, localização, cor, função, inervação e vascularização de suas células, sendo classificados em tecido adiposo amarelo (ou unilocular) e tecido adiposo pardo (ou multilocular).[5,6]

O adipócito multilocular contém numerosas mitocôndrias, especiais por não apresentarem subunidades de membrana interna, ou seja, a energia produzida por estas mitocôndrias se dissipa sob forma de calor, em vez de ficar armazenada sob forma de adenosina trifosfato (ATP), como ocorre com o tecido unilocular.[6] Essa característica conota a significativa importância da gordura parda na regulação térmica dos humanos recém-nascidos.[3]

Acrescentamos ainda que em humanos o tecido adiposo pardo está presente durante o desenvolvimento fetal, mas sua quantidade diminui a partir do nascimento, permanecendo, em adultos, apenas em torno dos rins, da aorta e nas regiões do pescoço e mediastino. Já o tecido adiposo amarelo persiste como tecido adiposo no adulto.[3,5] Por essa razão, normalmente o objeto de tratamento é a gordura amarela, que constitui cerca de 20% do peso corporal total de um adulto com peso ideal, segundo os parâmetros de sexo, idade e altura relacionados pela Organização Mundial de Saúde (OMS).[6]

O corpo humano possui capacidade limitada para armazenar carboidratos e proteínas, e a gordura contida no interior dos adipócitos representa o armazenamento de calorias nutricionais que excedem à utilização. Desta forma, o tecido adiposo representa um reservatório de energia, principalmente em períodos de jejum prolongado, proteção contra o frio ou quando o organismo está sujeito à atividade física intensa.[3,4,5,7]

Distribuição

A gordura amarela é amplamente distribuída no tecido subcutâneo, mas quanto à quantidade, apresenta diferenças regionais influenciadas pelo sexo e pela idade. A quantidade de tecido adiposo em um indivíduo é determinada por fatores hereditários e ambientais, sendo o principal desses a ingestão de calorias.[3,8]

Em indivíduos bem nutridos, esse tecido forma uma camada mais ou menos contínua no tecido conjuntivo sob a pele, o panículo adiposo. Histologicamente, esta camada é conhecida como hipoderme (Figura 9.1). Este panículo adiposo subcutâneo acumula aproximadamente 50% da gordura total do organismo.[3,9]

Em crianças, esse panículo adiposo tem espessura uniforme por todo corpo. Nos adultos, no entanto, ele se torna fino em algumas regiões, mas persiste e se espessa em certas áreas de predileção. Essas áreas são diferentes nos dois sexos e responsáveis por algumas das mais evidentes diferenças nos corpos do homem e da mulher, pois o tecido adiposo modela a superfície corporal.[5,8] Segundo Lofgren et al.,[10] as principais áreas de localização da gordura subcutânea são:

- Homem: nuca, região acima da sétima vértebra cervical, áreas subcutâneas que recobrem o deltoide e o tríceps, região lombossacra e nádegas.
- Mulher: mamas, nádegas, região epitrocanteriana e na parte anterior da coxa.

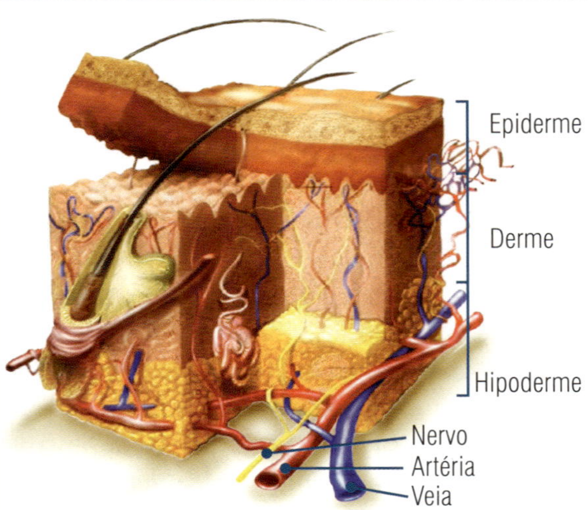

Figura 9.1 Tecido subcutâneo.

Os autores relataram ainda que estas diferenças características referentes ao sexo permanecem quando o indivíduo apresenta acúmulo de tecido adiposo, em que homens obesos tendem a acumular excesso deste tecido, principalmente na região abdominal, e mulheres nas regiões gluteofemorais.

Além desse depósito de gordura superficial, há grande acúmulo, em ambos os sexos, no omento, mesentério e na área retroperitoneal. Todas essas áreas cedem prontamente seus estoques lipídicos durante o jejum. Há outras áreas, contudo, que não fornecem seus estoques tão prontamente, pois exercem função mecânica de suporte ou proteção. Esse é o caso do tecido adiposo na órbita, nas articulações maiores, nas palmas das mãos e nas plantas dos pés. Essas áreas diminuem de tamanho somente depois de prolongadas estafas.[8]

Ross e Romrell[3] relataram que durante períodos de reduzida ingestão calórica, quando o tecido adiposo de outros locais fica desprovido de líquido, esse tecido adiposo que exerce funções mecânicas não diminui.

Ademais, o tecido adiposo preenche espaços entre outros tecidos e auxilia a manutenção de certos órgãos em suas posições normais.[5]

Vascularização

O tecido adiposo amarelo apresenta septos de conjuntivo, que possui vasos e nervos. Desses septos partem fibras reticulares que vão sustentar as células adiposas.[5]

A troca gasosa entre as células adiposas e a corrente sanguínea é intensa, contribuindo para isso a rica vascularização do tecido conjuntivo, que, nesse caso, ocorre através das paredes interlobulares conjuntivas.[6] A vascularização do tecido adiposo não parece ser muito abundante, mas de fato é, quando se considera a pequena quantidade de citoplasma funcionante. A relação volume de capilar sanguíneo/volume de citoplasma é mais elevada no tecido adiposo do que no músculo estriado, que é muito vascularizado.[5]

Características fisiológicas

O tecido adiposo, por muito tempo, foi considerado metabolicamente inerte.[11] No entanto, Ganong[8] relatou que as células deste tecido não são absolutamente inertes: sintetizam ativamente a gordura a partir de hidratos de carbonos e são altamente responsáveis pela estimulação hormonal e nervosa, desempenhando importante papel na manutenção do suprimento de energia estável.

Sabe-se atualmente que a gordura é armazenada em grandes quantidades em dois tecidos principais do organismo: o tecido adiposo e o fígado, sendo o tecido adiposo denominado depósito de gordura.[12]

Como relatado, a gordura amarela constitui um grande órgão difuso e, por ser ativa metabolicamente, está envolvida, sobretudo na captação, síntese, armazenamento e mobilização dos lipídios neutros. Como resultado desta mobilização lipídica, pode ser colocado à disposição para células de outras partes do corpo combustível energético para suas atividades fisiológicas.[4,8]

Assim, o adipócito possui como principal característica o armazenamento de gordura por meio da dieta, disponibilizando-a ao organismo, de forma modulada, e quando necessário, fornecendo energia.[13]

O tecido adiposo é constituído basicamente por lipídios que, segundo Derlim,[14] contêm ou são derivados de ácidos graxos, e a principal maneira de armazená-los é sob a forma de triglicerídios.

Cada triglicerídio é constituído por três moléculas de ácido graxo esterificados em glicerol.[4,8]

Os triglicerídios do tecido adiposo estão em equilíbrio dinâmico devido à atuação de hormônios lipolíticos e lipogênicos.[4] Segundo Derlim,[14] o metabolismo dos triglicerídios é estritamente controlado por hormônios e cofatores necessários, e as estruturas responsáveis pelo controle das secreções hormonais são o sistema nervoso e o hipotálamo.

Mecanismo de síntese lipídica (lipossíntese)

O adipócito recebe os ácidos graxos dos triglicerídios, de quilomícrons (minúsculas gotículas de gordura com 1 mícron de diâmetro) e de lipoproteínas de densidade muito baixa (VLDL - *Very Low Density Lipoprotein*), assim como podem ser formados a partir da glicose pela síntese de ácidos graxos e monoetilênicos ou de aminoácidos. Os triglicerídios sintetizados a partir de quilomícrons e lipoproteínas são hidrolisados por um complexo enzimático chamado lipaselipoproteica, em presença de albumina plasmática. A albumina não penetra no adipócito, enquanto os ácidos graxos penetram nas células e são convertidos em acetilcoa, com o consumo de adenosina trifosfato (ATP). Esterificam-se o glicerolfosfato, sintetizado a partir da glicose. O ácido fosfatídico, formado desta maneira, em seguida se transforma em diglicerídeo por perda do fosfato, e mediante a adição do terceiro acetilcoa se converte em triglicerídio. A síntese ocorre no retículo endoplasmático rugoso, e dali os triglicerídios passam aos vacúolos de gordura. A síntese de triglicerídios a partir de glicose ou de aminoácidos acontece com a utilização de certos produtos do desdobramento da glicose e dos aminoácidos na matriz citoplasmática, podendo ser convertido em ácidos graxos de cadeia longa, que, como já explicado, são combinados com fosfato de glicerol, para se transformar em triglicerídios. A grande importância da glicose para formação dos triglicerídios se manifesta por sua transformação em glicerolfosfato.[4,8,14]

Mecanismo de degradação lipídica (lipólise)

Em condições normais, a lípase de triglicerídios permanece inativa. Ela precisa ser ativada por meio de hormônios lipolíticos, com seu receptor específico na superfície celular. Como resultado, teremos a ativação da enzima adenilciclase que catalisa a transformação da adenosina trifosfato em adenosina monofosfato cíclico intracelular (AMPc – nucleotídeo que atua como mensageiro químico para dizer à célula que ela foi estimulada por um hormônio). O funcionamento desse sistema desdobra os triglicerídios na superfície da gotícula de gordura, e os ácidos graxos assim liberados são metabolizados ou atravessam a membrana celular do adipócito para entrarem na circulação capilar; já na corrente sanguínea, eles se ligam à albumina sérica, que atua como carreador, e são transportados, desse modo, para as células que os utilizam.[4,8,9,14]

Estudo recente pesquisou as diferenças na influência da obesidade com subsequente redução de peso corporal na regulação lipolítica entre homens e mulheres, onde se concluiu que a diferença de sexo, apesar de conotar algumas poucas diferenças lipolíticas, não apresenta dados relevantes. Entretanto, ficou claro que a taxa lipolítica em indivíduos obesos (que possuem adipócitos maiores) foi muito maior que em indivíduos magros. Essa afirmativa foi ratificada ao se verificar que a taxa lipolítica desses mesmos indivíduos diminuiu consideravelmente após o emagrecimento.[10]

Metabolismo

Os triglicerídios do tecido adiposo estão em equilíbrio dinâmico. Sua decomposição constitui uma lipólise ou hidrólise em glicerol ou ácidos graxos, a qual é estimulada por diversos hormônios como as catecolaminas (adrenalina e noradrenalina) e o glucagon, entre outros. Esses hormônios possuem mecanismos de ação diferenciados. Os hormônios de ação rápida a fazem por meio do AMP cíclico; já os que atuam de forma lenta, mediante a síntese proteica (aumento da quantidade de enzima lipolítica).[9]

Ross e Romrell[3] relataram que a mobilização dos lipídios é influenciada por fatores neurais e hormonais, e justificaram dizendo que a noradrenalina (liberada pelas extremidades das células nervosas do sistema nervoso simpático) inicia uma série de passos metabólicos que levam à ativação da lípase. Esta enzima divide os triglicerídios que constituem 90% dos lipídios existentes nas gotas de gordura; esta atividade enzimática é o primeiro passo na mobilização lipídica e sua regulação neural é particularmente importante durante períodos de jejum e exposição a frio intenso.

A enzima lípase sensível a hormônio é ativada pela adenilciclase, quando o tecido adiposo é estimulado pela noradrenalina. Este mediador químico é liberado pelas terminações pós-ganglionares dos nervos simpáticos do tecido adiposo. Uma vez ativada, a enzima hidrolisa inicialmente os triglicerídios superficiais da gotícula lipídica. Os ácidos graxos, quase insolúveis no plasma, ligam-se a moléculas de albumina e são transportados para outros tecidos, nos quais serão utilizados como fonte de energia. O glicerol, muito solúvel no plasma, é captado pelo fígado e reaproveitado.[5]

Derlim[14] informou que a enzima acilglicerol lípase hormonossensível é controlada por um mecanismo mediado por AMP cíclico (AMPc). Duas outras lípases, então, rapidamente completam a hidrólise dos mono e diacilgliceróis, liberando ácidos graxos no plasma (no qual se ligam à albumina sérica).

Influência hormonal na regulação do metabolismo do tecido adiposo

Como dito anteriormente, os triglicerídios do tecido adiposo se encontram em equilíbrio dinâmico devido à atuação de hormônios lipolíticos e lipogênicos.

Os hormônios que atuam de forma lipolítica são as catecolaminas (adrenalina e noradrenalina) produzidas pela medula da suprarrenal, na qual a adrenalina atua promovendo o desdobramento e a mobilização da gordura armazenada e a noradrenalina é o neurotransmissor liberado nos terminais associados aos adipócitos de fibras pós-ganglionares do sistema nervoso simpático, ou seja, os dois tipos de catecolaminas possuem o mesmo efeito no tecido adiposo. Também possuem ação lipolítica os hormônios do crescimento (ACTH), hormônios sexuais, como o estrogênio, que mostram grande influência na predileção do local de acúmulo adipocitário, o glucagon, os hormônios tireoidianos e o hormônio de estimulação da tiroide.

Os mecanismos de ação dos hormônios sobre a lipólise pela via de AMPc são similares, até onde se conhece, ao fenômeno da glicogenólise.[9]

O hormônio insulina, produzido pelo pâncreas, promove várias reações nos adipócitos que permitem que eles sintetizem e armazenem mais lipídios. Estas reações incluem:

- Captação acelerada da glicose.
- A conversão aumentada da glicose em triglicerídios.
- Uma atividade aumentada da lípase lipoproteica, que leva a uma transferência aumentada intracelular dos ácidos graxos de quilomícrons e de lipídios de lipoproteínas.

Além disso, a insulina retarda a mobilização de lipídios, por diminuir a ação de enzimas que promovem o desdobramento dos mesmos.[4]

Influência do sistema nervoso na regulação do metabolismo do tecido adiposo

O tecido adiposo é ricamente inervado pelas fibras pós-ganglionares do sistema nervoso autônomo simpático, que secretam noradrenalina, que se mostra particularmente importante nos períodos de jejum. Contudo, acredita-se que essa seja a forma pela qual o sistema nervoso controla a mobilização dos ácidos graxos, pois a noradrenalina ativa a lípase do tecido adiposo, aumentando a taxa de hidrólise de triglicerídios.[8,14]

Hipotálamo

O hipotálamo controla e coordena todo sistema nervoso autônomo periférico. A estimulação da porção rostral (anterior) leva ao aumento da atividade parassimpática (trofotrópica), manifestado pela diminuição do metabolismo basal e da secreção de adrenalina, entre outros efeitos. A estimulação da porção basal (caudal) resulta em aumento da atividade simpática (ergotrópica), e se caracteriza pelo aumento da produção de adrenalina, hiperglicemia e retenção urinária, entre outros.[12,15]

A estimulação simpática obriga a medula suprarrenal a produzir adrenalina e noradrenalina. Estes hormônios penetram na corrente sanguínea, aumentando os efeitos do sistema simpático.[15]

Segundo Guyton e Hall,[12] a estimulação de certas áreas do hipotálamo faz que a glândula hipófise anterior secrete seus hormônios endócrinos que, por sua vez, controlam outras funções corporais. Os autores relataram ainda outros efeitos importantes:

- Controle da secreção do hormônio do crescimento (ACTH).
- Controle da secreção pelas glândulas adrenais.
- Controle da secreção do hormônio tireoidiano pela glândula da tireoide, e, portanto, o controle da grande parte do metabolismo do corpo.

As estruturas inervadas pelo sistema nervoso autônomo (SNA), a princípio, possuem inervação simpática e parassimpática. Eles, porém, agem alternadamente de forma antagônica, trabalhando ativando e inibindo determinadas funções.

O SNA apresenta diferenças químicas referentes aos neurotransmissores liberados no nível dos botões terminais dos neurônios pós-ganglionares; assim, o pós-ganglionar parassimpático libera acetilcolina e o pós-ganglionar simpático disponibiliza noradrenalina (neurotransmissor). A adrenalina consiste em um hormônio secretado pela medula suprarrenal. Já os neurônios pré-ganglionares dos sistemas simpático e parassimpático utilizam o mesmo neurotransmissor que é a acetilcolina. Outra diferença importante consiste em um neurônio pré-ganglionar simpático que estabelece sinapse com um número grande de neurônios pós-ganglionares, enquanto os neurônios pré-ganglionares parassimpáticos o fazem em número reduzido. Essa situação permite que o sistema simpático atue mais difusamente que o parassimpático, ou seja, a estimulação do simpático terá efeitos mais extensos no corpo.[16]

LIPODISTROFIA GINOIDE (LDG)

Também conhecida popularmente como celulite, é uma afecção que atinge a maioria das mulheres (mais de 95%). Constitui, portanto, um motivo de consulta bastante frequente a profissionais da área de estética. Suas consequências físicas, psicológicas e sobretudo estéticas não devem ser desprezadas.[11,17]

Além de ser desagradável aos olhos e, às vezes, provocar problemas álgicos nas zonas acometidas, a celulite pode atrapalhar o dia a dia em determinadas atividades tais como a caminhada, a corrida, subida ou descida de escadas, entre outras atividades físicas.

Existem outros termos pelos quais a celulite também é designada: fibroedema geloide (FEG), paniculopatia edematofibroesclerótica (PEFE), lipodistrofia localizada, mesenquimatose, lipoesclerose, dermatopaniculose vasculopática, paniculose.[7,11] Contudo, o uso do termo celulite relacionada à disfunção estética é incorreto, pois não há nenhuma inflamação do tecido celular. As denominações mais utilizadas para essa afecção têm sido lipodistrofia ginoide ou fibroedema geloide.

Os tratamentos para celulite podem apresentar alguma eficácia, mas, se não estiverem associados aos cuidados dietéticos e à prática de exercícios, podem ocorrer recidivas.

A lipodistrofia ginoide pode ser definida como uma infiltração edematosa do tecido conjuntivo subcutâneo, não inflamatória, seguida de polimerização da substância fundamental que, infiltrando-se nas tramas, produz uma reação fibrótica consecutiva.[7] Há também um aumento na espessura e consistência dos tecidos subcutâneos, aumento da sensibilidade e diminuição de sua mobilidade por meio de aderência superficial e profunda.[11]

Existe ainda uma alteração dos diversos elementos do tecido conjuntivo subcutâneo que levam à hiperviscosidade da substância fundamental ligada à estase capilovenular e linfática. Desencadeia-se, então, uma avalanche de sinais com transformação do tecido adiposo em tecido celulítico. Estabelece-se um verdadeiro círculo vicioso. Na ausência de toda intervenção clínica, isso traduz uma descompensação histoangiológica que evolui em quatro fases.[11]

Segundo Guirro e Guirro,[7] esta divisão é feita da seguinte maneira:

- Primeira fase: não é percebida pelo paciente; é uma fase breve, puramente circulatória e de estase venosa e linfática. Pode haver uma hipertrofia das células adiposas devido ao acúmulo de lipídios. Ocorre diminuição na drenagem do líquido intercelular, ocasionando o inundamento do tecido. Essa é a fase congestiva simples. A continuidade dessa congestão leva a uma compressão dos vasos mais importantes, que, não desempenhando o seu papel normal, são obrigados a se dilatar diante da dificuldade. A dilatação e a distensão das paredes da rede venosa aumentam a sua permeabilidade, o que resulta no escape para o tecido conjuntivo do líquido seroso, aumentando assim a pressão, a congestão e os fenômenos de bloqueio. Entra-se assim em um círculo vicioso.
- Segunda fase: é considerada como uma fase exsudativa. Nela, a dilatação arteriocapilar provocada pela estase acentua-se, sendo o tecido celular invadido por um composto de mucopolissacarídeos e eletrólitos. Tal exsudato dissocia as fibras conjuntivas e pode excitar as terminações nervosas da região.
- Terceira fase: é considerada a fase nodular. Aparecem os fibroblastos, formando um arcabouço fibroso que progressivamente transforma-se em colágeno. Esse tecido fibroso originado fará a compressão de todos os elementos do tecido conjuntivo, artérias, veias e nervos.
- Quarta fase: há fibrose cicatricial, atrófica e irreversível, e também retração esclerótica. As arteríolas são atingidas, ocorrendo uma endoarterite e uma periarterite, sendo os nervos comprimidos pelo conjunto de fibroses. Esta compressão causará irritação contínua nas terminações nervosas resultando em dores à palpação.

Fatores predisponentes, determinantes e condicionantes

Dentre os fatores predisponentes para a incidência de celulite encontramos na literatura citações de que fatores genéticos, etários, sexuais, hormonais, psicossomáticos, fumo, entre outros, teriam papel importante no quadro evolutivo da LDG. No entanto, destacamos os fatores obesidade e distúrbios circulatórios como aqueles que seriam influenciados pelos efeitos terapêuticos da eletrolipólise.

- Obesidade: a compressão dos vasos sanguíneos e linfáticos pelo aumento do tamanho e número dos adipócitos e as alterações nas trocas com os interstícios interferem enormemente no processo, além do hiperinsulinismo;[18] a celulite pode também resultar de um acúmulo de gorduras fora do comum, constituídas, essencialmente, por ácidos graxos saturados, às custas dos ácidos graxos etilênicos.[7,13] A eletrolipólise, ao diminuir a quantidade de gordura subcutânea no local da celulite, diminui a "pressão" sobre os septos fibrosos, diminuindo assim o aspecto dos "furinhos" na pele.

- Distúrbios circulatórios: insuficiência venosa, varizes e edema linfático oferecem condições ótimas para o início da doença ou atuam como agravantes quando a LDG já existe. O fluxo sanguíneo e linfático através do tecido adiposo é inversamente proporcional a seu incremento, assim, fluxo lento leva à lipogênese e fluxo veloz, à lipólise.[18] A eletrolipólise estimula a circulação e drenagem local retardando a evolução do quadro celulítico.

Diagnóstico

O diagnóstico da celulite é feito por meio de uma anamnese completa que tem grande importância para a escolha e realização do tratamento e um exame físico, composto por inspeção e palpação. Realiza-se também a perimetria do segmento a ser tratado e mensuração de peso e altura.[11]

É importante pesquisar também a dieta alimentar do indivíduo, a frequência com que pratica exercícios físicos e a eventual realização de tratamentos anteriores para a LDG.

Na inspeção, podemos observar na superfície da pele a presença de "furinhos", produzindo um aspecto similar ao de uma casca de laranja. Ou seja, uma pele com ondulações e depressões. A inspeção deve ser feita com o paciente na posição ortostática, porque o decúbito poderia mascarar o grau de acometimento dos tecidos.[7]

A palpação deve ser feita por pinçamento, palpação profunda, pressão deslizante ou palpação deslizante com movimentos de rolamento. São realizados basicamente dois testes:

- Teste da casca de laranja: deve ser feito da seguinte maneira: pressiona-se o tecido adiposo entre os dedos polegar e indicador ou entre as palmas das mãos, e a pele se parecerá com uma "casca de laranja", com aparência rugosa (Figura 9.2).[7,11,18]
- Teste de preensão: visa a detectar alteração da sensibilidade dolorosa do tecido acometido pela celulite e é realizado da seguinte maneira: faz-se a preensão da pele juntamente com a tela subcutânea entre os dedos, e promove-se um movimento de tração (Figura 9.3).[7]

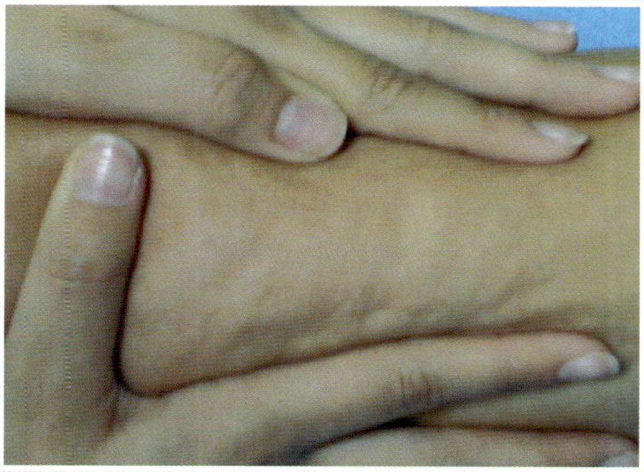

Figura 9.2 Teste da casca de laranja.

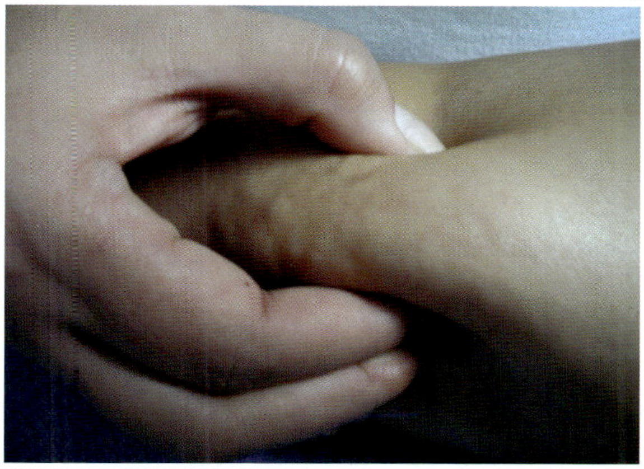

Figura 9.3 Teste da preensão.

Além disso, quando se faz o rolamento entre os dedos da região atingida, podemos notar a presença de nódulos muito duros, semelhantes a "grãos de chumbo" que são os nódulos do infiltrado tecidual.[7]

Localizações da LDG

As regiões afetadas mais frequentemente são a porção superior da coxa, interna e externamente, a porção interna do joelho, região abdominal, região glútea e porção superior dos braços anterior e posteriormente.[6,13,14,19]

O acúmulo de gordura nestas regiões aumenta após os 18 anos, pelo estímulo estrogênico, com o objetivo de armazenar energia para a gravidez e a lactação, sendo também responsável pelo desenho da silhueta feminina, determinando as diferenças do contorno corporal entre os dois sexos.[18]

Formas clínicas

A lipodistrofia ginoide pode ser dividida em quatro formas clínicas, cada uma acometendo um perfil específico de pacientes, podendo também haver a evolução de um grupo para outro.[13]

- Dura: ocorre em pacientes jovens com atividade física regular e tecidos com boa tonicidade; o aspecto de casca de laranja aparece ao beliscar a pele e não muda de acordo com a posição.
- Flácida: acomete pessoas sedentárias ou com antecedentes desportivos, sendo mais comum em mulheres inativas que perderam peso rapidamente; ocorre mais frequentemente após a terceira década, podendo representar a evolução da forma dura não tratada. Clinicamente, observa-se que a pele "sacode" com os movimentos e a aparência muda conforme a posição. Significa um colapso do sistema de sustentação conjuntivo por ruptura do ácido hialurônico e da flacidez muscular. A falta de sustentação no nível das fáscias musculares pode provocar refluxos e varicosidades.
- Edematosa: acomete mulheres jovens que tomam anticoncepcionais; também conhecida como "lipodistrofia com perna egípcia". O sinal de casca de laranja é precoce com péssimo prognóstico quanto à reversão do processo.
- Mista: é caracterizada quando temos a LDG dura nas coxas associado à flácida no abdômen; ou então muito dura na coxa, lateralmente, acompanhada da muito flácida, medialmente.

Classificação

Podemos classificar a LDG em graus, de acordo com os aspectos clínicos e a fase evolutiva:

- Grau 1: segundo Ulrich,[20] a celulite só é visível por meio da compressão do tecido entre os dedos ou da contração muscular voluntária (Figura 9.4) e não há alteração da sensibilidade à dor. Entretanto Curri[21] relatou que a paciente é assintomática, e não há nenhuma alteração clínica. Na avaliação histopatológica, pode haver aumento da espessura da camada areolar, aumento da permeabilidade capilar, quebra de adipócito, micro-hemorragia diapedética, ectasia capilar e microaneurisma fusiforme dentro das vênulas pós-capilares.

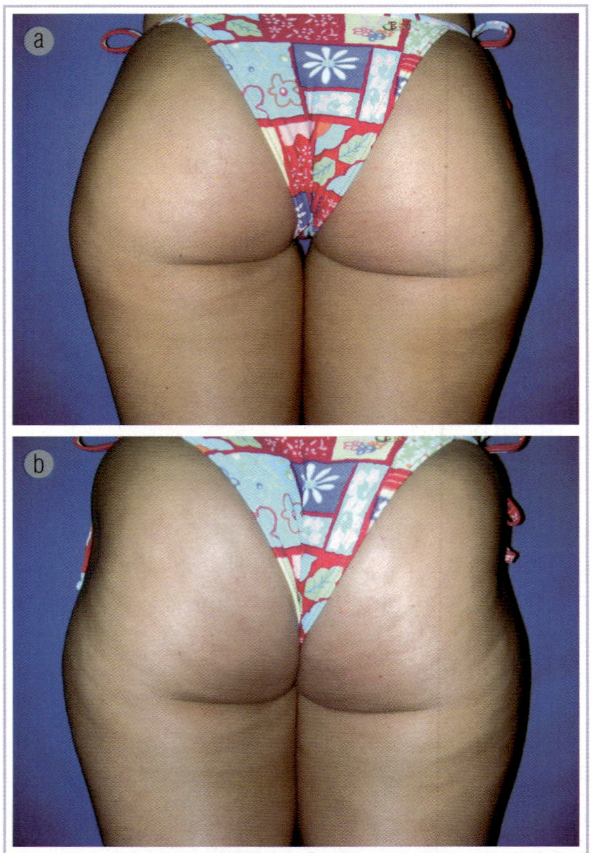

Figura 9.4 a-b Celulite grau 1, de acordo com Ulrich.[20]

- Grau 2: segundo Ulrich,[20] as depressões são visíveis mesmo sem a compressão dos tecidos. Para Curri,[21] a celulite só aparece depois da compressão de pele ou contração muscular (Figura 9.4), em que também há palidez, baixa temperatura e diminuição de elasticidade da pele; não há nenhuma alteração de alívio em repouso; histopatologicamente, há hiperplasia e hipertrofia de periadipócitos e dilatação capilar, micro-hemorragias e aumento da espessura da membrana capilar.
- Grau 3: o acometimento tecidual pode ser observado quando o indivíduo estiver em qualquer posição. Tem aspecto de "saco de nozes".[20] A pele mostra-se acolchoada, parecendo uma "casca de laranja", e são evidentes em repouso; há sensação palpável de pequenas granulações em níveis profundos; há dor à palpação, diminuição da elasticidade, palidez e diminuição da temperatura da

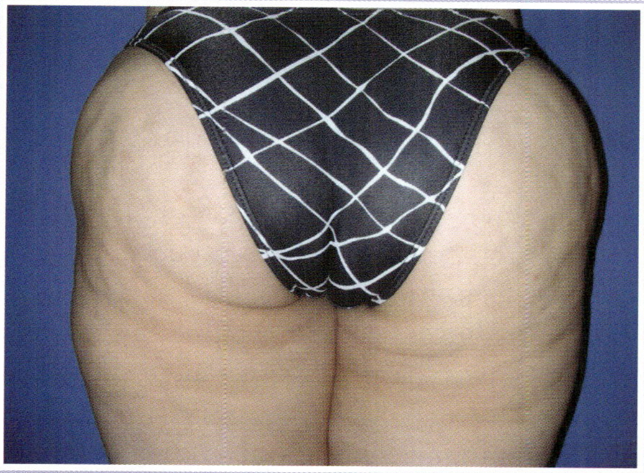

Figura 9.5 Celulite grau 3.

pele; histopatologicamente, há desassociação e rarefação do tecido gorduroso (devido à neoformação de fibras de colágeno), seguidas por encapsulação de pequenas coleções de adipócitos degenerados, formando micronódulos; esclerose e engrossamento da camada interna de pequenas artérias; dilatação de vênulas e pequenas veias; formação de numerosos microaneurismas e hemorragia dentro de tecidos gordurosos; neoformação com obliteração de capilares entre a derme e o tecido subcutâneo, seguido por um aumento no volume dos micronódulos gordurosos; e esclerose com inclusão de adipócitos dentro do tecido conjuntivo da derme profunda (Figura 9.5).[21]

- Grau 4: tem as mesmas características do grau 3 com nódulos mais palpáveis, visíveis e dolorosos, aderência nos níveis profundos e aparecimento de um ondulado óbvio na superfície de pele. Histopatologicamente, a estrutura lobular do tecido gorduroso desaparece e alguns nódulos são encapsulados através de tecido conjuntivo denso. Lipoesclerose difusa (seguida por alterações microcirculatórias importantes), telangiectasias, microvarizes e varizes, e atrofia epidérmica completam o quadro microscópico.[21]

Observação: Quanto ao prognóstico, a celulite pode ser dividida em fibroedema geloide inicial ou leve (grupos I e II) e fibroedema geloide avançado (grupos III e IV).[17,19]

TRATAMENTO POR MEIO DE ELETROLIPÓLISE

Por definição, a eletrolipólise é uma técnica destinada ao tratamento das adiposidades e acúmulo de ácidos graxos localizados. Caracteriza-se pela aplicação de uma corrente específica de baixa frequência (ao redor de 25 Hz) que atua diretamente no nível dos adipócitos e dos lipídios acumulados, produzindo lipólise e favorecendo sua posterior eliminação. É também chamada de eletrolipoforese.

Em seu início, a eletrolipoforese se aplicava por meio de eletrodos em forma de finíssimas agulhas, diretamente implantadas no panículo adiposo, realizada apenas por equipe médica.[22] Segundo Guirro e Guirro,[7] a indústria de equipamentos da área de estética criou a eletrolipoforese com placas transcutâneas na tentativa de ampliar o mercado de venda. Entretanto, não encontramos estudos comprovando a eficácia da eletrolipólise com uso de eletrodos transcutâneos.

Efeitos no organismo

A aplicação com eletrodos em forma de agulhas, ligadas a uma corrente de baixa intensidade, cria um campo elétrico entre elas, promovendo uma modificação no meio intersticial, favorecendo as trocas metabólicas e, ainda, a lipólise.[23]

De acordo com os relatos de alguns autores, os principais efeitos fisiológicos proporcionados pela eletrolipólise são:

1. Efeito Joule: em virtude do efeito Joule, a corrente elétrica, ao circular por um condutor, realiza um trabalho que produziria certo tipo de "calor" ao atravessá-lo. O aumento de temperatura produzido na eletrolipólise não atinge tecidos orgânicos, pois se trata de uma corrente com uma intensidade muito pequena, porém suficiente para contribuir para a instalação de uma vasodilatação com aumento de fluxo sanguíneo local. Dessa forma, é estimulado o metabolismo celular local, estimulando a queima de calorias e melhorando o trofismo celular.[22]

2. Efeito eletrolítico: em condições normais, a membrana celular é semipermeável, separando dois meios de composição iônica diferentes, o meio intracelular (eletronegativo) e o meio extracelular (eletropositivo). O campo elétrico gerado por esta corrente na eletrolipólise induz o movimento iônico que traz consigo modificações na polaridade da membrana celular. A célula tende a manter seu potencial elétrico de membrana normal, e essa atividade consome energia no nível celular.[11,22]
3. Efeito de estímulo circulatório: o ligeiro aumento de temperatura que se instala no local (efeito Joule) contribui, em parte, para a instauração de uma vasodilatação, pois a corrente atua com estímulo direto nas inervações, promovendo uma ativação da microcirculação. Foi relatado[1,22] que a frequência de 25 Hz é mais eficaz para tratar alterações circulatórias e congestivas. A microestimulação elétrica ativa as fibras do tecido conjuntivo subcutâneo, que favorecem também a drenagem linfática e sanguínea, provocando uma melhora da qualidade e aspecto da pele.[22] Silva[1] relatou que o estímulo circulatório produzido pela corrente elétrica tem grande importância na drenagem da área. Esse efeito, particularmente, é um dos que justifica o uso da eletrolipólise na fibroedemageloide.
4. Efeito neuro-hormonal: quando se utiliza uma corrente específica de baixa frequência durante a eletrolipólise, produz-se uma estimulação artificial do sistema nervoso simpático e, como consequência, ocorre a liberação de catecolaminas com aumento do AMP cíclico intradipocitário e aumento da hidrólise dos triglicerídios. Trabalhos realizados com esta técnica[11] demonstraram a presença de quantidades significativas de glicerol na urina, horas subsequentes ao tratamento (sabe-se que, em condições basais, o glicerol não é detectado na urina). Segundo alguns autores,[1,11,22] esse fato indica ativação da lipólise que, produzida em conjunto, e como consequência de todos os efeitos mencionados, ocorre também um aumento do catabolismo local, que se traduz clinicamente em uma redução do panículo adiposo, desde a primeira sessão.

Mecanismo de ação da corrente

Segundo Zaragoza e Rodrigo,[2] existe muita discussão sobre qual o mecanismo de ação dessas correntes aplicadas na eletrolipólise; ainda que os resultados clínicos são, em geral, concordantes e muito positivos, há pouca experimentação básica que permita definir claramente a sua forma de atuação. De todos os modos há, ao menos, dois efeitos claramente envolvidos:

- O estímulo circulatório produzido pela corrente elétrica tem grande importância na drenagem da área.
- O estímulo da lipólise, direta ou indiretamente, pela excitação das terminações nervosas simpáticas e liberação de catecolaminas (adrenalina e noradrenalina) que atuam sobre os receptores do adipócito e estimulam a enzima que potencializa a lipólise dos triglicerídios em glicerol e ácidos graxos.

Estudos histopatológicos vêm demonstrando o efeito desse tipo de tratamento sobre os adipócitos (diminuição no tamanho, alterações na forma e mudanças estruturais) que indicam a existência de uma base orgânica para os efeitos clínicos constatados.[20] Entretanto, Guirro e Guirro[7] relataram que os efeitos das correntes no organismo estão bem catalogados, porém, os textos que descrevem os tratamentos de eletrolipólise são pouco científicos e seus reais efeitos devem ser mais bem investigados.

Técnica de aplicação

Zaragoza e Rodrigo[2] relataram que os eletrodos são agulhas de acupuntura de 15 cm de comprimento por 0,3 mm de diâmetro, de uso único. Silva[1] mencionou que as agulhas podem medir entre 4 cm, 5 cm, 7 cm e 12 cm, introduzidas em nível hipodérmico, utilizando-se uma distância de 4 cm entre elas. Parienti[11] sugeriu agulhas de acupuntura, fabricadas em aço inoxidável ou em prata, descartáveis, medindo de 0,25 mm

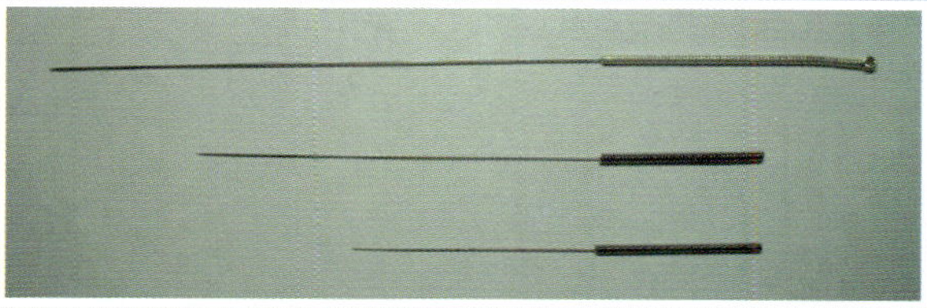

Figura 9.6 Modelos de agulhas de 7,5 cm e 3 cm de comprimento com 0,30 mm de espessura.

a 0,3 mm de diâmetro com comprimentos que variam de 1 cm a 3 cm, ou de 10 cm a 12 cm.

Verificamos que embora haja diversidade na indicação dos tamanhos das agulhas, quando utilizamos agulhas maiores (a partir de 7 cm de comprimento) (Figura 9.6), conseguimos estimular a área a tratar com um menor número de eletrodos.

Orientamos também priorizar o uso de agulhas de prata em aparelhos de corrente contínua (principalmente os que não possuem inversão de polaridade automática), pois os efeitos eletrolíticos na estrutura da agulha não ocorrem ou se dão com menor intensidade, trazendo, com isso, maior segurança para os pacientes.

Parienti[11] mencionou ainda que as agulhas mais grossas (0,30 mm) apresentam melhor efeito. Verificamos também que o uso das agulhas de maior diâmetro (a partir de 0,30 mm) possibilita mais facilidade na sua introdução, se comparadas com as agulhas mais finas (abaixo de 0,25 mm), principalmente nos casos de sequelas de gordura localizada em áreas que sofreram lipoaspiração e que há presença de fibrose residual.

A frequência de aplicação oscila normalmente entre 5 Hz e 50 Hz.[2] Parienti[11] informou que essa frequência pode variar entre 5 Hz e 500 Hz. Em nossa prática clínica verificamos bastante eficácia com o uso de 25 Hz, tanto em aparelhos de corrente contínua quanto de alternada. Em aparelhos em que havia ausência desse parâmetro utilizamos 30 Hz, também com eficácia.

A técnica consiste em colocar o paciente em posição cômoda, com a área de tratamento exposta, onde são introduzidos pares de agulhas de forma paralela no tecido adiposo, de maneira que a área a tratar fique entre as agulhas (Figura 9.7). As agulhas são colocadas de modo que cubram toda a área a tratar. Recomendamos que a distância entre as agulhas limitantes da área tratada não ultrapasse 10 cm, a fim de que não haja dispersão da corrente e os efeitos

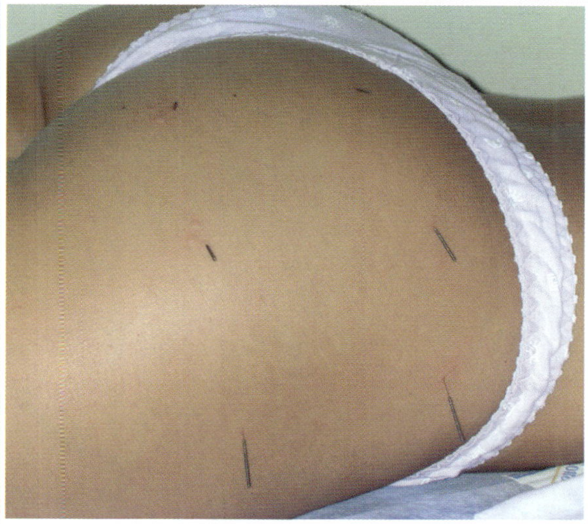

Figura 9.7a Posicionamento de agulhas em região glútea de forma paralela com 10 cm de distância entre as agulhas.

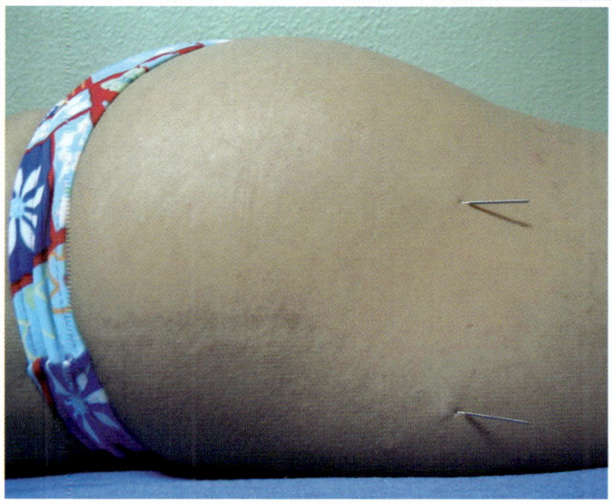

Figura 9.7b Posicionamento de agulhas na região do culote de forma paralela com cerca de 10 cm de distância entre as agulhas.

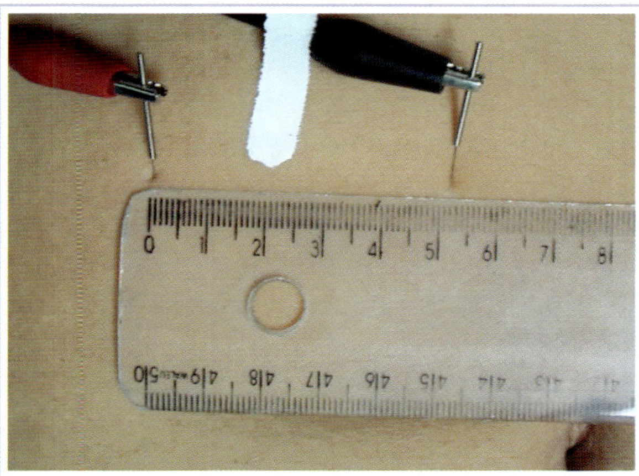

Figura 9.8 Posicionamento de agulhas de forma paralela com 5 cm de distância entre as agulhas.

estimulatórios sejam diminuídos (utilizamos, normalmente, em nossa prática clínica 5 cm de distância entre as agulhas) (Figura 9.8).

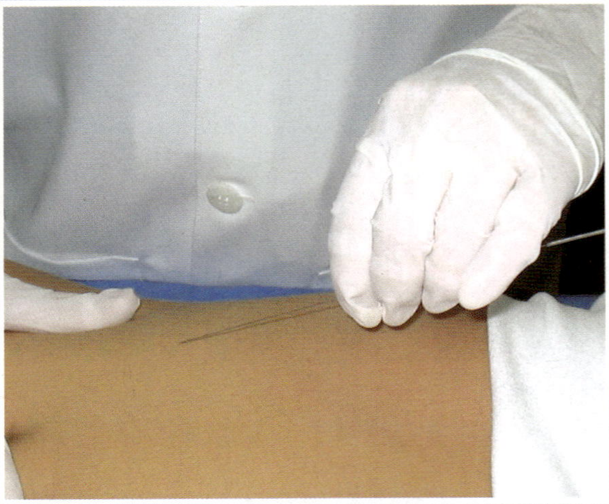

Figura 9.9 Introdução da agulha sem uso de artefatos auxiliares.

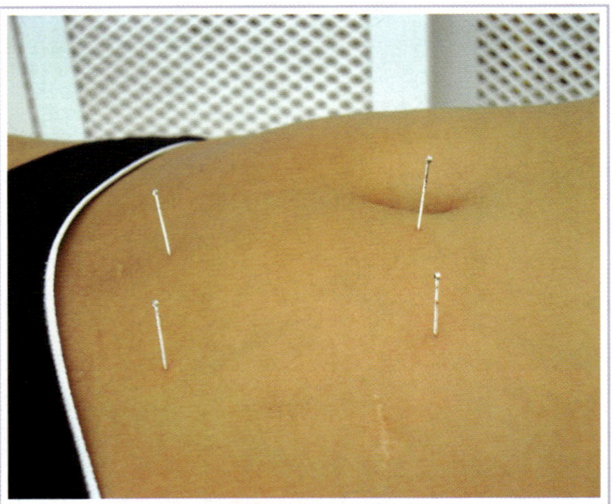

Figura 9.10 Técnica de posicionamento vertical da agulha.

Encontramos, na prática clínica, uma variedade de técnicas de introdução de agulhas; profissionais experientes introduzem as agulhas sem o uso de artefatos auxiliares para sua introdução (Figura 9.9). E alguns desses profissionais também utilizam agulhas de menor comprimento para a técnica de colocação *vertical* da agulha, posicionando-a a 90º no panículo adiposo durante a eletroestimulação (Figura 9.10). Não há relatos de estudos comparativos das técnicas usando a agulha a 90º ou paralela à pele apontando uma delas como sendo a melhor.

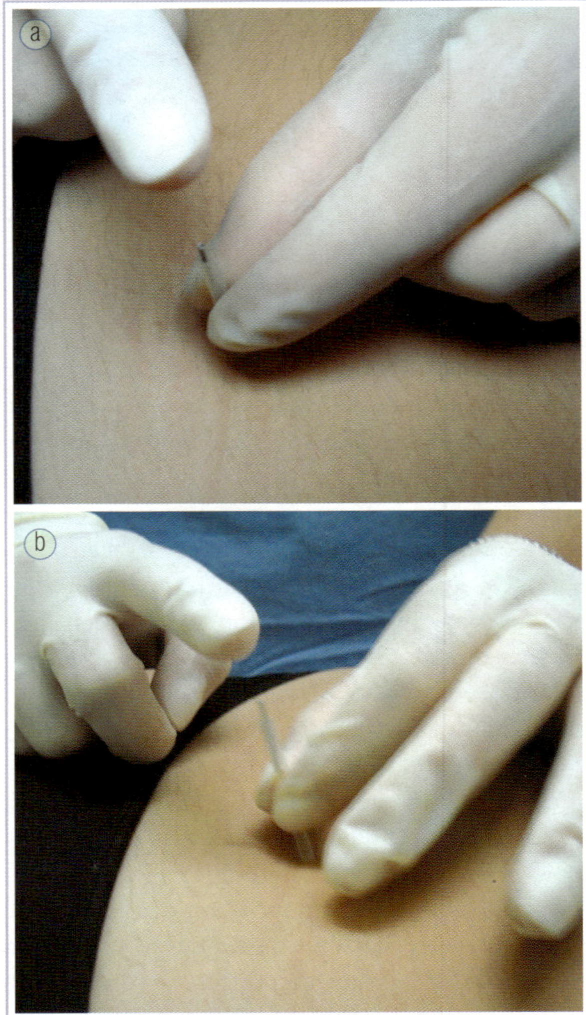

Figura 9.11 a-b Introdução da agulha com o auxílio do tubo-guia.

Para introdução das agulhas por profissionais pouco experientes, recomendamos introduzi-las utilizando o "tubo-guia", normalmente fornecido com as agulhas de acupuntura. A técnica consiste em pressionar o tubo guia na pele, para esticá-la, e dar um golpe rápido no topo da agulha (Figura 9.11), inserindo-a perpendicularmente à superfície cutânea por cerca de menos de 1cm. A partir daí, indicamos inclinar a agulha na direção do tecido subcutâneo, introduzindo-a *horizontalmente* (Figura 9.12). Desse modo, buscamos proporcionar a interação da corrente com uma maior área de tecido adiposo. Embora não haja estudos comparativos entre esta técnica e a técnica vertical (Figura 9.10), optamos em nossa prática clínica por empregar somente a técnica *horizontal* por apresentar resultados satisfatórios (as agulhas

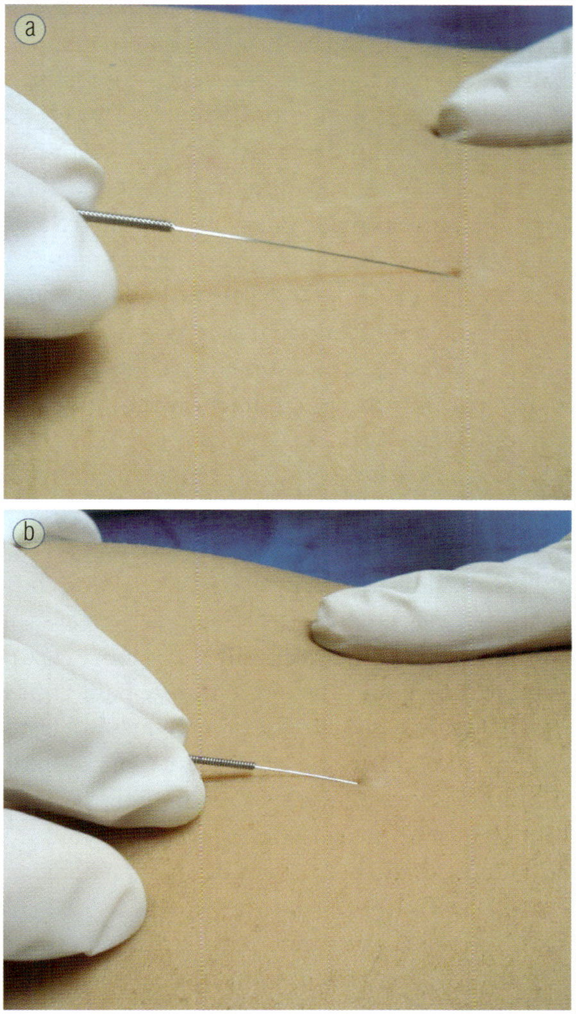

Figura 9.12 a-b Colocação da agulha no tecido subcutâneo após introdução auxiliada pelo tubo-guia.

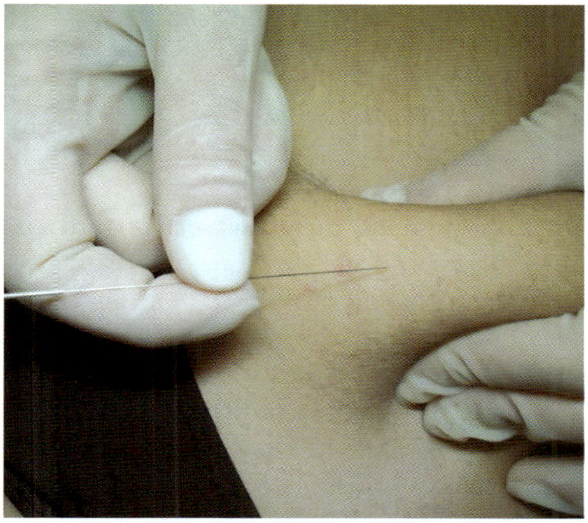

Figura 9.13 Pregueamento da pele para introdução da agulha.

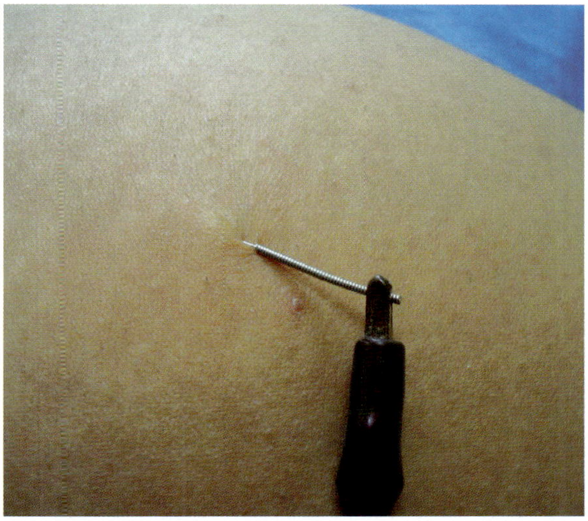

Figura 9.14a Agulha com eletrodo tipo "jacaré" sem fixação.

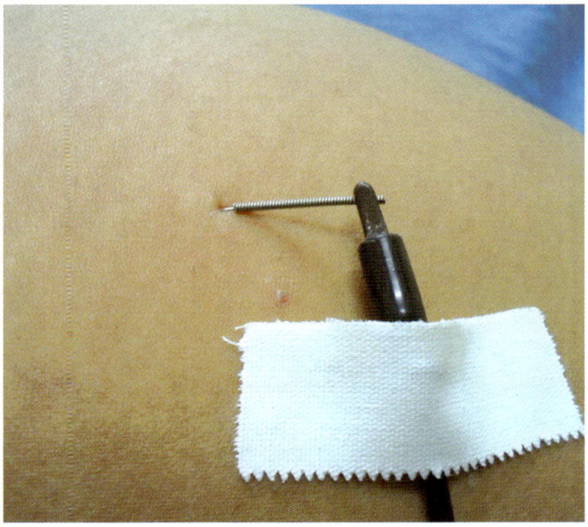

Figura 9.14b Eletrodo posicionado corretamente com fixação.

podem ser introduzidas obliquamente, dependendo da habilidade do operador).

Alguns profissionais, no momento de empurrar a agulha no tecido subcutâneo, após sua introdução com o tubo-guia, optam por preguear a pele e o tecido subcutâneo, que apresenta mais firmeza para o deslizamento da agulha ou quando a camada de tecido adiposo é de pouca espessura (Figura 9.13), esta última situação garante a introdução da agulha sem atingir o tecido muscular localizado abaixo da camada adiposa.

Após a agulha ser introduzida, conectam-se os eletrodos tipo "jacaré" nos pares de agulhas correspondentes à área que se deseja tratar, de acordo com o canal de saída de corrente. Pode-se fixar os eletrodos com esparadrapo, próximos às agulhas, para que não haja incômodo após sua colocação, pois as agulhas tendem a mudar de posição no tecido em virtude do tracionamento exercido pelos fios dos eletrodos (Figura 9.14).

Para a realização da técnica, a área a tratar deve estar desnuda e desinfetada. É importante também que as mãos do operador estejam desinfetadas ou que o mesmo faça uso de luvas estéreis.

Nas figuras acima, podemos verificar a diversidade de tamanhos e quantidade de agulhas necessárias numa determinada terapia. Na Figura 9.15a, notamos que, com uma agulha de maior tamanho, podemos abranger uma área maior de tecido adiposo. Na Figura 9.15b, verificamos também que devemos estar atentos ao número de agulhas necessárias para cobrir com a corrente toda uma área.

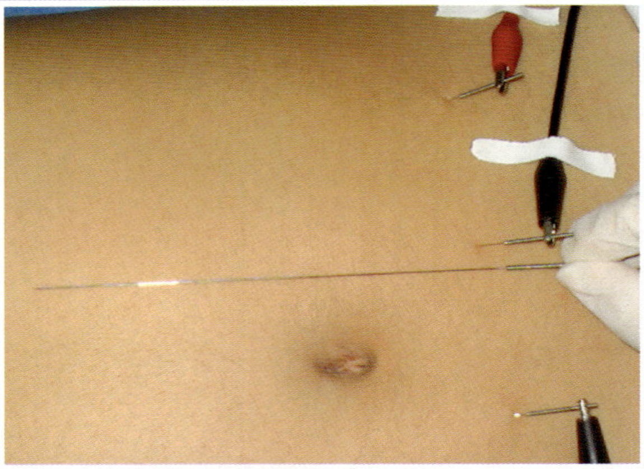

Figura 9.15a O tamanho da agulha pode determinar o tamanho da área a tratar numa única sessão.

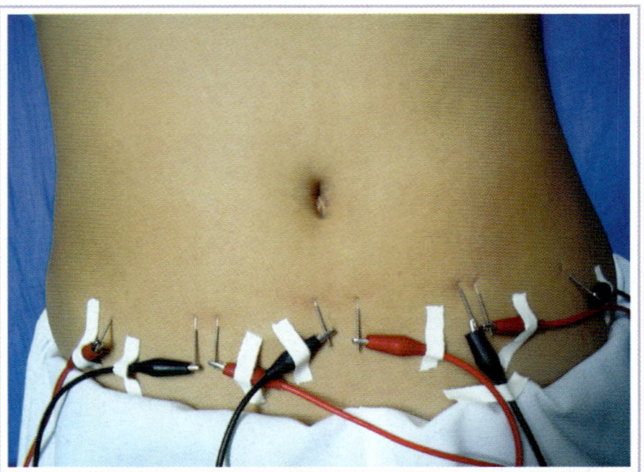

Figura 9.15b Um número máximo de agulhas pode garantir a estimulação em toda área de tratamento.

O processo é considerado invasivo, aliado a efeitos sistêmicos, por causa do longo tempo de duração: 50 minutos.[14] Segundo Zaragoza e Rodrigo,[2] a duração da sessão gira em torno de 60 minutos. Não recomendamos o uso da eletrolipólise abaixo de 40 minutos, Modesto et al.[24] compararam as aplicações de 30 minutos com outras de 60 minutos pela presença de corpos cetônicos na urina. Verificaram que com 60 minutos houve presença de corpos cetônicos em 60% das amostras, entretanto, com o tempo de 30 minutos não foram verificadas alterações na urina. Após a sessão, pode-se aplicar algum tratamento complementar como eletroestimulação neuromuscular, drenagem linfática, carboxiterapia, ultrassom, estimulação de pontos de acupuntura etc.

Para que o tratamento tenha maior resultado, deve ser somado ao tratamento uma dieta hipocalórica e hidrosalina, controlada para favorecer a saída de água intracelular, assim como atividade física com características aeróbicas, pois a corrente elétrica, ao estimular a lipólise, faz os triglicerídios serem disponibilizados para consumo, diante disso, se faz necessário que a ingestão calórica seja menor que o gasto energético diário, com isso, a área de gordura estimulada pela eletrolipólise será consumida prioritariamente se o indivíduo tratado estiver em demanda energética (em dieta e/ou praticando atividade física aeróbica). Isso faz alguns não acreditarem na eficácia da eletrolipólise, pois alegam que se o indivíduo fizer dieta e/ou atividade física ele emagrecerá de qualquer forma, entretanto, ressaltamos que a eletrolipólise é indicada para gordura localizada e que quando emagrecemos perdemos medidas de forma generalizada e que as gorduras localizadas, embora diminuam, ainda permanecem evidentes, mesmo após perdas de peso consideráveis; ressaltamos, ainda, que, quando se aplica a eletrolipólise associada à dieta e/ou atividade física, a redução de adiposidades localizadas se faz de forma muito mais evidente, podendo até haver alguma diminuição de peso.

Quanto aos parâmetros exatos da intensidade de corrente, deparamo-nos com algumas divergências entre alguns autores. Segundo Zaragoza e Rodrigo,[2] a intensidade varia entre 2 mA e 10 mA. Já Parienti[11] sugeriu de 5 mA a 40 mA. Entretanto, para Soriano et al.[22] a corrente utilizada na eletrolipólise é a microcorrente, portanto a intensidade praticada deverá estar abaixo de 1 mA.

Em nossa prática clínica, iniciamos a sessão aumentando a intensidade de corrente gradativamente, partindo do limiar suportável do paciente. Soriano et al.[22] relataram que a intensidade deverá ser aumentada em função do umbral de sensibilidade, de forma que não resulte em dor intensa na pessoa tratada. Vale ressaltar que a pessoa tratada deve notar uma sensação de "pico máximo não doloroso", e esse será ajustado segundo a tolerância do paciente, preocupando-se com a acomodação individual. Havendo a acomodação, a intensidade deverá ser aumentada quantas vezes forem necessárias. Para Parienti,[11] é necessário que o paciente sinta sensação de "picadas" que chegam ao limite do desagradável, e, durante a sessão, é preciso aumentar progressivamente a intensidade da corrente durante o processo de acomodação.

Entretanto deve-se tomar cuidado ao aumentar a intensidade da corrente diante do processo de acomodação quando forem utilizadas correntes contínuas (polarizadas), pois vimos, na prática clínica, que agulhas foram quebradas no interior do panículo adiposo em virtude de ter ocorrido processo de oxidação das mesmas no polo positivo, quando a intensidade foi utilizada na faixa dos miliamperes. Fato esse que suscitou intervenção cirúrgica para retirada das agulhas.

Algumas medidas podem ser tomadas para evitar este processo de oxidação das agulhas nos aparelhos de corrente contínua. Recomendamos o uso de agulhas de prata, o uso do modo de inversão de polaridade automática (se houver disponibilidade técnica) para evitar o acúmulo de íons, e evitar o uso de miliamperagem, preferindo a adoção de doses até, no máximo, 900 microamperes.

Baseado nestes conceitos, entendemos que os autores que relataram o uso de intensidade na faixa dos miliamperes utilizaram correntes alternadas, pois, caso usassem corrente contínua, haveria grande risco de lesão pelos efeitos galvânicos da corrente contínua, assim como alteração na estrutura das agulhas (como citado acima). Parienti,[11] por exemplo, relatou que fez uso de aparelho que fornecia corrente com pulso bifásico assimétrico (Figura 9.16) do tipo normalmente encontrado nos aparelhos de TENS (eletroestimulação transcutânea).

Diante disso, verificamos, em nossa prática clínica, que o estímulo proporcionado por aparelhos de TENS ou com forma de onda semelhante conseguiu reproduzir os mesmos efeitos fisiológicos em fezes e urina obtidos com o uso de aparelhos clássicos de eletrolipólise, assim como intensa redução do panículo adiposo localizado. Alguns autores[25,26,27] relataram ter obtido boa resposta com o uso do TENS na eletrolipólise. Recomendamos os seguintes parâmetros de modulação do TENS para eletrolipólise: modo normal, frequência de 25 Hz, tempo (largura) de pulso de 300 microssegundos, tempo de aplicação de 60 minutos e intensidade máxima tolerada.

As sessões podem ser semanais, e, para que haja resultados, deve ocorrer um mínimo de seis sessões, podendo o tratamento alcançar até dez sessões, devendo-se levar em conta que os efeitos se prolongam durante umas semanas a mais, sendo que, para julgar os resultados, deve-se esperar até 45 dias após o fim do tratamento.[2] Parienti[11] sugeriu uma aplicação por semana, e, segundo o autor, os resultados tornam-se mais significativos após a terceira sessão. Em nossa prática clínica, verificamos maior eficácia quando utilizamos a eletrolipólise duas vezes por semana.

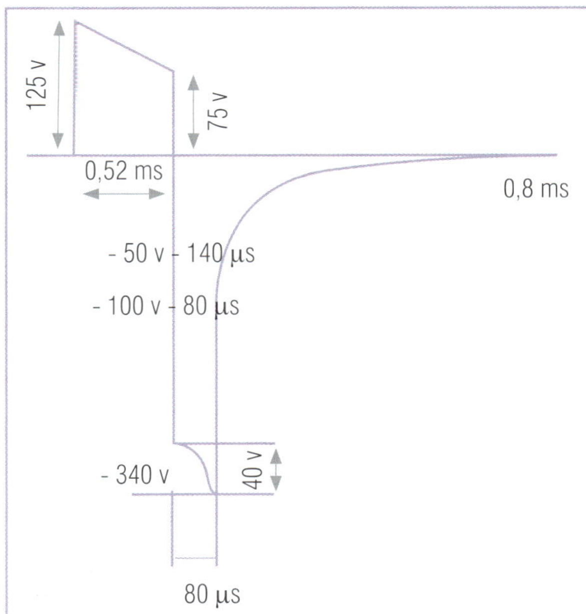

Figura 9.16 Forma de onda bifásica assimétrica usada em eletrolipólise.

Na aplicação com agulhas, estas deverão ser de boa qualidade, estéreis, mantendo-se em todo momento medidas de assepsia (desinfetando a pele a ser tratada). Embora não seja recomendado, quando se utiliza corrente alternada algumas agulhas podem ser esterilizadas e reutilizadas para o mesmo paciente por seis a oito aplicações.[1,22] Entretanto, quando a corrente utilizada for polarizada, pode ocorrer oxidação das agulhas no polo positivo, inviabilizando a sua reutilização.

Quando há o aparecimento de dor durante a introdução da agulha, significa que ela está mal posicionada ao entrar em contato com as aponeuroses da pele, que são estruturas ricamente inervadas, ou atingiu vasos ou nervos subcutâneos. As agulhas devem ser introduzidas sobre o tecido cutâneo, no nível do panículo adiposo.[22]

Não deve ocorrer nenhum sangramento e nenhuma dor deve ser manifestada. Esses fatos garantem a implantação correta da agulha no tecido adiposo.[11]

Durante o tratamento, é normal a percepção, por parte da paciente, de uma mudança no aspecto da urina, que pode apresentar-se com traços de "gordura", representada por uma mancha oleosa superficial, de aspecto espelhado. A urina pode parecer, ainda, mais fétida (aumento da presença de corpos cetônicos) e turva, há ainda aumento da frequência de micção. Pode ocorrer também mudança no aspecto das fezes, que ficam mais pastosas e gordurosas, podendo ocorrer até grande desarranjo intestinal e, ainda, flatulência. No campo das repercussões sistêmicas, Paula et al.[28] não verificaram diferenças significativas nas concentrações séricas do perfil lipídico (colesterol total, HDL-C, LDL-C e triglicérides). As concentrações séricas de glicerol no sangue apresentaram redução significativa. Barros et al.[30] não verificaram alteração no grau de deposição de gordura no fígado após o tratamento com eletrolipólise.

Em nossa prática clínica com o uso de aparelho com corrente contínua pulsada (pulso retangular), com inversão de polaridade a cada dois segundos, que emitia uma corrente portadora de 2.500 Hz modulada em 30 Hz, aplicada na região glútea, verificamos resultados inferiores aos obtidos com aparelhos que utilizam somente uma corrente de baixa frequência, no tocante à diminuição da espessura do panículo adiposo. Esses resultados foram verificados através de exame ultrassonográfico, onde ficou evidenciado uma pequena diminuição de cerca de 6 mm a 8 mm, diferença essa que não ficou evidenciada na análise visual da região tratada das pacientes.

Verificamos que alguns profissionais se queixam de não conseguirem bons resultados com a eletrolipólise, identificamos alguns erros metodológicos que podem ocorrer na prática clínica e que poderiam justificar esse insucesso:

- Agulhas introduzidas de forma não paralela (isso faz a concentração de corrente ocorrer de forma heterogênea, se concentram mais onde as agulhas estão mais próximas umas das outras).
- Tempo de aplicação menor que 40 minutos.
- Pouca intensidade de corrente utilizada.
- Ausência de dieta e/ou atividade física (ingesta calórica acima do necessário para as atividades diárias).
- Agulha introduzida de forma superficial no tratamento de gordura localizada (quando pressionamos levemente o dedo na pele sentimos a agulha).

INDICAÇÕES

As principais indicações da eletrolipólise estão no tratamento de gordura localizada (Figura 9.17), lipodistrofia ginoide (Figuras 18a-c) e lipodistrofia localizada. Há também indicação na pós-lipoaspiração, como complemento da cirurgia. Podemos ainda utilizar a eletrolipólise para diminuição do perímetro em abdômen, coxa e quadril.

Pode haver também discreta perda de peso, melhora circulatória local e melhora da troficidade da pele da área tratada.

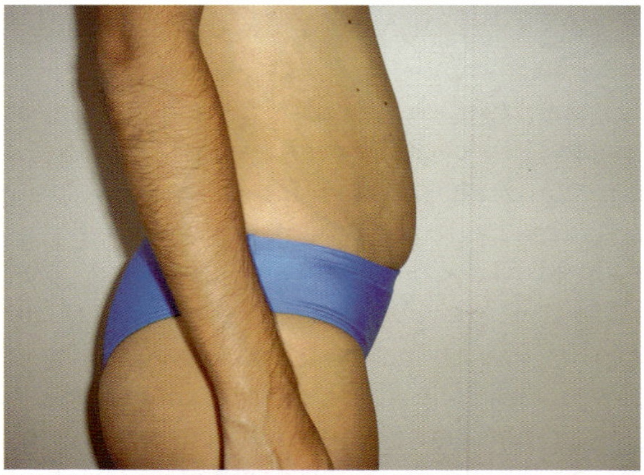

Figura 9.17 Gordura localizada em região abdominal.

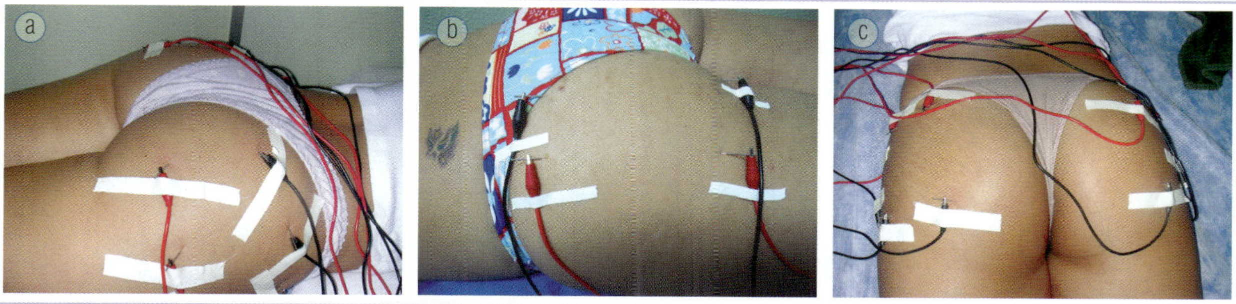

Figura 9.18 a-c Tratamento de lipodistrofia ginoide.

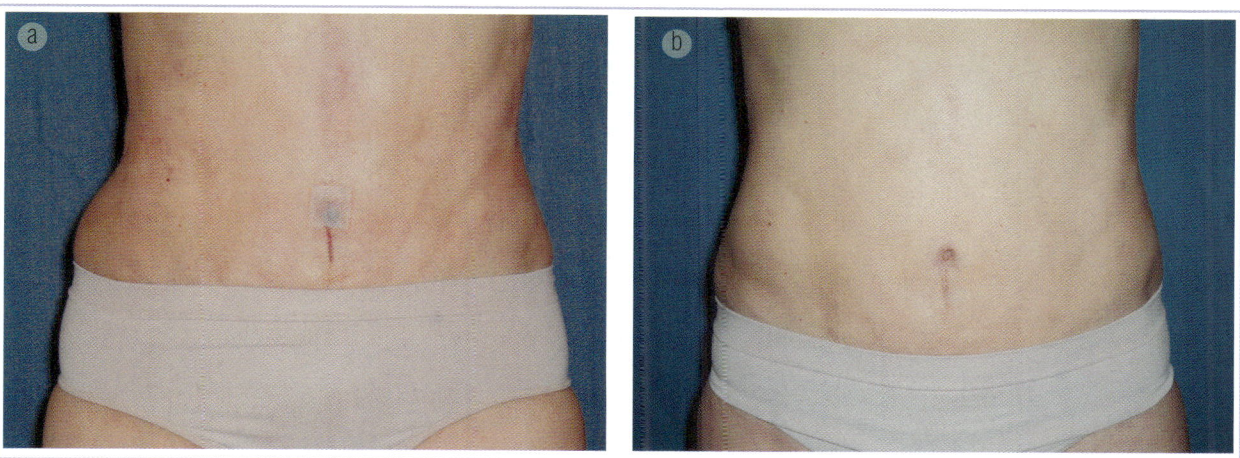

Figura 9.19 a-b Imagem do antes e depois de um tratamento de sequela de lipoaspiração na região do flanco direito, onde foram realizadas 18 sessões de eletrolipólise com microcorrentes. Notar retorno da simetria corporal após o tratamento.

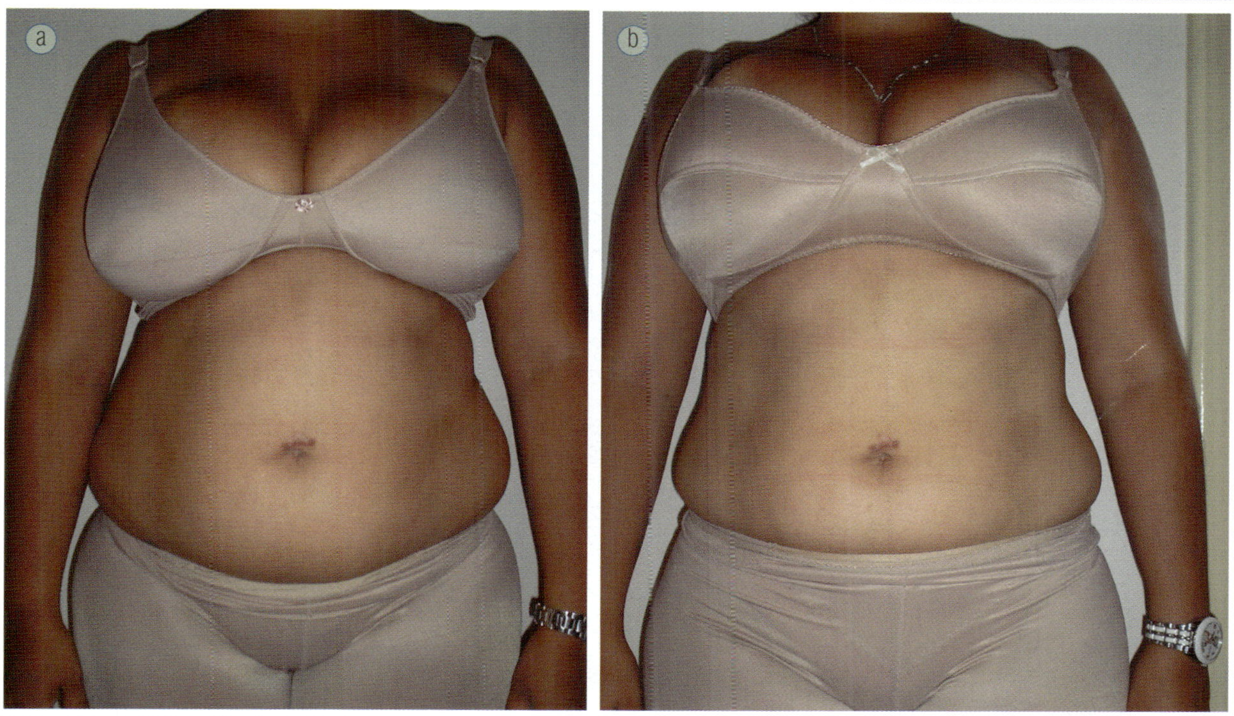

Figura 9.20 a-b Resultado de 10 sessões de tratamento de gordura localizada abdominal com uso de eletrolipólise associada a eletroestimulação com corrente russa.

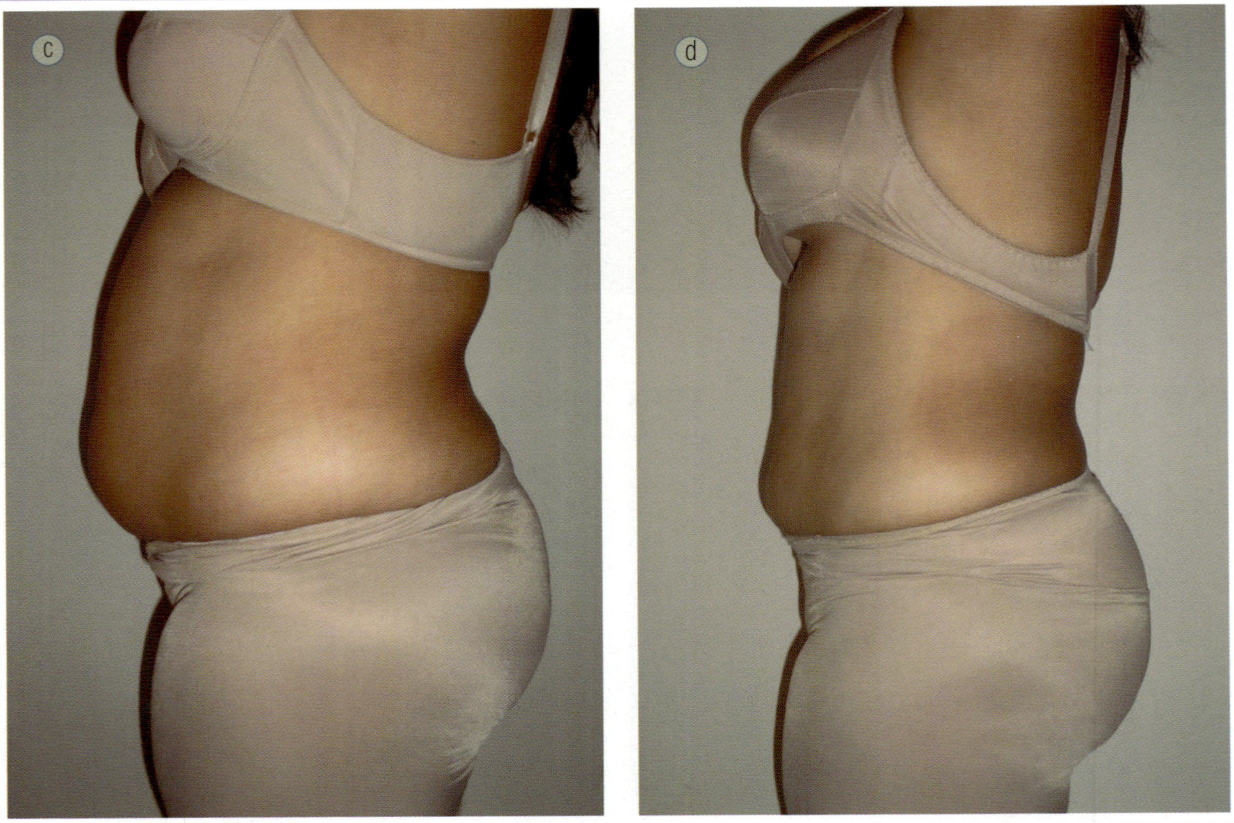

Figura 9.20 c-d Resultado de 10 sessões de tratamento de gordura localizada abdominal com uso de eletrolipólise associada a eletroestimulação com corrente russa.

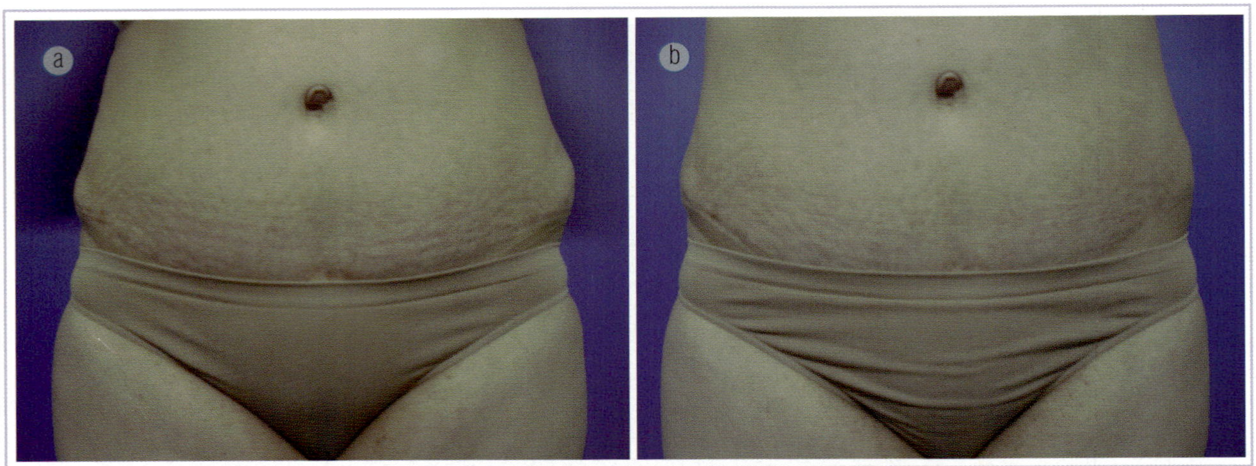

Figura 9.21 a-b Resultado de 10 sessões de tratamento de gordura localizada em flancos com uso de eletrolipólise realizada com TENS.

Parienti[11] acrescentou ainda o uso da eletrolipólise nas complicações de "placas onduladas" após a lipoaspiração e na ptose abdominal e das nádegas. Garcia et al.[29] verificaram diminuição de gordura localizada em flanco pós-lipoaspiração com o uso de microcorrentes (Figura 9.19). Bigi et al.[27] associaram a eletrolipólise com a corrente russa e obtiveram ótimos resultados no tratamento de gordura localizada abdominal (Figura 9.20).

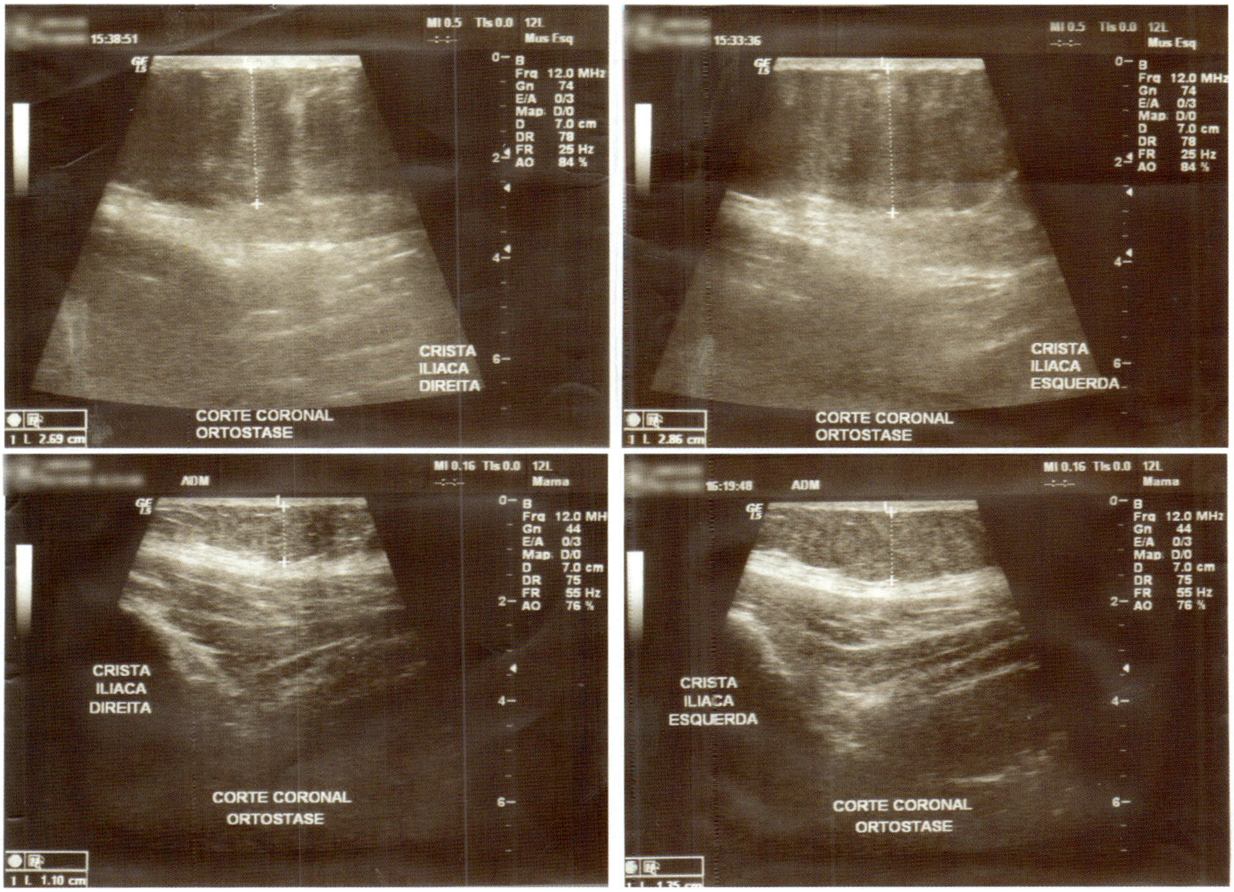

Figura 9.22 Exame ultrasonografico mostrando resultado de 10 sessões de tratamento de gordura localizada em flancos com uso de eletrolipólise realizada com TENS.

Luz et al.[26] verificaram, por meio de fotografias e exame ultrassonográfico, boa resposta terapêutica nos flancos em sequela de abdominoplastia (Figura 9.21 e 9.22).

CONTRAINDICAÇÕES

Segundo Soriano et al.,[22] não existe nenhuma região do corpo em que o método esteja contraindicado, sempre e quando a indicação seja correta.

Alguns autores[1,11,22] descreveram algumas contraindicações para eletrolipólise. Entretanto verificamos que algumas delas referem-se muito mais a uma atitude cautelosa em relação à eletroterapia como um todo do que especificamente à técnica de eletrolipólise, por exemplo: em pacientes que apresentem *transtornos cardíacos* (alteração do ritmo e da condução; insuficiência cardíaca) e portadores de *marca-passo* e *cardiopatias congestivas* (neste caso, acreditamos que se o estimulo elétrico fosse aplicado próximo à área cardíaca talvez se justificasse tal contraindicação, mas isso normalmente não ocorre em virtude da localização das regiões normalmente tratadas pela eletrolipólise); na gravidez, em qualquer idade gestacional, recomendamos evitar as áreas do abdômen e flancos (principalmente nos três primeiros meses de gestação pelo risco de algum tipo de influência na formação fetal); na *trombose venosa profunda* ou *estado venoso catastrófico* (acreditamos ser pouco provável que o estímulo da eletrolipólise possa causar danos aos vasos comprometidos, pois, normalmente, as agulhas estão colocadas no tecido adiposo, ou seja, distantes dos vasos comprometidos); nos casos de neoplasias, contraindicamos somente se o estímulo elétrico estiver passando sobre a área tumoral.

Os autores ainda citaram algumas contraindicações que entendemos serem absolutas para a eletrolipólise: pacientes renais crônicos (*insuficiência renal*), pois a liberação de glicerol na urina poderia ocasionar mudanças fisiológicas na estrutura renal, principalmente sobrecarga; utilização de medicamentos, como *corticosteroides* e *anticoagulantes*, pois em caso de sangramentos acidentais poderiam ocorrer complicações; e nas *alterações dermatológicas* na área a tratar (dermatites, dermatoses, feridas, inflamações, eczemas etc.), pois poderiam apresentar irritação à corrente elétrica.

Possíveis complicações e/ou efeitos secundários podem ocorrer com a implantação de agulhas no panículo adiposo, sem normas de assepsia adequada. Podem aparecer também hematomas após o procedimento terapêutico, o que não trará complicações. No método de aplicação de agulhas superficiais, poderá ocorrer uma pequena auréola de eritema pela passagem de corrente na pele que desaparecerá por si só e sem tratamento em poucas horas. Há também a descrição do aparecimento de pequenos pontos necróticos superficiais no local de introdução da agulha. As causas que podem determinar a aparição deste incidente não estão claras, entretanto, caso apareçam estes processos, sua cura ocorrerá sem maiores complicações.[22]

Parienti[11] mencionou que a técnica realizada de forma inadequada pode levar a ocorrência de alguns incidentes:

- O paciente sente dor no momento exato da implantação da agulha.
- Surgem equimoses após a sessão, devido a pequenas veias superficiais que são picadas desastrosamente ou, então, por um erro na manipulação de implantação atingindo tecido muscular.
- No final da sessão, a retirada da agulha causa sangramento.
- Durante a sessão, o paciente queixa-se de leves contrações musculares. Nesse caso, é preciso verificar se as agulhas não atingiram o plano muscular.

Recomendamos que o profissional que utilizar a eletrolipólise solicite a paciente (cliente) que assine um Termo de Consentimento Livre e Esclarecido (TCLE) a fim de evitar dissabores quanto a reclamações e até ações judiciais por não terem sido avisados/orientados quanto a sintomas tipo dor, hematomas etc. Abaixo sugerimos um modelo de TCLE específico para a eletrolipólise.

TERMO DE CONSENTIMENTO
LIVRE E ESCLARECIDO

Nome ______________________________
Endereço ______________________________
*Telefone (res.)*____________*(cel.)* ____________
Idade ____*RG*____________ *CPF* ____________
Declaro que o (a) dr. (dra). ________________
________________________ *explicou-me e eu entendi o procedimento terapêutico, e quero me submeter ao tratamento de eletrolipólise com os objetivos de melhorar a minha silhueta corporal e estética.*

a) Descrição da técnica do procedimento: A técnica é destinada ao tratamento de gordura localizada. Caracteriza-se pela aplicação de uma corrente elétrica terapêutica específica de baixa frequência que atuará a nível dos adipócitos, provocando a sua eliminação.

Para esse procedimento, serão introduzidas agulhas de acupuntura descartáveis na gordura localizada do paciente, e, em seguida, o aparelho será ligado por cerca de 50 a 60 minutos. Nesse momento o paciente sente uma forte sensação de corrente elétrica passando internamente.

b) Descrição do insucesso: o maior insucesso é a (o) própria (o) paciente não aceitar as orientações fisioterápicas como realizar dietas, exercícios físicos e, às vezes, consultar um médico se for necessário.

c) Descrição de complicações: podem haver complicações, e as mais frequentes podem ser:

– Discretos equimoses/hematomas podem aparecer nos locais de aplicação da agulha por causa de pequenos vãos sanguíneos superficiais que podem ser perfurados. Isso não causa impotência funcional (não há impedimento para as atividades normais do dia a dia e laborativas) e os sintomas desaparecem em cerca de uma a dua semanas.

– Podem aparecer pequenos marcas vermelhas no local da agulha, chamadas hiperemia. Estas desaparecem em poucas horas e não trazem problemas.

– Pode haver pequeno sangramento com a retirada da agulha, que cessa ao limparmos com

um algodão com álcool e não traz complicação nenhuma.

– Pode haver pequeno desconforto durante a introdução da agulha e/ou aplicação da corrente elétrica.

d) Descrição da anestesia: não há necessidade de anestésico. Caso seja impossível a aplicação em razão da alta sensibilidade à dor, o tratamento será contraindicado.

Declaro e confirmo mais uma vez que entendi todas as explicações que me foram fornecidas, de forma clara e simples, inclusive permitindo que eu realizasse todas as perguntas e fizesse todas as observações que achei pertinente para entender o que ocorrerá comigo nesse procedimento, não me ficando dúvidas sobre a qual procedimento terapêutico serei submetida(o).

Por esse consentimento confirmo que estou satisfeita(o) com as informações recebidas e que compreendo todos os riscos e benefícios decorrentes deste tratamento, e por tais condições consinto que seja realizado o tratamento da eletrolipólise.

________________, _____/______/______

____

Nome / identidade

REFERÊNCIAS

1- Silva, M. T. *Eletroterapia em estética corporal.* São Paulo: Robe, 1997. p. 59-64.

2- Zaragoza, J. R.; Rodrigo, P. *Electroestética.* Espanha: Nueva Estética, 1995. p. 61–7.

3- Ross, M. H. e Romrell, L. J. *Histologia Texto e Atlas.* 2. ed. São Paulo: Panamericana, 1993. p. 117-21.

4- Cormack, D. H. *Ham*: Histologia. 9. ed. Rio de Janeiro: Guanabara Koogan, 1991. p.144-48; 477-78.

5- Junqueira, L. C.; Carneiro, J. *Histologia Básica.* 9. ed. Rio de Janeiro: Guanabara Koogan, 1999. p. 169-170.

6- Kessel, R. G. *Histologia Medica Básica*: A biologia das células, tecidos e órgãos. Rio de Janeiro: Guanabara Koogan, 2001.

7- Guirro, E. C. O.; Guirro, R. R. J. *Fisioterapia Dermato-Funcional*: Fundamentos, Recursos e Patologias. 3. ed. São Paulo: Manole, 2002, p. 380.

8- Ganong, W. F. *Fisiologia Médica.* 4. ed. São Paulo: Atheneu,1983. p. 180-87.

9- Houssay, B. A. *Fisiologia Humana.* 5. ed. Rio de Janeiro: Guanabara Koogan, 1984. p. 346- 49.

10- Lofgren, P. et al. Major Gender differences in the lipolytic capacity of abdominal subcutaneous fat cells in obesity observed before and after long - term weight reduction. *Journal of Clinical Endocrinology and Metabolism*. 2002.

11- Parienti, I. J. *Medicina Estética.* São Paulo: Andrei, 2001. p. 39-49; 58-68.

12- Guyton, A. C.; Hall, J. E. *Tratado de Fisiologia Médica.* 9. ed. Rio de Janeiro: Guanabara Koogan, 1997. p.693-786.

13- Cariel, L. *A celulite e seu tratamento médico atual.* São Paulo: Andrei, 1982. p. 30-5.

14- Derlim, T. M. *Manual de Bioquímica com correlação clínica.* Tradução da 5. ed. americana. São Paulo: Edgar Blucher, 2003. p. 630-632.

15- Duus, P. *Diagnóstico topográfico em neurologia*: anatomia, fisiologia, sinais e sintomas. 4. ed. Rio de Janeiro: Cultura Médica, 1989. p. 187-193.

16- Machado, A. B. M. *Neuroanatomia funcional.* Rio de Janeiro: Atheneu, 2000. p. 118-20;197-9.

17- HORIBE, E. K. *Estética clínica e cirúrgica*. Rio de Janeiro: Revinter, 2000. p. 257-8.

18- DORETTO, D. *Fisiopatologia clínica do sistema nervoso*: fundamentos da semiologia. Rio de Janeiro: Atheneu, 1989. p. 313-6.

19- MEDEIROS, L. B. Lipodistrofia ginóide: abordagem clínica. In: Kede, M. P. V.; Sabatovich, O. *Dermatologia Estética*. Rio de Janeiro: Ateneu, 2003. p. 337-42.

20- ULRICH, W. *A celulite é curável*. Rio de Janeiro: Tecnoprint, 1982. p. 118.

21- CURRI, S. B. *Las paniculopatias de estasis venosa*: diagnóstico clínico e instrumental. Barcelona: Hausmann, 1991.

22- SORIANO, M. C. D., PÉREZ, S. C., BAQUÉS, M.I. C. *Electroestética professional aplicada*: teoriay práctica para la utilización de corrientesen estética. Espanha: Sorisa, 2000. p.120-3.

23- PINTO, E. B. S., ERAZO, P. J., MUNIZ, A. C. Superficialliposuction body contouring. Clinicsin Plast, 1996. Surg., v. 23, n. 4. In: Guirro, R. R. J. *Fisioterapia Dermato-Funcional*: fundamentos, recursos e patologias. 3. ed. Rio de Janeiro: Manole, 2002.

24- MODESTO, L., CRUZ, M. P., CRUZ, N. P. Estudo comparativo do uso da eletrolipólise com diferentes tempos de aplicação com comprovação através da liberação de glicerol na urina: estudo piloto. *Rev. Espec. Fisio.*, v. 3, n. 1, 2009.

25- ASSIS, A. C. M. et al. Uso da eletrolipólise com frequências de 25 Hz e 100 Hz na redução da gordura localizada abdominal associada ao controle da ingestão calórica. *Rev. Espec. Fisio.*, v. 2, n. 2, 2008.

26- LUZ, A. C. G. et al. O uso da eletrolipólise no tratamento de sequela em flancos após abdominoplastia: relato de caso. *Rev. Espec. Fisio.*, v. 3, n. 1, 2009.

27- BIGI, J. S. et al. Efeitos da eletrolipólise associada a corrente russa no tratamento de gordura localizada em região abdominal: Relato de caso. *Rev. Espec. Fisio.*, v. 2, n. 4, 2008.

28- PAULA, M. R., PICHETH, G., SIMÕES, N. D. P. Eletrolipoforese nas concentrações séricas do glicerol e do perfil lipídico. *Rev. Fisio. Bras.*, jan./fev. 2007. Suplemento Especial.

29- GARCIA, P. G., GARCIA, F. G., BORGES, F. S. Eletrolipólise na correção de assimetria no contorno corporal pós-lipoaspiração: relato de caso. *Rev. Fisio. Ser.*, ano 1, n. 4, out./nov./dez. 2006.

30- BARROS, L. S. R., MARTINS, R. C., BORGES, F. S. Efeitos da eletrolipólise no tecido adiposo, fígado e nas concentrações séricas de ácidos graxos: estudo piloto. *Rev. Espec. Fisio.*, v. 2, n. 1, 2008.

Capítulo 10

Eletrolifting (Galvanopuntura)

Objetivos

Fábio dos Santos Borges

Objetivamos com este capítulo elucidar alguns aspectos importantes sobre esta técnica, que há muito faz parte do arsenal terapêutico daqueles que trabalham na área estética. Concebido inicialmente para o tratamento de rugas, o *eletrolifting* tornou-se atualmente uma arma terapêutica importante no tratamento para estrias. Portanto, buscamos, com o presente escrito, sanar algumas dúvidas a respeito do equipamento, de sua ação e efeitos, assim como da técnica de aplicação. Tudo isso a fim de que o profissional de Fisioterapia dermato-funcional adquira condições de escolher a técnica adequada para seu trabalho, atuando em rugas ou em estrias. Por fim, abordamos as indicações enfatizando, com suficiente conteúdo teórico, as rugas e estrias, a fim de que o leitor possa formar um juízo adequado acerca da fisiopatologia dessas que são as principais afecções tratadas com este recurso.

Eletrolifting é uma técnica que foi desenvolvida em 1952, com a finalidade de produzir um "levantamento" da pele e das estruturas adjacentes (daí a expressão *lifting*), atenuando rugas e linhas de expressão. Trata-se de um método evasivo, porém muito superficial, que reúne os efeitos de um eletrodo em forma de agulha, associados aos de uma corrente contínua.

Foi definida ainda como uma técnica em que se utilizam microcorrentes de baixa frequência, polarizadas, emitidas por meio de uma agulha introduzida na epiderme, com a finalidade de produzir um "levantamento" dos estratos mais superficiais e prevenir, dessa forma, o envelhecimento cutâneo. Embora o *eletrolifting* tenha sido concebido inicialmente para o tratamento de rugas/linhas de expressão, atualmente também encontramos grande utilidade dessa técnica nas sequelas de estiramento da pele, caracterizadas como estrias. Essa técnica também é chamada de "galvanopuntura" ou "microgalvanopuntura".

EQUIPAMENTO

Trata-se de um aparelho (próprio para *eletrolifting*) que utiliza uma corrente contínua, tendo sua intensidade reduzida ao nível de microamperes (chamada popularmente de "microgalvânica", pois caracteriza-se por uma microcorrente polarizada). A corrente utilizada normalmente é do tipo corrente contínua direta, mas não há impedimento para a técnica usando-se uma corrente contínua pulsada com frequência elevada. A técnica deve ser realizada com o eletrodo ativo em forma de agulha[1,2] que pode ser do tipo descartável ou esterilizável, acopladas a um "porta-agulhas" em forma de "caneta", ligado ao polo negativo da corrente a ele associada (Figura 10.1).

Figura 10.1 Tipos de canetas usadas no *eletrolifting* encontradas no mercado.

Trabalha-se com uma agulha fina, porém rígida. Ela deve ser pontiaguda para penetrar facilmente na pele (ao contrário da agulha para depilação definitiva, que deve ser flexível e com ponta arredondada). O comprimento da agulha é de, no máximo, 4 mm, e é confeccionada em material inoxidável (Figura 10.2).[2,3]

Alguns autores[4,5] mencionaram o *eletrolifting* realizado com eletrodos em forma de bastões deslizantes sobre a pele, em que não há introdução de agulhas, podendo haver associação de produtos cosméticos ("ionização"). Entretanto, entendemos que, pelo fato da corrente utilizada no *eletrolifting* estar na faixa dos microamperes, este tipo de técnica de aplicação não se constitui no *eletrolifting* clássico, e sim em um procedimento comum da terapia convencional por microcorrentes, não havendo, portanto, qualquer base científica que justifique efeitos de *lifting* em

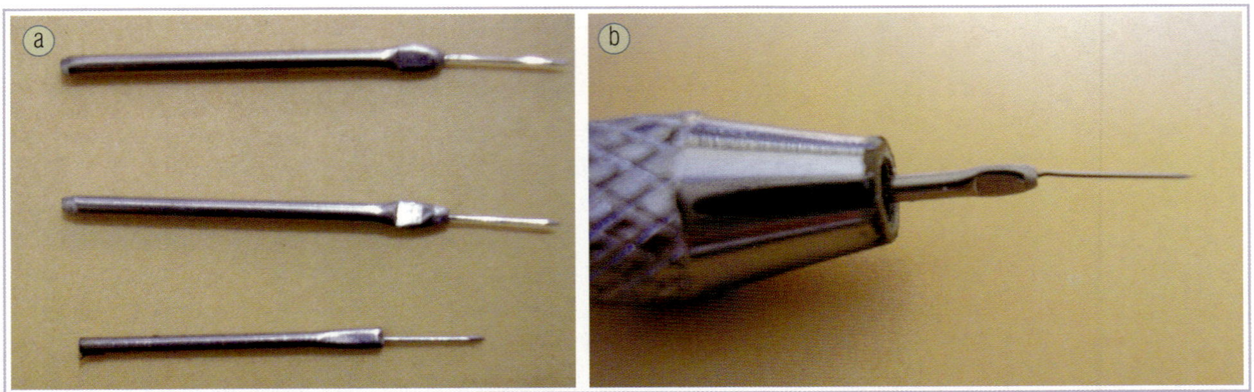

Figura 10.2 a-b Agulhas usadas no *eletrolifting*.

rugas ou abrandamento das lesões dérmicas nas estrias usando esta técnica.

AÇÃO

O objetivo mais amplo do uso do *eletrolifting* é suavizar, atenuar e eliminar estrias e alterações das linhas de expressão que se formam na face em razão da contração dos músculos, atuando em um nível celular, restaurando a camada colágena e estimulando a produção de elastina, utilizando justamente a mesma arma que a pele utiliza: microcorrentes.[2,5]

O objetivo do procedimento puntural do *eletrolifting* é provocar uma lesão tecidual, onde, associando-se aos efeitos galvânicos da microcorrente polarizada, é produzido um processo inflamatório que será responsável pelo efeito de reparo nas rugas e estrias.

A ponta da agulha provoca uma lesão traumática na pele (epiderme), ocorrendo ainda uma necrose tecidual em virtude do componente galvânico da corrente contínua. A "lesão" das células do estrato espinhoso obriga o organismo a uma reação reparadora. Em resposta a esta lesão, haverá uma dilatação dos pequenos vasos da derme, correspondente à região lesada, resultando num edema discreto. Logo em seguida, a taxa mitótica do estrato basal regional aumentará. As células recém-formadas preencherão o espaço das células lesadas cujos restos serão eliminados por fagocitose e o líquido excedente absorvido pela circulação linfática.[1]

Ocorre ainda um carreamento de partículas hidratadas para a região pericatódica (polo negativo). A mobilização eletroiônica da água e de células sanguíneas e ainda a eletroendosmose possibilitam o abrandamento das lesões dérmicas no polo negativo e são a base para o tratamento.[5]

EFEITOS

Segundo Winter,[1] por causa da lesão provocada pela agulha, ocorre uma necrose por liquefação que se limita a algumas células epidérmicas. Esta necrose é provocada pelas substâncias alcalinas que se formam no polo negativo pela ação do componente galvânico da microcorrente sobre os líquidos da substância fundamental.

Seus efeitos podem variar caso a caso, com duração entre três semanas e seis meses (podendo ser retocado). A durabilidade do tratamento está condicionada à execução completa aliada à manutenção.[1,2]

Os fibroblastos, células que produzem colágeno, encontram-se estruturalmente modificados na pele estriada, bem como nos tecidos abaixo dos sulcos das linhas de expressão, haja vista que o processo de envelhecimento está diretamente ligado à diminuição da produção e alterações do colágeno.

Durante o processo de reparação tecidual, instalado o processo inflamatório, os fibroblastos ativados encontram-se em diferenciação em resposta aos fatores de crescimento. Eles se multiplicam e produzem fibras colágenas, secretando também proteoglicanas e fibras elásticas.

Estudos em estrias atróficas[6] mostraram que após sessões de *eletrolifting* ocorre um acentuado aumento de fibroblastos jovens, uma neovascularização e um retorno da sensibilidade dolorosa e, como consequência, uma grande melhoria no visual da pele, ficando próxima ao aspecto normal.

Quase imediatamente após a aplicação da técnica, aparecem hiperemia e edema típico de qualquer processo inflamatório em razão das substâncias locais liberadas pela lesão, provocando, assim, vasodilatação e aumento da permeabilidade dos vasos. O principal momento da inflamação é a vasodilatação, responsável pela hiperemia e pelo calor, aumentando, com isso, o fluxo sanguíneo, fundamental nas alterações hemodinâmicas da inflamação aguda. A região é preenchida por um composto de leucócitos, eritrócitos, proteínas plasmáticas e fibrinas.[5]

TÉCNICA DE APLICAÇÃO

O procedimento técnico consiste na estimulação das estrias, rugas e linhas de expressão de forma individual, até que sejam obtidos uma hiperemia e um edema em todo seu trajeto. Caso não haja hiperemia e edema preenchendo todo o trajeto da lesão, o procedimento deve ser refeito nos locais não estimulados.

A agulha deve estar conectada ao eletrodo em forma de “caneta” que, por sua vez, é conectado ao polo negativo da corrente contínua em microamperagem. Além do eletrodo em forma de agulha, utilizamos ainda um eletrodo dispersivo (polo positivo), que deve estar acoplado ao corpo do paciente para que a corrente seja transmitida. Caso a aplicação seja na face, esse eletrodo dispersivo pode ser fixado no braço, região escapular ou na nuca, caso seja no corpo, pode estar no tronco ou no membro inferior próximo da área a tratar. Deve-se evitar que o paciente segure eletrodos dispersivos em forma de bastão, pois o procedimento tende a gerar medo e ansiedade, em virtude da introdução da agulha, fazendo a terapia tornar-se extremamente desagradável.

Deve-se limpar a pele com álcool antes da introdução das agulhas, devendo-se estender estes procedimentos de assepsia às agulhas. Se as agulhas não são do tipo descartáveis, elas devem ser cuidadosamente esterilizadas. A esterilização pode ser feita, entre outras formas, de três maneiras: imersão em solução esterilizante; por autoclave; ou por esterilizador a ar seco.

Quanto à intensidade da corrente, encontramos algumas divergências. Silva[3] orientou regular a amperagem na faixa de aproximadamente 180 até 200 microamperes. Já para Silva,[2] a dosagem a ser utilizada pode ser 74 microamperes para peles sensíveis, eudérmicas e alípicas; e 86 microamperes para peles mais resistentes, lipídicas e seborreicas.

Na prática clínica, encontramos comumente profissionais de fisioterapia utilizando cerca de 70 a 100 microamperes no tratamento das estrias, e de 150 a 200 microamperes para as rugas. Esses valores normalmente variam segundo o grau de sensibilidade de cada paciente. Recomendamos o uso da máxima intensidade tolerada, pois verificamos que o nível de intensidade mais alto aumenta o grau de lesão, e, consequentemente, será maior o tempo do processo inflamatório, intensificando o reparo. Alertamos não ultrapassar 300 microamperes a fim de se evitar manchas e/ou lesões na pele, pela intensa ação do componente galvânico da microcorrente, caracterizados por pontos pretos nos locais de punturação.

A punturação deverá ser feita de maneira rápida e precisa, e a sensação tende a ser um pouco desagradável. Portanto, deve-se colocar a agulha com firmeza e precisão.[2]

A agulha deve ser introduzida entre as camadas da epiderme (estrato espinhoso). Por não atingir diretamente a derme, não haverá sangramento. Por um lado, a agulha também não deve ser introduzida muito superficialmente, porque a lesão das células, já totalmente cornificadas, não terá o efeito desejado. Por outro lado, a agulha também não deve atingir diretamente a derme, porque o estrato basal não deve ser lesado.[1]

Cada penetração da agulha deverá ser feita evitando-se deixar espaço entre as punturações na pele. Ao final da punturação de uma linha, deve-se avaliar se todo o espaço entre as punturações na linha tratada está suavemente hiperêmico como um todo. Caso não esteja, é necessário retoque.

Guirro e Guirro[5] fizeram comentários acerca de alguns aspectos a serem observados quanto à técnica de aplicação:

- A intensidade da corrente pode ser dada pela sensibilidade do paciente, sendo diferente em regiões distintas.
- Deve-se testar a corrente cada vez que for mudar a região de estimulação, questionando a sensibilidade do paciente.
- Indivíduos com a pele ressecada poderão relatar ausência de sensibilidade à corrente nas primeiras aplicações, já que a resistência de sua pele à passagem de corrente está aumentada.
- Um parâmetro para se observar a melhora do tecido, em resposta à estimulação elétrica, é o aumento gradual da sensibilidade à corrente com intensidades menores.
- Não devemos repetir o tratamento antes que todo o processo inflamatório seja reabsorvido. Esse processo dura, em média, de dois a quatro dias, por isso, recomendamos que o tratamento seja realizado uma vez por semana, pois, normalmente, esse tempo é suficiente para que haja esta absorção e se previna das recidivas.

Quanto a este último item, em nossa prática clínica, verificamos que normalmente o procedimento pode ocorrer uma vez por semana, onde verificamos ótimos resultados.

Por ser tratar de uma técnica invasiva, há necessidade de se questionar o paciente quanto à sua predisposição para o aparecimento de queloides, assim como a diabetes, pois neste último caso a cliente apresentará uma disfunção das fibras colágenas, dificultando a regeneração.[3]

O ideal é que a agulha seja introduzida nos folículos pilosos (poros), pois, por serem aberturas naturais do tecido, proporcionam o deslizar da agulha. Esta abertura-invaginação natural apresenta a vantagem de não traumatizar a pele ou causar qualquer tipo de sensação desagradável.[2] Entretanto, vimos que na prática clínica este procedimento é dificultado pela associação da imagem que o profissional observa com a lupa com o que ele sente ao tentar introduzir a agulha.

É aconselhável evitar o uso de *laserterapia* após a aplicação do *eletrolifting* com o objetivo de acelerar o processo, pois os resultados são praticamente nulos, por causa da radiação *laser* apresentar uma ação anti-inflamatória, interferindo assim nas reações fisiológicas desencadeadas pela corrente contínua.[5]

Na verdade, não recomendamos nenhum tipo de tratamento associado ao *eletrolifting* (eletrotermofototerapêutico e/ou cosmetológico), para que não haja risco de qualquer tipo de ação anti-inflamatória. Exceção se faz ao uso de protetores solares, pois a exposição ao sol pode causar alterações discrômicas na pele, ou ainda de recursos que potencializam a lesão inflamatória, como ácidos (retinoico, glicólico etc), microdermoabrasão, *peeling* diariamente, vacuoterapia e carboxiterapia.

INDICAÇÕES

As principais indicações do *eletrolifting* se concentram nas rugas e/ou marcas de expressão e nas estrias.

Rugas

Rugas são sulcos ou pregas da pele, que aparecem por efeito principalmente do avanço da idade. Produzem-se normalmente pela perda da flexibilidade dos estratos superficiais e pela falta de hidratação das capas mais profundas da pele.[7]

Com o avançar da idade, as rugas produzem-se de forma progressiva em virtude de um descaimento da junção dermoepidérmica, que pouco a pouco perde sua ancoragem e sua adesão com as fibras elásticas da derme superficial que faz uma subtensão na rede das fibras de colágeno. O sistema fibrilar da derme se altera, originando a perda da elasticidade cutânea.[8]

O tecido conjuntivo vai tornando-se gradualmente mais rígido, e a elastina, outro componente do mesmo tecido, perde a sua elasticidade natural em razão da redução do número de fibras elásticas e de outros componentes do tecido conjuntivo. O declínio das funções do tecido conjuntivo faz que as camadas de gordura sob a pele não consigam manter-se uniformes e a degeneração das fibras elásticas, aliada à menor velocidade de troca e oxigenação dos tecidos, provoque a desidratação da pele, dando como resultado as rugas. As linhas de tensão (relacionadas à elasticidade da pele) fornecem a base para o enrugamento da pele. Elas ocorrem no corpo todo, mas só quando a pele perde a sua elasticidade, com o avançar dos anos, é que elas formam rugas permanentes. A função dessas linhas é fornecer à pele certo grau de extensibilidade em direções correspondentes às demandas naturais da região.[5]

Segundo alguns autores,[7,9,10,11] o envelhecimento cutâneo divide-se em dois tipos:

- intrínseco: determinado pela carga genética e idade (ação direta dos radicais livres).
- extrínseco: resultam das agressões externas, como o sol e a poluição, manifestando-se nas áreas expostas.

As rugas têm recebido várias classificações, de acordo com sua etiologia, localização, características etc.

Segundo Lapiere e Pierard,[12] as rugas podem ser divididas em três categorias: rugas de expressão, sem alteração dermoepidérmica (grau 1); rugas finas com alteração dermoepidérmica (grau 2); e dobras e rugas gravitacionais (ptose), com alteração dermoepidérmica e do subcutâneo (grau 3). Kligman[13] descreveu cinco tipos de rugas: linhas de expressão, dobras, rugas faciais hieroglíficas, vincos faciais e dobras nasolabiais. O autor relatou ainda que as duas primeiras normalmente são as preferidas para tratamento, e que podem ser definidas assim: rugas de expressão são agrupamentos faciais típicos na região do canto dos olhos, chamados popularmente de "pé de galinha" (Figura 10.3), tendo a sua distribuição de acordo com a ação dos músculos de expressão; as dobras, por sua vez, são causadas pela degradação da pele e pela perda da elasticidade, sendo muito evidentes nos braços, podendo ser deslocadas por meio de massagens ou de movimentos da pele. Tsuji et al.[14] dividiram as rugas em dois tipos: superficiais e profundas. As superficiais desaparecem ao estiramento da pele, e as profundas não desaparecem e apresentam aspecto permanente.

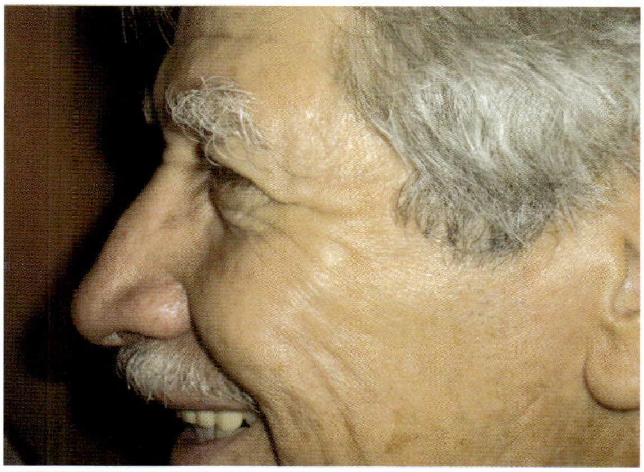

Figura 10.3 Rugas periorbiculares.

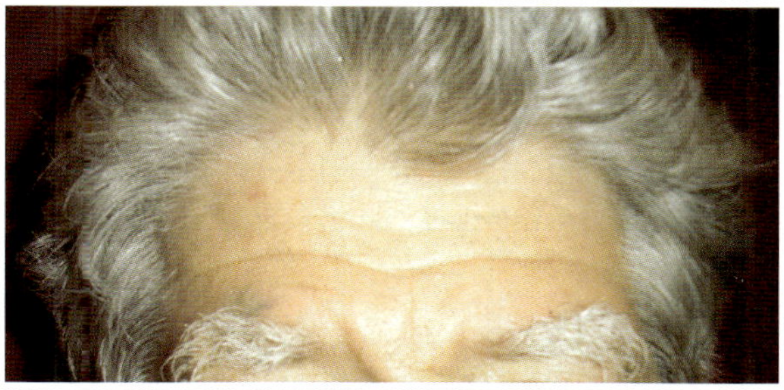

Figura 10.4 Rugas transversais na testa por ação dos músculos frontais.

Feixes de tecido fibroso entremeado com fibras elásticas asseguram o elemento extensível na maior parte do corpo. Mas em certas áreas, como no rosto, as fibras musculares estão ligadas diretamente à pele (derme). Para Guirro e Guirro,[5] as rugas pronunciadas devem-se usualmente à atividade muscular. Algumas rugas são congênitas, enquanto outras, particularmente do rosto, são adquiridas, ou pelo menos exacerbadas, por uma vida inteira de atividade muscular associada a certas expressões faciais. Segundo Soriano et al.,[7] estas rugas são as primeiras a aparecerem resultantes da ação repetida dos músculos faciais ao realizar as expressões. Dentre essas, a primeira a aparecer normalmente é a ruga frontal, que é horizontal e perpendicular ao músculo frontal (Figura 10.4), consequente a contração dos músculos da testa, que é horizontal e perpendicular ao músculo frontal.

As principais alterações da pele relacionadas com a faixa etária que ocorrem na face e no pescoço são: [5]

- Região bucal: rugas periorais e queda do ângulo labial; região do mento: "apagamento" da linha mandibular, pregas submandibulares, "mento de bruxa" correspondente à queda dele e flacidez da pele.
- Região orbital: atonia e ptose das pálpebras, bolsas gordurosas palpebrais.
- Região nasal: rugas transversais da raiz nasal, queda da ponta nasal, exacerbação do ângulo nasolabial.
- Região malar e terço médio da face: "apagamento" da eminência malar, depressão do sulco nasolabial, ptose facial, pregas e rugas em geral.
- Região bucal: rugas periorais (Figura 10.3) e queda do ângulo labial.
- Região do mento: "apagamento" da linha mandibular, pregas submandibulares, "mento de bruxa" correspondente à sua queda e flacidez da pele.
- Região cervical: acúmulo de tecido adiposo entre a mandíbula e o osso hióide, pregas transversais profundas, linhas e rugas verticais desde a margem da mandíbula até o terço superior do tórax.

O fotoenvelhecimento, ocasionado pela exposição solar, é alvo de estudos para o tratamento das rugas, classificadas como actínicas.[15] O fotoenvelhecimento é responsável pela maior parte das alterações macroscópicas e microscópicas na pele, principalmente a formação de rugas finas e profundas.[9,11] O Quadro 1.10 mostra a classificação de Glogau para as rugas de fotoenvelhecimento.[15]

O *eletrolifting* é capaz de ativar o colágeno e a elastina (proteínas albuminoides), fazendo uma

Quadro 10.1 Classificação de Glogau para as rugas de fotoenvelhecimento

Lesão	Descrição	Características
Tipo I (Discreta)	"Sem rugas"	Fotoenvelhecimento precoce: - discretas alterações na pigmentação - sem ceratoses - rugas mínimas - pode-se usar maquiagem mínima ou nenhuma Idade do paciente – 20 a 30 anos
Tipo II (Moderada)	"Rugas ao movimento"	Fotoenvelhecimento precoce e moderado: - lentigos senis precoces visíveis - ceratoses palpáveis, mas não visíveis - linha paralela ao sorriso começando a aparecer - em geral, apresenta aspecto "cansado" Idade do paciente – 30 a 40 anos
Tipo III (Avançada)	"Rugas em repouso"	Fotoenvelhecimento avançado: - discromia óbvia - ceratoses visíveis - rugas presentes, mesmo sem movimentos - aspecto abatido, sempre cansado Idade do paciente – 50 anos ou mais
Tipo IV (Grave)	"Apenas rugas"	Fotoenvelhecimento grave: - pele amarelo-cinzentada - lesões malignas cutâneas anteriores - rugas por toda parte, sem pele normal - a maquiagem não pode ser usada, pois endurece e quebra Idade do paciente – 60 a 70 anos

compactação e a reagregação das fibras para a dissimulação parcial ou total das linhas de expressão e suas variações. A ação da técnica consiste no deslocamento da proteína da própria pele, por meio da lesão inflamatória, para o preenchimento dos sulcos que formam as rugas.

Segundo Guirro e Guirro,[5] os procedimentos técnicos para a execução do *eletrolifting* em rugas podem ser divididos em três grupos:

- Deslizamento da agulha dentro do canal da ruga (Figura 10.5).
- Penetração da agulha em pontos adjacentes e no interior da ruga (Figura 10.7).
- Escarificação, método de deslizamento da agulha no canal da ruga, que diferencia-se pelo fato da agulha ser posicionada a noventa graus (Figura 10.6).

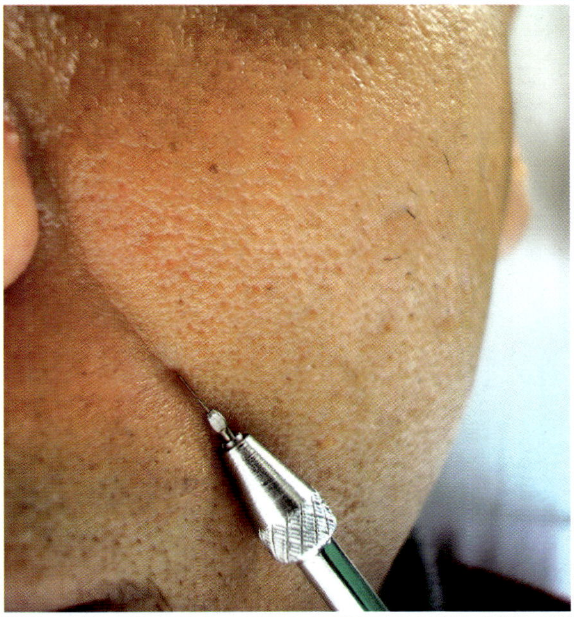

Figura 10.5 Deslizamento da agulha na ruga.

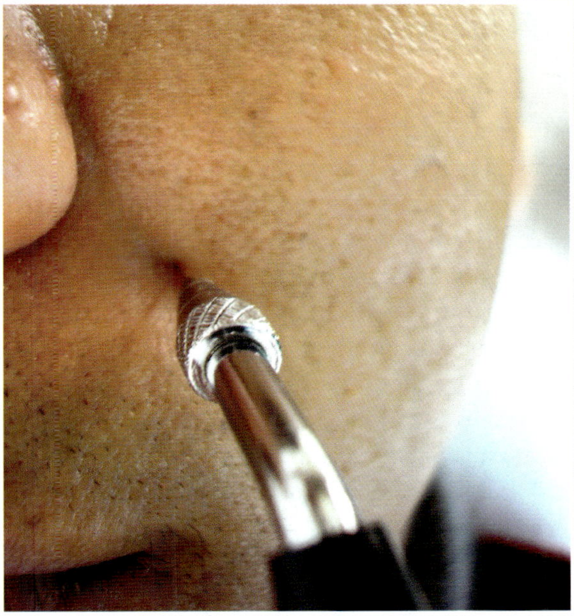

Figura 10.6 Escarificação.

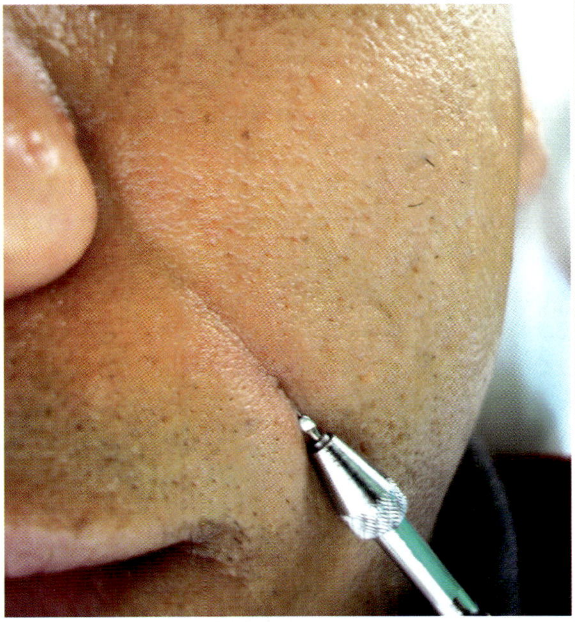

Figura 10.7 Introdução da agulha na ruga.

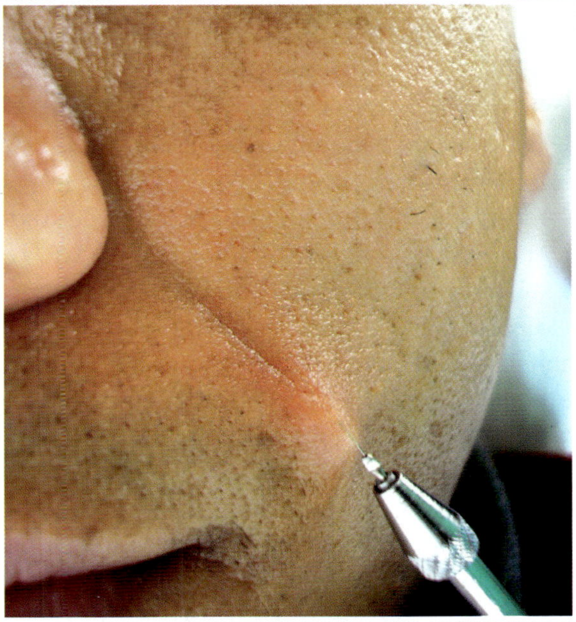

Figura 10.8 Introdução e levantamento da agulha.

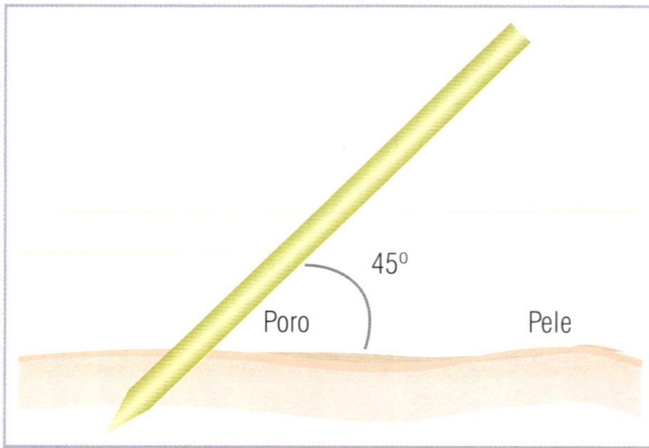

Figura 10.9 Angulação de 45º para penetração da agulha.

As três técnicas produzem resultados animadores, atenuando sobremaneira as rugas e as linhas de expressão. Entretanto, segundo Guirro e Guirro,[5] as técnicas de *punturação* e *escarificação* proporcionam resultados mais rápidos. Entretanto, em nossa prática clínica verificamos que as técnicas de *deslizamento* e *escarificação* oferecem o risco de ocorrer uma lesão antiestética na pele, pois, dependendo da pressão exercida com a agulha, a pele pode ser "arranhada", gerando um corte que pode inclusive provocar sangramento (principalmente na escarificação). Recomendamos cautela e aconselhamos que só se disponha desta técnica após se adquirir extrema habilidade no manuseio da agulha.

Winter[1] relatou que o procedimento de punturação nas rugas deve ocorrer introduzindo-se a agulha na pele da cliente (Figura 10.7), e com a agulha inserida na pele, levanta-a, produzindo suave deslocamento (Figura 10.8), aguardando de três a cinco segundos, até que a pele comece a esbranquiçar. Abaixa-se a agulha, deixando a pele em sua posição natural, e, por fim, ela é retirada. Ressaltamos que o ato de levantar a agulha após a sua introdução reveste-se de muita importância, pois podemos nos certificar de que a agulha foi introduzida superficialmente (na epiderme); após o levantamento, estando a pele esticada, conseguimos visualizar a agulha (Figura 10.13).

O tempo para cada punturação deverá ser de quatro segundos. Esta regra persiste quanto maior for a idade cronológica, pois, nos biótipos com boa hidratação, o tempo de cada punturação poderá ser de três segundos.[2] Winter[1] orientou aguardar três ou cinco segundos, até que a pele comece a esbranquiçar, para então retirar a agulha.

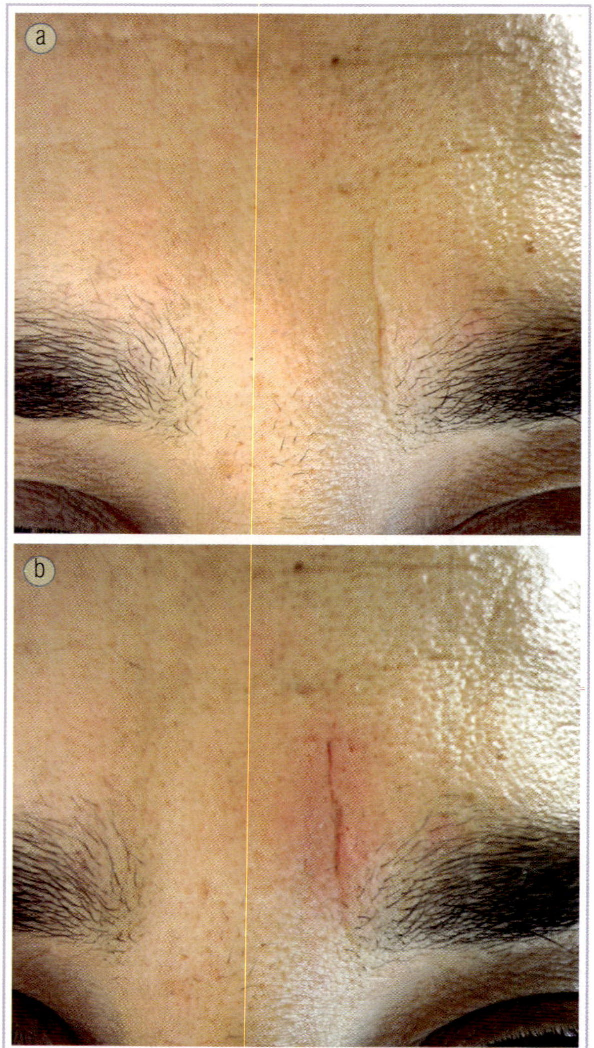

Figura 10.10 a-b Hiperemia na ruga causada pela punturação.

Para alguns autores,[2,3] devemos inserir a agulha no leito da ruga num ângulo de 45º em relação à superfície da pele (Figura 10.9). E a agulha deve atravessar a ruga por baixo, porém, sem que a sua ponta saia do outro lado da ruga ("*costurar*"). Entretanto, recomendamos cautela nesta forma de punturar em virtude do maior risco de atingir a derme. Orientamos inclinar a agulha, tentando deixá-la paralela à pele, para que a ela deslize pela epiderme.

Guirro e Guirro[5] relataram que a estimulação química dos capilares da pele determina uma hiperemia ativa (Figura 10.10) e o consequente aumento da circulação local. Desta forma, são intensificados os processos metabólicos, a nutrição, a função e a regeneração do tecido subepidérmico nas rugas.

Embora as rugas também correspondam histologicamente a uma atrofia de pele, a lesão por agulhas nas regiões acometidas promove uma sensação muito desagradável. Em razão disso, alguns profissionais proferem a técnica de deslizamento, sem a penetração.[5]

Pugina et al.[16] puderam notar melhoras nas rugas profundas em região frontal após dez sessões de tratamento.

Estrias

As estrias caracterizam-se por afecções dermatológicas, em sua grande maioria desagradáveis do ponto de vista estético. São lesões atróficas lineares paralelas, em geral obedecendo às linhas de clivagem da pele. Inicialmente são eritematovioláceas, para mais tarde se tornarem esbranquiçadas. Surgem com maior frequência na puberdade (Figura 10.11) e, sobretudo, no sexo feminino. Podem ocorrer em pessoas com obesidade grave (*Striae distensae*), no período gestacional (*Striae gravidarun*) e nos estados infecciosos (*Striae infectiosae*). Pode estar relacionada ainda a algum comprometimento hormonal caracterizado pelo aumento de glicocorticoides, podendo ser evidenciado, por exemplo, na síndrome de Cushing e nas corticoterapias intensivas (gerais ou locais). Podem ocorrer ainda com o uso tópico ou sistêmico de esteroides, em tumores suprarrenais, em atividade física vigorosa onde haja aumento excessivo de massa muscular, no crescimento intenso e rápido na adolescência etc.[17]

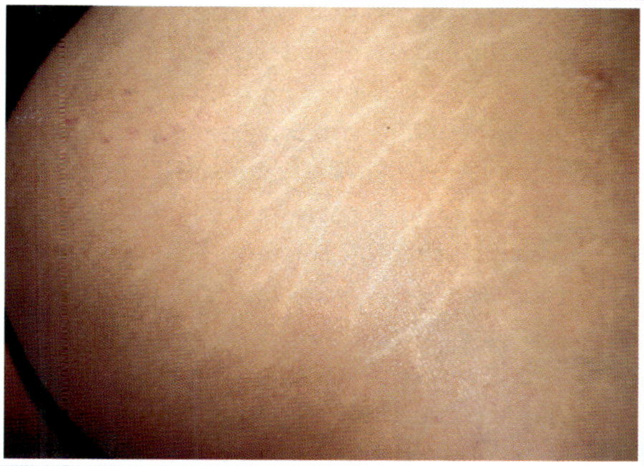

Figura 10.11 Estrias adquiridas na puberdade.

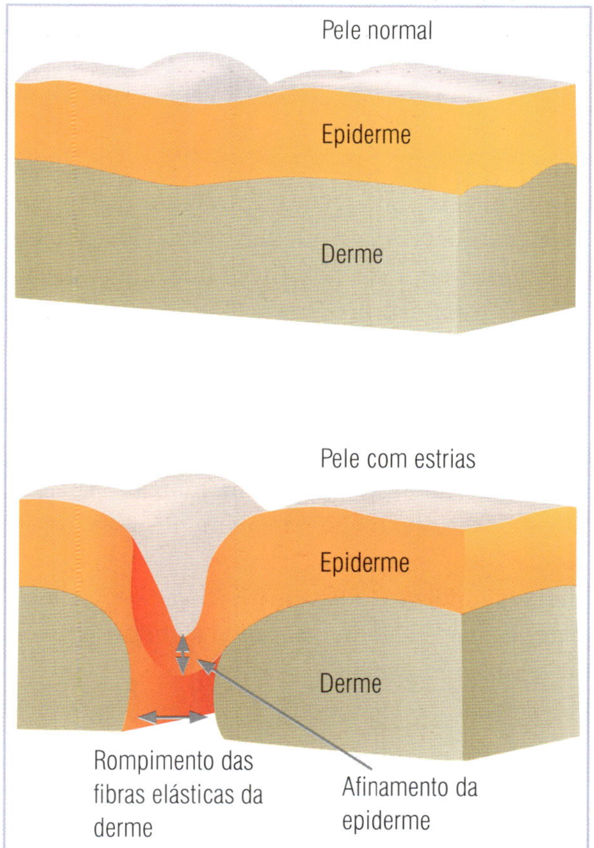

Figura 10.12 Esquema do rompimento das fibras elásticas da derme na pele estriada.

Quando surge, a estria apresenta uma inflamação dermal e vasos capilares dilatados marcam sua apresentação inicial, fazendo que se pareçam ligeiramente rosadas. Ficam mais escuras com o tempo, apresentando aspecto roxo-avermelhado. Posteriormente, após anos instauradas, as estrias assumem características branco-nacaradas, parecendo-se hipopigmentadas e fibróticas. Medem normalmente de 5 cm a 10 cm de comprimento, podendo chegar até 15 cm.

Topograficamente, os locais de maior incidência de estrias são o abdômen, o quadril, o glúteo, a região sacrolombar e as mamas.

Patologicamente, no início, há um processo inflamatório, às vezes, intenso, mononuclear e com predominância perivascular, podendo ainda haver edema na derme. As alterações iniciais podem se estender por até 3 cm além da borda da estria, ocorrendo elastólise e desgranulação de mastócitos, seguidos de afluxo de macrófagos em torno das fibras elásticas fragmentadas (Figura 10.12). Tardiamente, a epiderme apresenta-se atrófica e aplainada, e na derme as fibras elásticas apresentam intensa alteração, estando as fibras colágenas dispostas em feixes paralelos à superfície, na direção da força de distensão presumida. Essa afecção é semelhante a uma cicatriz, entretanto, por meio do microscópio eletrônico, verificou-se que os fibroblastos estão praticamente destituídos de organelas de síntese (complexo de Golgi e retículo endoplasmático rugoso), enquanto nas cicatrizes estão bem desenvolvidas. Nessa fase tardia, também foi revelada a ocorrência de uma neoformação fibrilar de fibras colágenas e, sobretudo, de fibras elásticas, o que certamente explica o desaparecimento de algumas estrias com o passar dos anos. [18]

Os fibroblastos, células mesenquimatosas, possuem baixa capacidade de replicação na pele estriada,[5,19] mas esta situação pode ser modificada em resposta aos estímulos do *eletrolifting*.

Os fibroblastos retêm a capacidade de se dividirem; assim como o tecido epitelial, o conjuntivo também é capaz de se regenerar. Na estria, esta célula está quiescente, entretanto o estímulo elétrico de baixa intensidade mostrou-se eficiente para aumentar a sua replicação bem como das fibras e substâncias produzidas por ela mesma. No tocante à neovascularização, os efeitos da inflamação aguda e da corrente contínua se somam, promovendo um leve edema e uma hiperemia bastante pronunciada. A regeneração propicia o retorno de todas as funções inerentes à pele, inclusive a sensitiva, que normalmente se encontra diminuída, e, neste caso, especificamente, a sensibilidade dolorosa, pois à medida que ocorre a regeneração a sensibilidade tende a chegar a níveis próximos do normal.[5]

A estimulação fibroblástica tem importante papel no processo regenerativo da atrofia tecidual na estria.[19]

Com a estimulação elétrica, as fibras colágenas sofrem algum tipo de reorientação; e o processo de regeneração da estria está baseado na compilação dos efeitos intrínsecos da corrente contínua, do trauma mecânico da agulha e dos processos envolvidos na inflamação aguda.

Na terapêutica, a penetração da agulha pode ser efetuada sobre a estria, com incisão paralela subcutânea.[5] Pode-se realizar também a técnica descrita por Winter,[1] em que, depois de introduzida, a agulha é levantada, "esticando" a pele, e permanecendo assim por cerca de três a cinco segundos (com isso, atestamos se a agulha foi introduzida no nível da epiderme) (Figura 10.13). Na prática clínica, também verificamos uma variação dessa técnica, em que, depois de levantada, a agulha é movida no sentido transversal à linha de puturação da estria (Figura 10.14). É comum também o uso da técnica de *Chevron* no tratamento das estrias largas, introduzindo-se as agulhas fazendo um "X" na região central das mesmas, ou fazendo duas ou três punturações paralelas no leito da estria.

Minutos após a lesão promovida pela técnica, aparecem a hiperemia e o edema (Figura 10.15). Esses sinais são motivados por substâncias locais liberadas pela lesão, responsáveis pelo aumento do calibre e da permeabilidade dos vasos. Toda a região tratada é preenchida por um exsudato inflamatório composto de

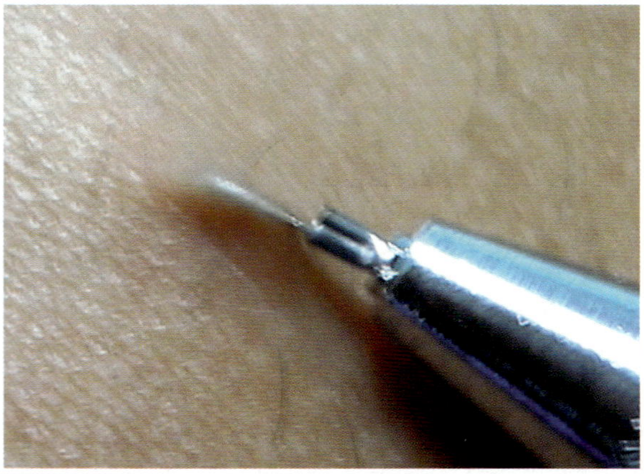

Figura 10.13 Introdução da agulha no leito da estria, associando o levantamento da agulha.

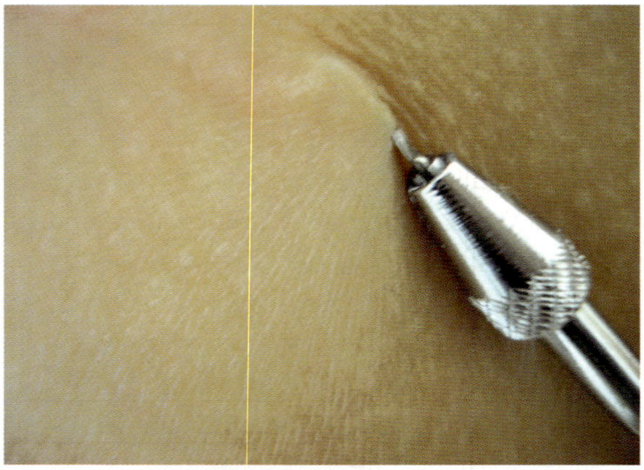

Figura 10.14 Realização de movimentos transversais à linha de estrias, após a inserção da agulha.

leucócitos, eritrócitos, proteínas plasmáticas e fáscias de fibrina. O processo de epitelização inicia-se, simultaneamente, obrigando as células epidérmicas a penetrarem no interior das fendas formadas pela agulha, e estimuladas pela formação de fibrina originada pela hemorragia da microlesão. De início, praticamente não sangra, entretanto, à medida que as sessões ocorrem (normalmente a partir da 7ª ou 8ª sessão), observa-se um sangramento ou rompimento de pequenos vasos, que são totalmente reabsorvidos (pequenas bolsas de sangue que se tornam violáceas, amareladas e, em seguida, a tonalidade da pele volta ao normal). Esse processo inflamatório será absorvido em um período de tempo variável, ocorrendo, em média, entre dois a sete dias.[5]

Tendo em vista este período de absorção inflamatória, o *eletrolifting* no tratamento de estrias é realizado normalmente uma vez por semana, a fim de facilitar este processo.

À medida que progride a inflamação e a epitelização, os fibroblastos surgem na profundidade da lesão, e se produz paralelamente uma proliferação rápida de capilares por gemação das vênulas existentes, que, conforme avançam até as áreas lesionadas, vão destruindo a rede de fibrina. Os fibroblastos cumprem então funções sintetizadoras.[19]

Após o início do tratamento, a estimulação seguinte só poderá ocorrer quando o processo inflamatório estiver absorvido por completo, evitando assim o risco de desenvolver uma inflamação crônica desencadeada pela persistência do estímulo inflamatório agudo.[5]

O intenso quadro álgico provocado pela técnica tem levado alguns profissionais a fazerem uso de anestésicos de uso tópico na região a tratar (normalmente os mesmos usados por tatuadores). A medida é válida, pois proporciona conforto ao paciente durante a terapêutica. Entretanto, recomendamos cautela na hora de eleger o anestésico, pois sua formulação não deve conter nenhum tipo de anti-inflamatório (corticoides etc.), pois prejudicariam o poder regenerativo da técnica. Uma boa medida é a obtenção do produto anestésico em farmácia de manipulação, pois se poderia escolher o grau de anestesia pelo tipo e concentração das substâncias contidas no anestésico.

Alguns aspectos devem ser observados acerca da prática clínica: quando a resposta inflamatória for mais persistente, entre três e quatro dias, o resultado tende a ser melhor; pacientes com dificuldades de cicatrização normalmente não obtêm o resultado esperado; a coloração das estrias, a princípio, interfere nos resultados, pois as róseas e/ou violáceas tendem a responder melhor ao estímulo

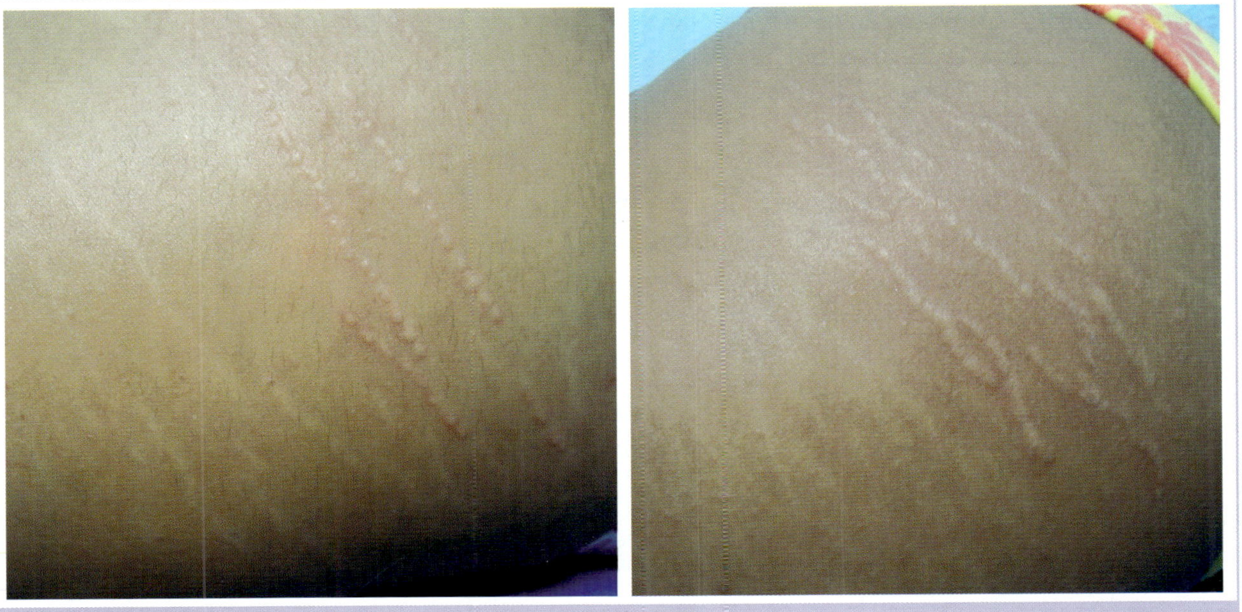

Figura 10.15 Hiperemia e edema causados pela punturação no *eletrolifting*.

que as branco-nacaradas; a cor da pele tem importância para os resultados do tratamento, pois, nos pacientes com pele escura, a regeneração tende a ser mais rápida que naquelas de pele clara,[20] entretanto, devemos atentar para o risco de queloides nos pacientes de pele negra. Santos e Simões[21] observaram que os pacientes de pele parda tiveram resposta ao tratamento mais rápido que outros de pele branca.

O número médio de sessões pode variar de acordo com os resultados, não existindo número mínimo ou máximo. Portanto, devem ser realizadas quantas sessões forem necessárias. Alguns trabalhos mostraram bons resultados somente com dez sessões,[22,23,24] já Meyer et al.,[25] tratando estrias com sete sessões obtiveram excelentes resultados usando uma máquina de tatuar no lugar da caneta tradicional do *eletrolifting*.

Quanto a dosimetria da corrente elétrica, recomendamos o uso em torno de 100 microamperes, por ser eficaz e relativamente tolerada pelos pacientes, entretanto, alertamos que não encontramos estudos dando conta de uma dose eficazmente comprovada, pelo contrário, verificamos que na prática clínica qualquer dose utilizada produz bons efeitos. Consulin et al.[26] compararam os resultados do tratamento de estrias usando aparelho com a corrente ligada e desligada, os resultados mostraram respostas significativas somente para o método que fez o uso da corrente elétrica.

Como dito anteriormente, o *eletrolifting* pode ser utilizado associado a outros recursos terapêuticos com o objetivo de aumentar o trauma e, consequentemente, o processo inflamatório. É comum a realização da técnica e, em seguida, a adição dos seguintes recursos:

- Ácidos (embora, alguns autores[22,23] não tenham visto potencialização dos resultados com a sua adição, o *peeling* ácido (retinoico, glicólico etc.) é comumente associado ao *eletrolifting*.
- *Peeling* mecânico (microdermoabrasão e *peeling* diamante).
- Carboxiterapia.
- Vacuoterapia (recomenda-se o uso dos eletrodos de vidro pequenos (tipo "bico de passarinho") adotando-se a máxima potência de sucção do equipamento, passando sobre a estria até o aparecimento de intensa hiperemia associada a pequenas petéquias).

CONTRAINDICAÇÕES

No caso de a cliente apresentar níveis elevados de glicocorticoides, endógenos ou exógenos, como, por exemplo, na síndrome de Cushing, a terapia não deve ser efetuada, sob pena de resultados pobres e riscos para a cliente. Se as estrias ocorrerem durante a gravidez, o tratamento só poderá ser iniciado quando os níveis hormonais regredirem aos níveis anteriores à gravidez. O tratamento também não deve ser iniciado na puberdade, por ser tratar de um período de grandes alterações hormonais que acreditam alguns autores ser a causa do aparecimento das estrias.[5]

Não se deve tomar sol com o processo inflamatório ativo, pois há o risco de manchar a pele.

Não se deve estimular sobre feridas recentes ou processo inflamatório ativo, pois há o risco de agravamento ou cronificação do processo.

A alergia ou irritação à corrente elétrica, assim como a hipersensibilidade dolorosa, são fatores que podem dificultar ou impedir a técnica.

REFERÊNCIAS

1- WINTER, W. R. *Eletrocosmética*. 3. ed. Rio de Janeiro: Vida Estética, 2000. p. 129-33.

2- SILVA, M. T. *Eletrolifting*. Rio de Janeiro: Vida Estética, 1998. p. 31-39.

3- SILVA, M. T. *Eletroterapia em Estética Corporal*. São Paulo: Robe, 1997. p. 5-8.

4- MIEDES, J. L. L. *Electroestética*. Madrid: Videocinco, 1999. p. 63-66.

5- GUIRRO, E. C. O.; GUIRRO, R. R. J. *Fisioterapia Dermato-Funcional*: Fundamentos, Recursos e Patologias. 3. ed. revisada e ampliada. São Paulo: Manole, 2002. p. 391-410.

6- GUIRRO, E. C. O.; FERREIRA, A. L; GUIRRO, R. R. J. Estudos preliminares dos efeitos da corrente galvânica de baixa intensidade no tratamento de estrias atróficas da cútis humana. *Anais do X Congresso Brasileiro de Fisioterapia*. Fortaleza-CE, 1991.

7- SORIANO, M. C. D.; PÉREZ, S. C.; BAQUÉS, M. I. C. *Electroestética Profesional Aplicada*: Teoria y Práctica para la Utilización de Corrientes en Estética. Barcelona: Sorisa, 2000. p. 392.

8- PARIENTI, I. J. *Medicina Estética*. São Paulo: Andrei, 2001. p. 163-64.

9- FATTAGGIOLO, D. R. Rejuvenecimiento facial integral en los tres niveles de profundidad. *Dermatol. Peru*, v. 11, n. 1, p. 45-54, 2001.

10- GONÇALVES, A. P. Envelhecimento cutâneo: Introdução. *Rev. Bras. Dermatol.*, v. 66(A), p. 25-35, 1991.

11- HASHIZUME, H. Skin ageing and dry skin. *J. Dermatol.* v. 31, n. 8, p. 603-9, 2004.

12- LAPIERE, C. M.; PERIARD, G. E. The mechanical forces a neglected factor in the age related changes of the skin. *G. Ital. Chir. Derm. Onc.*, n. 2, p. 201-10, 1987.

13- KLIGMAN, A. M. The classification and treatment of wrinkles. In: KLIGMAN, A. M. *Cutaneous Aging*. Takasoe. Tokyo: University Tokyo Press, 1988. p. 547-55.

14- TSUJI, T. et al. Light and scanning electron microscopic studies on wrinkles in aged person's skin. *British J. Dermatol.*, n. 114, p. 329-35, 1986.

15- KEDE, M. P. V. Peelings químicos superficiais e médios. In: KEDE, M. P. V.; SABATOVICH, O. *Dermatologia estética*. São Paulo: Atheneu, 2003. p. 421.

16- PUGINA, T.; SANTOS, T. C. B.; BORGES, F. S. Efeitos do eletrolifting em linhas de expressão facial: estudo piloto. *Rev. Espec. Fisioter.*, v. 3, n. 1, 2009.

17- AZULAY, M. M.; AZULAY, D. R. *Dermatologia*. 2. ed. revisada e atualizada. Rio de Janeiro: Guanabara Koogan, 1999. p. 120.

18- AZULAY, M. M.; AZULAY, D. R. Estrias: abordagem clínica. In: KEDE, M. P. V.; SABATOVICH, O. *Dermatologia estética*. São Paulo: Atheneu, 2003. p. 364-5.

19- PIERAGGI, M. T. et al. Striae: morphological aspects of connective tissue. *Virchows Arch. Pathol. Anal.*, n. 396, p. 279-89, 1982.

20- SILVA, E. B. M.; TAKEMURA, I.; SCHWARTZ, S. M. *Análise do tratamento de regeneração de estrias com o uso do gerador de corrente contínua filtrada constante striat® em mulheres entre 15 e 16 anos*. Curitiba, 1999. TCC (Monografia em Fisioterapia) - Universidade Tuiuti do Paraná. 1999.

21- SANTOS, C. M.; SIMÕES, N. D. P. Tratamento estético da estria através da microgalvanopuntura. *FisioBrasil.*, n. 62, p. 15-7, 2003.

22- UMBRIA, K. F. T.; SCHWARZ, S. B. F.; PINHEIRO, H. Estudo comparativo da aplicação da microcorrente contínua filtrada e do ácido ascórbico no tratamento de estrias. *Fisioterapia Ser.*, v. 1, n. 2, 2006.

23- PINTO, M. A.; FEITOSA, C. D.; BORGES, F. S. Estudo comparativo do uso de eletrolifting no tratamento de estrias albas associado ou não ao ácido retinóico. *Rev. Espec. Fisio.*, v. 3, n. 1, 2009.

24- AZEVÊDO, F. S.; TEIXEIRA, G. M.; SANTOS, L. L. A. Análise do grau de satisfação de universitárias submetidas ao tratamento de estrias atróficas através da corrente microgalvânica. *Fisioterapia Ser.*, v. 4, n. 2, 2009.

25- MEYER, P. F. et al. Aplicação da galvanopuntura em uma máquina de tatuar para tratamento de estrias. *Fisioterapia Brasil.*, v. 10, n. 2, maio/jun. 2009.

26- CONSULIN, M. C. D.; PIRES-DE-CAMPOS, M. S. M.; OZORES-POLACOW, M. L. Uso da corrente microgalvânica invasiva em estrias Alba. *Fisioterapia Brasil.*, supl., jan./fev. 2008.

Capítulo 11 Iontoforese

Fábio dos Santos Borges
Ericka Kirsthine Valentin

Objetivos

Este capítulo tem por objetivo apresentar o que acreditamos ser o conhecimento mínimo para a prática da iontoforese com propósito terapêutico específico. Para isso, iniciamos o escrito abordando os conceitos básicos da corrente galvânica no intuito de esclarecer alguns pontos relativos à associação dos efeitos deste tipo de corrente com aqueles providos pelo produto iontoforético utilizado. A seguir, buscamos elucidar os conceitos sobre *iontoforese*, com destaque para as peculiaridades da técnica de aplicação, principalmente acerca da polêmica da dosimetria, a fim de orientar o fisioterapeuta dermato-funcional quanto ao uso adequado desta técnica para seu melhor aproveitamento. Por fim, relatamos as indicações e contraindicações para que o leitor possa discernir acerca da aplicabilidade da iontoforese na Fisioterapia dermato-funcional.

A iontoforese é o método de administração, pela pele, com o uso de corrente contínua, de substâncias que serão utilizadas com propósito terapêutico específico. Constitui um recurso terapêutico utilizado há muito tempo, sendo relatado na literatura desde o século XVIII.[1,2] Esta técnica também é conhecida como ionização, iontopenetração, dieletrólise, dieletroforese e jontoforese.

A corrente contínua (CC), também denominada de corrente galvânica, direta, constante, unidirecional, ou corrente voltaica[1,2] é apropriada para aplicação transdérmica de substâncias terapêuticas, em virtude de sua capacidade de influenciar na movimentação dessas substâncias quando apresentam formatação iônica.[1,2]

CORRENTE CONTÍNUA

O galvanismo é a forma mais antiga de eletroterapia. Em 1786, Galvani observou pela primeira vez a contração dos músculos da pata de uma rã sobre uma placa metálica quando "estalava" uma centelha entre os eletrodos de uma máquina elétrica de fricção. As experiências de Galvani tiveram o duplo mérito de dar início ao estudo da Eletrofisiologia e demonstrar que um músculo se contrai sempre que fica sujeito à influência de uma diferença de potencial. Em 1870, Van Bruns investigou e comprovou a ocorrência de traços de iodeto na urina, após um tratamento com a corrente galvânica. Entre 1900 e 1912, Leduc demonstrou em experiência que poderia introduzir íons medicamentosos no organismo animal (coelhos), provocando efeitos gerais.[4]

A corrente contínua caracteriza-se por um fluxo unidirecional contínuo ou ininterrupto de partículas carregadas. Ela apresenta efeitos polares, e sua representação gráfica, do tipo monofásica,[1,2] é apresentada na Figura 11.1. É comumente chamada de corrente galvânica.

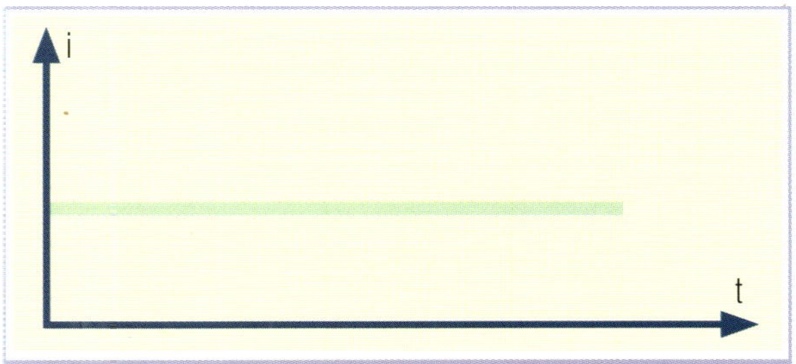

Figura 11.1 Representação gráfica da corrente contínua.

Efeitos fisiológicos

Produção de calor

O tráfego da corrente elétrica através de íons contidos nos líquidos orgânicos produz calor por efeito Joule. Sua intensidade tem relação direta com a resistência específica do meio utilizado.[3,5]

Há que se notar que o calor produzido pela corrente contínua não é suficiente para causar sensação térmica na pele. Entretanto, é capaz de produzir efeitos fisiológicos específicos nas microestruturas do corpo.

Alertamos que, quando ocorrem queimaduras, decorrentes da aplicação da corrente contínua, estas ocorrem por meio das reações químicas provocadas pela corrente. São as chamadas *queimaduras químicas.*

Eletrólise

Segundo Robinson,[6] eletrólise é o uso de energia elétrica para produzir reações químicas. Essas reações produzem um fenômeno pelo qual as moléculas de um meio iônico se dividem em seus diferentes componentes químicos (dissociação). Cada um deles leva consigo uma carga elétrica diferente.

Quando a corrente contínua é aplicada sobre a superfície corporal, os íons positivos (cátions) e negativos (ânions) que estão dissolvidos nos fluidos corporais são movimentados, segundo sua polaridade, em direção à região subcutânea próxima da colocação dos eletrodos na superfície da pele. Isso é chamado de dissociação eletrolítica ou eletrólise. Os ânions seguem em direção ao polo positivo (ânodo) e os cátions se dirigem em direção ao polo negativo (cátodo). Esse movimento é chamado de eletroforese e é o princípio da iontoforese (Figura 11.2). Após a concentração dos íons, ocorrerá reação química específica sob cada eletrodo, com formação de

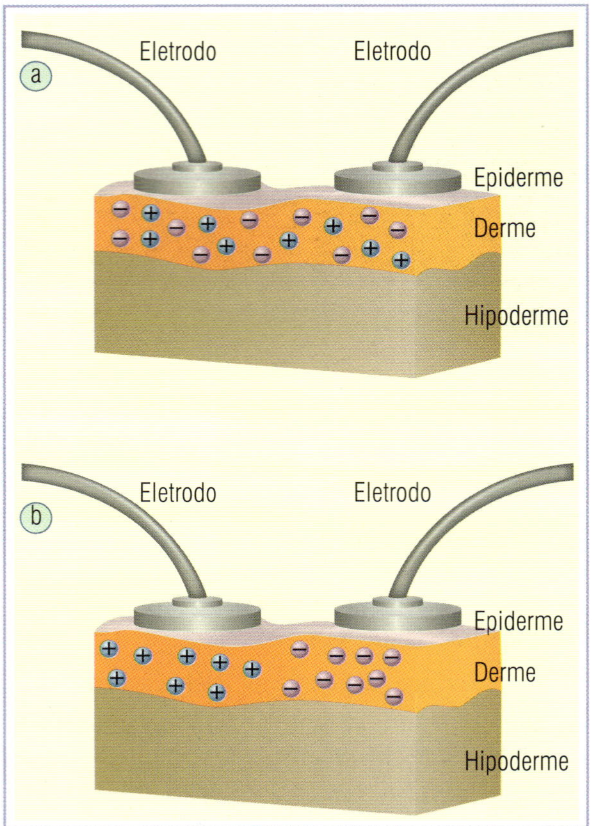

Figura 11.2 a-b Esquema da eletroforese.

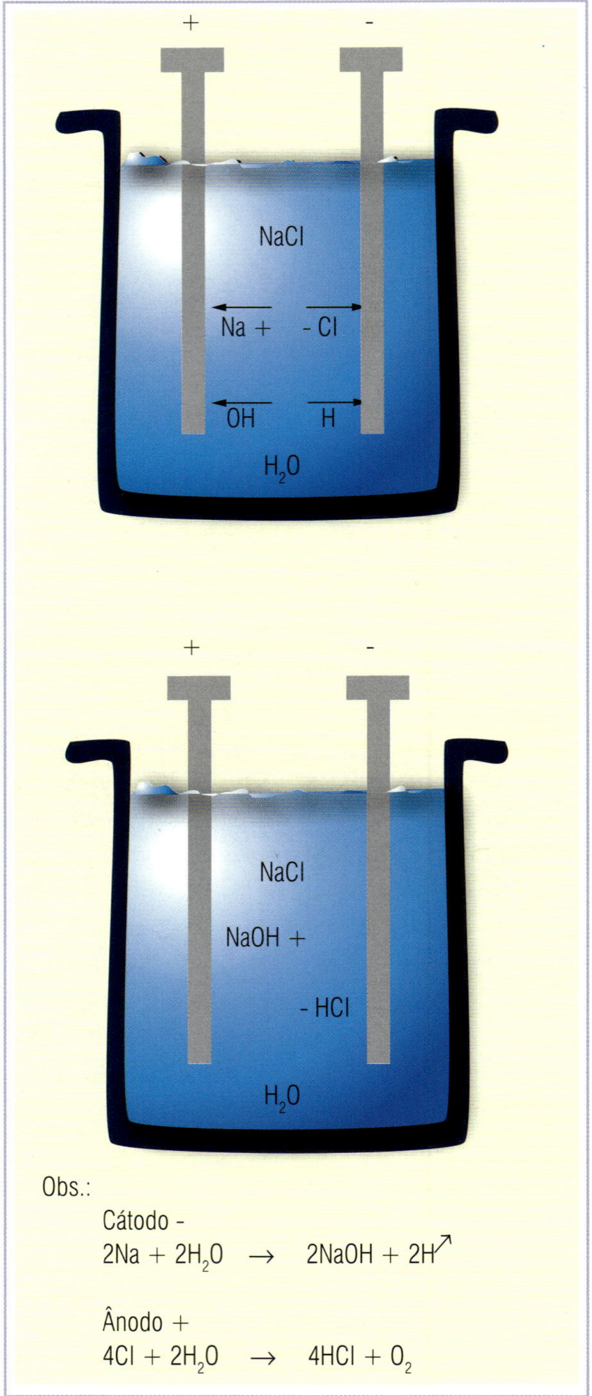

Figura 11.3 Esquema da eletrólise.

ácidos no ânodo (liberação de oxigênio) e de bases no cátodo (liberação de hidrogênio).[2,7,8]

Submeter, por exemplo, uma solução aquosa de cloreto de sódio (NaCl) à ação da corrente galvânica provoca dissociação eletrolítica do sal em íons de cloro e íons de sódio. O cloro, sendo um íon eletricamente negativo, flui para o polo positivo, perde sua carga elétrica e, reagindo com a água, produz uma reação ácida (HCl); o sódio, sendo um íon eletricamente positivo, flui para o polo negativo, perde sua carga elétrica e, reagindo quimicamente com a água, produz uma reação alcalina (NaOH) (Figura 11.3).

Na aplicação em um tecido vivo, o hidróxido de sódio (NaOH) no cátodo pode causar necrose no tecido em razão da isquemia na região. O ácido clorídrico (HCl) no ânodo pode causar uma ferida endurecida e vermelha. Ambos os problemas devem ser tratados como queimaduras químicas.[3,7]

Eletrotônus

Podemos também utilizar a corrente galvânica de forma contínua, visando a facilitar ou dificultar a despolarização da membrana. Guirro e Guirro[8] relataram que a abertura dos canais de sódio voltaicodependentes promove a despolarização da membrana que somente ocorre pela diminuição da voltagem da membrana. O polo negativo da corrente galvânica promove uma maior excitabilidade da membrana, uma vez que reduz a voltagem fora dela mesma, reduzindo-a até próximo da voltagem negativa no interior da célula. Isso reduz a voltagem através da membrana, permitindo a ativação dos canais de sódio, resultando na despolarização. Fenômeno oposto ocorre no polo positivo.

A corrente contínua, portanto, pode alterar a excitabilidade e a condutibilidade do tecido tratado. Esse fenômeno é chamado de eletrotônus e divide-se em *aneletrotônus* (ocorre no polo positivo), que se caracteriza por uma diminuição da excitabilidade e pode prover, por exemplo, um alívio de dor; e *cateletrotônus* (ocorre no polo negativo), que é capaz de prover um aumento da excitabilidade, podendo facilitar assim as atividades específicas do tecido nervoso.[1,4,9]

Na prática de Fisioterapia dermato-funcional, podemos utilizar o fenômeno aneletrotônus no polo ativo da iontoforese quando uma cliente apresentar uma pele hipersensível ou irritada, pois seu efeito sedante irá proporcionar alívio para essa sintomatologia. Já o fenômeno do cateletrotônus está indicado para peles desvitalizadas e que necessitam de algum tipo de estimulação, pois esse fenômeno tende a causar certa "irritação".

Vasodilatação

Dá-se em virtude da ação da corrente sobre os nervos vasomotores e provoca hiperemia ativa.[4] A hiperemia atinge também estruturas mais profundas, por ação reflexa. Com isso, há aumento da irrigação sanguínea, acarretando maior nutrição tecidual profunda. Esse efeito ocorre com maior intensidade no polo negativo.

Segundo alguns autores,[1,10] em virtude de o pH da pele sob o cátodo tornar-se gradualmente alcalino à medida que íons positivos são atraídos na sua direção e a pele debaixo do ânodo sofre reação oposta, essas alterações químicas induzem a uma vasodilatação reflexa, presumivelmente com a finalidade de manter um pH homeostático.

Aumento da ação de defesa

Com a vasodilatação e o consequente aumento da irrigação sanguínea, haverá aumento de elementos fagocitários e anticorpos que estão no sangue na área eletroestimulada, principalmente sob o cátodo.

Endosmose (eletrosmose)

É a transferência ou fuga de líquido de um polo para outro, e isso ocorre do polo positivo (ânodo) para o polo negativo (cátodo).[11] Divide-se em *cataforese*, que ocorre no polo negativo, e *anaforese*, no polo positivo. Assim como os radicais químicos, as partículas fluidas também se deslocam do polo positivo para o negativo, ou seja, o polo negativo atrai os líquidos, tendo atuação hidratante; já o positivo repele os líquidos, funcionando como polo drenante.[8,12]

Esses fenômenos podem ser utilizados em Fisioterapia dermato-funcional em algumas situações: a cataforese, para hidratar a pele, amolecer cicatrizes e queloides e irrigar uma área isquêmica. Já a anaforese pode atuar na facilitação da derivação de estase de líquidos (edema, disfunções linfáticas etc.) e em áreas hemorrágicas.

Oliveira et al.[11] relataram estudos em que o fluxo de água e manitol marcados foram transferidos por iontoforese por dez horas a 0,36 mA/cm², usando pele de rato, e verificou-se que 50% do valor referente à transferência desse soluto não ionizável decorrem da participação do fluxo de água, o que confirma o fenômeno da eletrosmose.

Efeitos terapêuticos

Analgesia

Baseado no fenômeno do aneletrotônus, através do polo positivo, a corrente galvânica é capaz de promover analgesia em certos casos de dor.

Estimulação nervosa

Este efeito pode ocorrer através da corrente galvânica interrompida. Bisschop et al.[13] definiram a corrente galvânica interrompida como uma corrente constituída de pulsos retangulares que possuem uma formação brutal da intensidade, o *fechamento*, e por um decréscimo também brusco, a *abertura*. Entre os dois, no cume da curva, existe uma plataforma galvânica pela qual passa a corrente contínua. Esse tipo de pulso é situado acima ou abaixo de uma linha isopotencial e define o caráter positivo ou negativo do pulso (Figura 11.4).

Quando estimulamos músculos desnervados utilizando a corrente contínua com pulsos retangulares de longa duração (300 ms), ocorre uma resposta muscular lenta, indicando que essas fibras musculares estão vivas e reinerváveis. Os pulsos de curta duração são ineficazes sobre as fibras musculares desnervadas, enquanto os de longa duração têm a vantagem de provocar disparo dos potenciais de fibrilação e, portanto, de exercer efeito trófico sobre as fibras musculares. Spielholz[14] relatou que, para que haja a estimulação dos músculos desnervados, após fracasso ocorrido com correntes de curta duração de pulso, é necessária a utilização da corrente galvânica interrompida que possui longa duração de pulso.

Na técnica de colocação de eletrodos, não só na galvanização, mas em outras formas de eletroestimulação, quando se usam dois eletrodos de tamanhos diferentes, denomina-se técnica *monopolar*, em que um eletrodo, considerado o eletrodo ativo, é colocado sobre o local da lesão, enquanto o outro, chamado de dispersivo (passivo), é colocado numa parte do corpo somente para fechar o circuito. Quando usamos eletrodos iguais (que têm a mesma área física) ou praticamente iguais, esta técnica é chamada *bipolar*.[15] Segundo Bisschop et al.,[13] a eletroestimulação pode ser realizada utilizando-se o mé-

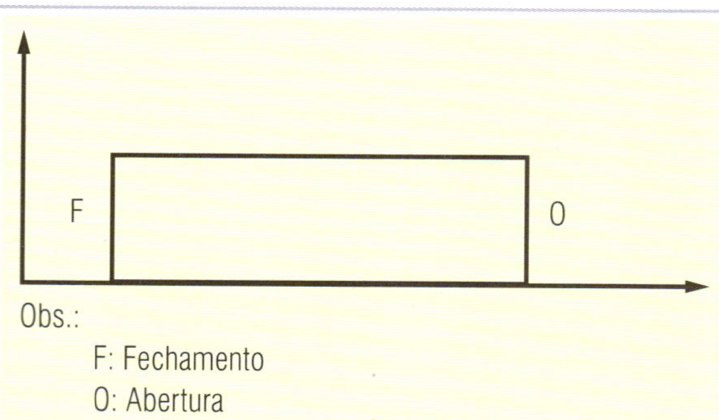

Figura 11.4 Característica de um pulso de corrente galvânica interrompida.

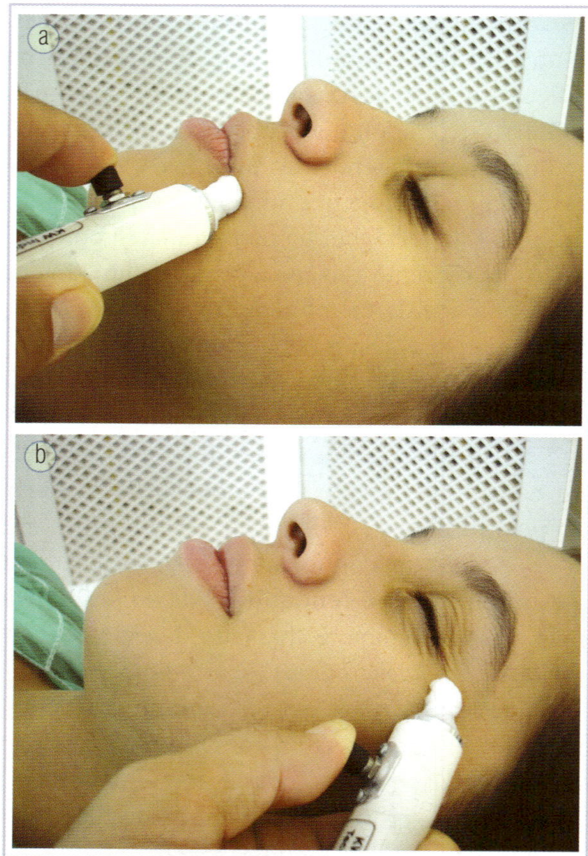

Figura 11.5 a-b Eletroestimulação com corrente galvânica utilizando eletrodo em forma de "caneta" de eletroestimulação.

todo monopolar, em que o eletrodo ativo está colocado no cátodo, podendo este eletrodo ter a forma de "caneta" de eletroestimulação (Figura 11.5), com uma superfície muito pequena, sendo utilizado sobre o ponto motor do músculo ou no nervo, enquanto o eletrodo dispersivo, ânodo, com uma superfície maior, é colocado nas costas, no nível da correspondência vertebral do nervo/músculo.

Anti-inflamatório

A ação anti-inflamatória da corrente galvânica pode ocorrer pela atração dos fluidos corporais no polo negativo, particularmente o sangue contendo elementos de defesa natural. Entretanto, são poucos os relatos enfatizando o uso deste efeito na terapêutica da corrente galvânica.

Estimulante circulatório

Tem por base os fenômenos de cataforese e anaforese, usados de acordo com um objetivo terapêutico específico, descritos anteriormente.

Características dos polos

Alguns autores[3,4,12,16] descreveram as características dos polos da corrente galvânica de acordo com os efeitos que ela é capaz de promover nos tecidos biológicos.

- Cátodo (-): repele os ânions e atrai os cátions; atrai o hidrogênio da água do corpo e, em seguida, a libera, por meio da eletrólise; promove reação alcalina por meio da eletrólise (hidróxido de sódio); possui características estimulantes e irritantes; é vasodilatador, e por isso provoca maior hiperemia na pele após sua aplicação; possui capacidade de hidratar os tecidos; é capaz de causar sangramento, por atrair líquidos corporais; não corrói metais, por não atrair oxigênio; é capaz de promover liquefação, e com isso, amolecer tecidos endurecidos; pode causar queimadura alcalina.
- Ânodo (+): repele os cátions e atrai os ânions; atrai o oxigênio da água do corpo; promove reação ácida por meio da eletrólise (ácido clorídrico); possui características analgésicas e sedantes; é vasoconstritor, e por isso, provoca menor hiperemia na pele após sua aplicação; possui capacidade de drenar os tecidos; é capaz de "deter" sangramento, por repelir líquidos corporais; é capaz de provocar corrosão metálica, por atrair oxigênio; é capaz de promover coagulação e endurecimento tecidual; pode causar queimadura ácida.

Eletrodos

A Fisioterapia dermato-funcional possui peculiaridades que exigem o uso de eletrodos diferenciados em sua prática clínica. Aqueles usados na terapêutica convencional da corrente galvânica também apresentam aplicação nas afecções da clínica dermato-funcional. Lembramos que os eletrodos devem ser utilizados sempre com um meio de acoplamento de condução elétrica entre eles e a pele. Normalmente, procura-se garantir a presença de água nesta interface, na maioria das vezes utilizando esponjas e algodão embebidos, ou gel à base de água.

Os principais eletrodos usados na corrente galvânica são:

Placas metálicas confeccionadas em latão ou alumínio

Constituem os melhores condutores, mas apresentam o inconveniente de se corroerem se não forem bem-guardados após o uso e dependendo da constituição física da placa metálica, pois algumas apresentam pouca maleabilidade, podendo haver dificuldade no acoplamento sobre a pele, provocando, às vezes, queimadura pela concentração de corrente em alguns pontos do eletrodo.

Placas de borracha de silicone

Bastante utilizadas atualmente, por serem facilmente laváveis e permitirem ótimo acoplamento. Entretanto, recomendamos observar seu poder de condução elétrica de acordo com o tempo de uso, pois os efeitos da eletrólise podem influenciar na estrutura física do material do eletrodo, diminuindo a condutibilidade, presumivelmente pela redução do teor de carbono impregnado na base de silicone.

Caneta eletroestimuladora

Utilizada na corrente galvânica interrompida para a eletroestimulação neuromuscular dos músculos faciais (Figura 11.5). Deve ser utilizada no polo negativo, em virtude do fenômeno do cateletrotônus.

Rolo

Bastante utilizado na prática de procedimentos estéticos faciais, apresenta o inconveniente de dificultar a concentração da corrente nos tecidos-alvo, mas apresenta relativa segurança por dificultar a ocorrência de queimaduras, como ocorre facilmente como o eletrodo de uso estático (Figura 11.6).

Tubo ou bastão

Eletrodo normalmente utilizado para áreas de difícil acoplamento, por exemplo, cóccix, axila etc.; é também usado como eletrodo dispersivo segurado pela cliente (Figura 11.7). Entretanto, alertamos que este procedimento pode constituir-se em algo desconfortável para a pessoa tratada. Recomendamos deixá-la relaxada, fixando o eletrodo dispersivo, de preferência em forma de placa, no braço ou na região escapular.

Máscara

Consideramos o ideal para aplicação facial da corrente galvânica, pois é capaz de distribuir a corrente na face com maior eficácia, principalmente nos procedimentos de ionização (Figura 11.8). Normalmente, na máscara são acoplados dois eletrodos ativos, um em cada face, e os dispersivos são fixados no braço direito, na região escapular ou na nuca. Alertamos, no entanto, que seu uso sem critério pode provocar queimaduras, principalmente nas regiões proeminentes da face, acarretando sérios problemas na imagem da cliente tratada.

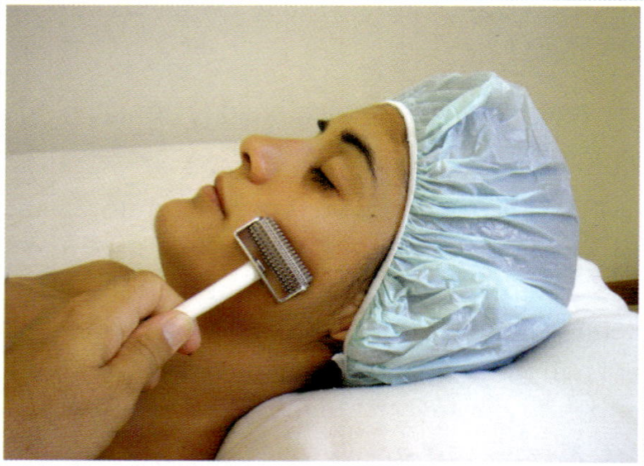

Figura 11.6 Eletrodo tipo rolo.

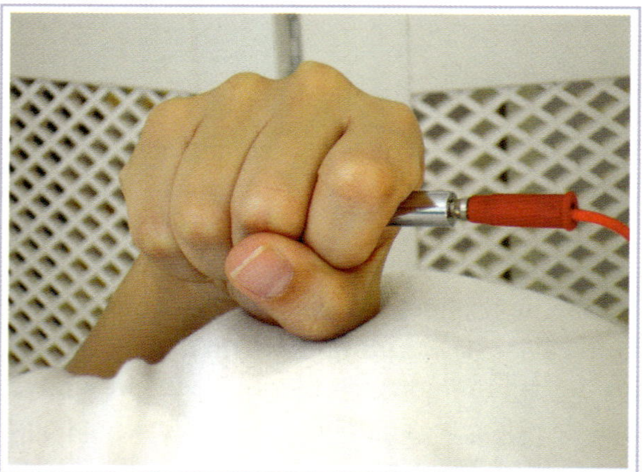

Figura 11.7 Eletrodo tipo bastão usado como dispersivo.

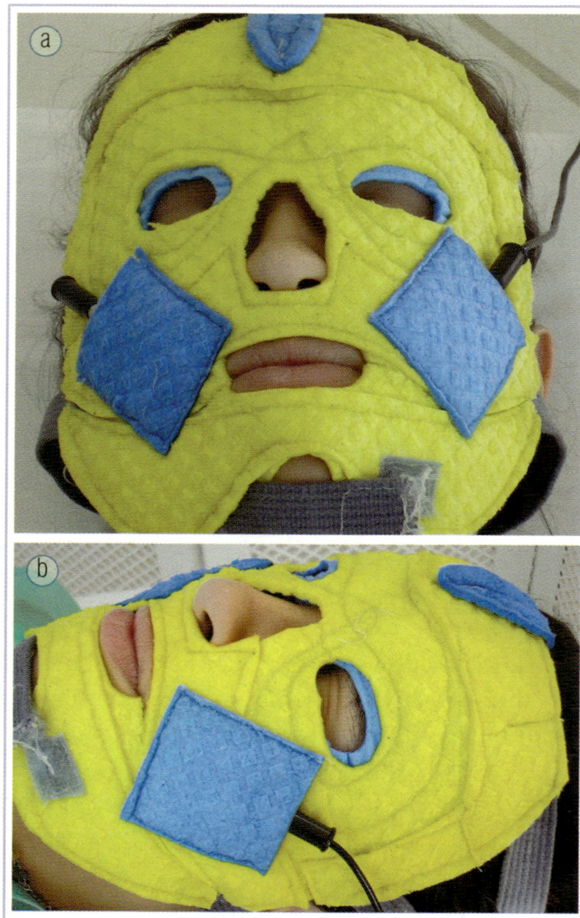

Figura 11.8 a-b Eletrodo em forma de máscara.

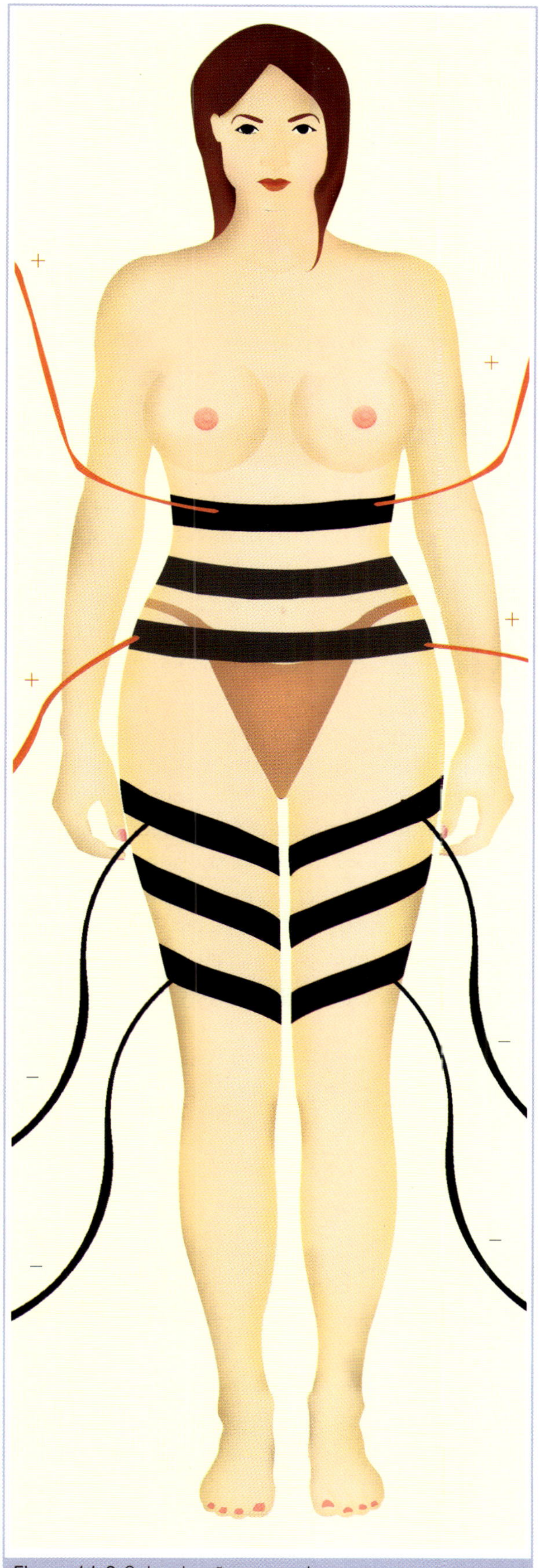

Figura 11.9 Galvanização corporal.

Autoadesivo

Em virtude de aderir uniformemente à pele, minimiza os problemas de concentração de corrente em alguns pontos da pele. Entretanto, é pouco utilizado na Fisioterapia dermato-funcional por apresentar impossibilidade de uso para a iontoforese.

Eletrodos para galvanização corporal

Utilizam-se faixas confeccionadas com um material capaz de reter líquidos e eletrodos em forma de "tiras" ou "faixas" com elevada condutividade elétrica (confeccionadas normalmente com borracha de silicone). As faixas podem ser molhadas com água ou algum material iontoforético. Devemos utilizar uma faixa para a parte superior e outra diferente para a parte inferior, verificando para que não haja contato entre elas. Os eletrodos da corrente galvânica devem ser conectados de maneira que um polo esteja na parte superior e outro na parte inferior. Normalmente a intensidade da corrente é de cerca de 5 mA, e o tempo de aplicação, 30 min. Esta técnica de aplicação é normalmente utilizada para tratar coxas e abdômen (Figura 11.9).[17]

Dosimetria

Densidade de corrente é a intensidade da corrente dividida pela área do eletrodo (mA/cm^2) utilizado na região a ser tratada. Ela pode ser limitada pela tolerância da pele. Leitão e Leitão[4] orientaram que a dosagem ideal da corrente galvânica gira em torno de 0,5 mA a 1,0 mA por cm^2 de área do eletrodo. Já Robinson et al.[6] indicaram que a corrente não deve exceder 0,5 mA/cm^2 no cátodo e 1,0mA/cm^2 no ânodo. Entretanto, entendemos que este valor usado na prática torna a corrente muito intensa, submetendo o paciente a sérios riscos de lesões por queimadura. Alguns autores[1,8] sugeriram a utilização de valores de intensidade entre 0,1 mA/cm^2 e 0,3 mA/cm^2 como intensidade segura. Neste caso, em nossa prática clínica, verificamos que, dependendo da área física do eletrodo, esta dose pode ser utilizada sem risco. Soriano et al.[17] orientaram que não devemos utilizar intensidade acima de 0,05 mA para cada cm^2 de área do eletrodo (exemplo: se o eletrodo tiver 100 cm^2, a intensidade máxima tolerável será de 5 mA (100 x 0,05 = 5 mA).

Aceitamos estes valores como os mais seguros para o uso com mínimo risco de queimaduras).

Apesar dos relatos encontrados na literatura associando a dosagem à área física do eletrodo, na prática clínica é comum o uso de intensidades entre de 0 mA a 20 mA, independentemente da área do eletrodo, tendo por base a sensação de formigamento referida pelo paciente. Não recomendamos este procedimento, pois, em casos de alteração de sensibilidade, essa escolha poderia causar lesões por queimadura em virtude de não terem sua ocorrência referida pelo paciente durante a aplicação da corrente.

IONTOFORESE

A iontoforese, segundo Ciccone,[18] é o uso de corrente contínua para aumentar a administração transcutânea de substâncias ionizáveis. No processo iontoforético, a corrente, originária do aparelho, é transferida do eletrodo para a pele por meio da solução de agentes ativos.

Os íons do agente ativo são carreados para a pele, através da repulsão contínua e movimentação do agente ativo por onde haja caminhos, como poros, e possivelmente através de frestas do estrato córneo rompido.[19]

A finalidade terapêutica da iontoforese dependerá das características das substâncias utilizadas.[2,3] Não devemos esquecer, porém, que o galvanismo (efeitos polares da CC) sempre estará presente e poderá influenciar nos efeitos da iontoforese.[3,8] As substâncias utilizadas se encontram em forma de soluções ionizáveis e, diante do campo elétrico da corrente contínua, são movimentadas de acordo com sua polaridade, assim como da polaridade do eletrodo ativo.

Bases físicas

Lei de Du Fay

"Cargas de mesmo sinal se repelem e cargas de sinais diferentes se atraem." Baseado nisso, Starkey[15] relatou que, por meio de um processo eletro-osmótico, os íons são atraídos para o polo de carga oposta e repelidos do polo com a mesma carga. Portanto, os íons positivos (cátions) são repelidos pelo polo positivo (ânodo) e atraídos pelo polo negativo (cátodo); enquanto os íons negativos (ânions) são repelidos pelo polo negativo e atraídos pelo polo positivo.

Assim, os efeitos polares da CC irão promover um movimento constante das partículas nos tecidos e subsequente desvio de íons na direção dos eletrodos de cargas opostas. Isso fará que os íons aplicados sob os eletrodos de polaridade igual à da substância terapêutica se movam para dentro dos tecidos. Dessa forma, a substância utilizada na solução é introduzida no local desejado.[1,2,3]

De acordo com estes conceitos, colocamos como regra básica para a introdução da solução iônica o uso de qualquer substância terapêutica iontoforética sob o eletrodo de mesma polaridade.

Experiência de Chatzk

Uma das experiências de Chatzk tinha o objetivo de demonstrar a migração iônica e os fenômenos de eletrólise por ação de corrente galvânica. Foi utilizada uma batata, em cuja superfície se fez um sulco, colocando em seu interior iodeto de potássio, e foram acoplados eletrodos de corrente galvânica nas suas extremidades, de maneira que a corrente passasse através do sulco onde estava a solução de iodeto de potássio. Ao final de certo tempo, ao retirar-se os eletrodos, foi verificado que a superfície da batata, sob o polo positivo, estava azulada, e no negativo não houve mudança na coloração. Este resultado provou que houve a eletrólise, onde o iodo foi separado do potássio, e também ocorreu a migração iônica, pois a coloração azul sob o polo positivo ocorreu em razão da reação do amido da batata com o iodo que, depois de separado, migrou para o ânodo.

Experiência de Leduc

Stephane Leduc (1853-1939) foi um pioneiro no estudo da iontoforese e introduziu o termo "iontoterapia". Muitas vezes, é apontado como seu criador, pela popularidade que deu à técnica no início do século XX, com uma experiência que demonstrou a penetração de íons através da pele animal. Esta experiência consistiu no uso de dois coelhos para comprovar introdução de drogas através da iontoforese. Num dos coelhos, "A", acoplou o eletrodo de polo positivo da corrente galvânica (ânodo) e sob este colocou sulfato de estricnina, que possui polaridade positiva. No outro coelho, "B", foi colocado o eletrodo de polaridade negativa (cátodo), e sob este, cianureto de potássio, que possui a mesma polaridade. Para o fechamento do circuito elétrico, foram colocados eletrodos ligando os coelhos, tendo água sob eles (Figura 11.10). Após certo tempo de aplicação, foi verificado que o coelho "A" apresentou convulsões tetânicas com espasmos que o levaram à morte, e o coelho "B" morreu de envenenamento cianídrico. Leduc reproduziu o experimento, invertendo a polaridade da corrente galvânica, e os coelhos não sofreram nenhuma reação. Esta experiência demonstrou que a substância é transportada para o interior dos tecidos dependendo da polaridade do íon e do eletrodo sob o qual é colocada a substância.[8,11,17]

Li et al.[20] realizaram estudos para avaliar a eficácia e segurança da iontoforese na administração de uma potente dopamina agonista, a R-apomorfina, em combinação com surfactante, em pré-tratamento de pacientes com mal de Parkinson avançado. *Patches* com a substância foram aplicados em 16 pacientes por três horas, com 250 microamperes/cm^2. Destes pacientes, oito foram tratados acrescentando-se um surfactante na fórmula inicial. Os efeitos farmacocinéticos e farmacodinâmicos sistêmicos e locais foram avaliados posteriormente. A concentração no plasma *versus* o tempo de aplicação da iontoforese foi descrito como bem-sucedido para um novo modelo farmacocinético. O modelo sugeriu que apenas 1,9% da dose foi liberada a partir do *patch* colocado na pele. Os pacientes tratados com a fórmula contendo surfactante mostraram aumento da biodisponibilidade estatisticamente significante.

Em um estudo realizado com dois pacientes com severa hiperidrose palmar tratados com botox por meio de iontoforese, observou-se que, apesar de a molécula botulínica ter sido considerada muito grande para atravessar a pele através da iontoforese, o estudo foi bem-sucedido, mostrando uma possibilidade de tratamento que pode poupar o paciente das injeções doloridas de botox e dos procedimentos cirúrgicos muitas vezes necessários nos casos severos.[21]

Nugroho et al.[22] estudaram a viabilidade de transferência dérmica por iontoforese de dopamina agonista (5-OH-DPAT) *in vitro*. Foi encontrado, neste caso, um aumento linear da concentração da droga, provando a conveniência de administração da substância de tratamento na terapia da doença de Parkinson, mostrando uma forma promissora de tratamento.

Zhou et al.[23] observaram o efeito da iontoforese com ervas da Medicina tradicional chinesa no tratamento de fraturas ósseas. Foram tratados coelhos com fratura tibial, e o resultado foi 100% de consolidação da fratura, tanto no grupo-teste como no grupo-controle. Porém, no grupo-teste, em que foi realizada iontoforese com as ervas, a consolidação e formação de calo ósseo surgiu em 10% antes que o grupo-controle.

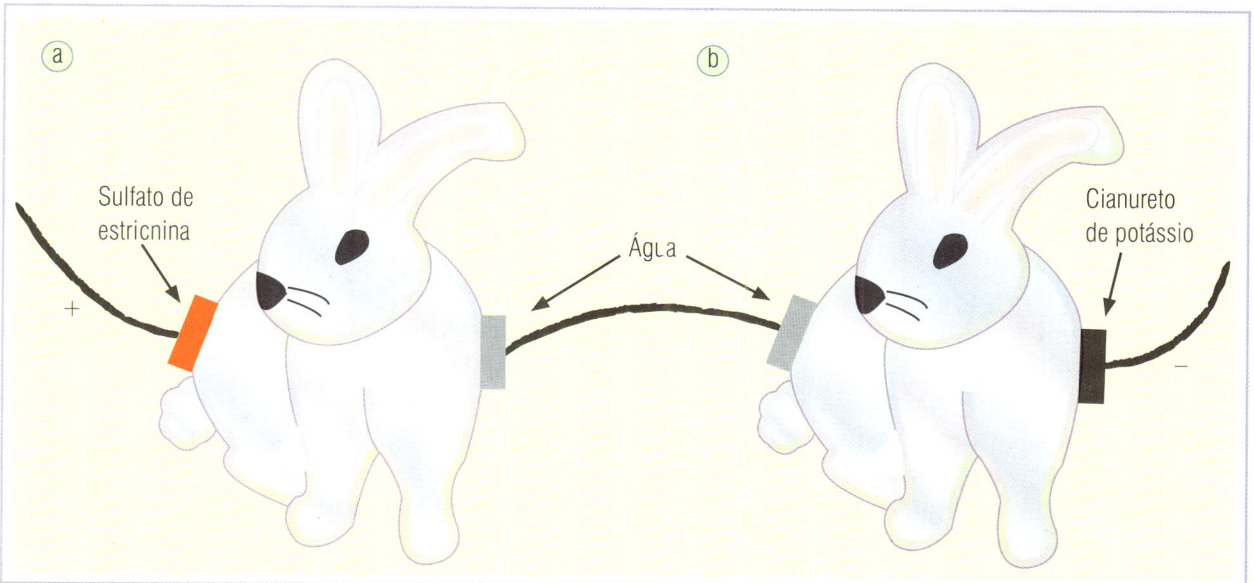

Figura 11.10 a-b Experiência de Leduc.

Foi avaliada a eficácia da iontoforese de dexametasona, lidocaína e verapamil para tratar a doença de *Peyronie*. Ocorreu redução da dor em 96% dos pacientes, diminuição das placas em 43% e melhora do desvio do pênis em 37% dos tratados. A melhora da função sexual foi observada em 44% dos pacientes. O benefício da terapia por iontoforese foi mais pronunciado nos pacientes com histórico recente da doença. Por causa da melhora do aspecto da superfície peniana e da melhora do quadro álgico, a terapia por iontoforese foi bem-tolerada e aceita por todos os pacientes.[24]

Diversas substâncias podem ser utilizadas para iontoforese em tratamentos cosméticos, dentre elas, substâncias aniônicas, administradas no cátodo, como os ácidos láctico, glicólico e salicílico (indicadas para tratamentos de rejuvenescimento da pele), o ácido retinoico (indicado para acne e cicatrizes), os ácidos cafeico, lipólico, nicotínico (utilizados no tratamento da celulite) e vitaminas como o ácido ascórbico (usado para clarear a pele). As substâncias catiônicas (introduzidas iontoforeticamente pelo ânodo), como os aminoácidos e peptídeos, também são utilizados em iontoforese, desde que seu pH permaneça em estado iônico, embora outros ativos não iônicos, ainda que hidrossolúveis, também possam ser administrados no ânodo.[19]

Huh et al.[26] relataram um tratamento para distúrbios de pigmentação onde foi iontoforizada uma forma ativa de vitamina C (ascorbilfosfato de magnésio, MAP) a 3,6% por 12 semanas, o que resultou em uma grande redução da pigmentação em relação à região não tratada. Foi utilizada a vitamina C (MAP) por sua conhecida ação de inibir a formação de melanina e reduzir a melanina oxidada. Contudo, a vitamina C não penetra facilmente na pele, e por isso foi utilizada a forma ativa MAP, que facilita esta penetração.

Técnica de aplicação

Segundo alguns autores,[1,2,11,27] em virtude de a corrente contínua produzir reação ácida no ânodo e alcalina no cátodo, e consequentemente, influenciar no pH da pele (que possui características ácidas, pH de 4,5 a 5,5), o transporte da solução ionizável também pode sofrer alteração em virtude dessa influência no pH da pele sob o eletrodo onde a solução é aplicada. Os autores, porém, não relataram quanto essas alterações de pH no eletrodo de transferência podem interferir na iontoforese, e como seria essa interferência. Tamarkin[19] relatou que o pH é fator determinante para a atividade iontoforética. Segundo o autor, é preferível manter o pH próximo a sete, pois em pH baixo os íons de hidrogênio se elevam induzindo uma vasodilatação pela ativação de fibras C, indesejável porque esta reação vascular pode ocasionar inflamação.

De acordo com Low e Reed,[1] a transferência de íons irá acontecer principalmente nos dutos das glândulas sudoríparas, e em menor extensão, nos folículos pilosos e nas glândulas sebáceas. Os efeitos da substância iontoforizada poderão ser locais (sob o eletrodo) ou sistêmicos, uma vez que, após a transferência, a substância irá se misturar através dos tecidos por meio da corrente sanguínea. Salgado,[28] entretanto, relatou que a taxa dessa difusão é tal que o produto ionizado tende a permanecer mais concentrado dentro dos tecidos diretamente subcutâneos ao local de introdução e progressivamente menos concentrado nos tecidos mais profundos e nos periféricos ao local de tratamento.

É importante observar que, apesar da demonstração de que é possível obter efeitos sistêmicos por meio da iontoforese, na prática ambulatorial, estes não são buscados como objetivo principal.[1,16,18]

A ação da corrente galvânica ocorre em nível superficial. Essa característica também está presente na ação da iontoforese. Starkey[15] relatou que essa técnica libera a medicação em profundidades que variam de 6 mm a 20 mm. Para minimizar o caráter de superficialidade, objetivando introduzir o produto ionizável a um nível mais profundo, o eletrodo dispersivo, segundo Winter[29], deve ser utilizado da seguinte maneira: em tratamentos faciais, sob o ombro direito ou fixado no braço direito; e em tratamentos corporais, numa área oposta àquela que será tratada.

É possível calcular a quantidade de substância introduzida pela iontoforese usando a fórmula *T x I x EEQ*, em que T é o tempo em horas, I é a intensidade em amperes e EEQ (valor padrão) é o equivalente eletroquímico da substância.[3] Slabaugh e Parsons[30] mostraram que o EEQ é a razão entre o equivalente em gramas do material e a constante de Faraday.

Na dosimetria da iontoforese, normalmente são utilizadas intensidades de corrente iguais às usadas na corrente galvânica convencional, tendo somente a preocupação com a sensibilidade do paciente para que não haja lesão por superdosagem. Entretanto, este procedimento torna a terapêutica sujeita a erros metodológicos, comprometendo a eficácia da introdução dos íons, pois os comportamentos eletroforéticos das substâncias contidas nas formulações iontoforéticas são diferentes, obrigando o emprego de dosagens específicas para cada produto ionizável, que devem ser relacionadas ao tempo de aplicação.

Alguns autores[1,10,15] relataram que a dose da solução iontoforética liberada durante o tratamento é medida em miliamperes-minuto (mA x min), ou seja, é a "amperagem da corrente multiplicada pela duração do tratamento". Isso pode ser aplicado, por exemplo, se a dosagem recomendada para uma determinada substância terapêutica for de 36 mA x min. Podemos modular no aparelho de várias formas:

- 1 mA por um tempo de 36 min (1 mA x 36 min = 36 mA - min).
- 2 mA por um tempo de 18 min (2 mA x 18 min = 36 mA - min).
- 3 mA por um tempo de 12 min (3 mA x 12 min = 36 mA - min).
- 4 mA por um tempo de 9 min (4 mA x 9 min = 36 mA - min) etc.

Repare que, quando aumentamos a intensidade, diminuímos o tempo de aplicação. Essa relação tem de ser bem observada, pois há uma tendência a se utilizar doses baixas para evitar queimaduras e pouco tempo de aplicação para não ocupar por muito tempo o espaço de atendimento; isso faz a eficácia da iontoforese diminuir bastante.

Guirro e Guirro[8] relataram que o emprego da iontoforese na clínica dermato-funcional apresenta-se, atualmente, bastante limitado. Isso talvez ocorra pela escassez de experimentos que fundamentam cientificamente as dosagens ótimas de substâncias específicas, relacionando-as ao tempo de aplicação e à intensidade da corrente.

Soriano et al.[17] relataram que tanto a intensidade de corrente por cm^2 do eletrodo como a polaridade do produto e a duração da sessão são dados que o fabricante do produto ionizável deve informar, já que estes parâmetros dependem das características específicas do produto a ser introduzido, como seu tamanho molecular, seu comportamento eletroforético etc. Entretanto, em nenhum caso, a intensidade indicada deverá ultrapassar o limiar doloroso da pessoa em tratamento. Em caso de risco, devemos diminuir a intensidade da corrente e aumentar, proporcionalmente, a duração da sessão. Por exemplo, para uma substância que se deve introduzir a uma intensidade de 4 mA, durante dez minutos, obter-se-iam os mesmos efeitos utilizando-se 2 mA de intensidade por 20 minutos.

Quanto à concentração da substância ionizável, alguns autores[8] informaram que devem ser pequenas, cerca de 1% a 3%, pois são mais efetivas que concentrações maiores. Entretanto, a análise anterior da fórmula que permite o cálculo da quantidade de substâncias difundidas mostra que a concentração não é importante.

Alguns itens são descritos[1,8,9,28,31] como desvantagens do processo de iontoforese na Fisioterapia dermato-funcional:

- O estrato córneo é a principal barreira para a transferência de substâncias através da pele para o interior dos tecidos. Isso dificulta a permeação dos íons em nível mais profundo.
- Há ausência de cosméticos com comprovação experimental para a iontoforese, acerca da dosimetria em miliamperes por minuto, pois a intensidade da corrente e o seu tempo de aplicação constituem fatores óbvios, que impõem um limite nas possibilidades desse tipo de terapia.
- A quantidade eficaz do cosmético introduzido é difícil de ser determinada. Portanto, há a possibilidade de uma concentração da medicação aquém da terapêutica alcançar o tecido-alvo.
- Certas substâncias produzem resultados não confiáveis, podendo surgir dúvidas sobre até que ponto ela está sendo, de fato, introduzida nos tecidos.
- Os fenômenos eletrosmóticos auxiliam na penetração dos cátions pelo arraste passivo e dificultam na dos ânions, que devem exercer deslocamento contrário ao das moléculas de água.

Encontramos no mercado substâncias contendo íons de ambas as polaridades (substâncias anfóteras), cuja ionização deve ser feita, segundo os fabricantes, de forma sequencial numa mesma sessão ou seja, inicialmente utiliza-se uma polaridade para a introdução de uma parte dos íons, em seguida, inverte-se a polaridade da corrente no eletrodo ativo para a introdução da outra parte de íons. Neste caso, normalmente a intensidade de corrente e o tempo de aplicação recomendados são os mesmos para a introdução das duas partes da solução ionizável.

Recomendamos agir com cautela ao optar por esse tipo de cosmético, pois não encontramos respaldo científico na literatura que apoiasse essa técnica. Além disso, pelo fato de as empresas de cosméticos ainda não apresentarem valores pesquisados da dosimetria iontoforética, relacionando a intensidade de corrente por cm^2 de eletrodo com o tempo de aplicação, acreditamos que a eficácia dos protocolos recomendados pelas empresas fabricantes de cosméticos esbarre nas características eletroforéticas de cada parte da solução ionizável a ser permeada; e isso pode influenciar a capacidade de permeação dos íons pela corrente contínua, tornando a ionização heterogênea, gerando insucessos terapêuticos.

A iontoforese apresenta, como vantagem principal, a ação localizada da substância terapêutica. O produto ionizado se concentra em uma área localizada, em vez de ser absorvido no trato gastrointestinal, resultando em sua liberação local e não sistêmica. Não passa pelo fígado, o que reduz sua decomposição metabólica. O cosmético, ao ser introduzido em áreas específicas do corpo, reduz de maneira significativa os efeitos colaterais sistêmicos dos medicamentos administrados por via oral, além de ser evitado o dano tecidual produzido pela introdução de uma agulha.[8,28,32]

Segundo Winter,[29] devemos preparar a pele antes do procedimento iontoforético, e esse procedimento dependerá do tipo de pele a ser tratada. Nas peles seborreicas, podemos realizar desincrustação, esfoliação e *peeling* com o objetivo de desengordurar a pele, minimizando barreiras físicas à penetração do produto. Nas peles alípicas, podemos prover aquecimento por raios infravermelhos, compressas úmidas e quentes, vapor não ozonizado (Figura 11.11) e massagem, tudo com o objetivo de favorecer a absorção da solução iontoforética.

O uso de eletrodos para a técnica de iontoforese é similar à da corrente galvânica. Entretanto, na prática de procedimentos estéticos, o uso do rolo (eletrodo "dinâmico") como eletrodo ativo é bastante comum. Nesse caso, o cosmético é gotejado sobre a pele e o rolo é deslizado por sobre ele para viabilizar a sua penetração (Figura 11.12). Apesar disso, não recomendamos o uso de eletrodos "dinâmicos" na iontoforese, em virtude da inconstância na transmissão da corrente e introdução do cosmético no mesmo local, pois, pelo fato de o eletrodo ativo não ficar estacionado, a concentração de corrente elétrica diminui em determinadas áreas da pele, diminuindo o poder de permeação do produto ionizável. Somando-se a isso, o uso de produtos cosméticos sem a informação da dosimetria em miliamperes por minuto, como citado anteriormente, prejudica ainda mais essa permeação cutânea. Segundo Ferreira et al.,[33] o uso de eletrodos móveis (tipo "rolinho") para a permeação de sulfato de estricnina só se mostrou eficaz usado por maior tempo de tratamento (tempo três vezes maior). Os autores relataram ainda que, em comparação com o

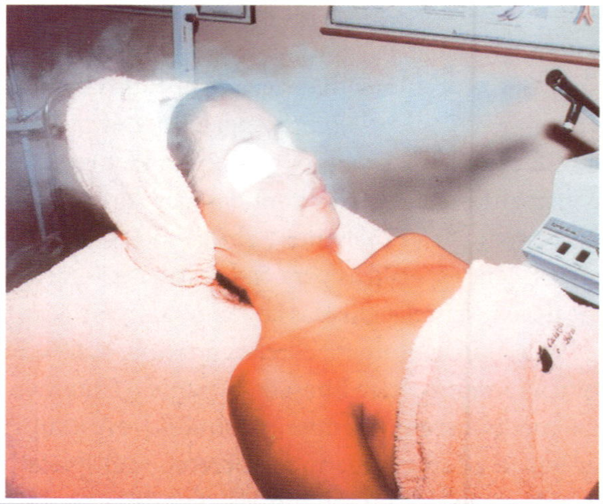

Figura 11.11 Uso de vapor não ozonizado para preparação da pele para a iontoforese.

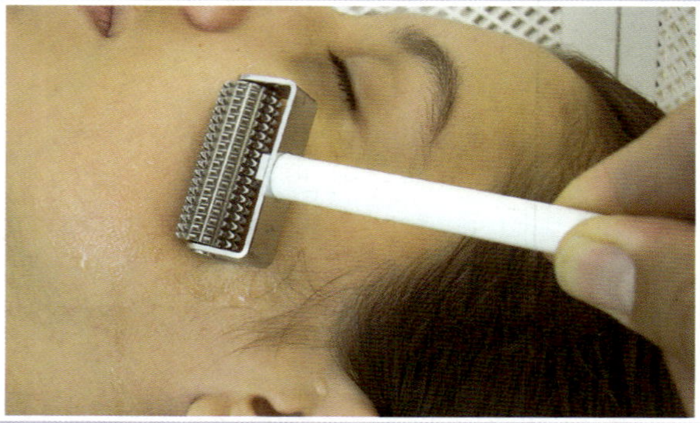

Figura 11.12 Iontoforese com eletrodo em forma de rolo (notar o cosmético gotejado na pele).

eletrodo fixo, os eletrodos móveis se mostraram pouco eficazes.

As causas mais comuns de queimaduras nas aplicações de iontoforese são a resistência da pele, a esponja e/ou algodão do eletrodo secos, o mau contato do eletrodo com a pele (às vezes, pelo uso de pouco gel de contato) e a intensidade da corrente alta.[8] A extensão dessas lesões também dependerá da densidade da corrente, da absorção da substância utilizada e do tempo total de tratamento.[1,3]

Existem aparelhos próprios para a iontoforese construídos com características de segurança para reduzir o risco de queimaduras, características essas que não são encontradas nos aparelhos comuns. Esta propriedade de segurança faz os aparelhos desligarem automaticamente quando a impedância do tecido torna-se excessivamente alta, ou se for desconectada a área de contato.[5]

Recentemente, foi desenvolvido um método de tratamento por iontoforese em que são utilizados eletrodos do tipo *patch*, constituídos de um dispositivo descartável e contendo uma bateria acoplada, capaz de prover um fluxo estável de corrente para a introdução de soluções medicamentosas por um período de tempo predeterminado, desligando automaticamente, chamados de aparelhos microeletrônicos. Na Figura 11.13, observa-se um modelo de *patch* para iontoforese, onde seu *design* e o baixo nível de corrente requerido (microamperes) permitem que a impedância seja praticamente eliminada e o paciente receba uma dose de 80 mA por minuto, por cerca de 24 horas, em cada sessão de tratamento. O *patch* é preenchido com a medicação e colocado diretamente sobre a região a ser tratada, e o paciente vai para casa com ele. É flexível, fácil de aplicar, pode ser usado transversalmente às articu-

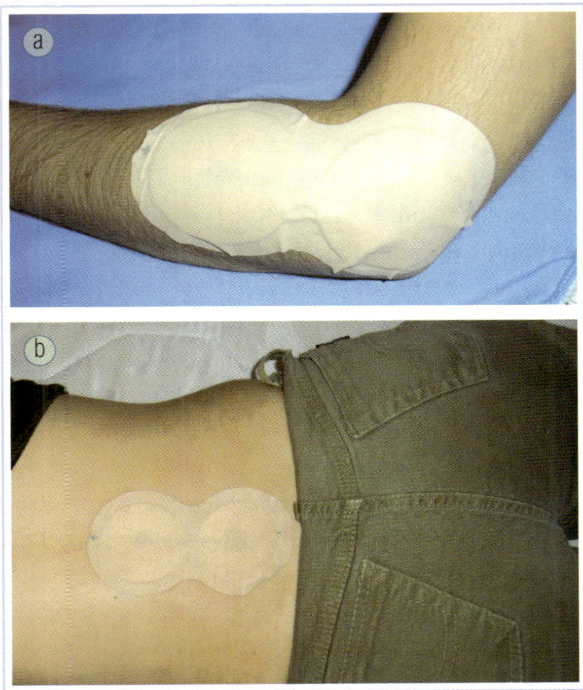

Figura 11.13 a-b Modelo de *patch* (IontoPatch®) usado em tratamentos fisioterapêuticos usuais.

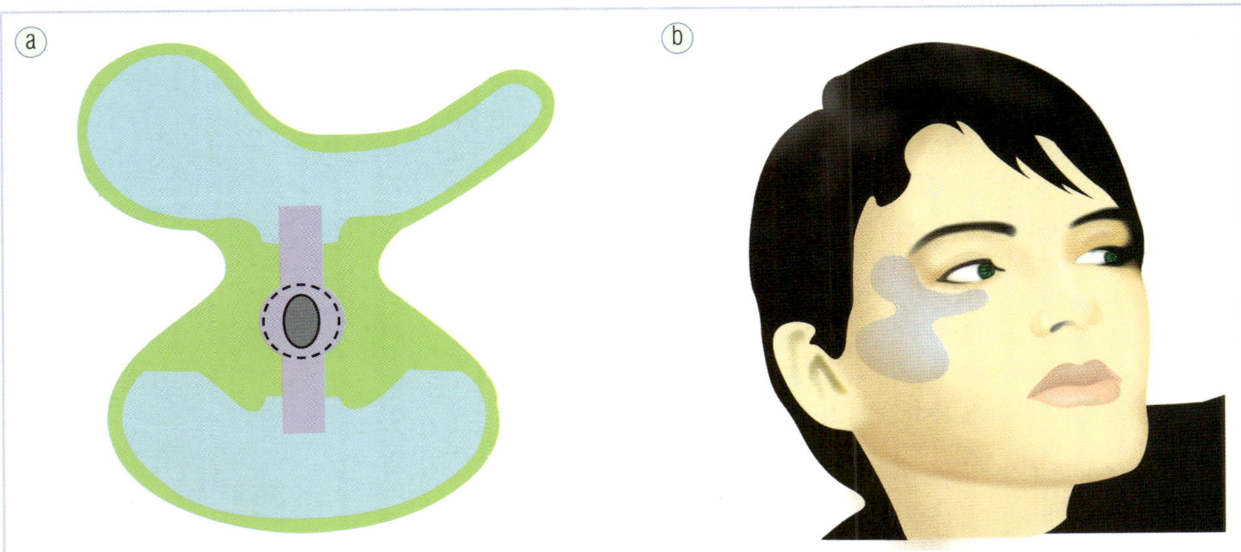

Figura 11.14 a *Patch Vitalizers* formado por uma bateria fina e flexível (no centro) e dois eletrodos revestidos por hidrogel; e 11.14 b Posicionamento do *patch* na área do rosto (notar o acoplamento aos contornos do rosto) (Tamarkin[19]).

lações ou em áreas que requerem contorno e não limita os movimentos dos pacientes.

Tamarkin[19] relatou outros tipos de *patch*, fabricados em Israel, usados em tratamentos cosméticos: *Patch Enhancers*® e *Patch Vitalizers*®. O autor revelou ainda que o *Patch Enhancers* pode acelerar o carreamento tópico de loções, géis, séruns e outras formulações cosméticas. Um estudo controlado, em humanos, usando o *Patch Enhancers* e ascorbilfosfato de magnésio (MAP) a 3% (em gel) e aplicado por seis semanas revelou redução média de 50% no tamanho da mancha de uma área pigmentada e redução de 60% da intensidade do pigmento em 42 dias, e esses efeitos foram notados depois de sete dias de tratamento, sendo os resultados deste 300% melhores do que os resultados obtidos aplicando-se a mesma substância passivamente sobre a pele.

O *Patch Vitalizers*® (Figura 11.14) é um hidrogel idealizado para uma superidratação, que proporciona efeito imediato de redução de rugas e alisamento da pele. Um estudo clínico realizado em dezenas de voluntários mostrou que um único tratamento de vinte minutos usando este *patch* resultou na redução visível do número e da profundidade das rugas abaixo dos olhos e dos "pés de galinha"; efeito este notado imediatamente após a retirada do *patch*, com duração de 24 horas. Este estudo evidenciou que a continuidade do tratamento pode levar a resultados duradouros.[19]

Esses *patches* cosméticos foram elaborados para serem autoaplicáveis, de uso domiciliar, sem a necessidade de treinamento ou conhecimento específico prévio do usuário. Podem ser usados em inúmeros tratamentos cosméticos, incluindo: antienvelhecimento, rugas, manchas, firmador da pele, hidratação, adstrição, esfoliação e redução da celulite.

Na Figura 11.15 visualizamos o uso do *Patch Power Lift*®, que, após vinte minutos de uso, amenizou rugas perioculares (Figura 11.16).

Efeitos fisiológicos e terapêuticos

Segundo Low e Reed,[1] os efeitos fisiológicos e terapêuticos da iontoforese dependem da natureza das substâncias introduzidas e da natureza do problema a ser tratado.

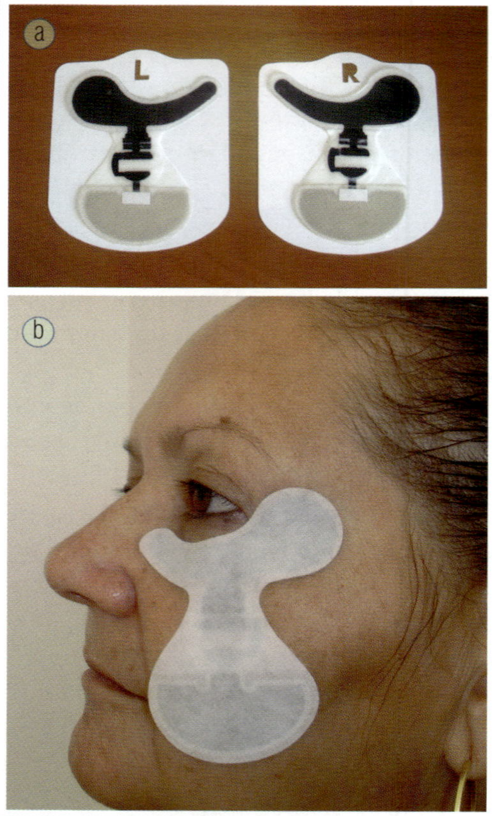

Figura 11.15 a-b Patch Power Lift® para rugas perioculares (a); posicionamento do patch para tratamento de rugas ao redor dos olhos (b).

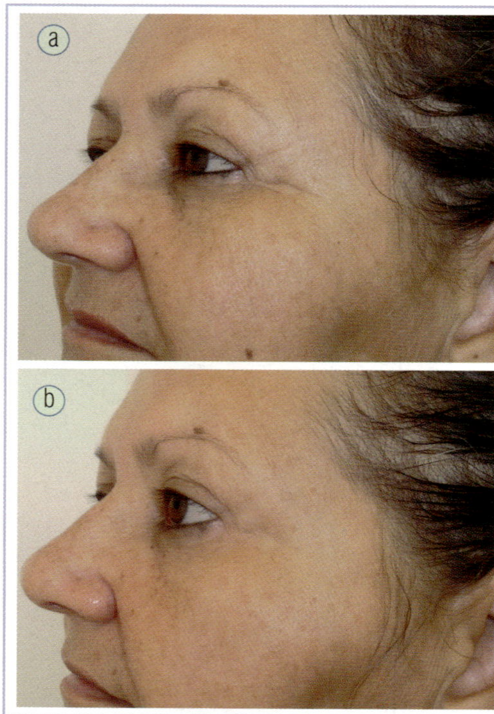

Figura 11.16. Resultado do tratamento de rugas perioculares com uso do patch Power Lift®.

Quadro 11.1 Sustâncias utilizadas em iontoforese, com suas respectivas indicações

Solução iontoforética	Polaridade	Ação/Indicação
Ácido hialurônico hexosamina a 0,2%	Negativa	Flacidez cutânea
Ácido pantotênico a 5%	Positiva	Queda de cabelo
Aminoácidos	Positiva	Ceratinização da pele e ação sobre os fibroblastos
Benzedamina ClH	Positiva	Anti-inflamatório, celulite
Citrato de potássio a 2%	Negativa	Anti-inflamatório
Cloreto de sódio	Negativa	Hidratação para peles envelhecidas
Endometacina C	Negativa	Celulite
Extrato de hamamélis	Positiva	Adstringente/antisséptica (couperrose e acne)
Extrato de hera	Positiva	Antiedematoso (celulite e estrias)
Fosfatase alcalina	Negativa	Envelhecimento cutâneo e respiração celular
Hialuronidase	Positiva	Antiedematosa, linfoedema, celulite
Infusão de sálvia	Positiva	Adstringente e antisséptica (seborreia e hiperidrose)
Iodo a 4%	Negativa	Esclerótico e bactericida
Óxido de zinco a 2%	Positiva	Cicatrizante
Poliéster sulfúrico de mucopolissacarídeo	Negativa	Desidratação e flacidez cutânea
Solução hidroetanólica a 10% (própolis)	Positiva	Antisséptica e cicatrizante
Thiomucase (hialuronidase)	Negativa	Anticelulítico, despolimerizante

Indicações em Fisioterapia dermato-funcional

Apesar das muitas evidências da eficácia clínica da iontoforese, suas qualidades, o baixo custo e a não invasividade, ainda assim parecem faltar estudos científicos sistemáticos da aplicação das diversas substâncias, principalmente na área estética. Entretanto, alguns tratamentos têm sido bem-sucedidos, como o uso de um anticolinérgico, como o brometo de glicopirrônio, no combate à hiperidrose nas palmas das mãos, nas plantas dos pés e nas axilas. Outras formas de uso muito promissoras são o tratamento de cicatrização e melhora da qualidade de tecidos cicatrizados poucos extensíveis, utilizando iontoforese com iodo e cloro, e também a redução de edema com uso de hialuronidase.[1]

As indicações se baseiam na finalidade terapêutica da substância utilizada. Compilando a experiência de alguns autores,[8,17,29] elaboramos o Quadro 11.1, com algumas sugestões de tratamento em Fisioterapia dermato-funcional.

Verificamos, pelo Quadro 11.1, que normalmente, os relatos dão conta do tipo de substância utilizada, de sua polaridade e da indicação, entretanto não é comum encontrarmos informações sobre as dosagens (intensidade em mA) relacionando-as ao tempo de aplicação. No entanto, verificamos na Tabela 11.1 que Zaragoza e Rodrigo[16] chegaram próximo a este fim quando associaram o uso de alguns produtos compostos às dosagens, associando a intensidade de corrente com o tempo de aplicação. Entretanto, notamos que os autores tabularam a intensidade total, deixando ao aplicador as preocupações com a área do eletrodo.

Tabela 11.1 Sustâncias utilizadas em iontoforese, com suas respectivas doses, tendo por base a intensidade de corrente e o tempo de aplicação

Composição do Produto	Polaridade	Intensidade	Tempo de aplicação
Derivado hidrossolúvel de rutina extrato de *fucus vesiculosus* (alga)	Negativa	Mínimo 5 mA	20 min a 25 min
Derivado orgânico de silício manuronato (alga)	Negativa	4 mA a 6 mA	30 min
Hera Algas marinhas Substâncias biológicas	Negativa	Máximo 4 mA	20 min a 25 min
Concentrado de algas Oligoelementos	Negativa	5 mA	30 min
Extrato de algas Oligoelementos	Positiva (pH = 6)	0,02 mA/cm^2 a 0,05 mA/cm^2	15 min a 20 min

Fonte: Zaragoza e Rodrigo.[16]

CONTRAINDICAÇÕES

A principal preocupação no uso da iontoforese deve ser com a técnica de aplicação. A aplicação inadequada da técnica, como a colocação do produto a ser ionizado maldistribuído sob o eletrodo, o uso de uma corrente maior do que a área do eletrodo ou a falta de limpeza prévia da região que será tratada pode causar irritações ou queimaduras químicas.[1,16]

Outra preocupação importante é com o tratamento de pacientes cuja sensibilidade pode estar alterada, seja por lesões, diabetes, drogas anestésicas etc. A baixa resistência da pele lesionada pode ocasionar alteração de condutibilidade e sensibilidade, aumentando assim o risco de queimaduras pelo fato de o paciente não poder referir com precisão a sensação da corrente. Isso também pode acontecer com pacientes que apresentam diminuição da sensibilidade ocasionada por uma patologia prévia como varizes e diabetes ou pelo uso de drogas anestésicas na própria iontoforese. A hipersensibilidade à corrente contínua, onde mesmo diminuindo-se a intensidade o paciente não suporta a corrente, também será uma contraindicação.

Deve-se evitar tratar grandes áreas em uma só sessão, porque podem ocorrer efeitos sistêmicos da substância ionizada.[1,16,18]

Procedimentos terapêuticos não compatíveis com a iontoforese podem ser uma contraindicação relativa ou total. Essa incompatibilidade pode ser decorrente de uma substância e/ou outro tratamento que está sendo utilizado pelo paciente, prévia ou juntamente à iontoforese, como *peelings* abrasivos ou o uso de ácidos que poderão tornar essa pele sensível à corrente, a algumas substâncias, e também poderá aumentar a predisposição a queimaduras.[1,16]

Não devemos realizar iontoforese sobre regiões com implantes metálicos e sobre marca-passo, pois a corrente contínua poderá afetar estes dispositivos.[18]

Alergia medicamentosa ou hipersensibilidade ao medicamento utilizado ou a metais podem contraindicar a iontoforese, dependendo da substância introduzida.

Deve-se impedir tratar tecidos neoplásicos, evitando assim um possível aumento da atividade celular nesse tecido, podendo levar a metástase.

REFERÊNCIAS

1- LOW, J.; REED, A. *Eletroterapia Explicada*: Princípios e Prática. São Paulo: Manole, 2001. p. 39-45; 125.

2- ROBINSON, A. J. Instrumentação para Eletroterapia. In: ROBINSON, A. J.; SNYDER-MACKLER, L. *Eletrofisiologia Clínica*: Eletroterapia e Teste Eletrofisiológico. 2. ed. Porto Alegre: Artmed, 2001. p. 72-3.

3- KAHN, J. *Princípios e Prática de Eletroterapia*. 4. ed. São Paulo: Santos, 2001. p. 119-39.

4- LEITÃO, A.; LEITÃO, V.A. *Clínica de Reabilitação*. São Paulo: Atheneu, 1995.

5- SCOTT, O. Ativação dos Nervos Motores e Sensitivos. In: KITCHEN, S.; BAZIN, S. *Eletroterapia de Clayton*.10. ed, 1. ed. brasileira. São Paulo: Manole, 1998. p. 61-3.

6- ROBINSON, A. J. Conceitos Básicos em Eletricidade e Terminologia Contemporânea em Eletroterapia. In: ROBINSON, A.J.; SNYDER-MACKLER, L. *Eletrofisiologia Clínica*: Eletroterapia e Teste Eletrofisiológico. 2. ed. Porto Alegre: Artmed, 2001. p. 23-8.

7- PRENTICE, W. E. *Modalidades Terapêuticas em Medicina Esportiva*. 4. ed. São Paulo: Manole, 2002. p. 118-30.

8- GUIRRO, E. C. O.; GUIRRO, R. R. J. *Fisioterapia Dermato-Funcional*: Fundamentos, Recursos e Patologias. 3. ed. São Paulo: Manole, 2002. p. 122-33.

9- GUTMANN, A. Z. *Fisioterapia Atual*. São Paulo: Pancast, 1989.

10- HARRELSON, G. L.; WEBER, M. D.; LEAVER-DUNN, D. O Uso das Modalidades na Reabilitação. In: ANDREWS, R.; HARRELSON, G. L.; WILK, K. E. *Reabilitação Física das Lesões Desportivas*. 2. ed. Rio de Janeiro: Guanabara Koogan, 2000. p. 61-95.

11- OLIVEIRA, A. S.; GUARATINI, M. I.; CASTRO, E. S. Fundamentação teórica para Iontoforese. *Rev. Bras. Fisioter.*, São Carlos, v. 9, n. 1, p. 1-7, 2005.

12- MACHADO, C. M. *Eletrotermoterapia Prática*. 3. ed. São Paulo: Pancast, 2002. p. 17-20; 27-9.

13- BISSCHOP, G.; BISSCHOP, E.; COMMANDRÉ, F. *Eletrofisioterapia*. São Paulo: Santos, 2001.

14- SPIELHOLZ, N. I. Estimulação Elétrica do Músculo Desnervado. In: NELSON, R. M.; HAYES, K.W.; CURRIER, D. P. *Eletroterapia Clínica*. São Paulo: Editora Manole, 2003. p. 420-21.

15- STARKEY, C. *Recursos Terapêuticos em Fisioterapia*. São Paulo: Manole, 2001. p. 204-05; 208; 262.

16- ZARAGOZA, J. R.; RODRIGO, P. *Electroestetica*. Espanha: Nueva Estética, 1995. p. 33-43.

17- SORIANO, M. C. D.; PÉREZ, S. C.; BAQUÉS, M. I. C. *Electroestética professional aplicada*: Teoria y práctica para la utilización de corrientes en estética. Espanha: Sorisa, 2000. p. 81-100.

18- CICCONE, C. D. Iontoforese. In: ROBINSON, A. J.; SNYDER-MACKLER, L. *Eletrofisiologia Clínica*: Eletroterapia e Teste Eletrofisiológico. 2. ed. Porto Alegre: Artmed, 2001. p. 297-317.

19- TAMARKIN, D. Uso da Iontoforese para aumento da permeação de cosméticos. *Cosmetics e Toiletries*, Edição em Português, v. 16, n. 6, p. 76-82, 2004.

20- LI, G. L. et al. Transdermal iontophoretic delivery of apomorphine in patients improved by surfactant formulation pretreatment. *J. Control. Release.*, v. 1-3, n. 101, p. 199-208, 2005.

21- KAVANAGH, G. M.; OH, C.; SHAMS, K. Botox delivery by iontophoresis. University Department of Dermatology. The Royal Infirmary of Edinburgh, Scotland, UK. British J. *Dermatol.*, v. 5, n. 151, p. 1093-95, 2004.

22- NUGROHO, A. K.et al. Transdermal iontophoresis of the dopamine agonist 5-OH-DPAT in human skin in vitro. *J. Control. Release.*, v. 2, n. 103, p. 393-403, 2005.

23- ZHOU, F. H.; ZHAO, M. J.; AHAO, H. Y. Iontophoresis with traditional chinese herbal medicine accelerates the healing of bone fracture. *Academic Journal of The First Medical College of PLA.*, v. 6, n. 24, p. 708-10, 2004.

24- RIEDL, C. R. et al. Iontophoresis for treatment of Peyronie's disease. *Ann. NY Acad. Sci.*, n. 25, p. 390-401, 1949.

25- GUDEMAN, S. D. et al. Treatment of plantar fasciitis by iontophoresis of 0.4% dexamethasone. A randomized, double-blind, placebo-controlled study. *Am. J. Sports Med.*, v. 3, n. 25, p. 312-16, 1997.

26- Huh, C. H. et al. A randomized, double-blind, placebo-controlled trial of vitamin C iontophoresis in melasma. *Dermatology*, v. 4, n. 206, p. 316-20, 2003.

27- Alon, G. Os princípios da Estimulação Elétrica. In: Nelson, R. M.; Hayes, K. W. *Eletroterapia Clínica*. 3. ed. São Paulo: Manole, 2003. p. 76-117.

28- Salgado, A. S. I. *Eletrofisioterapia*: Manual Clínico. Londrina: Midiograf, 1999.

29- Winter, W. R. *Eletrocosmética*. 3. ed. [S. l]: Vida Estética, 2001. p. 93-5; 116-29.

30- Slabaugh, W. H., Parsons, T. D. *Química Geral*. Rio de Janeiro: Livros Técnicos e Científicos, 1981. p. 234-5.

31- Harris, P. R. Iontophoresis: clinical research in musculoskeletal inflammatory conditions. *J. Orthop. Sports Phys. Ther.*, n. 4, p. 109, 1982.

32- Henley, E. J. Transcutaneous drug delivery: iontophoresis, phonophoresis. *Crit. Rev. Phys. Rehabil. Med.*, n. 2, p. 139, 1991.

33- Ferreira, A. S. et al. Estudo da viabilidade da iontoforese na infusão de medicamentos, utilizando eletrodos móveis. *Fisioter. Bras.*, v. 8, n. 6, nov./dez. 2007.

Capítulo 12

Desincruste

Objetivos

Fábio dos Santos Borges

Objetivamos, com este capítulo, apresentar um recurso muito utilizado nos procedimentos estéticos na face, mas pouco conhecido pela maioria dos profissionais de fisioterapia. Iniciamos este escrito relatando a ação do desincruste tanto nas peles seborreicas quanto alípicas, no intuito de elucidar seu mecanismo de ação. A seguir, descrevemos as técnicas de aplicação do desincruste, em que o fisioterapeuta dermato-funcional entenderá todo o processo de seu emprego prático. Por fim, abordamos as indicações e contraindicações, a fim de que o leitor tenha condições de discernir acerca de sua aplicabilidade.

Aqueles que têm uma hipersecreção seborreica facial normalmente apresentam aspecto de pouca higiene, desconforto e uma pele esteticamente desagradável. Os recursos para o tratamento das peles seborreicas são inúmeros, e vão desde o uso de cosméticos até aparelhos eletroterapêuticos. Mas a associação desses dois métodos tem produzido melhores resultados. Daí a justificativa do uso do desincruste que se constitui num recurso que associa os efeitos galvânicos da corrente contínua com os cosméticos desincrustantes, e é empregado não só nos casos de peles lipídicas mas até em peles alípicas.

DESINCRUSTAÇÃO

Segundo Winter,[1] o desincruste é um procedimento de ação eletroquímica que tem como objetivo retirar o excesso de sebo das peles exageradamente seborreicas. Miedes[2] relatou que se utilizam os efeitos polares da corrente galvânica para se obter uma limpeza de substâncias gordurosas da pele em profundidade.[2]

A desincrustação executa-se com um aparelho construído para gerar corrente contínua. Portanto, possui como característica o princípio galvânico, isto é, tensão contínua, constante e com polaridade determinada (polo positivo e polo negativo). Atua pelo processo de eletrólise para produzir a substância *desincrustantemente ativa*.[3]

É importante salientar que a desincrustação tem como objetivo estético retirar de forma suave os incrustados na superfície epidérmica, que, em linguagem estética (operacional), reproduz e/ou significa limpar.

AÇÃO

Segundo Winter,[1] a desincrustação é um procedimento indicado para peles exageradamente seborreicas. Portanto, segundo a autora, a desincrustação é inadequada para o tratamento de peles alípicas, pois essas já têm pouca oleosidade e não seria adequado retirar o pouco que há. Este conceito é corroborado por Miedes,[2] que informou que a desincrustação está unicamente recomendada em zonas da pele seborreica. Entretanto, existem fabricantes de cosméticos que oferecem loção desincrustante para pele seborreica e pele alípica.

Silva[3] discordou destes conceitos, alegando que o desincruste resulta, nas peles alípicas, em uma forma de eliminação de detritos orgânicos e inorgânicos assimilados no nível epidérmico (vestígios de maquiagem, bem como sujeiras da atmosfera poluída etc.) que podem produzir obstrução na passagem osmótica de cosméticos a serem aplicados. Essa suave limpeza da epiderme proporciona uma receptividade melhor ao tratamento estético, principalmente para a introdução de ativos através da iontoforese.

Alguns autores[3,4] relataram que para as peles lipídicas, além da reeducação do trabalho das glândulas sebáceas, busca-se a eliminação das secreções sebáceas sem sua retirada total, para que seja evitado o efeito *feedback* (retirando toda a secreção, seria produzida maior quantidade para a compensação).

Com a desincrustação, busca-se também o equilíbrio do pH da pele.[3]

As soluções à base de sódio (usadas normalmente no desincruste) apresentam um pH em torno de 12, o que quer dizer que são altamente alcalinas. A pele normal tem um pH de 4,5 a 5,5, levemente ácido, e uma grande capacidade de amortecer as variações bruscas de pH, porque sua capa ácida contém uma ampla quantidade de ácidos orgânicos, dissolvidos com seus respectivos sais (ácido láctico e lactato, ácido carbônico de pirolidon e seus sais). Apesar disso, convém acelerar-se o processo da normalização do pH, porque uma boa parte do manto hidrolipídico é removido pela desincrustação.[2] Para restabelecer-se rapidamente o pH normal, a pele deve ser lavada após a desincrustação com um cosmético apropriado para este fim.

O desincruste, que pode ser caracterizado por uma assepsia efetuada através da corrente galvânica associada a cosméticos específicos para o tipo de pele tratada, também proporciona um efeito para impedir a penetração de germes ou agentes nocivos.[3]

TÉCNICA DE APLICAÇÃO

O aparelho utilizado no desincruste pode ser qualquer um que emita uma corrente contínua direta (corrente galvânica). Utiliza-se um eletrodo em forma de *gancho* ou *jacaré* como eletrodo ativo. O eletrodo passivo, em forma de placa siliconada de carbono ou de metal, pode ser colocado sob a região escapular ou fixado no braço.

Winter[1] relatou que a intensidade de corrente deve estar entre 0,2 mA a 1 mA, desde que promova um formigamento leve, e o tempo de aplicação na face seja cerca de 10 a 15 minutos aproximadamente. Entretanto, Miedes[2] divergiu intensamente quando mencionou a utilização de intensidade em torno de 1 mA a 5 mA, com duração de três a quatro minutos por sessão. Soriano et al.[4] mencionaram que em virtude da pouca superfície do eletrodo ativo, devemos trabalhar com uma intensidade que não deve ser superior a 1 mA a 1,5 mA (dependendo da sensibilidade e o tipo de pele), e a duração da sessão deve estar entre três a quatro minutos.

Face ao conflito de informações literárias, acerca da dosimetria, indicamos o uso de intensidade compatível ao limiar de sensibilidade confortável e segura para o paciente, pois existem diferenças tecnológicas na fabricação dos aparelhos de corrente contínua. Quanto ao tempo de aplicação, a prática clínica mostrou que quatro a cinco minutos são suficientes para esquadrinhar toda a face durante a realização do desincruste.

O eletrodo ativo deve ser envolvido com algodão embebido em alguma substância desincrustante, sem que as partes metálicas entrem em contato com a pele, para que não haja queimaduras.

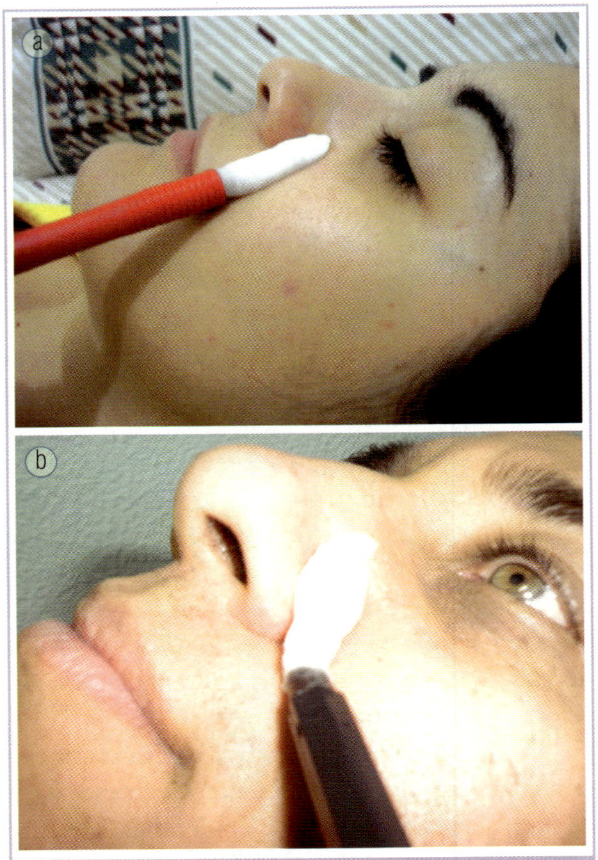

Figura 12.1 a-b Realização do desincruste.

Devemos movimentar o eletrodo ativo lentamente sobre a região da pele a ser tratada, exercendo uma pressão uniforme e firme (Figura 12.1). Os movimentos devem ser retilíneos e ordenados de maneira a esquadrinhar toda a superfície a ser tratada.[1] Soriano et al.[4] relataram que, enquanto durar a sessão, o eletrodo deverá manter-se em contínuo movimento.

A substância desincrustante, frequentemente, apresenta sódio em sua composição (exemplo sulfato de sódio, salicilato de sódio, cloreto de sódio, carbonato de sódio etc.). Quando o eletrodo ativo, com o algodão embebido na substância desincrustante, toca a pele da cliente e a corrente começa a fluir, dá-se inicio a eletrólise da substância desincrustante, precipitando assim o sódio.

Tomando-se por base este efeito, o desincruste pode ser realizado de duas formas. Primeiramente utilizando-se como eletrodo ativo o polo negativo, neste caso, o sódio eletrolisado no algodão do eletrodo ativo entra em contato com o sebo da pele a partir do momento que o algodão é deslizado sobre a pele seborréica. Pelo fato dos íons de sódio terem polaridade positiva, são atraídos para o polo negativo no eletrodo ativo, fixando-se ao algodão que envolve este eletrodo.[1,2]

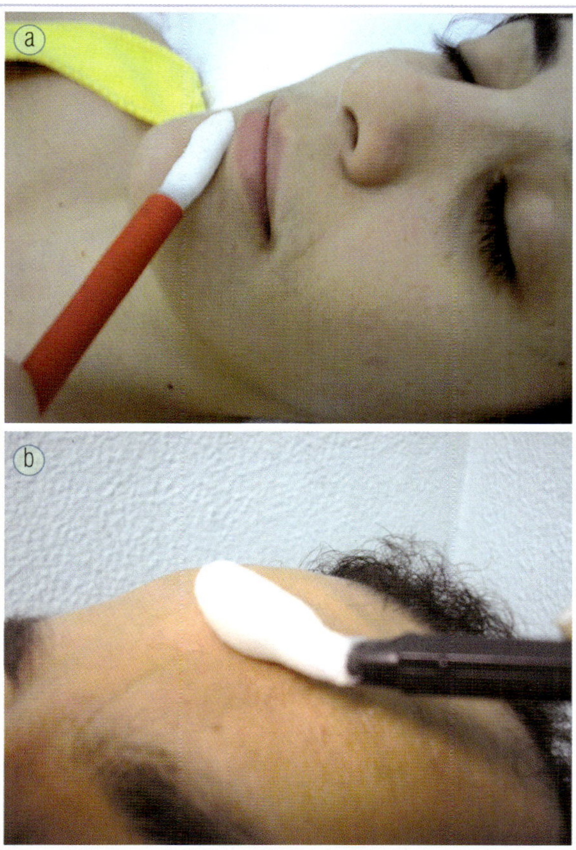

Figura 12.2 a-b Realização do desincruste nas áreas seborréicas de pele mista.

A outra técnica é realizada por alguns profissionais que preferem iniciar a terapêutica utilizando o polo positivo como eletrodo ativo. Nesse caso, a eletrólise isola o sódio que entra em contato com o sebo da pele produzindo uma espécie de "sabão", em seguida a polaridade da corrente é invertida e o eletrodo ativo, ao passar a ter polaridade negativa, começa a atrair o sódio (polaridade positiva) que foi agregado ao sebo da pele.

Após a aplicação, o algodão adquire cor cinzenta onde teve contato com a pele.

O algodão embebido deve estar suficientemente umedecido com o desincrustante, porém sem estar encharcado. Se o algodão secar durante a aplicação, pode-se umedecê-lo novamente por meio de um conta-gotas, sem que seja necessário interromper a aplicação.

Nas peles mistas, que geralmente apresentam seborreia na região do "T" (testa, nariz e mento), a desincrustação deve tratar somente as áreas seborreicas (Figura 12.2).

Miedes[2] sugeriu que deve haver um intervalo entre uma sessão e outra de, no mínimo, um mês, já que pode aparecer o "efeito rebote" mediante o sebo que foi eliminado. Soriano et al.[4] relataram que deve haver um intervalo entre as sessões de 15 a 20 dias.

Antes de uma desincrustação, pode-se realizar uma limpeza superficial para melhorar os efeitos da desincrustação e uma aplicação de vapor para que o calor úmido facilite a ação do produto desincrustante.[2]

É importante a assepsia do instrumental após cada sessão de tratamento. Pode-se fervê-lo, utilizar esterilizador/germicida e substâncias próprias para a assepsia.

Apesar do desincruste se constituir numa terapêutica bastante antiga, ainda falta comprovação científica sobre sua eficácia em qualquer uma das técnicas citadas acima, principalmente acerca da retirada eficiente da secreção sebácea da pele, pois há dúvidas se a limpeza ocorre pela ação eletroquímica da corrente galvânica associada ao cosmético ou pela ação mecânica do algodão ao deslizar sobre a pele.

INDICAÇÕES

Peles seborreicas

Além da reeducação das glândulas sebáceas, a ação do desincruste serve para limpar o folículo pilossebáceo do excesso de secreção sebácea (facilitando a extração de comedões e acne vulgar).[3]

Acne/comedões

As peles acneicas ou com tendência à formação de acne podem estar em um estado de "asfixia", ou seja, há uma dificuldade da secreção sebácea em ser excretada para o exterior, ficando retida no canal do folículo piloso. Portanto, é conveniente proceder a uma limpeza dos canais foliculares para que a pele possa "respirar", ou seja, para que não haja obstrução para a saída da secreção sebácea evitando assim, a formação acneica.

Preparação para a introdução de substâncias por iontoforese

A desincrustação como tratamento preparativo para uma iontoforese é utilizada principalmente em peles excessivamente seborreicas, cuja grande oleosidade aumenta a resistência da pele contra a corrente elétrica.[1] Além disso, a desincrustação antecedendo a iontoforese objetiva remover a oleosidade excessiva e os incrustados (orgânicos e inorgânicos), abrindo caminho para a penetração das substâncias desejadas.[1,3]

Os cosméticos ionizáveis são regulados para agirem em ambiente de pH normal da pele, razão pela qual a pele deve ser tratada, após a desincrustação, com cosméticos apropriados ou água morna levemente acidificada, antes de executar-se a iontoforese.[1]

CONTRAINDICAÇÕES

- Alergia ao agente desincrustante.
- Hipersensibilidade à corrente elétrica.

REFERÊNCIAS

1- Winter, W. R. *Eletrocosmética*. 3. ed. Rio de Janeiro: Vida Estética, 2001. p. 129-133.

2- Miedes, J. L. L. *Electroestética*. Madrid: Videocinco, 1999. p. 41-43.

3- Silva, M. T. *Eletrolifting*. Rio de Janeiro: Vida Estética, 1998. p. 110-113.

4- Soriano, M. C. D.; Pérez, S. C., Baqués, M. I. C. *Electroestética professional aplicada*: Teoria y práctica para la utilización de corrientes en estética. Espanha: Sorisa, 2000. p. 92-94.

Capítulo 13

Cosmetologia

Objetivos

Célia Regina F. de Carvalho

Este capítulo tem por objetivo descrever uma abordagem simplificada, porém abrangente, a respeito da Cosmetologia, procurando atender às necessidades dos profissionais que atuam na área de Estética e Fisioterapia dermato-funcional. O tema está dividido em quatro partes. A primeira procura explicar como são elaboradas as formas veiculares da formulação cosmética, com o propósito de atingir o fim desejado, buscando a eficiência máxima nos produtos cosméticos. Para tanto, faz uma abordagem relativa às matérias-primas constituintes e explica a atuação de cada componente, assim como sua importância e capacidade de permeação através da pele. A segunda parte refere-se ao estudo dos princípios ativos, substâncias com ação comprovada sobre as células. Para facilitar a consulta, este estudo foi classificado de acordo com as especificidades dos princípios ativos. A terceira parte refere-se ao estudo dos aditivos usados nas formulações. A última parte traz a aplicação cosmética de um modo geral, reunindo todos os conhecimentos anteriores.

Portanto, este estudo procura atender ao dia a dia do profissional de Fisioterapia dermato-funcional, que atualmente vem ampliando seus conhecimentos técnicos e científicos na tentativa de realizar seu trabalho de forma criativa e produtiva.

Os produtos cosméticos são os meios técnicos adequados para a manutenção e o aperfeiçoamento da estética do corpo humano.
A ciência da Cosmetologia estuda as formas de ação, aplicação e os efeitos dos cosméticos.
Os cosméticos desenvolvem formas particulares e complexas de atuação, dependendo do loco regional, que caracterizam a finalidade do produto final.
Assim, podemos entender que as formulações cosméticas são preparadas tendo como objetivo principal a zona de atuação. Dessa forma, torna-se relevante o estudo das formas veiculares que proporcionam o carreamento dos ativos às diversas camadas dos tecidos humanos, dependendo das matérias-primas constituintes no preparo dos veículos cosméticos.
Os princípios ativos são matérias-primas com ação específica sobre a pele e, quando associados adequadamente aos veículos cosméticos, determinam a eficácia do produto final.
As formulações cosméticas são classificadas, de acordo com a finalidade, em produtos de higiene, hidratação, nutrição, revitalização e outros.
Fica evidente a relevância do conhecimento da Fisiologia da pele para o estudo da Cosmética, uma vez que é fundamental o loco de atuação cosmética para buscarmos formulações eficazes.

FORMULAÇÃO COSMÉTICA

A formulação de um cosmético envolve três partes fundamentais: veículo ou excipiente, princípio ativo e aditivos.

Cada uma dessas partes pode ser composta por uma ou mais substâncias que compõem cada grupo. Abordaremos detalhadamente cada um deles.

VEÍCULOS COSMÉTICOS

São quase sempre compostos de uma ou mais substâncias cuja finalidade é dar forma ao cosmético, bem como favorecer ou reduzir os efeitos dos princípios ativos.

Os veículos cosméticos podem ser:

- Emulsões: cremes, leites e loções cremosas.
- Géis: gel aquoso e gel oleoso (gel-creme).
- Líquidos: loções (aquosas e adstringentes).
- Pós: cosméticos em pó (talco, maquilagem etc.).
- Vetoriais: lipossomos, nanosferas e silanóis.

O estado físico do veículo é selecionado pelo formulador de acordo com o objetivo do princípio ativo sobre a pele, assim como de sua atividade. Logo, a escolha do veículo em emulsão, gel, creme, líquido ou pó vai depender diretamente do princípio ativo a ser veiculado. É sempre necessário que se considere a melhor estabilidade química, aproveitamento e compatibilidade entre os componentes.

Em razão da importância dos veículos, abordaremos os principais utilizados em Cosmetologia e os estudaremos em detalhe para melhor compreensão do assunto.

Emulsão

É um sistema composto de duas fases que não se misturam (sistema heterogêneo). Uma fase fica dispersa na outra em forma de microesferas. As duas fases da emulsão são:

- fase externa ou contínua.
- fase interna, descontínua ou dispersa.

Tipos de emulsões

Há, principalmente, dois tipos de emulsão: emulsão O/A (emulsão óleo em água) e emulsão A/O (emulsão água em óleo), e também as emulsões mistas: O/A/O e A/O/A.

- *Emulsão O/A* (emulsão óleo em água): é aquela em que a fase interna é constituída pelos componentes oleosos e a fase externa, pela água. As emulsões O/A são geralmente menos oleosas, menos emolientes, pois possuem menor quantidade de óleo, têm secagem mais rápida e sua preparação é menos cara e mais fácil. Nesse sistema, a água engloba as partículas oleosas, proporcionando um efeito evanescente. São facilmente laváveis com água, podendo ocorrer a formação de espuma. Nas emulsões O/A, por possuírem menor quantidade de óleos, dizemos que o material graxo está disperso na água. As emulsões, de um modo geral, apresentam-se brancas, em razão do diminuto tamanho de suas partículas.
- *Emulsão A/O* (emulsão água em óleo): é aquela em que os componentes hidrossolúveis constituem a fase interna e os componentes oleosos, a fase externa da emulsão. As emulsões A/O possuem alto grau de ação emoliente e dissolvente. Por isso, são as formulações ideais para se preparar cosméticos demaquilantes e cremes de limpeza em geral.
- *Emulsões mistas A/O/A e O/A/O*: são aquelas em que emulsões A/O e O/A podem existir simultaneamente, isto é, uma gotícula do óleo pode conter diversas partículas de água e, por sua vez, estar suspensa em uma fase aquosa.

Preparo das emulsões

O preparo das emulsões exige agitação constante e mistura gradativa dos componentes. As substâncias envolvidas na formulação devem ser previamente dissolvidas em água e óleo, de acordo com a solubilidade de cada um dos componentes participantes. As fases oleosas e aquosas devem estar à mesma temperatura.

A fase interna deve ser lentamente adicionada à fase externa, que já contém os agentes emulsionantes adequados. Esse procedimento deve ser acompanhado de agitação constante e controle de temperatura.

Um fator importante no preparo das soluções é a viscosidade do meio dispersante, pois quanto mais viscoso, menor será a possibilidade de ocorrer a aglutinação das gotículas e, consequentemente, a quebra da emulsão por separação das fases. Para corrigir a viscosidade, utilizam-se agentes espessantes, geralmente derivados da celulose, entre outros.

Outro dado relevante refere-se à densidade dos componentes. Quanto menor a diferença de densidade entre os dois líquidos que serão emulsionados, menor será também a facilidade de separação entre eles.

Componentes das emulsões

Os principais componentes das emulsões são tensoativos, água, componentes oleosos/emolientes, estabilizantes/espessantes e umectantes.

Tensoativos

Os tensoativos são substâncias com características especiais em sua estrutura molecular, o que, em última análise, torna-os compostos essenciais nas formulações cosméticas. Em razão da sua propriedade específica de emulsificação, são também chamados de agentes emulsionantes.

São substâncias que contêm um grupo polar hidrófilo e outro grupo apolar lipófilo, sendo imprescindível a especificidade do tensoativo, ou seja, nitidamente lipófilo ou hidrófilo, para que atue de forma que diminua a tensão interfacial de uma das fases da mistura, podendo, dessa maneira, orientar a emulsão no sentido A/O ou O/A.

A facilidade ou dificuldade com que duas fases formam uma emulsão é determinada pela tensão interfacial que existe entre os líquidos em questão. Emulsionam-se facilmente aqueles que têm baixa tensão interfacial com a água e, contrariamente, a tensão interfacial alta entre os componentes dificulta a emulsão.

A introdução de agentes tensoativos/emulsionantes pode alterar a tensão interfacial entre as fases.

Tensão interfacial é a força que existe entre as moléculas de determinada substância, que se manifesta sempre que ocorre separação entre as fases não miscíveis. Exemplo: água em contato com óleo ou graxa.

A tensão interfacial pode ser alterada pela introdução de agentes tensoativos em uma ou outra fase e, às vezes, nas duas. Dessa forma, os agentes tensoativos podem reduzir a tensão interfacial entre as fases, permitindo assim que se envolvam (emulsificação) em forma de microesferas (micelas).

Para que determinada substância seja considerada um bom agente tensoativo, é necessário que sua estrutura molecular seja tal que se coloque na interface entre o óleo e a água, ou seja, a parte lipófila ficará envolvida com o óleo da emulsão e a parte hidrófila dissolverá a água ou outros componentes hidrófilos presentes.

Os emulsionantes/tensoativos, quando dimensionados adequadamente, atuam de forma que arrastam as impurezas que se apresentam. É o que acontece, por exemplo, com o detergente, que ao dissolver os compostos graxos, arrasta a sujeira que está contida na parte oleosa e o faz por meio da sua capacidade de detergência. O mesmo ocorre com o xampu, que retira a sujeira do cabelo emulsificando o óleo e arrastando as impurezas.

Os tensoativos ou emulsionantes são selecionados pelo formulador de acordo com a finalidade do cosmético, pois alguns são formadores de espuma, como os detergentes e xampus, enquanto outros são agentes de dissolvência apenas, ou seja, devem dissolver substâncias lipófilas ou hidrófilas, de acordo com a necessidade exigida para atender à formulação.

Características gerais dos tensoativos

- Bons agentes estabilizadores.
- Diminuem a tensão interfacial entre as partes.
- São específicos, ou seja, nitidamente lipófilos ou hidrófilos para um dos tipos da emulsão.
- Quimicamente estáveis.
- Inodoros, incolores e não irritativos para a pele.

Propriedades específicas dos tensoativos

- Ação emulsificante.
- Espessantes/estabilizantes.
- Ação de detergência.
- Ação dispersante.
- Ação antisséptica.
- Ação emoliente/amolecedora.

Classificação dos tensoativos

Os tensoativos podem ser classificados de acordo com a capacidade de ionização dessas substâncias. Assim, podemos ter tensoativos iônicos (catiônicos ou aniônicos), tensoativos anfóteros (podem ser aniônicos e catiônicos) e tensoativos não iônicos.

Para que possamos compreender com clareza os rótulos dos produtos cosméticos, é necessário que façamos uma abordagem detalhada dos tensoativos. Assim, temos:

a) *Tensoativos iônicos*: substâncias tensoativas que, em solução aquosa, dissociam-se, formando íons. Podem ser:

- Aniônicos: formam ânions (íons negativos) em dissociação aquosa. São nitidamente hidrófilos, por isso orientam emulsões no sentido O/A. As principais características dos tensoativos aniônicos são: ação detergente, ação antisséptica, ação dispersante, orientadores de emulsões O/A.
  Os principais tensoativos aniônicos usados em Cosmetologia atualmente são: mono, di e triestearatos de sódio; alquilsulfatos (lauril sulfato de sódio); derivados orgânicos amínicos; ésteres sulfúricos de álcoois graxos.
  Observação: os sais metálicos de ácidos graxos (estearatos de cálcio e magnésio) são tensoativos aniônicos, entretanto orientam emulsões no sentido A/O.
- Catiônicos: são substâncias tensoativas que, quando em solução aquosa, formam cátions (íons positivos). As principais características dessas substâncias são: orientam emulsões no sentido A/O; bacteriostáticos; amaciantes (cabelos, tecidos, tinturas).
  Os tensoativos catiônicos mais usuais na indústria da Cosmetologia são os sais de amônio quaternário, por exemplo, brometo de cetil trimetil amônio (CETAB), muito utilizado na indústria cosmética para cabelos como emulsões para cremes rinses, cremes

hidratantes e cremes amaciantes associados à tintura capilar.

b) *Tensoativos anfóteros*: são substâncias com dupla polaridade, podendo formar ânions ou cátions, dependendo do pH do meio onde se encontram em dissociação. Em meio alcalino, os anfóteros formam tensoativos aniônicos, enquanto em meio ácido são tensoativos catiônicos. São substâncias menos agressivas que os aniônicos, e por isso são mais utilizados em formulações para produtos mais suaves, como xampus para bebês, cremes para peles sensíveis etc. Os tensoativos anfóteros apresentam as seguintes características: compatibilidade com outros tensoativos; nitidamente hidrófilos; orientam emulsões O/A; possuem ação detergente. Os tensoativos anfóteros mais usuais são: derivados da betaína, derivados da imidazolina, derivados de aminoácidos.

c) *Tensoativos não iônicos*: são substâncias tensoativas que, em solução aquosa, não se dissociam, ou seja, não formam íons. São ésteres obtidos de reações de esterificação de poliálcoois com ácidos graxos, resultando em um tensoativo oleoso. São muito utilizados como agentes estabilizantes e espessantes das emulsões.

As características principais desses tensoativos são: compatibilidade com outros tensoativos; pouco irritativos; estabilizantes, espessantes e gelificantes.

Os mais usuais são: estearatos de glicerol, estearato de polietilenoglicol, ésteres do sorbitol, ésteres da sacarose.

Água

A pele tem grande necessidade de água para se manter elástica e saudável. A camada córnea da epiderme extrai, normalmente, a água de que necessita das camadas inferiores e do suor. Quando a pele está exposta a umidades relativas altas, ela absorve do próprio meio ambiente a água de que necessita. Entretanto, em condições desfavoráveis, tais como muito vento e baixa umidade, a pele mostra-se ressecada e áspera.

Os cosméticos constituídos tão somente por compostos graxos poderão ressecar a pele pela falta de água no produto.

Os triglicerídios naturais – de origem vegetal e animal – e os modificados, apesar de excelentes carreadores, por meio da propriedade de difusão, que é inerente aos óleos naturais e modificados, promovem uma leve oclusão no epitélio e, dessa forma, possibilitam uma redução na perda de água proveniente do processo de maturação celular, o que, em última análise, aumenta a hidratação da pele.

A grande vantagem dos cremes emulsionados sobre os compostos anidros é que permitem um equilíbrio entre os componentes da emulsão, dando ao cosmético eficácia hidratante e superioridade em relação aos produtos anidros.

A água utilizada deve ser inócua e isenta de metais, pois o processo de formação das colônias bacterianas se inicia no momento da fabricação e manipulação do produto. Faz-se necessária a adição de conservantes – bactericidas, fungicidas e antioxidantes – para que o fabricante possa garantir a validade do produto por determinado prazo. Evidentemente, o formulador tem em absoluta relevância a importância da higiene na manipulação e da água utilizada, que deve ser destilada ou deionizada.

Componentes oleosos

Os componentes oleosos são selecionados de acordo com as funções desejadas para o produto, procurando atender às características da formulação final e ao preço. Existe, à disposição da Cosmetologia, uma grande variedade de matérias-primas oleosas, e podemos classificá-las de acordo com sua composição química, estabelecendo critérios funcionais para a sua seleção.

Em razão da importância dos componentes oleosos nas emulsões cosméticas, abordaremos os mais usuais com detalhes.

Triglicerídios de origem vegetal

- Óleo de amêndoas doces: extraído a frio das sementes de amêndoas, é constituído principalmente por ácido oleico, linoleico e ésteres de ácidos graxos.

- Óleo de jojoba: extraído a frio das sementes, é rico em proteínas e aminoácidos.
- Óleo de amendoim: extraído a frio dos grãos sem casca, é composto por ácido oleico, linoleico, palmítico e esteárico, além de outros em teores menores.
- Óleo de coco: gordura sólida à temperatura ambiente, largamente utilizada no preparo de sabões e xampus.
- Óleo de palma: extraído do fruto de certo tipo de palmeira, é um óleo bastante viscoso, amarelado, e sua aplicação cosmética ocorre principalmente na fabricação de sabões. É um óleo rico em glicerídeos derivados dos ácidos palmítico, esteárico e linoleico.
- Óleo de gergelim: extraído a frio das sementes do gergelim, trata-se de um óleo adocicado com capacidade de absorver os raios UV, bastante indicado em cosméticos com a finalidade de proteção solar.
- Óleo de rícino: extraído a frio das sementes do rícino, é um óleo viscoso de coloração amarelo-clara. Possui a vantagem de ser solúvel em álcool, sendo, por isso, muito utilizado quando se faz necessário dissolver substâncias solúveis em álcool.
- Óleo de abacate: extraído a frio da polpa do fruto do abacateiro, é constituído, principalmente, por ácidos oleico, linoleico e palmítico. Óleo amarelo, com excelente resistência à oxidação, rico em carotenos (predecessor da vitamina A), além de vitaminas E, K, fitoesteróis e vitamina B, esta última hidrossolúvel, e se mantém sobre a polpa do fruto. Trata-se de um óleo empregado em produtos mais sofisticados, como cosméticos restauradores, nutritivos e produtos para os cabelos. Largamente utilizado no preparo de máscaras, cremes e loções cremosas nas concentrações de 0,1% a 5%.
- Óleo de algodão: extraído a frio, é constituído pelos ácidos linoleico, oleico e palmítico.
- Óleo de milho: extraído do germe de milho, é constituído pelos ácidos oleico e linoleico, e ainda palmítico e esteárico.
- Manteiga de cacau: extraída por compressão a quente das sementes do fruto, é uma cera de coloração branca/amarelada e odor muito característico e agradável, muito utilizada no preparo de formulações para batons e cremes específicos.
- Cera de carnaúba: extraída por fusão das ceras contidas nas folhas de certas palmeiras. Possui alto ponto de fusão e garante características de brilho ao cosmético, sendo amplamente utilizada no preparo de batons cintilantes e sombras para os olhos.

Triglicerídios de origem animal

- Esqualeno: obtido por hidrogenação na extração do óleo de fígado de tubarão. Óleo incolor e antialérgico com excelente adaptabilidade para veicular, pois não reage quimicamente com facilidade, dando, assim, estabilidade ao cosmético.
- Óleo de tartaruga: muito untuoso, rico em vitaminas.
- Óleo de purcellin: encontrado nas penas dos patos, apresenta semelhança com o sebo cutâneo. Assim, possui afinidade com o tecido epitelial e com os cabelos. São utilizados em Cosmetologia como complemento para reestruturar o manto hidrolipídico.
- Cera de abelha: utilizada como agente espessante nas emulsões cosméticas, é obtida por purificação e fusão das ceras constituintes dos alvéolos das colmeias.
- Lanolina: retirada da lã do carneiro, é um óleo de consistência firme, amarelado, de odor característico e com composição semelhante à do sebo humano. Seus derivados são largamente utilizados como agentes espessantes e emolientes nas emulsões cosméticas.
- Espermacete: óleo extraído do cérebro de cetáceos cachalotes. De cor branca semitransparente, solúvel em óleos, fornece ao produto final um aspecto perolado. Não contém teores altos de gorduras insaturadas, o que o torna um óleo bastante refratário à oxidação, facilmente absorvido pelo epitélio.
- Sebo: extraído do abdômen do boi, do carneiro ou da cabra. Muito utilizado em indústrias de sabão, uma vez que é uma substância rica em ésteres do glicerol, ou seja, com grande capacidade de saponificação.

Óleos modificados

Apresentam alguma vantagem sobre os óleos naturais, entre elas, maior facilidade de conservação, não exigindo, dessa maneira, o uso concentrado de aditivos, o que torna o produto final mais passível de causar alergias. São óleos e gorduras produzidos em laboratório, a partir de análise de síntese dos óleos naturais, que apresentam compatibilidade química e estabilidade, substituindo com vantagem os produtos naturais.

Os mais usuais em Cosmetologia são:

- Miristato de isopropila: éster graxo.
- Palmitato de isopropila: éster graxo.
- Estearato de butila: éster graxo.
- Estearato de glicerila: éster graxo.
- Ácido palmítico: ácido graxo ($C_{15}H_{31}COOH$).
- Ácido esteárico: ácido graxo ($C_{17}H_{35}COOH$).
- Ácido linoleico: ácido graxo ($C_{17}H_{31}COOH$).
- Ácido linolénico: ácido graxo ($C_{17}H_{29}COOH$).
- Ácido mirístico: ácido graxo ($C_{13}H_{27}COOH$).
- Álcool cetílico: álcool graxo ($C_{16}H_{35}OH$).
- Álcool cetoestearílico: base Lanette.
- Álcool mirístico: ($C_{14}H_{29}OH$).

Estabilizantes/Espessantes

As substâncias estabilizantes, também chamadas de agentes espessantes, são utilizadas nas formulações emulsionadas com a finalidade de aumentar a viscosidade da fase aquosa para reduzir a mobilidade e a coalescência da fase dispersa. Geralmente são utilizados coloides hidrófilos (solúveis na água), e eles podem ser:

- Orgânicos (naturais ou sintéticos): goma xantana, carbômeros, derivados da celulose, acrilatos, alginatos.
- Inorgânicos: silicatos de alumínio e magnésio (SAM), bentonitas, cloreto de sódio.

Umectantes

São substâncias que apresentam a propriedade de higroscopia, ou seja, capacidade para reter água. Dessa forma, diminuem a perda de água da massa cremosa dos produtos acabados e impedem a ruptura da emulsão e a formação de crostas superficiais. Facilitam a distribuição e a ação lubrificante dos cremes, causando uma sensação agradável de umidade e maciez à pele. Os umectantes mais utilizados em Cosmetologia são de origem orgânica. São eles: sorbitol, etilenoglicol, dietilenoglicol, carbowax 1.000, glicerol, propilenoglicol, glicerol, D-pantenol.

Os umectantes possuem como características principais:

- Alto grau de higroscopia.
- Intervalo alto de umectação.
- Baixa viscosidade.
- Compatibilidade com outras substâncias.
- Volatilidade baixa.
- Inocuidade.
- Baixo ponto de congelamento.

Gel

É um sistema coloidal, constituído por duas fases: uma fase dispersora líquida (água, álcool, propilenoglicol, acetona) e outra fase dispersa sólida (agentes gelificantes).

O gel é um veículo cosmético, viscoso, mucilaginoso, transparente, preparado em estado sólido ou semissólido.

Tipos de géis

Há dois tipos principais de géis: aquosos e oleosos.

- Géis aquosos: são preparados em forma de gel, sendo a fase dispersora líquida um solvente aquoso, ou seja, água, propilenoglicol, glicerol, acetona, álcool (os dois últimos menos comuns) e a fase sólida um agente gelificante hidrossolúvel, como resinas, silicatos, polímeros etc. São formulações apropriadas para peles bastante oleosas, trazendo uma sensação de frescor e bem-estar. Entretanto, apresentam limitações no uso de formas ativas, uma vez que a maioria dos princípios ativos é não aquosa.
- Géis oleosos ou géis-creme: alguns autores chamam de oleogéis, pois são géis emulsionados com substâncias oleosas em baixa concentração de graxos e alta concentração de hidrófilos. Apresentam algumas vantagens sobre o gel aquoso, uma vez que podemos

adicionar à parte oleosa princípios ativos lipossolúveis e, ainda assim, ter um produto com baixa concentração de óleos, garantindo frescor para as peles mais oleosas.

Observação: os géis-creme são chamados de cremes *oil-free*, e as loções cremosas são chamadas de loções *oil-free*.

Assim como as emulsões e os géis, os géis-creme são também bastante suscetíveis a ataques bacterianos e à oxidação. Faz-se necessário, por isso, acrescentar aditivos antioxidantes e conservantes ao produto.

Aplicações dos cosméticos na forma de gel

As formulações cosméticas gelificadas aquosas ou géis-creme são preparadas com princípios ativos de maneira que garantam a aplicação específica do gel. Por tratar-se de formulações de preparo bastante simples, são geralmente formuladas para atender a necessidades específicas; assim, temos:

- Gel com efeito hidratante: adicionam-se à matéria-prima gelificante e à água substâncias ativas com propriedades de hidratação e umectação, por exemplo, glicerol, propilenoglicol, sorbitol e outros, que serão associados a substâncias emolientes e solúveis em água, por exemplo, os derivados da lanolina. Para o efeito hidratante, podem também ser usados como solventes os álcoois umectantes cetílicos (etoxi e propoxi).
- Gel com efeito deslizante: ideal para o preparo de produtos para massagem corporal. Para se obter o efeito deslizante, adiciona-se à base gel um componente oleoso e que promova emoliência. Aos géis hidrofílicos, adicionam-se os óleos leves que são solúveis em água, por exemplo, derivados da lanolina, lecitina, polióis etc.
- Gel com efeito calmante: gel hidrofílico, obtido pela adição de ativos calmantes, como extratos vegetais (camomila, calêndula e tília), além de alantoína, D-pantenol e outros.
- Gel com efeito refrescante: obtém-se a partir do acréscimo de ativos com capacidade de refrescância, como mentol, hortelã, álcool etílico e outros.
- Gel com efeito anti-inflamatório: adiciona-se à base gel substâncias ativas com propriedades anti-inflamatórias e cicatrizantes. As mais usuais são alfabisabolol (extraído da camomila) e própolis. Tem larga aplicação no tratamento de peles acneicas.
- Gel com efeito condicionador: encontra sua maior aplicação nos produtos capilares. O cabelo humano constitui-se de uma fibra carregada negativamente em razão da presença dos aminoácidos da proteína de ceratina, principal constituinte do cabelo. Dessa forma, os produtos mais indicados para o cabelo humano são os catiônicos, em razão da atração eletrostática entre o cabelo (negativamente carregado) e a substância contida no gel condicionador que, por tratar-se de um cátion, possuindo então carga positiva, irá, por atração, revestir o fio capilar, protegendo-o e garantindo brilho e maciez. Os géis indicados para receber os ativos condicionadores devem ter caráter catiônico e pH ligeiramente ácido. Os mais usuais são os polímeros poliquaternários (CTFA – *polyquaternarium*) Luviquat e Merquat.

Matérias-primas utilizadas para a formulação do gel-base

- Derivados da celulose: natrosol (HEC); *cellosize* (HEC); carboximetilcelulose (CMC); carboxietilcelulose (CEC).
- Resinas: carbopol (polímero do ácido acrílico); acrypol – ICS 1; acrisint 400.
- Naturais: agar (gel hidratante extraído de alguns tipos de algas); alginatos (algas); bentonita (silicato de hidrato de alumínio).
- Polímeros: merquat (poliquaternário); álcool polivinílico (PVA); polivinilpirrolidona (PVP); veegun (silicato de magnésio e alumínio); aerosil (silicato de silício).

Princípios ativos utilizados no preparo do gel ativado

- Lanolina e seus derivados.
- Óleos hidrossolúveis (os óleos vegetais são mais indicados).
- Extratos vegetais.
- Proteínas.
- Vitaminas hidrossolúveis.

Resumindo temos:

Gel-base =

Matéria-prima gelificante + Solvente (água, álcool, umectante e outros).

Gel-creme-base =

Matéria-prima gelificante + Água + Óleo + Tensoativo

Gel ativado= Gel-base + Princípios ativos

Veículos líquidos: loções

Os veículos líquidos formam as loções cosméticas. Estas são formulações simples, em que o veículo principal é a água ou a mistura de água e álcool (hidroalcoólicas), além de agentes umectantes e conservantes.

Podemos classificar as loções tônicas em dois tipos principais: loções aquosas e adstringentes - hidroalcoólicas.

Loções aquosas

São cosméticos preparados principalmente com água e ativos hidrofílicos e podem, também, conter agentes umectantes, como o propilenoglicol ou o glicerol.

É indispensável a adição de agentes conservantes no preparo das loções em razão da presença de altos teores de água no produto, o que propicia ataques bacterianos. Os conservantes mais usuais são o ácido bórico e o ácido benzoico, além de outros.

As loções aquosas podem ser preparadas com águas aromáticas, por exemplo, rosas, hamamélis etc., o que garante personalidade ao produto, além de agradável perfume.

A água utilizada pode ser desmineralizada ou destilada, sendo esta última a mais indicada, pois é totalmente inócua, apesar de conter ainda íons metálicos, o que torna necessária a adição de agente sequestrante (geralmente EDTA) nas loções tônicas.

Loções adstringentes – hidroalcoólicas

São preparadas com água e álcool em quantidades de até 20% do etanol (álcool etílico), ou com álcool de cereais, e neste caso, são permitidas as concentrações maiores. As matérias-primas alcoólicas cumprem importante papel de agente de adstringência e refrescância no produto. Atualmente, dá-se maior ênfase ao uso do álcool de cereais para a indústria cosmética, sendo, entretanto, o álcool etílico mais usual na manipulação médica.

Às loções hidroalcoólicas são adicionados ativos diversos, por exemplo, hamamélis, arnica, própolis, mentol e outros, com o objetivo de garantir ao produto, além de adstringência, efeito calmante, anti-inflamatório ou secativo.

Faz-se necessária a adição de conservantes nas loções adstringentes, entretanto, em menor quantidade que nas loções adstringentes, uma vez que o álcool etílico presente atua também como conservante. Entretanto, quando a matéria-prima adstringente tratar-se do álcool de cereais, a adição de conservantes se fará normalmente.

São produtos indicados para peles muito oleosas ou acneicas.

Observação: às loções tônicas aquosas ou hidroalcoólicas (adstringentes) são adicionados, também, ácidos orgânicos fracos para ajustar o pH do produto ao pH da pele. Os ácidos mais utilizados para promover esse ajuste são o cítrico e o láctico.

Veículos em pó

São produtos cosméticos cujas matérias-primas precisam ser preservadas de qualquer umidade, ou seja, é necessário que o produto seja preparado e mantido em seu estado seco para que a adição de água ocorra no momento de sua aplicação, caso, por exemplo de algumas máscaras argilosas, secativas e outras, ou ainda porque a função principal do produto é a de absorver umidade, caso do talco e dos produtos de maquilagem em pó (pó facial, pó compacto e *blush*), que, além de garantir colorido e textura, também absorvem a oleosidade e a umidade excessiva da pele.

As matérias-primas mais utilizadas para veículos em pó são o óxido de zinco, o óxido de titânio, o carbonato de cálcio, o silicato de alumínio etc.

Os princípios ativos adicionados deverão, evidentemente, ser produtos em pó, o que limita bastante o uso de ativos para esse tipo de cosmético.

Veículos vetoriais

São estruturas capazes de carrear princípios ativos hidrossolúveis e lipossolúveis até as camadas mais profundas da epiderme, colocando os ativos à disposição do tecido.

A absorção do princípio ativo dependerá do mecanismo de ação da forma vetorial selecionada, que pode ser por difusão, endocitose ou osmose.

Os veículos vetoriais são preparados de forma que se obtenha a atividade específica e desejada do produto final, garantindo assim a eficácia do princípio ativo agregado ao vetor. Os principais veículos vetoriais são: lipossomos, nanosfera e silanóis.

Lipossomos

Pequenas vesículas delimitadas por uma membrana constituída por uma camada bimolecular de glicerofosfolipídios, intercaladas por compartimentos aquosos. São, portanto, estruturas muito próximas daquelas da membrana plasmática da célula, o que permite a dissolução dos lipossomos com a membrana celular. Ao se dissolverem, os vetores liberam seu conteúdo diretamente sobre a célula, e este será imediatamente absorvido por difusão ou endocitose.

Os lipossomos aceleram a eficácia e a permeação de ativos na epiderme. As características específicas de cada lipossomo dependerão diretamente do princípio ativo nele contido.

Em razão da sua estrutura laminar e bimolecular, contendo camadas lipídias e aquosas, podemos incluir princípios ativos lipófilos nas paredes dos lipossomos e ativos hidrófilos no interior do lipossomos na cavidade central. Existem atualmente no mercado de cosméticos vários tipos de lipossomos, de acordo com o número de compartimentos e com o tamanho. São eles:

- MLV: lipossomos multilamelares, constituídos por várias paredes e compartimentos concêntricos. Por causa dessa estrutura, podem conter vários ativos lipossolúveis e hidrossolúveis.
- SUV: lipossomos unilamelares, são pequenas vesículas contendo apenas uma parede lipófila e um compartimento aquoso.
- LUV: lipossomos unilamenares, são vesículas maiores que contêm uma só parede lipófila e um compartimento aquoso. São, portanto, iguais ao anterior diferindo apenas no tamanho.

Desvantagens dos lipossomos

Em razão da dissolução que ocorre entre a membrana celular e o vetor, não é possível a seletividade da célula. Tratando-se de estruturas ricas em lipídios, oxidam-se com facilidade e são, portanto, produtos bastante instáveis quimicamente.

Observação: para minimizar os problemas de oxidação e consequente deterioração dos produtos lipossomados, a indústria cosmética desenvolveu lipossomos não iônicos, ou seja, cujas paredes são constituídas de substâncias lipídicas apolares. Esses lipossomos apresentam algumas vantagens sobre os demais: são quimicamente mais estáveis e apresentam similaridade com os lipídios do estrato córneo, o que facilita a coesão do cimento celular formado pela ceratina e, consequentemente, promove a regeneração do epitélio.

Nanosferas

Estruturas poliméricas inertes, capazes de armazenar princípios ativos de natureza diversa que podem estar em seu interior dissolvidos, dispersados ou encapsulados.

Em razão da inércia química do polímero usado no preparo da nanosfera, seu conteúdo é liberado lenta e gradativamente, de forma linear, na medida em que o vetor é absorvido pelo tecido, proporcionando assim uma ação mais uniforme e controlada. Com isso, a objetividade do produto é diretamente relacionada com o princípio ativo nanosferado, além da vantagem de podermos usar ativos hidrofílicos ou lipofílicos, de acordo com o polímero selecionado pelo formulador ou com a forma de nanosferar o ativo.

O princípio ativo dará, então, objetividade e potencialidade ao produto final. Assim, temos, por exemplo: vitamina E nanosferada (tocoferol); vitamina C nanosferada (fosfato de ascorbil magnésio); nanosfera com silanol e elastina; nanosfera com silanol e vitaminas; e outros.

As nanosferas podem, ainda, apresentar-se sob a forma de microcápsulas, cujo conteúdo pode ser líquido ou sólido, mas encontra-se encapsulado no interior da nanosfera. As vantagens desses produtos são: mascarar odores desagradáveis dos ativos, aumentar o prazo de validade do produto e evitar a mistura de substâncias incompatíveis entre si.

As nanosferas podem ser de diversos tamanhos. Quando micro, são chamadas de nanocápsulas. Neste caso, são capazes de migrar para dentro da célula, sendo absorvidas por endocitose, e liberam seus conteúdos dentro do citoplasma, o que lhes garante maior eficácia.

Silício orgânico/silanóis

O silício é um elemento de fundamental importância para o desenvolvimento do ser humano. Ele faz parte da estrutura molecular de várias substâncias proteicas que formam os tecidos, sendo, desta forma, elemento indispensável para o bom funcionamento do organismo. Entretanto, a capacidade de assimilação do silício diminui sensivelmente com a idade, o que, com certeza, vem colaborar com o processo de envelhecimento, uma vez que o silício é um dos maiores captadores de radicais livres, em razão da sua afinidade química com o carbono, elemento principal na constituição da matéria orgânica.

A indústria cosmética, aproveitando-se de uma forma bastante inteligente da grande receptividade do silício pelo organismo, elaborou produtos que, agregados ao elemento silício, tornam-se cosméticos com grande capacidade de penetração cutânea e absorção celular, fazendo do silício um vetor de grande potencial.

Esses produtos são conhecidos no mercado de cosmética e estética, em geral, como "silanóis", e doravante, assim os chamaremos.

Os silanóis são biocosméticos compostos por moléculas orgânicas que se encontram combinadas com o silício.

Normatizam a bioatividade celular, reduzindo consideravelmente a oxidação e, consequentemente, o processo de envelhecimento, melhorando e acelerando a regeneração celular e o processo de hidratação.

A atuação dos silanóis está diretamente ligada ao princípio ativo a ele agregado. Assim, poderemos ter silanóis hidratantes, calmantes, anti-inflamatórios, silanóis para cabelos, silanóis de nutrição etc.

Os silanóis podem se apresentar de diversas formas, como soluções, emulsões, lipossomos ou nanosferas.

Em razão da sua atividade ampliada e diversificada, os silanóis apresentam algumas vantagens:

- Atuam em frentes, por exemplo: produtos para cabelos, pele, tratamentos de celulite, gordura localizada, unhas etc.
- Podem conter ativos específicos lipossomados ou nanosferados agregados.
- São absorvidos mais rapidamente pelos tecidos constituintes do nosso organismo.
- Apresentam maior eficácia nos tratamentos em que é necessária maior penetrabilidade, como é o caso do tecido conjuntivo/adiposo nos tratamentos de celulite e gordura localizada.

PRINCÍPIOS ATIVOS

Substâncias químicas ou biológicas (sintéticas ou naturais) que possuem atividade comprovadamente eficaz sobre a célula do tecido. Enquanto o veículo é responsável pelo transporte, pela forma cosmética e finalmente por garantir a melhor penetração na pele, o princípio ativo promove a ação específica sobre a célula, que pode ser de várias formas, por exemplo, hidratação, nutrição, cicatrização, revitalização, entre outros.

Os princípios ativos, juntamente com as formas veiculares, precisam estar em perfeita afinidade e estabilidade química, a fim de garantir a eficácia do produto final e o sucesso do tratamento.

Para facilitar o estudo e a consulta dos ativos cosméticos usados em Cosmetologia, abordaremos com detalhes os principais princípios ativos e bioativos usados atualmente, classificados de acordo com sua especificidade.

Princípios ativos para hidratação

Por se tratar de um órgão externo, a pele é submetida a todos os tipos de agentes agressores. Dentre eles, temos o sol, o vento, a baixa umidade relativa do ar etc., fatores que acabam por retirar a água da camada córnea, comprometendo, dessa maneira, a qualidade do manto hidrolipídico e, consequentemente, desidratando a pele.

A hidratação da pele ocorre de duas formas distintas: a) na superfície da pele, por meio da retenção de água proveniente do processo de maturação celular (esse processo de retenção de água pode ser feito, pela cosmética, por meio dos óleos de origem vegetal ou animal e, ainda, dos óleos modificados e dos umectantes, com formas de atuação cosmética distinta, entretanto com o mesmo objetivo: reter a água proveniente da maturação celular); b) em nível celular, com o uso de princípios ativos que vão concentrar o fator natural de hidratação da pele (NMF) (um concentrado de aminoácidos composto por várias substâncias resultantes da decomposição celular). A seguir, abordaremos cada uma dessas formas de hidratação da pele.

Hidratação na superfície da pele

Hidratação com os óleos

Os óleos de origem vegetal e animal, assim como os óleos modificados, pela propriedade de difusão, permeiam o tecido epitelial. Trata-se de um processo que impede a desidratação por meio de substâncias que proporcionam uma leve oclusão pela formação de um filme protetor à superfície da pele, acarretando o aprisionamento de moléculas de água que migram para o extrato córneo advindas do processo de maturação celular.

As substâncias mais indicadas para este fim são as emulsões cremosas à base de óleos vegetais, animais e modificados, pois além de proporcionarem uma leve oclusão, reduzindo a perda de água, também possuem propriedades emolientes, dando à pele maciez e textura aveludada. Os mais usuais em Cosmetologia são: óleo de amêndoas, óleo de semente de uva, óleo de jojoba, óleo de macadâmia, ácido esteárico, lanolina etoxilada, ácido mirístico, lanolina, ceras animais ou vegetais e outros.

Hidratação por umectação

Outra forma de hidratar a pele é com o uso de agentes "molhantes", ou seja, substâncias que, por possuírem propriedade de higroscopia, retêm água, são capazes de manter a superfície de contato úmida e, por isso, são chamadas de agentes umectantes.

Os melhores agentes de umectação são os poliálcoois como glicerol, propilenoglicol, dentre outros. As formulações cosméticas destinadas a promover hidratação geralmente contêm matérias-primas capazes de formar um filme oclusivo e substâncias umectantes que vão promover a hidratação da pele, assegurando mais umidade local.

Os agentes umectantes também asseguram a capacidade hidratante do produto, uma vez que as emulsões cosméticas contêm água em sua composição e faz-se necessário que essa água permaneça no produto até o final do consumo para que não ocorra a formação de crostas, tornando a aparência do cosmético desagradável. Logo, os umectantes são substâncias que vão garantir também a retenção de água na massa cremosa.

Como citado anteriormente, alguns dos umectantes mais usuais em Cosmetologia são: glicerol ou glicerina, propilenoglicol, sorbitol, etilenoglicol, D-pantenol e outros.

Observação: é de relevante importância incluir aqui o colágeno, que, por possuir uma cadeia molecular rica em radicais prolina e hidroxiprolina, é um excelente agente de hidratação por umectação. Age na superfície da pele, pois sua estrutura macromolecular (360.000 *uma*) dificulta sobremaneira a sua absorção pelo tecido epitelial.

Hidratação em nível celular (concentração das substâncias do NMF)

A hidratação por concentração de ativos do fator natural de hidratação (NMF) é obtida por meio de seus princípios ativos – ureia, PCA, *pentaglycans*, ácido hialurônico e outros – que, em ação conjunta com os umectantes e as substâncias graxas de origem animal e vegetal, que garantem a qualidade da fase lipídica, promovem a reidratação da pele, proporcionando as condições necessárias para a recuperação das suas propriedades naturais.

As substâncias do NMF são formadas naturalmente a partir da camada granular durante o processo de ceratinização. Trata-se da decomposição da proteína querato-hialina em proteína fibrila e esta última, por sua vez, decompõe-se em seus aminoácidos, tais como: ácido pirrolidona carboxílico (PCA), ureia, acido hialurônico, lisina, ácido láctico, ácido málico, *pentaglycans* etc. Esse grupo de substâncias associadas forma o NMF que, solubilizado na parte aquosa do epitélio e juntamente com a parte oleosa, formam o manto hidrolipídico, promove proteção e hidratação à pele. É necessário, entretanto, que se preserve a quantidade e a qualidade desses componentes por meio dos princípios ativos de hidratação que atuam diretamente no epitélio e são formados na camada granular. Os ativos de hidratação são veiculados de forma que se obtenha a máxima penetração no tecido epitelial, para que atuem no epitélio, repondo os nutrientes necessários à saúde da célula e mantendo em equilíbrio os componentes do NMF.

As substâncias mais utilizadas para hidratação em nível celular são: ureia, PCA-Na, ácido hialurônico, ácido láctico e sulfato de condroitina.

Observação: não podemos falar em hidratação com procedimentos isolados, ou seja, é necessário sempre considerar os três aspectos relevantes para este fim, que são:

1. Impedir a perda de água: por meio da leve oclusão formada pelos óleos.
2. Manter a umidade da pele: com o uso de agentes umectantes.
3. Mecanismo intracelular: concentração das substâncias hidratantes que formam o fator natural de hidratação (NMF).

> Resumindo:
>
> O mecanismo de hidratação da pele ocorre por meio da retenção de água e da manutenção do fator natural de hidratação (NMF).
>
> A retenção de água acontece de duas maneiras:
>
> 1ª Formação de uma leve oclusão causada pelos óleos (naturais e modificados) que se difundem lentamente pelo tecido epitelial;
> 2ª Substâncias com alto grau de higroscopia que mantêm a umidade da pele.
>
> Manutenção do fator natural de hidratação:
>
> Mecanismo intracelular com ativos que melhoram as condições naturais da pele pela reposição de substâncias componentes do fator natural de hidratação da pele.

Principais ativos hidratantes

- Hidratantes (naturais e sintéticos): ácido hialurônico (NMF); ácido láctico (ação ceratolítica e estimulante do fibroblasto); ceramidas (emoliente, leve oclusão no epitélio); colágeno (umectante); D-pantenol (umectante); elastina (umectante); glicerol (umectante); PCA-Na (NMF); *pentaglycan* (NMF); propilenoglicol (umectante); sorbitol (umectante); sulfato de condroitina (NMF) e ureia (NMF).
- Bioativos e fitoativos hidratantes: abacate, alface, algas marinhas, aloe vera, aminoácidos da seda, arnica, babosa, bioflavonoides, camomila, cenoura, confrei, erva doce, gérmen de trigo, ginseng, jasmim, manteiga de carité, mel, sândalo, óleo de jojoba, óleo de macadâmia, óleo de amêndoa, óleo de semente de uva, óleo de semente de cereja, óleo de abricó, óleo de borragem.

Princípios ativos anti-inflamatórios, cicatrizantes e calmantes

O controle da oleosidade excessiva é de suma importância nos tratamentos estéticos, uma vez que o excesso de óleo excretado pela glândula sebácea compromete a qualidade do manto hidrolipídico com reflexos destrutivos em todo o processo de excreção realizado pelo epitélio. Muitas vezes, a pele excessivamente oleosa apresenta nítidos sinais de dermatites seborreicas e acnes com variados graus de inflamação.

Faz-se necessário o controle da oleosidade da pele para início de qualquer tratamento. Vale notar que não podemos eliminar os óleos em sua totalidade, uma vez que eles possuem propriedades importantes que garantem a proteção do estrato córneo, o equilíbrio da flora microbiana, e sabe-se ainda que os óleos advindos das glândulas sebáceas associados ao suor, à água e ao NMF constituem importante cosmético natural de proteção e hidratação da pele. Assim, o que se objetiva em terapêutica cosmética é o controle da oleosidade restaurando o equilíbrio do manto hidrolipídico.

Os princípios ativos anti-inflamatórios e cicatrizantes têm como principal forma de atuação:

- Controlar a oleosidade excessiva, por meio de bases veiculares gelificadas associadas aos ativos.
- Neutralizar os ácidos graxos irritantes.
- Acalmar a pele em processo de inflamação ocasionado pela oxidação das gorduras insaturadas.
- Restaurar o epitélio que se encontra em processo inflamatório em razão do ataque bacteriano no folículo piloso.
- Restaurar a renovação celular que se encontra em processo de retardo em razão da falta de escoamento dos óleos, ocasionando assim espessamento da camada de queratina no estrato córneo.

Vale ressaltar aqui a importância das bases veiculares gelificadas, vistas anteriormente, associadas aos ativos apropriados para o controle da seborreia na sua fase crítica. Entretanto, na medida em que a pele restaurar o equilíbrio do manto hidrolipídico, pode-se associar à base veicular mínimas quantidades (3% a 5%) de óleos vegetais ou animais – gel-creme – aos ativos de tratamento da oleosidade. Dessa forma, assegura-se a maior eficácia cosmética, uma vez que sabemos da importância dos óleos como carreadores pela facilidade de difusão que estas substâncias têm pelo tecido epitelial.

Principais ativos cicatrizantes, anti-inflamatórios e calmantes indicados para as peles seborreicas:

- Químicos: alfabisabolol (calmante); alantoína (adstringente e absorvente); azuleno (calmante); colamina (mistura de óxidos de zinco e ferro com carbonato de zinco); enxofre (cicatrizante); peróxido de benzoíla (adstringente e absorvente); argila (antisséptica e absorvente) e óxido de zinco (adstringente).
- Bioativos: álcool de cereais, agrião, aloe vera, arnica, alecrim, argila, babosa, calêndula, camomila, centella asiática, camomila, confrei (alantoína), erva-cidreira, extrato de sete ervas (camomila, alecrim, arnica, castanha-da--índia, confrei, jaborandi e quina), ginkgo biloba, hortelã, hamamélis, hera, limão, malva, própolis, sálvia, sândalo, soja e tília.

Princípios ativos para revitalização e nutrição

A revitalização cutânea depende fundamentalmente da hidratação e da nutrição do tecido. A pele é um indicativo externo e fiel de tudo o que acontece no nosso organismo e, portanto, qualquer alteração interna irá se manifestar externamente por ela, quer seja pela aparência, pela coloração, pela descamação, por manchas, por inchamento etc.

Fatores importantes, tais como hábitos de alimentação saudáveis, fazer exercícios diariamente, a ingestão de bastante água, proteção do sol com o uso de filtros solares, evitar o estresse e a fadiga mental, manter um bom equilíbrio entre trabalho e lazer, entre outros, contribuem para a melhoria da qualidade de nossa pele.

Vale notar que a célula saudável será a geradora de substâncias que vão compor o NMF quando iniciar-se o processo de maturação celular. Dessa forma, é fundamental a nutrição celular, uma vez que essa será a fonte das substâncias naturais de hidratação e proteção do epitélio.

A Cosmetologia coloca à disposição do mercado de estética cosméticos com ativos de nutrição com a finalidade de repor vitaminas e nutrientes perdidos, essenciais à saúde da pele. São as vitaminas, proteínas e oligoelementos.

Vitaminas

As vitaminas são substâncias orgânicas não produzidas no organismo em quantidades suficientes para suprir as necessidades e que agem em pequenas dosagens.

As vitaminas podem ser classificadas em:

Hidrossolúveis

- Vitamina B1 (tiamina): a carência dessa vitamina leva a cabelos enfraquecidos e problemas de pigmentação.
- Vitamina B2 (riboflavina): acelera o bronzeamento e atua como antisseborreia.
- Vitamina B5 (ácido pantotênico): fortalece os cabelos.
- Vitamina B6 (pirodoxina): promove estabilidade às moléculas do colágeno e da elastina; antisseborreia e ação umectante.
- Vitamina B8 (vitamina H): fortalece os cabelos.
- Vitamina B9: metaboliza os aminoácidos, fortalecendo o tecido epitelial.
- Vitamina B15 (ácido pangâmico): antirradicais livres.
- Vitamina P (heterosídeos associados a flavonoides): aumenta a resistência dos vasos sanguíneos, antienvelhecimento.
- Vitamina PP (ácido nicotínico associado à nicotinamida): reduz as asperezas da pele.
- Vitamina C (ácido ascórbico): antirradicais livres, antioxidante, conservante, favorece a produção do colágeno de boa qualidade e fortalece o sistema imunológico da pele. Observação: para tornar o ácido ascórbico lipossolúvel, ele é convertido em seu derivado – éster do ácido ascórbico – por exemplo, o palmitato de ascorbila ou oleato de ascorbila ou ainda fosfato de ascorbil magnésio.

Lipossolúveis

- Vitamina A: origem animal, principalmente nos óleos de peixes. Os vegetais e frutas não contêm vitamina A, e sim carotenos, que são seus predecessores. O uso da vitamina A em Cosmetologia é regulamentado por lei, pois em quantidades abusivas, ela altera o metabolismo da pele, pois regula o crescimento e a atividade das células epiteliais.
- Vitamina E (tocoferol): encontrada nos óleos de milho, de soja e de gérmen de trigo. Descongestiona a pele, tem ação antioxidante, é um excelente agente antirradicais livres, umectante e fortalece a membrana celular.
- Vitamina F: encontrada nos óleos vegetais, linho, gérmen de milho, soja etc., trata-se de uma mistura de ácidos graxos com propriedades emolientes e hidratantes.
- Vitamina H (biotina): encontrada na gema de ovo, na levedura de cerveja, no pólen e na geleia real. Regula a oleosidade da pele e dos cabelos, é ideal para tratamento de peles oleosas e acneicas. Muito utilizada em associação com a vitamina B6.
- Vitamina D: responsável pela assimilação de cálcio e fósforo. O sol transforma a pró-vitamina D da pele em vitamina D.

Proteínas

- Colágeno: proteína polimérica fibrilar formada por centenas de aminoácidos, com estrutura em cadeia bem-organizada. As fibras de colágeno apresentam-se quase completamente inelásticas, ainda que flexíveis.

Os aminoácidos se ligam por processo de polimerização para formar a macrocadeia da fibra colagênica. Os aminoácidos da molécula de colágeno são em sua maioria hidroxilados, como a glicina, a hidroxiprolina e a prolina, o que, em princípio, explica a grande capacidade de hidratação do colágeno.

O colágeno é sintetizado pelos fibroblastos em toda parte onde houver tecido conjuntivo. Os fibroblastos o fazem espontaneamente a partir de estímulos físicos, químicos ou biológicos, atendendo às necessidades do nosso organismo.

Os produtos cosméticos que consomem colágeno têm por objetivo principal a hidratação da pele.

- Elastina: proteína estrutural fibrilar, assim como o colágeno. No entanto, a molécula de elastina é composta por monômeros que se distribuem ao acaso, sem nenhuma organização estrutural. Logo, não existe na elastina a regularidade e a constância estrutural que é conferida ao colágeno. Duas fibras se ligam indistintamente, sem critérios de direção e sentido. Porém, se precisam atender às necessidades específicas de um determinado órgão, são capazes de se agrupar em um só sentido, de forma unidirecional e compacta, como acontece nos ligamentos da coluna vertebral.

A composição química da elastina é bastante semelhante à do colágeno no aspecto qualitativo. Diferencia-se bastante, entretanto, no aspecto quantitativo. A elastina, ao contrário do colágeno, apresenta em sua estrutura baixas quantidades de aminoácidos hidroxilados (glicina, prolina e hidroxiprolina). No mais, a elastina e o colágeno são proteínas bastante semelhantes.

A presença de elastina em determinado tecido lhe confere plasticidade e elasticidade. Assim, essas proteínas fibrilares permitem que forças aplicadas sobre um tecido sejam devolvidas sem que ocorra depressão ou afundamento. Algo bastante parecido ocorre no processo de gravidez, quando a pele abdominal é submetida a um processo de extrema distensão que cede quase instantaneamente após o parto. Quando as fibras elásticas não conseguem absorver essa distensão, resulta no surgimento das estrias.

Os cosméticos que utilizam elastina como princípio ativo têm como finalidade a hidratação da pele, da mesma forma que o colágeno.

Oligoelementos

São importantes catalisadores (substâncias que aceleram ou retardam reações químicas sem tomar parte da reação) orgânicos das reações biológicas. Daí o fato de não serem utilizadas nem como substâncias estruturais, nem como substâncias energéticas. Sua presença, no entanto, é absolutamente necessária para o perfeito funcionamento do organismo.

São substâncias existentes em mínimas quantidades no organismo, entretanto desempenham importante papel na vida orgânica do ser humano, além de causarem sensível melhora na pele, atenuando até mesmo as marcas do tempo.

Os oligoelementos eliminam o excesso de radicais livres, atuando como catalisadores de reações químicas diversas, combatem o estresse e ativam o sistema de defesa do organismo.

Principais oligoelementos em Cosmetologia:

- Zinco: aumenta a imunidade, é muito útil no tratamento da calvície e da acne. Amplamente utilizado em formulações para xampus anticaspa e produtos faciais para acne.
- Selênio: Ajuda a eliminar metais pesados, muito útil no combate à caspa e a outras dermatites. Elemento essencial na formação de enzimas que impedem a oxidação das lipoproteínas.
- Silício: de grande importância para a pele, os ossos, as unhas e o tecido conjuntivo de um modo geral; elemento de grande aceitação pelo organismo em razão da sua afinidade com o carbono, é um poderoso agente antirradicais livres.
- Cobre: anticancerígeno, estimula a imunidade. É elemento essencial para a absorção da vitamina C.
- Magnésio: atua no metabolismo e na atividade celular, possui ação desintoxicante e revigorante.
- Manganês: ação desintoxicante, estimula a atividade celular.

TRATAMENTOS DE GORDURA LOCALIZADA E DE LIPODISTROFIA GINOIDE

A hidrólise de gorduras no nosso organismo é realizada efetivamente pele enzima monofosfato cíclico de adenosina (AMPc), substância liberada na célula adipócito por ação efetiva da mitocôndria. Logo, o acúmulo de gorduras nas células está diretamente relacionado à quantidade insuficiente de AMPc que está sendo produzida para a queima dessas gorduras acumuladas. Assim, os procedimentos para tratamentos da gordura localizada e da celulite podem ser orientados para aumentar a produção desta enzima (AMPc), para que ocorra maior combustão das gorduras acumuladas e em excesso.

A enzima monofosfato cíclico de adenosina tem sua produção aumentada por ação da mitocôndria e, consequentemente, aumenta a hidrólise das gorduras.

Sabe-se, entretanto, que o aumento das circulacões sanguínea e linfática é gerador de calor interno, o que leva a mitocôndria a produzir maior quantidade de oxigênio e, consequentemente, aumenta a produção de AMPc.

Assim, a Cosmetologia utiliza princípios ativos com formas veiculares de grande capacidade de permeação e capazes de promover o aumento da circulação sanguínea e linfática, além de princípios ativos que promovam a dissociação das fibroses de gorduras que vão colaborar substancialmente com a enzima AMPc, acelerando sobremaneira a hidrólise das gorduras na formação de ácidos graxos livres e glicerol, substâncias facilmente carreadas pela corrente sanguínea.

No tratamento da gordura localizada e da celulite, podemos proceder de duas maneiras:

1) Medidas gerais:
   - Dieta com reeducação alimentar.
   - Atividade física.
   - Fisioterapia dermato-funcional.
   - Farmacoterapia.
2) Tratamento loco regional:
   - Cosmetologia.
   - Drenagem linfática.
   - Termoterapia (ultrassom, infravermelho longo, fango e outros).
   - Eletroestimulação (eletrolipólise – Figura 13.1, corrente russa e outros).

Princípios ativos utilizados nos tratamentos de gordura localizada e da lipodistrofia ginoide

Os princípios ativos usados nos tratamentos de gordura localizada e da lipodistrofia ginoide podem atuar promovendo aumento da circulação e ativando a permeabilidade da pele. Esses ativos podem ser adicionados aos géis usados para o acoplamento do transdutor de ultrassom (Figuras 13.2 e 13.3). Dentre esses ativos, encontramos comumente as *algas*, que atuam como catalisadores e facilitadores da penetração transcutânea de íons marinhos e ativos naturais.

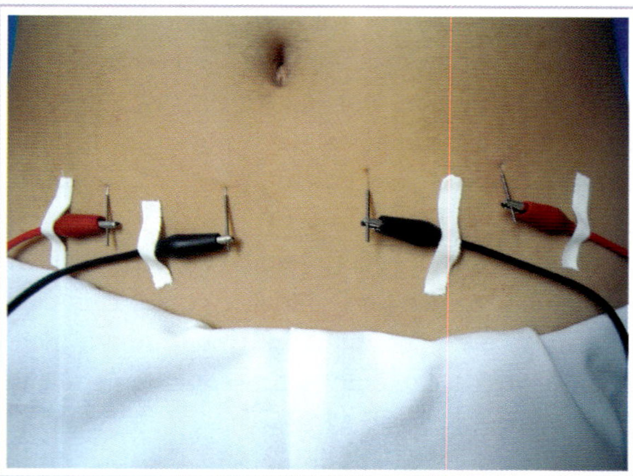

Figura 13.1 Eletrolipólise, usada no tratamento de gordura localizada.

Princípios ativos naturais que aumentam a circulação e ativam a hidrólise das gorduras:

- Centella asiática: ativador da circulação.
- Hera: aumenta a microcirculação.
- Algas marinhas: *fuccus*, *Laminaria*, musgo-da-irlanda etc.
- Cafeína: as xantinas de um modo geral.
- Adipol: hera e bile.
- Celulinol: ácido polioxietilenoglicol.
- Cavalinha: ativador da circulação, adstringente e cicatrizante.
- Bétula: estimulante da circulação.
- Silanóis: elemento de grande importância nos tratamentos da celulite, veículo vetorial potente e eficaz para atingir o tecido adiposo, além de relevante princípio ativo antirradicais livres, reestruturando os tecidos fibrosados e danificados pela celulite.

ADITIVOS

Os aditivos usados nas formulações cosméticas podem ser classificados em três tipos fundamentais: perfumes, corantes e conservantes.

Perfumes

A finalidade do uso de perfumes nas formulações cosméticas não é apenas cobrir odores desagradáveis das bases cosméticas, pois muitas vezes os perfumes atuam como antissépticos e conservantes, garantindo as características e a estabilidade química do produto.

Nem sempre os odores dos componentes químicos são agradáveis e, em alguns casos, são difíceis de serem mascarados pelo perfume. Para odores muito fortes, recomenda-se essência de rosas, florais ou lavanda. Quando o produto exige

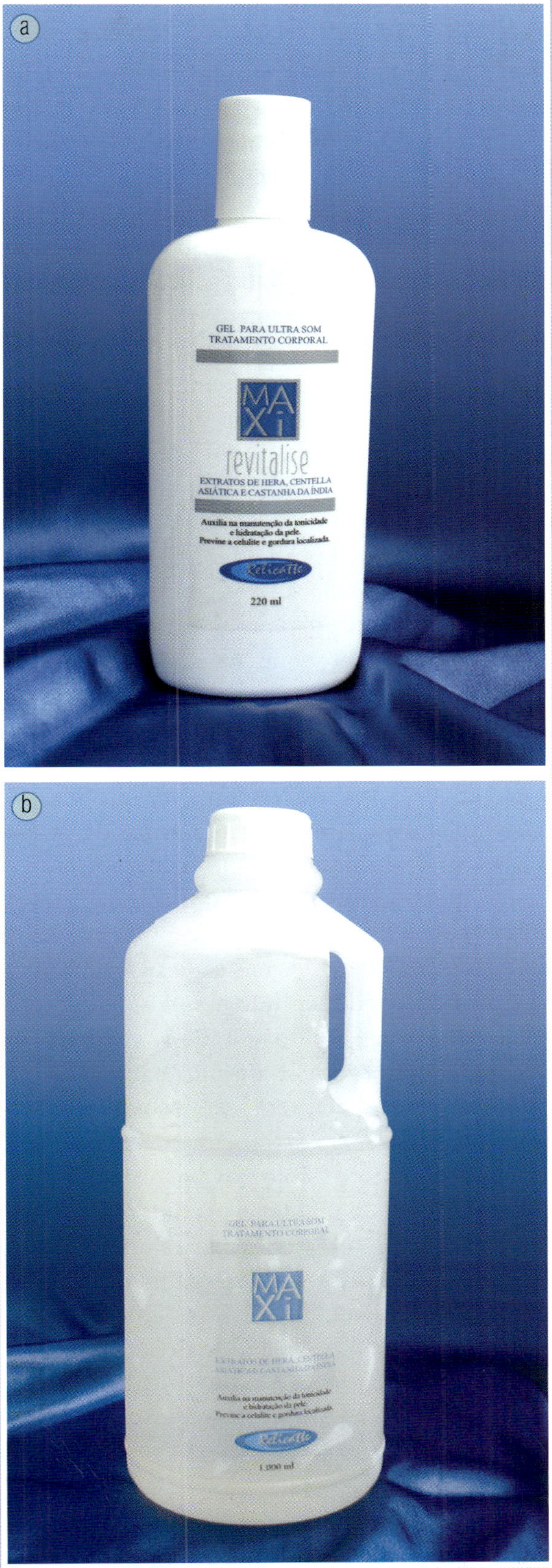

Figura 13.2 a-b Géis para acoplamento de transdutores ultrassônicos, encontrados no mercado nacional, para tratamento de lipodistrofia ginoide.

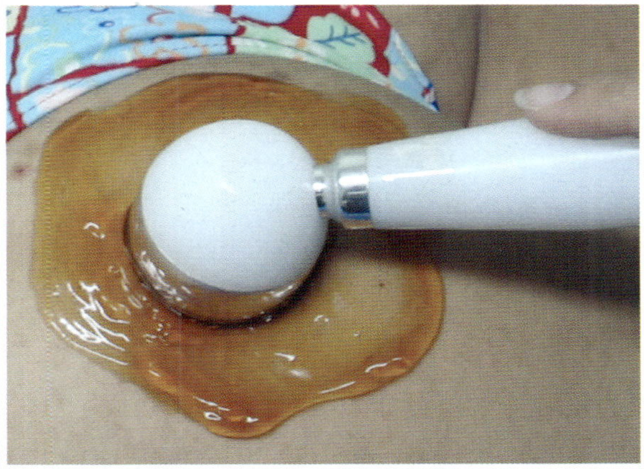

Figura 13.3 Ultrassom utilizando gel cosmético como meio de acoplamento.

maior ação bactericida e antisséptica, a melhor opção é pelas essências cítricas, por exemplo, bergamota e laranja. Além das essências mencionadas, temos também:

- Extraído das flores: jasmim, essência de lavanda, essência de rosas.
- Extraído das folhas: hortelã, eucalipto.
- Extraído da madeira: cedro, sândalo.
- Extraído das frutas: limão, laranja.
- De origem animal: almiscar, âmbar.

Corantes

A coloração dos cremes deve ser discreta, pálida, com cores compatíveis com a tonalidade da pele. Para tanto faz-se necessário colorir os cremes com substâncias corantes que vão proporcionar tons agradáveis e sugestivos ao consumo (Figura 13.4), além de cobrir as cores indefinidas com que os produtos saem dos laboratórios de preparação.

O corante deve, na medida do possível, ser hidrossolúvel e inalterável tanto em meio ácido quanto no meio alcalino. Pode ter diversas origens (natural vegetal ou animal, mineral e sintética). Os mais usuais são os corantes sintéticos, geralmente substâncias orgânicas com cadeias aromáticas.

Os pigmentos mais utilizados são:

a) De origem natural/vegetal:
- carvão vegetal: preto.
- urucum: amarelo.

- henna: castanho-avermelhado.
- orcinol: vermelho, violeta.
- caroteno: alaranjado.
- cúrcuma: amarelo.

b) De origem natural/animal:
- nácar (extraído das conchas): rosa brilhante.
- ácido carmínico (extraído do pulgão): vermelho intenso.

c) De origem mineral:
- óxido de ferro: amarelo, marrom-avermelhado, marrom.
- argilas: fornecem diversas tonalidades, dependendo da sua origem.

d) Corantes sintéticos:
verde malaquita: verde.

e) Corantes com efeito de brilho/cintilância:
- cristais de mica: efeito perolado.
- oxicloreto de bismuto: brilho.
- alumínio pulverizado: brilho metálico.

Conservantes

Os cremes emulsionados do tipo O/A sofrem mais ataques por fungos e bactérias em razão da presença de água na fase externa que está em contato com o ar atmosférico na superfície da emulsão. As bactérias também podem proliferar em condições anaeróbicas.

Os conservantes podem ser classificados em antioxidantes, fungicidas, antissépticos e outros. Os conservantes mais comumente utilizados são os parabenos: p-hidroxibenzoato de metila/Nipagin; P-hidroxibenzioato de propila/Nipazol; p-hidroxibenzoato de etila; p- hidroxibenzoato de butila.

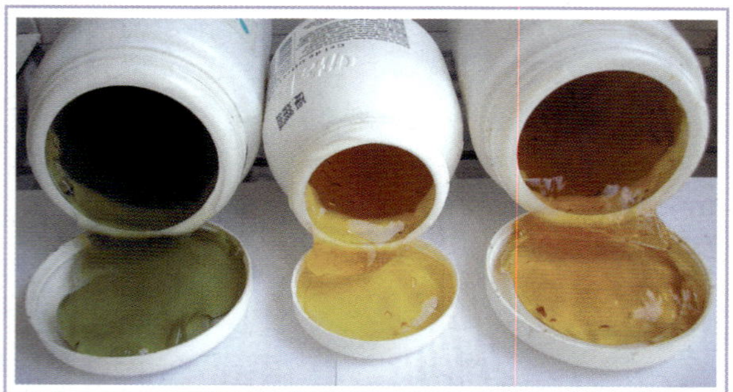

Figura 13.4 Produtos cosméticos de cores diferentes.

Dentre os outros grupos de conservantes, temos: imidazolinidil; ureia; compostos quaternários de carbono; vitamina E (tocoferol); ácido salicílico; álcool etílico (somente em concentração inferior a 20%); óleo essencial de lavanda (funciona também como perfume); óleo essencial de tomilho; ácido benzoico; ácido gálico; fenoxietanol; álcool benzílico; izotiazolonas.

Observação: em razão da sua relevância, destacaremos aqui os antioxidantes.

Os sistemas aquosos sofrem constantes processos de deterioração por ação de bactérias ou fungos. Além disso, podem sofrer oxidação por ação do oxigênio do ar, que é catalisado por ação da luz, de metais ou do calor. É bastante comum ocorrer a oxidação dos componentes oleosos dos cremes, principalmente porque as substâncias gordurosas são as mais fáceis de oxidar em razão da presença da cadeia insaturada dos ácidos graxos.

As reações de oxidação desses sistemas ocorrem em cadeia, ou seja, uma vez iniciada, não cessa até que esteja totalmente terminada. A esse processo, dá-se o nome de auto-oxidação.

Antioxidantes são substâncias capazes de inibir esse processo, capturando rapidamente os radicais livres formados nas cadeias insaturadas, desativando-os, impedindo assim a ligação química com o oxigênio do ar e, dessa maneira, interrompendo o processo de auto-oxidação.

As substâncias em seu estado oxidado constituem um meio extremamente favorável ao desenvolvimento de colônias bacterianas, daí a importância de se manter o produto inócuo não somente quanto à higiene, mas também quanto à oxidação. Para isso, é de relevada importância a adição de substâncias antioxidantes nas formulações cosméticas, além dos conservantes, e isso ocorre comumente.

Os principais antioxidantes utilizados são:

- Natural: vitamina E.
- Fenólicos: resina da guaiaca (NDGA), tocoferol (vitamina E), galatos; butil-hidroxianisol (BHA), butil-hidroxitolueno (BHT).
- Não fenólicos: ácido ascórbico (vitamina C), palmitato de ascorbila (derivado da vitami-

na C), ésteres de ascorbila (derivados da vitamina C).

Observação 1: as formas combinadas da vitamina C (ácido ascórbico), por exemplo, o palmitato de ascorbila e oleato de ascorbila são antioxidantes e ativos importantes no combate ao envelhecimento.

Observação 2: a vitamina E (tocoferol) cumpre importante papel em Cosmetologia, pois além de ser antioxidante, participa ativamente na regeneração dos epitélios, protege a pele dos raios ultravioleta e estimula a oxigenação celular, sendo amplamente utilizada no preparo de filtros solares.

UTILIZAÇÃO PRÁTICA DOS COSMÉTICOS

Os tratamentos da pele e dos cabelos requerem, além de conhecimento da ciência Cosmetologia, também bom-senso na aplicação prática desses estudos. Não podemos, por exemplo, usar indiscriminadamente tudo o que previamente reconhecemos como de excelente resultado, mas antes de tudo, temos de analisar cada situação, classificar o tipo de pele ou cabelo, reconhecer as patologias e objetivar resultados.

Os procedimentos estéticos devem sempre ser criteriosos e específicos, considerando-se os seguintes aspectos relevantes:

- A escolha do cosmético ideal deve sempre levar em conta a idade e as condições da pele.
- Os tratamentos domiciliares são de fundamental importância e devem complementar o procedimento clínico, além de manter a pele preparada para a sessão seguinte.
- Os cosméticos não devem irritar a pele, e preferencialmente, devem ser inodoros.
- Os produtos indicados para limpeza devem conter em suas formulações grande quantidade de substâncias emolientes.
- As loções tônicas são produtos que agem na superfície da pele, promovem vasoconstrição e ajustam o pH fisiológico e não devem conter álcool, sendo indicadas para finalização de tratamentos.
- As máscaras devem possuir secagem lenta, a fim de possibilitar a absorção dos ativos por difusão.
- Os esfoliantes devem promover a esfoliação da pele de uma forma lenta e gradativa, sem, contudo, causar irritação.
- O tratamento com ácidos deve sempre ser efetuado com concentrações gradativas, mantendo-se sempre o controle de tempo a cada aumento de concentração ácida.
- Intercalar tratamentos ácidos com hidratação e nutrição evita o risco de condicionamento da pele, proporcionando resultados mais satisfatórios.

Aplicação cosmética

Produtos para higiene

- Cremes e loções cremosas para limpeza: são formulações emulsionadas que agem na superfície da pele, e nesse caso, podemos recorrer aos óleos sintéticos, como óleo mineral, amplamente utilizado para essa finalidade, posto que se trata de matéria-prima com alto grau de pureza e facilidade de espalhamento. Esses cosméticos devem ser ricos em substâncias emolientes que proporcionam a dissolução do manto hidrolipídico e arrastam as impurezas nele contidas. São aplicados com algodão ou esponja apropriada e retirados imediatamente com água.
- Sabonetes e detergentes: a água é um importante agente de limpeza, sendo, entretanto ineficaz para higiene da pele, uma vez que esta é rica em agentes oleosos, e sabemos que a água e o óleo são substâncias imiscíveis. Os sabonetes e detergentes são formulações especialmente preparadas, contendo substâncias graxas e ativos específicos, que funcionam emulsionando as gorduras da pele que serão posteriormente arrastadas pela água.
- Loções de limpeza: esses cosméticos podem conter emolientes suaves, detergentes e ainda agentes de umectação, por exemplo, propilenoglicol, glicerol etc.
- Loções tônicas: são produtos destinados a finalizar a higiene da pele, promovendo o fechamento dos poros e o ajuste do pH cutâ-

neo, uma vez que os detergentes e sabonetes são, na maioria das vezes, produtos alcalinos. As loções não são indicadas após a limpeza, quando esta está sendo realizada em cabine, pois não é interessante que se faça vasoconstrição quando ainda se tem um procedimento a seguir. São, entretanto, recomendadas após a limpeza, para uso domiciliar. As loções são preparadas com ativos específicos para a sua finalidade, podendo ainda conter álcool ou propilenoglicol.

Podemos classificar a loções da seguinte maneira:

- Loções tônicas adstringentes: alcoólicas com ativos adstringentes.
- Loções tônicas calmantes: camomila, calêndula e outras.
- Loções cicatrizantes: calamina, enxofre e outras.
- Loções hidratantes/umectantes: propilenoglicol, colágeno, hidroviton e outras.

Cosméticos para nutrição e hidratação da pele

Cosmética de hidratação

Para mantermos a pele hidratada, é necessário que preservemos o manto hidrolipídico, uma vez que este se encontra sempre sujeito a todas as agressões do meio ambiente: ar muito seco, vento, sol, poeira etc. Dessa forma, é necessário que façamos uma barreira protetora que impeça a perda de água e dos nutrientes do estrato córneo, evitando o ressecamento da pele e o envelhecimento precoce.

As substâncias que formam o fator natural de hidratação ou simplesmente NMF (aminoácidos, *pentaglycans*, ureia, ácido pirrolidone carboxílico (PCA), ácido hialurônico, sulfato de condroitina e outros) formam, quando associadas ao óleo do sebo cutâneo e à água, verdadeiros cosméticos emulsionados, naturais e hidratantes.

A Cosmetologia atua para melhorar qualitativa e quantitativamente o NMF; para tanto, associa princípios ativos do NMF com os óleos de origem vegetal e animal, além dos óleos modificados e dos agentes umectantes.

> Resumindo:
> Os cosméticos ideais para hidratação da pele devem conter óleos naturais – animais ou vegetais – e modificados, umectantes e princípios ativos componentes do NMF para cumprir com eficácia a tarefa de hidratação da pele.

Cosmética de nutrição

A nutrição da pele ocorre, preferencialmente, no nível da derme, podendo ocorrer também em níveis de camada basal, uma vez que a alimentação celular se faz na célula viva. Os nutrientes podem ser carreados pelo epitélio através de bases veiculares contendo óleos naturais ou óleos modificados, que podem estar associados a vitaminas e oligoelementos de forma natural, lipossomados, nanosferados ou sob a forma de silanóis.

Assim, os cosméticos ideais para a nutrição celular são as emulsões ou géis-creme à base de vitaminas que podem estar simplesmente solubilizadas ou nanosferados, lipossomados ou ainda em forma de silanóis.

Peelings

Os *peelings* são procedimentos realizados com a finalidade de promover renovação celular e de se obter um refinamento da pele, com atenuação das rugas superficiais, remoção de comedões, redução de discromias etc. Os *peelings* podem ser classificados em físico, químico, biológico e vegetal.

- *Peeling* físico: Processo mecânico de arraste das células mortas por meio de substâncias abrasivas que podem estar veiculadas em creme, gel, gel-creme ou até mesmo em loção. A aplicação consiste simplesmente em submeter a pele ao esfregaço com massagens suaves e ligeira pressão. Os abrasivos físicos mais utilizados são: sílica – mineral (1% a 5%); damasco (caroço) – natural (1% a 6%); algas diatomáceas – pó de origem natural; polietileno – sintético (0,3% a 1%).
- *Peeling* químico: Processo realizado por agentes químicos, geralmente ácidos orgânicos,

com variadas concentrações, promovendo intensa renovação celular, podendo ocorrer lesão na pele seguida de epitelização.

A profundidade do *peeling* será variável de acordo com a concentração do ácido, o tipo de ácido utilizado e o seu pH. O risco de lesões será tanto maior quanto mais profundo for o *peeling* químico.

É importante ressaltar que somente é permitido a fisioterapeutas dermatofuncionais o uso em cabines de ácido glicólico na concentração máxima de 10% e pH 3, sendo as concentrações maiores e pH mais ácido (inferior a 3) de competência médica.

A finalidade do *peeling* químico é, por meio da renovação celular intensificada, melhorar a textura da pele, rejuvenescendo e reduzindo rugas superficiais.

Os ácidos atuam reduzindo a coesão entre as células, pois reagem com a enzima "cimentante" que existe entre os queratinócitos, facilitando assim o desprendimento da célula, acelerando dessa maneira a renovação celular.

- *Peeling* biológico: os ativos utilizados nesta forma de *peeling* são substâncias naturais com a capacidade de promover a renovação celular por meio da hidrólise da ceratina. Os princípios ativos utilizados são enzimas biológicas que têm ação ceratolítica, diminuindo a espessura da camada córnea e dando à pele mais textura e plasticidade. Tais substâncias, apesar de naturais, possuem caráter acentuadamente ácido, o que as torna tão eficazes quanto os *peelings* químicos, e deve-se ter bastante cautela no uso desses produtos, a fim de evitar acidentes desagradáveis, sendo de relevante importância o controle de tempo de permanência do produto sobre a pele. As enzimas usualmente utilizadas são a papaína (papaia) e a bromelina (abacaxi).
- *Peeling* vegetal (*gommage*): procedimento realizado com massagens vigorosas, utilizando-se géis que, ao evaporar seu veículo, formam grumos que, durante a massagem, carreiam as células mortas do extrato córneo, deixando a pele limpa e macia. Trata-se de um *peeling* leve, com principal objetivo de limpar, retirar comedões e melhorar a permeação da pele, facilitando assim a absorção de outros ativos subsequentes no procedimento. Geralmente não causam lesões, sendo o *peeling* ideal para peles sensíveis nas quais o ácido seria intolerável.

Máscaras faciais

A ação das máscaras sobre a pele é de natureza mecânica quando tem efeito endurecedor. Entretanto, podem também permitir a ação de ativos sobre a pele quando formuladas adequadamente. Tais cosméticos são de grande auxílio nos tratamentos faciais, pois estimulam a circulação, aumentando a permeação da pele, permitindo melhor absorção dos princípios ativos.

As máscaras retiram células mortas por ação mecânica ou até mesmo por efeito químico, neste caso quando são máscaras ácidas.

Estes cosméticos podem ser ativados de acordo com a sua finalidade, e a sua forma veicular é de grande importância, pois além de potencializar os efeitos dos ativos, o veículo vai determinar o tempo de secagem da máscara sobre a pele. É sabido que o fator tempo é determinante para que se obtenham resultados satisfatórios, uma vez que o processo de absorção cutâneo é lento. Portanto, as máscaras não devem ter secagem muito rápida, além de permanecer na pele por aproximadamente trinta minutos.

As máscaras podem ser:

- Modeladoras: agem por ação mecânica, endurecem sobre a face em contato com o ar ou por resfriamento, melhoram a flacidez e o viço. Podem ser usadas sobre outros cosméticos com ativos hidratantes ou nutritivos, que serão absorvidos em maior ou menor grau, dependendo da capacidade de difusão do ativo e da forma veicular.
- Adstringentes: máscaras tonificantes que contêm álcool em suas formulações, além de ativos específicos com efeito adstringente. São ideais para as peles mais oleosas.
- Pastosas: esses produtos geralmente contêm vários ativos em suas formulações, o que os torna de relevante importância para o trabalho de finalização dos procedimentos em cabine de estética. Destinam-se, principalmente, a tratamentos de rejuvenescimento,

hidratação e revitalização da pele. Os ativos adicionados a essas formulações são absorvidos à medida que a máscara seca sobre a pele. Geralmente a secagem é lenta, permitindo maior absorção.

- Gelificadas: são indicadas para as peles oleosas e acneicas. O gel-base pode ser preparado com uma pequena percentagem de álcool, o que torna o produto mais adstringente, além de conter vários ativos hidrossolúveis. Usualmente se adicionam extratos vegetais com finalidade calmante e cicatrizante sobre a pele.
- Em pó: produtos cujo preparo deve ser feito no momento exato da sua aplicação, pois as matérias-primas em pó que estão contidas na formulação da máscara reagem ao contato com a água. Geralmente essas máscaras são utilizadas como secativas e estão associadas a ativos cuja finalidade é a absorção do excesso de oleosidade da pele. São, portanto, indicadas para peles acneicas e oleosas.
- Cremosas: essas máscaras formam emulsões com altos teores de substâncias graxas e encontram-se associadas a ativos lipossolúveis com finalidades diversas. São excelentes suportes para outros produtos: podem, por exemplo, ser colocadas sob a máscara de gesso, ou seja, os ativos serão lentamente absorvidos enquanto a máscara de gesso realiza seu trabalho tensor e de oclusão. São mais indicadas para peles ressecadas.
- Ácidas: preparadas geralmente com ácido das frutas, podem ainda estar associadas a derivados da vitamina C. São usualmente pastosas ou cremosas, e sua permanência na pele deve ser por um período mais breve que o das outras máscaras. São utilizadas em tratamento de revitalização e rejuvenescimento, como coadjuvantes no processo de renovação celular.

REFERÊNCIAS

1- BONADEO, I. *Cosmética. Ciência y Tecnología.* Madri: Editorial Ciência 3, 1988. p. 19.

2- BARATA, A. F. E. *A Cosmetologia*: Princípios Básicos. São Paulo: Tecnopress, 2002.

3- BRYANT, L. Como tratar a pele oleosa. *Les Nouvelles Esthétiques,* São Paulo, p. 28-3, 1996.

4- CARMINI, M. M. A. *Cosméticos Emulsionados*: Cremes e Loções. São Paulo: Racine Qualificação e Assessoria S/C Ltda, 1997.

5- HERNANDEZ, M.; MARIE-MADELEINE M. F. *Manual de Cosmetologia*. 3. ed. Rio de Janeiro: Revinter, 1999.

6- MICHALUN, N. A ação do ácido glicólico. *Les Nouvelles Esthétiques,* São Paulo, p. 24-6, 1996.

7- MICHELLETO, G. J. M. C. *Géis.* São Paulo: Racine Qualificação e Assessoria S/C Ltda, módulo IV, 1997.

8- MORRISON, R.; BOYD, R. *Química Orgânica.* 5. ed. Portugal-Lisboa: Fundação Calouste Gulbenkian, 1972.

9- PERRICONE, N. M. D. *Rejuvenescimento Total.* l. Rio de Janeiro: Campus, 2002.

10- ROSSI, B.; VERGNANI. Mecanismos de Hidratação da pele. *Cosm. e Toil.*, São Paulo, v.9, p. 33- 7, nov./dez. 1997.

11- SIMÕES, O. E.; BELLA, R. *Desenvolvendo Produtos em Farmácia para Pré e Pós Cirurgia Plástica.* São Paulo: Racine Qualificação e Assessoria S/C Ltda, 1997.

12- SMITH, W. P.; SMITH W. Hidroxiácidos e o envelhecimento cutâneo. *Cosm. e Toil.*, v. 7, p. 72-8, set./out. 1995.

13- THIERRY, M. C. Sonho ou Realidade: Os ácidos das frutas são eficazes. *Les Nouvelles Esthétiques*, São Paulo, p. 24-6, maio/jun. 1997.

14- PITANGUY, I. et al. Avaliação clínica e histológica de um tratamento cosmético pré-operatório, Boletim de cirurgia plástica. *Rev. Bras. Cir.*, Rio de Janeiro, n. 4, v. 83, jul./ago. 1993.

15- VASCONCELOS, S. B.; REBELLO, T. *Guia de Produtos Cosméticos.* São Paulo: SENAC, 1996.

Capítulo 14

Criopeeling (Criocautério/ Neve Carbônica)

Objetivos

Cacia Rusenhack

As informações sobre a técnica de *criopeeling*, descritas no presente capítulo, justificam-se pela grande resposta terapêutica obtida, não sendo o seu emprego uma novidade para os tratamentos estéticos faciais, principalmente no que concerne ao controle da acne e ao clareamento de determinadas discromias, podendo inclusive ser empregada para algumas afecções tegumentares do corpo e do couro cabeludo.

Sabemos que poucos são os colegas que adotam esse método em seus consultórios, levando-nos a acreditar que isso se deva à carência nas informações e demonstrações práticas obtidas nos cursos existentes no país; o que, na verdade, não permite uma maior confiabilidade, revertendo em insegurança para o profissional. Por outro lado, aqueles que a utilizam notadamente vêm obtendo excelentes respostas em suas práticas clínicas.

É importante afirmarmos que as técnicas que compõe o *criopeeling* são seguras e eficazes, bastando que o fisioterapeuta, a exemplo de todos os outros métodos e recursos fisioterápicos, tenha domínio sobre elas.

Neste capítulo, procuramos descrever sobre a neve carbônica e o criocautério, tendo o objetivo de esclarecer sua terapêutica tanto na teoria como na prática, desejando estimular o leitor a executá-la, beneficiando amplamente todos os pacientes-alvo confiantes na resposta de seu tratamento.

O uso de recursos crioterápicos em afecções da pele teve início em 1907, com William Pusey, quando foi utilizada a neve carbônica para destruição de nevos e verrugas.

No início do século XX, o *criopeeling* já era utilizado para o tratamento de lesões cutâneas benignas. Associado ao enxofre e à acetona, já se notavam excelentes resultados no seu emprego para tratamento da acne.

O *criopeeling* é considerado um tipo de *peeling* superficial/médio, podendo atingir da camada córnea da epiderme até a derme papilar.

Estão classificadas como *criopeeling* (criocautério) diversas terapias, sendo as mais comuns a neve carbônica (dióxido de carbono/anidrido carbônico) e o nitrogênio líquido.

Os pontos de ebulição na crioterapia são assim compreendidos:

- Nitrogênio líquido: −195°C (*peeling* médio).
- Dióxido de carbono: −70°C; −80°C (*peeling* superficial).

O ponto de congelamento da pele normal está situado entre -0,53°C e -0,65°C.

Fonseca e Prista[1] referiram-se a este tipo de crioterapia como o uso terapêutico do frio, obtido pelo dióxido de carbono. Ele se apresenta como um gás incolor, inodoro e solúvel em água. Os autores relataram ainda que o dióxido de carbono encontra-se contido em um recipiente cilíndrico especial, sob elevada pressão, em estado líquido. Durante o manuseio do equipamento, quando o gás é lançado ao exterior instantaneamente solidifica-se sob a forma de pó branco ou flocos muito finos, que crepitam quando pressionados, aspecto que mereceu a designação de *neve carbônica* ou *gelo seco*.

Como o estado físico normal do dióxido de carbono é o gasoso, ao passar para o estado sólido, gerando a neve carbônica, determina uma baixa de temperatura que pode atingir cerca de -80°C.[1]

Observação: o dióxido (anidrido) de carbono é um gás envasado em cilindros metálicos especiais, cuja coloração externa é cinza (indicando uso na área de saúde) (Figura 14.1).

TÉCNICA DE APLICAÇÃO

Segundo Fonseca e Prista,[1] existem duas formas distintas de aplicação deste tipo de crioterapia em lesões tegumentares: método direto e indireto.

No método "direto", o dióxido de carbono em estado sólido, chamado de neve carbônica, é recolhido em um tubo metálico com mandril, tipo *crayon* (Figura 14.2), sendo aplicado diretamente sobre a lesão.

O modelo clássico utilizado de tubo metálico é o criocautério de Lortat-Jacob (método direto), idealizado na França por Drapier, que se apresenta como um tubo de cobre removível no qual poderão ser adaptadas diferentes *ponteiras* de formas e tamanhos variáveis, dependendo da extensão da lesão a ser tratada.

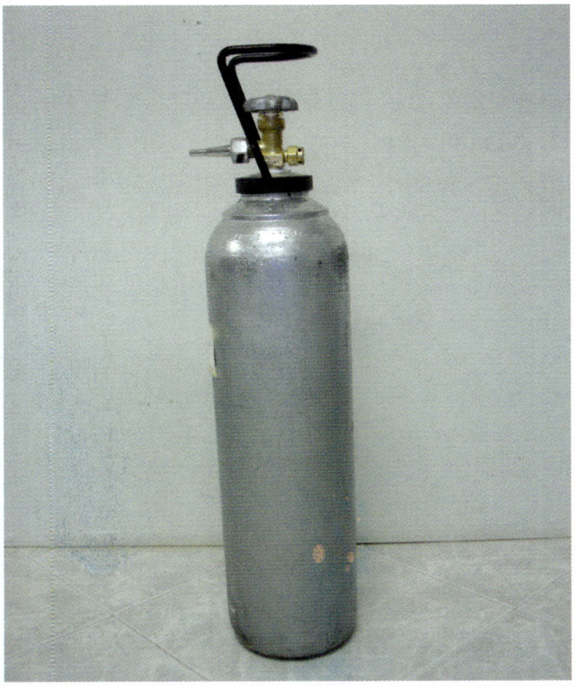

Figura 14.1 Cilindro de dióxido de carbono.

Este tubo é recoberto externamente por uma substância isolante que permite ao terapeuta segurá-lo sem que seja incomodado pelo frio interno (Figura 14.3).[1]

Após a abertura da válvula do cilindro e introdução do anidrido carbônico (dióxido de carbono) no tubo, pressiona-se o gelo seco com o auxílio de uma lança (Figura 14.4) e, posteriormente, juntam-se algumas gotas de acetona. Isso fará com que o tubo metálico esfrie intensamente e forme, em poucos segundos, um "orvalho branco" de neve na ponta do *crayon*, que será encostado sobre a lesão. A maior ou menor pressão exercida sobre a pele, e sua duração, determinam a intensidade da ação.

Existem outras formas de *crayons* (Figura 14.5) que podem ser preparados com o acoplamento de uma mangueira plástica ao cilindro de CO_2. Neste caso, o gás sob pressão resfria a ponteira do *crayon* sem que haja necessidade de utilizarmos pressões feitas com lanças ou acetona para potencializarmos o resfriamento da ponteira. Na Figura 14.6, vemos o "orvalho branco" formado na ponteira do *crayon*.

Na Figura 14.7, vemos uma aplicação do método direto numa efélide. Notar na Figura 14.8 o aspecto infamatório consecutivo.

A segunda forma de terapia é realizada pelo método "indireto". Colhe-se a neve carbônica numa espécie de saco feito de camurça com um elástico na borda, para facilitar sua fixação ao bico do cilindro (Figura 14.9). Ao abrirmos a válvula de saída do cilindro que contém o dióxido de carbono, o gás se descomprime absorvendo grande quantidade de calorias e, ao evaporar-se, converte-se em um corpo sólido conhecido como neve carbônica ou gelo seco (Figura 14.10), atingindo uma temperatura de -80 ºC.

O terapeuta, por precaução e como uma forma de assepsia, deverá usar luvas próprias para o procedimento. Também deverá envolver o bico do cilindro que está acoplado ao saquinho de camurça com uma toalha felpuda, protegendo assim suas mãos.

Uma vez colhida, a neve é depositada em um recipiente de madeira, louça ou silicone resistente (nunca usar recipiente de metal, evitando uma possível oxidação) e a ela são acrescidos enxofre precipitado (pó de flor de enxofre) e acetona (Figura 14.11), formando uma grande névoa, que se torna ligeiramente pastosa e homogênea (Figura 14.12). Esse produto deverá ser imediatamente aplicado sobre a lesão, utilizando-se um pincel de cerdas macias.

Ao mesmo tempo em que o pincel é aplicado sobre a pele, estando ele levemente embebido na mistura (Figura 14.13) e já retirado o excesso na borda do recipiente, o terapeuta deverá, com a outra mão (totalmente livre de joias ou bijuterias), executar rápidos movimentos sobre a pele, evitando-se a concentração de possíveis grânulos de anidrido que poderiam queimar a área em tratamento. Imediatamente ocorrerá uma vasoconstrição local, seguida de relaxamento arterial superficial. As manobras são ligeiras e precisas, porém suaves.

Após a aplicação, é comum surgir na região uma coloração amarelada proveniente do depósito do pó de flor de enxofre (Figura 14.14). Deve-se aguardar, aproximadamente, 10 minutos para a

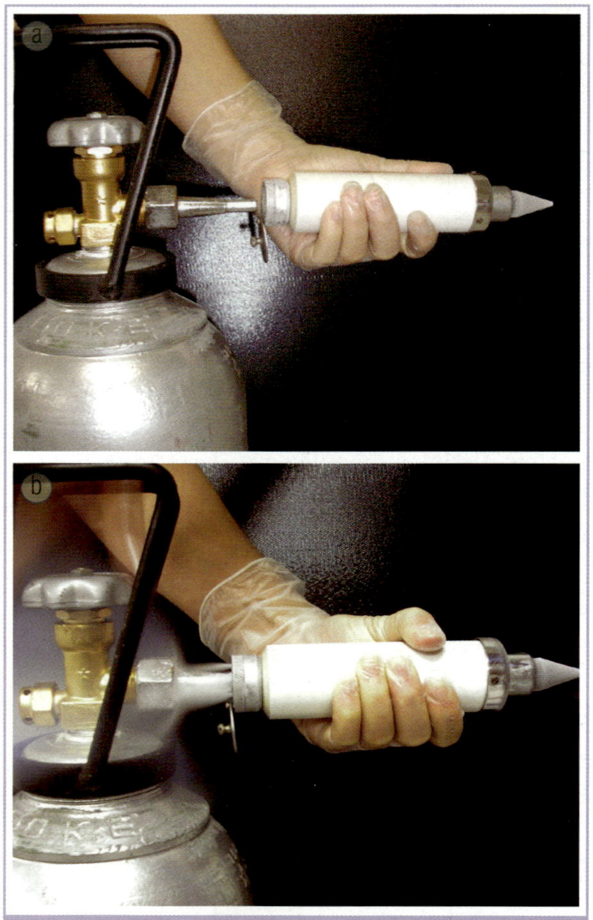

Figura 14.2 a-b Recolhimento do dióxido de carbono com o *crayon*.

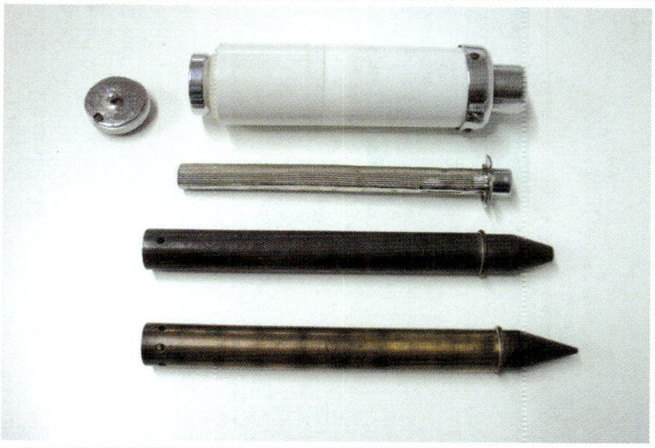

Figura 14.3 Tubos de cobre para o criocautério (Lotart-Jacob).

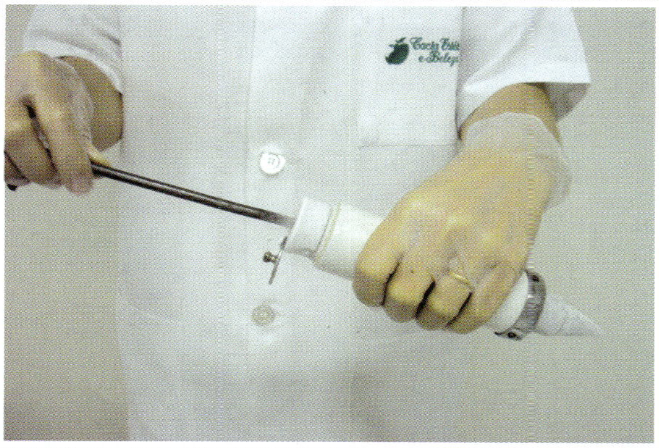

Figura 14.4 Pressão do gelo seco no tubo com auxílio de uma lança.

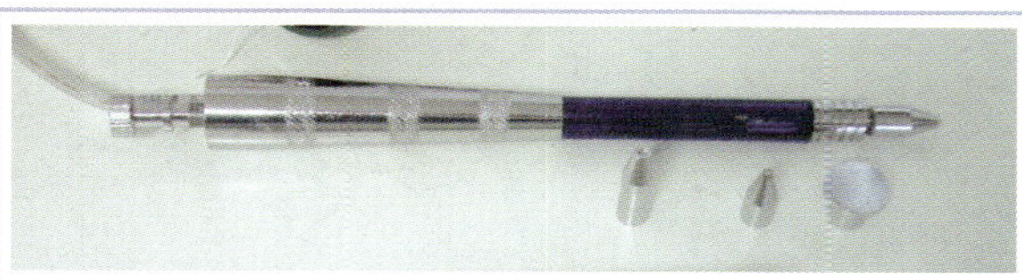

Figura 14.5 Modelo de *crayon* que é utilizado acoplado diretamente ao cilindro de dióxido de carbono.

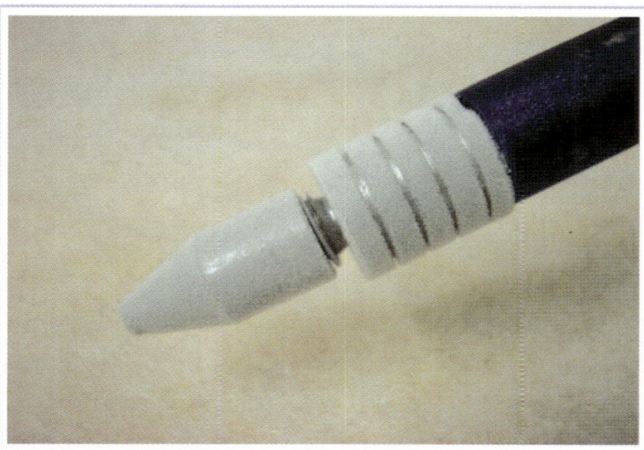

Figura 14.6 "Orvalho branco" formado na ponteira do *crayon*.

retirada do pó de flor de enxofre seco. Para isso, utiliza-se um chumaço de algodão seco, deixando permanecer os resquícios do enxofre sobre a pele, evitando lavá-la por pelo menos duas horas.

Para finalizar, pode ser aplicada uma loção secativa tonalizante contendo ativos cosméticos cicatrizantes à base de enxofre, zinco, calamina, resorcina, própolis etc. Além de proporcionar uma camuflagem, essa loção tem ação bacteriostática. Pode-se, ainda, finalizar o procedimento com um gel com fator de proteção solar, com índice igual ou maior que 15.

Segundo Viglioglia e Rubin,[2] além dos métodos citados, outros métodos são utilizados na prática do *criopeeling* para o tratamento de pigmentações circunscritas. São eles:

- Método de Giraudeau: trata-se de um método direto, realizado com o auxílio de um mandril em forma de lápis. Este será preso a um bico adaptado ao cilindro. Assim que a

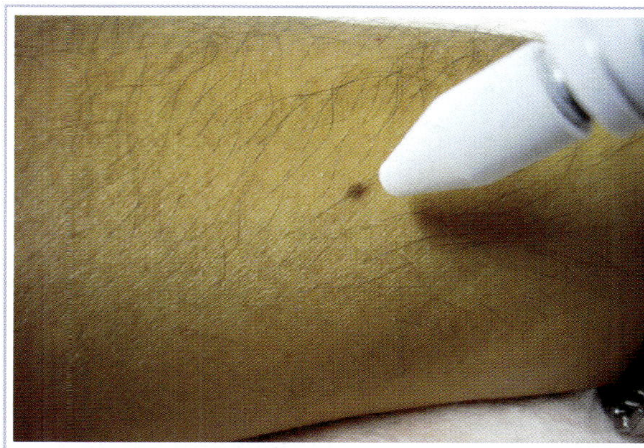

Figura 14.7 Aplicação do *criopeeling* com método direto.

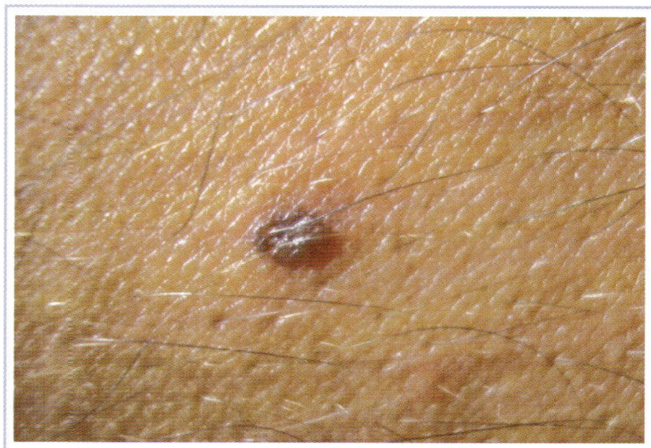

Figura 14.8 Epidermólise 24 horas após aplicação do método direto em efélide.

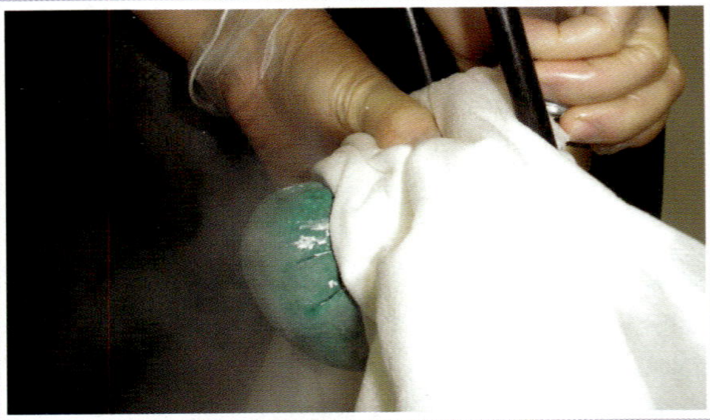

Figura 14.9 Recolhimento da neve carbônica com o saco de camurça.

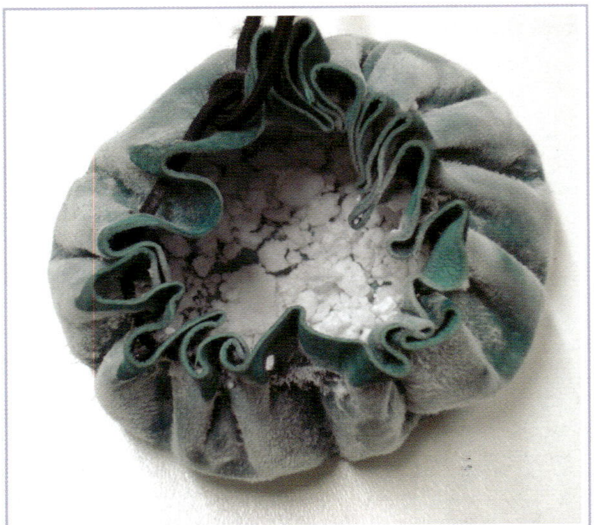

Figura 14.10 Neve carbônica recolhida no saco de camurça.

válvula for aberta, instantaneamente, acondicionará o gelo seco.

- Método Turunda: boneca de gaze que envolve a pedra de gelo seco ou a neve prensada. É aplicada diretamente sobre a área desejada, num curto espaço de tempo. É também considerado como método direto.
- Pedra de gelo seco triturada: considerada como uma forma indireta de tratamento, segue-se o mesmo tipo de aplicação da neve retirada do cilindro (dióxido de carbono), adicionando-se pó de flor de enxofre e acetona. Neste caso, antes da aplicação, é necessário observar se o gelo seco foi totalmente triturado, utilizando-se para tal um pilão de madeira.

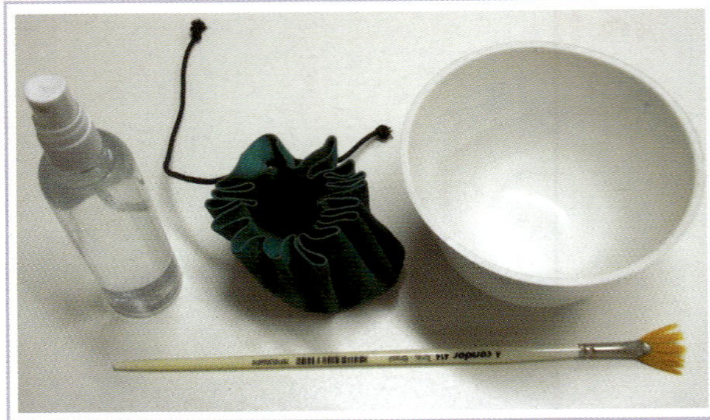

Figura 14.11 Acessórios utilizados na preparação do método indireto do *criopeeling*: acetona, saco de camurça, pincel de cerdas macias e recipiente de silicone para acondicionamento do pó de flor de enxofre.

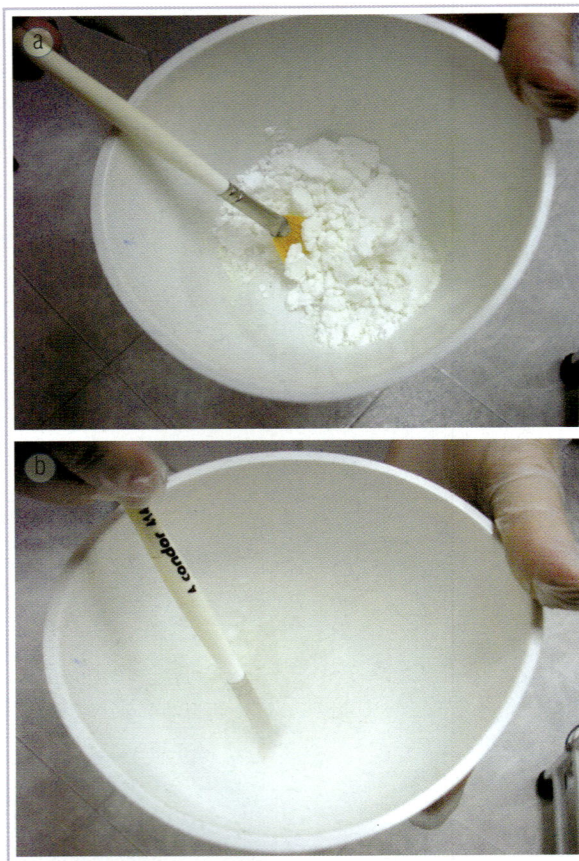

Figura 14.12 a-b Mistura da neve carbônica com enxofre e acetona.

Para os métodos "diretos" de Giraudeau, Turunda e Lortat-Jacob, faz-se necessário o prévio teste de pigmentação. Aplica-se a crioterapia em uma pequena mancha e aguarda-se sua necrose e desprendimento. Algumas pessoas poderão apresentar uma tendência à hipocromia, principalmente quando uti-

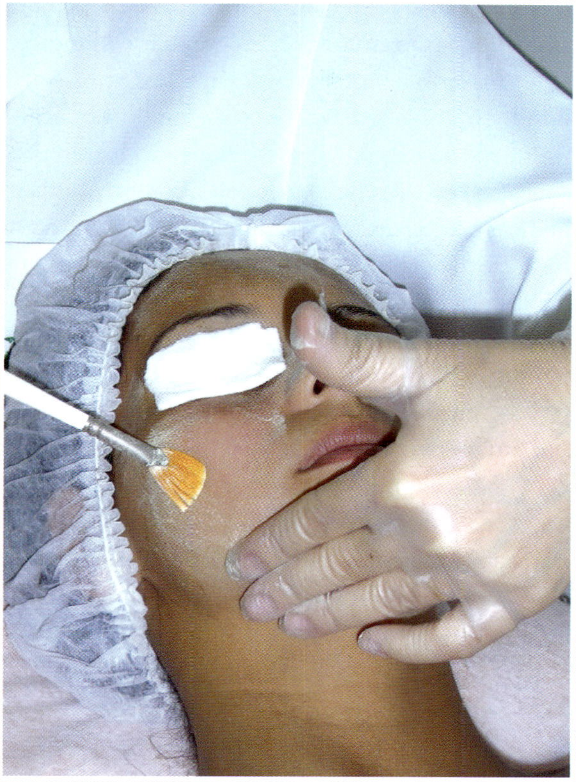

Figura 14.13 Aplicação da neve carbônica.

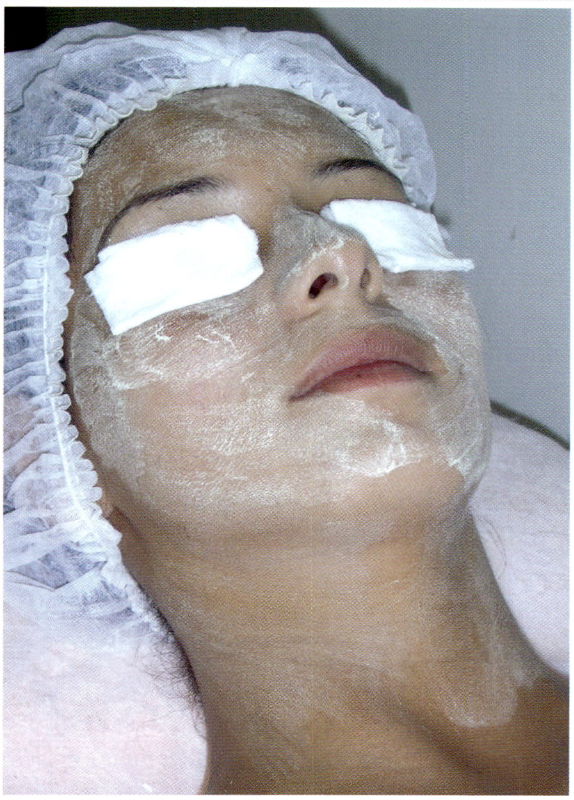

Figura 14.14 Depósito de pó de flor de enxofre na face após aplicação da neve carbônica.

lizado o método Lotart-Jacob, pela ação do cobre congelado sobre a pele. Nesses casos, uma avaliação sobre o real incômodo hipercrômico torna-se relevante.[2]

O número de sessões pode variar de acordo com o método. No método direto, geralmente faz-se uma aplicação a cada 15 dias ou após a queda da necrose epidérmica, podendo-se repetir várias vezes sobre a mesma mancha, na mesma sessão, até que se observe um *frosting* local (epidermólise – branqueamento momentâneo decorrente da coagulação vascular instantânea) e o relato da sensação de leve queimadura. No decorrer do processo cicatricial será observada um mancha escura que dará lugar a uma pele nova, fina e levemente erimatosa, retornando à coloração normal em poucos dias. É importante ressaltar que não se deve interromper o processo fisiológico de cicatrização. Durante alguns dias, está contraindicada a exposição solar local, sendo prudente evitar molhar a região tratada por aproximadamente 48 horas.

Quanto ao método indireto, recomendamos uma aplicação por semana, no mínimo de 4 a 8, podendo estender-se para 10 a 12 sessões, com intervalos maiores entre elas (de acordo com os resultados apresentados).

O tempo de aplicação varia de acordo com o método. No método direto, há dependência da quantidade de manchas a serem tratadas. Em média, aplicamos por cerca de dez a trinta segundos em cada mancha circunscrita. Por vezes, é necessária mais de uma aplicação sobre a mesma mancha para obtermos o resultado almejado. No método indireto, a aplicação por sessão, tem a durabilidade média de 20 minutos, na qual estariam inclusos, neste prazo, as atividades de antissepsia prévia (cerca de dois minutos), aplicação da neve carbônica (entre três e cinco minutos), descanso (cerca de dez minutos) e finalização com uma loção secativa ou bloqueador solar (cerca de dois minutos).

Observação: Teste de Baruch – Determina reações hemodinâmicas sobre a pele. Com um objeto ligeiramente pontiagudo (ou mesmo com a unha do terapeuta), risca-se o antebraço do paciente (com média pressão) e aguarda-se, em média, 60 segundos. No Teste de Baruch positivo, surgem eritema e edema leves. Pode haver ainda presença exacerbada na resposta do eritema e/ou edema sugerindo dermografismo (precaução para a terapêutica – contraindicação relativa). Isso sugere condições fisiológicas normais para respostas hemodinâmicas. No Teste de Baruch negativo, há ausência de eritema e/ou edema (sugere inatividade ou deficiência do sistema vasomotor). Tais reações podem caracterizar patologias que contraindiquem o tratamento proposto, por causa da ausência na capacidade reacional do paciente.

EFEITOS

Dependendo do agente criógeno, poderemos obter um maior ou menor grau de necrose epidérmica. O efeito inicial surge por meio de uma vasoconstrição e consequente relaxamento da vascularização, favorecendo a reabsorção das lesões. Quando utilizado na acne, apresenta efeito bacteriostático pelo congelamento (*propionibacterium acnes*) e diminuição da secreção sebácea, o que facilita a cicatrização da afecção.[1]

Fonseca e Prista[1] relataram que, seja qual for o método utilizado, a aplicação do *criopeeling* determinará o aparecimento local mais ou menos rápido, e com maior ou menor duração, dependendo da pressão, duração e frequência terapêutica de uma área levemente esbranquiçada, dura e hipotérmica, que desaparecerá em segundos. Posteriormente surgirá um eritema, mais ou menos intenso, e possivelmente um edema localizado.

Os autores relataram ainda que aplicações suaves e repetidas podem produzir uma reação inflamatória que originará em atenuação da vascularização. Sugeriram também que a ação da crioterapia por neve carbônica poderia apresentar uma ação cáustica (cauterização), originando o aparecimento de flictenas e necrose.

INDICAÇÕES

Alguns autores relataram que as indicações do *criopeeling* estão geralmente relacionadas ao tratamento da acne juvenil, acne rosácea, rinofima, cicatrizes queloideanas, pequenos hemangiomas, ceratoses seborreicas, discromias e alguns tipos de tumores superficiais, casos em que parece haver grande eficiência.[1,2]

Para o bom resultado do tratamento proposto, é imprescindível que todo paciente portador de acne seja acompanhado de um dermatologista. O trabalho multi e interprofissional proporcionará melhores condições de controle e até de cura dessa doença.

Os principais resultados obtidos com o método indireto de neve carbônica são a diminuição e o controle do excesso de oleosidade produzido pelas glândulas sebáceas (anexo de pele), comum nas peles lipídicas e acneicas. Também poderá ser notada a diminuição do calibre dos poros, favorecendo, e muito, a aparência das peles gordurosas. Autores[2,3] relataram ser esta técnica particularmente indicada no tratamento da acne, excesso de seborreia e hipercromias difusas, cujas lesões são habitualmente dispersas, sem limites bem definidos.

Nos diferentes graus de acometimento das lesões acneiformes, as aplicações de *criopeeling* oferecem excelentes resultados, podendo-se obter a tão almejada cura para suas manifestações, principalmente quando associados aos medicamentos de uso sistêmico e com o merecido acompanhamento médico.

Formas discrômicas, como as hipercromias pela ação cumulativa do sol, poderão ser atenuadas, sugerindo-se uma gama de ativos que, de forma única ou preferencialmente associados a este tipo de crioterapia, apresentem o resultado no clareamento desejado.

De uma maneira geral, as indicações no método direto são: discromias hipercrômicas nas mãos (manchas senis) e na face (efélides, hipercromias circunscritas) ou em outras regiões corpóreas; discromias hipocrômicas circunscritas nas mãos, face e corpo; hiperqueratoses (face, MMSS, MMII, tronco, couro cabeludo); verrugas; hemangiomas; e outras.

No método indireto, as afecções indicadas geralmente são acne e suas sequelas; excesso de seborreia (face, tronco, glúteos, MMII, couro cabeludo); discromias hipo e hipercrômicas (face, tronco, glúteos, virilha); foliculite; afinamento do tecido epitelial; óstios dilatados; rosácea; rinofima; e outras.

CONTRAINDICAÇÕES

As contraindicações mais evidentes quanto ao uso do frio como potencializador do *peeling* são: tendência à hipocromia/acromia (relativa); hipersensibilidade ao frio; Teste de Baruch negativo; e peles excessivamente alípicas (relativa).

PRECAUÇÕES

Não se deve exagerar o número de aplicações por região definida, em uma mesma sessão. Assim, evita-se uma possível reação de sensibilidade e/ou queimadura.

Geralmente, a pele que recobre a mandíbula, a pele do pescoço, a do orbicular dos lábios e dos olhos são mais sensíveis à neve carbônica.

No método direto, recomendamos evitar exposição solar sem proteção adequada durante o tratamento e após 30 dias da aplicação. No método indireto, deve-se evitar exposição direta ao sol 48 horas antes e 72 horas após cada aplicação.

Manter a monitorização em casos de utilização de quaisquer métodos esfoliativos associados. Sendo necessário o uso concomitante de qualquer ceratolítico, este deverá ser de conhecimento acompanhamento do fisioterapeuta responsável pelo tratamento, sendo sua, ou do médico envolvido, a indicação desses produtos.

Suspender qualquer meio de esfoliação 24 horas antes e 48 horas após cada sessão.

Aplicações de *criopeeling* com intervalos inferiores a 72 horas, devem ser evitadas, prevenindo-se casos de hipersensibilização.

Procurar não umedecer a região em cicatrização num resguardo de 48 horas para os métodos diretos, obtendo-se uma necrose e cicatrização mais rápidas, e para o método indireto resguardo de duas horas (em razão do tempo de ação do produto utilizado para a finalização do tratamento, filtro solar ou loção secativa).

Manter cautela com aplicações na face, no tronco e nos glúteos após antissepsia profunda da pele (limpeza de pele), utilizando-se métodos de extração de impurezas onde tenha ocorrido grande sensibilidade cutânea, ou mesmo após um procedimento de epilação, por causa da posterior sensibilidade.

Pacientes com tendência à hipocromia (quando utilizado o método direto com ponteira de cobre) podem ter incidências de lesões.

A inexperiência na aplicação poderá apresentar como intercorrência uma queimadura na pele, podendo surgir uma hipercromia de difícil clareamento.

O tratamento com *criopeeling* (criocautério e/ou neve carbônica) não deverá, em hipótese alguma, ser executado por pessoas despreparadas ou curiosas. A prática, destreza e habilidade profissional são imprescindíveis para sua execução e seus resultados satisfatórios.

REFERÊNCIAS

1- FONSECA, A.; PRISTA, L. N. *Manual de Terapêutica Dermatológica e Cosmetologia*. São Paulo: Rocca, 1984. p. 223-25.

2- VIGLIOGLIA, P. A.; RUBIN, J. *Cosmiatria II*. Buenos Aires: AR3, 1996. p. 72; 201.

3- VIGLIOGLIA, P. A; RUBIN, J. *Cosmiatria*: Fundamentos Científicos y Técnicos. Buenos Aires: Ediciones de Cosmiatria, 1983. p. 71-2.

4- TIME LIFE. *Ciência e Natureza*. Corpo Humano. São Paulo: Abril, 1995.

Capítulo 15

Terapêutica por Ácidos (*Peeling* Químico)

Objetivos

Rodrigo Soliva Jahara

Neste capítulo, buscamos mostrar aos leitores noções da técnica de *peeling* com ácidos químicos, com resultados satisfatórios no tratamento de algumas afecções clínicas como melasmas, acne, estrias e envelhecimento cutâneo. Relatamos, aqui, indicações e contraindicações referente aos ácidos químicos de acordo com o fototipo cutâneo tratado, determinando as possibilidades e os limites da técnica perante nossa classe, com o propósito de somar, junto aos colegas fisioterapeutas da área dermato-funcional, o conhecimento adequado da técnica para a realização do *peeling* químico com resultados no tratamento clínico.

Segundo Brody,[1] na Antiguidade os egípcios usavam óleos de animais, sal e alabastro para melhorar esteticamente a pele. As mulheres egípcias da Antiguidade banhavam-se em leite fermentado para amaciar a pele; ainda que não soubessem, estavam usando ácido láctico, que é um alfa-hidroxiácido. Mais tarde foram aplicadas cataplasmas contendo mostarda, enxofre e calcário. Os turcos usavam o fogo para chamuscar a pele, com a finalidade de induzir uma esfoliação suave. Na Índia, as mulheres misturavam urina com pedra-pomes para aplicar na pele. Na Europa, as ciganas húngaras transmitiam suas fórmulas especiais de geração a geração.

Vemos, portanto que a terapêutica estética desperta interesse há muito tempo, e o uso de ácidos também teve sua importância neste contexto. Na Fisioterapia dermato-funcional, a terapêutica por ácidos vem se constituindo num importante recurso para o tratamento das diversas disfunções estéticas.

ÁCIDOS

Os ácidos são todas as substâncias que possuem seu pH inferior ao da pele, transformando-a em uma região ácida, proporcionando um *peeling* químico (esfoliação) que poderá ser muito superficial, superficial, médio ou profundo – dependendo de sua porcentagem e seu pH.

Hoje em dia temos vários estudos com ácidos realizados por dermatologistas, que são classificados como *peeling* químico.

Peeling

O *peeling* químico, também conhecido como quimioesfoliação ou *dermopeeling*, consiste na aplicação de um os mais agentes esfoliantes na pele, resultando na destruição de partes da epiderme e/ou derme, seguida de regeneração dos tecidos epidérmicos e dérmicos. Essas técnicas de aplicação produzem uma lesão programada e controlada com coagulação vascular instantânea, resultando no rejuvenescimento da pele com redução ou desaparecimento das ceratoses e alterações actínicas, discromias pigmentares, rugas e algumas cicatrizes superficiais.

A escolha do agente ou da técnica específica a ser usados depende do conhecimento da profundidade da lesão para que se possa escolher um agente que não produza esfoliação desnecessariamente mais profunda do que a própria alteração a ser tratada; pode ser realizado com várias substâncias, isso vai depender de dois fatores importantes: quadro clínico apresentado e fototipo cutâneo classificação de Fitzpatrick (Quadro 15.1). As Figuras 15.1 e 15.2 mostram dois tipos de fototipos cutâneos.

Quadro 15.1 Classificação de Fitzpatrick dos tipos de pele

Tipo de pele	Cor da pele	Reação à exposição solar
I	Clara	Sempre queima e nunca bronzeia
II	Clara	Sempre queima e bronzeia pouco
III	Clara	Queima e bronzeia pouco
IV	Morena-clara	Raramente queima, bronzeia com facilidade
V	Morena	Queima muito raramente, bronzeia facilmente
VI	Negra	Não queima, bronzeia facilmente

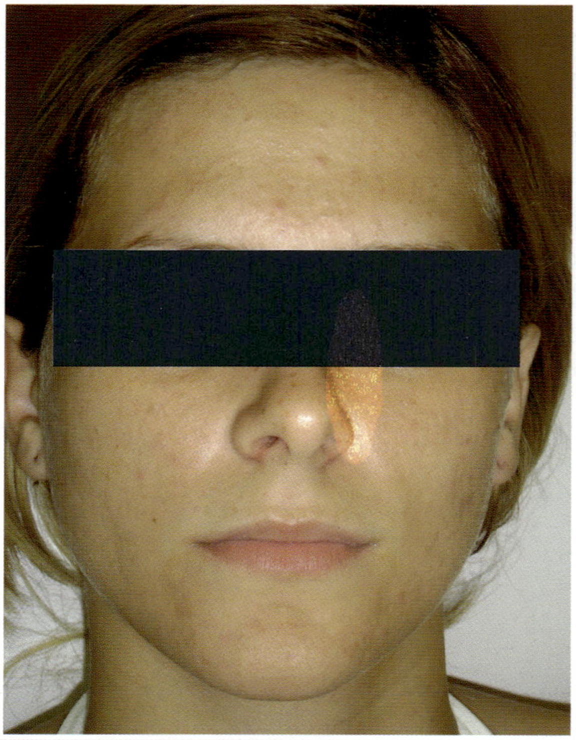

Figura 15.1 Fototipo cutâneo II.

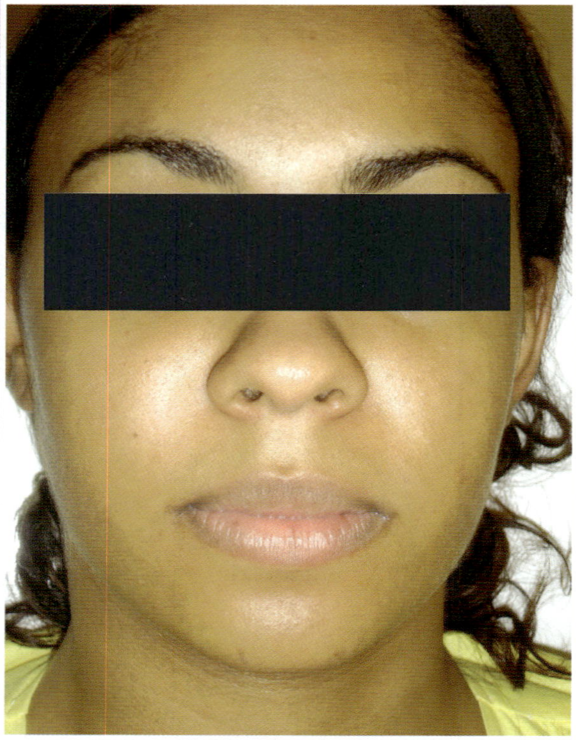

Figura 15.2 Fototipo cutâneo IV.

Nos dias de hoje, os ácidos são considerados como *peeling* químico, e a utilização inadequada por pacientes ou até mesmo por profissionais não qualificados, sem estudo e treinamento adequado, pode levar a sequelas gravíssimas como cicatrizes, discromias irreversíveis, hipercromias, infecção etc.

A concentração ou o percentual do ácido escolhido para o procedimento vai depender do Fototipo cutâneo, da sensibilidade dérmica e do quadro clínico apresentado pelo paciente e do tipo de ácido utilizado (quanto maior for o percentual do ácido, mais concentrado será; e quanto menor for o pH, mais irritabilidade irá provocar à pele). O fisioterapeuta dermato-funcional pode optar por um *peeling* muito superficial ou superficial, e o médico também pelo o *peeling* médio e profundo, pois este tipo de procedimento é de responsabilidade médica tendo em vista alcançar camadas mais profundas da pele, e normalmente necessitar de prescrição medicamentosa de uso tópico ou até mesmo por via oral, com a finalidade de se fazer uma prevenção às infecções dérmicas ou de outras complicações.

Principais zonas de aplicação

O *peeling* pode se realizado na maioria das regiões do corpo, exceto em mucosas, orifícios e órgãos genitais. Normalmente, é realizado nas mãos, na face, no pescoço, nos antebraços, nas costas, nos glúteos, nas pernas, nos pés e coxas. Isso dependerá da necessidade de cada quadro clínico apresentado.

Deve-se ter cautela em regiões sensíveis, como por exemplo: dobra cutânea como axilas e virilhas, dobras do pescoço e região poplítea, pois nessas áreas há risco de aparecerem lesões cutâneas pela agressão dos ácidos. Caso isso ocorra, poderão surgir manchas hipercrômicas e/ou cicatrizes hipertróficas após a cicatrização.

ANATOMIA BÁSICA DA PELE

A pele é um dos maiores órgãos do corpo humano, correspondendo a 3,5 kg de seu peso em um adulto e mede entre 1,5 m^2 a 2 m^2. Recobre o corpo, protegendo-o da perda excessiva de água,

Quadro 15.2 Níveis de profundidade do *peeling*

Nível de *peeling*	Profundidade
Nível 1 Muito superficial (esfoliação)	Afina ou remove o estrato córneo e não cria lesão abaixo do estrato granuloso
Nível 2 Superficial (epidérmico)	Cria necrose de parte ou de toda a epiderme, em qualquer parte do estrato granuloso até a camada basal
Nível 3 Médio (dérmico papilar)	Cria necrose da epiderme e de parte ou de toda a derme reticular superior
Nível 4 Profundo (dérmico reticular)	Cria necrose da epiderme e da derme papilar, que se estende até a derme reticular média

do atrito e dos raios ultravioleta do sol. Também recebe estímulos do ambiente e colabora com mecanismos para regular sua temperatura.[1,2]

A pele se divide em três camadas: epiderme (mais superficial), derme (intermediária) e hipoderme (mais profunda) (Figura 15.3).

A superfície da epiderme é marcada por uma rede de sulcos que a dividem em pequenos polígonos, como acontece no dorso das mãos. Correspondem a áreas de elevação da epiderme pelas papilas dérmicas.

Há sulcos grandes, como os que ficam na frente das articulações, correspondendo a pregas da derme (linhas de flexão), ou formam cristas papilares que têm a função de impedir o escorregamento, como acontece nas polpas dos dedos, e são utilizados, na prática, para identificação pessoal (impressões digitais).

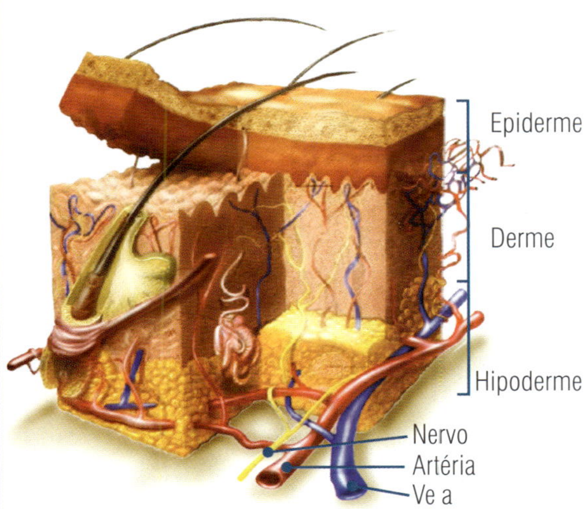

Figura 15.3 Aspecto anatômico da pele e suas camadas.

A hipoderme tem a função de apoiar e unir a pele ao resto do corpo.

A pele também tem *linhas de tensão* (também conhecidas como linhas de Langer ou linhas de fenda), estudadas e obedecidas pelos cirurgiões com a intenção de se evitar que cortes cirúrgicos causem cicatrizes muito marcantes. Correspondem ao resultado da direção em que as fibras colágenas e elásticas da derme se dispõem. Com o envelhecimento, as rugas tendem a obedecer à mesma direção dessas linhas.

A pele tem estrutura complexa, o que podemos ver se ampliarmos um pequeno fragmento demonstrado na Figura 15.3; há ainda estruturas anexas associadas à pele como pelos, unhas e glândulas.

Epiderme

A epiderme é formada por um revestimento de camadas de células sobrepostas, em que as células superficiais são achatadas e compõem uma camada córnea rica em ceratina (por isso, a pele é classificada como um epitélio estratificado pavimentoso ceratinizado). Sua espessura varia de acordo com a região do corpo, chegando a 1,5 mm nas plantas dos pés.[3,4]

As células empilhadas não são todas iguais, a camada mais superficial é o estrato ou camada córnea. Mais abaixo, encontram-se as camadas granulosa, espinhosa e basal.

Camadas da epiderme

Segundo alguns autores,[3,5] a camada mais superficial é fina, formada por células em forma de placa – os ceratinócitos, que correspondem à camada córnea – constituída de células mortas e achatadas que se dispõem como placas empilhadas. Para Azulay e Azulay,[16] as células da camada granulosa são poligonais, mais achatadas e têm grânulos grosseiros em seu citoplasma (queratohialina), precursores da ceratina do estrato córneo (Figura 15.4).

As células da camada espinhosa são mais cuboidais, e apresentam projeções citoplasmáticas que ancoram as células umas às outras, dando resistência ao atrito.[4,5]

A camada basal, também chamada de camada germinativa, é formada por células altas, que se dividem por mitose e são as responsáveis por renovar as células da epiderme.[3]

Derme

É o tecido conjuntivo sobre o qual se apoia a epiderme. Possui espessura variável, atingindo o máximo de 3 mm nas plantas dos pés.[5]

O limite da derme com a epiderme é formado por saliências, as papilas dérmicas (camada papilar), que correspondem à reentrâncias (*cavos*) na epiderme (Figura 15.5 e 15.6).[9]

A função desta estrutura papilar é a de aumentar a área de contato entre e epiderme e a derme. Desta camada, formada por tecido frouxo, saem fibrilas de colágeno que se ancoram à epiderme, prendendo uma camada à outra, fazendo que estas papilas sejam mais frequentes nas áreas da pele sujeitas ao aumento de pressão ou atrito (Figura 15.6).

Pelos, glândulas (sebáceas e sudoríparas) e unhas são as estruturas anexas da pele. São derivadas da epiderme, mas acham-se imersas na derme. Além disso, há diversos tipos de receptores nervosos, que fazem da pele um órgão sensorial. Os pelos são estruturas delgadas, feitos de ceratina que se desenvolvem a partir de uma invaginação da epiderme. As glândulas sebáceas são encontradas praticamente no corpo todo, desembocam na porção terminal dos folículos pilosos, exceto em lábios e genitais (glande e pequenos lábios), onde se abrem diretamente na superfície. Sua secreção é uma mistura complexa de lipídios, que deixam a pele oleosa. As glândulas sudoríparas são encontradas em todo o corpo, com exceção da glande e lábios, e são estruturas tubulosas simples, formando um enovelado com diâmetro de 0,4 mm, imerso na derme. Sua secreção é o suor, um fluido que contém água, sódio, potássio, cloretos, ureia, amônia e ácido úrico.[3]

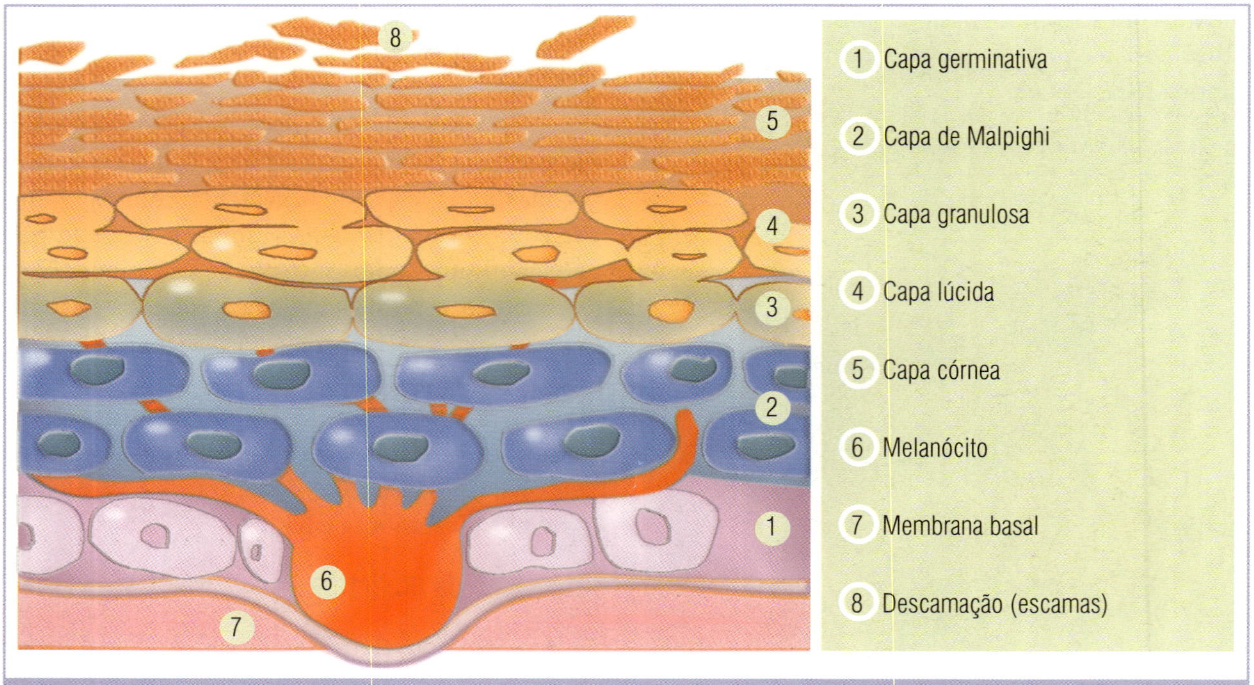

Figura 15.4 Camadas da epiderme.

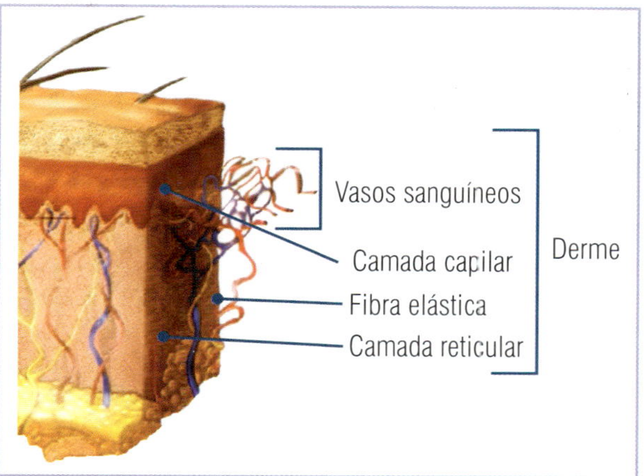

Figura 15.5 Derme e suas estruturas.

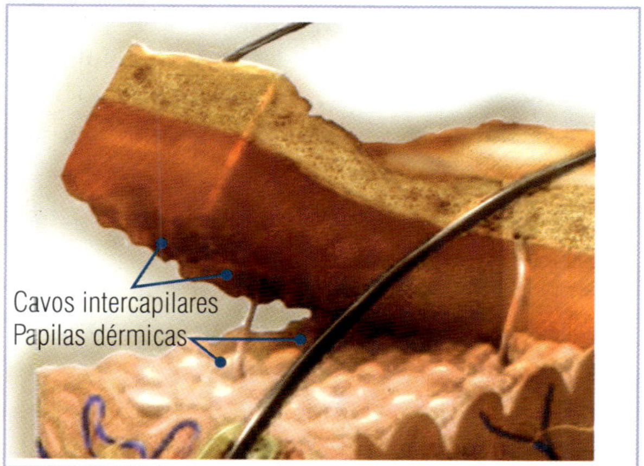

Figura 15.6 Camada papilar e suas estruturas.

CLASSIFICAÇÃO DOS *PEELINGS* QUÍMICOS

Quanto aos níveis de atuação, segundo Kede,[3] a classificação dos *peelings* químicos pode se basear no nível de profundidade que conseguem atingir: muito superficiais, superficiais, médio e profundo. Esta classificação permite ao médico e ao fisioterapeuta intervirem de acordo com seu objetivo terapêutico (Quadro 15.2).

Muito superficiais (estrato córneo)

Esses *peelings* afinam ou removem o estrato córneo e não criam lesão abaixo do estrato granuloso. Pode ser realizado com as seguintes substâncias:

- Ácido salicílico 30%: aplicando-se uma ou duas camadas do produto em uma determinada região.
- Ácido glicólico 40% a 50%: aplicando-se uma camada do produto e retirando-o ao primeiro sinal de ardor ou coceira intensa.
- Solução de Jessner: aplicando-se uma a duas camadas do produto.
- Resorcina 20% a 30%: aplicando-se uma camada do produto e deixando-o agir por cinco a dez minutos.
- Ácido tricloracético (ATA) 10% a 25%: aplicando-se uma camada do produto.
- Tretinoína 3% a 5%: aplicando-se na região desejada deixando agir por aproximadamente três horas.

Superficial (epidérmicos)

Esses *peelings* produzem necrose de parte ou de toda epiderme, em qualquer parte do estrato granuloso até a camada de células basais. Pode ser realizado com as seguintes substâncias:

- Ácido glicólico 40% a 70%: aplicando-se uma camada do produto e deixando agir por 2 a 20 minutos.
- Ácido mandélico 30% a 50%: aplicando-se uma camada do produto e deixando agir por 2 a 20 minutos.
- Solução de Jessner: aplicando-se de quatro a dez camadas.
- Resorcina 40% a 50%: aplicando-se uma camada do produto e deixando agir por 30 a 60 minutos.
- Ácido tricloracético (ATA) 10% a 30%: aplica-se uma ou duas camadas do produto.

Médios (derme papilar)

Esses *peelings* produzem necrose da epiderme e de parte ou de toda a derme papilar. Pode ser realizado com as seguintes substâncias:

- Ácido tricloracético (ATA) 35% a 50%: aplica-se de três a quatro camadas do produto.

- Ácido glicólico 70%: aplicando-se uma camada do produto e deixando agir por 3 a 30 minutos.
- Jessner + ATA 35%: aplica-se de uma a quatro camadas de Jessner, espera-se três minutos para avaliar o grau de *frost* (lesão da junção dermoepidérmica) e aplica-se o TCA com uma a duas camadas.
- Ácido glicólico + ATA 35%: aplica-se o ácido glicólico, no momento em que o paciente relatar sensação de *pinicar*, deve-se lavar o local com água corrente, enxugar e em seguida aplicar de uma a duas camadas do TCA.
- Jessner + ácido glicólico 40% a 70%: aplica-se de 1 a 2 camadas de jessner e por cima aplica-se o ácido glicólico, esperando o eritema.

Profundos (derme reticular)

Esses *peelings* produzem necrose da epiderme e da derme papilar que se estende até a derme reticular. Substâncias utilizadas:

- Fenol Baker e Gordon (fenol modificado) *Multi Peel*: após a aplicação, realiza-se uma oclusão local, a aplicação exige cuidados e o pós-operatório é complexo; os resultados, porém são, em geral, muito satisfatórios em graus avançados de envelhecimento.

Observação: o fenol é uma substância cardiotóxica e nefrotóxica, que exige monitoração e cuidados especiais, sendo, portanto, realizadas apenas em centro cirúrgico por médico.

Nas classificações acima, o tempo determinado para cada tipo de ácido vai depender do seu pH, do quadro clínico e da sensibilidade de cada paciente.

De todos os *peelings*, somente o muito superficial e o superficial poderão ser realizados pelo fisioterapeuta, pois se trata de um processo de renovação celular superficial ao nível da capa córnea (epiderme). Além disso, o profissional que fizer uso da terapêutica por ácidos precisa ter conhecimento aprofundado nesta área de atuação fisioterapêutica dermato-funcional.

Fatores que interferem na profundidade dos *peelings*:

- Estrutura molecular.
- Concentração do agente na solução/duração em contato com a pele.
- Técnica de aplicação (pincel delicado, gaze, esponja, fricção etc.).
- Número de camadas aplicadas, preparo da pele no dia da sessão, preparo da pele semanas antes da aplicação.
- Biótipo cutâneo e localização anatômica da aplicação.

Peeling em dermato-funcional

Vemos, portanto, que a terapêutica estética vem despertando interesse há muito tempo, e o uso de ácidos também teve sua importância neste contexto. Na Fisioterapia dermato-funcional a terapêutica por ácidos vem se constituindo num importante recurso para o tratamento das diversas disfunções estéticas como, estrias, revitalização facial, rugas superficiais, acne, diminuição da oleosidade, manchas hipercrômicas superficiais, seborreia do couro cabeludo, suavização das cicatrizes e nas fotodermatoses. Temos também um papel importante junto ao médico no preparo da pele para a realização do *peeling* médio e profundo realizado pelo dermatologista.

Efeitos desejados

Geralmente, as pacientes procuram ou os profissionais acabam indicando a realização do *peeling* com objetivo de proporcionar um afinamento e a compactação do estrato córneo e aumento da espessura da epiderme, suavizando as rugas finas, a diminuição de alipias em ceratinócitos, melhorando a coloração no clareamento das manchas escuras, aumentando a densidade de colágeno solúvel, melhorando assim o aspecto da pele de modo geral. Sabendo-se que é de extrema importância a manutenção diária.

Tipo de *peeling*

Hoje em dia, existem quatro tipos de *peelings* na estética:

Físico: são as lixas, as sementes moídas, as luvas sintéticas, as gazes e, por último, os *peelings* de cristal, o de diamante e o ultrassônico, que são mais utilizados nos consultórios e nas clínicas de estética.

Biológico: pouco utilizado; normalmente são enzimas extraídas da papaína e bromalina.

Vegetal: são as gomages comercializadas por empresas de cosméticos com o objetivo de proporcionar um *peeling* muito superficial.

Químico: os mais utilizados na estética dermatológica pelos dermatologistas, esteticistas e fisioterapeutas dermatofuncionais. Utiliza-se ácidos diversos como o glicólico, mandélico, retinoico, salicílico, ácido tricloracético (TCA), solução Jessner, málico, cítrico, láctico entre outros.... Sabe-se que cada profissional tende a trabalhar com esses tipos de *peeling* respeitando as normais ou pareceres técnicos criados pelo seu respectivo conselho.

Anamnese no *peeling*

É a etapa inicial mais importante no procedimento de *peeling*, cada profissional acaba desenvolvendo a sua própria anamnese, mas existem perguntas importantes que não podemos esquecer de realizar, por exemplo:

1. O que está incomodando?
2. Analisar a pele como um todo.
3. Investigar seus hábitos.
4. Avaliar o estado de saúde física e mental.
5. Utiliza medicamentos (isotretincína, AHA's ou ácido retinoico).
6. Depilação ou eletrólise.
7. Gravidez.
8. Há história de herpes simples.
9. Há história de cicatrizes hipertróficas.
10. Explicações pré, pós e durante o *peeling*.
11. Expectativa realista do procedimento e resultados.

PROCEDIMENTOS PRÉ-*PEELING*

É muito importante que antes de realizar um *peeling* químico, o ambiente (local do procedimento) seja bem iluminado com luz fria (lâmpadas fluorescentes) para evitar sombras e prover uma boa observação do eritema local, não esquecendo também da higiene local. Uma boa avaliação prévia da pele é muito importante, sendo responsável até pelo sucesso do tratamento.[6]

A preparação da pele também é muito importante, deve-se limpá-la com éter ou álcool, esfregando a região com algodão umedecido por pelo menos dois a três minutos (Figura 15.7), ou então lavar a região com um sabão de ácido glicólico a 10%, removendo assim gorduras e substâncias existentes na superfície da pele. Com isso, eliminam-se barreiras que dificultariam a penetração do *peeling* químico.

Atualmente, a maioria dos fisioterapeutas e dos médicos trabalham em conjunto com as esteticistas, encaminhando os pacientes para a realização de uma limpeza de pele profunda com hidratação, três dias antes do início do *peeling* e permanecendo com este procedimento de hidratação uma vez por semana.

Pode-se utilizar uma solução pré-*peeling* (solução de Jessner ou de Combes) antes do procedimento, com a finalidade de facilitar a ação do ácido.

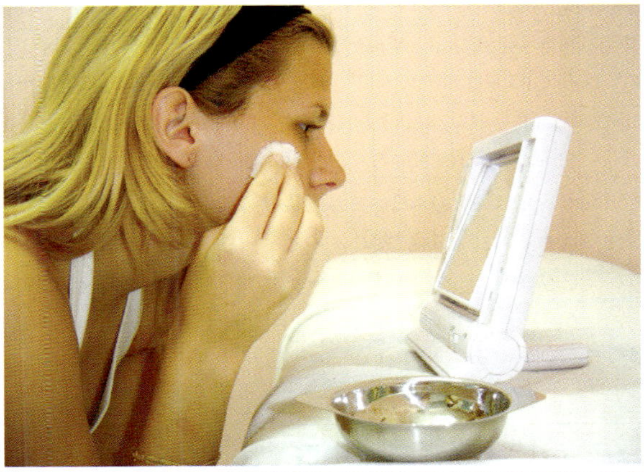

Figura 15.7 Limpeza da pele antes do *peeling*.

O uso de procedimentos pré-*peeling* é indicado apenas nas peles normais ou resistentes, com o propósito de facilitar a penetração do agente químico. Já nas peles sensíveis ou secas, não há indicação para este procedimento, pois há risco de ocorrer um *peeling* mais agressivo.

É importante informar ao paciente como será realizado o *peeling*, como ele age na pele, seus limites, os cuidados, a presença do leve eritema, a irritabilidade etc.

O intervalo entre as sessões normalmente é de 15 em 15 dias e os benefícios obtidos em cada sessão são sempre somatórios, tendo sempre em vista a restruturação de uma melhor qualidade final da pele.

Os pacientes devem ser fotografados para facilitar o acompanhamento do tratamento realizado, por meio da imagem antes e depois do *peeling*. Dependendo do *peeling*, não é recomendado iniciarmos o procedimento em consultório logo no primeiro dia de tratamento, e sim realizar uma preparação prévia da pele com uma formulação pré-*peeling* com um baixo percentual, somente para estimular a renovação celular por um período de 7 a 15 dias.[7]

Aclimatação

É um processo em que o paciente utiliza uma fórmula contendo ácidos com o objetivo de preparar a pele para o *peeling*, prevenindo manchas hipercrômicas e favorecendo um *peeling* mais uniforme em consultório. Esse processo tem um período de 15 a 20 dias em que o paciente aplica o ácido na região à noite e retira pela manhã, lavando com água corrente. Em caso de irritações em relação ao efeito do cosmético ou de alergias, suspender o uso do produto imediatamente.

Nesse período, é muito importante fazer revisões semanais na pele dos pacientes, para que estejamos monitorando de perto o efeito deste procedimento na pele. Nesta fase, fica proibida a exposição solar e recomenda-se a utilização de bloqueadores FPS 30.

Exemplo de fórmulas para o pré--*peeling*

1-Ácido retinoico 0,05%.

2-Ácido retinoico 0,05%, arbutin 1%, aqua licorice PT 1%, ácido glicirrízico 5%, alfa bisabolol 1%, creme ou loção cremosa qsp 30 g, gel qsp 30 g.

3-Ácido glicólico 5% a 10%.

4-Ácido fítico 2%, ácido glicirrízico 0,5%, ácido glicólico 5%, gel/loção qsp 100 ml, thalasferas, vitamina C 5%, gel qsp 30 g.

5-Furfuril adenin 1%, VC-PMG 5%, gel-creme qsp 30 g.

Técnica de aplicação

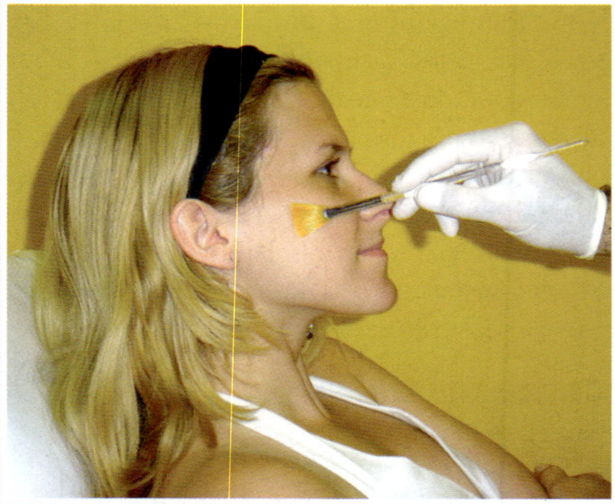

Figura 15.8 Aplicação do ácido com pincel em forma de leque.

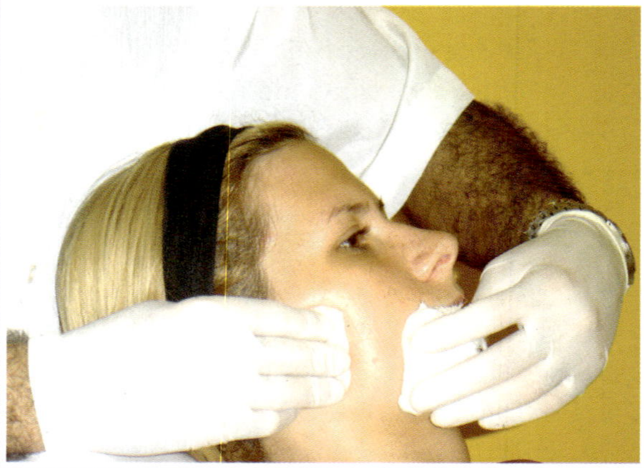

Figura 15.9 Aplicação do ácido com gaze.

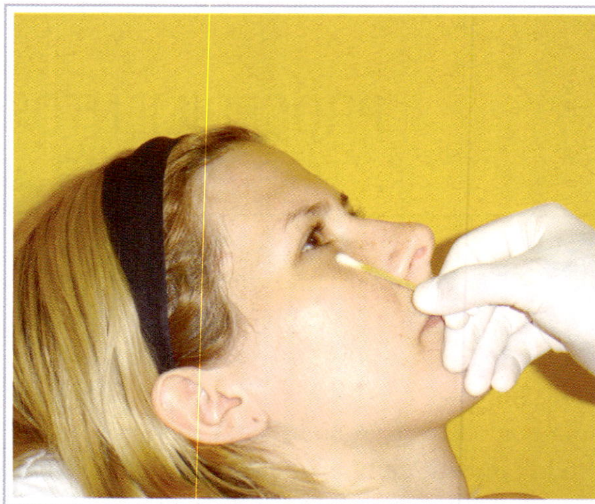

Figura 15.10 Aplicação de ácido com cotonete em região de pálpebras.

O *peeling* é realizado com técnicas específicas, de acordo com cada objetivo a alcançar. Normalmente, utiliza-se o ácido em forma de gel espesso em concentrações e pH desejados, aplicando-se uniformemente com um pincel em forma de leque ou gaze em toda a região (Figura 15.8 e 15.9), tendo mais atenção em regiões sensíveis como dobras cutâneas e pálpebras. Nesta última podemos utilizar um cotonete para nos proporcionar maior segurança e facilitar a aplicação do produto (Figura 15.10). O tempo de permanência do gel sobre a pele será variável, dependendo dos objetivos a alcançar, do ácido utilizado, da sua concentração, do seu pH e do tipo de pele a ser aplicado.

Ao sinal desejado, interrompemos o *peeling*, aplicando na pele um neutralizador adequado com solução de bicarbonato de sódio (1% a 10%), lavando-se em seguida com água corrente ou soro fisiológico. Aplicar, se necessário, um gel ou uma loção com ativos anti-inflamatórios, por exemplo o ácido glicirrízico a 0,2%, associado ou não ao alfabisabolol a 0,5%.[1]

O período entre as sessões será semanal ou quinzenal para *peeling* superficial, e mensais para *peeling* de média profundidade (exclusividade médica). Já para o *peeling* profundo (exclusividade médica), é necessário critério médico.

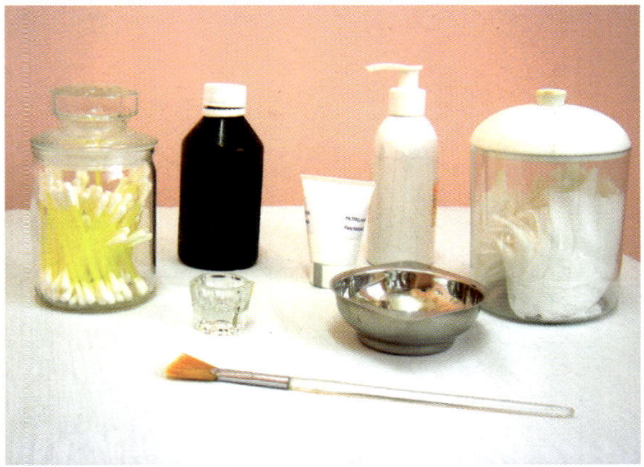

Figura 15.11 Material básico para realização do *peeling* (agente químico, gaze, luva, e pincel).

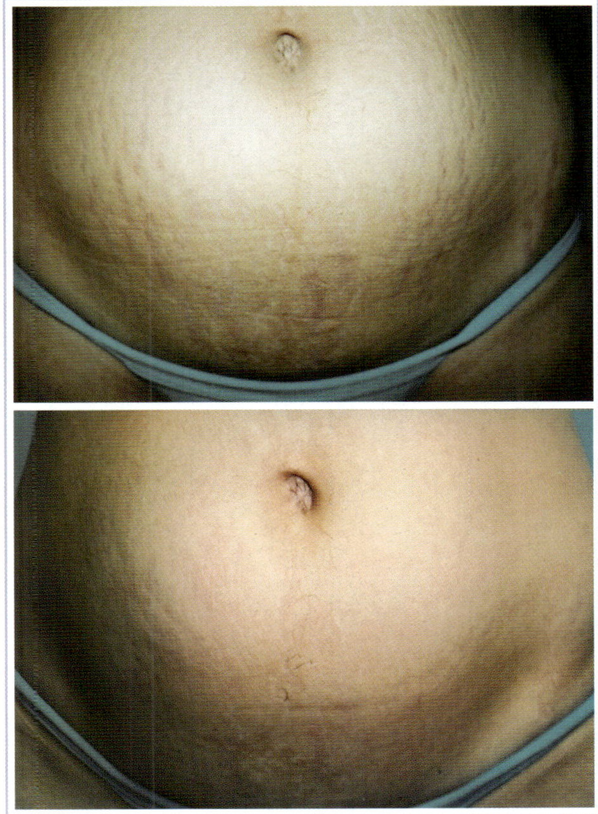

Figura 15.12 Antes e depois de dez sessões de *peeling* com ácido glicólico em abdômen com estrias.

Material básico necessário para realização de *peelings*

- Recipiente de vidro para colocar o agente.
- Agente químico com rótulo e validade.
- Solução neutralizante.
- Luvas não estéreis.
- Gazes e algodão.
- Aplicadores: pincéis, cotonetes e espátulas.
- Recipiente com água.
- Solução de limpeza da pele.
- Desengordurante (álcool e acetona).
- Ventilador ou abanador.
- Creme, gel ou gel-creme pós-*peeling*.

Na Figura 15.12, vemos fotos de uma paciente com quadro de estrias que foi submetida a dez sessões quinzenais de *peeling* com ácido glicólico 50%, com duração de 20 minutos cada sessão.

Na Figura 15.13, visualizamos os resultados em um paciente que foi submetido a sessões semanais de *peeling* com ácido glicólico 50% e solução Jessner, quatro camadas, com objetivo de melhorar a acometimento de acne facial, realizando-se um total de dez sessões. Na Figura 15.14, visualizamos o mesmo protocolo, entretanto com 11 sessões realizadas em região abdominal.

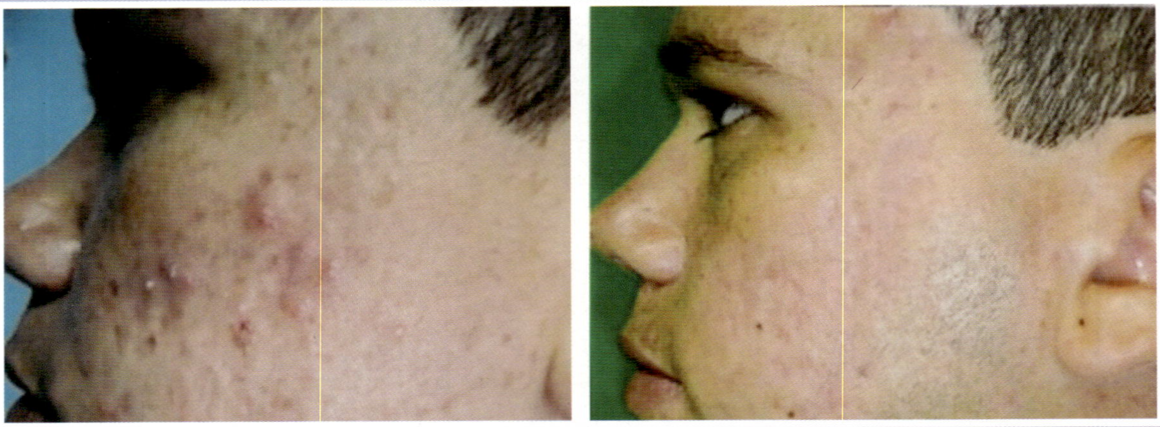

Figura 15.13 Antes e depois de dez sessões de *peeling* com ácido glicólico e solução Jessner, em paciente com acne.

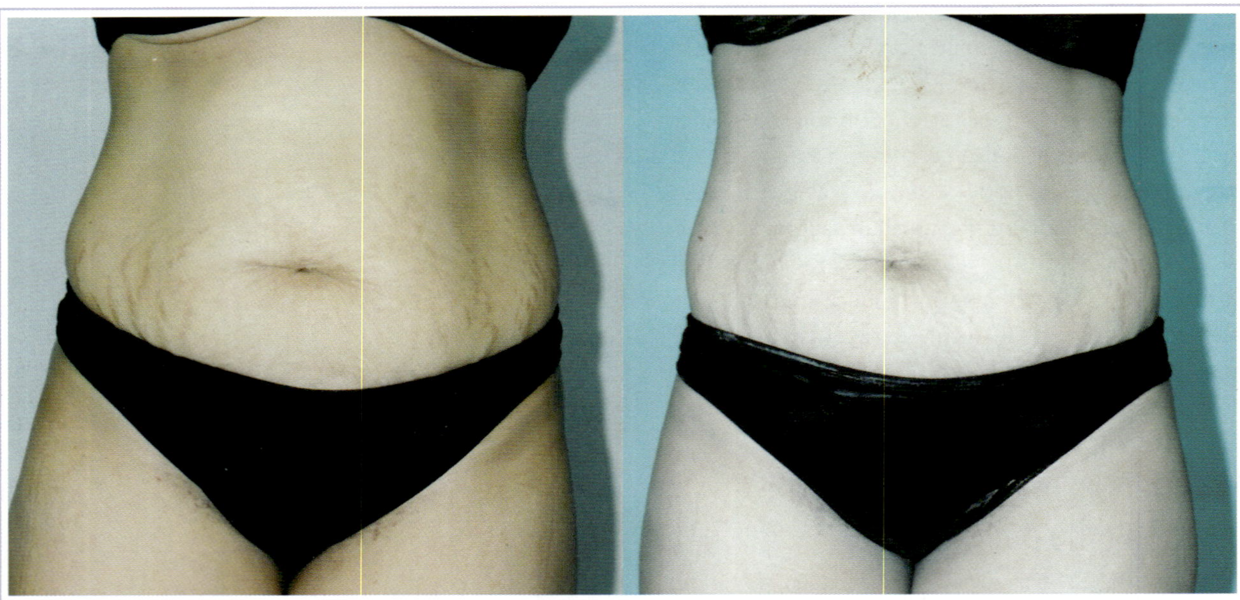

Figura 15.14 Antes e depois de 11 sessões de *peeling* com ácido glicólico e vitamina C visando à melhora da elasticidade do abdômen.

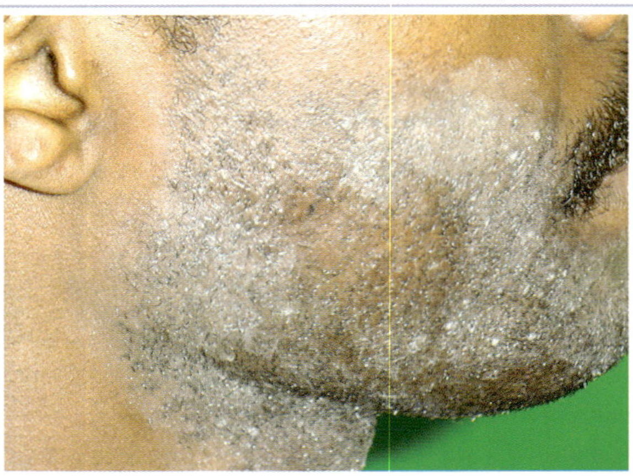

Figura 15.15 Sinais de *frost* após *peeling* no rosto masculino.

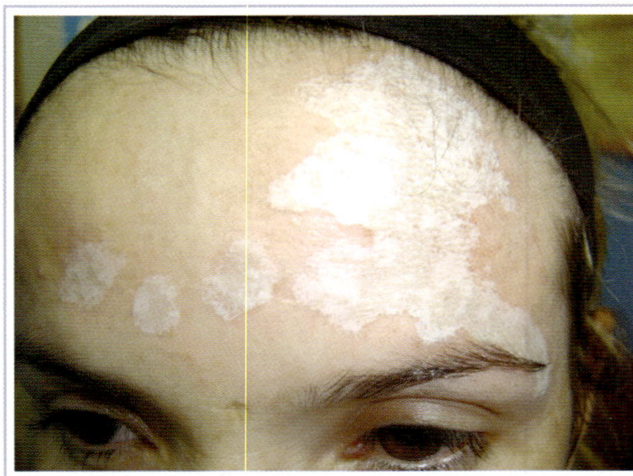

Figura 15.16 Sinais de *frost* leve após *peeling* com solução de Jessner.

Pós-*peeling* imediato

Logo após a neutralização do *peeling*, devem ser recomendados hidratantes específicos, de acordo com o tipo de pele, por dois a três dias, com objetivo de recuperar a camada superficial da pele que foi agredida, e também recomendamos o uso de bloqueadores ou filtros de proteção contra os raios UVA e UVB durante todo o tratamento. Caso ocorra um eritema muito intenso ou zonas de *frost* (Figura 15.15 e 15.16), a paciente deverá ser encaminhada ao médico dermatologista que recomendará o uso de medicamentos específicos.

Fórmulas pós-*peeling* imediato (uso em consultório)

1- Cloridrato de nafasolina 0,1%.
2- Aloe vera 30%, extrato de algas 2%, d-pantenol 2%, máscara gel 120 g, extrato glicólico, Hamamélis 2%, máscara gel qsp 20 g.
3- Alfabisabolol 0,5%, extrato de algas 10%, gel FPS 30 qsp 30 g.

Pós-*peeling* tardio

Após o terceiro ou quarto dia do *peeling* químico, o paciente estará liberado para o tratamento domiciliar, adequado ao seu tipo de pele e a natureza da lesão tratada (hoje em dia, a preferência é para uso em domicílio de fórmulas que não contenham ácidos abrasivos como; ácido retinoico, ácido glicólico e ácido salicílico para que evite o retardo da cicatrização e de lesões como ferimentos).

No procedimento domiciliar, uma das coisas mais importante é a correta limpeza da pele e tonificação, diariamente, com sabão especial com pH neutro ou loção de limpeza e loção tônica para peles sensíveis. No caso de peles oleosas ou resistentes, utiliza-se um sabão com concentração de 10% de ácido glicólico. Nas peles normais, utiliza-se sabão com concentrações de ácido glicólico de 5%.

A limpeza e tonificação da pele devem ser feitas sempre pela manhã. Isso faz que a pele fique sempre protegida de impurezas e com seu pH equilibrado. E a utilização do ácido domiciliar sempre à noite.

Normalmente, os produtos de uso domiciliar para a higienização e proteção dos raios UVA e UVB são utilizados duas vezes ao dia, e os pacientes com acne ou oleosidade excessiva devem usar formulações à base de géis ou loções livres de óleos, já os pacientes com peles secas devem utilizar formulações à base de cremes.

Radiação ultravioleta[20]

UVA (320 – 420 nm)

Eritema fraco, alto poder melanógeno, menor conteúdo energético em relação ao UVB e são os responsáveis pela pigmentação direta da pele. É subclassificada em UVA (340 – 400 nm) longo e curto (320 – 340 nm).

UVB (280 – 320 nm)

Tem alto poder eritematógeno e são os responsáveis pelas queimaduras solares (eritema, edema e bolhas). UVC (200 – 280 nm).

São absorvidos pelas camadas mais altas da atmosfera e, praticamente, não chegam à superfície terrestre. Infravermelhos.

São responsáveis pela luminosidade e pelo calor, potencializando o efeito do UVB, FPS (fator de proteção solar).

Fotoproteção[1,18]

Durante o procedimento de *peeling*, é obrigatória a utilização do protetor solar três vezes ao dia, independentemente da época do ano. Isso evitará envelhecimento precoce, o aprofundamento do *peeling* e o aparecimento de manchas hipercrômicas.

Considera-se fator de proteção solar (FPS) o número de vezes que poderíamos ficar expostos à radiação UVB, com o protetor, ou seja, é o índice que determina o tempo que um indivíduo pode permanecer ao sol sem produzir eritema. A Tabela 15.1 mostra quanto a luz solar (UVB) é absorvida pelos protetores solares. A Tabela 15.2 indica o tipo de protetor solar apropriado para o tipo de pele.

Tabela 15.1 Escala do FPS

Fator de proteção solar (FPS)	Absorção da luz solar (% proteção)
2	50 %
4	75 %
8	87,5 %
16	93,8 %
32	96,5 %
64	98,6 %

Fotoproteção adequada (FPS)

Tabela 15.2 Fototipo cutâneo e o tipo de protetor solar (fonte: Kede 3)

Fototipo	Grau de sensibilidade	FPS
I – Branco	Muito sensível	8 ou +
II – Branco	Sensível	6 a 7
III – Moreno Claro	Normal	4 a 5
IV – Moreno Moderado	Normal	3
V – Moreno Escuro	Pouco sensível	2
VI – Negro	Insensível	-

Manutenção diária em domicílio

O paciente deverá sempre seguir as orientações de manutenção diária prescrita pelo fisioterapeuta dermato-funcional ou médico dermatologista, caso contrário, o tratamento não surtirá o efeito desejado. O paciente deve ser conscientizado de que o resultado depende 40% do profissional e 60% do comportamento domiciliar pessoal.

CICATRIZAÇÃO PÓS-*PEELING*

A esfoliação controlada causada pelos agentes químicos produz, segundo a terminologia exata, uma ferida de espessura parcial que cicatriza por segunda intenção. Essas lesões cicatrizam com modificação mínima, segundo as mesmas regras e os mesmos preceitos que as feridas induzidas pelo bisturi, *laser* ou criocirurgia. O cirurgião dermatológico deve reconhecer as condições que favorecem a reepitelização e a reorganização mais adequada da lesão e atenuar os fatores de risco que podem impedir a cicatrização normal. Antes da aplicação do *peeling*, a preparação da pele com tretinoína pressupõe a compreensão dos princípios básicos envolvidos.[6]

A cicatrização das lesões foi definida[8] como a interação de uma série de eventos complexos que levam à recomposição superficial, à reconstituição e à recuperação proporcional da resistência elástica da pele lesada. As lesões de espessura parcial penetram parcialmente, mas não se estendem por toda extensão da derme. Essas lesões cicatrizam por reepitelização a partir do epitélio anexial renascente ou do epitélio derivado da pele normal adjacente. A cicatrização é rápida, e a cicatriz resultante não é perceptível clinicamente porque, em geral, não há contração.

A coagulação e a inflamação são consideradas como fases iniciais da cicatrização das lesões de cirurgia convencional e praticamente instantâneas e semelhantes após *peeling* químico.

Inflamação

O procedimento lesional do *peeling* é capaz de provocar um processo inflamatório que faz parte do reparo tecidual pós-procedimento.

A inflamação é caracterizada por alguns pontos:

- Vasodilatação com consequente aumento de fluxo sanguíneo local.
- Aumento da permeabilidade dos capilares com extravasamento de líquido nos espaços intersticiais.
- Coagulação do líquido nos espaços intersticiais, decorrente das quantidades excessivas de fibrinogênio e de outras proteínas que extravasaram dos capilares.
- Migração de numerosos granulócitos e monócitos para o tecido.
- Edema tecidual.[8,9,10]

Os fatores solúveis produzidos na coagulação ativam as vias inflamatórias da cininas e do complemento. Os mediadores inflamatórios derivados de sistemas funcionam como fatores quimiotáxicos para neutrófilos, macrófagos e linfócitos. Os fatores quimiotáxicos, como C5a, leucotrieno D4, calicreína e produtos da degradação da fibrina atraem neutrófilos e monócitos a região lesada.[11]

Os neutrófilos chegam à ferida no momento da lesão e lá permanecem por três a cinco dias, ou mais. Os macrófagos permanecem por três a dez dias após a lesão e dirigem o desenvolvimento subsequente do tecido de granulação. Os linfócitos chegam mais tarde (seis a sete dias após a lesão) e podem ampliar o acúmulo e a proliferação dos fibroblastos.[8]

Reepitelização

Após a necrose epidérmica inicial produzida pela aplicação do agente químico, um fator importante na lesão química causada pelo agente esfoliante é a migração inicial dos ceratinócitos normais a partir das margens da ferida e dos epitélios anexiais remanescentes na base da lesão.[11]

A reepitelização começa 24 horas após a lesão. Assim há liberação de mediadores durante a inflamação, por exemplo a fibrolectina laminina e um fator de crescimento derivado das plaquetas, que podem estimular o movimento dos ceratinócitos. A migração das células irá depender da existência de uma matriz na base da ferida, por onde vão deslizar.

A proliferação celular nas margens da ferida aumenta após o início da migração para formar novas células, cobrindo assim a lesão.

A velocidade de migrações das células epiteliais dependem da concentração de água na base da lesão. Autores[8] demonstraram que as lesões cobertas reepitelizam mais rapidamente que as feridas na derme. Após induzir as lesões epidérmicas com *resorcinol*, alguns profissionais permitem que a epiderme seque por 24 horas, supostamente facilitando a separação. Entretanto, a cicatrização das lesões não é ativada por esse agente químico esfoliante bem superficial. A lesão provocada pelos agentes químicos esfoliantes de média profundidade cicatrizará melhor com técnicas de hidratação aplicada à pele. As lesões que são tratadas com pomadas tópicas com ativos específicos formam um plano de migração superficial, favorecendo a epitelização mais rápida.

Formação do tecido de granulação

Para alguns autores,[8,12] o tecido de granulação constitui uma camada frouxa de componentes celulares (incluindo-se fibroblastos e células inflamatórias), fibronectina, glicosaminoglicanos (GAG) e colágeno. A formação do tecido de granulação começa no segundo ou terceiro dia após o *peeling*, e é mantida até que a reepitelização esteja concluída. O fibroblasto é a principal célula responsável pela formação desse tecido, que vai produzir elastina e colágeno fibrilar, GAG, fibronectina e proteases (colagenase). A colagenase concorre para a remodelação da derme, por isso é considerada muito importante. Já os GAG vão ajudar a manter a hidratação da lesão, facilitando também a migração e a proliferação celular na parte interna da ferida.

Remodelagem do colágeno

A remodelação do colágeno e da matriz começa ao mesmo tempo em que a formação do tecido de granulação e estende-se por meses após a reepitelização. Essa remodelação é responsável pelo aspecto da pele após o procedimento do *peeling*. A fibronectina desaparece gradativamente, à medida que o colágeno for depositado. A água é reabsorvida e as fibras de colágeno, principalmente dos tipos I e II, são aproximadas e reordenadas em direção paralela à superfície cutânea.[10,13] Segundo Brody,[6] há digestão progressiva do colágeno pela colagenase e outras proteases produzidas no local. Gradativamente, a neovascularização regride e forma uma derme menos vascularizada.

Angiogênese

Após o *peeling*, o restabelecimento do fluxo sanguíneo é fundamental para o fornecimento de oxigênio e nutrientes à ferida em processo de cicatrização.[14,15] As células endoteliais migram diretamente para a lesão e deslizam sobre a matriz de fibronectina. A interferência com a formação dessa matriz pode retardar a cicatrização da lesão.[6] O eritema persistente pós-*peeling* se dá pelo fato da proliferação capilar dentro do tecido granular.

CONTRAINDICAÇÕES

As contraindicações absolutas são para as peles que se encontram no local da aplicação com ferimentos, cicatrizes recentes decorrentes de pós--cirurgia, herpes zoster, alergias como pruridos, coceiras e urticárias e hipersensibilidade aos ácidos. Ficam contraindicados também as regiões classificadas como mucosas e as que estão sendo submetidas a tratamento de depilação com luz intensa pulsada e a *laser*. As relativas são as condições da pele clinicamente sensíveis, eritemas solares ou pós-depilatório, pacientes que estão utilizando cosméticos ou soluções com ácidos com objetivos de esfoliação.

A exposição ao sol deve ser suspensa no período do tratamento, com o intuito de prevenir melasmas (manchas escuras) e o envelhecimento precoce da pele.

A região de contorno dos olhos deve ser tratada com cautela, baixas concentrações, e pelo fato de ser uma área extremamente sensível e delicada.

CARACTERÍSTICAS DOS ÁCIDOS USADOS NO *PEELING* QUÍMICO

Ácido glicólico

Particularmente, o ácido mais utilizado é o glicólico; classificado como ácido universal, não é tóxico sistemicamente o período do tratamento.[7,18]

Segundo Batistuzzo,[1] o ácido glicólico, encontrado naturalmente na cana-de-açúcar, vem sendo usado largamente no tratamento de diversos tipos de lesões da pele humana, principalmente rugas superficiais, médias e profundas, sequelas de acne, flacidez da pele, pele seca, estrias, manchas senis, ictiose e fases isoladas de algumas lesões de psoríase.

O *peeling* químico com esse tipo de ácido é o mais fácil de ser realizado e o mais seguro, quando realizado por um profissional apto à técnica.

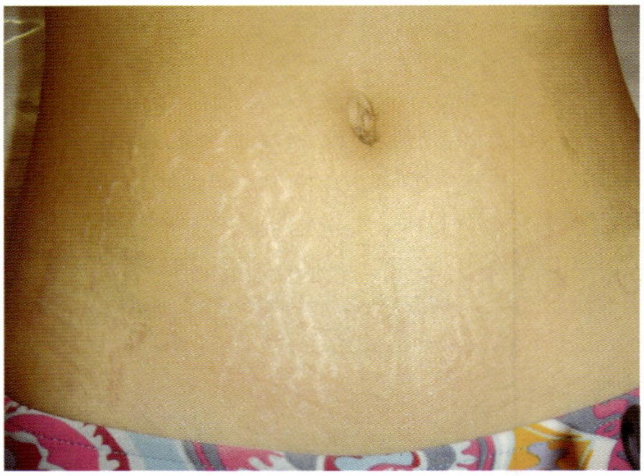

Figura 15.17 Ácido glicólico (70%) aplicado no lado esquerdo do abdômen (5 sessões). Notar o resultado nítido para o tratamento de estrias comparando-se com o lado direito que não recebeu a aplicação.

Quadro 15.3 Tipos de ácidos comumente encontrados no mercado

Tipo de ácido	Ação
Glicólico	Despigmentante, hidratante e queratolítico
Retinoico	Queratolítico e esfoliante
Mandélico	Renovador celular e clareador
Glicirrízico	Anti-inflamatório e antialérgico
Hialurônico	Hidratante, regenerador e restaurador dos tecidos
Salicílico	Queratolítico, antifúngico, anti-inflamatório
Hidroquinona	Despigmentante
Azelaico	Antiacneico e despigmentante
Kójico	Despigmentante e anti-irritativo
TCA (tricloracético)	Cáustico e vesicante
Alfalipoico	Antioxidante
Benzoico	Fungistático e antisséptico
Fítico	Despigmentante

Seu efeito de *peeling* superficial (ao nível da camada córnea) é quando o paciente refere-se aos primeiros sinais de ardor ou formigamento ("pinicar") e a concentração usual está entre 40% e 50%. É particularmente indicado para pessoas com manchas escuras na pele, cicatrizes ou sequelas de acne[7] (Figura 15.17).

Usando o *peeling* de ação médio a profundo, objetivando estimular os vasos da derme papilar, será importante o acompanhamento do eritema local uniforme, dosando assim seu grau, pois quanto maior for o grau do eritema, maior será o poder de penetração e, consequentemente, mais profundo será o *peeling*, nunca se esquecendo de que nem sempre esses eritemas podem ser uniformes, e em pele escura não será possível observá-lo.

Indicação

É indicada em todos os tipos de pele e em qualquer região corporal, para tratar ceratoses actínicas, melasma, acne, estrias, rugas finas e lesões de fotoenvelhecimento.[3]

Concentrações

Utiliza-se mais gel em concentração de 40% a 70%, as soluções são feitas com água ou com a combinação de água, álcool e propilenoglicol.

Quando forem usados produtos parcialmente neutralizados (pH de 2,75), serão necessários tempos de exposição maiores.[3]

Protocolo e Recomendação

Em vez de desengordurar a pele, é suficiente uma limpeza suave apenas para remover a maquiagem e outros resíduos. Recomenda-se sempre observar a pele no período do procedimento e nunca deixar o paciente sozinho na sala de procedimento; o tempo de aplicação depende do objetivo a ser alcançado e estágio desejado; deve-se neutralizar a região com água corrente em abundância ou usar solução de bicarbonato de sódio a 10%; as aplicações serão realizadas semanalmente, quinzenalmente ou mensalmente, em média quatro a dez sessões.[2]

Quadro 15.4 Principais indicações de tratamento com ácido glicólico, sugestões de formulações contendo ácido glicólico e tipo de sabonete líquido (FC = *facial cleanser*, sabonete gel com ácido glicólico)

Tipo de lesão	Formulação recomendada para uso domiciliar	Sabonete líquido (para lavar a face)
Fotoenvelhecimento	Creme 8% – 15% de ácido glicólico + loção 20% de vitamina C	FC 20%
Rugas finas	Creme 8% – 10% de ácido glicólico + loção 20% de vitamina C	FC 4%
Rugas médias	Creme 10% – 15% de ácido glicólico + loção 20% de vitamina C	FC 10%
Rugas profundas	Creme 15% – 30% de ácido glicólico + loção 20% de vitamina C	FC 20%
Acne ativa	Gel de ácido glicólico 10% com cloridrato de benzalk	FC 20%
Acne sequelas	Gel de ácido glicólico 15% - 18%	FC 20%
Manchas hipercrômicas	Creme ou gel com 8% – 10% de ácido glicólico + ácido fítico 4%	FC 4%
Estrias/flacidez da pele	Loção corporal com 20% – 30% de ácido glicólico + vitamina C	FC 20%
Melasma	Creme ou gel com 8% – 10% de ácido glicólico + ácido fítico 4%	FC 20%

Fonte: Brody, 1989.

Complicações

Herpes labial, eritema persistente ou sensibilidade ao sol e hiperpigmentação pós-inflamatória. No Quadro 15.4, vemos um resumo de protocolos envolvendo formulações com ácidos glicólicos e o uso do sabonete líquido no pós-*peeling*.

Ácido mandélico

O ácido mandélico é um derivado da hidrólise de um extrato de amêndoas amargas e que tem sido estudado amplamente por seus possíveis usos no tratamento de problemas comuns de pele, tais como fotoenvelhecimento, pigmentação irregular e acne. Sua molécula é maior que a do ácido glicólico e, por esta razão, penetra lentamente. É considerado um dos alfa-hidroxiácidos (AHA`S) de maior peso molecular, favorecendo um efeito uniforme, o que também minimiza os transtornos comuns da aplicação deste tipo de ácido sobre a pele.[1]

Apresenta semelhança química com o ácido salicílico, pois proporciona ação antisséptica quando somada às atividades dos alfa-hidroxiácidos. Sua formulação em gel fluido promove um *peeling* que atua de maneira homogênea e superficial. É usado em conjunção com *peeling* abrasivo, de ação química e mecânica possuidora de base cremosa abrasiva que, ao ser massageado, produz um polimento, removendo parte do extrato córneo. A esfoliação química se obtém pela mistura em proporções iguais de ácido salicílico e resorcina a 5%. Essa esfoliação, vai favorecer a ação do ácido mandélico. Pode ser utilizado com segurança em peles de tipo I à VI, segundo a classificação de Fitzpatrick, sendo feito em intervalos de 15 a 20 dias, conforme tolerância do paciente, num mínimo de quatro aplicações.

Indicação

O ácido mandélico é útil para conter pigmentação, tratar acne inflamatória não cística e rejuvenescer a pele fotoenvelhecida. Além disso, tem utilidade na preparação da pele para o *peeling* a *laser* (*resurfacing*) e na ajuda da cicatrização e prevenção de infecções bactérias gram-negativas após este procedimento.

Na acne, o ácido mandélico age durante o processo infeccioso, combatendo as bactérias e prevenindo a formação de novas lesões, além de trabalhar na cicatrização, colaborando com o tratamento de eventuais sequelas.

No caso da hiperpigmentação, o produto atua na inibição da síntese da melanina e na melanina já depositada na superfície da epiderme, ajudando a promover uma eficaz remoção dos pigmentos hipercrômicos. Pode ser usado para estimular o *turnover* celular e na remoção da capa córnea fotoenvelhecida.

Concentração

Com 20% de ácido mandélico em pH 2 a 3, conseguimos um *peeling* de ação de superficial a mediana, podendo ser aplicado nas peles de tipo I a IV, segundo classificação de Fitzpatrick, com intervalos de 10 a 20 dias, com, no mínimo, quatro aplicações.

Ácido glicirrízico

É obtido do alcaçuz, e tem ação anti-inflamatória e antialérgica semelhante a dos corticoides, menos potente, porém mais duradoura. Tem especial ação no tratamento de dermatites de contato e fotodermatites.[1]

Indicação

A sua utilização é indicada para associação com outros ácidos que promovam certo grau de irritabilidade.

Concentração

É utilizado em concentrações de 0,01% a 1%, em cremes, loções e géis, com a finalidade de diminuir o efeito irritativo de outros princípios ativos, como o ácido glicólico e o ácido retinoico.

Ácido hialurônico

O ácido hialurônico é conhecido como um excelente hidratante para o uso cosmético. Ele é um mucopolissacarídeo de alto peso molecular amplamente encontrado nos tecidos e fluído intercelulares, que mantém uma matriz gelificada quando ligado a proteínas, outros mucopolissacarídeos e água. No mercado, o ácido hialurônico apresenta-se na forma de sal, o hialuronato de sódio a 1%, sendo obtido pela fermentação de culturas de *Streptococcus zooepidemicus*.[1]

O ácido hialurônico possui as propriedades de controlar os eletrólitos e a água nos fluidos extracelulares, é cicatrizante, protetor contra infecções e lubrificante. Acredita-se que a diminuição dos níveis deste ácido seja a principal causa do ressecamento da pele durante o envelhecimento.

Este tipo de ácido, por ser uma substância higroscópica, possui a capacidade de absorver a umidade ambiente e mantê-la constante na pele, mesmo em lugares onde a variação de umidade é grande. Comparado a outros hidratantes, possui uma maior capacidade de retenção de água, promovendo uma extrema hidratação da pele, em razão do seu alto peso molecular. Portanto, previne de forma eficaz a desidratação cutânea.

Indicação

É indicado para peles desidratadas e desvitalizadas, promovendo ótima lubrificação e consequente hidratação, melhorando sensivelmente as características da pele, proporcionando maciez, tonicidade e elasticidade a ela.

Concentração

É indicado em concentrações que variam entre 1% a 3% em géis, géis-cremes, emulsões hidratantes e cremes antienvelhecimento.

Observação: deve-se evitar o uso de pH alcalinopor causa de uma possível decomposição do ácido. O conteúdo de álcool menor que 35% é recomendado para evitar possíveis formações de precipitados em longo prazo. A manutenção do pH entre ácido e neutro (5 a 7) promove uma excelente estabilidade às formulações. Nunca use surfactantes catiônicos nas formulações, pois haverá a formação de complexos insolúveis e, consequentemente, precipitação.

O uso de agentes quelantes, tais como EDTA, é extremamente recomendado, pois a presença de íons metálicos pode diminuir a viscosidade das formulações.

O uso de sistemas tamponados, tais como fosfato ou citrato, é recomendado.

Ácido salicílico

É um beta-hidroxiácido, tem ação queratoplástica em concentrações até 2%, e queratolítica acima de 2%, facilitando a penetração tópica de outros agentes. Tem também ação bacteriostática e fungicida, nas concentrações de 1% a 5%. É usado na descamação epidérmica do conduto auditivo a 5%. Por suas ações, é usado em inúmeras formulações dermatológicas, em geral associado a outras substâncias. Apresenta baixa incidência de complicações. Isoladamente não tem potência suficiente para atuar como agente de *peeling* químico, sendo sempre muito superficial.

Indicação

É indicado nas queratoses em concentração de até 10%, em verrugas e calosidades em concentrações de até 20%, e na acne em concentrações de até 10%.

Concentração

É indicado em concentrações que variam entre 1% a 20% em géis, loções alcoólicas ou pomadas.

Contraindicação

Evitar áreas muito extensas pela possibilidade do salicilismo que é bastante incomum com esta apresentação líquida.

Protocolo e recomendações

A aplicação é semanal, em percentual até 10%, pois acima, a aplicação será quinzenal, a pele deve estar desengordurada,[17,19] recomendam-se séries de cinco a dez *peelings* anuais

Hidroquinona

A hidroquinona é um agente despigmentante tópico, empregado para clarear áreas hiperpigmentadas da pele, em manifestações como cloasmas, melasmas (Figuras 15.18 e 15.19) etc. Sua ação é temporária, atua na biossíntese da melanina por inibição enzimática da oxidação da tirosina (di-hidroxifenilalanina), precursora da melanina, e supressão de outros processos metabólicos dos melanócitos.[1]

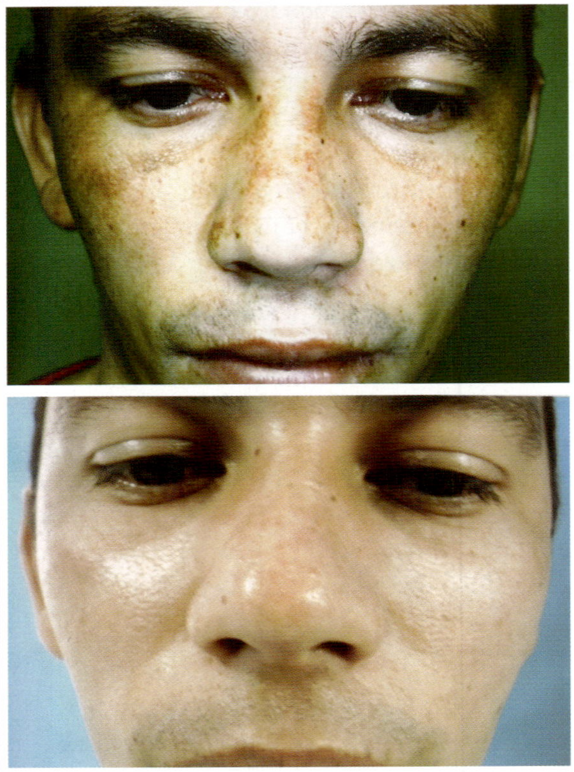

Figura 15.18 Paciente com quadro de melasma facial submetido a cinco sessões de *peeling* com ácido glicólico a 30% em consultório, com intervalo de 15 dias entre as sessões e, em domicílio, fez uso à noite de um gel com hidroquinona a 5% associado ao ácido retinoico a 0,05% e ao ácido glicirrízico 0,5%. O período do tratamento foi de cinco meses.

Também provoca mudanças estruturais nas membranas das organelas do melanócitos, acelerando a degradação dos melanossomas. O tratamento deve ser limitado a pequenas áreas do corpo, entretanto, em razão da sua ação temporária, é necessário que se repita a aplicação em intervalos frequentes. É importante o uso de bloqueadores solares durante e após o tratamento para reduzir a repigmentação.

Concentração

Hidroquinona é indicada em concentrações que variam de 2% a 10% em cremes, pomadas, loções cremosas e alcoólicas com ação desmelanizante (destruição da melanina).

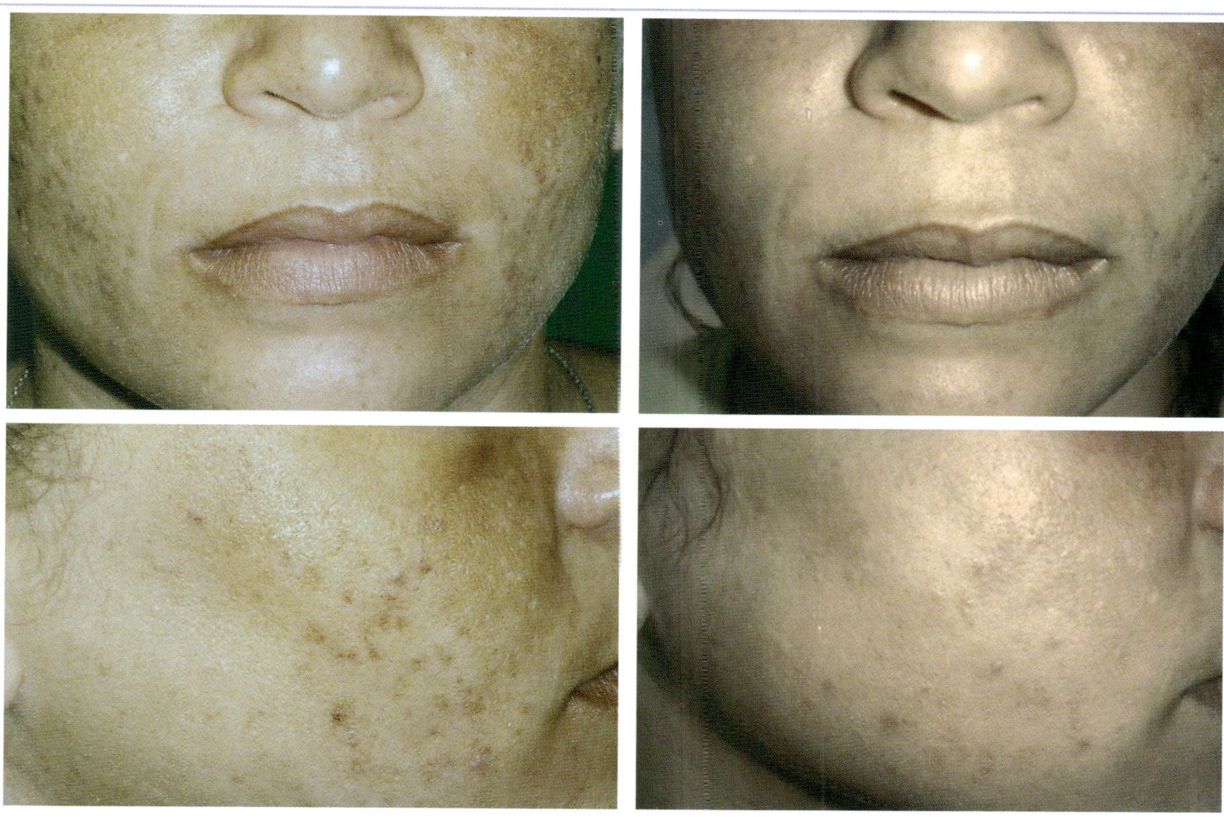

Figura 15.19 Paciente com quadro de melasma facial submetido a 5 sessões de *peeling* com ácido glicólico a 30%, em consultório, com intervalo de 15 dias entre as sessões e em domicílio, fez uso à noite de um gel com hidroquinona a 5% associado ao ácido retinoico a 0,05% e ao ácido glicirrízico 0,5%. O período do tratamento foi de 4 meses.

Excipientes: Base-creme aniônico tipo Lanette N, pH de estabilidade: 4,5 a 5,0. É incompatível com os ácidos fítico, kójico, antipollon e glicólico.

Precauções

A hidroquinona é um agente irritante leve, podendo provocar dermatites irritativas, eritema ou exantema, e, nestes casos, o tratamento deve ser suspenso. Não deve ser aplicada ao redor da área dos olhos, em feridas abertas, queimaduras solares ou pele irritada, somente em pele intacta.

Contraindicação

É contraindicada em crianças, por ser uma substância muito tóxica.

Ácido azelaico

Foi inicialmente utilizado para tratamento de manchas da pele. Tem ação antibacteriana e demonstra ter uma ação positiva no tratamento da acne.

A redução de hiperpigmentação do ácido azelaico é superior à hidroquinona a 2%, e equivalente a 4%.

Apresenta a vantagem de não agir sobre os melanócitos normais e fibroblastos, fazendo que seu uso não leve à ocronose e à leucodermia.

Indicação

É empregado na acne tendo ação bacteriostática, além de ser um inibidor competitivo sobre a conversão da testosterona, diminuindo seu efeito sobre a exacerbação da acne. Tem também ação inibitória sobre a tirosinase e outras oxiredutases, diminuindo a sínteses de melanina e, sendo assim, empregado em cloasmas e outras hipercromias.

Concentração

A dosagem usual é de 10% a 20%.

Contraindicação

Pacientes muito sensíveis ao ácido azelaico, ferimentos e cicatrizes recentes.

Observação: não encontramos relatos contraindicando a utilização dos despigmentantes no período da gestação. As hiperpigmentações surgem, em geral, no final do segundo trimestre, favorecendo o tratamento precoce, o que, por sua vez, pode amenizar a intensidade destas dermatoses.

Ácido kójico

O ácido kójico é um agente despigmentante obtido por meio da fermentação do arroz. Atua provocando a inibição da tirosinase, enzima fundamental para a formação da melanina. Além disso, é capaz de induzir a redução da melanina e de seu monômero precursor chave.

O ácido kójico não é citotóxico e nem apresenta efeito irritativo. Pode ser associado junto ao ácido glicólico, que diminui a capa córnea e amolece o cimento celular, facilitando a penetração do agente despigmentante.

O ácido kójico pode ser veiculado em cremes e loções não iônicas, géis e loções aquosas, com pH entre três e cinco (maior estabilidade). É indicado o uso de um sistema tampão ácido cítrico/citrato e EDTA (0,1% a 0,2%). Não é indicado o uso de ésteres na formulação. Deve ser incorporado numa formulação numa temperatura abaixo de 70 °C.

Orienta-se o uso de um filtro solar de dia e um despigmentante à noite.

Concentração

É utilizado nas concentrações de 1% a 3%, em cremes e loções.

Ácido alfalipoico

O ácido alfalipoico possui atividade antioxidante. Elimina as espécies reativas de oxigênio, interage com outros antioxidantes como a vitamina C, vitamina E, e glutationa. Repara danos oxidativos pelo seu efeito protetor contra o estresse oxidativo, como a radiação UV que pode ser considerada um dos responsáveis pelo envelhecimento da pele. Modula a ativação do fator de transcrição NF-KAPPA-B, evitando, dessa maneira, a produção de substâncias químicas pró-inflamatórias chamadas citocinas, que danificam a célula e aceleram o envelhecimento, auxiliando na redução e prevenção da formação de rugas e linhas de expressão.[8]

Indicação

É indicado para o tratamento e a prevenção do envelhecimento da pele, das linhas de expressão e rugas, dos poros dilatados, das cicatrizes atróficas e hipertróficas, da pele com coloração pálida ou sem brilho.

Concentrações

Preconiza-se o uso em concentrações de 1% a 5% em cremes e loções não iônicas. É incompatível com substâncias alcalinas, e seu pH de estabilidade varia entre 3,8 e 3,9. Deve ser acrescentado na emulsão após o resfriamento com o auxílio de um óleo vegetal. Se for consumido por via oral, tomar 100 mg a 200 mg por dia, dividido em duas ou três doses.

Contraindicação

Pessoas sensíveis ao ácido lipoico.

Embora o uso tópico e sistêmico de ácido alfalipoico seja considerado seguro, sua aplicação pode causar dermatite de contato e irritações da pele.

Ácido retinoico

Tem ação queratolítica e esfoliante em nível celular, estimulando a síntese de colágeno novo. Esse colágeno permanece intacto histologicamente por pelo menos quatro meses após a última aplicação.[3]

Indicação

É tradicionalmente usado no tratamento de acne, para acelerar o *turnover* da epiderme e prevenir a formação de comedões. Também pode ser usado no tratamento de hiperqueratoses, estrias e de melasma (excelentes resultados). Em alopécias, é usado principalmente associado ao minoxidil, com a finalidade de aumentar a absorção desse.

Como o ácido retinoico produz eritema, descamação e é fotossensibilizante, deve ser usado à noite. Durante o dia, recomenda-se uso de fotoprotetores.

Concentrações

O ajuste da concentração de ácido retinoico nas formulações vai depender da resposta terapêutica obtida, mas atualmente utilizam-se concentrações de 1% a 10%. Desta forma, aconselha-se utilizar inicialmente o tratamento com concentrações menores, aumentando gradativamente, se necessário.

Contraindicação

Para o tratamento de acne, não se deve associar o ácido retinoico e o peróxido de benzoíla na mesma formulação, uma vez que o primeiro é oxidado pelo segundo. No caso de optar por um tratamento com essas duas substâncias, pode ser feito alternando-se um creme de ácido retinoico à noite, com um gel de peróxido de benzoíla durante o dia.

Protocolo e recomendações

A aplicação é feita semanalmente, aplica-se na pele preparada e desengordurada com um pincel ou o dedo enluvado, deixa-se o produto agir de quatro a seis horas e lava-se posteriormente com bastante água corrente. Aconselha-se aplicar o *peeling* no final da tarde, pois o paciente terá que ir para casa com o ácido no local e deve evitar a exposição ao sol no trajeto (que aumentaria a sensibilidade da pele ao UV e poderia também inativá-lo) e chegar o tempo de poder permanecer com o produto a noite toda até o amanhecer.

Os cuidados pós-*peeling* incluem suspensão temporário de um ou dois dias de tratamento domiciliar, recomenda-se uso de maquiagem e fotoprotetores diariamente.

TERMO DE CONSENTIMENTO PARA REALIZAÇÃO DO *PEELING* QUÍMICO

Tendo em vista que o tratamento por ácido envolve a ocorrência de sinais e sintomas intensos após o tratamento, e também há o risco de alterações discrômicas na pele, recomendamos submeter o paciente a um termo de consentimento livre e esclarecido, onde ele tomará ciência da terapêutica e também dos sinais e sintomas ocorrentes após o procedimento, assim como dos riscos advindos do tratamento. Abaixo sugerimos modelo de Termo de Consentimento.

TERMO DE CONSENTIMENTO ESCLARECIDO

Eu, ______________________________, estou ciente e concordo em receber o tratamento de *peeling* com ácidos. Foi-me explicado todo o processo deste tratamento, e tive oportunidade de realizar perguntas ao profissional. Estou ciente de que poderá ocorrer um pequeno edema em minha face, a pele poderá apresentar eritema (ficar rosada), ressecamento, crosta e, posteriormente, uma leve descamação, parecendo com uma queimadura solar, antes da cicatrização. Normalmente, o procedimento dura cerca de uma a duas semanas, embora possa demorar mais em alguns casos. Estou ciente também de que há risco de desenvolvimento de alterações na cor da pele temporárias ou permanentes. Durante ou após o *peeling*, pode aparecer acne.

Concordo em que sejam tiradas fotografias da região em tratamento, dando total direito ao profissional para publicá-la em livros, revistas, artigos e em vários outros veículos de divulgação da técnica, desde que tal procedimento não venha causar qualquer tipo de dolo à minha pessoa.

O grau do resultado final do tratamento não pode ser previsto ou garantido pelo profissional.

____

Assinatura do paciente (ou responsável)

Data

PROTOCOLOS

Estrias I

Estria fina e branca ou grossa e vermelha ou escura, pode ser aplicado em todos os fototipos cutâneos:

Em consultório:

1º - Limpar o local com álcool e gaze, esfregando com pouca pressão até retirada de células mortas ou loção de Jessner (pré-*peeling*) aplicar uma camada com pincel e esperar secar.

2º - Aplicar ácido glicólico 70% em gel e deixar agir por, no máximo, 20 minutos até ocorrer um leve eritema, caso seja necessário, umidifique mais a região com mais ácidos.

3º - Neutralizar o ácido lavando o local com água corrente.

Em domicílio:

1° - Aplicar cosmético diurno e noturno para estrias.

2º - Beber bastante água.

3º - Manter uma dieta rica em proteínas.

Frequência: 15 em 15 dias

Estrias II

Estrias finas e brancas ou grossas e vermelhas ou escuras podem ser aplicados em alguns dos fototipos cutâneos como I, II, III e IV, este último com cautela.

Em consultório:

1ª sessão

1º - Limpar o local com álcool e gaze, esfregando com pouca pressão até a retirada de células mortas ou loção de Jessner (pré-*peeling*) aplicar uma camada com pincel e esperar secar.

2º - Aplicar ácido retinoico 5% em creme e retirar seis horas após a aplicação em domicílio, no banho.

2ª sessão

1º - Limpar o local com álcool e gaze, esfregando com pouca pressão até a retirada de células mortas ou loção de Jessner (pré-*peeling*) aplicar uma camada com pincel e esperar secar.

2º - Aplicar *eletrolifting (Galvanopuntura).*

Em domicílio:

1º - Aplicar cosmético diurno e noturno para estrias.

2º - Beber bastante água.

3º - Manter uma dieta rica em proteínas.

Frequência: 15 em 15 dias

Estrias III

Estrias finas e brancas ou grossas e vermelhas ou escuras. Pode ser aplicado em alguns dos fototipos cutâneos como I, II, III e IV, este último com cautela.

Em consultório:

1ª sessão

1º - Limpar o local com álcool.

2º - Aplicar *peeling* de cristal ou de diamante, até surgir um leve eritema.

3º - Aplicar ácido glicólico 10% em gel e deixar agir por, no máximo, 20 minutos até ocorrer um eritema intensificado com ardor, caso seja necessário, pode umidificar mais a região.

4º - Neutralizar o ácido lavando o local com água corrente.

2ª sessão

1º - Limpar o local com álcool.

2º - Aplicar *eletrolifting (Galvanopuntura).*

Em domicílio:

1º - Aplicar cosmético diurno e noturno para estrias.

2º - Beber bastante água.

3º - Manter uma dieta rica em proteínas.

Frequência: 15 em 15 dias

Estrias IV

Estrias finas e brancas ou grossas e vermelhas ou escuras. Pode ser aplicado em alguns dos fototipos cutâneos como I, II, III e IV, este último com cautela.

Em consultório:

1ª sessão

1º - Limpar o local com álcool.

2º - Aplicar *eletrolifting (Galvanopuntura)*, até surgir um leve eritema.

3º - Aplicar ácido retinoico 1% em creme e retirar após seis horas.

2ª sessão

1º - Limpar o local com álcool.

2º - Aplicar ácido glicólico 70% em gel e deixar agir por, no máximo, 20 minutos até ocorrer um eritema intensificado, caso seja necessário, pode ser aplicada mais de uma camada.

3º - Neutralizar o ácido, lavando o local com água corrente.

Em domicílio:

1º - Aplicar cosmético diurno e noturno para estrias.

2º - Beber bastante água.

3º - Manter uma dieta rica em proteínas.

Frequência: 15 em 15 dias

Acne

Em consultório:

Fototipos I, II e III

Pode-se utilizar *peeling* de ácido glicólico (30% a 50%), mandélico (30% a 50%), salicílico (20%) ou loção Jessner (duas camadas, no máximo).

Fototipos IV em diante

Utilizar somente ácido mandélico (30% a 50%).

Procedimento:

1º - Limpar a face com álcool; detergente, sabonete líquido, éter, acetona, sabonete ácido (*cleanser*) ou sabonete de enxofre 20%.

2º - Ácido mandélico em gel - aplicar *peeling* em toda a face, ao primeiro sinal de *frost*, lavar com bastante água corrente.

- Ácido glicólico em gel – lavar ao primeiro sinal de ardor médio, com água corrente.

- Ácido salicílico ou solução de Jessner em solução alcoólica – aplica-se uma camada apenas, quando parar de arder, lavar com água corrente.

3º - Passar solução de bicarbonato 10% (neutralizador) deixar por cinco minutos.

4º - Aplicar qualquer máscara calmante por vinte minutos.

5º - Bloqueador solar FPS 30.

Em domicílio:

1º - Aplicar bloqueador e cosmético noturno.

2º - Beber bastante água.

3º - Manter uma dieta pobre em condimentos.

4º - Trocar a fronha todos os dias.

5º - Não utilizar cremes para pentear.

6º - Secar bem o couro cabeludo.

Frequência: uma vez por semana

Observação: É importante realizar o tratamento com acompanhamento médico dermatológico e/ou ginecológico.

Acne de graus III e acima, somente médicos dermatologistas.

Revitalização

Em consultório:

Fototipos I, II e III

Pode-se utilizar *peeling* de ácido glicólico (50% a 70%), mandélico (30% a 50%), salicílico (20%) ou loção Jessner (2 camadas, no máximo).

Fototipos IV em diante

Utilizar somente ácido mandélico (30% a 50%).

Procedimento:

1º - Limpar a face com álcool; detergente, sabonete líquido, éter, acetona, sabonete ácido (*cleanser*) ou sabonete de enxofre 20%.

2º - Ácido mandélico em gel - aplicar *peeling* em toda a face, ao primeiro sinal de *frost*, lavar com bastante água corrente.

- Ácido glicólico em gel – lavar, ao primeiro sinal de ardor médio lavar com água corrente.

- Ácido salicílico ou solução de Jessner em solução alcoólica – quando parar de arder, lavar com água corrente.

3º - Passar solução de bicarbonato 10% (neutralizador) deixar por cinco minutos.

4º - Aplicar máscara calmante por vinte minutos.

5º - Bloqueador solar FPS 30.

Em domicílio:

1º - Aplicar cosmético à noite.

2º - Aplicar produto durante o dia.

3º - Ingerir vitaminas duas vezes ao dia.

4º - Beber bastante água.

5º - Manter uma dieta rica em proteínas.

Frequência: 15 em 15 dias

Foliculite

Em consultório:

Fototipos I, II e III

Pode-se utilizar *peeling* de ácido glicólico, mandélico, salicílico ou loção Jessner (duas camadas, no máximo).

Fototipos IV em diante

Utilizar somente ácido mandélico

Procedimento:

1º - Limpar a face com álcool; detergente, sabonete líquido, éter, acetona, sabonete ácido (*cleanser*) ou sabonete de enxofre 20%.

2º - Ácido mandélico em gel - aplicar *peeling* em toda a face, ao primeiro sinal de *frost*, lavar com bastante água corrente.

- Ácido glicólico em gel – lavar e, ao primeiro sinal de ardor médio, lavar com água corrente.

- Ácido salicílico ou solução de Jessner em solução alcoólica – quando parar de arder, lavar com água corrente.

3º - Passar solução de bicarbonato 10% (neutralizador) deixar por cinco minutos.

4º - Aplicar qualquer máscara calmante por vinte minutos.

5º - Bloqueador solar FPS 30.

Em domicílio:

1º - Aplicar ácido à noite.

2º - Aplicar produto durante o dia.

3º - Evitar roupas apertadas.

4º - Não se depilar com cera.

Frequência: uma vez por semana ou de 15 em 15 dias, isso vai depender se a pele estará em condições para receber novo *peeling*.

Manchas hipercrômicas

Em consultório:

Fototipos I, II e III

Pode-se utilizar *peeling* de ácido glicólico, mandélico, salicílico ou loção Jessner (duas camadas no máximo).

Fototipos IV em diante

Utilizar somente ácido mandélico

Procedimento:

1º - Limpar a face com álcool; detergente, sabonete líquido, éter, acetona, sabonete ácido (*cleanser*) ou sabonete de enxofre 20%.

2º - Ácido mandélico em gel – aplicar *peeling* em toda a face, ao primeiro sinal de *frost*, lavar com bastante água corrente.

- Ácido glicólico em gel – lavar e, ao primeiro sinal de ardor médio, lavar com água corrente.

- Ácido salicílico ou solução de Jessner em solução alcoólica – quando parar de arder, lavar com água corrente.

3º - Passar solução de bicarbonato 10% (neutralizador) deixar por cinco minutos.

4º - Aplicar máscara calmante por vinte minutos.

5º - Bloqueador solar FPS 30.

Em domicílio:

1º - Aplicar cosmético despigmentante à noite, com frequência.

2º - Aplicar bloqueador durante o dia (muito importante).

Frequência: uma vez por semana ou de 15 em 15 dias, isso vai depender se a pele estará em condições para receber novo *peeling*.

REFERÊNCIAS

1- Batistuzzo, J. A. O.; Itaya, M.; Eto, Y. *Formulário Médico Farmacêutico*. São Paulo: Tecnopress, 2002. p. 382.

2- Nicholas, V. P. The use of topical ascobyl palmitate and alpha lipoic acid for aging skin. *DCI*. v. 24, n. 20, 1998.

3- Kede, M. P. V. Peelings químicos superficiais e médios. In: Kede, M. P. V.; Sabatovich, O. *Dermatologia estética*. São Paulo: Atheneu, 2003.

4- Junqueira L. C.; Carneiro, J. *Histologia básica*. 8. ed. Rio de Janeiro: Guanabara Koogan, 1995.

5- Soriano, M. C. D.; Pérez, S. C.; Baques, M. I. C. *Electroestética Profesional Aplicada*: Teoria y Prática para la Utilización de Corrientes en Estética. Barcelona: Sorisa, 2000.

6- Brody, H. J. *Peeling Químico e resurfacing*. 2. ed. Rio de Janeiro: Reichmann e Affonso Editores, 2000.

7- Brody, H. J. The art of chemical peeling. *J Dematol. Surg. Oncol.*, n. 6, 1989.

8- Clark, R. A. F. Cutaneous tissue repair: basic biologic considerations. *J. Am. Acad. Dermatol.*, n. 13, v. 701, 1985.

9- Mailbach, H. F.; Rovee, D. T. *Epidermal wound healing*. St Louis: Mosby, 1972, p. 17.

10- Goslen, J. B. Wound healing after cosmetic surgery. In: Coleman, W. P. et al. *Cosmetic surgery of the skin*. Philadelphia: BC Deeker, 1991. p. 47-63.

11- O'Keefe, E. J. et al. Spreading and enhanced motility of human keratinocytes on frobronectin. *J. Invest. Dermatol.*, v. 85, n. 125, 1985.

12- Folkman, J.; Klagsbrun, M. Angiogenic factors. *Science*, v. 442, n. 235, 1987.

13- Doillon, C. J. et al. Collagen fiber formation in repair tissue: development of strength and toughness. *Collagen Rel. Res.*, n. 5, v. 541, 1985.

14- Folkman, J. Angiogenesis: initiation and control. *Ann. N Y Acad. Scin.*, v. 212, n. 401, 1982.

15- Sholley, M. M.; Gimbrome Jr., M. A.; Cotran, R. S. The effects of leukocyte depletion on corneal neovascularization. *Lab. Invest.*, v. 32, n. 38, 1978.

16- Azulay, R. D; Azulay, D. R. *Dermatologia*. 2. ed. Rio de Janeiro: Guanabara Koogan, 1999.

17- Souza, R. A.; Garcez, C. E. Temas de Medicina Estética. 5. ed. Porto Alegre, Rio Grande do Sul, Associação Internacional de Medicina Estética e Colaboradores, 2005.

18- Moy, L. S.; Murad, H.; Moy, R. L. Effects of glicolic acid on collagen production by human skin fibroblast. In Press.

19- Rubin, M. G. Manual of chemical peels: superficial and medium depth. Philadelphia: JB Lippincotti Company, 1995.

20- Gabriel, M. Tecnologia dos *peelings* aplicados à estética. Rio de Janeiro: SENAC RIO, 2006.

Capítulo 16

Depilação a *Laser*

Luiz Charles de Sá
Natale Ferreira Gontijo de Amorim

Objetivos

Os já conhecidos métodos como a depilação a cera, eletrólise, creme depilatórios, *shaving* e pinça foram sobrepujados pela tecnologia do *laser*. Os métodos convencionais oferecem resultado efêmero e são muito dolorosos. Hoje, a depilação a laser confere um resultado duradouro. O *laser* para depilação fornece uma resposta rápida e permanente. E hoje, com os novos aparelhos, podemos tratar pelos de pacientes com fototipos V e VI.

Para se ter bom conhecimento nas diversas modalidades terapêuticas que utilizam o *laser* como mecanismo principal, faz-se necessário entender um pouco da física da produção do *laser*, seus princípios e sua leis.

Atualmente surgem cada vez mais novas tecnologias a serviço da medicina, e com ela a demanda por novos conhecimentos que nos impulsionam à busca de novas pesquisas no universo da vaidade humana.

Este capítulo, portanto, tem como objetivo descrever a depilação a *laser* como ferramenta fundamental na eliminação dos pelos em várias regiões do corpo. Abordamos para isso os aspectos como a anatomia e o ciclo de crescimento do pelo, e também sua aplicabilidade na prática clínica. É muito importante, para todos profissionais que trabalham com a depilação a *laser,* ler todas as informações contidas neste capítulo para compreender melhor o mecanismo de ação do *laser*, como funciona o tratamento, suas indicações, seus resultados e alguns efeitos adversos.

A terminologia *laser* corresponde a uma sigla que significa *Ligth Amplification by Stimulated Emission of Radiation*, traduzida por ampliação da luz por emissão estimulada de radiação.[1,2,3] Diferentemente da luz comum, a luz do *laser* apresenta como características físicas uma energia eletromagnética coerente (ondas alinhadas entre si), colimada (concentradas) e monocromática (apresentando uma cor apenas, em virtude de possuir apenas um único comprimento de onda). Ao atingir o tecido, o *laser* irá transferir uma intensa energia por meio de efeito térmico, fotoquímico e/ou bioestimulante. Para que esta transferência de energia ocorra, é necessário que haja uma ressonância entre o comprimento de onda do *laser* e a cor da molécula alvo (cromóforo).[4,5]

A luz gerada pelo *laser* pode ser liberada de modo contínuo, pseudocontínuo (micropulsos) ou pulsado. Os *lasers* contínuos emitem energia de maneira constante. Os pseudocontínuos são, na realidade, pulsados, mas os pulsos são muito rápidos e o intervalo entre eles é extremamente curto, gerando energia virtualmente contínua. Os pulsados emitem energia com pulsos variáveis (*long* ou *short pulses*) e intervalos também variáveis.[6]

A fluência é a energia liberada por área de tecido num específico intervalo de tempo. É medida em joules/cm^2. À medida que aumenta a fluência, a capacidade de destruição tecidual também aumenta.[6]

Goldman foi o primeiro a descrever a ação de destruição do *laser* de Rubi sobre os pigmentados folículos pilosos, em 1963.[7] A teoria da fototermólise seletiva desenvolvida por Anderson e Parrish[1] descreveram um *laser* de particular comprimento de onda e duração de pulso de luz para atingir um alvo específico, denominado de cromóforo. A partir desta teoria, concluiu-se que um *laser* pode destruir um "alvo" seletivamente, preservando as estruturas circunvizinhas. Chamamos este mecanismo de *fototermólise seletiva*, ou seja, uma destruição pelo calor de estruturas específicas.[1]

Atualmente, nos tratamentos de depilação, são preferidos os *lasers* que trabalham com o princípio da termocinética seletiva para a *melanina* como cromóforo alvo.[1,2,7,8]

ANATOMIA DO PELO

A compreensão da anatomia, fisiologia e do ciclo de crescimento do pelo é essencial para se entender como se promove a remoção a *laser* dos pelos e para se definir os parâmetros corretos para o tratamento dos pacientes. Estimamos que uma pessoa adulta tenha cerca de 5.000.000 de pelos.

Embriologia e desenvolvimento

Embriologicamente, o primeiro sinal de aparecimento do folículo piloso é uma coleção de células que se juntam adjacentes à epiderme fetal, no estágio de periderme do desenvolvimento cutâneo, mesmo antes que a camada córnea tenha sido formada. Estas células se multiplicam e se estendem na direção da derme, inclinadamente em relação à superfície cutânea.[9] O núcleo dos folículos pilosos aparece primeiro nas regiões dos supercílios, lábio superior e queixo por volta de nove semanas de desenvolvimento embrionário; e em outras regiões, no quarto mês. Próximo das 22 semanas, está estabelecido o complemento completo de folículos.[10]

Geralmente, os folículos pilosos se formam em grupos de três fios ou excepcionalmente dois ou quatro fios, e após algum tempo alguns folículos pequenos, os chamados folículos secundários, podem aparecer em torno destes grupos. O primeiro folículo a desenvolver-se no trio é o do meio, a seguir um folículo de cada lado, linearmente.[9]

Aspectos gerais do pelo

O cabelo é considerado uma modificação córnea das células epidérmicas.[11] Ele é composto de fios formados por várias camadas de um tipo de proteína chamada ceratina (queratina), que forma o fio, as escamas e as cutículas protetoras. Eles nascem de uma estrutura da pele chamada folículo piloso, onde fica a raiz do cabelo.[12]

Cada fio de cabelo possui três camadas. A parte mais interna é chamada de medula (alguns fios não possuem esta estrutura).[12] Ao redor da medula está o córtex, que constitui a parte média do cabelo e é composto por células queratinizadas, em forma de fuso e perfeitamente ligadas umas às outras.[12] É no córtex também que ficam os grânulos de melanina, pigmento que dá cor aos cabelos.[12,13]

O córtex, por sua vez, está rodeado por uma estrutura de placas chamadas cutículas. Elas são parcialmente sobrepostas entre si, podendo formar de cinco a dez camadas de placas, que oferecem excelente proteção ao córtex.[12]

A estrutura onde nasce o cabelo e ocorre a transformação das células germinativas chama-se folículo piloso. É nesta estrutura que existe a raiz do cabelo, sua única parte viva, que vai do bulbo até a saída do poro na epiderme. O folículo piloso abrange toda a estrutura da raiz e apresenta três partes anatômicas: o bulbo piloso, que se encontra na porção mais inferior do folículo, no qual há importantes alterações de pigmentação em função da fase do ciclo do pelo; o istmo ou talo, que é um curto segmento intermediário que se estende da inserção do músculo eretor do pelo até a abertura da glândula sebácea; e o infundíbulo, que é a porção mais superior do folículo que vai da abertura da glândula sebácea até a superfície da epiderme. No bulbo, encontramos a papila dermal e a matriz do pelo, onde acontecem os processos de regeneração dos componentes do folículo (é por intermédio da papila que o cabelo recebe a sua nutrição, trazida por capilares sanguíneos). A porção bulbar localiza-se de 2 mm a 5 mm abaixo da superfície cutânea, é a parte mais cheia do folículo, representando um saco (Figura 16.1).[11,12]

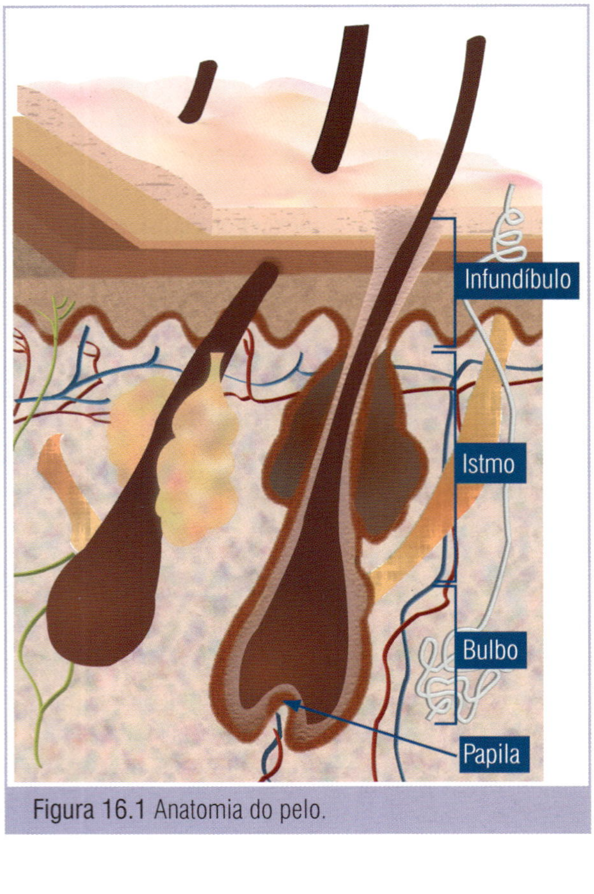

Figura 16.1 Anatomia do pelo.

A haste é a parte de cabelo que se localiza do lado de fora do couro cabeludo, formando assim o cabelo propriamente dito.

As glândulas sebáceas são responsáveis pela produção da oleosidade natural do cabelo e da pele. Assim, cada folículo piloso está associado a uma glândula de produção de óleo, pelo menos.

O córtex é a parte essencial do cabelo, constituindo 90% de seu peso. É formado por grandes células largas e pigmentadas, cimentadas umas às outras, compostas por macrofibrilas de 0,1 μm de diâmetro, que agrupam milhares de microfibrilas contendo 11 protofibrilas.[14] Nos pelos pigmentados, estas células contêm grânulos de melanina. Estas estruturas semelhantes aos lisossomos (melanossomas) carregados de pigmento são formadas por um tipo distinto de célula: o melanócito.[10,11,13] Esses melanócitos sintetizam melanossomas maiores que os melanócitos epidérmicos, que não se degradam. No pelo negro, o pigmento é oxidado, havendo também ar nos espaços corticais, o que modifica a cor do pelo.[14]

Ciclo de crescimento do pelo

O ciclo de crescimento do pelo apresenta três fases chamadas de *anágena, catágena* e *telógena* (Figura 16.3).

A fase anágena é aquela em que o cabelo está em intensa atividade celular.[12] É a fase ativa de formação e crescimento do pelo a partir das células germinativas, que neste momento têm uma grande atividade mitótica.[15] Nesta fase, a matriz em forma de "taça" envolve a papila dérmica. A matriz produz a haste e a bainha radicular interna. As três membranas celulares que formam a bainha radicular interna (cutícula da bainha radicular interna e camadas de Huxley e Henle) se comportam anatomicamente como se fossem tubos encaixados um dentro do outro, e servem como roletes para o deslizamento distal do pelo. Já a bainha radicular externa é uma invaginação da epiderme. Esta bainha, quando tem a forma de um tubo reto e uniforme, condiciona a formação de um cabelo liso; já na raça negra é mais espessa de um dos lados fazendo que o folículo se torça e curve para o lado mais fino. Em três dimensões, o folículo piloso fica em espiral, originando um fio de cabelo encaracolado. Esse é o período em que a matriz se mantém em atividade mitótica, produzindo continuamente um fio (Figura 16.2).[9]

Nesta fase, a intensa atividade celular e sua duração são variadas em função da área do corpo. É nesta fase, onde haverá grande concentração de melanina na porção do bulbo piloso, que terá importante papel na absorção do *laser* com consequente destruição do bulbo piloso.

A fase catágena é de transição, pois, após o tempo máximo de crescimento, a matriz para de proliferar e se desprende da papila dérmica, deslocando-se no sentido da superfície da pele (isso caracteriza a entrada na *fase* catágena). Neste momento, há um engrossamento e enrugamento da membrana vítrea, que é a parte interna e acelular da bainha de tecido conjuntivo, elo que mantém ligado o bulbo em afastamento à papila dérmica, embora esta também se desloque no sentido da superfície. A bainha radicular interna começa a desaparecer, e a externa se afina e passa a envolver totalmente o bulbo em ceratinização, formando o saco epitelial.[16]

Após a ceratinização do bulbo na fase catágena, ele assume a forma de clava, tendo no seu interior grânulos de melanina. É *a fase telógena,* também conhecida como fase de repouso. Nesta fase, a bainha radicular interna desaparece totalmente, e da bainha radicular externa só resta o saco epitelial que envolve a clava, e após dois a quatro meses o

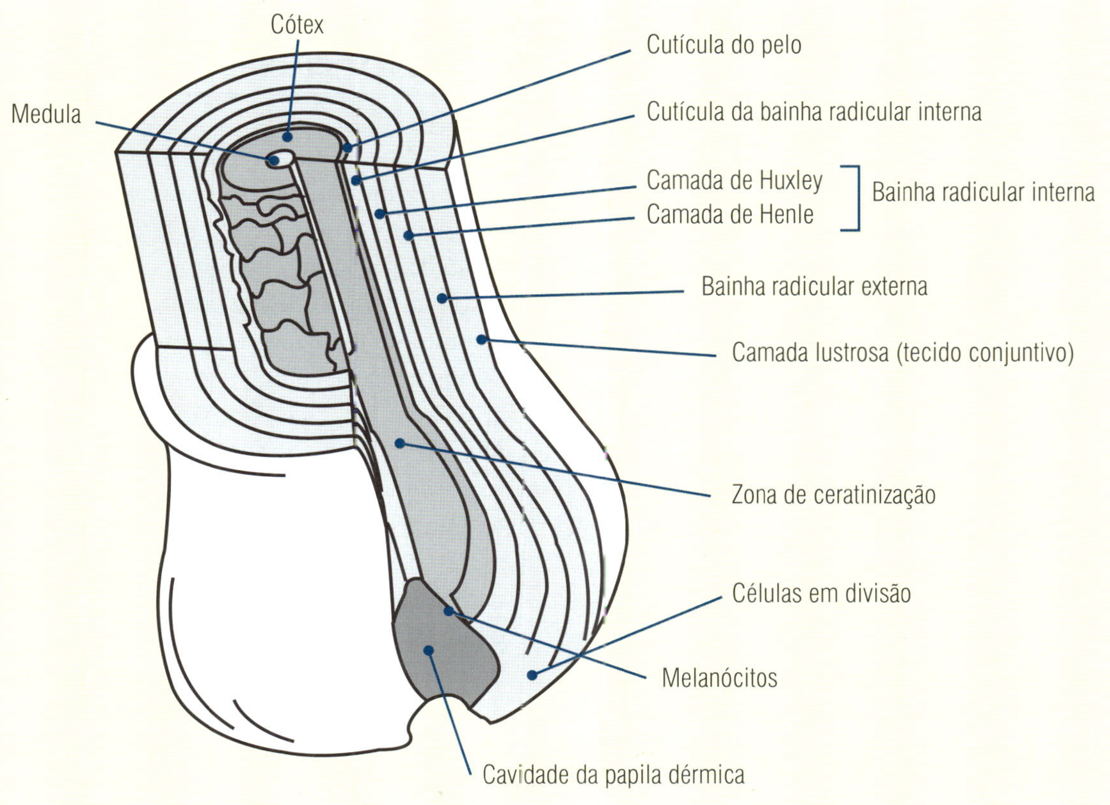

Figura 16.2 Secção do pelo mostrando a estrutura formada na fase anágena.

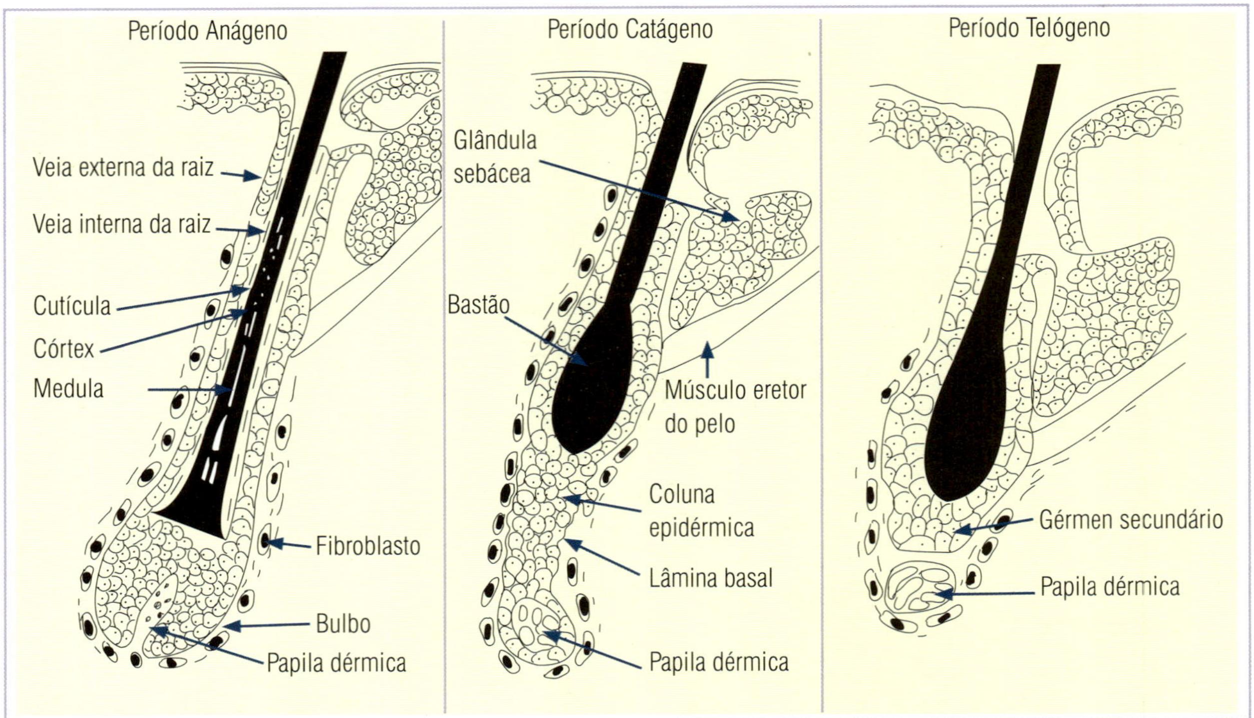

Figura 16.3 Fases do ciclo do crescimento do pelo (anágena, catágena e telógena).

cabelo é eliminado. O cabelo telógeno fica aderido ao folículo piloso graças à desmogleína 3.[17]

O tempo de cada fase é muito variável e está relacionado com idade, sexo, localização, ação hormonal e medicamentosa etc.

A proporção entre os pelos nas fases anágena e telógena varia conforme a localização no corpo e ação hormonal. Por esta razão, realizamos várias sessões de depilação a *laser*, pois só na fase anágena haverá grande concentração de melanina, que será responsável pela absorção do *laser* com destruição completa do bulbo piloso.

Os folículos pilosos no ser humano, diferentemente dos animais, exibem uma característica peculiar adotando um *padrão de mosaico*, o que indica que em uma determinada área podemos encontrar os pelos nas três fases de seu ciclo.

Normalmente são realizadas, em média, cinco sessões para alcançarmos uma redução da densidade pilosa em torno de 80% a 90% em áreas como axila e virilha. Em relação ao pelo, quanto maior o seu diâmetro e mais pigmentado, mais fácil e rápida será sua destruição pelo *laser*.[5,18,19]

MECANISMO DE AÇÃO DO *LASER* NA DEPILAÇÃO

O mecanismo de ação do *laser*, que tem a melanina como alvo, é a *fototermólise seletiva*. O *laser*, por apresentar um único comprimento de onda, terá afinidade para uma única estrutura (cromóforo), a qual irá apresentar um coeficiente de absorção específico (esta especificidade é como a imagem da "chave-fechadura"). Todos os sistemas de *laser* que utilizam a melanina como alvo (cromóforo) apresentam um comprimento de onda maior que 600 nm. Quanto maior o comprimento de onda, mais profundo o *laser* irá penetrar na pele, o que é de muita importância, pois irá reduzir a ação térmica na epiderme.

Como a melanina só é encontrada na porção do bulbo piloso na fase anágena (de 2 mm a 5 mm abaixo da pele), a depilação a *laser* será eficaz quando o *laser* alcançar a porção do bulbo a uma determinada potência e produzir uma temperatura média de 60 °C (Figura 16.4). Nesta temperatura no nível bul-

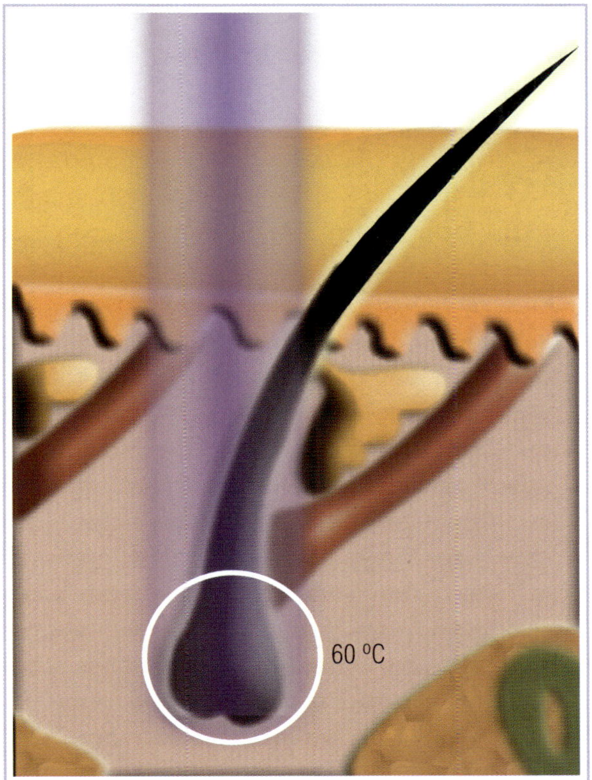

Figura 16.4 Aumento da temperatura na região do bulbo piloso pelo *laser* (fototermólise seletiva).

bar, haverá a fototermólise seletiva, com destruição completa do pelo.

Com a fototermólise, há uma grande produção de calor que, além de destruir o bulbo piloso, pode também destruir a melanina na epiderme, alterando assim outras células, dando como resultado efeitos secundários indesejados (alteração de pigmentação, crostas, queimaduras, cicatrizes etc.). Por esta razão, o paciente ideal é aquele que apresenta pele clara e pelo escuro.

Para que se consiga uma depilação a *laser* eficaz e segura, é importante que a produção de calor se faça no tecido celular subcutâneo e que haja proteção da epiderme. Após avaliarmos os parâmetros do paciente (cor e espessura do pelo, fototipo, área a ser tratada), iremos estabelecer qual potência (fluência) será usada e qual o tempo de cada disparo. Estes últimos dois parâmetros serão configurados levando-se em consideração o paciente, o sistema de *laser* em uso e a experiência do aplicador. O princípio básico é promover a destruição térmica do pelo por meio do mecanismo da fototermólise seletiva, com proteção da epiderme. Poderemos utilizar recursos para resfriar a epiderme como o *spray* de criogênio, gel ou *handpiece* equipado com ponteira com *chilled-tip* ou *cooling* (ponteira do aparelho de *laser* que possui um dispositivo que, ao entrar em contato com a pele, no momento do disparo, a mantém resfriada no local do disparo evitando superaquecimento da epiderme e produção de lesão térmica). Outro recurso disponível nos equipamentos mais modernos é a possibilidade de regular o tempo de cada disparo. Quanto mais longo o tempo do disparo, acima do tempo de relaxamento térmico (TRT) da epiderme (cerca de 10 ms), menor será a incidência de lesão térmica da pele (queimadura). Estes dispositivos nos permitem utilizar uma maior potência com proteção térmica da epiderme, e também realizar o tratamento em pessoas com fototipos IV e V (classificação de Fitzpatrik).[1,2,3,18,19,20,21,22,23] O *spotsize* é a área que a luz do *laser* irá atingir a pele (por exemplo, se utilizarmos lanternas de tamanhos variados e orientarmos seus feixes de luz para uma parede, iremos ver vários tamanhos de feixes sobre a parede, ou seja, o *spotsize*). Existem aparelhos que já possuem um *spotsize* padrão e outros que podem ser mudados de acordo com a necessidade.

Tipos de *laser* para depilação

Podemos classificar os *lasers* para depilação, com relação a sua complexidade, em médico e cosmético. A diferença é que, no primeiro, utilizam-se altas potências com resultados mais duradouros.[7,8,24,25,26,27,28,29,30]

Existe ainda outra categoria de equipamentos que trabalham com outra tecnologia para remoção de pelos. Diferentemente do *laser*, utilizam uma luz específica e filtros removíveis.[23,31,32,33,34]

Segundo alguns autores,[35,36,37,38,40,41] existem vários sistemas de *laser* para depilação:

- *Softlight laser*: utiliza cromóforos exógenos sobre a pele (por exemplo pasta de carbono), possui comprimento de onda de 1064 nm, apresentam uma baixa fluência de energia (2 J/cm² a 3 J/cm²), duração de pulso de 12 a 18 nanosegundos e um *spotsize* de 7 mm.

- *Rubi laser*: possui comprimento de onda de 694 nm; fluência de 5 J/cm² a 40 J/cm²; *spotsize* de 4 mm a 6 mm; e disparos de 0,5 a 1,2 milisegundos.

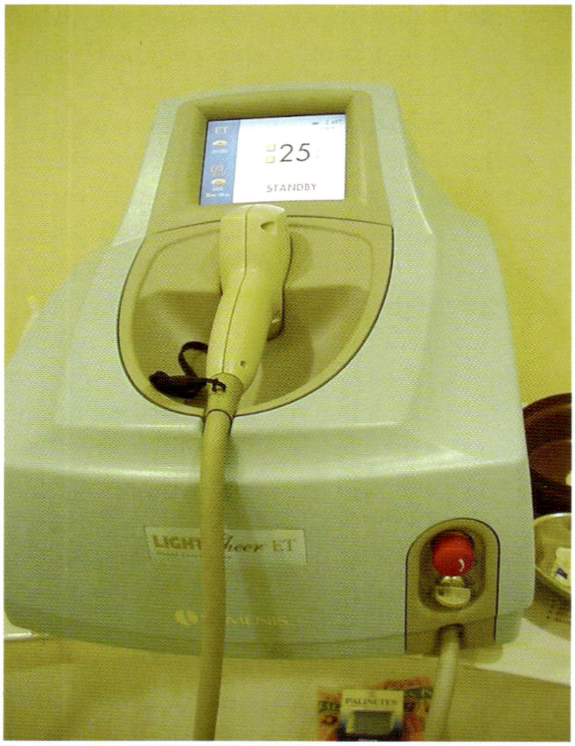

Figura 16.5 *Laser* diodo (*LightSheer*).

- *Alexandrite laser*: possui comprimento de onda de 755 nm; fluência de 10 J/cm² a 40 J/cm²; *spotsize* de 3 mm a 10 mm; e disparos de 0,5 a 1,5 milisegundos.
- *Diodo laser* (*LightSheer)*: possui comprimento de onda de 800 nm; fluência de 10 J/cm² a 100 J/cm²; *spotsize* de 10 mm; e disparos de 10 ms a 100 ms (Figura 16. 5 e 16.6).
- *Neodimio-yag laser* (Nd-YAG): possui comprimento de onda de 1064 nm; fluência de 10 J/cm² a 50 J/cm²; *spotsize* de 3 mm a 5 mm; e disparos de 10 segundos.
- *IPL-luz intensa pulsada*: o aparelho é multiexpectral, emitindo comprimentos de onda entre 560 nm a 1200 nm, limitados por filtros seletivos. Enquanto os menores comprimentos de onda são eficazes na remoção de lesões vasculares e pigmentadas, os comprimentos mais longos tratam as alterações relacionadas ao tecido conjuntivo. Possui como característica grande flexibilidade em relação à duração de pulso, como a possibilidade de dividir o pulso em dois ou três micropulsos. Ao contrário da energia do *laser*, a luz produzida pela IPL é *policromática, divergente e não coerente*. Apesar de poder ser utilizada na de-

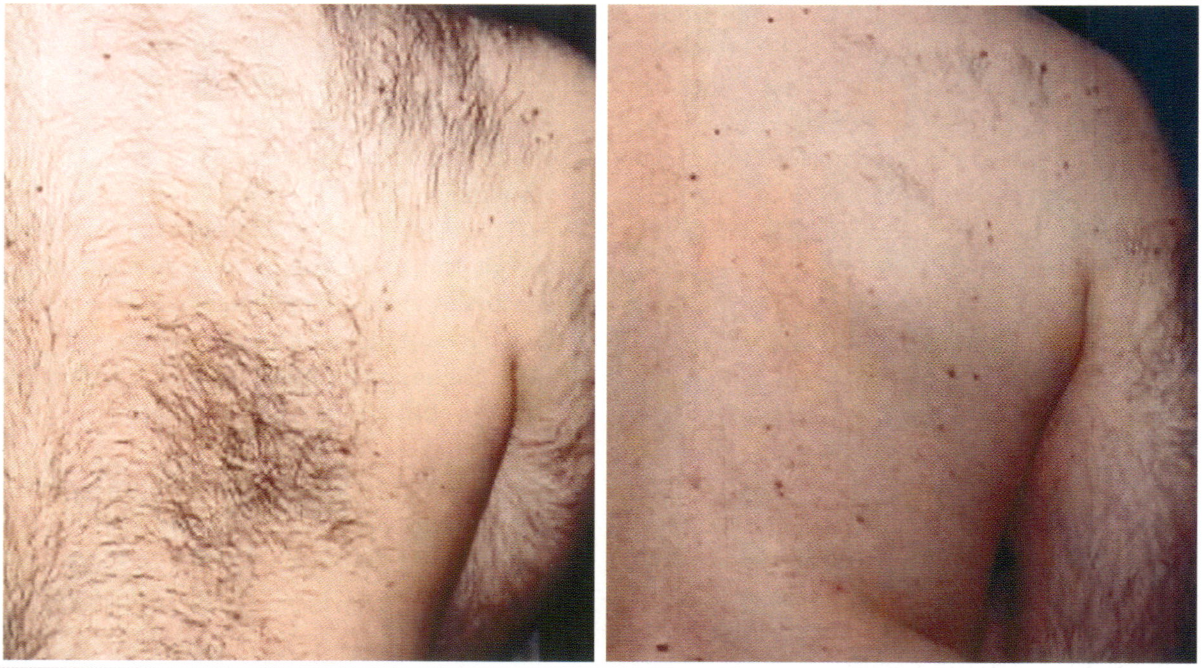

Figura 16.6 Pré e pós 5 sessões de *laser* diodo *LightSheer* em dorso masculino.

pilação a *laser*, preferimos aparelhos específicos para depilação, deixando o seu uso para as lesões pigmentadas, manchas vasculares e fotorrejuvenescimento.[42,43]

METODOLOGIA

Avaliação do paciente

Antes de iniciarmos a depilação, devemos realizar alguns procedimentos metodológicos quanto à avaliação do paciente, a fim de levantarmos informações e garantir eficiência na terapêutica. Dentre estes procedimentos, recomendamos:

1. Selecionar os pacientes segundo a coloração da pele, de acordo com a classificação de Fitzpatrick do fototipo cutâneo, graduada de I a VI (esta classificação usa como parâmetro o grau de melanogênese da pele, sendo os dois extremos o tipo I, albino, e o tipo VI, negro).
2. Avaliar a presença de alterações hormonais. O excessivo crescimento do pelo afeta um grande número de pacientes saudáveis, como também pacientes com distúrbios hormonais, como ovário policístico; hiperplasia congênita adrenal; hirsutismo (aumento de pelo em área androgenodependente na mulher, em razão do aumento da produção ou hipersensibilidade ao andrógeno);[44,45,46] hipertricose (aumento do pelo em áreas não androgenodependente, causada por uso de medicamentos como minoxidil, corticoide tópico, ciclosporina etc.).
3. Avaliar a área quanto à cor (fototipo) e espessura da pele, sensibilidade e ao tipo do pelo (cor, diâmetro), pois quanto mais grossa a pele, maior será sua capacidade de relaxamento térmico (maior proteção). Nos casos de pacientes com pele fototipo IV e V, poderemos usar clareadores cutâneos (hidroquinona 4% a 5%) por dois a quatro meses, como também utilizar pulsos longos do *laser*. Em relação à cor do pelo e diâmetro, quanto mais escuro (mais melanina) e calibroso, mais rapidamente ocorre a destruição pelo *laser*. Pelos brancos não são atingidos por não possuírem o cromóforo melanina.
4. Avaliar a disponibilidade do paciente em realizar todas as sessões previstas para que não haja descontinuidade entre as sessões. Como o tratamento está vinculado ao ciclo de crescimento do pelo da região em tratamento, qualquer descontinuidade poderá interferir no resultado final.
5. Estabelecer o número e o intervalo entre cada sessão. Na face, realizamos intervalos de 30 dias em média. Nas outras regiões, os intervalos variam entre 30 e 60 dias. Quanto ao número de sessões, irá variar de acordo com o tipo de pele, pelo, sexo, região e fluência utilizada do *laser*. São necessários em média cinco sessões para tratar mulheres, com exceção dos pelos finos na face (que necessitam de mais sessões). Nos casos do sexo masculino, recomenda-se um número maior de sessões (em torno de 8 a 10 sessões).
6. Avaliar o grau de expectativa quanto aos resultados a serem obtidos.

Preparo para aplicação

Após concluída a avaliação do paciente devemos realizar a configuração do aparelho, estabelecendo a potência a ser usada, o tempo de cada disparo e, em seguida, devemos realizar os seguintes procedimentos antes da aplicação:

- Os pelos devem ser cortados com lâmina de barbear.
- Aplica-se anestésico tópico local.
- Realiza-se o resfriamento da pele com gel gelado, *spray* ou com a própria ponteira do *handpiece* do aparelho (*LightSheer*).
- Removemos todo e qualquer produto sobre a pele, principalmente os que contenham álcool.
- Nas áreas de alta densidade de pelo (barba) e em regiões genitais, recomendamos o uso de antisséptico cinco dias antes da sessão para reduzir a flora bacteriana.
- Nos casos de depilação peribucal e/ou genital nos pacientes com história positiva para o *herpes simplex*, recomendamos a profilaxia com ciclostatina.

- Durante o tratamento e nas quatro semanas que antecedem o início da primeira sessão, os pacientes devem evitar o uso de cera depilatória, clareamento dos pelos e o uso de pinça. É permitido o uso de lâmina e/ou tesoura.

Aplicação

- Realiza-se a delimitação das áreas a serem tratadas e a configuração da potência.
- Durante a execução dos disparos, deve-se evitar sobrepô-los, reduzindo o risco de superaquecimento com consequente lesão térmica sobre a epiderme.
- Nas áreas com alta densidade pilosa (barba), deve-se limpar a ponteira regularmente para evitar acúmulo de detritos de pelo na ponteira do *handpiece*.
- Durante a aplicação, observamos a resposta da pele após alguns disparos. A reação desejada é o aparecimento de moderada hiperemia e edema peribulbar (Figura 16.7). Um dos melhores parâmetros para se avaliar se existe lesão tecidual é a dor.
- Nos casos de depilação em lábios, utilizamos gazes entre os lábios e os dentes para se evitar danos à estrutura radicular dos dentes.

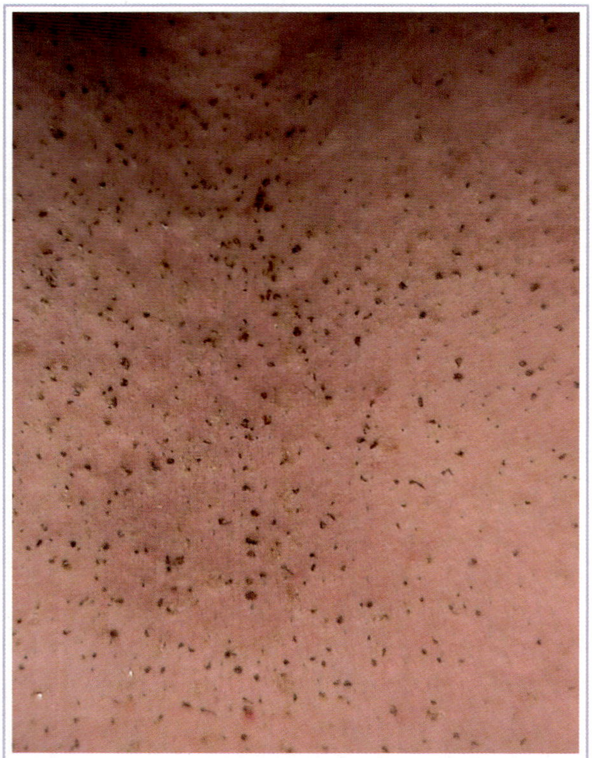

Figura 16.7 Barba masculina logo após a sessão. Observa-se intensa hiperemia e edema peribulbar com detritos do pelo no infundíbulo folicular.

Na primeira sessão deve-se começar com potências mais baixas, que serão aumentadas paulatinamente.

Recomendamos o uso de protetores oculares para o aplicador e o paciente (Figura 16.8 a-c).

Após o término de cada procedimento, deve-se realizar a degermação da ponteira do *handpiece* para se evitar infecção cruzada. Caso o mesmo paciente faça depilação em várias áreas simultaneamente, tomamos os mesmos cuidados. Isso evita a transmissão de bactérias de áreas potencialmente contaminadas (região genital, axilas etc.) para outras áreas no mesmo paciente e/ou para outros pacientes. Utilizamos degermação da ponteira com clorexidina 2% a 4%.

Procedimento pós-aplicação do *laser*

- Terminada a sessão, podemos colocar compressa gelada sobre as áreas tratadas.
- Após alguns minutos com gelo, pode-se aplicar um creme à base de corticoide tópico para diminuir a resposta inflamatória.
- Recomendamos o uso de antisséptico nas áreas com maiores riscos de contaminação bacteriana (axila, virilha, genital etc.).
- Nos casos em que as áreas tratadas apresentam alta densidade pilosa, e que há foliculite pós-*laser* (barba masculina), pode ser usado um antibiótico tópico em solução, com ou sem associação de uso sistêmico. Deve-se evitar o uso de cremes ou pomadas por provocarem a obstrução do infundíbulo do pelo.
- Nos casos de pele fototipo IV-V, recomendamos o uso de clareador com seu início após três dias da aplicação.
- Todo paciente em tratamento com depilação a *laser* deve fazer uso de protetor solar, para evitar que a pele fique bronzeada.

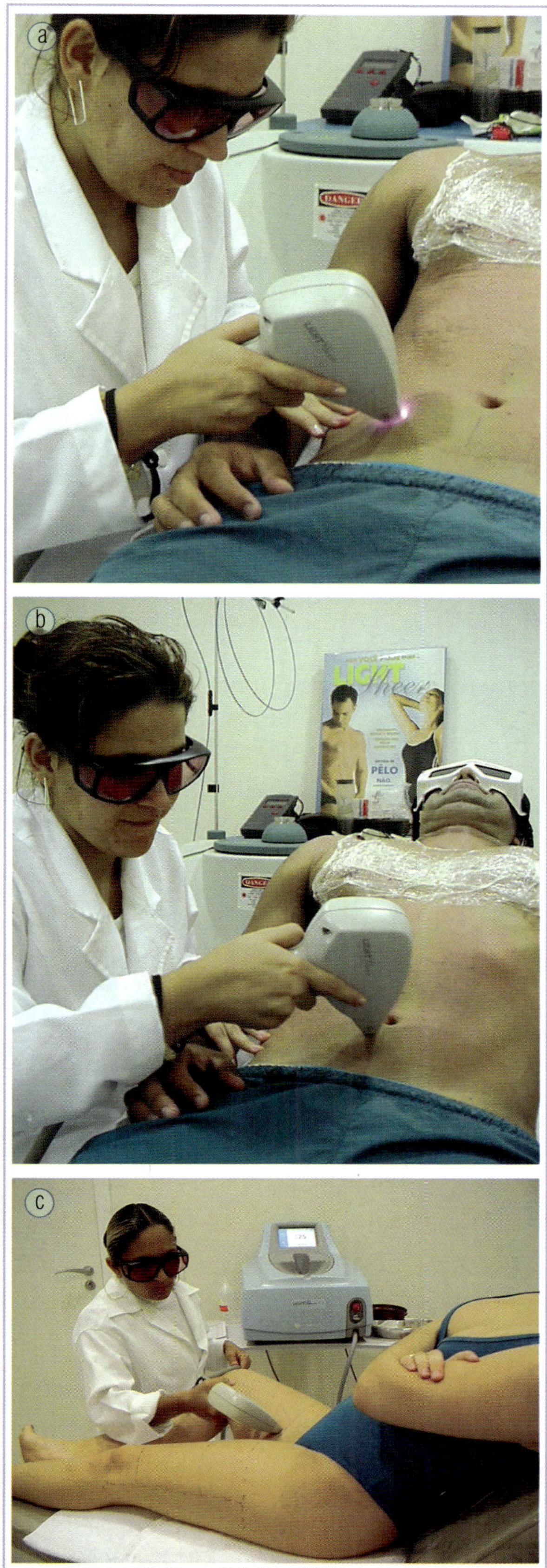

Figura 16.8 a-c Uso de óculos de proteção pelo aplicador e paciente.

CONTRAINDICAÇÕES

- Paciente fototipo VI, pois como há grande concentração de melanina na pele, poderá haver queimaduras.
- Uso de Ruacutan®, pois existe uma grande diminuição da atividade mitótica celular na pele com redução da recuperação tecidual pós-*laser*.
- Histórico de queloide, pois, nos casos de depilação na face, pescoço e ombros, existe alta incidência de desenvolvimento de queloides após trauma térmico.
- Importante distúrbio hormonal não controlado. Como o tratamento está vinculado ao ciclo de crescimento do pelo, quanto mais regular este ciclo, mais regular e mais rápido o resultado será atingido.
- Pelos muito finos e claros. Como o *laser* usa o cromóforo (melanina) para seu mecanismo de ação, quanto mais escuro e calibroso for o pelo, mais fácil e rapidamente ele será destruído.
- Pelos brancos.
- Qualquer dermatite em atividade.
- Pacientes não colaborativos com expectativa irreal.
- Na gravidez, a contraindicação é relativa, pois apesar de não haver qualquer estudo que mostre lesão fetal com a utilização do *laser*, procuramos evitar seu uso em mulheres grávidas para evitar futuros problemas com mães que tiveram crianças com alterações congênitas.

COMPLICAÇÕES E INTERCORRÊNCIAS

A formação de crosta, entre outras, é a complicação mais comum, que usualmente desaparece em um intervalo de duas semanas (Figura 16.9):

- Coceira (durante a sessão).
- Sensação de calor.
- Bolhas (causadas pela ação térmica na epiderme).

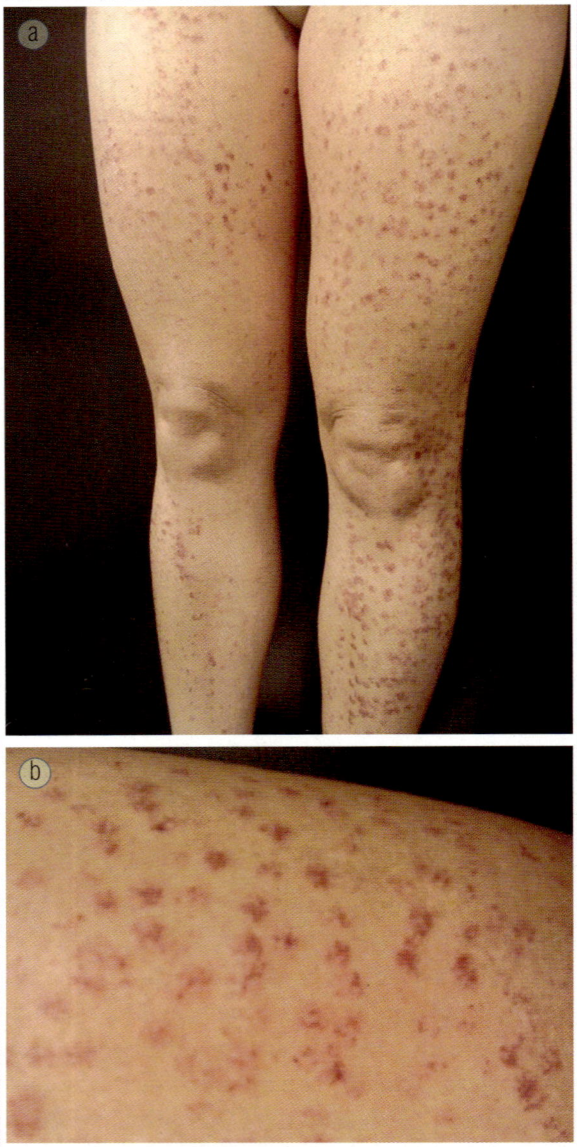

Figura 16.9 a-b Formação de crostas em membros inferiores.

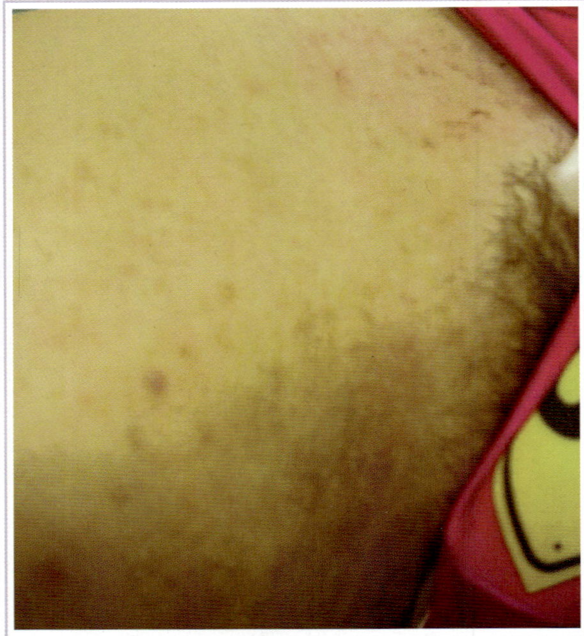

Figura 16.10 Manchas hipercrômicas na região da virilha.

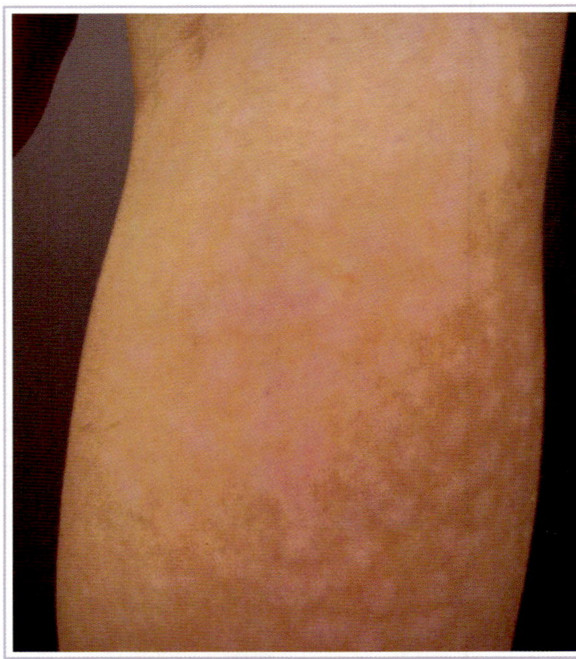

Figura 16.11 Manchas hipocrômicas na panturrilha.

- Púrpura.
- Hiperemia.
- Edema desfigurante, principalmente na face, causado pela grande produção de calor e consequente vasodilatação na face. É transitório e não requer tratamento específico.
- Em alguns casos, o material piloso destruído retido dentro do folículo poderá sofrer invasão bacteriana e evoluir para infecção local (foliculite). Nos casos de história de *herpes simplex* tipo I (perioral) poderá haver recidiva, caso não seja feita a profilaxia adequada.
- Cicatrizes podem ocorrer quando há lesão térmica na pele (queimadura).
- Pode ocorrer alteração de pigmentação (hipo/hiperpigmentação). A hiperpigmentação causada por resposta inflamatória apresenta melhor resposta ao tratamento (entre um a dois meses). Nos casos de hipocromia

nas áreas de lesão dérmica, o tratamento é mais difícil e prolongado (cerca de dois a quatro meses) (Figura 16.10 e 16.11).

A depilação a *laser* apresenta importante redução da densidade pilosa, mas não conseguimos alcançar redução total. Em nossa experiência, dependendo da área, cor da pele e do pelo, podemos alcançar uma depilação permanente em torno de 90% com cinco sessões, em média.

Acreditamos que é um excelente método para tratamento dos pelos indesejáveis, com rapidez e eficácia, permitindo uma importante melhora na qualidade de vida dos pacientes. Seu alto custo ainda continua sendo uma das grandes dificuldades no acesso por um número maior da população.

Ainda continuamos com grandes desafios, como o tratamento dos pelos brancos e pacientes fototipo VI.

Para se alcançar bons resultados em longo prazo, é importante selecionar bem os pacientes e utilizar um bom fluxo de energia (potência maior que 20 J/cm^2). Para isso, é necessário conhecimento, experiência e cautela na avaliação dos parâmetros a serem utilizados, assim como a escolha do equipamento e do paciente adequado.

REFERÊNCIAS

1- Anderson, R. R.; Parrish, J. A. Selective photothermolysis: precise microsurgery by selective absorpition of pulsed radiation. *Science*, v. 220, n. 29, p. 524-27, apr. 1983.

2- Anderson, R. R.; Parrish, J. A. The optics of human skin. *J. Invest. Dermatol.*, v. 1, n. 77, p. 13-9, jul. 1981.

3- Di Bernardo, B. E.; Perez, J.; Usal, H. *Laser* hair removal: where are we now? *Plast. Reconstr. Surg.*, v. 12, n. 104, p. 47-57, jul. 1999.

4- Dierickx, C.; Alora, M. B.; Dover, J. S. A clinical overview of hair removal by normal-mode. *Dermatol. Clin.*, v. 2, n. 17, p. 357-66, apr. 1999.

5- Dierickx, C. C. et al. Permanent hair removal by normal-mode ruby *laser*. *Arch. Dermatol.*, v. 7, n. 134, p. 837-42, jul. 1998.

6- Torezan, L. A. R.; Osório, N. *Laser* em Dermatologia: Princípios físicos, tipos e indicações. *An. Bras. Dermatol.*, v. 1, n. 74, p. 13-20, 1999.

7- Goldman, L.; Blaney, D.; Kindel, D. J. Effect of the *laser* beam on the skin. *J. Invest. Dermatol.*, v. 121, n. 40, 1963.

8- Oliver, R. F. Histological studies of whisker regeneration in the hooded rat. *J. Embryol. Exp. Mophol.*, v. 2, n. 16, p. 231-44, oct. 1966.

9- Pereira, J. M. *Doenças dos cabelos e do couro cabeludo*. São Paulo: Atheneu, 2001. p. 1-6.

10- Dawber, R.; Van Neste, D. *Doenças dos cabelos e do couro cabeludo*: sinais comuns de apresentação, diagnóstico diferencial e tratamento. São Paulo: Manole, 1996. p. 1-23.

11- Tanga, S. W. *Método de Ensino para Cabeleireiros*. São Paulo: Azalea, 1986. p. 34-39.

12- Gomes, A. L. *O uso da tecnologia cosmética no trabalho profissional cabeleireiro*. São Paulo: Senac, 1999. p. 15.

13- Barata, E. A. F. *A. Cosmetologia*: Princípios Básicos. São Paulo: Tecnopress, 2000. p. 145-52.

14- Magalhães, J. *Cosmetologia*. Rio de Janeiro: Rubio, 2000. p. 239-44.

15- Soriano, M. C. D.; Pérez, S. C.; Baqués, M. I. C. *Electroestética profesional aplicada*: teoria y práctica para la utilización de corrientes en estética. Barcelona: Sorisa, 2000.

16- Tsambaos, D. et al. Mechanical Parameters of Hair in Androgenetic Alopecia. *Aktuel Dermatol.*, n. 18, p. 133-36, 1992.
17- Koch, P. J. et al. Desmoglein 3 Anchors Telogen Hair in the Follicle. *J. Cell. Sci.*, n. 111, p. 2529-537, 1998.
18- Goldberg, D. J.; Ahkami, R. Evaluation comparing multiple treatments with a 2-msec and 10-msec alexandrite *laser* for hair removal. *Lasers Surg. Med.*, v. 3, n. 25, p. 223-28, 1999.
19- Goldberg, D. J.; Littler, C. M., Wheeland, R. G. Topical suspension-asisted Q-switched Nd:YAG *laser* hair removal. *Dermatol. Surg.*, v. 9, n. 23, p. 741-45, sep. 1997.
20- Goldberg, D. J.; Arndt, K. A. Is a medical degree necessary to perform *laser* and surgical procedures? *Dermatol. Surg.*, v. 1, n. 26. p. 85-6, jan. 2000.
21- Chernoff, W. G. Selective photothermolysis for hair removal. *Int. Aesth. Restor. Surg.*, v. 1, n. 5, p. 50-54, 1997.
22- Cotsarelis, G.; Sun, T. T.; Lavker, R. M. Label-retaining cells reside in the bulge area of pilosebaceous unit: implications for follicular stem cells, hair cycle, and skin carcinogenesis. *Cell.*, v. 7, n. 61, p. 1329-37, jun. 1990.
23- Horner, T. E. *Laser* and Cosmetic Dermatologic surgery for aging skin. *Clinics in Geriatric medicine*, v. 17, n. 4, p. 769-95, nov. 2001.
24- Goldberg, D. J. Unwanted hair: Evaluation and treatment with *lasers* and light source technology. *Adv. Dermatol.*, n. 14, p. 115-39, discussion 140, 1999.
25- Goldberg, D. J.; Silapunt, S. Histologic evaluation of a milli second Nd:YAG *laser* for hair removal. *Lasers Surg. Med.*, v. 2, n. 28, p. 159-61, 2001.
26- Grossman, M. C.; Dierickx, C.; Farinelli, W. Damage to hair follicles by normal-mode ruby *laser* pulses. *J. Am. Acad. Dermatol.*, v. 6, n. 35, p. 889-94, dec. 1996.
27- Liew, S. H. Unwanted body hair and its removal: A review. *Dermatol. Surg.*, v. 6, n. 25, p. 431-9, jun. 1999.
28- Littler, C. M. Hair removal using an Nd: YAG *laser* system. *Dermatol. Clin.*, v. 2, n. 17, p. 401-30, apr. 1999.
29- Wheeland, R. G. *Laser*-assisted hair removal. *Dermatol. Clin.*, v. 3, n. 15, p. 469-77, jul. 1997.
30- Alster, T. The evolution of *laser*-assisted hair removal. *Cosm. Dermatol.*, p. 15-18, aug. 1999.
31- Hickman, J. G.; Huber, F.; Palmisano, M. Human dermal safety studies with eflornithine HCI 13.9% cream (vaniqa), a novel treatment for excessive facial hair. *Curr. Med. Res. Opin.*, v. 40, n. 16, p. 235-44 [Medline], 2001.
32- Kolinko, V.; Litler, C. M. Mathematical modeling for the prediction optimization of *laser* hair removal. *Lasers Surg. Med.*, v. 2, n. 26, p. 164-76, 2000.
33- Dierickx, C.; Alora, M. B.; Dover, J. S. A clinical overview of hair removal using *lasers* and light sources. *Dermatol. Clin.*, v. 2, n. 17, p. 357-66, ix, apr. 1999.
34- Dierickx, C. C.; Grossman, M. C.; Farielli, W. A. Hair removal by a pulsed-infrared *laser* system. *Laser Surg. Med.*, n. 198, S10, 1998.
35- Ohshiro, T.; Maruyama, Y. The ruby and argon *lasers* in the treatment of naevi. *Ann. Acad. Med., Singapore.* n. 12, (2 Suppl), p. 388-95, apr. 1983.
36- Dierickx, C. C. et al. Permanent hair removal by normal-mode ruby *laser*. *Arch. Dermatol.*, v. 7, n. 134, p. 837-42, jul. 1998.
37- Nani, C. A.; Alster, T. S. Long pulsed alexandrite *laser*-assisted hair removal at 5,10 and 20 milliseconds pulse durations. *Lasers Surg. Med.*, v. 5, n. 24, p. 332-37, 1999.
38- Nani, C. A.; Alster, T. A. A pratical review of *laser*-assisted hair removal Using the Q-switched Nd:YAG, long pulsed alexandrite *lasers*. *Dermatol. Surg.*, v. 12, n. 24, p. 1399-405, dec. 1998.
39- Dierickx, C.; Alora, M. B.; Dover, J. A clinical overview of hair Removal using the Q--switched Nd:YAG, long pulsed alexandrite *lasers*. *Dermatol. Clin.*, v. 2, n. 17, p. 357-66, apr. 1999.
40- Lloyd, J. R.; Mirkov, M. Long-Term Evaluation of the Long-Pulsed Alexandrite for the Removal of Bikini Hair at Shortened Treatment Intervals. *Dermatol. Surg.*, n. 26, p. 633-37, 2000.
41- Goldberg, D. J.; Ahkami, R. Evaluation comparing multiple treatment with a 2-msec and 10-msec alexandrite *laser* for hair removal. *Lasers Surg. Med.*, v. 25, n. 3, p. 223-28, 1999.
42- Bitter, P. H. Noninvasive rejuvenation of photodamaged skin using serial, full-face intense pulsed light treatments. *Dermatol. Surg.*, n. 26, p. 836-43, 2000.

43- Negishi, K.; Tezuka, Y.; Kushikata, N. Photorejuvenation for Asian skin by intensive pulsed Light. *Dermatol. Surg.*, n. 27, p. 1-6, 2001.

44- Richards, R. N.; UY, M.; Meharg, G. Temporary hair removal in patients with hirsutism: A clinical. *Cutis*, v. 45, n. 3, p. 199-202, mar. 1990.

45- Grossman, M. C.; Wimberly, J. PDT for hirsuitism. *Laser Surg. Med.*, v. 44, n. 7, 1995.

46- Wagner, R. F. Physical methods for the management of hirsutism. *Cutis*, v. 45, n. 5, p. 319-21, 325-6, may 1990.

Capítulo 17

Drenagem Linfática

Objetivos

Inês Cristina Alves da Silva

A drenagem linfática manual é um dos métodos de terapia manual mais utilizados atualmente por profissionais de saúde e estética. Várias técnicas foram desenvolvidas a partir da técnica original do Dr. Emil Vodder, sendo reconhecidas e empregadas proporcionando melhores resultados em vários procedimentos, evitando assim complicações como o linfedema, consequência muito comum dos tratamentos de câncer. Para o correto desenvolvimento da técnica, independentemente da metodologia empregada, faz-se necessário o conhecimento da Anatomia e da Fisiologia deste sistema, além das contraindicações que podem trazer consequências danosas aos nossos pacientes e clientes. Assim, este capítulo tem como objetivos:

- Revisar a Anatomia e a Fisiologia linfáticas.
- Identificar as indicações e contraindicações da técnica.
- Entender a Fisiologia da formação do edema.
- Diferenciar edema e linfedema.
- Conhecer as principais técnicas de drenagem linfática manual (DLM).

O sistema linfático vem sendo pesquisado desde os primórdios. Citações de Hipócrates e de estudiosos como Asselli, Pecquet, Bartolinus, entre outros, ofereceram importantes contribuições científicas a respeito do sistema linfático, fazendo que os componentes deste sistema pudessem ser conhecidos através dos séculos.

Apesar da grande dificuldade de visualização anatômica que este sistema apresentou à época de sua descoberta, em razão de sua coloração esbranquiçada e da delicadeza de seus vasos, hoje existe um grande conhecimento sobre o sistema linfático, embora algumas funções, como os aspectos imunológicos, ainda não estejam bem-elucidadas.

O conhecimento da função deste sistema, de executar a drenagem linfática do organismo, necessita de constantes estudos, pesquisas e atualizações, já que trabalhos vêm sendo realizados com recursos cada vez melhores, o que certamente provocará modificações nos conceitos hoje conhecidos, baseados nas técnicas que foram criadas por Emil Vodder. Além disso, estão ocorrendo modificações nas áreas da massagem de drenagem linfática, que hoje tem seu emprego em saúde e estética, o que nos obriga a conhecer e entender os conceitos de Anatomia e Fisiologia do sistema linfático.

SISTEMA CIRCULATÓRIO

O estudo do sistema linfático iniciou-se bem mais tarde que o do sistema sanguíneo.[1] Desde a Grécia, entre 460 e 377 a.C, com Hipócrates, existiriam relatos sobre essa circulação, e várias outras citações sobre os componentes desse sistema puderam ser conhecidas através dos séculos.[2]

Em 1892, Winiwarter contribuiu para o conhecimento do sistema linfático com informações descritivas específicas. O estudo desse sistema evoluiu de forma lenta até 1912, quando o Dr. Alex Carrel recebeu o prêmio Nobel por ter conseguido manter vivo, durante um mês, tecido de frango ao realizar a troca diária da linfa. A partir daí, o Dr. Emil Vodder iniciou seus estudos sobre drenagem linfática e, em 1936, divulgou o método de massagem mundialmente conhecido para estimular a drenagem linfática fisiológica. Outros pesquisadores e doutores como Földi, Leduc, Casley Smith, entre outros, também utilizaram o método e o aperfeiçoaram, utilizando como base conhecimentos de Anatomia e Fisiologia.[3]

Atualmente, a massagem de drenagem linfática é reconhecida pelas comunidades internacionais e tem sua utilização definida não só para tratamentos estéticos, mas também para diversos tratamentos em afecções de natureza angiológica, traumática, neurológica, metabólica, cirúrgica etc.

A circulação linfática é o final de um processo que se inicia com o sistema sanguíneo. Assim, é importante o conhecimento do sistemas arterial e venoso (Figura 17.1).

Circulação sanguínea

O sistema sanguíneo, dividido em arterial e venoso, participa de forma integrada da nutrição tecidual de todo o organismo, juntamente com o sistema linfático, fazendo essa integração ser ainda mais harmônica. Segundo Guyton,[4] esses sistemas trabalham de forma integrada e simultânea: enquanto o sangue arterial chega às células oxigenando e nutrindo-as e retorna para o sistema venoso; uma pequena parte desse sangue não consegue transpor a membrana dos vasos venosos. Essa

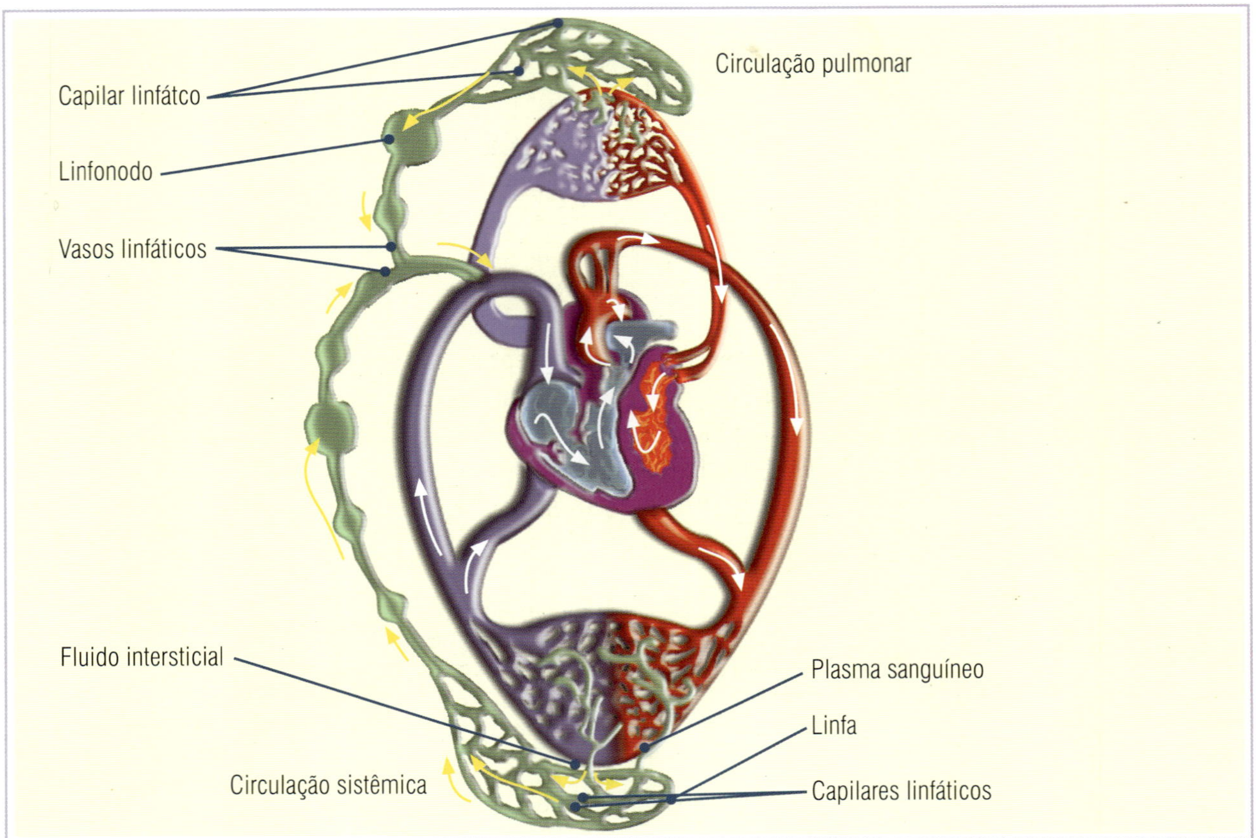

Figura 17.1 Sistema sanguíneo e linfático.

parte do líquido intercelular, juntamente com as proteínas, é retirada do meio intersticial por meio do sistema linfático.[4]

Sistema arterial

Gardner et al.[5] relataram que as artérias são compostas por três camadas, a íntima, a média e a adventícia, dispostas do interior para o exterior. O sistema arterial possui um componente elástico importante, o qual lhe é conferido pela camada média.

Esse sistema é provido de artérias cuja função, entre outras, é levar o sangue rico em oxigênio e nutrientes para todos os órgãos e tecidos do corpo humano;[5,6] parte do coração, destinando o sangue oxigenado à circulação periférica.

Sistema venoso

Depois de banhar as células e promover as trocas gasosas e de nutrientes, o sangue volta para o meio intersticial, retornando também produtos do catabolismo celular, moléculas de proteínas e dejetos. Esse sangue, que agora passa a chamar-se sangue venoso, necessita sair do interstício pelo sistema venoso. A maior parte desse sangue utiliza esse trajeto para retornar ao coração (90%).[4] Alguns autores[4,2] afirmam que um percentual de aproximadamente 10% não consegue retornar através deste sistema, devido a uma grande quantidade de proteínas, que são macromoléculas e não conseguem ultrapassar o epitélio do vaso, só retornando pelo sistema linfático.

SISTEMA LINFÁTICO

O estudo do sistema linfático não é simples, em razão da fragilidade dos vasos e de sua coloração esbranquiçada, o que por muito tempo dificultou sua visualização. Porém, vários autores fizeram referência a esse sistema. Jacquemay[3] relatou que, já no século V a. C., Hipócrates descreveu a linfa como um tipo de sangue branco. Lopes[2] informou

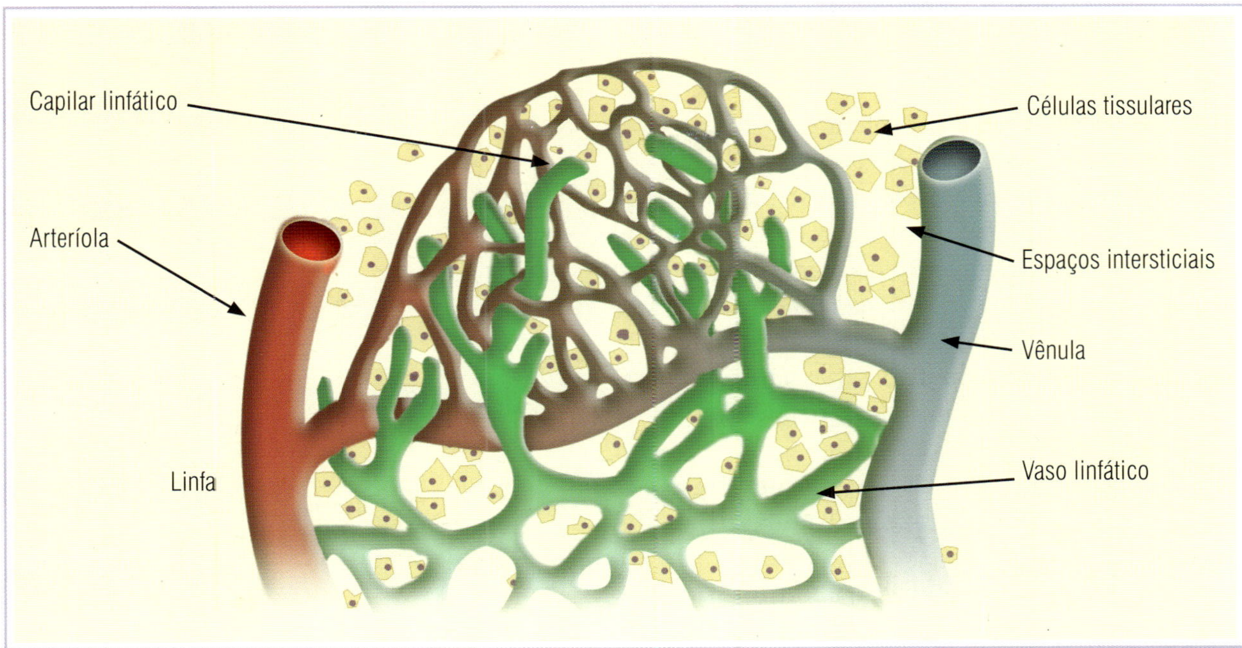

Figura 17.2 Esquema dos capilares linfáticos e sua relação com o sistema arterial e com os tecidos.

que vários estudiosos citaram partes desse sistema ao longo dos tempos. Porém, relatos[5] mais recentes descreveram, em 1627, os vasos quilíferos no mesentério do cão, e em 1653, foi introduzido o termo linfático.

Villavicencio et al.[7] descreveram que, em homens adultos, aproximadamente 60% do peso corporal consiste em água, e que essa água está distribuída em três compartimentos distintos. Dois terços são encontrados como fluido intracelular e um terço está no compartimento extracelular, e nesse compartimento está distribuído 1/5 do plasma e 4/5 de fluido intersticial.

Guyton[4] referiu-se ao sistema linfático como uma via acessória pela qual o líquido pode fluir dos espaços intersticiais para o sangue, realizando o transporte de proteínas e material em grandes partículas para fora dos espaços teciduais; função que o sistema sanguíneo não pode realizar, em razão de seus vasos não fornecerem passagem para tal tamanho (Figura 17.2). O mesmo autor, relatando a importância do sistema linfático, citou que, dada a sua importância, caso esse sistema pare de funcionar durante 24 horas, pode ocorrer a morte. Ele ainda comparou o sistema linfático a um sistema de "gari" que remove o excesso de líquido, moléculas proteicas, detritos celulares e outros materiais dos espaços teciduais.

O sistema linfático é considerado uma via auxiliar de drenagem que funciona em conjunto com o sistema vascular numa constante mobilização de líquidos e exerce a função de manter o equilíbrio hídrico e proteico tissular.

Anatomia

A anatomia do sistema linfático vem sendo estudada desde os primórdios, embora haja grande dificuldade em razão do delicado aspecto e da coloração translúcida dos vasos linfáticos. Muitos povos antigos, como gregos e chineses, entre outros, fizeram citações de alguns componentes do sistema linfático.[8] Porém, somente no século XVII, Aselli, Pecquet, Bartholinus, Olof Rudbeck, entre outros, fizeram grandes descobertas e trouxeram muitos avanços no estudo do sistema linfático. Sappey, anatomista francês, desenhou grande parte dos mapas linfáticos que até hoje são utilizados.[2]

Os vasos linfáticos foram descritos[9] como claros, transparentes, assim como a linfa, excetuando-se apenas os vasos quilíferos no período pós-prandial.

Autores como Leduc[10] descreveram o sistema linfático e dividiram-no em componentes, dentre os quais podemos citar os capilares linfáticos, os vasos pré-coletores, os coletores, os troncos linfáticos, o duto linfático, os linfonodos e a linfa.

O sistema linfático não é um sistema circulatório, mas um sistema que transporta a linfa da periferia ao centro em um sentido único.[11] Jacomo e Andrade[12] citaram que o sistema linfático forma uma circulação unidirecional, em semicírculo, sugerindo que, por esse motivo, seria mais conveniente chamá-lo de transporte linfático, e não de circulação linfática.

O sistema linfático não possui um órgão central bombeador e associa-se a estruturas denominadas linfonodos.[6] Seu endotélio é muito mais delgado que o capilar sanguíneo, embora formado por células maiores.[13] Lopes[2] citou ainda que dentro desse sistema existe linfa.

Garrido[9] relatou que alguns autores negaram a existência do sistema linfático no tecido cartilaginoso, no humor vítreo, na esclerótica e na placenta. Picard[14] acrescentou que, no tecido nervoso, em estudo recente, no cérebro de animais vivos ou de humanos entre 12 e 36 horas *post mortem,* foi detectada a presença de vasos linfáticos com comprovação histológica.

O sistema linfático possui vasos superficiais e profundos. Os vasos superficiais são muito numerosos e possuem grande quantidade de anastomoses. Seu trajeto acompanha as veias, e a drenagem é feita para os linfonodos superficiais. Já os vasos linfáticos profundos não são tão numerosos, possuem poucas anastomoses, acompanham os vasos sanguíneos profundos e sua drenagem se dá para os linfonodos profundos. Os vasos linfáticos superficiais localizam-se acima da fáscia muscular e drenam os tecidos superficiais, já os profundos estão localizados abaixo dessa fáscia e são responsáveis pela drenagem de músculos, órgãos, vísceras e cavidades articulares.[15]

Quadro 17.1 Divisão do sistema linfático

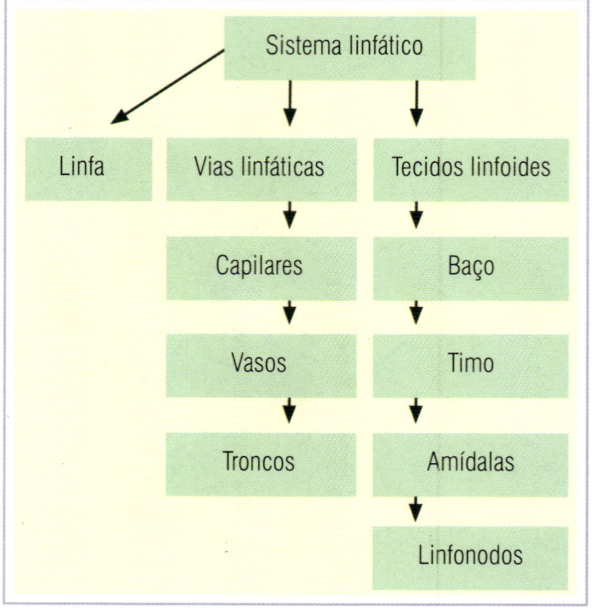

Fazem parte do sistema linfático os vasos linfáticos e o tecido linfoide, que está presente em órgãos como o intestino e forma outros, como os linfonodos,[5] o baço, o timo e as amídalas.

Os vasos linfáticos podem ser classificados, em ordem crescente de tamanho e complexidade, em capilares linfáticos, pré-coletores, vasos coletores e troncos linfáticos.[6] O primeiro grupo é denominado linfático inicial.[16] Podemos dividir o sistema linfático de acordo com o Quadro 17.1.

Capilares linfáticos

A função primordial dos capilares linfáticos é a absorção de macromoléculas. Sua forma assemelha-se a "dedos de luvas". São os vasos iniciais do

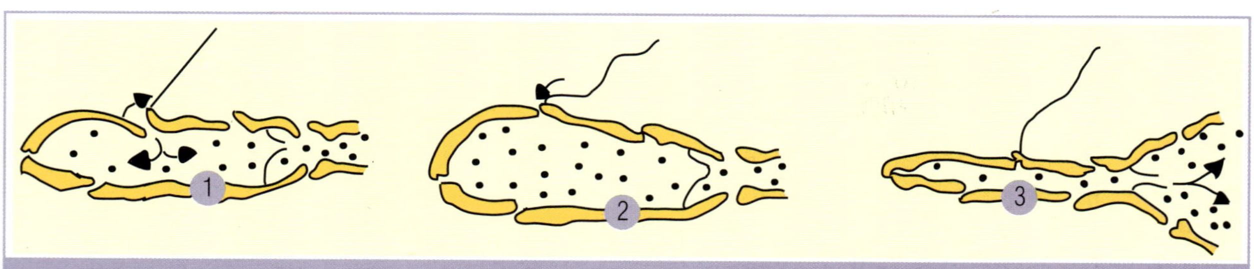

Figura 17.3 Filamentos de Casley-Smith e orifício *zonulae* (1– entrada do líquido intersticial dentro do capilar linfático; 2 – o capilar completo de linfa e o fechamento do *zonulae*; 3 – completo esvaziamento e passagem da linfa para o *linfangion*).

sistema linfático e apresentam como diferenciação anatômica a presença de filamentos de ancoragem, prolongamentos das células endoteliais que se originam na face externa da região de contato intercelular nas junções fechadas, que se fixam às fibras colágenas e elásticas do tecido conjuntivo do interstício.[12] Camargo e Marx[8] os descreveram como filamentos de Casley-Smith e, segundo as autoras, eles teriam como função o controle da entrada de líquido através da abertura e do fechamento do orifício denominado *zonulae*. Alguns autores[4,10,17] afirmaram que esse dispositivo não permite que a linfa retorne, pois, quando ela penetra, o orifício se fecha (Figura 17.3).

Vasos pré-coletores

Leduc[10] relatou que estes vasos têm um diâmetro maior que os capilares linfáticos e são repletos de válvulas. Sua aparência é semelhante à de contas de um "rosário" ou à de um "colar de pérolas", e essa aparência lhe é dada em razão da diminuição do diâmetro próximo ao local das válvulas.[2,9,10] O espaço compreendido entre uma válvula e outra se chama *linfangion*.[4,8] Essas válvulas assegurariam o fluxo da linfa em uma só direção.

A estrutura física desses vasos é muito semelhante à dos capilares linfáticos, porém eles possuem fibras colágenas que fortalecem sua estrutura graças a elementos elásticos e musculares que fornecem contratilidade e alongamento.[8] Segundo Ferrandez,[17] esses vasos possuem inervação, e isso garante o fluxo linfático, pois quando o *linfangion* se distende, há uma resposta em forma de contração, que expulsa a linfa para o próximo *linfangion* (Figura 17.4).

Vasos coletores

Estes vasos possuem estrutura muito semelhante à das veias. Suas três camadas – íntima, média e adventícia – são mais delgadas, e sua separação, menos nítida do que a observada no sistema venoso. São valvulados, e suas válvulas se projetam no sentido da corrente linfática, prevenindo, dessa forma, o refluxo da linfa.[12]

Troncos linfáticos

Os troncos linfáticos, ou coletores terminais são vasos de maior calibre que recebem o fluxo linfático.[1]

Segundo Volgelfang,[15] os troncos linfáticos (Figura 17.5) são onze e recebem as seguintes denominações: troncos lombares, tronco intestinal, troncos broncomediastinais, troncos subclávios, troncos jugulares e troncos descendentes intercostais; com exceção do tronco intestinal, são citados em pares. A união dos troncos intestinais, lombares e intercostais forma o duto torácico.

Os troncos jugulares, subclávios e broncomediastinal direito formam o duto linfático direito[1]. Há também uma descrição anatômica segmentada destes troncos, como veremos a seguir.

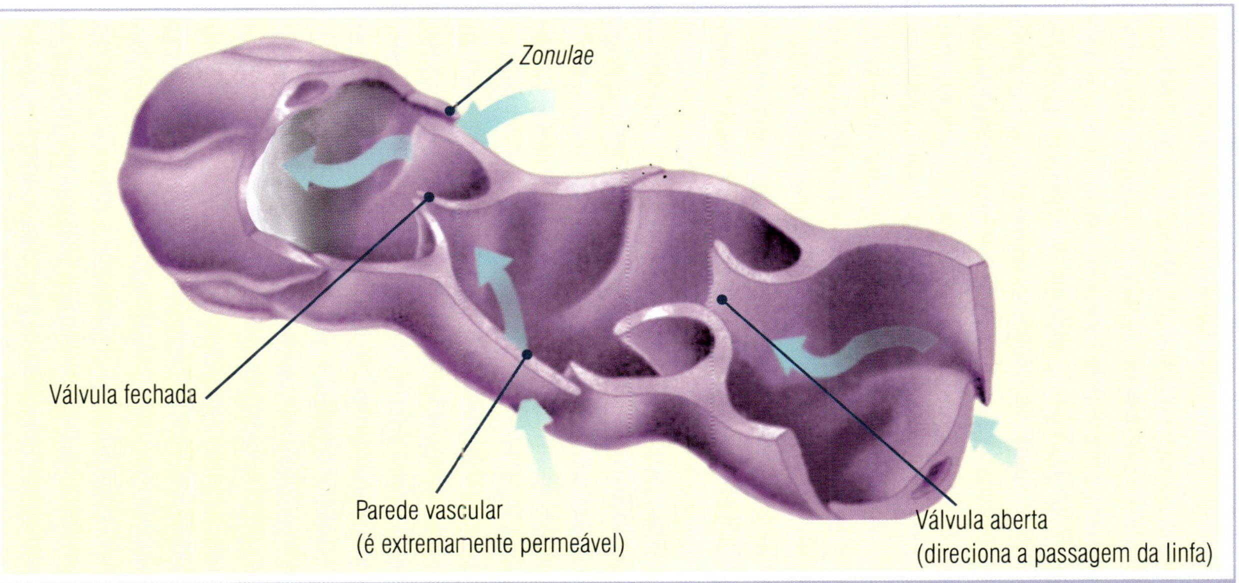

Figura 17.4 Estrutura interna do *linfangion* mostrando *zonulae* e válvulas.

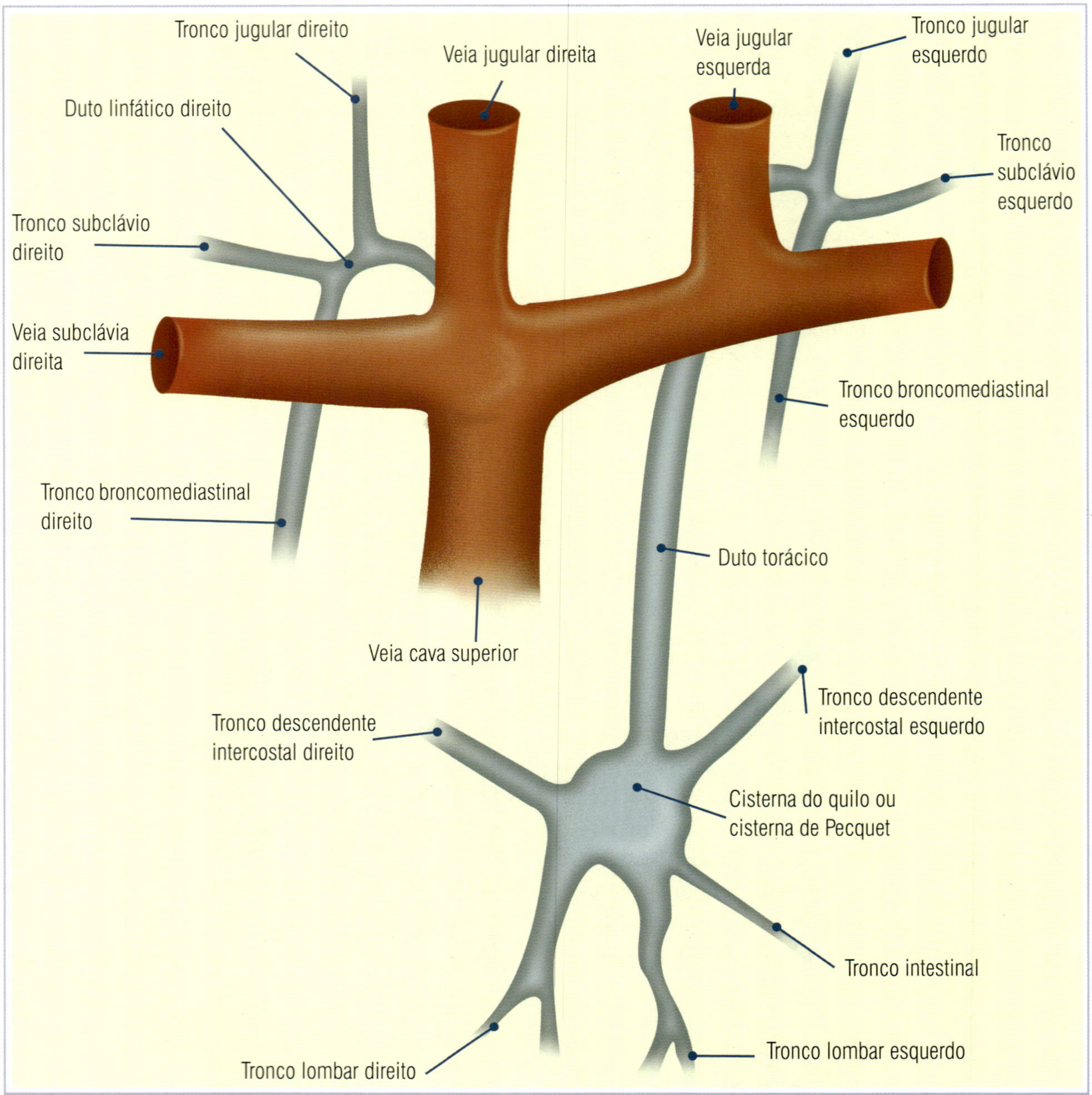

Figura 17.5 Esquema dos troncos e dutos linfáticos (Fonte: Volgelfang[15]).

Os troncos lombares são formados pelos vasos linfáticos que drenam as seguintes regiões: membros inferiores, sistemas urinário e genital, estruturas anatômicas irrigadas pela artéria mesentérica inferior e parede abdominal infraumbilical.

O tronco intestinal é formado pelos vasos linfáticos eferentes dos linfonodos celíacos e mesentéricos superiores.

Os troncos broncomediastinais são formados pelos vasos linfáticos que drenam as paredes anterossuperiores do tórax e do abdômen (plano profundo), porção anterior do diafragma, pelo pulmão, pelo coração e pela face visceral do lobo direito do fígado.

Os troncos subclávios são formados pelos vasos linfáticos que drenam os membros superiores, a parede abdominal supraumbilical e a parede anterior do tórax.

Os troncos jugulares são formados pelos vasos linfáticos que drenam a cabeça, a face, o pescoço e a parte posterior da região cervical.

Os troncos descendentes intercostais são formados pelos vasos que drenam a região profunda da parede posterior do tórax (cinco últimos espaços intercostais).

Dutos linfáticos

Os dutos linfáticos são os vasos da porção final da drenagem linfática, que desembocam no sistema venoso, no nível da junção subclavijugular.[18] São dois e recebem as denominações de duto linfático direito e duto torácico. O duto linfático direito é formado pelos troncos jugular direito, subclávio direito e broncomediastinal direito e desemboca comumente na junção subclavijugular direita (Figura 17.6). O duto torácico origina-se pela união dos troncos descendentes intercostais, lombares e intestinais que geralmente formam uma dilatação entre T12 e L2, denominada cisterna do quilo, localizada entre a veia ázigo e a artéria aorta.[15] Em 1626, Jean Pecquet descreveu-a como cisterna do *chilli*. Por isso, foi durante muito tempo chamada de cisterna de Pecquet, em sua homenagem, e hoje a terminologia anatômica chama-a de cisterna do quilo (Figura 17.6).[19]

Em adultos, o duto torácico possui entre 38 cm e 45 cm, e estende-se da segunda vértebra lombar[20] seguindo cranialmente pelo hiato aórtico, e em T5 curva-se para a esquerda do esôfago torácico, passando posteriormente a este órgão, alcançando a junção subclavijugular esquerda. Wittlinger e Wittlinger[36] referiram-se a esse local como *terminus* (Figura 17.6).

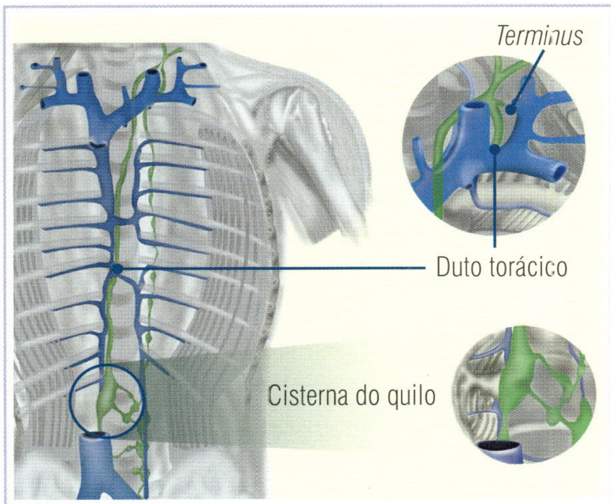

Figura 17.6 Cisterna do quilo, duto torácico e *terminus*.

Linfonodos

Ao longo do trajeto linfático existem grupos compactos de linfócitos encapsulados denominados linfonodos. Além de filtrar a linfa, são responsáveis pela resposta imune do corpo.[12]

Os linfonodos são formados por tecido reticuloendotelial revestidos por uma cápsula de tecido conjuntivo. Podem ser classificados, quanto à sua localização, em superficiais e profundos.[15] Os linfonodos profundos estão presentes sob a fáscia muscular e nas cavidades abdominais e torácicas, e os superficiais se encontram no tecido celular subcutâneo. Normalmente, estão agrupados em cadeias com um número razoável de linfonodos. Podem ser citadas as cadeias linfonodais inguinais e axilares , a mesentérica e a cervical (Figura 17.7).[12]

O local por onde entram e saem os vasos sanguíneos e saem os linfáticos, chamados de vasos eferentes, é chamado hilo. Segundo Leduc,[10] os vasos aferentes penetram no gânglio pelo lado convexo e os vasos eferentes saem do gânglio pelo hilo após recuperarem a linfa.

Nos linfonodos (Figura 17.8), ocorre a filtração da linfa e eventuais partículas são retidas, ocorre o enriquecimento de células linfoides e o escoamento da linfa pelos vasos eferentes.[15] É também nos linfonodos que ocorre a ativação e liberação dos linfócitos T, a partir do momento em que são identificadas. Esses linfócitos são cé-

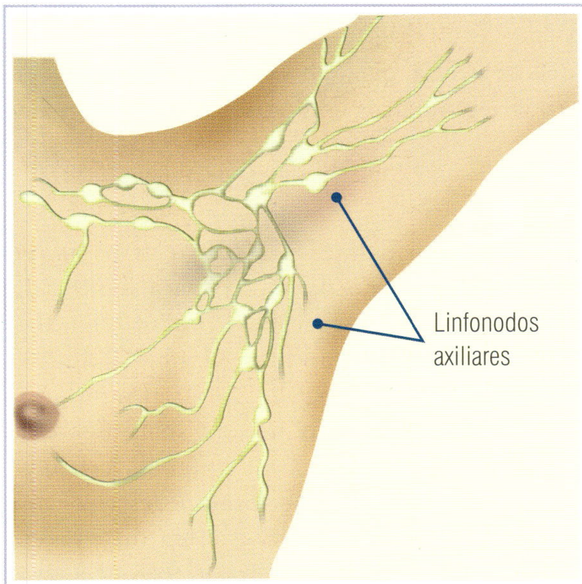

Figura 17.7 Linfonodos axilares.

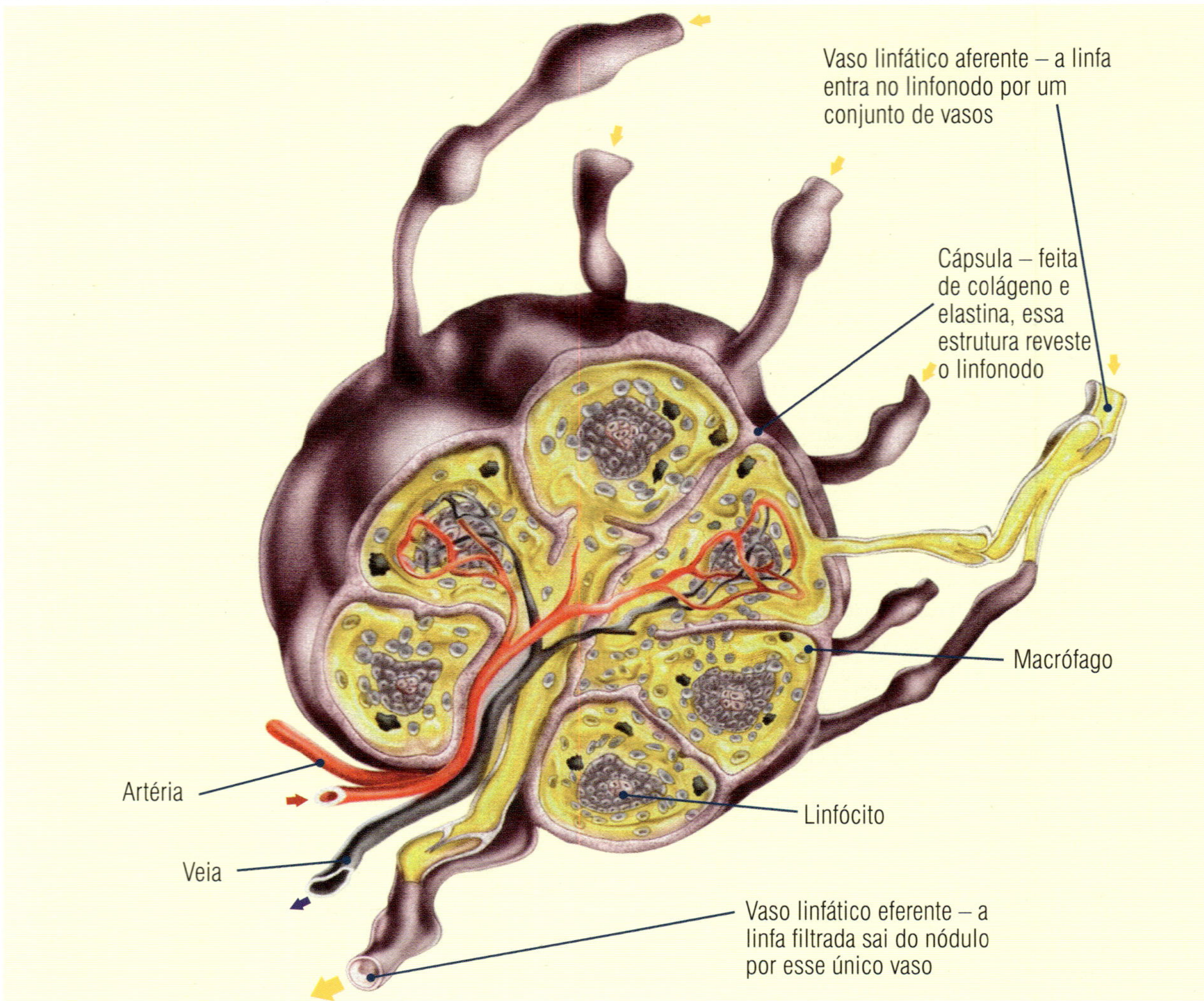

Figura 17.8 Estrutura do linfonodo.

lulas de defesa, que têm sido estudadas em doenças dermatológicas como psoríase, herpes e dermatites.[21,22]

Linfa

Quando o líquido intersticial passa, em virtude da pressão osmótica, para dentro dos capilares linfáticos, recebe o nome de linfa.[23] *Linfa* quer dizer água limpa, cristalina, água da fonte.[24]

É considerado o líquido mais nobre do organismo, juntamente com o líquido cefalorraquidiano, apresentando coloração descrita como límpida e cristalina, esbranquiçada ou amarelo-limão.[3] Tem em sua composição 96% de água. É constituída de duas partes: uma parte plasmática, contendo elementos semelhantes ao líquido intersticial, como sódio, potássio, cloreto, dióxido de carbono, glicose, enzimas etc.; e outra parte celular, que contém células como linfócitos, granulócitos, eritrócitos e macrófagos.[4,19] Guyton[4] fez menção à quantidade de proteínas desse líquido, relatando que a linfa torácica, que é uma mistura de todas as linfas do corpo, possui entre 3 g/dL e 5 g/dL de proteínas. O autor relatou ainda que, como ela é uma das principais vias de absorção de nutrientes pelo trato gastrintestinal, principalmente de gorduras, pode conter até 1% a 2% de gordura, além das bactérias que podem passar por entre as células.

Em sua composição, existem também fragmentos celulares, que precisam ser retirados do meio intersticial para garantir a homeostase. Há também presença de fibrinogênio em pequena quantidade, o que faz a linfa coagular lentamente. Ela pode também apresentar células cancerosas.[23,24]

Circulam no organismo cerca de dois a três litros de linfa por dia, podendo chegar a até vinte litros, conforme as necessidades do organismo.[4]

Fisiologia do fluxo linfático

O sistema linfático é uma via unidirecional de drenagem que tem por finalidade livrar os tecidos de materiais indesejados e excesso de fluido. No entanto, representa uma rota de "lixo" e uma via de alto fluxo, com a essencial função de retornar proteínas, coloides e substâncias relativamente grandes ao compartimento vascular, para passar diretamente ao sistema sanguíneo.[25]

Os capilares linfáticos se apresentam com início *cego* e formam verdadeiros complexos entre os capilares sanguíneos.[15] Quase todos os tecidos do corpo drenam diretamente o excesso de líquido dos espaços intersticiais, excetuando-se o sistema nervoso central e a parte mais profunda dos nervos periféricos, a camada mais superficial da epiderme e o endomísio dos músculos e ossos, que o fazem através de canais intersticiais diminutos chamados vasos pré-linfáticos.[4] Diferentemente das veias, que se confluem formando vasos com calibres cada vez maiores, os linfáticos seguem paralelamente e são chamados de aferentes. Seguem com destino ao linfonodo, em sua porção cortical. Daí, saem do hilo, em vasos mais calibrosos, e sua direção provavelmente será outro linfonodo.[15] Toda a linfa drenada do interstício deságua no sistema venoso. A linfa que tem origem nos membros inferiores, abaixo da linha umbilical, na metade esquerda do tórax, no membro superior esquerdo e na metade esquerda da cabeça e do pescoço drena pelo canal torácico, indo desaguar nas junções das veias jugular e subclávia esquerda. Já a linfa proveniente da metade direita do tórax, do membro superior direito e da metade direita da cabeça e do pescoço drena no canal linfático direito, seguindo daí para a junção entre a subclávia direita e a jugular direita (*terminus*) (Figura 17.9).[8]

O líquido arterializado, filtrado dos vasos depois de cumprir o papel de nutrir a célula, além de outras funções que realiza, retorna ao meio in-

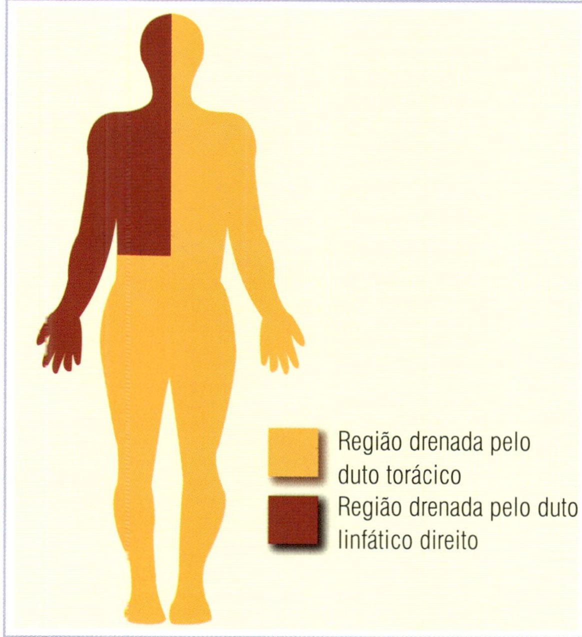

Figura 17.9 Região de drenagem dos dutos linfáticos.

tersticial, onde é removido por meio dos capilares venosos.

Cerca de 1/10 desse líquido retorna para o sistema sanguíneo pelo sistema linfático. Em condições normais, esse volume é da ordem de dois a três litros ao dia. Essa quantidade de líquido não é removida pelo sistema venoso, em razão do fato de que o peso molecular das proteínas existentes é demasiadamente grande para ultrapassar a membrana dos vasos sanguíneos. Já os vasos linfáticos têm maior permeabilidade às proteínas em razão da estrutura que se fixa aos tecidos por meio dos filamentos de ancoragem ou filamentos de Casley Smith, que se portam como válvulas, regulando a abertura e o fechamento dos capilares linfáticos.[4]

Esses filamentos fixam-se no tecido conjuntivo circundante e, à medida que o meio intersticial recebe uma quantidade de líquido capaz de movimentá-lo, esses filamentos exercem uma tração, fazendo microválvulas se abrirem permitindo a passagem do líquido para o interior do capilar linfático que, por sua vez, ao encher-se de líquido, comprime as paredes, fechando a passagem e impedindo que o líquido reflua (Figura 17.10).

Segundo Mortimer,[26] os coletores linfáticos são as principais vias de drenagem linfática que provém do fluxo aferente para os linfonodos.

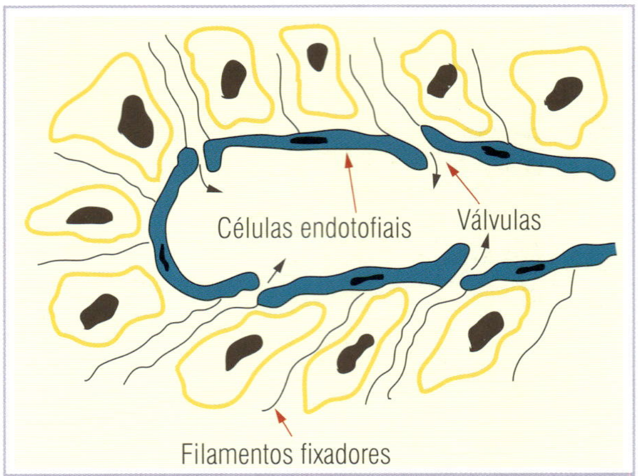

Figura 17.10 Ação dos filamentos para impedir o refluxo linfático.

Alguns fatores podem contribuir para o movimento do líquido através da membrana celular, tendo sido relatado por alguns autores[2,5] que o fluxo da linfa é relativamente lento durante períodos de inatividade, mas existem fatores que podem acelerar esse fluxo, fazendo a linfa circular em maior velocidade, como a atividade física, a respiração, as compressões externas e os movimentos articulares. Warwick e Williams[27] citaram que "ao longo do (trajeto) linfático de uma perna que ficou imobilizada, o fluxo da linfa é extremamente pequeno, enquanto o fluxo é consideravelmente aumentado quando a perna é movimentada (ativa ou passivamente)".

Para que esse líquido se mova em direção aos vasos linfáticos, alguns fatores são fundamentais. O suprimento de linfa dos linfáticos iniciais depende de diferentes mecanismos. O fluxo de fluido intersticial e de macromoléculas dentro dos linfáticos iniciais e ao longo deles ocorre em virtude de trocas intermitentes nas pressões hidrostáticas e oncóticas locais. As deformações ou os movimento dos tecidos em função de uma pressão superficial ou contrações musculares ou outras contrações como as das arteríolas causam compressão e descompressão dos linfáticos iniciais. Válvulas nos capilares iniciais e coletores linfáticos asseguram o fluxo unidirecional.[26] Além disso, pressões podem interferir na formação e na movimentação do líquido intracelular. Podemos encontrar descritas a pressão osmótica e coloidal ou coloidosmótica. Segundo Guyton,[4] essas pressões se referem à pressão das proteínas exercidas na membrana capilar. São mantidas em razão da presença de moléculas de proteínas que contém albumina, fibrinogênio e globulinas, das quais o maior peso é referente ao fibrinogênio. O autor relatou ainda que a pressão osmótica é determinada pelo número dessas moléculas diluídas no líquido.

As diferenças de pressões existentes no nível tecidual fazem que a circulação de retorno possa existir. Na força de efluxo, a pressão capilar média é de 17 mmHg, a pressão negativa do líquido intersticial livre é de 3,0 mmHg e a pressão coloidosmótica do líquido intersticial é de 8,0 mmHg, resultando em um total de 28,3 mmHg.[4]

Já nas forças de influxo, a pressão coloidosmótica do plasma é de 28,0 mmHg. A diferença entre as duas forças, segundo Guyton,[4] favorece o escoamento dos líquidos através dos linfáticos.

Fatores que contribuem para o movimento do líquido através da membrana celular

Entre o líquido recebido dos capilares sanguíneos para os tecidos e o líquido que retorna para os capilares sanguíneos há um equilíbrio de valores, a quantidade que entra e sai praticamente se equivale, e o pouco líquido – cerca de 10% do líquido intersticial – que não conseguiu penetrar na circulação sanguínea seria absorvido, então, pelos capilares linfáticos,[2,4] fato denominado de equilíbrio de Starling[2,4,17] (Figura 17.11). Em estado de repouso, o *linfangion* se contrai de 5 a 15 vezes por minuto, porém essa contração pode sofrer aumentos consideráveis em caso de estresse.[17] Durante o sono, contrai-se de cinco a dez vezes por minuto; com o aumento da pulsação, pode aumentar até 16 ou 17 vezes por minuto, chegando até a cem contrações por minuto, em alguns casos.

Segundo Guyton,[4] para que ocorra essa absorção, alguns fatores intrínsecos e extrínsecos contribuiriam para isso: o efeito da pressão do líquido intersticial e a bomba linfática (capilares e vasos linfáticos).

Warwick e Williams[27] relataram que, no efeito da bomba linfática, podemos considerar alguns fatores importantes no aumento da circulação linfática, como a contração dos músculos corporais circundantes, os movimentos articulares, os movimentos de segmentos corpóreos, as pulsações arteriais, a compressão dos tecidos por objetos externos ao corpo.

Esses fatores fazem os filamentos de ancoragem, denominados Casley-Smith, se distenderem e abrirem as válvulas linfáticas (junções endote-

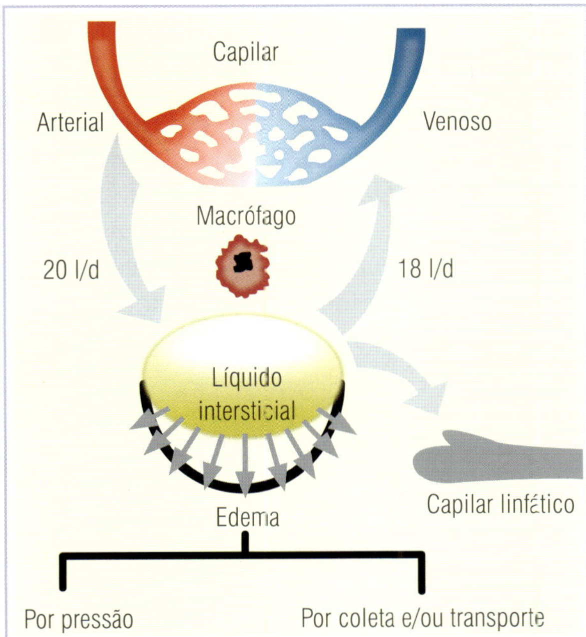

Figura 17.11 Circulação sanguínea e transporte linfático.

liais), dando passagem ao líquido intersticial. Ao passar para o capilar linfático, ocorre uma pressão contra as junções, fechando-as e impedindo o refluxo da linfa que, a partir desse momento, será conduzida no sistema linfático.[2,4,8,12,13,17]

Funções do sistema linfático

Várias são as funções atribuídas ao sistema linfático. Talvez a mais importante seja a de assegurar a cada célula a presença de um meio adequado para o desenvolvimento de suas atividades, ao que se pode chamar homeostasia,[12,28] e isso seria conseguido eliminando do interstício parte das substâncias originadas pelo metabolismo celular, restos celulares e microrganismos.

Andrade[28] e Banchereau[29] também acrescentaram como função desse sistema a imunológica, que serviria como via de transmissão de informações relativas à imunidade, já que os vírus e as bactérias lesivos ao nosso organismo entrariam em contato com células de defesa, encarregadas de identificar e acionar as defesas orgânicas, além de produzir células de memória para o agente agressor.

Essa função imunológica é dividida em dois mecanismos. O primeiro, a imunidade humoral, em que anticorpos podem ser acionados por meio de antígenos de várias substâncias estranhas ao nosso corpo. Esse mecanismo decorre das ações das gamaglobulinas.[30] O outro mecanismo, chamado de imunidade celular, está ligado à possibilidade de fagocitose celular, desenvolvida a partir dos linfócitos T e B, o primeiro responsável pela destruição de células tumorais, manutenção das defesas, e o segundo responsável por carrear as imunoglobulinas em sua superfície.[11]

É uma das vias principais de absorção de nutrientes do trato gastrintestinal, responsável majoritariamente pela absorção de gorduras. Em pacientes que porventura incorram em trauma do duto torácico, faz-se necessária a introdução de lipídios por meio de dieta parenteral, para que se possa nutrir o organismo, já que a gordura absorvida dos intestinos não teria seu destino-fim.[31]

Guyton[4] também apontou como função do sistema linfático o equilíbrio do volume de líquido existente no corpo, da concentração proteica nos tecidos e da pressão do líquido intersticial. Como consequência, teria participação central no controle da concentração proteica nos líquidos intersticiais, no volume do líquido intersticial e na pressão do líquido intersticial.

Causas da falência linfática

Embora a participação do sistema venoso para a manutenção do equilíbrio hídrico já seja conhecida, segundo Mortimer,[26] tal referência ainda não pode ser feita sobre obstruções vasculares como contribuição para a formação de linfedemas.

Por meio do método Doppler de ultrassom, foi constatado que apenas 30% dos pacientes observados com edemas vasculares não possuíam nenhuma anormalidade.[32,33] No entanto, medidas da pressão venosa, realizadas em linfedema de membros superiores, não têm dado consistência a esses resultados.[34] Vários outros mecanismos vasculares poderiam estar participando da formação do edema.

Quando ocorrem determinadas alterações entre as diferenças pressóricas e a quantidade de líquido filtrado é maior que a quantidade de líquido absorvido, o sistema linfático aumenta sua capacidade de absorção, a fim de normalizar a pressão intersticial. Porém, se essa situação for mantida por um determinado período de tempo e se a causa do problema não for resolvida, ocorrerá a falência linfática.

EFEITOS DA DRENAGEM LINFÁTICA

A drenagem linfática manual possui efeitos sobre alguns sistemas do corpo. O sistema neurovegetativo, o sistema imunológico e o sistema vascular sofrem influência direta dessa técnica.

Stanley et al.[35] citaram que uma massagem vigorosa pode causar danos teciduais, principalmente se já houver alguma lesão preexistente.

Segundo alguns autores,[36,37,38] a drenagem linfática pode influenciar direta ou indiretamente em algumas situações:

a) Influência direta

- Respostas imunes: a estimulação dos capilares linfáticos, segundo Kasseroler,[11] estimularia a produção e a renovação de células de defesa. Lembrando que o desenvolvimento da massagem para drenagem linfática iniciou-se pelo casal Vodder, utilizando a massagem dos gânglios cervicais nos tratamentos de afecções do sistema respiratório alto, e que os pacientes apresentavam melhoras das condições patológicas em que se encontravam.
- Velocidade de filtração da linfa: o estímulo da circulação linfática aumenta o fluxo linfático e, proporcionalmente, a velocidade com que a linfa passa pelo linfonodo onde ocorre a filtração.
- Filtração e absorção dos capilares sanguíneos: a pressão exercida nos tecidos durante a fase de captação atua não só no sistema linfático, mas também no sistema sanguíneo, aumentando a filtração e a absorção para esses sistemas.
- Quantidade de linfa processada nos gânglios: com o aumento do fluxo linfático, o volume circulante de linfa pode tornar-se até cinco vezes maior; consequentemente, a quantidade de linfa processada nos linfonodos será maior.
- Musculatura lisa dos vasos sanguíneos e linfáticos: segundo Mislin,[39] a DLM promove efeitos tônicos nos músculos lisos dos vasos sanguíneos, por meio da diminuição da pressão exercida nos capilares venosos, já que a quantidade de líquido transportada por esses será reduzida em razão do estímulo dos capilares linfáticos.
- Motricidade do intestino: as massagens realizadas no abdômen no trajeto do intestino aumentam a motricidade intestinal e, consequentemente, produzem efeitos sobre a evacuação.
- Sistema nervoso autônomo: em virtude da monotonia da massagem, provoca efeitos de relaxamento por influenciar a liberação de substâncias simpaticolíticas no organismo.[40]

b) Influência indireta

- Aumento da quantidade de líquido excretado: ao retirar líquidos que estejam congestionados nos tecidos e depois retorná-los à circulação, estes passam a compor a volemia e necessitam ser filtrados, para eliminar o excesso.
- Melhora da nutrição celular: o excesso de líquido diminui a permeabilidade dos tecidos, dificultando as trocas. Com a realização da DLM, o excesso de líquido é retirado, fornecendo melhores condições de irrigação sanguínea e de nutrição tecidual.
- Melhora da oxigenação dos tecidos: segundo Kasseroler,[11] a dificuldade de nutrição depende de quão edemaciado está o tecido. A drenagem linfática age diretamente na redução do edema, facilitando o aporte de sangue arterializado.
- Desintoxicação dos tecidos intersticiais: a retirada de líquido intersticial pobre em nutrientes e rico em toxinas favorece a troca e o aporte de substâncias importantes ao organismo, possibilitando a constante renovação de líquido intersticial nos tecidos que sofreram influência da DLM.
- Eliminação de ácido láctico da musculatura esquelética: o ácido láctico é resultado de reações químicas que ocorrem, entre outras situações, no músculo fatigado, que incide em dor e espasmo muscular.[4] A DLM, por acelerar o fluxo linfático, colabora no processo de excreção do ácido láctico, diminuindo o tempo de dor e o tempo em que o músculo fica sem atividade.
- Absorção dos nutrientes pelo trato digestivo: os alimentos ingeridos e processados sofrem o processo de reabsorção de gorduras por meio do sistema linfático.[4]

INDICAÇÕES DA DRENAGEM LINFÁTICA

As indicações clássicas são:

Edemas e linfedemas

De maneira geral, podem ser considerados como uma alteração entre o líquido que é recebido e retirado do meio intersticial.[11] Podem ser decorrentes de causas primárias, também chamadas congênitas, ou secundárias, denominadas também de adquiridas. Garrido e Pinto-Ribeiro[1] citaram, como causas primárias, alterações linfáticas congênitas como hipoplasia e aplasia. Destas causas secundárias, o câncer é uma das patologias que, além de poder desenvolver o linfedema, seu tratamento pode concorrer para o aparecimento desta complicação. Alguns autores[41,42] puderam constatar que na Europa e na América do Norte as disfunções linfáticas atingem um grande número da população, tendo como principal causa o câncer e os tratamentos para a doença, tornando-se um importante problema para reabilitação. No acompanhamento de 1.048 pacientes, Siems[43] concluiu que os pacientes portadores de câncer de próstata e outros tumores do sistema genital têm grandes chances de desenvolver linfedemas. Schunemann e Willich[44] relataram que o linfedema pós-tratamento de câncer de mama pode afetar igualmente um ou ambos os braços, as pernas ou a cabeça.

A DLM age ativando a circulação linfática, o que propicia a redução do linfedema e a regeneração do sistema linfático. É muito importante que o fisioterapeuta tenha conhecimento sobre a patologia e o estágio em que ela está, assim como o tratamento a que o paciente foi submetido.

A terapia física complexa é o tratamento de escolha nos tratamentos desta patologia.[42,45] Brenke[46] citou que os efeitos da drenagem linfática se mantêm por até 24 horas após a massagem com a colocação da faixa elástica. Em análise dos efeitos da drenagem linfática manual pelo método de Leduc em linfedemas de membros superiores causados por complicação do câncer de mama, pode ser constatada grande melhora de edema quando a drenagem manual foi feita seguida do enfaixamento. [47] A terapia física complexa é um conjunto de procedimentos utilizados para o tratamento de linfedemas, o que pode ser visto mais detalhadamente no Capítulo 18, Mastectomia.

Paniculopatia edematofibroesclerótica (PEFE)

A paniculopatia edematofibroesclerótica, comumente chamada de celulite, é uma afecção da área estética, normalmente encontrada na mulher e preferencialmente em alguns locais do corpo, como nádegas e partes interna, externa e posterior da coxa e do abdômen inferior. Em cada fase desta afecção estética, uma agressão maior acomete os tecidos. Lopes[2] citou que, em estágios mais adiantados, o quadro pode ser doloroso. A drenagem linfática manual ajuda na evacuação de líquidos ricos em proteínas e toxinas que tornam o tecido cutâneo edemaciado e com aderências teciduais, normalizando o pH intersticial e favorecendo a nutrição e a oxigenação tissular.

Em contrapartida, a patologia de características dermatológicas, denominada celulite, trata-se de uma lesão infecciosa cutânea, em que o tecido que está friável, quente, avermelhado e edemaciado tem envolvimento dos tecidos linfáticos e pode ser visto com alteração cutânea denominada *peau d'orange* (Figura 17.12).[48,49,50]

Pós-cirurgia plástica

As cirurgias plásticas estéticas ou as reparadoras, em sua maioria, têm grande necessidade de DLM, em razão da destruição de vasos e nervos causados por estes procedimentos, provocando

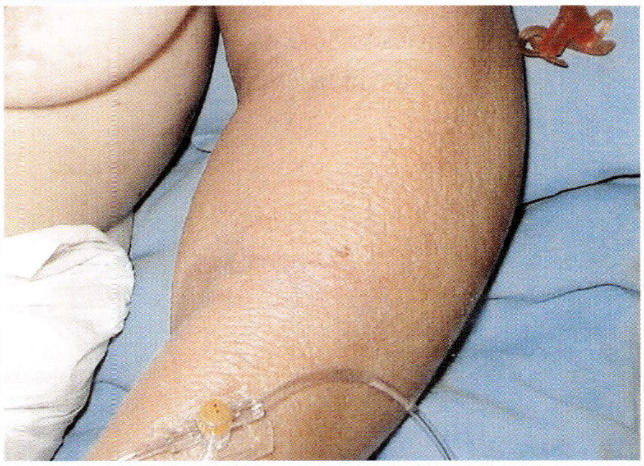

Figura 17.12 Alteração cutânea denominada *peau d'orange*

edema, dor e diminuição da sensibilidade cutânea, gerando grande desconforto para o paciente. A drenagem linfática manual, quando realizada no pós-operatório imediato, promove uma grande melhora do desconforto e do quadro álgico, por melhorar a congestão tecidual. Contribui também para o retorno precoce da normalização da sensibilidade cutânea local.

A DLM em cirurgia plástica é utilizada na maioria dos procedimentos cirúrgicos, como ritidoplastia, blefaroplastia, rinoplastia, mamoplastia redutora e de aumento, reconstrução mamária, lipoaspiração, dermolipectomia etc.

Para a realização de DLM, nestes procedimentos, é muito importante o conhecimento da Anatomia e da Fisiologia linfáticas, das linhas de drenagem e da cirurgia realizada.

Em procedimentos em que parte do tecido cutâneo for removida, far-se-á necessário respeitar as linhas de drenagem existentes anteriormente à cirurgia. Após as sessões iniciais, quando o edema mostrar respostas ao tratamento, dever-se-á realizar a DLM para o novo sentido da drenagem linfática, originado em decorrência da cirurgia, estimulando assim a regeneração dos linfáticos iniciais e do novo sentido da drenagem linfática.

Insuficiência venosa crônica

A drenagem linfática pode ser considerada de grande importância no tratamento da insuficiência venosa crônica, associada à terapia física complexa e ao uso de medicação.[51,52] Porém, Kasseroler[53] acrescentou que, se a causa da doença não for resolvida, o edema retornará.

Obesidade

A DLM pode melhorar a tonicidade tissular e aumentar o transporte de metabólitos, promovendo um maior turgor da pele, e também ajudar no suporte de microestruturas, retornando ao seu estado inicial ou otimizando esse estado.[11]

Mastodinia

Descrito por Wittlinger[36] como uma tensão mamária sentida durante a fase de ovulação e a menstruação, pode ser dolorosa, mas aliviada com o uso da drenagem linfática manual, entre outros tratamentos.

Destacam-se ainda outras afecções onde a drenagem linfática poderia proporcionar benefícios:[54] telangiectasia, cicatrizes, estresse, dores musculares em atletas, ansiedade, irritabilidade, depressão, tensão muscular (beneficiando-se pelo efeito sobre o sistema nervoso autônomo), algumas dores agudas e crônicas, reumatismo, tendinites, tenossinovite e *tennis Elbow*, entorses e luxações, desordens pós-traumáticas, desordens da articulação temporomandibular (ATM), asma, bronquite, sinusite e rinite, desordens alimentares, síndrome da tensão pré-menstrual (TPM), patologias dermatológicas como psoríase e dermatites, hipertensão etc.

Stanley et al.[55] salientaram que, em geral, a massagem deveria ser usada em associação com outras formas de tratamento, preferencialmente modalidades ativas como o exercício físico, e, se possível, que o paciente deveria ser treinado para realizar a automassagem.

Alguns estudos clínicos recentes mostraram um efeito positivo da massagem no tratamento de artrite reumatoide juvenil,[56] dores lombares,[57,58] fibromialgia,[59] cefaleia tensional,[60] dores pós-operatórias,[61] úlceras[62] e queimaduras antes do desbridamento.[63]

Em nossa experiência clínica com patologias respiratórias alérgicas como asma, bronquite, rinite e sinusite, o resultado do tratamento alcançou melhoras sintomatológicas importantes, como melhora da dispneia e excreção de secreção, constatadas ao término da primeira sessão.

As afecções que justificam o uso da drenagem linfática podem ter como causa um longo período de enfraquecimento do sistema de defesa, que pode ter como consequência uma diminuição do metabolismo por estresse, pobreza nutricional, ausência de exercício, acidentes, radiação, cirurgias e poluição. Um metabolismo lento pode ocasionar aumento de resíduos metabólicos nos tecidos. Se houver uma interferência no fluxo linfático normal, haverá o início de uma condição crônica.

CONTRAINDICAÇÕES

Absolutas

- Tumores malignos: Preisler[64] relatou que a drenagem linfática em pacientes que fizeram tratamentos oncológicos oferece qualidade de vida, mas ressalta que a DLM pode desenvolver reincidências de tumores nas áreas da cabeça e do pescoço. Herpertz[45] faz uma segmentação quanto ao uso da DLM em pacientes que tiveram câncer: "Se há uma metástase distante (pulmões, fígado, ossos, cérebro) a utilização da DLM não é contraindicada, pois já aconteceu o que deveria ser evitado. Em metástases locais expandidas, que não são alcançáveis pela terapia de cancêr também não há qualquer objeção contra a utilização da DLM. Entretanto, se ainda há uma recidiva local ou locorregional, que eventualmente possa ser totalmente retirada e o câncer curado, a DLM deve ser suspensa até que a recidiva seja tratada com uma terapia de câncer."
- Tuberculose: o bacilo de Koch fica alojado e encapsulado nos gânglios linfáticos. Existe a possibilidade de o bacilo voltar à atividade através da DLM.[36]
- Infecções agudas e reações alérgicas agudas: os dois casos possuem a mesma razão, que é o fato de ocorrer a aceleração de fluxo linfático e vírus, bactérias, alérgenos e dejetos celulares serem transportados através dos vasos, não sendo filtrados nos linfonodos, podendo se disseminar pelo organismo.[36]
- Edemas sistêmicos de origem cardíaca ou renal: o músculo cardíaco, nestes casos, está enfraquecido, fragilizado e com a câmara direita congesta, em razão da difícil condição de bombear sangue. Uma maior sobrecarga originada pela DLM pode levar a um edema agudo pulmonar.[36,65,66,67]
- Insuficiência renal: dependendo do estágio da doença, pode ocorrer ausência parcial ou total da eliminação de urina, necessitando de medicações que estimulem a diurese ou, em alguns casos, de realizar diálise para que haja um controle de excretas e líquido corpóreo. Ao realizar a drenagem linfática e consequentemente aumentar o aporte de líquido a ser filtrado pelo sistema renal, pode ocorrer congestão, podendo acarretar complicação cardíaca e/ou pulmonar.[68]
- Trombose venosa: há risco de embolismo.[51]

Relativas

Wittlinger e Wittlinger[36] relacionaram algumas contraindicações consideradas relativas:

- hipertireoidismo: nesses casos, a DLM pode ser realizada sem a manipulação na área de localização da tireoide. A estimulação da glândula é hipotetizada como possível modificadora da secreção de hormônio.
- Insuficiência cardíaca descompensada: o coração é o órgão responsável por bombear sangue para todo o organismo, mas necessita de condições contráteis que possibilitam a ejeção. Na maioria dos casos de insuficiência cardíaca, o coração trabalha em um limiar muito pequeno, podendo, a qualquer aumento de demanda, não ter condições de realizar a propulsão sanguínea. A drenagem linfática aumenta o fluxo sanguíneo, podendo ocasionar um aumento do trabalho cardíaco; a falha deste sistema pode ocasionar edema agudo pulmonar.[68]
- Menstruação abundante: em mulheres que possuem um fluxo menstrual muito intenso, não deve ser manipulada a região do abdômen durante o período menstrual, para que não haja aumento do volume de sangue nos próximos dias menstruais.
- Asma e bronquite: durante as crises de asma e bronquite, a massagem de drenagem linfática pode ser realizada, caso o paciente tenha a necessidade; porém, deve ser evitada a região do esterno, pois pode haver potencialização da crise. Além disso, em experiência profissional da autora, esse tipo de paciente, em crise, tem grande dificuldade em permanecer deitado, em razão do desconforto ventilatório.

- Flebite e trombose venosa profunda: na flebite, por ser um processo inflamatório, não deveria ser manuseada até que o período de tratamento decorresse. Já no evento da trombose, a manipulação aumentaria o fluxo sanguíneo, podendo provocar o deslocamento e a progressão desses trombos através do sistema, o que ocasionaria tromboembolismo venoso (TEV), tromboembolismo pulmonar (TEP) ou acidente vascular encefálico (AVE) isquêmico.[68]
- Hipotensão arterial: em pacientes portadores dessa patologia, torna-se necessária a verificação da pressão arterial antes, durante e após a DLM. Deve-se iniciar o programa com pequenas áreas, e gradualmente, aumentar a área de tratamento, com atenção aos valores da pressão arterial durante o procedimento.
- Afecções da pele.

MASSAGEM DE DRENAGEM LINFÁTICA

No uso da drenagem linfática manual, além da mobilização do líquido intersticial, o mais importante, segundo Kasseroler,[53] é o fato de aumentar a ativação do *linfangion*, que aumenta a motricidade dos vasos linfáticos.

Mislin[69] comentou que vários métodos de drenagem linfática são empregados e eles têm um item em comum: por meio do contato com a pele, receptores específicos são estimulados e, dependendo do toque na pele, efeitos correspondentes serão observados.

Para a orientação durante a massagem de drenagem linfática, além do conhecimento da Anatomia e Fisiologia do sistema linfático, faz-se importante também o conhecimento das linhas divisórias, utilizadas para o direcionamento do fluxo linfático. Vodder nomeou duas linhas como delimitação de áreas corporais. A linha do *sandwish* divide os membros superiores. O antebraço é dividido em face anterior e posterior, e o braço, em face anteromedial e posteromedial. Nos membros inferiores, verifica-se a linha da ferradura que está traçada na face posterior, iniciando-se logo abaixo da região poplítea, ascendendo pela região da coxa, passando pelo glúteo até a região de 1/3 inferior para superior da prega anal, onde desce até a região infrapoplítea do outro membro.

Porém, outras são verificadas no corpo todo, denominadas de linhas d'água. No tronco, existem duas linhas. A linha média divide o corpo em faces direita e esquerda. A linha da cintura divide o abdômen e o tronco em superior e inferior (Figura 17.13).

Método Vodder

Na massagem de drenagem pelo método de Vodder, a drenagem linfática consiste de uma pressão suave, adaptada a determinados tipos de tecidos e patologias, feita de forma lenta e repetitiva, não ocorrendo deslizamento sobre o tecido, e sim o empurrar e relaxar do tecido cutâneo, com duas diferentes fases de toque. Inicia-se com uma pressão local e uma força realizada na área a ser tratada no sentido do fluxo linfático, após o que existe um relaxamento da pressão em que nenhuma força é aplicada, mantendo-se apenas o contato.[53] O sentido da drenagem depende sempre do sentido do fluxo linfático no tecido. Wittlinger e Wittlinger[36] informaram que, para se alcançar o efeito de rela-

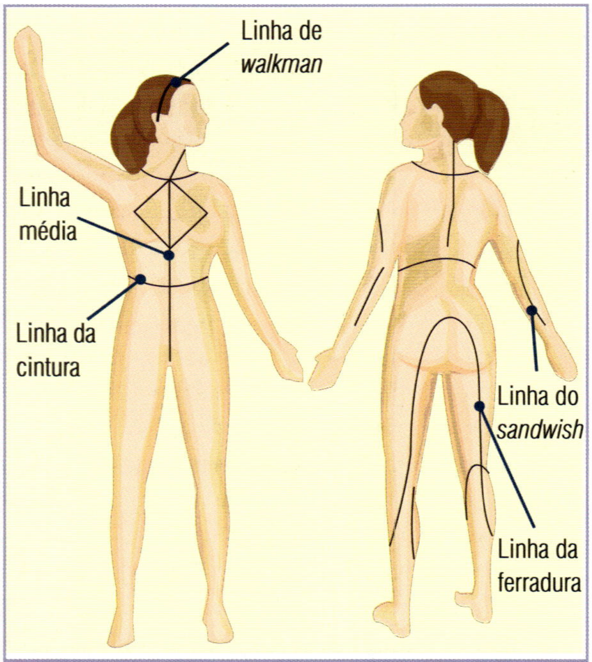

Figura 17.13 Linhas de delimitação topográfica para a drenagem linfática, segundo o método Vodder.

xamento, é importante a manutenção do ritmo e da velocidade, pois é a "monotonia" que estimulará o sistema nervoso, por meio do efeito simpaticolítico.

Na técnica de Vodder, a massagem sempre se inicia distalmente ao segmento; por exemplo, se a região drenada for a coxa, depois de realizada toda a estimulação na região inguinal, a técnica se inicia na região próxima aos côndilos femorais. O sentido proximal-distal funciona nessa técnica com referência ao segmento, já que, caso a drenagem vá ocorrer em todo o membro inferior, inicia-se no segmento inicial (coxa).

A técnica compreende dois procedimentos básicos:

1. *Captação*: este procedimento visa a captar a linfa do interstício para os capilares linfáticos.
2. *Evacuação*: consiste em eliminar a linfa que está dentro dos vasos linfáticos, transportando-a para a região linfonodal distante do local do edema, no sentido do fluxo linfático.

Alguns autores[11,36,70] citaram os quatro movimentos básicos da massagem de drenagem linfática manual pelo método Vodder, que são:

Círculos estacionários

Os dedos são colocados espalmados sobre a pele e movidos igualmente ao mesmo tempo em círculos estacionários (Figura 17.14). Pode ser realizado com o polegar ou cada um dos dedos separadamente. Usados para o tratamento do pescoço, da face e dos linfonodos. Nesse círculo, existe uma pequena pressão digital, que fica entre 13 mmHg e 40 mmHg, durante a fase em que o movimento se inicia, até a metade do círculo. Na fase seguinte, ou seja, na outra metade do círculo, a pressão é desfeita e o contato com a pele é mantido, até retornar ao ponto inicial.

Técnica de bombeamento

Essa técnica pode ser aplicada com uma mão ou ambas as mãos dependendo do tamanho da área a ser utilizada. Na primeira fase do movimento, o punho está em flexão palmar e o polegar e o indicador em contato com a pele. Ao iniciar o movimento, é exercida uma força no sentido do fluxo linfático. Na segunda fase, ocorre a extensão do punho e toda a palma entra em contato com o tecido. Gradativamente é retirada a pressão e mão apenas acompanha o tecido ao seu local inicial. Todo o controle do movimento é realizado pelo punho.

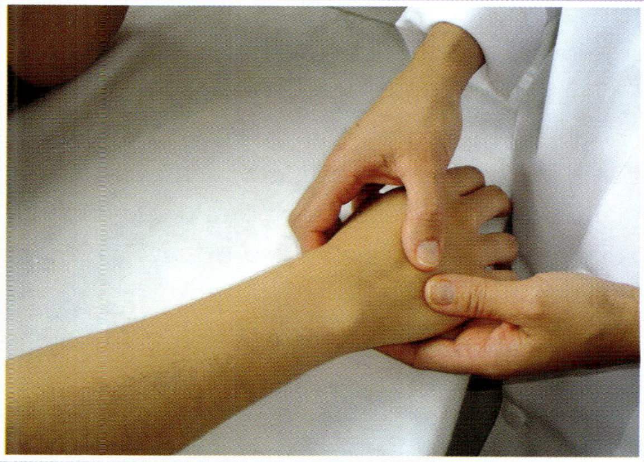

Figura 17.14 Círculos estacionários com o polegar na região metacarpiana.

Nas duas técnicas citadas, as seguintes observações devem se notadas: a pressão só ocorre na primeira metade do movimento. Na metade seguinte, existe o contato, porém, sem a pressão, possibilitando o retorno do tecido ao local de origem.

Técnica de mobilização

Este movimento é semelhante ao anterior, com o mesmo movimento do punho, porém ocorre um delicado deslizamento das mãos, alternando-se.

Técnica rotatória

Esta técnica é usada em superfícies corporais relativamente planas. Consiste de vários movimentos individuais, onde a palma da mão toca a pele relaxadamente, juntamente com os dedos, e movimenta-se tocando com a face anteromedial da mão, girando para posicionar a face anterolateral da mão, partindo sempre da borda interna da mão para a borda externa.

Antes do início de qualquer movimento na técnica de Vodder, a técnica de *effleurage* é aplicada em locais específicos a serem tratados, como membros superiores e inferiores. A palavra *Effleurage* deriva da expressão francesa *effleurer*, que significa tocar suavemente.[71] Esta técnica consiste de uma massagem de deslizamento muito superficial, onde o toque da pele se dá como se fosse o toque no "orvalho da pétala de uma rosa", ou seja, a pressão existente é quase nula. A finalidade desta técnica é estabelecer um primeiro contato com a pele, formar um vínculo inicial com o paciente e promover efeito de relaxamento.

As mãos estão relaxadas e os dedos, unidos, posicionando-se uma mão a seguir da outra. Os movimentos realizados são ascendentes no sentido de distal para proximal, ou no sentido do fluxo linfático, mantendo-se uma pressão suave, constante e rítmica.

A estimulação dos linfonodos

É realizada com ambas as mãos, uma sobre a outra, ou dependendo da região, com apenas uma, realizando uma pequena compressão e um estiramento tecidual no sentido proximal. (Figura 17.23), em que é observada melhor adaptação das mãos.

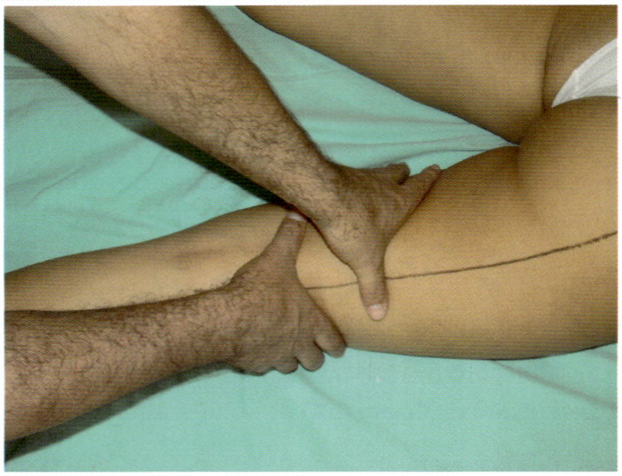

Figura 17.15 Técnica de mobilização.

Método Leduc

Esse método compreende dois movimentos básicos, denominados chamada e reabsorção. A primeira compreende o movimento que levará a linfa contida nos vasos para os linfonodos distantes ao edema, promovendo a sua evacuação. Já a segunda, realizada após a anterior, possibilita que os vasos, livres do conteúdo linfático, recebam a linfa proveniente do interstício.

Leduc e Leduc[10] descreveram manobras específicas para a execução da técnica, em que os movimentos sempre se iniciam na região proximal do segmento a ser drenado. Usando o mesmo exemplo da drenagem da coxa, após a estimulação da região inguinal, a massagem deve ser iniciada na região de raiz da coxa. As manobras consistem em:

Círculos com os dedos

Movimentos rotatórios realizados com os dedos, onde a pele é levemente deprimida e deslocada em relação ao plano profundo. A pressão exercida é suave e progressiva, e não ocorre a fricção durante o deslocamento das mãos (Figura 17.16).

Círculos com o polegar

Realizam-se movimentos circulares com o polegar, utilizando-se da articulação metacarpofalangeana, que possui grande mobilidade. O movimento não difere do anterior (Figura 17.14).

Movimento combinado

Utilizam-se o polegar e os dedos em conjunto, para a realização do movimento, da mesma forma descrita anteriormente (Figura 17.17).

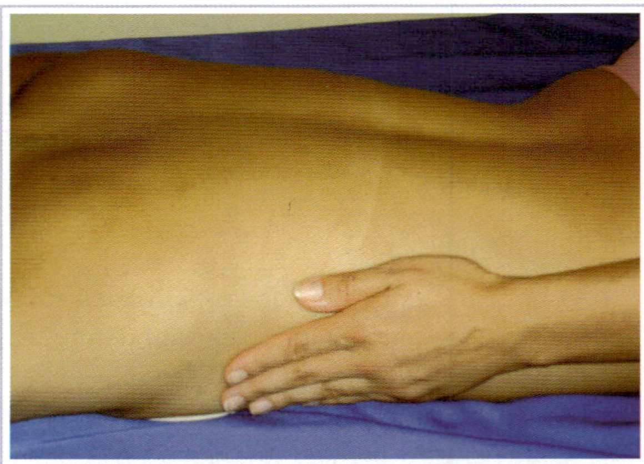

Figura 17.16 Círculos estacionários com os dedos realizados na região lateral do tórax.

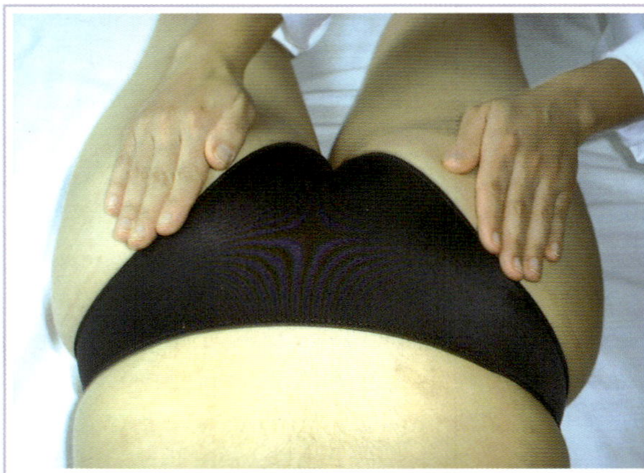

Figura 17.17 Manobra combinada, utilizando os dedos e o polegar em conjunto.

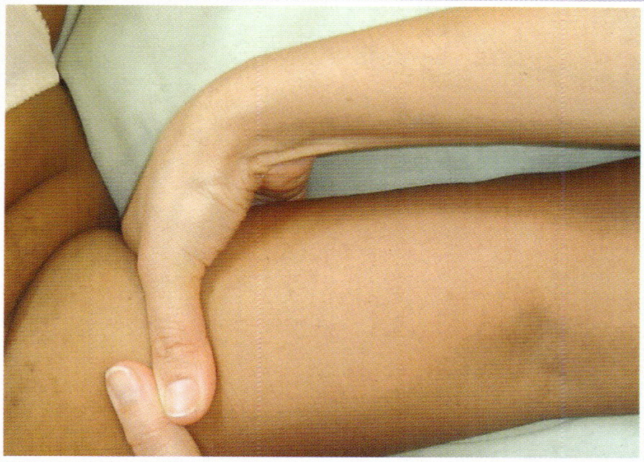

Figura 17.18 Manobra do bracelete.

Pressões em braceletes

Pode ser usada quando o local a ser drenado puder ser envolvido por uma ou duas mãos. O movimento sempre se inicia na região proximal e, à medida que ela for evacuada, as mãos seguem distalmente, realizando a pressão em direção à região proximal. Após um movimento de compressão, segue-se uma fase de relaxamento (Figura 17.18).

Drenagem dos gânglios linfáticos

Utilizada para a evacuação dos gânglios linfáticos. As mãos entram em contato com a pele do paciente e repousam sobre ela, realizando a seguir uma compressão gradativa com os dedos. Leduc e Leduc[10] salientaram que esta manobra é realizada com a mesma suavidade e prudência que a compressão dos vasos linfáticos. (Figura 17.19).

Verificamos, em nossa prática clínica, que esta manobra pode ser realizada também com o uso de duas mãos sobrepostas, em que se observa a mesma resposta terapêutica, porém, com melhor adaptação das mãos (Figura 17.20).

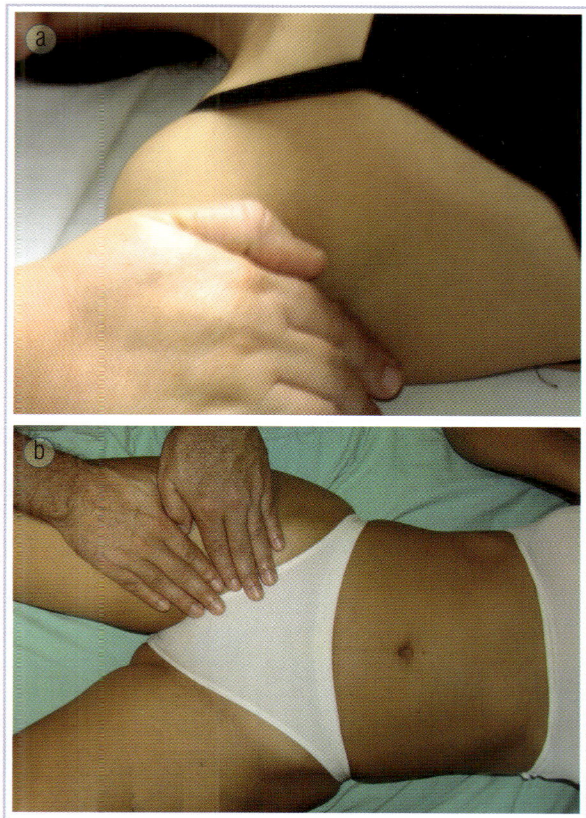

Figura 17.19 a-b Drenagem dos gânglios linfáticos das cadeias ganglionares axilar (a) e inguinal (b).

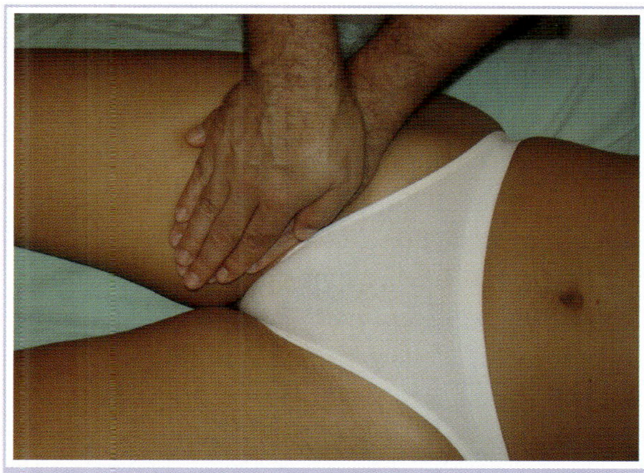

Figura 17.20 Estimulação dos linfonodos inguinais.

Método Godoy

A técnica desenvolvida pelo casal Godoy baseia-se no uso de rolinhos, chamados de "roletes", em que é empregada uma leve pressão no trajeto dos linfáticos (Figura 17.21). Além disso, pressões nos linfonodos do pescoço e movimentação da articulação tibiotársica são realizadas com a finalidade de aumentar o fluxo linfático.[18,72] O método foi comprovado cientificamente através do exame de linfocintigrafia.[72] Porém, existem algumas controvérsias a respeito da eficácia do método, quando empregado sobre regiões papilomatosas, pois não haveria a pressão necessária na área, comprometendo a qualidade da drenagem.[73]

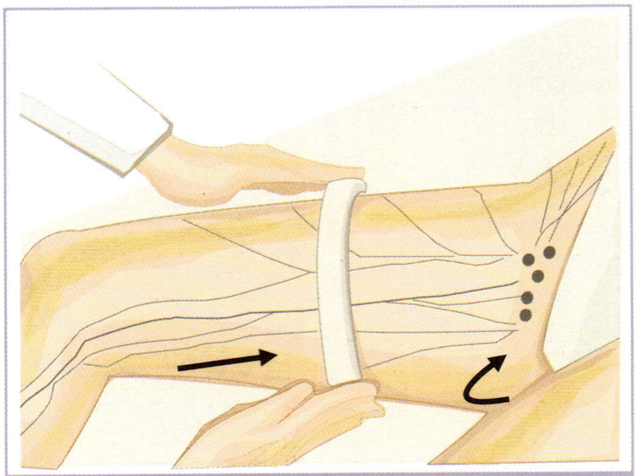

Figura 17.21 Método Godoy de drenagem linfática.

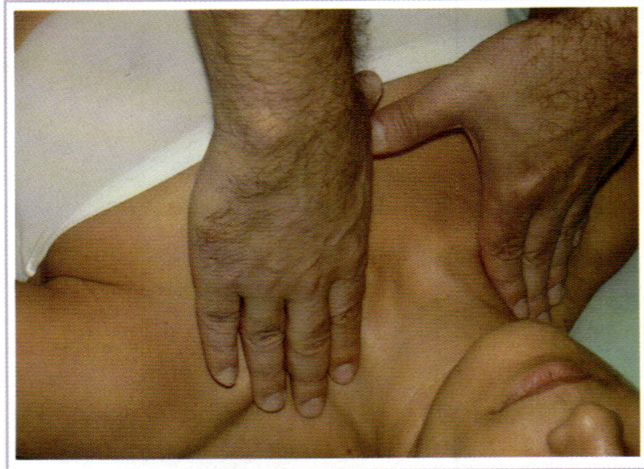

Figura 17.22 Estimulação do *terminus*.

UTILIZAÇÃO PRÁTICA DA MASSAGEM DE DRENAGEM LINFÁTICA

Dependendo do autor da técnica, a DLM tem forma diferenciada de ser iniciada. Emil Vodder foi o precursor dessa técnica e a desenvolveu ao longo dos anos, desde 1932. Além de possuir várias escolas de drenagem linfática em todo o mundo, também possui referências bibliográficas a partir de suas escolas, capazes de apoiar trabalhos e pesquisas sobre a técnica. Dessa forma, o trabalho desenvolvido aqui descreverá a metodologia aplicada por Vodder.

O terapeuta deve posicionar-se ao lado direito do paciente. O início da técnica de DLM necessita de um contato inicial, que se dá por meio de um apoio suave à região esternal, solicitando ao paciente que realize três incursões respiratórias, que serão acompanhadas pelo fisioterapeuta.

A partir de então, as expirações são acompanhadas de deslizamentos, partindo do esterno em três direções: a primeira até o ombro, a segunda até o meio do trapézio e a terceira até a base do pescoço, quando, então, é estimulado o *terminus*, utilizando-se as falanges distais, realizando-se uma leve pressão (Figura 17.22). Em razão de essa pressão estimular o fluxo linfático, convencionou-se chamá-lo de "estimulação". O movimento é repetido por cinco a sete vezes

Pescoço

A drenagem do pescoço precede a da face, pois as vias de drenagem da face atravessam essa região.

É realizada a drenagem da lateral do pescoço em três pontos; esses pontos são observados ao dividi-lo em três partes de iguais proporções, nos segmentos profundus, *medium* e *terminus*, da parte mais superior até a base do pescoço (último local a ser drenado – Figuras 17.23 e 17.24).

A seguir, a drenagem da parte posterior do pescoço é realizada, iniciando pela região occipital, em quatro ou cinco pontos, dependendo da extensão. A linfa da região cervical é drenada para as laterais do pescoço, por meio do movimento de círculos estacionários, direcionando-a ao *terminus*.

Essa drenagem é chamada "drenagem das bases" e precede o emprego da técnica em qualquer segmento corpóreo.

Nas cirurgias de *lifting* facial, em que também ocorre o tracionamento de tecidos cutâneos da região do pescoço, a DLM deve ser realizada no sentido da drenagem fisiológica, já que não houve modificação da anatomia linfática local.

Face

A drenagem linfática manual tem efeitos considerados paliativos em edemas de face e cabeça causados por obstrução de vias linfáticas devido ao câncer e deve ser associada ao uso de medica-

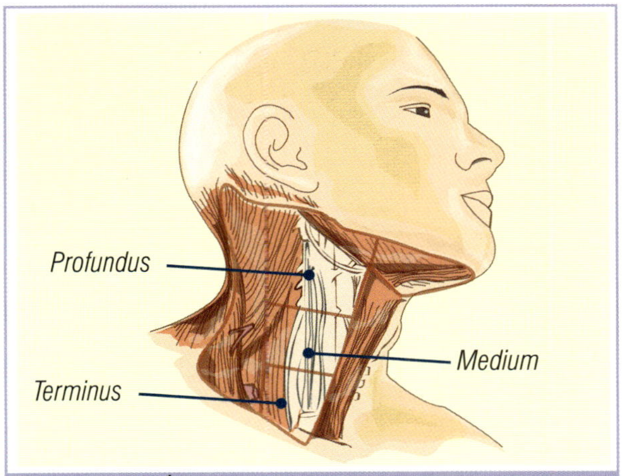

Figura 17.23 Áreas do pescoço para drenagem.

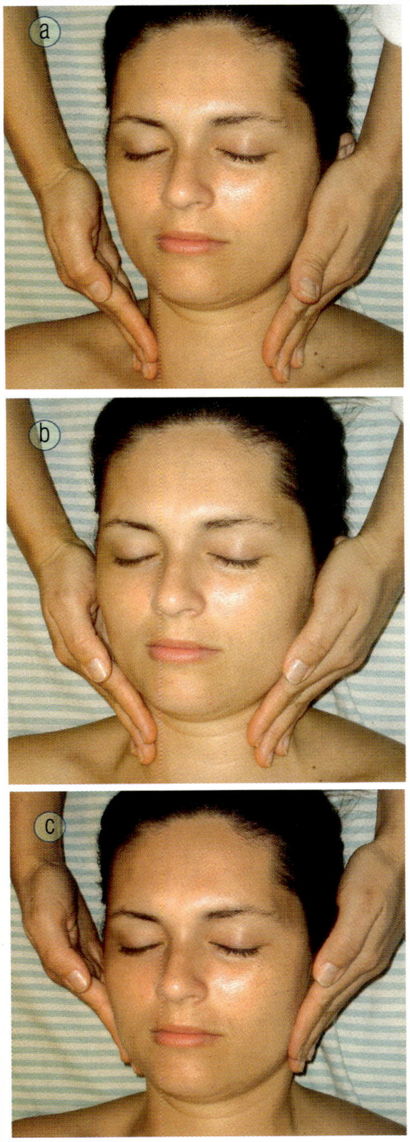

Figura 17.24 a-c Estimulação nos pontos *profundus, medium e terminus*.

mentos para uma completa efetividade. Porém, edemas de causas cirúrgicas podem ser tratados com sucesso,[74] auxiliando na amenização de linhas de expressão e provocando um efeito de clareamento na pele.

Posicionamento do paciente: em decúbito dorsal, com elevação da cabeceira a 30º. Para a realização da massagem, a face é dividida em três *boxes*. O primeiro *box* compreende a região inferior à linha traçada da base do nariz ao queixo. O segundo *box* é a área acima da linha traçada na base do nariz ao queixo e da região acima da sobrancelha. E o terceiro corresponde à região da testa até a linha do couro cabeludo (Figura 17.25).

Cada *box* só pode ser "esvaziado" quando o anterior a ele estiver vazio, e o primeiro a ser drenado é que está mais próximo à região do *terminus*.

Após realizar a drenagem das bases, inicia-se a drenagem da face pelo primeiro *box* na região da mandíbula, que é dividida em três partes iguais.

O movimento se inicia pela região mentoniana, realizando-se círculos estacionários na região do mento, no terço médio da região submandibular, e no ângulo da mandíbula (Figura 17.26), repetindo cada círculo por cinco a sete vezes.

O segundo *box*, massageado em seguida, terá drenado a região do arco zigomático, o nariz, os olhos (infrapalpebral e suprapalpebral), realizando

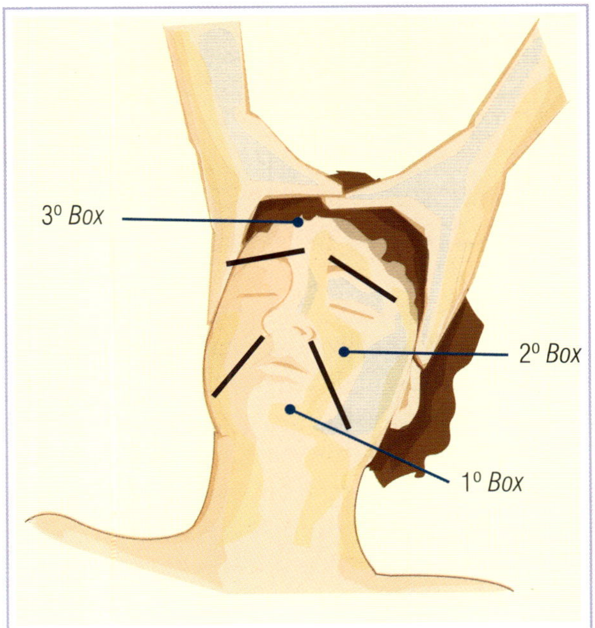

Figura 17.25 Delimitação dos boxes faciais para a drenagem linfática facial.

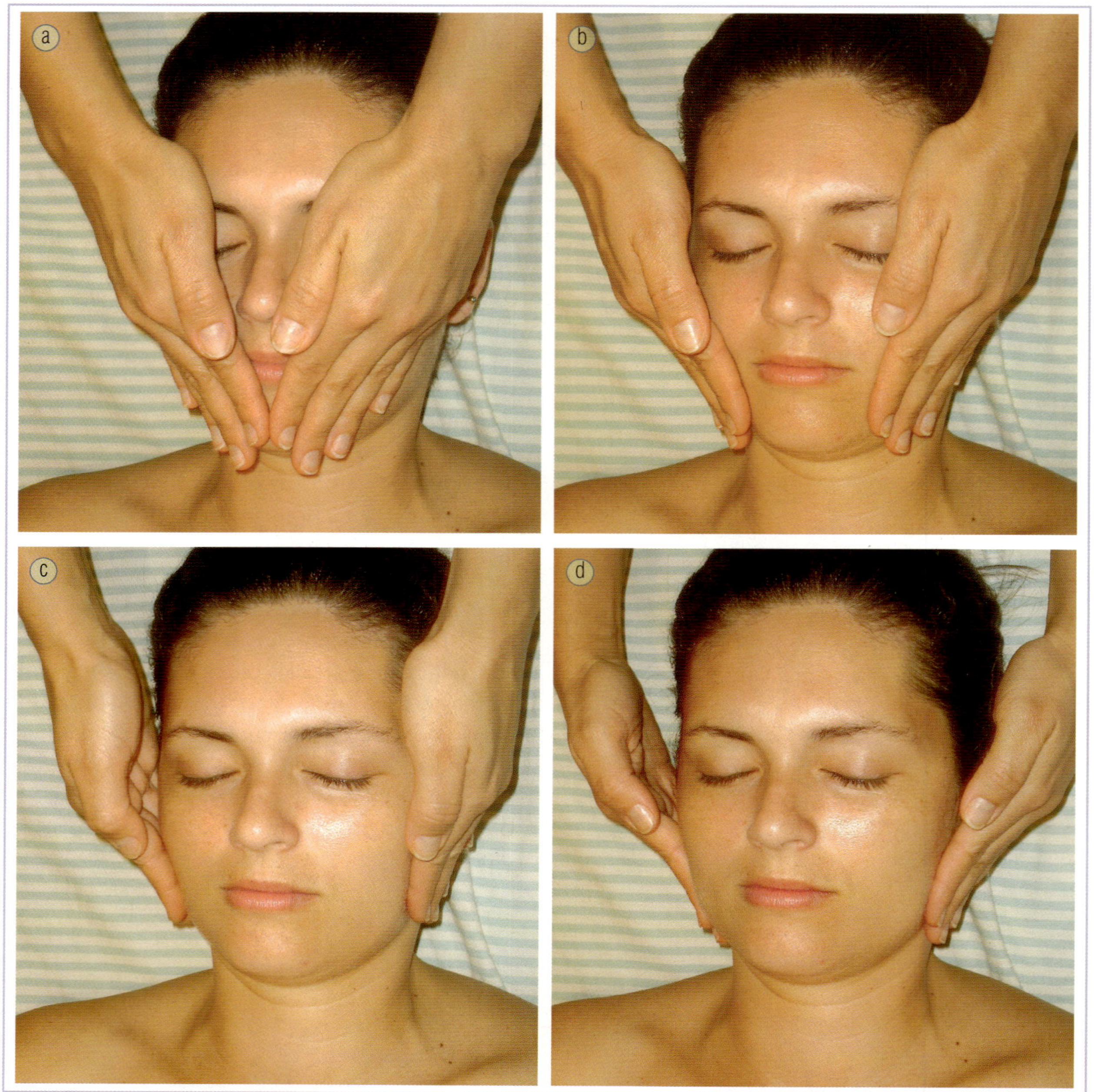

Figura 17.26 a-d Massagem de drenagem linfática facial no primeiro *box*.

movimentos de círculos estacionários com os dedos, e as sobrancelhas, onde são realizados leves "pinçamentos" em pontos que, segundo a Medicina tradicional chinesa (MTC), têm influência sobre a drenagem de líquidos excedentes (Figuras 17.27 e 17.28).

Por último, a região do terceiro *box*, onde a testa é drenada com movimentos de circulos estacionários, levando toda a linfa até a altura da região dos linfonodos que é denominada de gânglios pré-auriculares, onde é recolhida a linfa das partes anterior e posterior do pavilhão auricular, da raiz do nariz, da parte lateral das pálpebras, da glândula parótida, do mastoideo, do couro cabeludo e da orelha média[75] (Figura 17.30).

O couro cabeludo divide-se em região anterior, à frente da linha de Walkman (Figura 17.13), e região posterior, atrás da linha. Utilizam-se movimentos de semicírculos, realizados com os dedos no couro cabeludo, direcionando a linfa para a região pré-auricular.

A partir desse ponto, a linfa é direcionada, através da face lateral do pescoço, ao *terminus*.

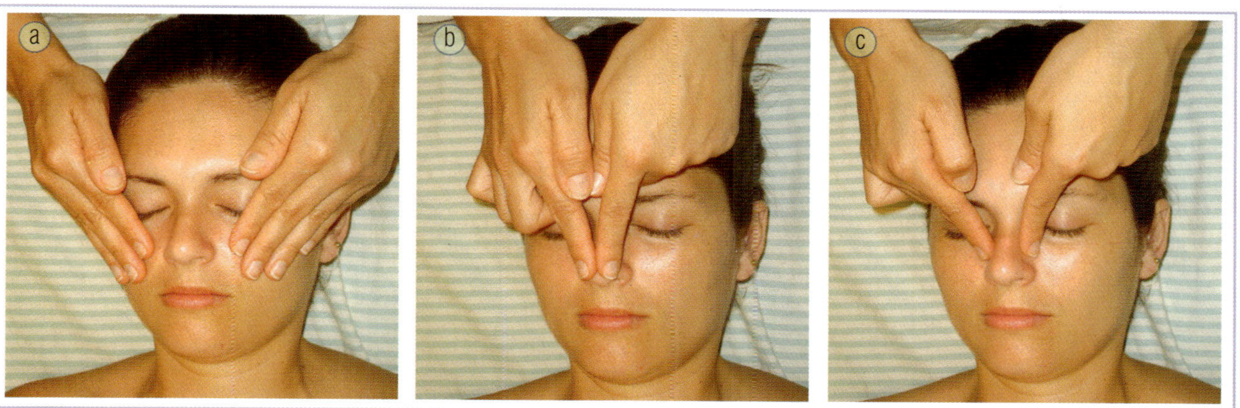

Figura 17.27 a-c Massagem de drenagem linfática facial no segundo *box* nas maçãs do rosto (a) e no nariz (b-c).

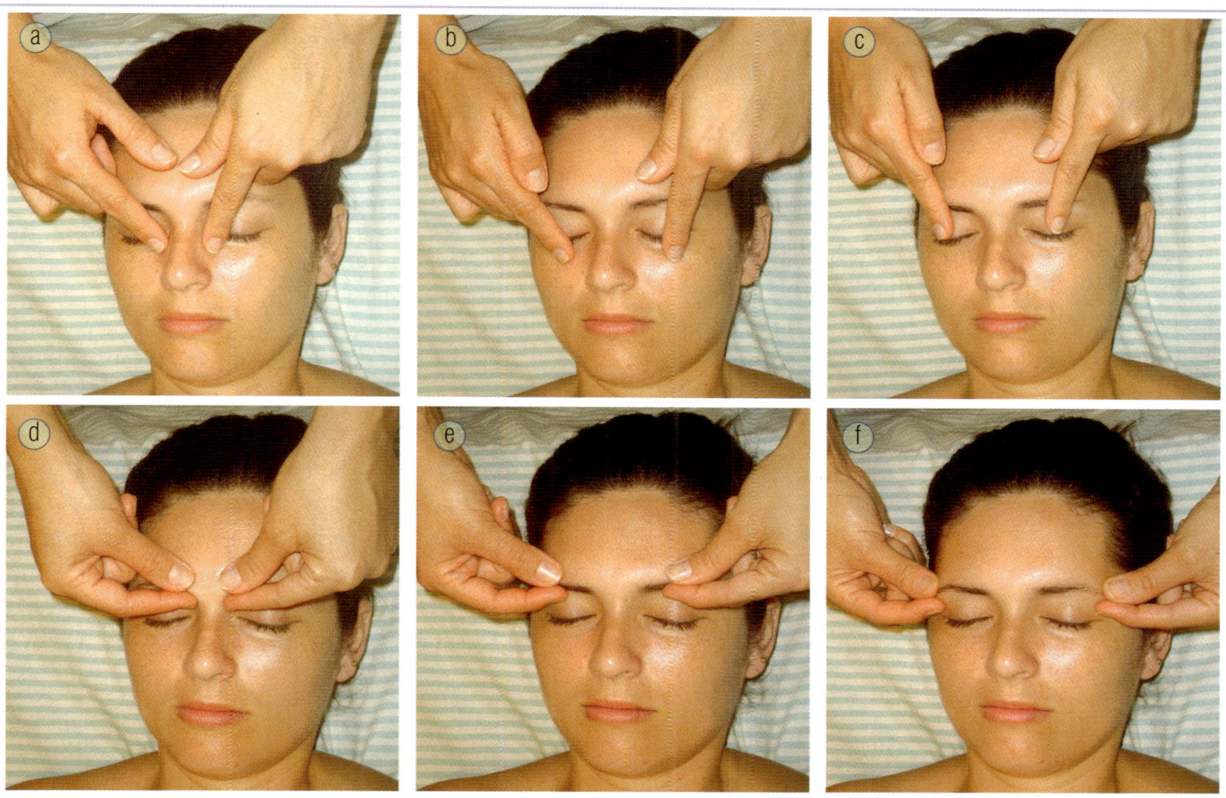

Figura 17.28 a-f DLM nas regiões das pálpebras inferiores (a-b); pálpebras superiores (c); e drenagem das sobrancelhas com leves pinçamentos (d-f).

Toda a drenagem da face é realizada com círculos estacionários.

Mama

A drenagem linfática da mama ocorre de forma centrípeta, drenando-se para os linfonodos subclaviculares ou apicais, infraescapulares, peitorais e intramamários (Figura 17.30).[23,76]

Posicionamento do paciente: em decúbito dorsal. Além das estimulações das bases e do *terminus*, estimula-se também a região axilar (Figura 17.31). Realizam-se movimentos de circulos estacionários, com as duas mãos posicionadas ao redor da mama, direcionando a linfa no sentido da circulação linfática fisiológica, lembrando que a drenagem da mama acontece em todas as direções (centrípeta – Figura 17.32).

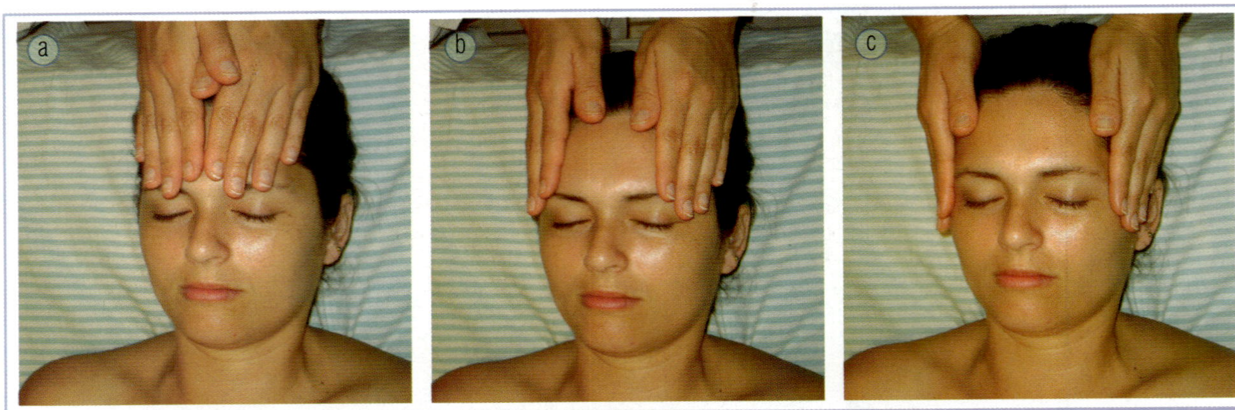

Figura 17.29 a-c Drenagem linfática na região da testa.

Terminar a massagem de drenagem linfática realizando novamente estímulos na região do *terminus* e da cadeia ganglionar axilar.

A paciente mastectomizada com esvaziamento axilar tem grandes chances de desenvolver linfedema, principalmente as que necessitaram fazer uso de radioterapia, em razão das lesões a que esta terapêutica predispõe. A drenagem linfática nesse tipo de paciente requer conhecimento da Anatomia e da Fisiologia linfática, além de conhecimento sobre a patologia, uma vez que as vias de drenagem convencionais não poderão ser utilizadas, pelo fato de não existir a cadeia ganglionar axilar.

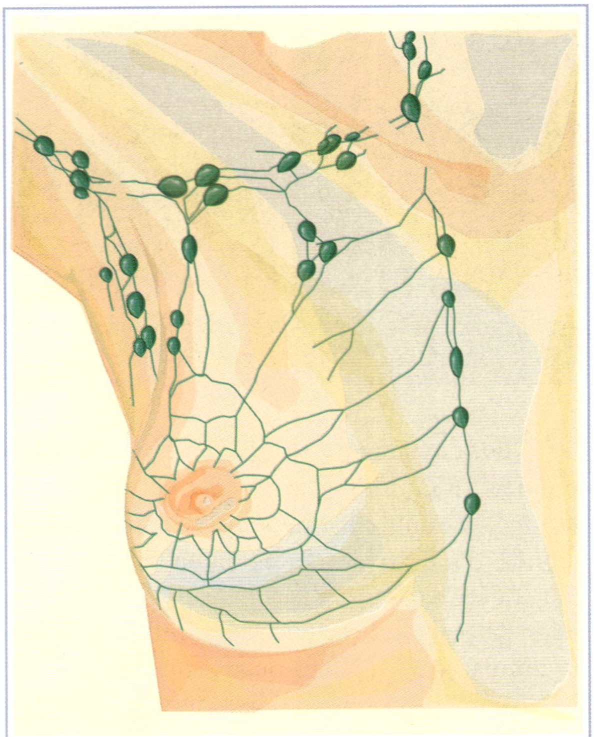
Figura 17.30 Linfonodos perimamários.

Importante lembrar que, nesses casos, a drenagem linfática é o tratamento de escolha, porém com uso conjunto das técnicas de terapia física complexa.[42,45]

Membro superior

A drenagem superficial do membro superior se dá praticamente para a região medial do braço, passando para o sistema profundo na cadeia axilar e antes na cadeia supraepitroclear.[15]

O paciente é posicionado em decúbito dorsal, estimula-se o *terminus* e a região linfonodal axilar (Figura 17.33 a). A drenagem linfática manual é iniciada na região do cotovelo, direcionando a linfa das regiões lateroposterior e anterior para a região medial em todo o segmento. Essa linfa é encaminhada para a cadeia axilar (Figura 17.33 b-e).

Realizamos em seguida movimentos de bombeamento na região medial do braço, da região próxima ao cotovelo até a região axilar (Figura 17.34).

Estimulam-se os linfonodos epitrocleares, e a mesma técnica é utilizada na região do antebraço, iniciando próximo ao punho. Drenamos toda a extensão do braço direcionando a linfa no sentido do fluxo linfático, em direção à cadeia ganglionar axilar.

Na técnica de mobilização do membro superior, o fluido linfático deve ser encaminhado da região posterior do antebraço à região medial e daí ser encaminhado à cadeia supraepitroclear, onde parte da linfa segue em direção ao sistema profundo e outra parte segue no trajeto superficial. O mesmo movimento é realizado para o segmento

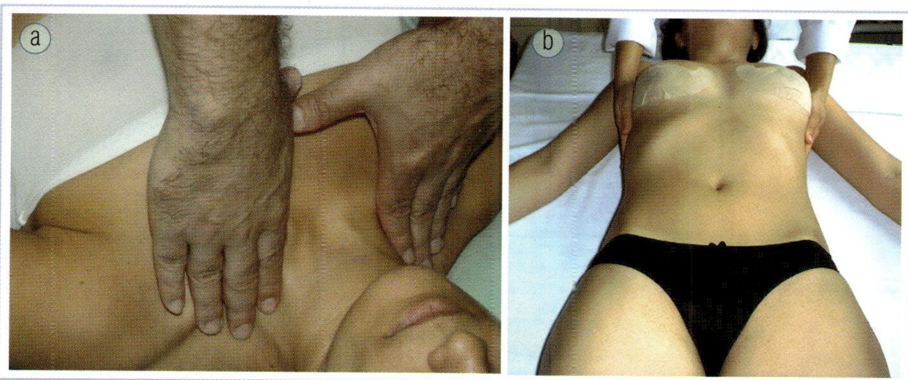

Figura 17.31 a-b Manobras compressivas e circulares no *terminus* (a); manobra compressiva na cadeia ganglionar axilar (b).

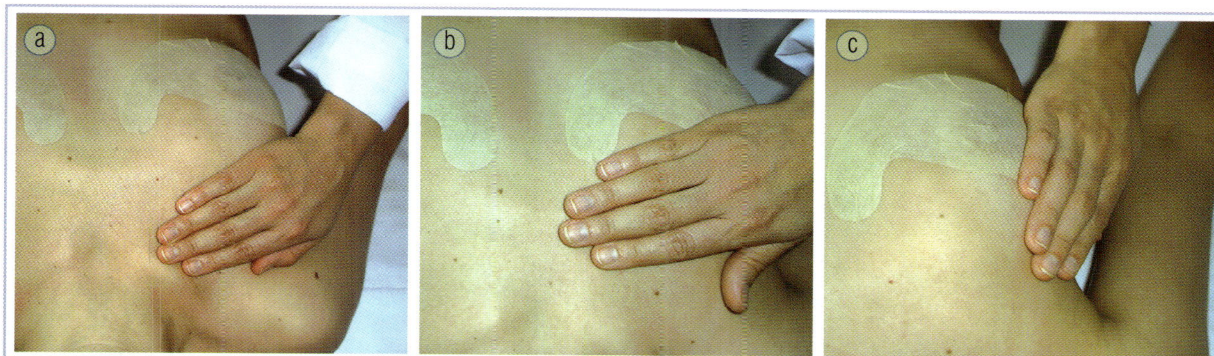

Figura 17.32 a-c Massagem de drenagem linfática da mama para mobilização da linfa em direção aos linfonodos subclaviculares (a), paraesternais (b) e axilares (c).

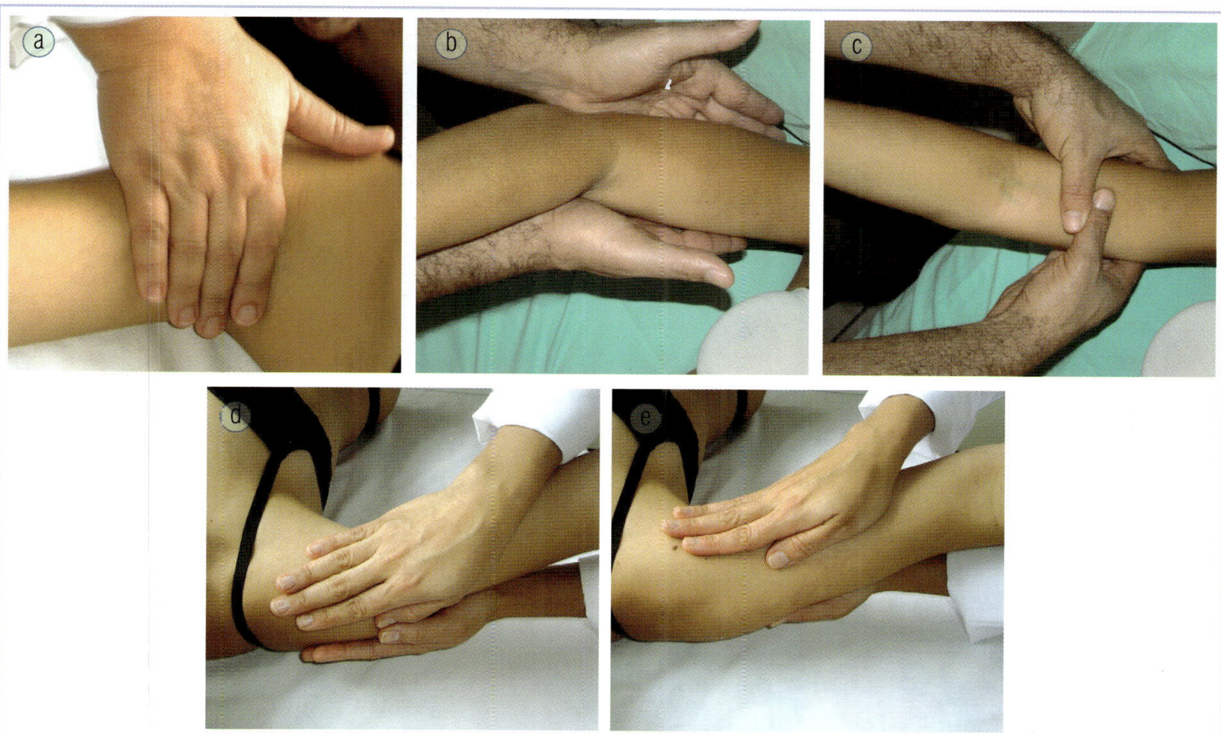

Figura 17.33 a-e Círculos estacionários na cadeia axilar (a); drenagem do segmento proximal do membro superior (b-e).

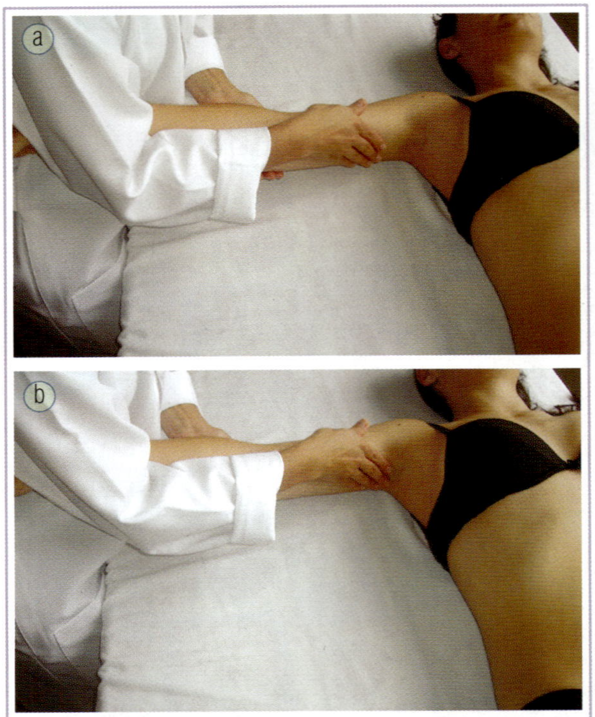

Figura 17.34 a-b Manobras de bombeamento para direcionamento da linfa à cadeia linfonodal axilar.

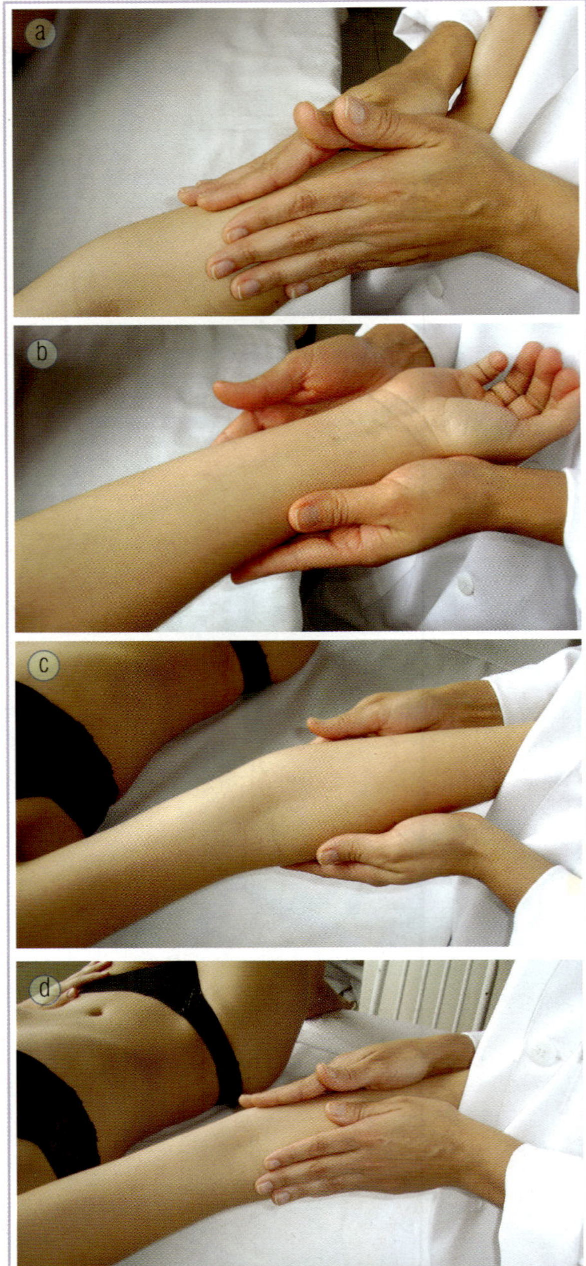

Figura 17.35 a-d Massagem de drenagem linfática na região do antebraço.

do braço, direcionando a linfa até ao centro linfonodal axilar (Figura. 17.35).[10,23]

A drenagem das mãos é feita iniciando-se do punho, dividindo-se essa região em três linhas, da região lateral para a medial. Realizamos movimentos de círculos estacionários, alternando os polegares na extensão de cada uma dessas linhas, iniciando-se distalmente ao antebraço (Figura 17.36).

A região dos metacarpos é drenada com movimento conjunto, onde, em razão da anatomia linfática, a linfa é direcionada do dorso da mão à região palmar.

A região dos quirodáctilos é drenada com movimentos rotatórios. Todo o movimento da mão é repetido, direcionando a linfa para o antebraço, deste aos linfonodos epitrocleares e destes ao linfocentro axilar.

Os dedos são drenados com o mesmo movimento, ascendente (Figura 17. 36).

A face dorsal da mão é drenada utilizando-se também os círculos estacionários no sentido do fluxo linfático (Figura 17. 36).

Em relação a pacientes que apresentam linfedema no membro superior, secundário ao tratamento de câncer de mama, as observações quanto à drenagem linfática da mama e do membro afetado se aplicam também aqui, necessitando de conhecimento da patologia, do tratamento, da Anatomia e da Fisiologia linfática.

Abdômen

A massagem é iniciada com a estimulação do *terminus*, das cadeias ganglionares axilar, da cisterna de *Pecquet* e das cadeias ganglionares in-

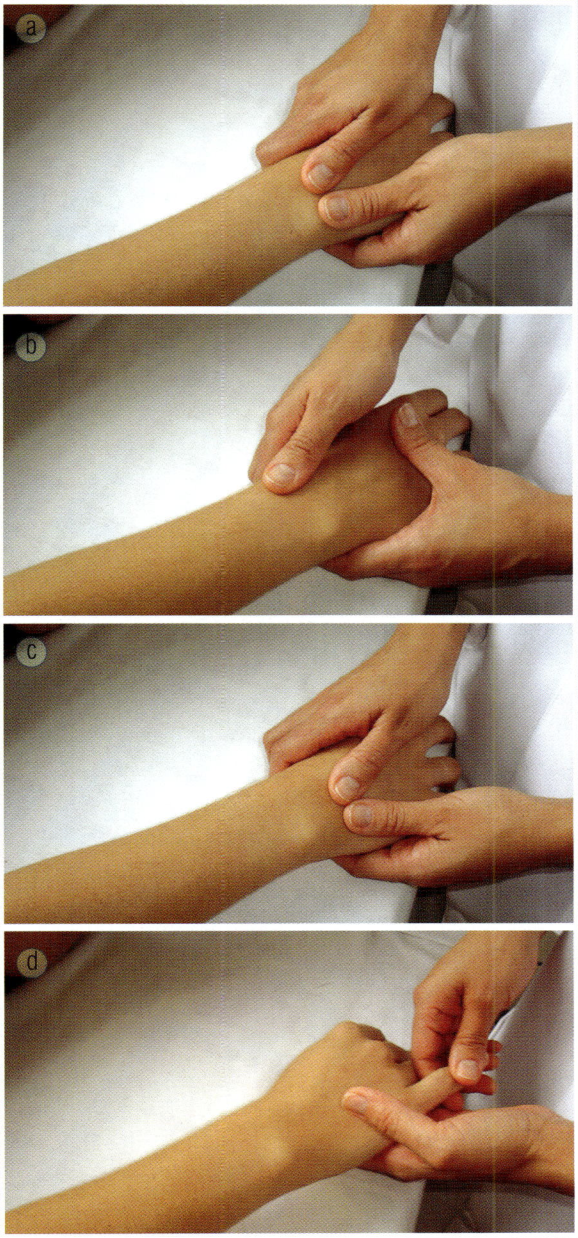

Figura 17.36 a-e Massagem de drenagem linfática nas regiões de punho (a-b), metacarpo (c) e técnica de círculos estacionários com o polegar em cada quirodáctilo (d).

guinais. A técnica de Vodder propõe a massagem abdominal, realizada com os dedos, exercendo uma pressão considerável sobre o intestino, com a finalidade de melhorar o trânsito intestinal e, consequentemente, contribuir para a absorção do quilo, linfa intestinal elaborada nesse órgão. Com movimentos rotatórios e ascendentes, percorre-se toda a região intestinal, iniciando-se no cólon descendente. Toda a manobra é realizada por três vezes.

Para a drenagem superficial do abdômen, é importante considerarmos a divisão do fluxo linfático, com base na "linha da cintura", pois a parte superior do abdômen tem sua drenagem fisiológica na cadeia ganglionar axilar, e o abdômen inferior, na cadeia ganglionar inguinal, considerando ainda que a linfa do lado direito drena para as cadeias ganglionares direitas, e o lado esquerdo, para as cadeias ganglionares esquerdas. As linhas que delimitam o abdômen são as linhas umbilical e média (Figura 17.13).

A região abdominal superficial é segmentada, dependendo do seu tamanho, em diagonais, que têm seu início na linha média e seu término na lateral do tórax, próximo à região axilar (Figura 17.37). A massagem superficial inicia-se pela região próxima à linha média, utilizando-se círculos estacionários com os dedos, direcionando a linfa no sentido fisiológico.

Toda a linfa é direcionada para as regiões axilares e inguinais. Após toda a região do abdômen ser drenada, a linfa da região lateral do abdômen deverá ser encaminhada para as regiões que estão aptas a recebê-la: o que está acima da região umbilical deverá ser encaminhado às regiões axilares, e o que está abaixo dessa linha deverá ser encaminhado para as regiões inguinais (Figura 17.38). Depois, serão realizados movimentos com polegares alternados em todas as diagonais trabalhadas anteriormente, com início na linha média e término na região lateral. A finalização se dá com o direcionamento da linfa à região axilar em movimentos de *pompier echacé* (movimentos de semicírculos, de pequena amplitude, em que ambas as mãos mobilizam-se alternadamente). São estimuladas as regiões inguinais, a cisterna do quilo, as regiões axilares e o *terminus*.

Além da técnica de Vodder, diferente da técnica de Leduc, preconiza-se também a estimulação da cisterna de Pequet. (Figura 17.39).

Na técnica de Vodder, assim como na de Leduc, preconiza-se a estimulação das cadeias ganglionares axilar e inguinal (Figura 17.39).

> Entretanto, a técnica de Leduc também preconiza que não há razão de se estimular a cisterna do quilo, já que grande parte da população não a possui.

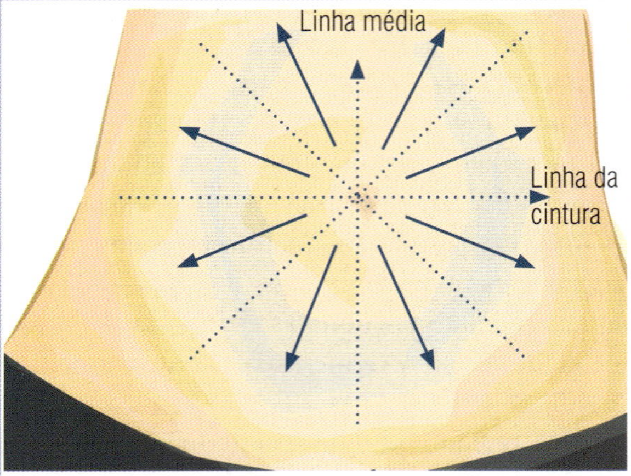

Figura 17.37 Linhas de drenagem.

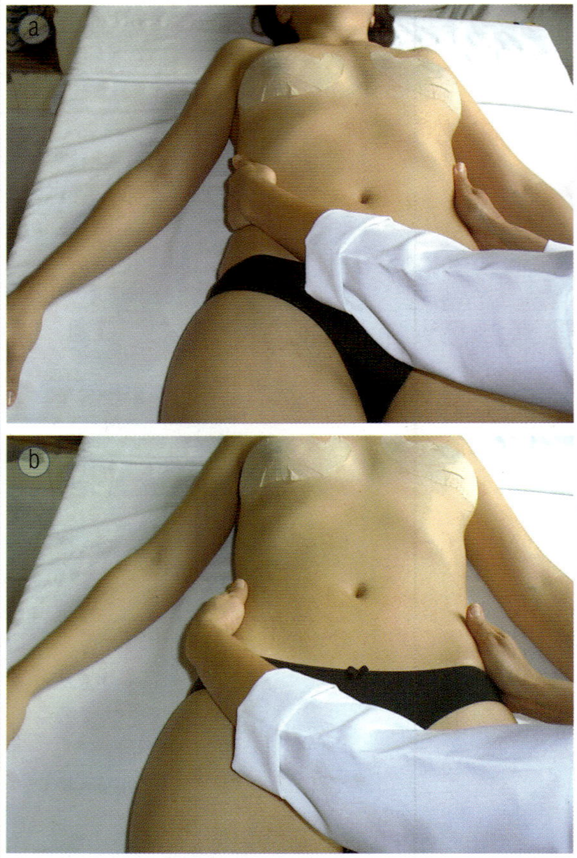

Figura 17.38 a-b Massagem de drenagem linfática do abdômen: direcionamento da linfa que se encontra acima da linha da cintura para a região axilar (a); e direcionamento da linfa que se encontra abaixo da linha da cintura para a região inguinal (b).

Nos pacientes que se submeteram a procedimentos cirúrgicos como lipoaspiração ou abdominoplastia, passaram por agressões teciduais importantes, com lesões de vasos e nervos, observa-se o aparecimento de edema, hematoma e alterações de sensibilidade, como desestesias, anestesias ou hiperestesias. A drenagem linfática manual contribui para a regeneração dos vasos e nervos lesionados, facilitando a reabsorção do edema, do hematoma e melhora na alteração da sensibilidade, proporcionando melhora no quadro álgico e no desconforto do paciente.

Glúteo

Devem ser observadas as linhas médias e da ferradura, que separam anatomicamente o trânsito linfático das regiões posterior da coxa e do glúteo (Figura 17.13).

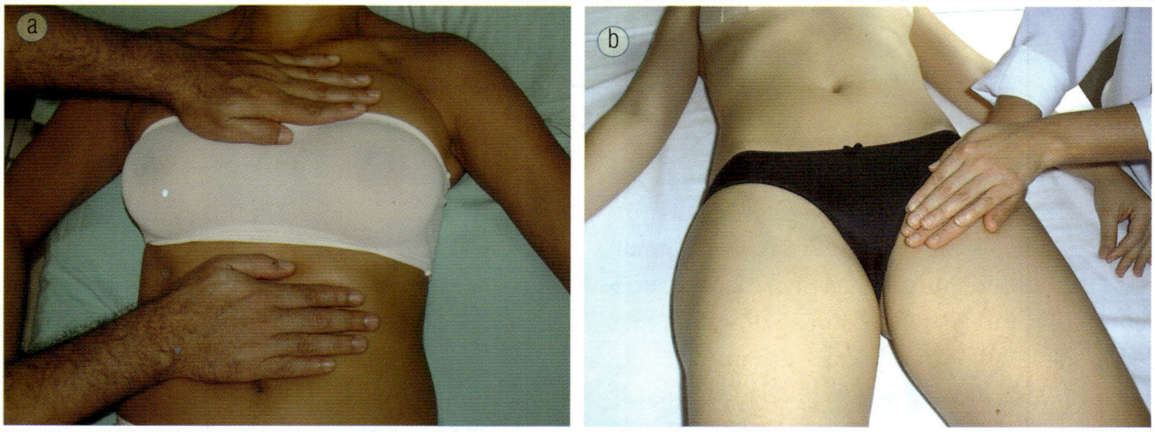

Figura 17.39 a-b Estimulação da cisterna do quilo (a) e da cadeia ganglionar inguinal (b).

Para uma visão mais didática, a região pode ser separada em segmentos, tantos quanto for o tamanho do glúteo. Essa divisão será feita por linhas traçadas a partir da linha da ferradura em três segmentos: o primeiro, próximo a essa linha, o segundo, logo a seguir ao anterior, e o terceiro, mais distalmente à linha da ferradura (Figura 17.40). Essas linhas de separação servem apenas para orientação quanto ao sentido do deslocamento da mão do profissional na região a ser drenada e à área a ser tratada, cabendo a este uma avaliação de quantos segmentos deverão ser considerados, dependendo do tamanho do glúteo.

Na região localizada acima da linha da ferradura, realizamos movimentos de círculos estacionários, direcionando a linfa para a região inguinal, via lateral da coxa. Em cada ponto, o movimento deverá ser repetido de cinco a sete vezes (Figura 17.41). A região inferior à linha da ferradura deve ser drenada medialmente, encaminhando a linfa para a região inguinal do membro drenado (Figura 17.42).

Em pós-operatório de lipoaspiração dessa área, não ocorre nenhuma modificação no sentido da drenagem. Porém, em razão de toda agressão tecidual na área, é necessário realizar a DLM durante um período maior, para que se consiga estimular o aumento do fluxo linfático, evitando assim a formação de fibroses.

Membro inferior

Coxa

A coxa, anteriormente, é dividida em três faces: anterior, medial e lateral. Com o paciente em decúbito dorsal e após realizar a estimulação das bases e da cisterna do quilo, realiza-se a estimulação da região inguinal.

O primeiro contato com o membro se dá por meio da *euflorage*, contato delicado e discreto que o terapeuta mantém com a pele. A drenagem é iniciada pela face anterior, distalmente ao segmento, isto é, próxima à região dos côndilos femorais.

Utilizamos os movimentos de bombeamento com alternância das mãos, repetidos por três a cinco vezes em cada face.

Na drenagem da face medial, uma mão drenará a face medial e a outra a face anterior, utilizando o movimento de bombeamento com alternância das mãos (Figura 17.43).

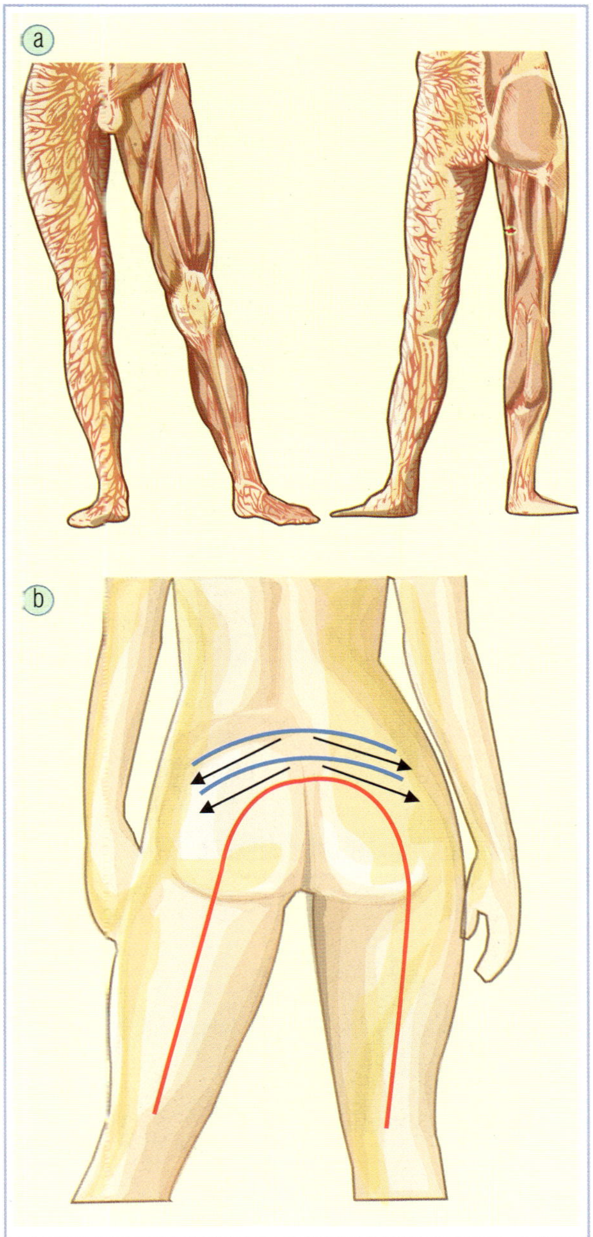

Figura 17.40 a-b Linha da ferradura: (a) visualização anatômica; (b) visualização esquemática

Na face lateral, o movimento se repete, porém, uma mão drena esta face e a outra a face anterior. Após drenar todas as faces, a linfa é direcionada ao linfocentro inguinal. Realiza-se o movimento de *pompier echacé*.

É realizado nas três faces e, ao terminar, toda a linfa é encaminhada à região inguinal.

Para realizar a drenagem linfática na face posterior, a paciente precisa manter o decúbito ventral. Nesse decúbito, a linha da ferradura deve

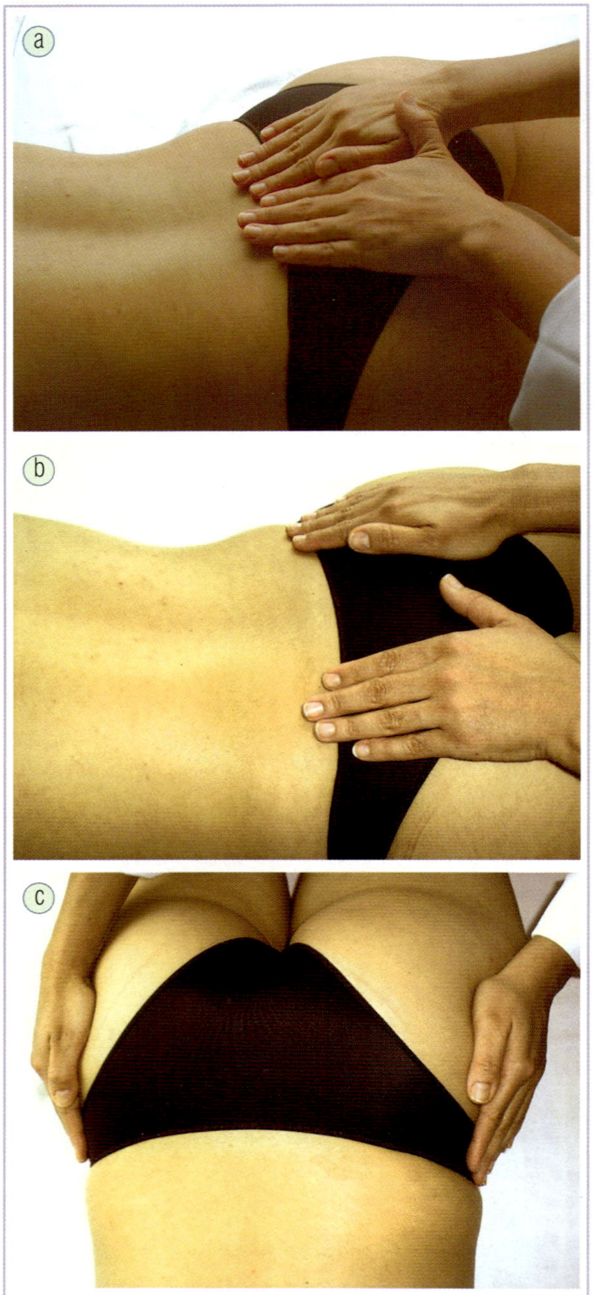

Figura 17.41 a-c Drenagem do glúteo acima da linha da ferradura (direcionamento da linfa no sentido da região inguinal na face anterior).

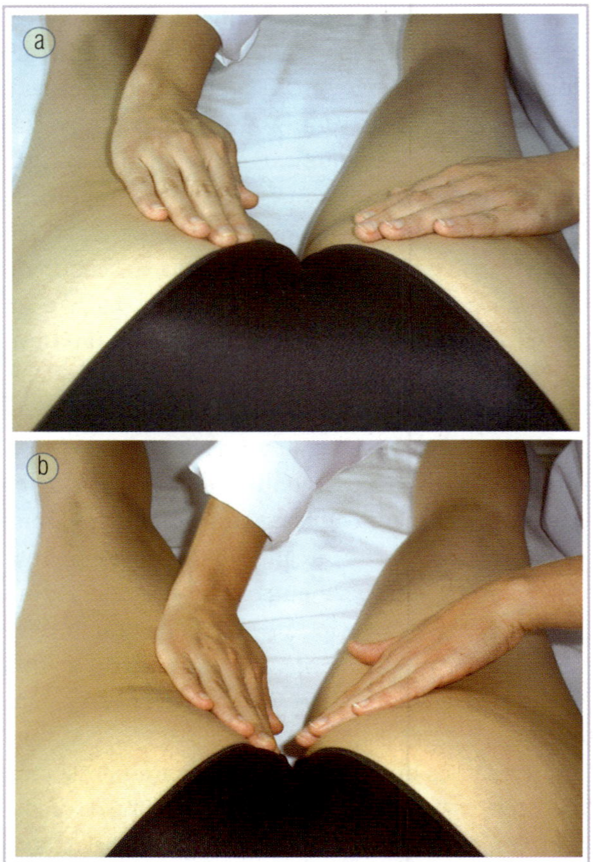

Figura 17.42 a-b Drenagem do glúteo abaixo da linha da ferradura (direcionamento da linfa no sentido da região inguinal via face medial).

servir como orientação para a drenagem linfática manual dessa região da coxa (Figura 17.39).

Toda a linha da ferradura é drenada, utilizando polegares alternados, iniciando próximo à região poplítea e finalizando na prega infraglútea. A seguir, realizam-se movimentos de mobilização, em movimentos alternados nas faces posterior, posterolateral e posteromedial. Os movimentos de *pompier echacé* também serão realizados. A área externa a essa linha é drenada externamente em direção à região posterolateral e, então, direcionada para a cadeia ganglionar inguinal com movimentos de bombeamento (Figura 17.45).

A região interna à linha da ferradura é drenada em direção à região inguinal, via face posteromedial e, então, encaminhada para a cadeia ganglionar inguinal

A *face lateral* também é massageada utilizando-se a técnica de bombeamento, iniciando-se distalmente ao segmento, realizando movimentos ascendentes no sentido fisiológico e direcionando a linfa também para a cadeia inguinal (Figura 17.44).

Perna

Após realizar a estimulação dos linfonodos poplíteos, anterior e posteriormente, a drenagem

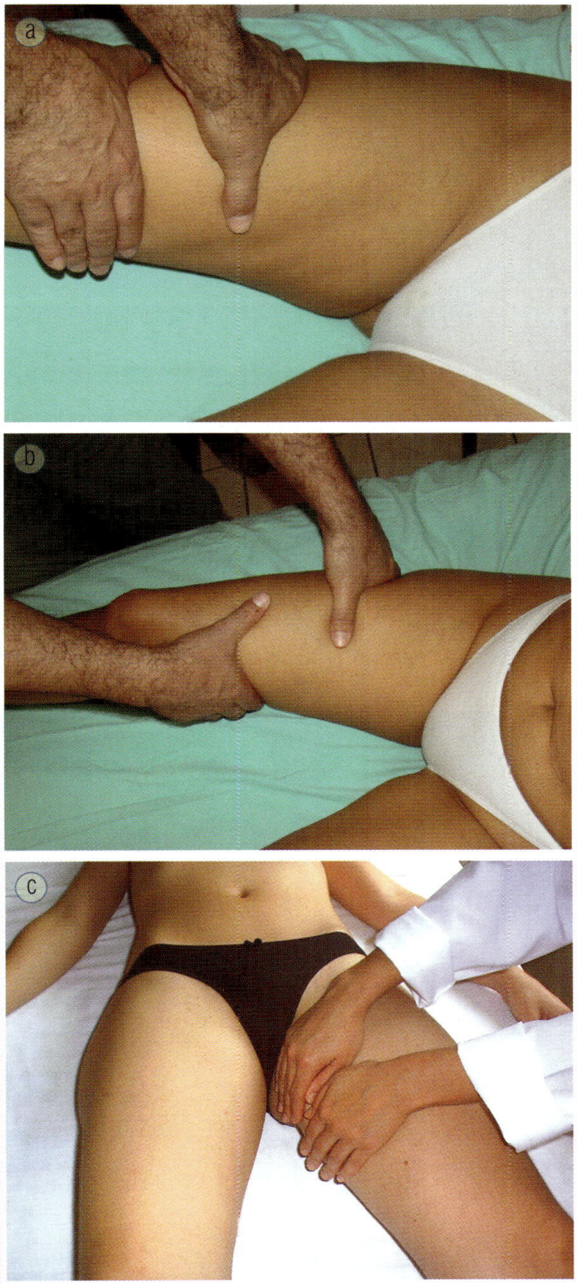

Figura 17.43 a-c Drenagem da face medial de coxa, movimentos de *pompier echacé* nas faces medial, anterior e lateral.

linfática desse segmento é realizada utilizando a técnica de mobilização, com movimentos alternados de ambas as mãos (Figura 17.46 a-b), que se iniciam próximo à região do tornozelo, finalizam-se proximo a linha do joelho e são repetidas por cinco a sete vezes.

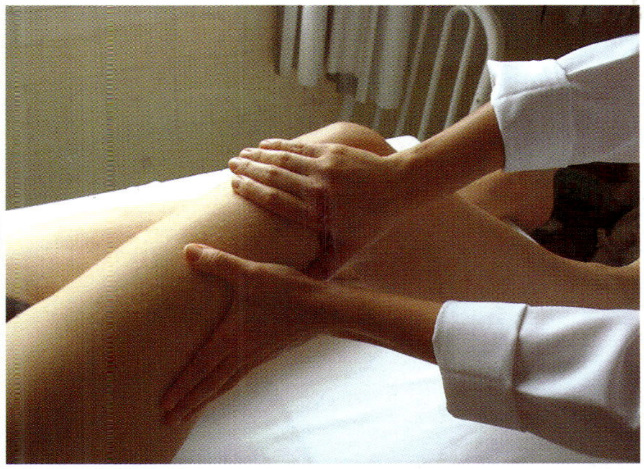

Figura 17.44 Drenagem linfática da região lateral da coxa.

Tornozelo

A região anterior é dividida em três linhas. Cada uma delas é drenada com movimentos de círculos estacionários, utilizando movimento com polegares alternados, no sentido distal para proximal (Figura 17.47). A região dos maléolos tibiais é drenada com movimento de círculos estacionários com os dedos, no sentido ascendente.

Pé

As linhas divisórias da região do tornozelo se estendem até a região do antepé, chegando próximo à região metatársica. São drenadas em sentido ascendente com movimento de círculos estacionários, utilizando movimentos com polegares alternados, no sentido distal para proximal (Figura 17.48). Entre o segundo e o quarto pododáctilo, existe uma região denominada lago linfático, que é drenada com movimento de círculos estacionários com o polegar (Figura 17.49)

Os pododáctilos são mobilizados segundo conhecimentos de artrocinemática em cada articulação. Na região plantar, são realizados movimentos de polegares alternados em três linhas que partem da região metatársica e terminam na região calcânea.

Os movimentos de abertura na região metatársica são realizados segurando-se a borda medial e lateral do pé, forçando as bordas lateral e medialmente para baixo (Figura 17.50). Finaliza-se a drenagem com movimentos de mobilização, realizados apenas com uma das mãos, até a região do tornozelo, de

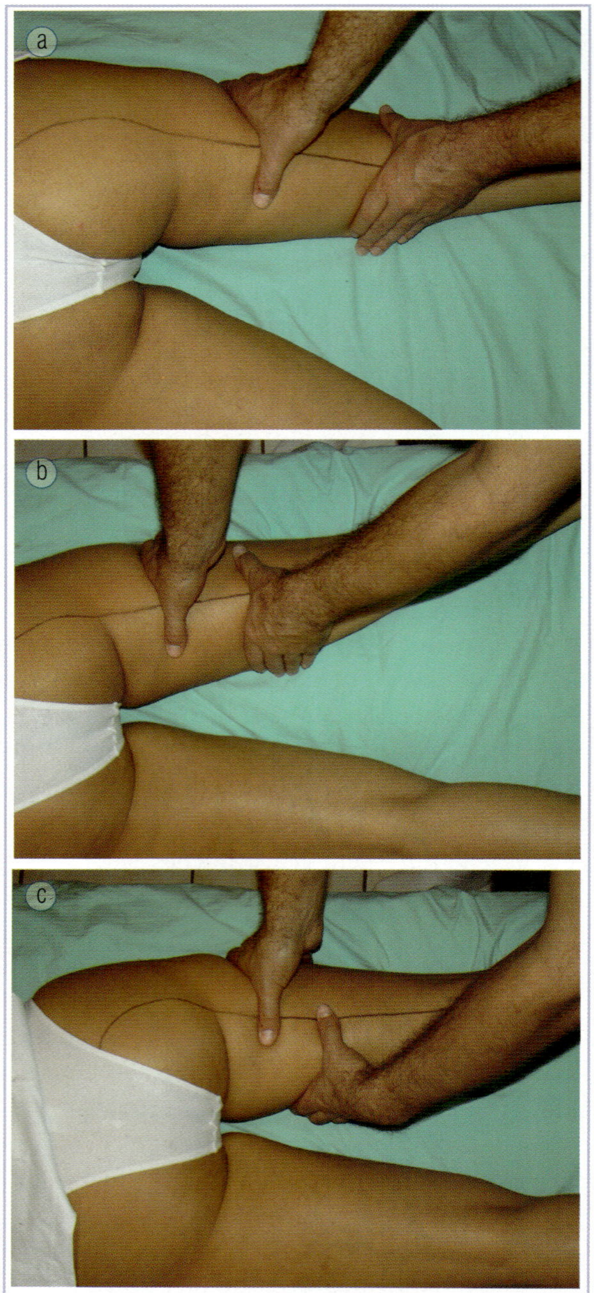

Figura 17.45 a-c Drenagem da face posterior da coxa: observar o desenho da linha da ferradura como parâmetro para nortear a direção da massagem.

onde se prossegue com o mesmo movimento, porém com ambas as mãos, até o joelho. Estimula-se a região poplítea, e a linfa é direcionada até o linfocentro inguinal com movimentos de mobilização, alternando as mãos, uma na face medial e a outra na face lateral.

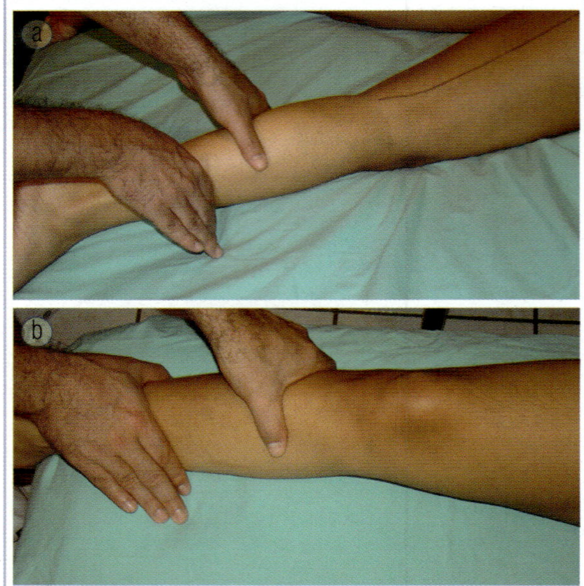

Figura 17.46 a-b Drenagem linfática da perna realizada com movimento *mobilização*.

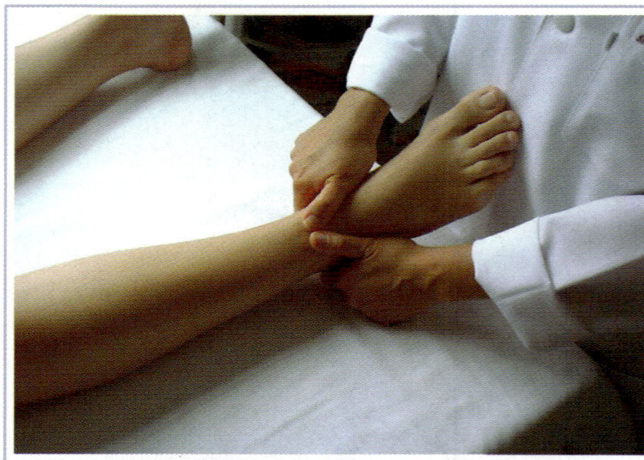

Figura 17.47 Drenagem linfática da região anterior do tornozelo.

Região dorsal

As linhas da cintura e média devem ser observadas (Figura 17.51). A região acima da linha da cintura deve ser drenada em direção à região axilar com movimentos rotatórios. A região do trapézio é drenada em direção à região anterior do tórax, linfonodos supra claviculares. Toda a região abaixo da linha da cintura deve ser drenada para a região inguinal com movimentos rotatórios.

A região lateral do tronco é drenada, observando-se a linha da cintura, com movimento de mobilização. A região localizada acima da linha da cintura deve ser encaminhada à região axilar do

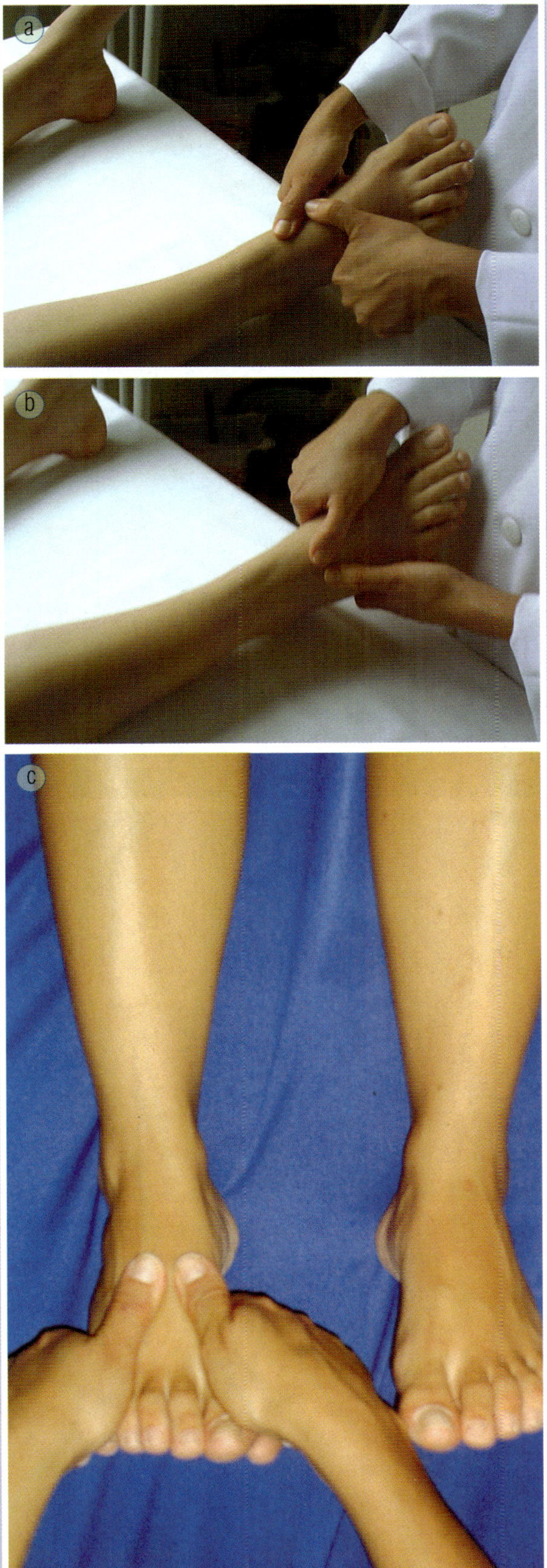

Figura 17.48 a-c Drenagem linfática da região dorsal do pé.

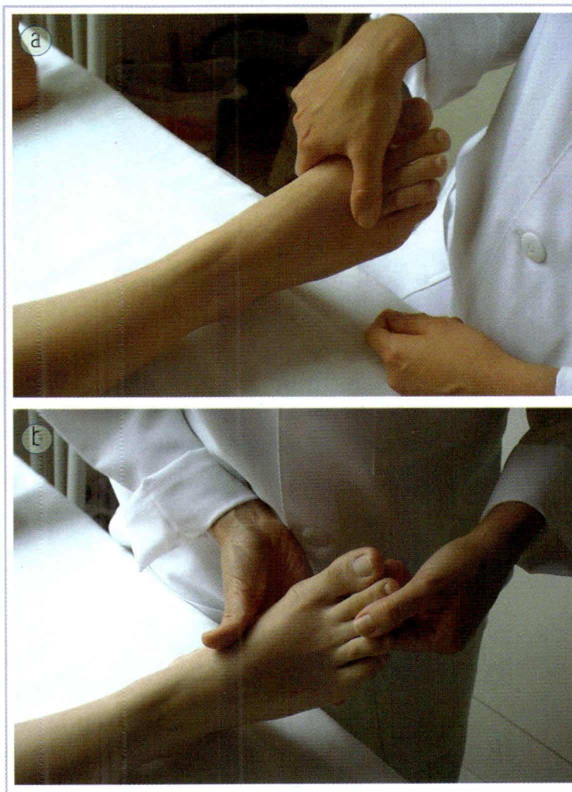

Figura 17.49 a-b Drenagem linfática da região denominada *lago linfático* e artrocinemática dos pododáctilos.

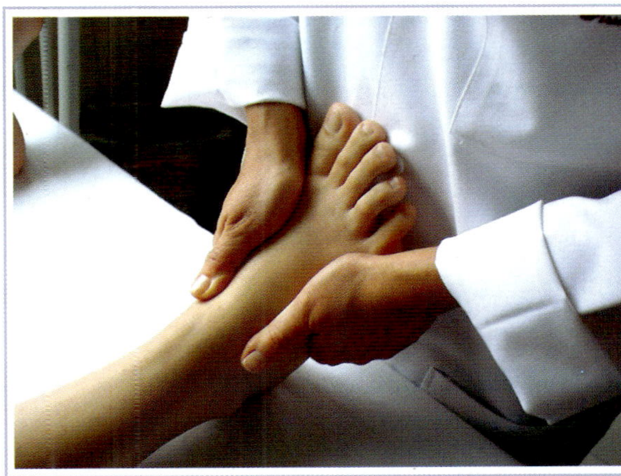

Figura 17.50 Movimento de abertura da região metatarsiana.

dimídio correspondente. A região lateral do tronco localizada abaixo da linha da cintura deve ser drenada para a região inguinal correspondente (Figura 17.52).

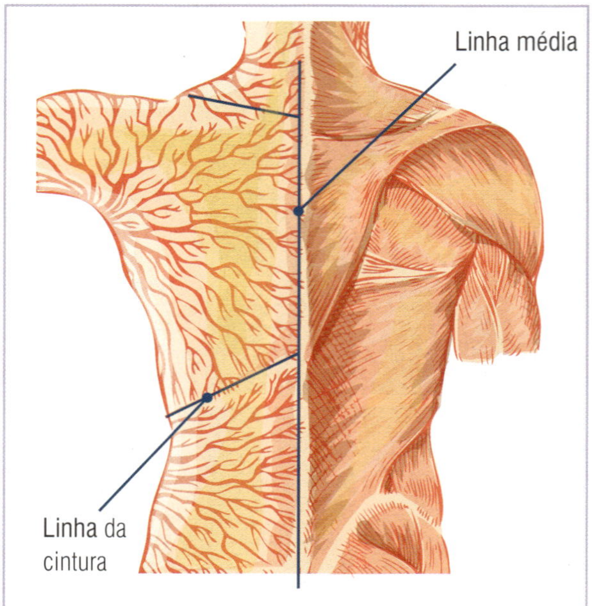

Figura 17.51 Esquematização da linha da cintura e da linha média.

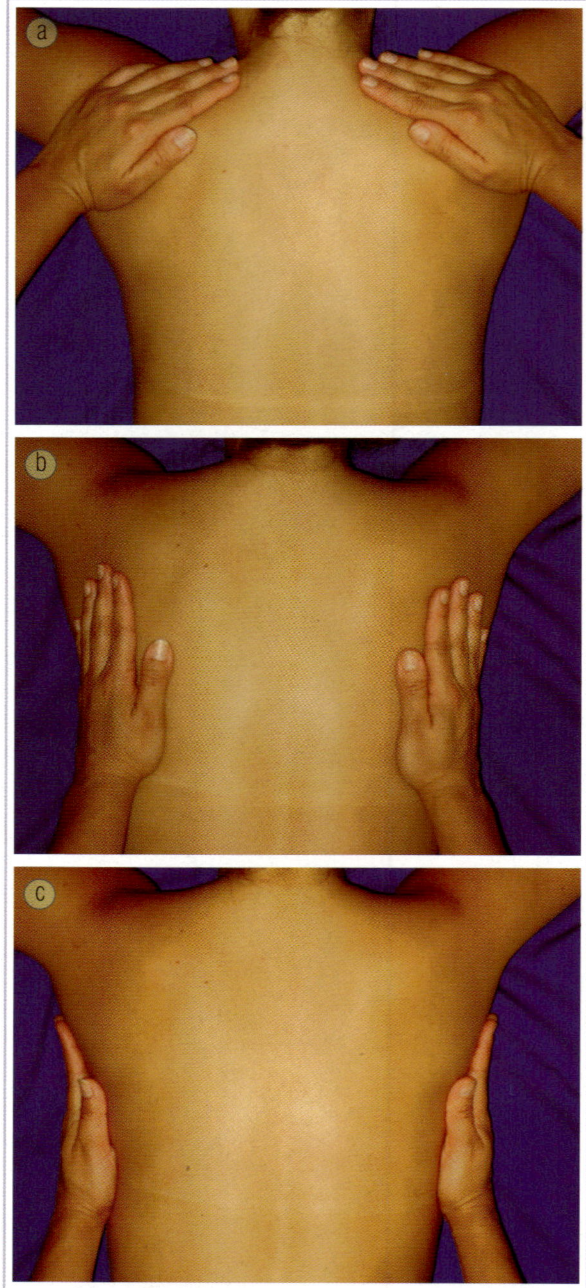

Figura 17.52 a-c Drenagem linfática da região dorsal: região do trapézio drenada em direção à face anterior do tronco (a); drenagem da região posterior do tronco em direção à região da cadeia ganglionar axilar (b-c).

Observações:

É importante lembrarmos que existe um deslocamento natural da pele durante as manobras de drenagem linfática. Esse deslocamento é importante para alcançar os efeitos sobre o sistema linfático, provocando a sua ativação e regenerando os vasos linfáticos. Também produz efeitos sobre os tecidos, melhorando o turgor na pele e combatendo a flacidez cutânea. Assim, o uso de óleos sobre a pele pode impedir que os movimentos da técnica de drenagem sejam realizados corretamente, pois facilitaria o deslizamento da mão sobre a pele. Em casos extremos em que haja um ressecamento que possa levar a fricções e lesões cutâneas, pode-se fazer uso de uma ou duas gotas de óleo para ocorrer uma lubrificação cutânea.[53]

Em período de calor, pode haver umidade na pele em razão da produção de suor. Nesses casos, há a necessidade do uso de talco para evitar que haja o deslizamento das mãos durante as mobilizações. [53] Entretanto, o uso desse talco na pele preocupa, pois poderia causar obstrução dos poros.

Um ambiente tranquilo favorece o relaxamento durante a DLM. É importante que o local tenha uma temperatura adequada, as luzes sejam fracas e o ruído seja mínimo.

A sessão de drenagem linfática tem um tempo relativamente prolongado. Assim, é importante que o profissional e o paciente estejam em posição confortável e com suas funções fisiológicas cumpridas, para que não haja interrupções da massagem.

A massagem de drenagem linfática é agradável e relaxante. Nunca deve provocar dor.

Importante salientar que, nesse capítulo, estão demonstrados alguns procedimentos de massagem de drenagem linfática manual, porém a realização da técnica, a pressão exercida, a sensação do toque durante a execução das manobras e as peculiaridades dos procedimentos só poderão ser conhecidas durante a realização prática das manobras sob orientação de profissional habilitado. A massagem de drenagem linfática manual requer conhecimentos específicos e responsabilidades pelo seu uso.

REFERÊNCIAS

1- Garrido, M.; Pinto-Ribeiro, A. *Linfangites e Erisipelas*. 2. ed. Rio de Janeiro: Revinter, 2000. p. 53-9.

2- Lopes, M. *Drenagem linfática manual e a estética*. Blumenau: Odorizzi, 2002. p. 22-5.

3- Jacquemay, D. *Drenagem-Vitalidade*. São Paulo: Manole, 2000. p. 23.

4- Guyton, A.; Hall, J. *Tratado de fisiologia médica*. 9. ed. Rio de Janeiro: Guanabara Koogan, 1996. p. 170-8; 751-60; 275-89; 781-96; 967-76.

5- Gardner, E.; Gray, D. J.; O'Rahilly, R. 4. ed. *Anatomia:* Estudo Regional do Corpo Humano. Rio de Janeiro: Guanabara Koogan,1988. p. 39-45.

6- Dangello, J. C.; Fattini, C. A. *Anatomia humana, sistêmica e segmentar para o estudante de medicina*. 2. ed. Belo Horizonte: Atheneu, 1986.

7- Villavicencio, J. L.; Hargens, A. R.; Pikoulics, E. Latest advances in edema. *Phlebolymphology*, p. 12:9-15, 1996.

8- Camargo, M.; Marx, A. *Reabilitação física no câncer de mama*. 2. ed. São Paulo: Roca, 2001.

9- Garrido, M. Sistema Linfático: Embriologia e Anatomia. In: Garrido, M.; Pinto-Ribeiro, A. *Linfangites e Erisipelas*. 2. ed. revisada, atualizada e ampliada. Rio de Janeiro: Revinter, 2000. p. 17-24.

10- Leduc, A.; Leduc, O. *Drenagem Linfática:* Teoria e Prática. 2ed. São Paulo: Manole, 2000. p. 3-15; 27-39.

11- Kasseroller, R. *Compendium of Dr. Vodder`s Manual Lymph Drainage*. Heidelberg: Haug, 1998. p. 15; 33-60.

12- Jacomo, A. L.; Andrade, M. F. Anatomia médico-cirúrgica do sistema linfático dos membros. In: Malffei, F. H.; Lastória, S.; Rollo, H. *Doenças Vasculares Periféricas*. 3. ed. Rio de Janeiro: Medsi, 2002. p. 170-8.

13- Casley-Smith, J. R. How the Linphatic Sistem Works. Lymphology. 1968. Apud: Garrido, M.; Pinto-Ribeiro, A. *Linfangites e Erisipelas*. 2. ed. Rio de Janeiro: Revinter, 2000. p. 22.

14- Picard, J. D. Étada actual de la recherché d`un système lymphatique dans nevraxe:

Premier essais de lymphographie cerebral. *Bull. et Mem. Acad. R. Med. Belg.*, n. 145, v. 10, p. 404, 1990.

15- VOGELFANG, D. *Linfologia Básica*. São Paulo: Ícone, 2003. p. 19-34.

16- JACOMO, A. L.; ANDRADE, M. F. Anatomia médico-cirúrgica do sistema linfático dos membros. In: MALFFEI, F. H.; LASTÓRIA, S.; ROLLO, H. *Doenças Vasculares Periféricas*. 3. ed. Rio de Janeiro: Medsi, 2002. p. 169.

17- FERRANDEZ, J. C.; THEYS, S.; BOUCHET, J. Y. *Réeducacion des edèmes des membre* inférieurs. Paris: Masson, 1999. p. 1-15; 20-2.

18- GODOY J. M. P.; GODOY, M. F. G. *Drenagem Linfática Manual*: Uma Nova Abordagem. São Paulo: Gráfica Riocor, 1999. p. 39-77.

19- DIO DIO, L. J. A. Tratado de anatomia humana sistêmica aplicada. São Paulo: Atheneu, 2002. p. 948. v.2. Apud: LOPES, M. L *Drenagem linfática manual e a estética*. Blumenau: Odorizzi, 2002. p. 27.

20- GRAY, H. *Anatomy of the Human Body*. Philadelphia: LEA e FEBIGER, 1918; Bartleby.com, 2000. Disponível em: <www.bartleby.com>. Acesso em 23 set. 2005.

21- LANZAVECCHIA, A. Mechanisms of antigen uptake for presentation. *Curr. Opin. Immunol.*, n. 8, p. 348-54, 1996.

22- ROBERT, C.; KUPPER, T. S. Inflammatory skin diseases,T cells and immune surveillance. *N. Eng. J. Med.*, n. 24, v. 341, p. 1817-28, dec./1999.

23- LOPES, M. L. *Drenagem linfática manual e a estética*. Blumenau: Odorizzi, 2002. p. 27.

24- LAUGHLIN, G. M. The relation of the lymphatics to infections and to malignancy. In: MILLARD, F. P. Apllied Anatomy of the Lymphatics. *The Journal Printing Company*, Kirksville, Missouri, 1922.

25- YOFFEY, J. M. Lymphatics, lymph and the lymphomyeloid complex. New York: Academic Press, 1970. Apud: MORTIMER, P.S. *The Pathophysiology of Lymphedema*. The American Cancer Society Lymphedema, 1998. p. 2798.

26- MORTIMER, P. S. *The Pathophysiology of Lymphedema*. The American Câncer Society Lymphedema, 1998. p. 2798-802.

27- WARWICK, R.; WILLIAMS, P. *Gray Anatomia*. 35. ed. Rio de Janeiro: Guanabara Koogan, 1979. p. 557-688.

28- ANDRADE, M. F. Linfedema: Epidemiologia, classificação e fisiopatologia. In: MALFFEI, F. H.; LASTÓRIA, S.; ROLLO, H. *Doenças Vasculares Periféricas*. 3. ed. Rio de Janeiro: Medsi, 2002. p. 1641-46.

29- BANCHEREAU, J.; STEINMAN, R. M. Dendritic cells and the control of immunity. *Nature*, n. 392, p. 245-52, 1998.

30- ROPPER, A. H.; GORSON, K. C. Neuropathies Associated with Paraproteinemia. *N. Engl. J. Med.* ,v. 338, n. 22, p. 1601-07, may./1998.

31- ALBANO, J. Recongnizing and Magaging Iatrogenic Chilothorax. *Am. J. Nurs.*, n. 96, v. 2, p. 16f-16h, feb./1996.

32- VEAL, J. The Pathological basis for swelling of the arm following radical amputation of the breast. *Sur. Gynecol. Obstet.,* n. 67, p. 752-60, 1938. Apud: MORTIMER, P. S. *The Pathophysiology of Lymphedema*. The American Câncer Society Lymphedema, 1998. p. 2798.

33- SVENSSON, W. E. et al. Colour dopler demonstrates venous flow abnormalities in breast cancer patientes with cronic arm swelling. *Eur. J. Cancer*, n. 30A, p. 657-60, 1994.

34- BATES, D. O.; LEVICK, J. R.; MORTIMER, P. S. Subcutaneous intersticial fluid pressure and arm volume in lymphedema. *Int. J. Microcirc.*, n. 11, p. 359-73, 1992.

35- STANLEY, F.; WAINAPEL, M.; FAST, A. *Alternative Medicine and Rehabilitation a Guide for Practioners*. New York: Devo, 2003.

36- WITTLINGER, G.; WITTLINGER, H. *Textbook of Dr. Vodder`s Manual Lymph Drainage*. Basic course. 1, 7. ed. Thieme, 1998. p. 29-40; 80-98, v. l.

37- LARSON, R. S.; SPRINGER, T. A. Structure and function of leukocyte integrins. *Immunol. Rev.,* v. 114, p. 181–217, apr. 1990.

38- HEMLER, M. E. VLA proteins in the integrin family: structure, functions and their role on leukocytes. *An. Rev. Immunol.*, n. 8, p. 365--400,1990.

39- MISLIN, H. *Vortrag bei der wissenschaftlichen Arbeitstagung der Ges. F. Man*. Hamburg: Limphdrainage nach Dr. Vodder, 1973.

40- HUTZSCHENREUTER, P.; BRUMMER, H. Die Wirkung der Lymphdrainage auf die Vasomotion. *Lymphol.*, 1988. Apud: WITTLINGER, G.; WITTLINGER, H. Textbook of Dr. Vodder`s Manual Lymph Drainage. Basic course. 7. ed. Thieme, 1998. p. 29-40; 80-98. v. 1.

41- KISSIN, M. W.; QUERCI DELLA ROVERE, G. et al. Risk of lymphedema following the treatment of breast cancer. *Br. J. Surg.*, n. 73, p. 580-4, 1986.

42- ROCKSON, S. G. Lymphedema. *Am. J. Med.*, n. 110, p. 288-95, 2001.

43- SIEMS, W. G. et al. Oxidative stress in chronic lymphoedema. *Q. J. Med.*, n. 95, p. 803-09, 2002.

44- SCHUNEMANN, H.; WILLICH, N. Lymphedema of the arm after treatment of cancer of the breast: A study of 5868 cases. *Dtsch. Med. Wschr.*, n. 122, p. 536-41, 1987.

45- Herpertz, U. Treatment of edema with special reference to lymph drainage therapy. *Z. Lymphol.*, n. 9, v. 2, p. 77-81; 104-5. dec. 1985.

46- BRENKE, R.; SIEMS, W. Adjuvant therapy in lymphedema. *Z. Lymphol.*, v. 20, n. 1, p. 31-5, jun. 1996.

47- FIASCHI, E. et al. Manual lymphatic drainage for chronic post-mastectomy lymphoedema treatment. *Panminerva Med.*, n. 40, v. 1, p. 48--50, mar. 1998.

48- SIMON, M. S.; CODY, R. L. Cellulitis after axillary lymph node dissection for carcinoma of the breast. *Am. J. Med.*, n. 93, p. 543-48, 1992.

49- SWARTZ, M. N. Cellulitis. *N. Engl. J. Med.*, v. 350, n. 9, p. 904-12, feb. 2004.

50- WOO, P. C. Y. et al. Cellulitis complicating lymphoedema. *Eur. J. Clin. Microbiol. Infect. Dis.*, n. 19, p. 294-97, 2000.

51- ASDONK, J. Physical lymph drainage and therapy of edema in chronic venous insufficiency. *Z. Lymphol.*, v. 2, n. 5, p. 107-11, dec. 1981.

52- PITTA, G. B. B.; CASTRO, A. A.; BURIHAN, E. *Angiologia e cirurgia vascular*: Guia ilustrado. Maceió: UNCISAL/ECMAL eLAVA, 2003. Disponível em: <http://www.lava.med.br/livro>.

53- KASSAROLER, R. G. The Vodder Schol: The Vodder Method. Apud: PETREK, J.; PRESSMAN, P.; SMITH, R. A. The American Cancer Society Lymphedema Results from a Workshop on Breast Cancer Tratment-Related Lymphedema and Lymphedema Resource Guide. *American Cancer Society Contents*, p. 83-12; 2840-41, dec. 15,1988. (suppl).

54- ASDONK, J. Effectiveness, Indications and Contraindications of Manual Lymphdrainage Therapy in Painful Edema. *Z. Lymphol.*, n.19, v. 1, p. 16-22. aug.1995.

55- STANLEY, F.; WAINAPEL, M.; FAST, A. *Alternative Medicine and rehabilitation a Guide for Practtioners*. New York: Devo, 2003.

56- FIELD, T. et al. Juvenile rheumatoid arthritis: Benefits from massage therapy. *J. Pediatr. Psychol.*, n. 22, p. 607-17, 1997.

57- ERNST, E. Massage therapy for low back pain: A systematic review. *J. Pain Symptom. Manage.*, 17: n. 1, p. 65-69, 1999.

58- HOEHLER, F .K.; TOBIS, J. S.; BUERGER; A. A. Spinal manipulation for low back pain. *JAMA*, n. 245, p. 1835-38, 1981.

59- SUNSHINE, W. et al. Massage therapy and transcutaneous electrical stimulation effects on fibromyalgia. *J. Clin. Rheumat.*, n. 2, p. 18-22,1997.

60- PUUSTJARVI, K.; AIRAKSINAN, O.; PONTINEN, P. J. The effects of massage in patients with chronic tension headache. *Acupunct. Electrother. Res.*, n. 15, p. 159-62, 1990.

61- NIXON, N. et al. Expanding the nursing repertory: The effects of massage in post--operative pain. *Austral. J. Advanced Nurs.*, n. 14, p. 21-26, 1977.

62- HAFNER, J. et al. (Eds). Management of Leg Ulcers. Curr. Probl. Dermatol., Basel (Karger), v. 27, p. 148-52, 1999.

63- FIELD, T. et al. Burn injuries benefit from massage therapy. *J. Burn. Care Rehabil.*, n. 19, p. 241-44, 1988.

64- PREISLER, V. K.; HAGEN, R.; HOPPE, F. Indications and risks of manual lymph drainage in head-neck tumors. *Laryngorhinootologie*, n. 77, v. 4, p. 207-12, apr. 1998.

65- SOLOMON, S. D. et al. Sudden death in patients with myocardial infarction and left ventricular dysfunction, heart failure, or both. *N. Engl. J. Med.*, n. 352, p. 2581-8, 2005.

66- PIÉRARD, L. A.; LANCELLOTTI, P. The Role of Ischemic Mitral Regurgitation in the Pathogenesis of Acute Pulmonary Edema. *N. Engl. J. Med.*, n. 351, p. 1627-34, oct. 2004.

67- VASAN, R. S.; BENJAMIN, E. J. Diastolic Heart Failure-No Time to Relax. *N. Engl. J. Med.*, n. 344, p. 56-9, jan. 2001.

68- GREEN, G. et al. The Washington Manual™ Manual de Terapêutica Clínica. 31. ed. Rio de Janeiro: Guanabara Koogan, 2004. p. 254-73.

69- MISLIN, H. Handbuch der Allgemeinen Patologie, 3, Band 6. Teil: Springr Verlag, 1972. Apud: PETREK, J.; PRESSMAN, P.; SMITH, R. A. The American Cancer Society Lymphedema Results from a Workshop on Breast Cancer Tratment-Related Lymphedema and Lymphedema Resource Guide. *American Cancer Society Contents.*, p. 83-12. p. 2840-41. dec. 1988, (suppl).

70- HARRIS, R.; PILLER, N. Three case studies indicating the effectiveness of manual lymph drainage on patients with primary and secondary lymphedema using objective measuring tools. *J. Bodyw. Mov. Ther.*, n. 7, v. 4, p. 213-21, 2003.

71- FLORENZANO, E. *Dicionário Ediouro*: Francês/Português-Português/Francês. 19. ed. Ediouro.

72- GODOY, J. M. P.; GODOY, M. F. G. Drenagem Linfática Manual: novo conceito. *J. Vasc. Br.*, v. 3, n. 1, p. 77-80, 2004.

73- MAYALL, A. C. D. G. et al. Drenagem linfática Manual. *Rev. Angiol. Cir. Vasc.*, n.3, p.122-24, set/out. 2004.

74- REISS, M.; REISS, G. Manual lymph drainage as therapy of edema in the head and neck area. *Schweiz. Rundsch. Med. Prax.*, n. 92, v. 7, p. 271-4, feb. 2003.

75- GIARDINI, D. II Drenaggio Linfático Manuale. Milano: BCM Editrice, 1988. p.147. Apud: LOPES, M. L. *Drenagem linfática manual e a estética*. Blumenau: Odorizzi, 2002. p. 52.

76- ESTOURIGE, S. H. et al. Lymphatic Drainage Patterns from the Breast. *Ann. Surg.*, n. 240, v. 3, p. 557. sep. 2004.

Capítulo 18

Terapêutica em Mastectomia

Inês Cristina Alves da Silva
Valéria de Moraes

Objetivos

O câncer de mama é uma das doenças responsáveis por um grande número de óbitos no Brasil e no mundo. Seu tratamento evoluiu muito nos últimos anos, proporcionando melhora da qualidade de vida e da sobrevida dos doentes. Existem, atualmente, algumas maneiras de intervir precocemente, detectando a doença na fase inicial e dando condições de um melhor prognóstico. A ideia de equipe multidisciplinar no tratamento do câncer de mama tem sido defendida largamente, e vários trabalhos mostraram que a intervenção fisioterapêutica produz resultados muito positivos na prevenção e no tratamento de complicações. Assim, este capítulo tem como objetivos:

- Revisar a anatomia mamária.
- Conhecer os tipos de câncer de mama.
- Conhecer os tratamentos disponíveis no câncer de mama.
- Identificar as principais complicações no tratamento do câncer mamário.
- Conhecer os procedimentos fisioterapêuticos empregados no tratamento das complicações da patologia.

No mundo, o câncer de mama apresenta-se como a segunda neoplasia maligna mais incidente e como a causa de morte mais relevante entre as mulheres. E, infelizmente, não existindo uma medida de prevenção primária, os estudos têm sido dirigidos para métodos de diagnósticos precoces, no sentido de melhorar a sobrevida das pacientes. Além disso, têm mostrado que o aumento da sobrevida de portadoras do tumor está ligado ao início do tratamento nos estágios iniciais.

Desde 550 d.C., o tratamento cirúrgico é aplicado para a remoção do tumor, porém apenas em 1894 William Halsted realizou a mastectomia radical clássica, conhecida atualmente como cirurgia Halsted.[1,2] Hoje, defende-se cada vez mais uma intervenção menos agressiva e que resulte em complicações menores.[3]

O tratamento do câncer de mama envolve uma equipe multidisciplinar. Nesta equipe, inclui-se a participação do fisioterapeuta, que constitui um componente essencial do cuidado total com a paciente, colabora na prevenção das complicações que porventura possam existir,[4] intervem precocemente na recuperação funcional da cintura escapular, interfere na prevenção da retração tecidual e aderências,[5] além de exercer papel fundamental na prevenção de sequelas originadas pela cirurgia.[4]

A intervenção da fisioterapia, do período pré-operatório até o pós-operatório tardio, tem auxiliado de forma significativa o retorno da paciente às suas atividades cotidianas, devolvendo-a ao convívio social com a melhor funcionalidade possível.

Este capítulo se faz necessário dentro do arsenal terapêutico da Fisioterapia dermato-funcional, em virtude de esta especialidade da fisioterapia apresentar grande preocupação com a saúde da mulher.

Faremos uma abordagem superficial da anatomia da mama e do sistema linfático, dos principais tipos de doenças cancerígenas que atingem a mama, dos tratamentos possíveis, das complicações mais comuns e dos tratamentos fisioterápicos.

ANATOMIA

Mamas

As mamas são órgãos fundamentais para a reprodução e preservação da espécie, e hoje a palavra seio contém o símbolo maior da feminilidade e sexualidade da mulher; por isso, qualquer distúrbio ou anormalidade relativos a elas exerce um grande impacto emocional e psíquico.[6]

Mamas são glândulas especializadas que têm como função primordial a produção de leite – essencial para a preservação da espécie humana.[6,7]

O desenvolvimento da mama inicia-se durante a fase embrionária, mas só é completado no final da puberdade. Compreende quatro estágios: embrionário, puberdade, adolescência e lactação. Nestas fases, diferentes hormônios provêem informações para os tecidos rudimentares.[7,8,9]

Durante o desenvolvimento embrionário, as glândulas mamárias pares desenvolvem-se ao longo de linhas simétricas chamadas linhas lácteas, que se estendem desde a futura axila até a futura região inguinal (Figura 18.1). Porém, no ser humano apenas um par de glândulas torna-se efetivo, estando localizada uma em cada hemitórax.[7,8,10] Dependendo da fase da vida e dos ciclos menstruais, as mamas podem sofrer várias modificações estruturais.[6,9] No indivíduo adulto, a mama é recoberta por um tecido fino, elástico, de tonalidade mais clara e com discretos pelos.[7,10] Observa-se também tecido muscular na aréola e na papila da mama.[10]

A mama está localizada na parte anterior do tórax e seu tamanho pode variar, dependendo da constituicão.[6,7] Situa-se ventralmente aos músculos peitoral maior, serrátil anterior e oblíquo externo, podendo estender-se da segunda à sexta costela e do esterno à linha axilar média.[10] Normalmente, as mamas mostram-se assimétricas, e a direita pode apresentar-se maior que a esquerda.[7,11] O quadrante superolateral da mama contém a maior porção de tecido glandular,[7,10] e é o local de maior incidência de tumores.[10]

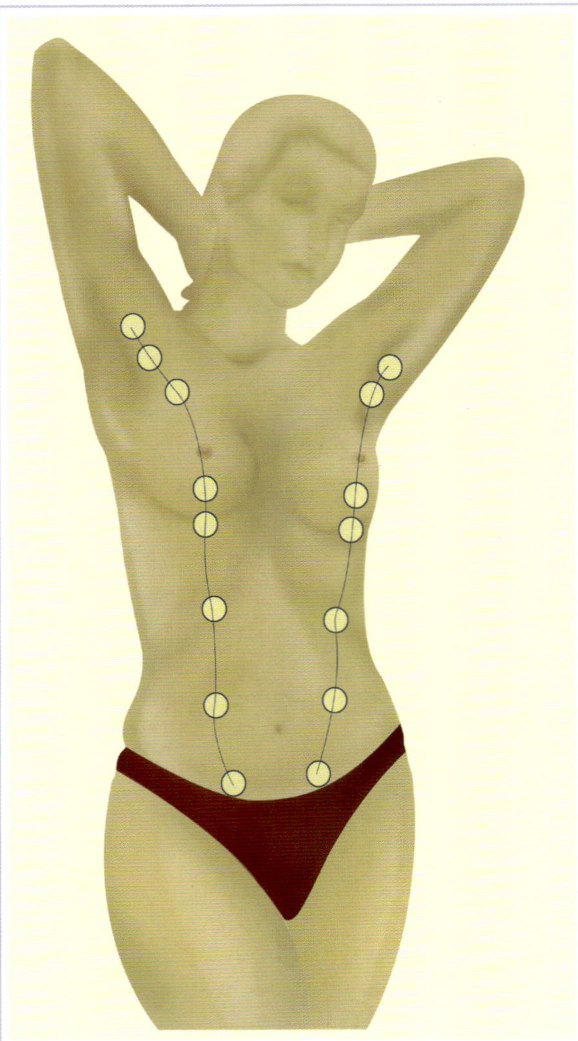

Figura 18.1 Linhas lácteas.

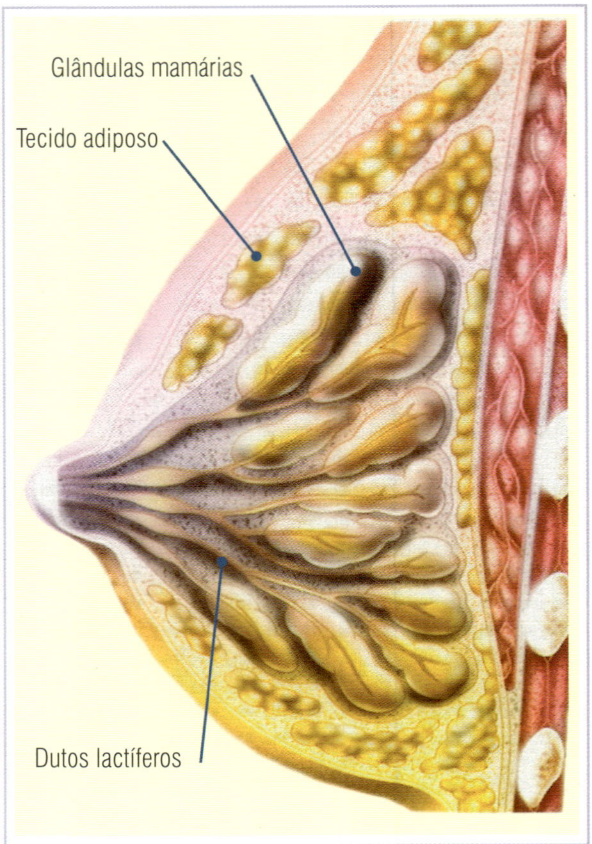

Figura 18.2 Aspecto anatômico da mama.

A mama possui divisões chamadas lobos. Esses lobos subdividem-se em muitos lóbulos e terminam em dezenas de pequenos bulbos produtores de leite. Entre os lóbulos e os bulbos, há dutos que interligam essas estruturas entre si e se ramificam até a aréola. A mama é composta também dos tecidos adiposo e conjuntivo, para a sustentação da glândula (Figura 18.2).[7]

Músculos

A mama está localizada sobre e ao redor de vários músculos que, em caso de mastectomia, são importantes para a avaliação de funcionalidade no pré-operatório (Figura 18.3). Durante o ato operatório, em virtude da sua localização anatômica, esses músculos podem ser lesionados, ocasionando alterações funcionais.[7,10] No pós-operatório, também é comum ocorrer contraturas musculares, seja por reação de proteção à dor, seja por causa de lesões que poderão levar a impotências funcionais e/ou deformidades.

Irrigação sanguínea

A metade interna da mama é irrigada pela artéria mamária interna, que é ramo da artéria torácica interna. A face profunda da mama é irrigada por ramos das artérias aorta e subclávia. A metade externa da mama está irrigada pela artéria mamária externa, além de oferecer suprimento para os gânglios linfáticos axilares. A irrigação da mama é feita basicamente por ramos das artérias torácica interna e torácica suprema (Figura 18.3).[10]

Circulação venosa

Segundo Camargo e Marx,[7] é importante o conhecimento do sistema de drenagem venosa da mama, já que ele está envolvido com processo de

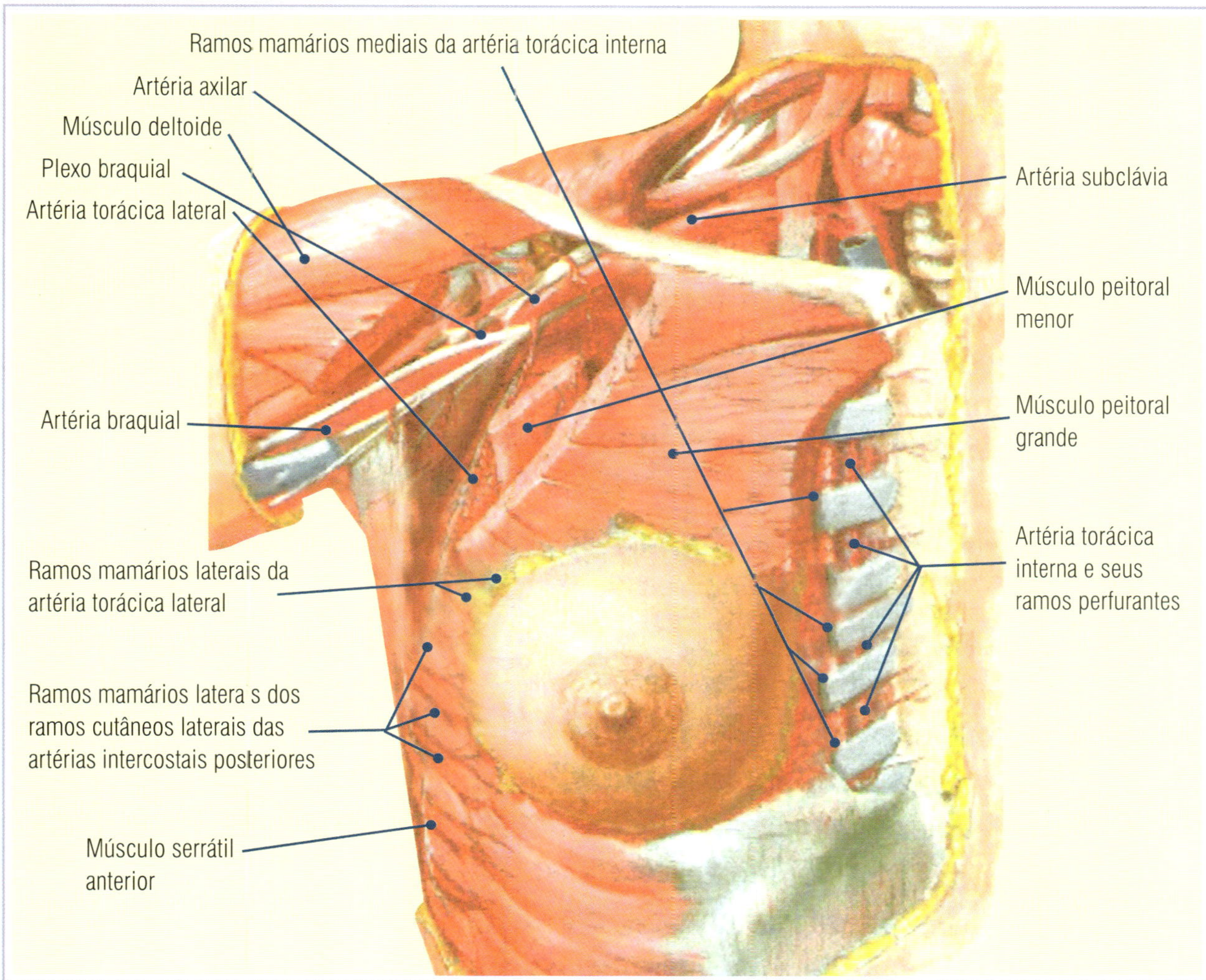

Figura 18.3 Aspecto anatômico arterial relacionado à mama.

veiculação de células neoplásicas e com a formação de metástases. No Quadro 18.1, podemos conferir a estrutura anatômica das veias.

NEOPLASIA MAMÁRIA

O câncer de mama tornou-se motivo crescente de preocupação, com uma tendência mundial de aumento da sua incidência.[12,13] Segundo Camargo e Marx,[7] o câncer hoje é responsável por 12% de mortes no mundo, com aproximadamente 6 milhões de pessoas atingidas, sendo a terceira principal causa de morte. No Brasil, cerca de 33 mil mulheres são atingidas anualmente por esta doença, que é a principal causa de morte entre elas.[14,15] Baracho[16] acrescentou que em nosso país, apesar de a doença apresentar bom prognóstico se diagnosticada e tratada precocemente, as estatísticas de mortalidade motivadas por esse tipo de tumor continuam elevadas, pois

Quadro 18.1 Veias da mama

Localização	Veias
Veias superficiais	Torácicas internas ou superficiais da parte inferior do pescoço
Veias profundas	Veias perfurantes tributárias da torácica interna, axilares e intercostais

ainda se tem o diagnóstico somente em estágios mais avançados.

Hoje, a doença também já atinge os homens, porém com um percentual ainda não significativo.

Dentre os fatores de risco para o desenvolvimento da patologia, destacam-se: sexo feminino, idade avançada, antecedentes familiares em primeiro e segundo graus de câncer de mama, predisposição hereditária, fatores hormonais que incluem menarca precoce, menopausa tardia, nuliparidade, primípara tardia, obesidade, uso de contraceptivo oral, reposição hormonal, fatores ambientais, dietéticos e exposição à radiação;[17,18,19,20] mulheres com mais de um parente com história de câncer, com parentes de primeiro grau com história de câncer bilateral ou com história de câncer ovariano também fazem parte do grupo de risco.[21,22] Sattin et al.[23] descreveram que o risco do aparecimento de câncer em mulheres com mais de um familiar que tiveram a doença é de 2,3; mulheres com familiares de segundo grau com história de câncer têm risco de 1,5; e mulheres cuja mãe e irmã têm a história da doença têm o risco aumentado para 14,48.[24]

Estudos realizados em Utah, nos Estados Unidos, demonstram a possibilidade de ocorrer câncer hereditário em parentescos de até terceiro grau. Mulheres com câncer de mama contralateral desenvolvido até três anos do diagnóstico inicial comumente poderão ter familiares com câncer. Mulheres que apresentam casos na família possivelmente carregam um componente genético e ambiental no desenvolvimento da neoplasia.[19]

As neoplasias podem ser consideradas doenças caracterizadas por instabilidade genética, e, ao contrário das síndromes genéticas, em que uma única mutação pode ser suficiente para a determinação de um fenótipo alterado, necessitam do acúmulo de vários danos ao genoma para seu desenvolvimento.[1] Cerca de 5% a 20% das mulheres com neoplasia de mama possuem história familiar, e um quarto herda anomalias cromossômicas autossômicas dominantes, principalmente mutações.[25,26]

Segundo Niedorf e Shannon,[21] apenas uma pequena parcela dos cânceres relatados pode ser considerada parte de uma síndrome de câncer hereditário. A maior parte resulta de defeitos na replicação do DNA, de seus mecanismos de controle ou da ação de agentes carcinógenos.

Dependendo do local onde a doença está instalada, recebe uma classificação. As doenças que se encontram na pele, nos tecidos de revestimento, nas mucosas e nas glândulas são conhecidas como carcinomas, que podem ser invasivos, como o carcinoma mamário, ou não invasivos. Existe ainda o diagnóstico laboratorial, no qual dois sistemas de classificação são conhecidos internacionalmente. Um deles foi criado pelo médico Pierre Denoix, denominado sistema TNM, e classifica a doença em três fases, sendo que T significa tumor; N, linfonodos axilares homolaterais à distância; e M, metástases à distância. O outro sistema, complementar a esse, identifica a doença por estágios, que variam de I a IV, crescentes de acordo com a gravidade da doença. Esta classificação mostra o comprometimento da área atingida, além de revelar o prognóstico da doença.[27,28] De acordo com estes estágios a atividade terapêutica tem o seu planejamento, pois esta determinação é que permite saber a extensão da área atingida e a gravidade da doença, além de se poder planejar o tratamento e o prognóstico adequados, que dependerão de fatores o como idade, localização e tamanho do tumor.[29]

Diagnóstico

O diagnóstico precoce do câncer de mama é um importante fator na escolha do tratamento adequado, na mortalidade e na expectativa de vida da paciente.[7,30,31] Mesmo detendo-se esse conhecimento, em alguns locais do país cerca de dois terços dos casos de cânceres da mama são diagnosticados nos estágios avançados da doença[32,33] e a principal causa deste quadro parece ser a desinformação sobre a doença, seu tratamento e controle.

No Brasil, apesar da doença apresentar bom prognóstico se diagnosticada e tratada precocemente, as estatísticas de mortalidade motivadas por esse tipo de tumor continuam elevadas, pois 60% dos tumores são diagnosticados em estágios III ou IV. As taxas de mortalidade entre as mulheres de 1979 a 2000 passaram de 5,77/100.000 a 9,74/100.000. Isso por causa do aumento de número de diagnósticos e também da melhoria da informação contida nos atestados de óbito (uma variação percentual de +80,3%). Em 2003, os números de óbitos e de novos casos foram, respectivamente, de 9.335 e 41.610, correspondendo a taxas brutas de mortalidade de 10,40/100.000 e de incidência de 46,35/100.000.[30,34]

Ainda não se dispõe de nenhum método para a prevenção primária do câncer de mama, somente sugere-se que atividades físicas, hábitos de vida saudáveis e dieta balanceada possam contribuir para redução do risco. Alguns autores descrevem que o diagnóstico da doença está fundamentado na avaliação clínica e no diagnóstico por imagem.[5,8,19,35] Portanto, a conscientização sobre a importância da realização do autoexame da mama constitui o principal fator no rastreamento da doença, seguido pelo exame clínico e pelo exame de mamografia.[4,36]

Por meio do autoexame da mama, a mulher tem a possibilidade de perceber alterações do tecido mamário. Entretanto, este procedimento não permite a detecção e/ou confirmação da neoplasia. Ele deve ser realizado uma vez ao mês, após o ciclo menstrual.

A Figura 18.4 mostra a prática da realização do autoexame das mamas, que poderá detectar alguma anormalidade na estrutura mamária, uma vez que o câncer de mama pode apresentar-se como um nódulo (ou massa indolor) e secreção, que podem ser detectados pela própria paciente. Baruffi[37] relatou que, apesar da glândula mamária ser um órgão de superfície, seu exame é de difícil realização, uma vez que as mamas sofrem modificações no parênquima em virtude de mudanças hormonais; a presença de tecido glandular e gordura também podem causar interpretações incorretas, uma vez que esses tecidos são confundidos com nódulos e vice-versa. Porém, o diagnóstico deve ser uma responsabilidade da equipe de saúde, pois muitas vezes o que se encontra durante a autoapalpação não é um tumor maligno.

Sinais do avanço da doença incluem a pele com aspecto de casca de laranja, descarga mamilar, avermelhamento da pele, ulceração, dor, fixação à parede do tórax e comprometimento dos gânglios da axila.[7,37,38] Camargo e Marx[7] descreveram que os achados mais comuns do exame físico das mulheres com câncer de mama são massas mamárias, que habitualmente são solitárias, unilaterais, sólidas, duras, irregulares, imóveis e indolores. A secreção mamilar espontânea pelo duto mamário é o segundo sinal mais comum, entretanto, está presente também em grande parte das patologias benignas da mama.

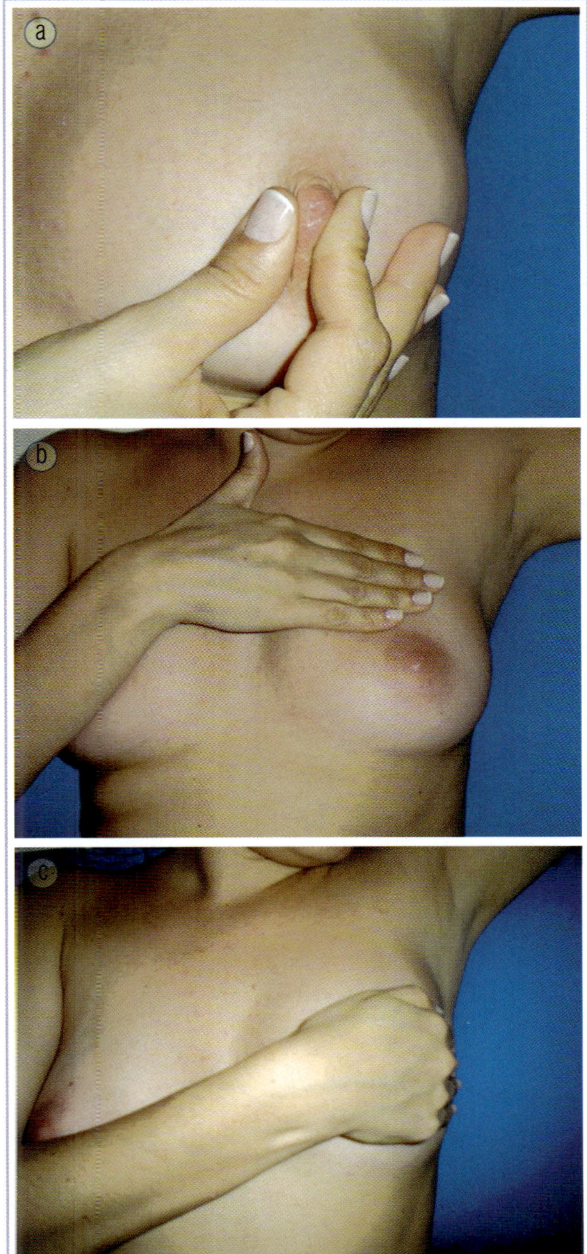

Figura 18.4 a-c Autoexame da mama: respectivamente, verificação de possível secreção, palpação ao redor da mama para verificação de nódulos e palpação da região da mama até a axila.

A Mamografia de Alta Resolução (MAR), a ultrassonografia, a biópsia aspirativa (PAAF - Punção Aspirativa por Agulhas Finas), a core biópsia e a biópsia incisional são exames complementares, que auxiliam o exame clínico (Figura 18.5).[7,39]

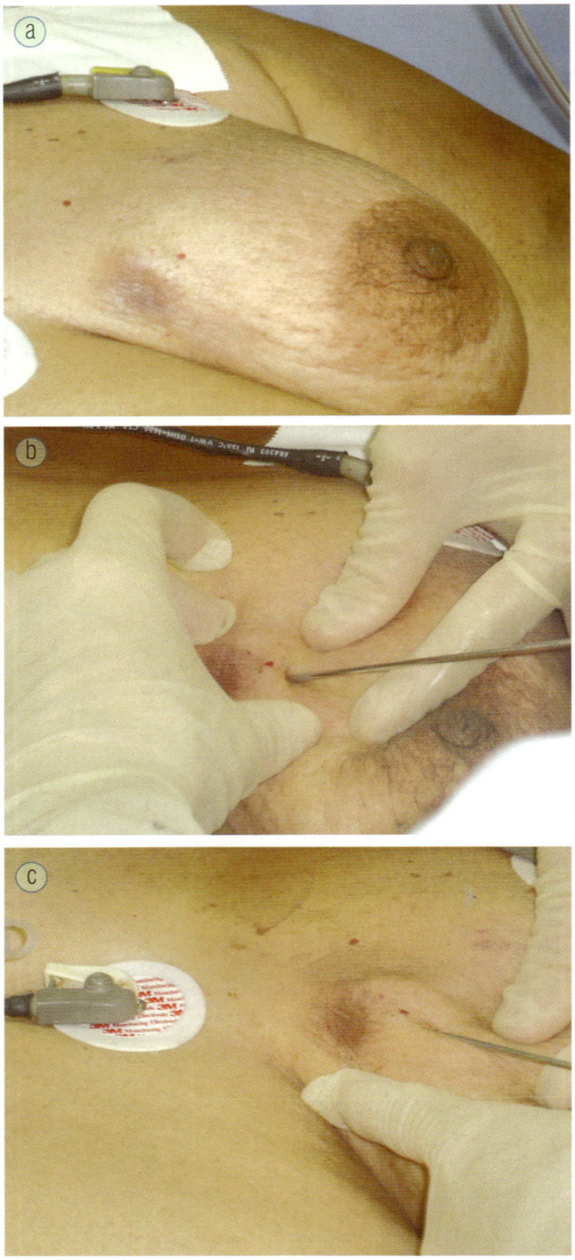

Figura 18.5 a-c Procedimento de biópsia realizado com o "core biópsia" para pesquisa histológica de material.

Tratamento conservador

Segundo o projeto de diretrizes da Sociedade Brasileira de Mastologia,[40] o tratamento para o câncer deve ser ministrado por uma equipe multidisciplinar. As modalidades terapêuticas são cirurgia e radioterapia para o tratamento loco-regional, e a quimioterapia e a hormonioterapia para o tratamento sistêmico.

Dentre as principais abordagens conservadoras para tratamento, podemos citar:

a) Hormonioterapia: seu uso é feito quando há determinação de fator imuno-histoquímico para os receptores estrogênicos.[41] É uma ferramenta útil no tratamento do câncer de mama.[31,33] Só deve ser usada em pacientes que apresentem receptores hormonais positivos (RP – receptor de progesterona e RE – receptor de estrogênio). Segundo Camargo e Marx,[7] é o tratamento de eleição na mulher menopausada. Os fármacos mais utilizados são o Letrozol, seguido do uso de Tamoxifeno, respeitando-se os riscos e as comorbidades.[42]

b) Quimioterapia: são utilizados fármacos orais ou injetáveis que causam danos às células tumorais. Veronesi[9] relatou que seu uso pode ser de três formas:
   - terapia principal: utilizada para tratar alguns tumores sólidos e neoplasias hematológicas;
   - terapia adjuvante: utilizada imediatamente após a cirurgia na intenção de destruir microtumores; ou
   - terapia neoadjuvante: quando o início acontece antes da cirurgia no intuito de diminuir o tumor para um melhor resultado cirúrgico.

Esta terapia pode provocar efeitos colaterais como anemia e tendência a sangramento, baixa imunidade, queda dos cabelos,[7] náuseas, vômitos e alterações da coloração da pele.

c) Radioterapia: assim como a quimioterapia, também interfere nas moléculas de DNA. Pode ser usada como tratamento conservador, pré-operatório e tratamento coadjuvante pós-cirurgia, podendo ou não estar associado à quimioterapia.[7] Pode provocar queimaduras teciduais, inflamação de mucosas, queda de cabelo nas áreas irradiadas e diminuição na contagem das células do sangue.

Como sua utilização é sempre controversa,[14] alguns itens passaram a ser observados como recomendação para seu início de tratamento:

- Tumores maiores ou iguais a 5 cm (somar com biópsia prévia).

- Pele comprometida.
- Tumoração grau III.
- Dessecação axilar inadequada (menos do que 10 linfonodos).
- Invasão extracapsular linfonodal (mesmo em um único linfonodo).
- Margem comprometida (menor que 1 cm).
- Quatro ou mais linfonodos comprometidos.

Observação: em geral, a quimioterapia é utilizada quando há possibilidade de disseminação do câncer e a radioterapia para complementação do tratamento localmente.

d) Uso de agentes biológicos: essa terapia utiliza anticorpos monoclonais contra o gen HER-2, quando esse se encontra positivo. O fármaco usado é o Herceptin com ou sem quimioterapia.[42]

Tratamento cirúrgico

A etapa mais contundente do tratamento para o câncer de mama é a cirurgia, ou seja, a retirada da mama comprometida ou apenas do tumor juntamente com os linfonodos da axila. As técnicas aplicadas irão depender de cada caso. Avaliando-se as características do tumor e o estágio da doença, as cirurgias podem ser conservadoras ou radicais (Figura 18.6).

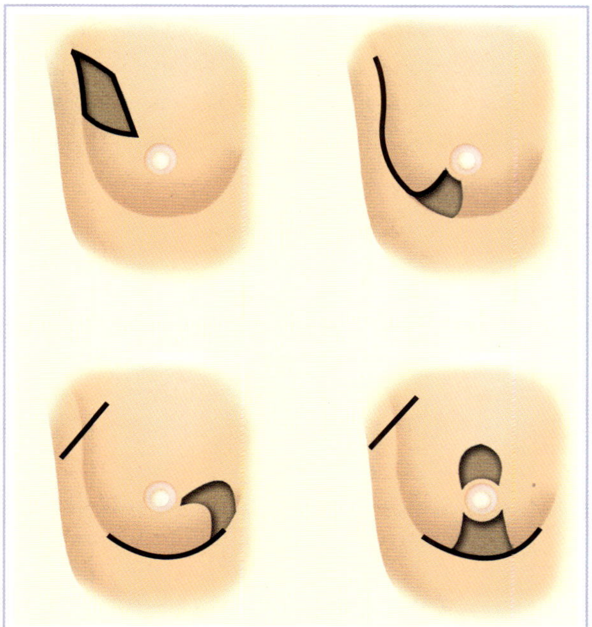

Figura 18.6 Incisões cirúrgicas conservadoras para exérese de tumor mamário.

As cirurgias conservadoras estão indicadas quando os tumores não ultrapassarem 3 cm. Dentre as cirurgias conservadoras, lista-se:

- Tumorectomia: realizada para tumores de até 1 cm de diâmetro que são removidos sem margens de tecido circunjacente, conservando-se a aponeurose subjacente do peitoral maior e associando-se à linfadenectomia axilar radical.[15,7,43]
- Quadrantectomia ou segmentectomia: é a retirada do quadrante envolvido e linfonodos axilares, onde a pele local também será removida. É uma técnica muito utilizada em nódulos pequenos, permitindo resultado cosmético satisfatório.[18,25] Pode ser realizada em pacientes que apresentem tumores com até 2 ou 3 cm se a mama for volumosa,[7] onde é realizado também o esvaziamento axilar radical e a radioterapia pós-operatória.[9]

Em tumores pequenos, descobertos precocemente, há a possibilidade de realizar a biópsia do linfonodo sentinela. Essa técnica determina se os linfonodos axilares estão acometidos pela doença e, com isso, o esvaziamento axilar só será realizado caso seja absolutamente necessário. A técnica é pouco invasiva e pode relatar o estado atual da axila. É realizado por meio de uma pequena cirurgia na axila, antecedida por uma injeção de contraste (radioisótopo) nas proximidades do tumor, que será absorvido pelo sistema linfático. Uma sonda detectora de radiação localizará o primeiro gânglio linfático que será retirado e submetido a testes específicos. Caso ele esteja livre de metástase, o esvaziamento da axila será adiado e a cirurgia de eleição é a quadrantectomia ou a ressecção ampla da mama, onde a peça será avaliada em laboratório para a confirmação das bordas livres da lesão (sem presença de células cancerígenas na peça retirada). Assim, a cirurgia apresenta uma margem grande de segurança.[9,44,45]

Nas cirurgias radicais, encontramos:

- Mastectomia radical clássica ou método de Halsted: retira-se o tecido mamário, os músculos peitorais maior e menor e linfadenectomia axilar (esvaziamento radical) (Figura 18.7).[7,9]

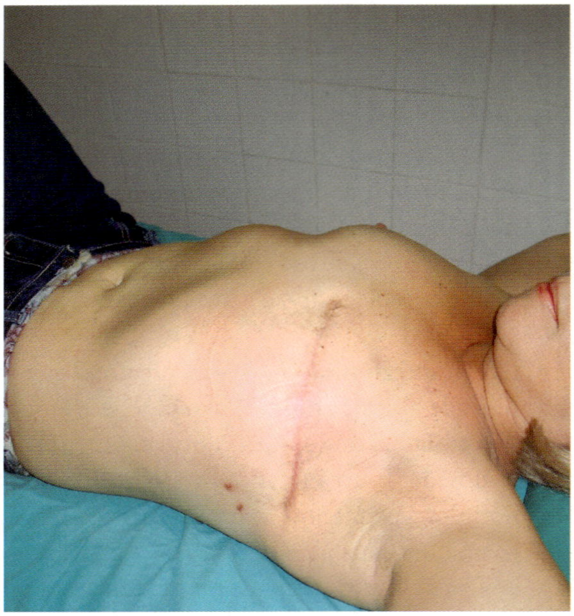

Figura 18.7 Cicatriz cirúrgica de mastectomia à Halsted.

- Mastectomia radical modificada Patey: é uma mastectomia total com remoção dos linfonodos axilares (esvaziamento radical), do pequeno peitoral e da aponeurose anterior e posterior do músculo grande peitoral. Indicada para pacientes com câncer reoperados da mama que tenham linfonodos amplamente comprometidos não fixados.[7,37,46]
- Mastectomia radical modificada Tipo Madden: ocorre a preservação dos músculos peitorais maior e menor.[7,16,15]
- Mastectomia subcutânea: retira-se a glândula mamária, com preservação dos músculos peitorais, do tecido cutâneo e da auréola. Neste tipo de abordagem, há possibilidade de realizar a reconstrução mamária no decorrer da cirurgia, poupando a paciente de outra abordagem cirúrgica e diminuindo custos. É realizada em pacientes que possuem neoplasia grau I ou II. As chances de complicações são semelhantes à reconstrução tardia.[9,47]
- Linfadenectomia axilar: a dessecação completa da axila é praticada em quase todas as cirurgias e envolve a remoção dos três níveis axilares (radical), porém, como complicações importantes, podem ocorrer seroma, hemorragia, linfedema, entre outras.[48] É de grande importância a realização da dessecação axilar, uma vez que demonstrará o comprometimento dos linfonodos e a possibilidade de metástases e também está intimamente relacionado ao tempo livre da doença.[16]

Profilaxia

A mastectomia profilática tem sido considerada a abordagem terapêutica para reduzir os riscos de câncer de mama.[49] Recomendam-se ainda mudanças no estilo de vida, com base em estudos pré-clínicos (pesquisa básica) e observacionais.[50] Em todos os casos cirúrgicos, a radioterapia e a quimioterapia podem estar associadas ao tratamento, tendo ou não início prévio.[7,9,15]

COMPLICAÇÕES PÓS-CIRÚRGICAS

Apesar da modificação da técnica cirúrgica, uma diferença estatística não significativa é observada nas complicações, seja na cirurgia de Halsted, Patey ou na quadrantectomia.[9,50]

Um outro dado relevante observado é que existe uma grande variedade de artigos sobre o linfedema como complicação da cirurgia do câncer de mama. Porém, em grande parte destes artigos, não é citado que o linfedema é, muitas vezes, precedido por alguma das complicações como veremos a seguir.

Complicações precoces

a) *Fibrose na cicatriz*, que pode estar agravada em decorrência da utilização de radioterapia. Segundo Veronesi,[9] corre uma aderência entre o tecido subcutâneo e a fáscia do grande peitoral. Apresenta maior incidência nas cirurgias de quadrantectomia externa. Camargo e Marx[7] relataram que se trata de uma sequela visível e palpável, muito incômoda e limitante. Constitui fator restritivo do movimento do membro homolateral à cirurgia, podendo levar a complicações pulmonares, disfunção postural e dor.

b) *Lesões nervosas,* gerando queixas de alterações de sensibilidade na região interna do braço e na axila como desestesia, anidrose e/ou dor e queimação na região da axila, tórax e parte mediana do braço. Essas alterações podem estar presentes em lesão do nervo intercostobraquial.[9] Na lesão do nervo cutâneo medial, também pode haver desestesia e parestesia no antebraço com término no punho. E em caso de lesão do Nervo de Bell ocorrerá a deformidade denominada "escápula alada".[7,16] A sintomatologia ocorre logo no pós-operatório em mulheres que tiveram a lesão nervosa. No prazo de 6 a 12 meses, poderá haver diminuição da sintomatologia, chegando essa até mesmo a desaparecer. Pessoas que participam de um programa de reabilitação fisioterapêutica podem apresentar resolução precoce. Porém, a sintomatologia pode tornar-se crônica em mulheres com quadro de ansiedade, depressão, história familiar de complicações pós-operatórias (serosidade, infecção, flebites, dores intensas etc.), podendo apresentar quadro de dor, incidência de edema, ocorrendo grande desconforto físico, psíquico e de relacionamento social.[3,51]

c) *Desvios de postura* podem ser observados nessas pacientes, podendo ser desencadeados por proteção álgica em razão de um quadro doloroso. Alguns autores colocaram[7,48] que as retrações da pele por causa da cicatriz fibrótica ou o estado psicológico da paciente também podem ser responsabilizados por essa mudança postural. Um outro fator relevante é o fato que as mamas agora estão com diferentes pesos e tamanhos, contribuindo para posturas viciosas.

d) A *disfunção no ombro* é uma complicação comum, porém podemos observar que pessoas que não tiveram atenção da fisioterapia pós-operatória sofreram restrições na amplitude de movimento. Alguns fatores podem agravar esta disfunção, como a radioterapia, que provoca fibrose subcutânea; o tipo de incisão cirúrgica, que pode resultar numa cicatriz tipo corda de arco e limita a mobilidade da axila; e a extensão da cirurgia e o tempo de imobilização.[16,7,15,52] Canto[53] realizou um estudo com o uso da biofotometria computadorizada, que consiste em um programa de computador que capta as imagens previamente estabelecidas. Neste estudo, pode ser constatado um percentual significativo de diminuição de amplitude articular no ombro contralateral à cirurgia.

e) A *infecção* pode ser causada por acúmulo de líquido, pela deiscência da ferida, pelos retalhos cutâneos finos e pela deficiência na drenagem linfática. Alguns autores[7,16,48] relataram que a infecção ocorre, na maior parte dos casos, por conta da idade avançada, do estado nutricional da mulher, pela depressão imunológica em que se encontra e também pode ser observada após irradiação e por contaminação dos drenos de sucção.

f) A *necrose cutânea* pode ser resultado de uma sutura tensa que concorre para diminuição da irrigação dos tecidos ou por falta de cuidados com a região da cirurgia e hospitalização prolongada. Segundo alguns autores,[7,48,52] acontece entre 0,3 e 3% dos casos.

g) O *seroma* ocorre entre 2 e 53,1% dos pós-cirúrgicos[48] e é identificado pela coleção de material líquido procedente dos vasos linfáticos e sanguíneos que são lesados durante o ato cirúrgico e que se acumulam no espaço morto, existente após a remoção dos linfonodos. Essa complicação acontece normalmente em consequência da idade avançada, do peso corporal elevado, da necrose cutânea, de transfusões sanguíneas, do curativo apertado, do edema e do posicionamento inadequado do membro, da técnica cirúrgica (quanto mais extensa, maior risco oferece), da irradiação e da mobilização exagerada precoce do membro operado.[7,16] O seroma poderia ser minimizado pela mobilização precoce alcançando ângulo de no máximo 90° para flexão e abdução enquanto a paciente estiver com pontos e drenos.[7]

h) *Escápula alada*: Segundo Veronesi,[9] aproximadamente 10% dos casos que se submeteram a esvaziamento axilar apresentam essa deformidade, que ocorre quando o nervo torácico longo (ou de Bell) é seccionado, provocando uma paralisia do serrátil anterior e, segundo Sensi et al.,[51] pode ser transitória ou não.

i) A *dor* foi descrita por Sensi et al.[51] como podendo ser em razão da palpação na região da bolsa subdeltoideana anterior, na articulação acromioclavicular, no ponto de inserção do supraespinhoso na tuberosidade menor do úmero e/ou na articulação esternoclavicular, sendo tipo pontada na margem medial e no ângulo inferior da escápula. Em cerca de 10% das mulheres, pode-se observar contratura do músculo romboide que estaria representada com uma postura antálgica às microlesões das articulações costotransversais, por causa do posicionamento das mesas cirúrgicas, ou ainda para uma compensação do músculo serrátil anterior.[54]

j) *Alterações circulatórias* podem ocorrer em razão da linfadenectomia axilar e também da radioterapia. Nelas estão incluídas não só os linfedemas, mas também tromboses venosas, flebites[7,51] e arteriopatias, podendo estar associada a uma síndrome do desfiladeiro toracobraquial.[7] Podemos também incluir a trombose linfática superficial (TLS), que pode ser vista e palpada como um vaso intumescido que provoca dor em repouso e impossibilita o movimento.

l) Em menor quantidade, podem ocorrer também alterações respiratórias, desconforto causado por dor, medo ou fibrose e/ou aderência cicatricial ou retrações musculares.[7]

m) O *linfedema,* que talvez seja a complicação mais frequente da cirurgia de mastectomia (Figura 18.8). É uma das maiores complicações que estão envolvidas no quadro sequelar da paciente mastectomizada. Motiva problemas psicológicos, principalmente no tocante à aceitação e ao relacionamento social e afetivo.[22,55,56] É importante não confundir linfedema com edema já que, por causa do trauma operatório e do tracionamento e corte dos tecidos, ocorre uma resposta inflamatória do organismo onde, além de edema, podemos visualizar dor, calor e rubor em pequena intensidade.[7] Porém, este edema não deve ser considerado uma complicação, e sim uma reação normal do organismo.

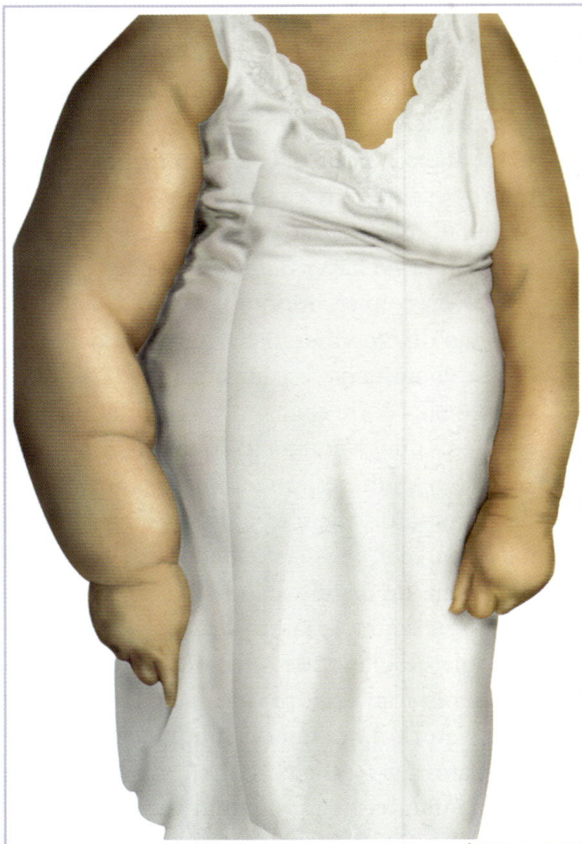

Figura 18.8 Aspecto do linfedema em membro superior direito em paciente mastectomizada.

Gardner et al.[10] relataram que quantidades anormais de líquido nos espaços intercelulares ou nas cavidades do organismo podem ser chamadas de edema. Podendo ser uma consequência de um aumento nas forças que tendem a mover os fluidos do compartimento intravascular ao intersticial.

Segundo Camargo e Marx,[7] só é chamado edema o líquido intersticial que possui proteínas em concentrações normais, pois o sistema linfático consegue carrear altas concentrações de proteínas.[7]

Linfedema, segundo MacDonald et al.,[57] caracteriza-se por uma coleção anormal de fluido como resultado de uma alteração anatômica do sistema linfático. Outros autores[7,22] caracterizam-no como uma tumefação de tecidos moles como resultado do acúmulo de fluido intersticial com alta concentração proteica, causado pela deficiência do fluxo linfático em combinação com um insuficiente domínio extralinfático das proteínas plasmáticas.

Dentre os fatores de risco para a instalação do linfedema estão idade avançada; complicações cicatriciais, como infecção; seroma; abscesso ou celulites; obesidade ou o sobrepeso.[22,58,59] Estes fatores são mais relevantes nas pacientes onde é realizada a linfadenectomia e em pacientes onde há necessidade do emprego da radioterapia na região axilar e fossa subclávia.[15,43] Estudos[13] sugeriram que o período de três meses pós-cirúrgico é a principal fase para o aparecimento do linfedema, mas segundo a maioria dos autores pode instalar-se tanto no pós-operatório como anos mais tarde.

Freitas[14] relatou que o linfedema causado em decorrência das cirurgias de mastectomia é uma das complicações de mais demorada resolução.

A caracterização do linfedema se dá quando na realização da cirtometria verifica-se a existência de diferença entre os membros. Não há concordância entre os autores em relação a partir de quantos centímetros pode ser considerado linfedema. Humble[60] estabeleceu que a diferença de 1 a 1,5 cm entre os membros já caracteriza linfedema e estabelece uma classificação em que: a diferença inferior a 3 cm é considerada linfedema leve; se estiver entre 3 cm e 5 cm é moderado; e nas diferenças superiores a 5 cm é denominado linfedema severo. Mamede[61] relatou que se considera edema significativo a partir de 3 cm. Já Haagensen[62] informou que a gravidade é variável e quando não exceder muito os 3 cm pode ser classificado como moderado.

Classificação dos linfedemas quanto à causa em:[7,28,57,63]

- Primários: são percebidos em uma fase muito recente da vida, podendo ser de origem congênita e estar presente desde o nascimento, ou surgirem precocemente em mulheres durante a puberdade, porém é raro.
- Secundários: podem ser inflamatórios (linfangite, flebite etc.) ou não inflamatórios (cirurgia, radioterapia).

Todas as causas que resultam de lesão dos vasos linfáticos são causas secundárias.[64]

O linfedema foi classificado em fases, segundo sua intensidade,[65] como veremos a seguir:

a) Fase I: é o linfedema reversível espontaneamente, ou seja, passageiro.
b) Fase II: não regride espontaneamente. São necessárias atitudes terapêuticas mais intensivas. Já possui fibrose do fluido intersticial em certos pontos da região afetada e aumento da consistência da pele. Ocorre alguma estase da linfa.
c) Fase III: em geral, apresenta-se com grande volume da região afetada, grau elevado de fibrose linfostática e grave estase linfática nos vasos e capilares. Podemos visualizar alterações dérmicas importantes, com aspecto ressecado e friável. Nesse estágio, a pele torna-se muito vulnerável a infecções como erisipela ou linfangites. Observa-se também alguma deformidade na área.
d) Fase IV: é a fase mais grave, comumente chamada de "elefantíase". É a total falência dos linfáticos. Ocorre por causa da insuficiência valvular que se traduz em grande estase e refluxo, acumulando uma grande quantidade de linfa e extravasamento para a pele.

Prudêncio[65] classificou o linfedema, segundo uma escala clínica, da seguinte forma:

1+: edema que é somente visível;

2+: uma depressão leve que é visível quando se pressiona a pele;

3+: um sinal digital e profundo que volta ao normal em 5 a 30 segundos; e

4+: a extremidade pode ser de 1,5 a 2 vezes o tamanho normal.

TRATAMENTO FISIOTERAPÊUTICO

O tratamento fisioterapêutico inicia-se no período pré-operatório, por meio de uma avaliação inicial, compreendendo a anamnese e o exame físico. Esse é o momento em que se estabelece a primeira relação entre terapeuta e paciente, e quando algumas dúvidas da paciente em relação à cirurgia e ao pós-operatório poderão ser esclarecidas.

Ferro et al.[66] descrevem que mesmo com o tratamento fisioterápico iniciado precocemente são observadas algumas restrições funcionais, porém, a resolução é mais rápida e facilmente resolvida. De acordo com Monteiro et al.,[36] a fisioterapia está presente dentro de um contexto multidisciplinar, minimizando ou prevenindo as sequelas com um importante papel no pré e no pós-operatório do câncer de mama.

Quanto à inclusão da fisioterapia no processo de reabilitação do pós-operatório deste procedimento cirúrgico, já existe um consenso, o qual, além de prevenir complicações e promover a recuperação funcional,[52] concorre também para a qualidade de vida da paciente.[67]

O que ainda se discute é o melhor momento para o início das atividades, a amplitude de movimento e a necessidade de supervisão para a realização dele.[7,52,68,69] O início muito precoce do tratamento fisioterápico pode aumentar o aparecimento de seromas, retardando a mobilização normal.[7] Porém, Kisner e Colby[52] informaram que nos pacientes que iniciaram a fisioterapia nos primeiros dias do pós-cirúrgico, notou-se resultados consideráveis, como diminuição do aparecimento de linfedema e disfunções do ombro; outros autores[5,7,53,66,67,70] relataram ainda que o início imediato do tratamento pode também incentivar a paciente a assumir precocemente a responsabilidade por suas atividades normais. Além do que, em estudos comparativos[14] não foram evidenciadas diferenças significativas entre o grupo que iniciou as atividades livres precocemente e o grupo que iniciou as atividades com restrições e acompanhamento.

É importante notar que não deveria existir um protocolo rígido de tratamento, visto que após a avaliação física uma conduta terapêutica específica será determinada. É sabido que algumas complicações comuns podem acontecer, porém, a cada avaliação será possível saber quais pontos devem ser ressaltados para que façam parte do contexto terapêutico adotado.

Avaliação pré-operatória

A avaliação realizada no pré-operatório deverá servir de parâmetro de tratamento para o pós-operatório.[15,71]

Devemos verificar os sinais vitais, como pressão arterial, temperatura, frequência respiratória e frequência cardíaca. Observar as funções musculares, verificando se há integridade muscular, se alguma função está comprometida e se a paciente é portadora de alguma lesão prévia que cause alteração, dor e movimentos involuntários. A força muscular pode ser estabelecida segundo o método determinado pelo *Medical Research Council*:[29]

Grau 0 – nenhuma contração;
Grau 1 – contração apenas perceptível;
Grau 2 – pouca força, suficiente apenas para mobilizar a articulação sem ação da gravidade;
Grau 3 – vence a força da gravidade;
Grau 4 – vence a ação da gravidade, além de alguma resistência; e
Grau 5 – força normal (vence grande resistência).

Na avaliação da *amplitude articular*, devemos verificar se a paciente encontra-se com arco completo de movimento, pois isso poderá influenciar na recuperação do membro operado. Podemos avaliar comparando-se o movimento com o lado sadio (Figura 18.10a) ou fazer uso de goniômetro para melhor acompanhamento do aumento de amplitude articular após o ato cirúrgico.

Devemos testar a *sensibilidade* antes da cirurgia para que tenhamos parâmetros de comparação em caso de lesão nervosa, usando, para isso, o teste de sensibilidade térmica e/ou dolorosa.

A *postura* deve ser avaliada no intuito de direcionar o tratamento cinesioterapêutico pré-operatório para minimizar possíveis sequelas que por ventura possam influenciar a recuperação pós-operatória.

Por meio da análise da *marcha*, podemos verificar qual o tipo característico, se há movimentos pendulares, posição espacial e incoordenação.[15]

Realizamos a *cirtometria*,[7,22,66,72] que é a medida circular do membro, com o objetivo de dimensionar o linfedema e ter parâmetros para o acompanhamento de sua resolução. Pode ser feita da seguinte forma: estabelece-se a prega do cotovelo como referência, com o auxílio de uma fita métrica mede-se 15 cm acima e abaixo da prega do cotovelo – no braço e antebraço – divididos em três marcações medindo 5 cm entre elas, conforme visto na Figura 18.9. É importante que as medidas sejam feitas pelo mesmo examinador e que sejam medidos os dois membros para que exista um padrão de comparação.

As avaliações no pré-operatório servirão como parâmetro dos objetivos pós-operatórios. Neste caso, a função respiratória deverá ser previamente avaliada para verificação do padrão

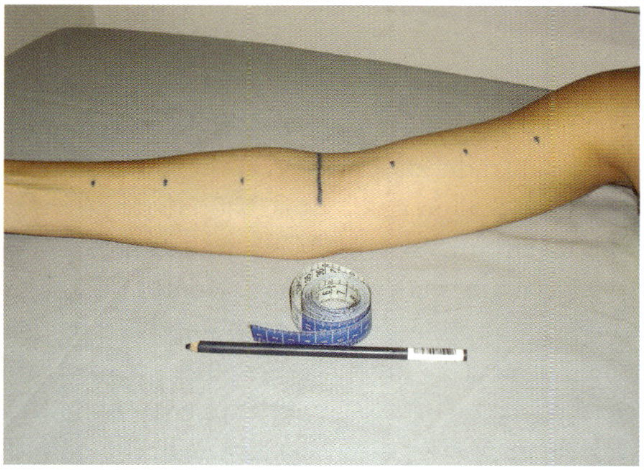

Figura 18.9 Cirtometria de membro superior. Note o material usado para o procedimento: fita métrica e lápis dermográfico.

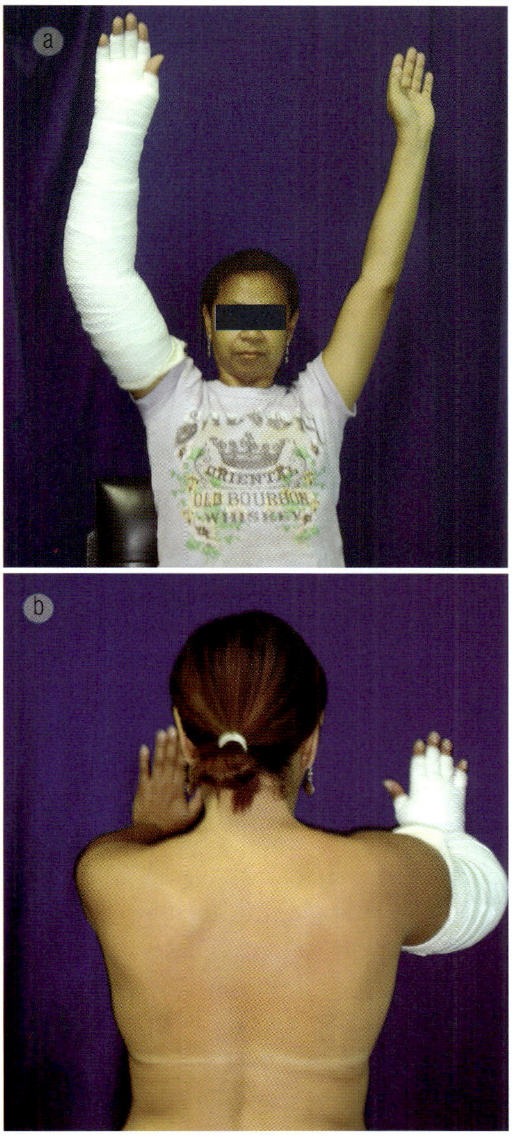

Figura 18.10 a-b Avaliação de amplitude articular (a) e do comprometimento da escápula (b).

ventilatório, que em razão do reflexo de proteção álgica e/ou limitação cicatricial, pode estar alterado. A ausculta pulmonar poderá mostrar possíveis alterações e/ou áreas com diminuição do murmúrio vesicular. Esses dados devem ser considerados na avaliação pós-operatória. A presença de deformidades observadas no pré-operatório não podem ser consideradas como sequela. O aspecto psicológico poderá interferir diretamente na reabilitação, devendo ser considerado o fato de que, após a cirurgia, a sensação de amputação ou perda da mama altera de forma significativa a imagem e o esquema corporal, ocasionando encurtamento muscular e possíveis alterações posturais, na tentativa de proteger a área operada. Deve ser considerada válida também a vontade de vencer a doença, inclusive na fase de reabilitação.[73]

Tratamento fisioterapêutico pós--operatório

Várias são as possibilidades de tratamento no pós-operatório de mastectomia. Porém, hoje, a fisioterapia tem se preocupado não apenas em tratar as complicações instaladas após a cirurgia, mas também em prevenir seu aparecimento.[56]

Segundo Ficher et al.,[74] os objetivos de tratamento devem se concentrar nos seguintes pontos:

- Evitar ou tratar contraturas musculares.
- Prevenir ou minimizar linfedema.
- Prevenir complicações circulatórias e respiratórias.
- Evitar aderências cicatriciais.
- Evitar e/ou tratar desvios posturais.
- Colaborar para o alívio da dor.
- Prevenir a incapacidade e a limitação de movimento do membro homolateral à cirurgia.
- Orientar a paciente para cuidados com o membro homolateral à cirurgia.

A anamnese durante a internação deverá conter, além dos dados pessoais: data e tipo da cirurgia; informações sobre presença de curativos compressivos ou de drenos e qual o tempo de permanência deles; se há aderências na cicatriz; seroma; deiscência; infecções ou inflamações; se a amplitude articular está satisfatória ou não no membro homolateral à cirurgia; dor e o tempo que ficou imobilizado; também é importante realizar a perimetria para o acompanhamento do possível desenvolvimento do linfedema; avaliação da temperatura; anotar a presença de lesões nesse membro e qual aspecto ele apresenta,[75] para então realizar comparações com os dados contidos na avaliação do pré-operatório.

Atitude anteriormente adotada no pós-operatório era a imobilização total do membro homolateral à cirurgia, para que a cicatrização pudesse acontecer e ao mesmo tempo evitar a presença de linfoceles e seromas.[76] Porém, esta atitude provoca grandes retrações da cicatriz, diminuindo a amplitude articular. A mobilização pode ser iniciada precocemente, desde que seja observado o grau de amplitude articular que, até a retirada dos drenos, não deve ultrapassar os 90° para flexão e abdução lateral, enquanto ainda estiverem presentes os pontos cirúrgicos e os drenos aspirativos. Caso a manutenção da amplitude não seja observada, poderão ocorrer seromas, linforreia ou mesmo linfedema.[7] Entretanto, Ferro et al.[66] demonstraram que não há diferença significativa quanto à presença destas complicações em pacientes que executaram movimentos com restrição a 90° e pacientes que realizaram movimentos livres.

A atenção fisioterapêutica deve ter início no primeiro dia de pós-operatório (PO), ou seja, no dia em que a paciente submeteu-se à cirurgia. O posicionamento adequado do membro superior homolateral à cirurgia deve ser feito colocando-o ao longo do corpo com uma leve abdução e uma elevação de 20 cm sobre o nível cardíaco. A elevação do membro superior acima da cabeça é contraindicado, visto que pode ocorrer a compressão da veia subclávia nesta manobra de hiperabdução, dificultando o retorno venoso.[14] Neste dia, a paciente ainda deverá estar sob efeito anestésico e possivelmente não apresentará quadro álgico, facilitando o posicionamento adequado.

Ainda nesse mesmo dia, pode ser incentivada a mudança de decúbito, por favorecer a ventilação pulmonar, evitando complicações respiratórias.

No segundo dia de PO, a paciente deve ser estimulada a sentar-se no leito e a realizar exercícios que previnam a trombose venosa profunda (TVP). Caso não haja restrições anestésicas, deve ser orientada à deambulação. A contração isométrica não deve ser realizada, pois favorece o aumento do fluxo sanguíneo local, podendo contribuir com o seroma.[77]

A dor pode estar presente e se apresentar em virtude de três fatores: resultado da tensão do tecido suturado, da proteção muscular reflexa na região cervical ou ainda da sensibilidade dos músculos da cintura escapular (levantador da escápula, redondo maior e menor).[52] Esse quadro poderá incentivar a imobilidade e contribuir para a instalação de diversas complicações, como a má postura, restrição articular no membro superior e também o linfedema. O uso do TENS está indicado quando qualquer mobilização provocar um quadro álgico, podendo ser usada na frequência de 100 Hz e 150 Hz em baixa intensidade (modo convencional).[29]

Um aspecto que deve ser observado quanto à limitação de movimento é a presença do dreno de sucção. As pacientes, em sua grande maioria, têm receio de executar os movimentos que são solicitados, pois correm o risco de retirarem o dreno aspirativo de posição.[7]

O início da drenagem linfática manual (DLM) deverá ocorrer no segundo dia após a cirurgia, visando a melhora da reabsorção de linfa, drenada pelos vasos linfáticos, diminuindo com isso sua quantidade na área tratada.[7]

Quando a cirurgia exige a manipulação da axila, são observadas como complicações alterações motoras e sensitivas no membro homolateral, sendo relatado em quase 65% das mulheres submetidas a este procedimento.[18,69] Estudos mostraram que metade das mulheres que se submeteram à linfadenectomia na cirurgia de mastectomia, ou quadrantectomia por câncer mamário, referiu limitação de um dos movimentos do ombro[69], e que 24% das mulheres que sofreram axilectomia completa descreveram limitação de movimento.[40] Rietman et al.[78] relataram que, após cirurgia por câncer da mama, as mulheres apresentam dificuldade em realizar suas atividades cotidianas.

A imobilidade do membro homolateral ocorre de maneira inconsciente por causa do mecanismo reflexo de proteção álgica. Para que isso seja evitado, a mobilização do membro deve ser iniciada já no segundo dia após a cirurgia.

A realização de estímulos inspiratórios tem a sua importância, pois, além de mobilizar a caixa torácica prevenindo problemas respiratórios, a musculatura inspiratória também está sendo mobilizada e fortalecida.

Exercícios de conscientização corporal são importantes, visto que durante este período ocorre todo um processo de identificação e aceitação deste momento de modificações corporais e psicológicas, além de surgirem expectativas de aceitação com o outro.[61] Porém, em virtude disso o trabalho com a imagem corporal tem seu momento certo para ser iniciado, devendo aguardar até que a paciente manifeste seu desejo.

A movimentação ativa pode iniciar-se com o movimento da escápula, ensinando a paciente a encostar a escápula no leito, realizando assim o movimento de retropulsão do ombro, fazendo que a paciente seja capaz de perceber se há alguma diferença no posicionamento das escápulas no leito.

Com a paciente sentada, a mobilização do membro superior acometido pode ser iniciada pelas articulações distais como as falanges, o punho e o cotovelo que, embora normalmente não apresentem restrição alguma de movimento, têm por finalidade um contato inicial estabelecendo-se vínculo entre terapeuta e paciente.

Ao mobilizar a articulação do cotovelo, o movimento de rotação medial e lateral do úmero com o cotovelo em flexão, pode ser realizado com a estabilização do ombro.[7] Este movimento também pode ser realizado ainda com a paciente deitada para que não haja compensação.

Movimentos de flexão, extensão e abdução do ombro devem ser realizados não ultrapassando 30° enquanto a paciente estiver com pontos cirúrgicos e drenos. Entretanto, após a remoção desses, que normalmente não ultrapassam 15 dias, os movimentos podem chegar a 90° de flexão. A limitação da amplitude de movimento visa à prevenção de linfóceles, seromas ou linfedemas que, segundo estudos, são passíveis de ocorrer quando realizados exercícios livres sem limitação durante esta fase.[10,43,56]

Movimentos de inclinação lateral, rotação, flexão e extensão da coluna cervical e elevação e depressão do ombro também devem ser incluídos. Estes movimentos deverão ser feitos durante a fase de internação e também após a alta da paciente, lembrando que devem ser aumentados progressivamente. Para que haja maior compreensão do exercício e para que não sejam esquecidos, alguns serviços utilizam-se de desenhos explicativos, onde são mostrados como é o movimento e quantas vezes deve ser realizado.[79]

Tratamento fisioterápico ambulatorial

Também devemos preceder uma avaliação (Figura 18.10 e 18.11) antes do início da fase ambulatorial, e essa deve conter dados como: tempo de pós-operatório, tempo de permanência dos drenos aspirativos, intercorrências no pós-operatório, cirtometria dos membros superiores e outros.

Os exercícios de amplitude de movimento (Figura 18.12 e 18.13) têm vários benefícios como manutenção da mobilidade e nutrição articular, prevenção de aderências teciduais e contraturas.[80,81] Podem ser usados como auxílio da circulação sanguínea, inibição da dor por meio da estimulação dos mecanorreceptores articulares,[29,82] além de promover a remodelagem de ligamentos e de cápsula. Por aumentarem a circulação sanguínea, podem contribuir para a prevenção da

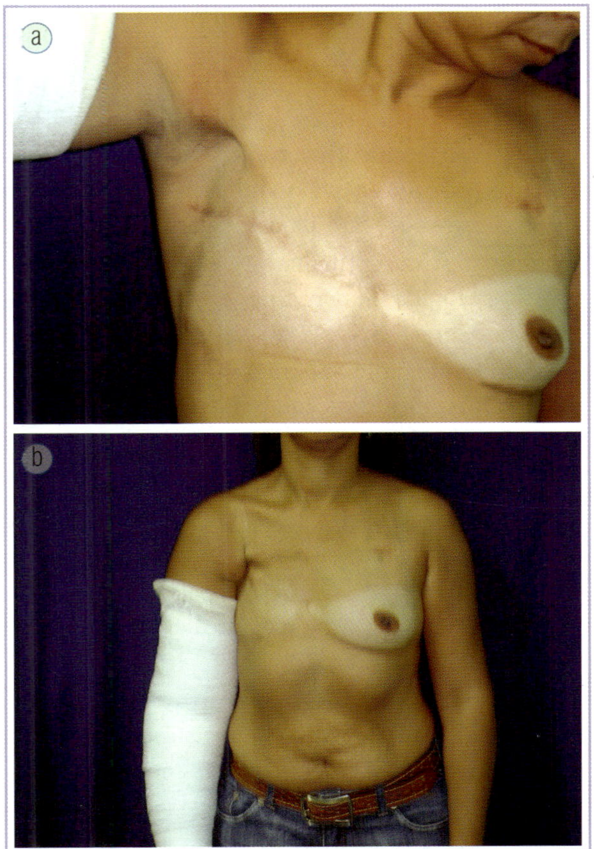

Figura 18.11 a-b Inspeção do aspecto cicatricial.

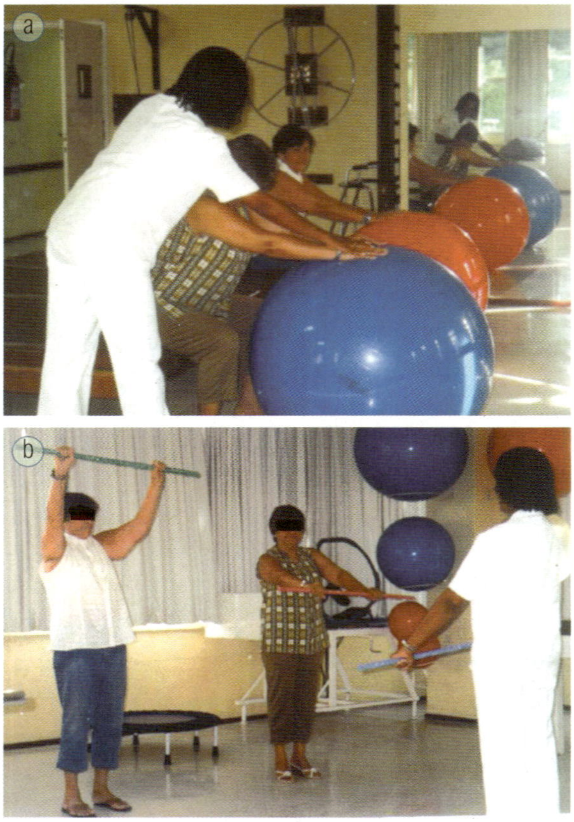

Figura 18.12 a-b Exercícios para trabalho da amplitude articular do ombro.

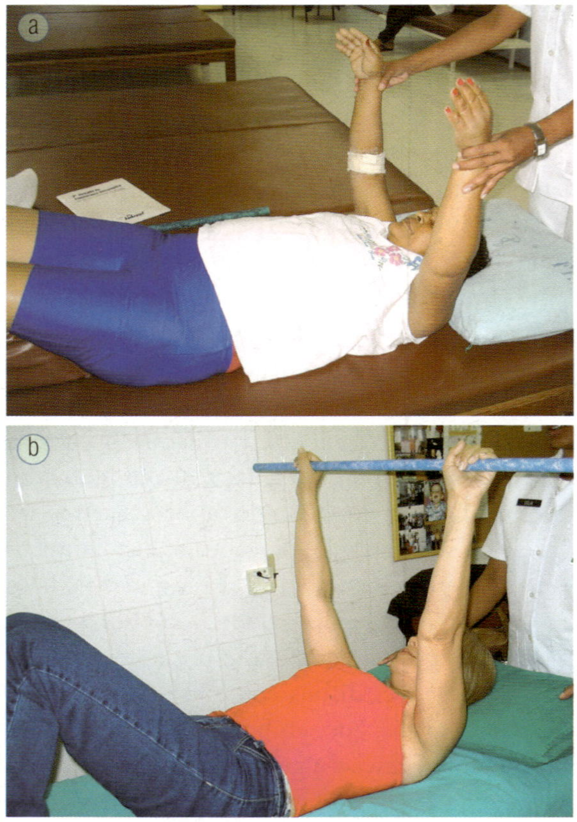

Figura 18.13 a-b Exercícios para trabalho da amplitude articular do ombro.

formação de trombos sanguíneos, aumentar a estimulação proprioceptiva, manter a contratilidade e diminuir a progressão da atrofia muscular. Ainda como benefícios, contribuem para melhora do estado psicológico e emocional e trazem benefícios contra a depressão.[82]

É importante salientar que a paciente que irá se submeter à radioterapia deverá ter sua amplitude de movimento totalmente recuperada antes de iniciá-la, caso contrário poderá não mais recuperá-la, provavelmente por causa da irritação da pele causada pela radioterapia.[7]

Vários são os fatores que podem corroborar para a diminuição de força muscular e perda de amplitude de movimento após a cirurgia de mastectomia. Canto[53] relatou que entre as consequências que o linfedema de membro superior traz estão a diminuição da amplitude de movimento das articulações envolvidas, queixas de tensão muscular, aumento de peso do membro, dor, assimetria postural em linfedemas crônicos, além de problemas de origem psicológica, emocional e social.

Em decorrência da limitação da mobilidade, Sasaki e Lamari[39] informaram que o ombro é a articulação comumente mais afetada no membro superior homolateral à cirurgia.

Dentre as complicações resultantes da cirurgia, a lesão parcial ou total do nervo torácico longo pode ocasionar debilidade do músculo serrátil anterior, o que vai provocar alteração na estabilização e na rotação da escápula para cima, conhecida por escápula alada, e que por sua vez resulta em diminuição da abdução ativa do membro superior envolvido.[83] Para este tipo de sequela, podemos utilizar a eletroestimulação neuromuscular com o objetivo de condicionar o músculo serrátil anterior. Na Figura 18.14, verificamos a colocação dos eletrodos nos pontos motores deste músculo. Torresan et al.[84] demonstraram que a preservação deste nervo foi factível em todos os casos, levando, com isso, à diminuição significativa das alterações da sensibilidade dolorosa no braço, sem interferir no tempo cirúrgico e no número de linfonodos dissecados. Schijven et al.,[24] entretanto, relatam que a preservação do nervo, embora diminua significativamente a morbidade sensitiva, pouco interfere com a função do ombro.

Avaliando a diminuição da amplitude articular do ombro, Haid et al.[85] relataram que a amplitude de movimento foi maior em mulheres que apenas submeteram-se à biópsia do linfonodo sentinela.

Espasmos e contrações musculares podem ocorrer como resultado de defesa muscular, originando dor em região cervical, dorsal e ombro. Segundo Rao e Cohen,[64] a dor está presente em 80% dos casos de câncer em pacientes idosas e a fadiga está presente em 50% a 70% destas pacientes.

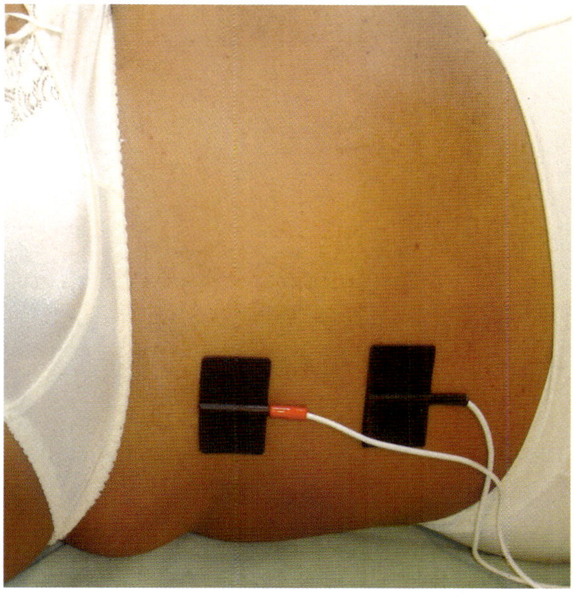

Figura 18.14 Posicionamento dos eletrodos para a eletroestimulação do músculo serrátil anterior.

Tratamento do linfedema

O sistema linfático representa uma via pela qual proteínas, grandes partículas de matéria e os líquidos conseguem fluir dos espaços intersticiais para o sistema circulatório.[7,86] É composto por capilares, vasos, linfonodos e troncos linfáticos. Em seus capilares, há presença de filamentos de ancoragem que prendem as células endoteliais do capilar ao tecido conjuntivo circundante.[18] Suas células são superpostas formando minúsculas válvulas que facilitam a entrada do líquido intersticial porém não permitem a saída da linfa. Uma obstrução ou dificuldade no transporte dessa linfa torna essas válvulas incapazes de absorverem o líquido intersticial, provocando uma estagnação e consequente linfedema.[7,45,86,87]

Uma maior abordagem do sistema linfático poderá ser lida no capítulo sobre drenagem linfática nesta obra.

Camargo e Marx[7] relataram que o ideal seria que o linfedema pudesse ser prevenido em vez de tratado. E essa prevenção começa durante o ato cirúrgico, ao realizar a hemostasia e no planejamento da cirurgia, pois quanto maior a cirurgia, maior o risco de desenvolver seromas, linforreia, linfoceles e linfedema no membro superior. Kässer et al.[46] citaram que anteriormente o linfedema era tratado apenas com medicamentos, dietas e cirurgia, e que nem sempre oferecia bom resultado.

A terapia física complexa (TFC) é aceita hoje pela comunidade internacional como um tratamento eficaz para tratar o linfedema de membros, caso a paciente não possua complicações como linfangite ou fibrose.[55] Em casos de insuficiência cardíaca congestiva, trombose venosa profunda, infecção ou inflamação aguda no membro afetado e doença maligna ativa está contraindicado o uso da TFC, assim como massagens em tecidos tratados pela radioterapia.[88]

A TFC se baseia em quatro procedimentos básicos, que são o cuidado com a pele, a drenagem linfática manual (DLM), a compressão do membro e os exercícios miolinfocinéticos.[28,77] Esta técnica compreende duas fases. A primeira fase é a descongestiva, onde ocorre grande redução do edema. E a segunda fase é a de manutenção, quando ocorre a estabilidade volumétrica e se objetiva a minimização das alterações teciduais em longo prazo.[28]

Durante as duas fases, utilizam-se todos os procedimentos acima citados. Na primeira fase, a frequência do tratamento é maior e requer um maior envolvimento do paciente, até que o edema se estabilize. Na fase de manutenção, a frequência ao tratamento é progressivamente reduzida, mantendo-se os mesmos procedimentos da TFC.

O cuidado com a pele é abordado por alguns autores[7,28,65,89] que o relataram como um dos pontos básicos no tratamento dos linfedemas, já que a macrobiota residente na pele pode ser responsável por aparecimento de lesões verrucosas e papilíferas. O surgimento de lesões interdigitais também podem ser responsáveis pela quebra da barreira cutânea.

Para a Organização Mundial da Saúde, a maneira mais eficaz e de baixo custo para essa prevenção é a lavagem sistemática do membro afetado com água e sabão, que fará a remoção mecânica da flora, prevenindo complicações infecciosas nesses pacientes.[28] Existe ainda a necessidade da hidratação do membro homolateral à cirurgia e da região mamária operada, com uso de creme de pH neutro, e quando for observada qualquer alteração na pele; é importante a avaliação médica antes de iniciar qualquer procedimento.[7]

Além disso, é necessário a monitorização constante da pele para verificar a existência de lesões cutâneas, principalmente, se em uso de terapia compressiva com a utilização de faixas inelásticas.[98]

DRENAGEM LINFÁTICA MANUAL

Baseia-se nos estudos de Winiwarter, que a idealizou no século XIX.[28,77] Porém foi Vodder que, em 1930, colocou a drenagem linfática manual (DLM) em evidência.[7,15] Em 1970, Földi deu uma abordagem científica à técnica que então passou a fazer parte do arsenal terapêutico para o tratamento do linfedema.[28]

Segundo Leduc e Leduc,[86] a drenagem linfática fisiológica tem por função a evacuação de dejetos e transporte de nutrientes através dos vasos linfáticos. O sistema linfático associado ao sistema venoso regula o conteúdo hídrico do corpo. Caso haja a invalidação de uma dessas funções, poderá ser desencadeado o surgimento do edema.

Os autores relataram ainda que a DLM tem como objetivo melhorar a absorção e o transporte de líquidos intersticiais de uma área em congestão para as áreas onde os linfáticos apresentam melhores condições pelas anastomoses linfáticas ou vias de substituição.

Essa terapia torna-se contraindicada quando ocorrer processos inflamatórios agudos, em casos de edema cardíaco ou renal, que aumentem a demanda ao coração, e em casos de infecções por disseminar os germes ou quando a paciente estiver fazendo uso de antibióticos.[7,86]

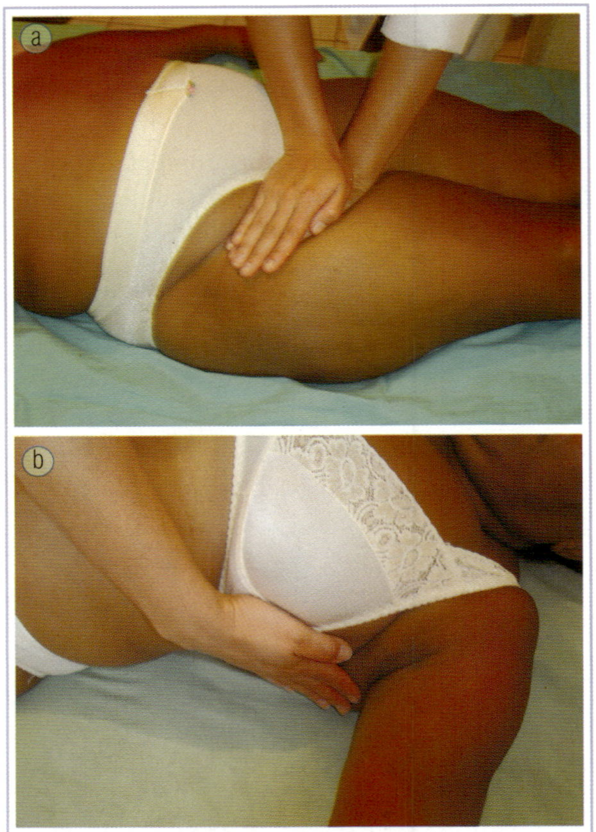

Figura 18.15 a-b Manobras de evacuação na cadeia ganglionar inguinal (a) e axilar (b).

Guirro e Guirro[15] relataram que a massagem inicia-se com manobras de evacuação (Figura 18.15) aplicando movimentos compressivos sobre os linfonodos da região axilar oposta e inguinal homolateral, para que a linfa presente seja removida e o linfonodo possa receber nova linfa.

Na região lateral do tronco homolateral à cirurgia, são aplicadas manobras em semicírculos, seguindo da região operada para a região inguinal homolateral (Figura 18.16). A mesma manobra deverá ser executada nas regiões anterior e posterior torácica (Figura 18.17 e 18.18). Essas condutas ativarão a circulação colateral e as anastomoses linfo-linfáticas que se formam nessa região. Assim o linfedema presente no membro poderá ser evacuado para os linfonodos axilares contralaterais e torácicos. Em seguida, inicia-se a drenagem do membro superior (Figura 18.19).[7,15]

Além das manobras mostradas anteriormente, a massagem de drenagem linfática no

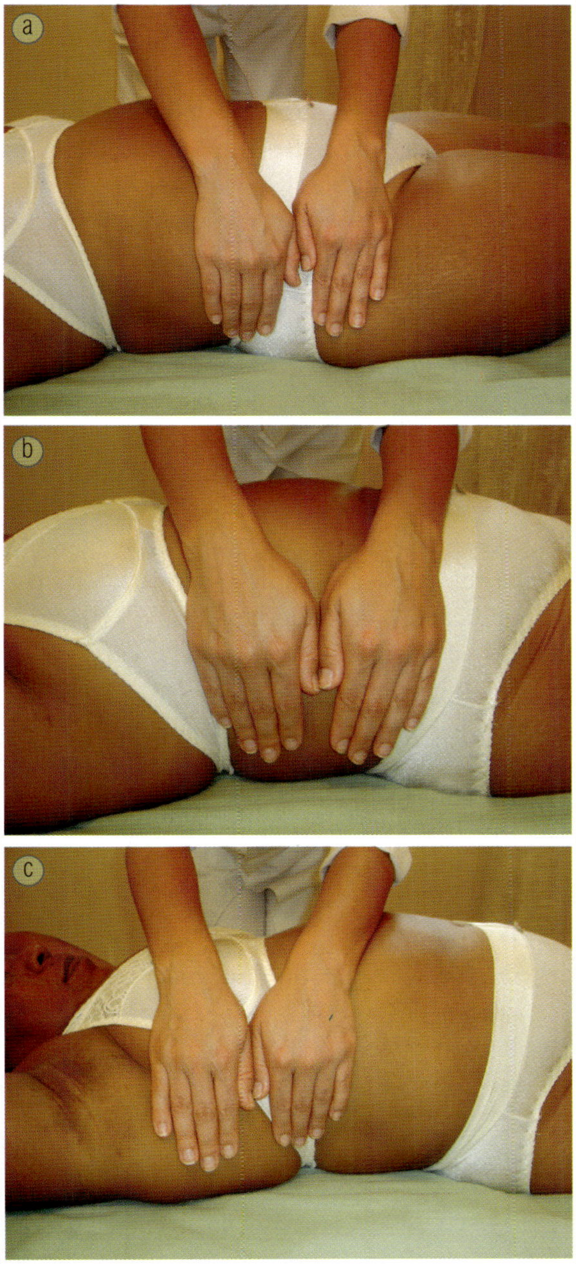

Figura 18.16 a-c Manobras de evacuação na região lateral do tórax.

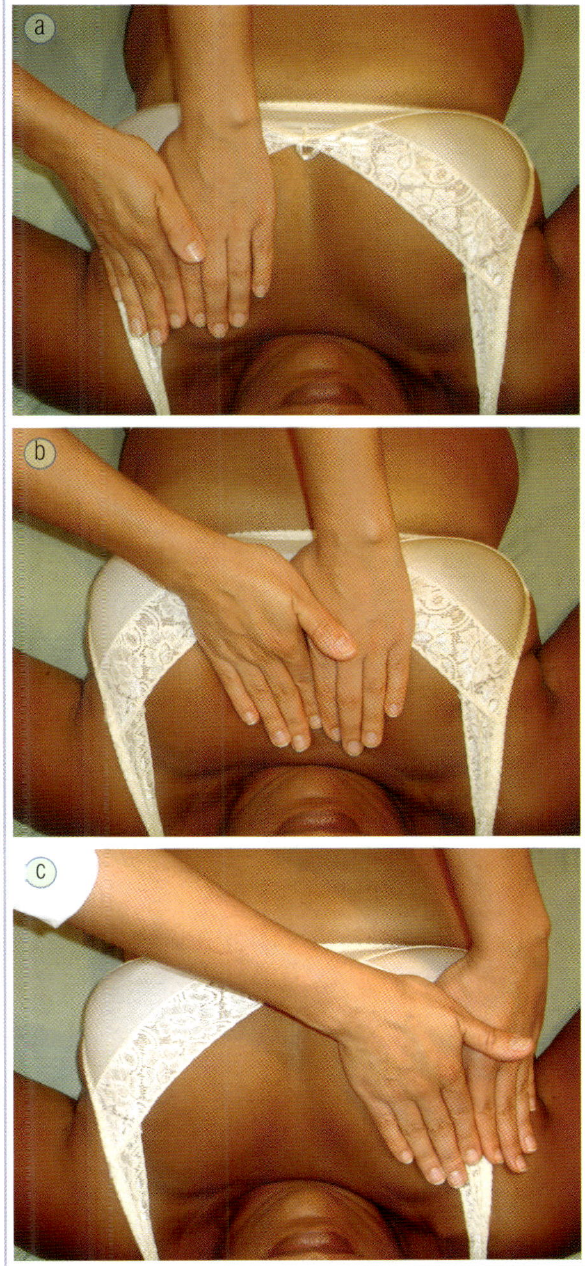

Figura 18.17 a-c Manobras de evacuação em semicírculos na região anterior do tórax.

membro superior também pode ser realizada por meio da técnica do *bracelete*, proposta por Leduc e Leduc[86] (Figura 18.20).

Após a drenagem de todo o membro superior, finaliza-se com as manobras ganglionares novamente para que a linfa não fique ali estagnada. É importante frisarmos que a massagem de drenagem linfática só deverá ser avançada após observarmos uma diminuição do edema do segmento inicialmente drenado.

Procedimentos como a automassagem e os cuidados com a proteção da pele devem ser incluídos na rotina diária da paciente, pois eles trazem benefícios ao tratamento.[65]

A automassagem mantém o sistema linfático em constante movimentação e otimiza a drenagem da linfa prevenindo sua estagnação. Deve ser realizada diariamente durante o banho ou com cremes hidratantes de pH neutro.[15] Esta manobra deve ser ensinada à paciente des-

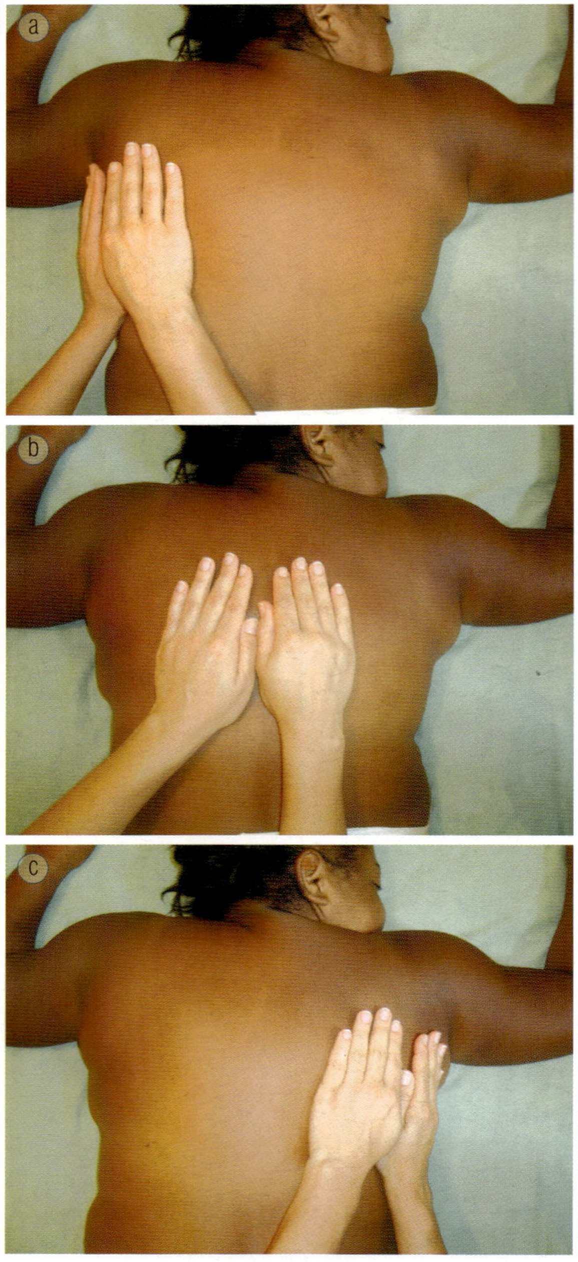

Figura 18.18 a-c Manobra de evacuação em semicírculos na região posterior de tronco.

de o primeiro dia de pós-operatório, com a finalidade de estimular a circulação linfática superficial através das anastomoses linfo-linfáticas.[7]

Prudêncio[65] sugeriu a confecção de um folder explicativo de como realizar a automassagem para ser entregue à paciente, a fim de que haja maior exatidão na manobra. A seguir estão descritas as manobras de automassagem, por Camargo e Marx,[7] a serem realizadas de acordo com o tipo de intervenção cirúrgica:

Mastectomia unilateral

- São realizados movimentos circulares, com a face palmar dos quatro dedos da mão apoiada sobre a axila do lado oposto ao da cirurgia, deslocando a pele (Repetir vinte vezes).
- Os mesmos movimentos descritos acima são repetidos, porém, na virilha do mesmo lado da cirurgia (Repetir vinte vezes).
- Fazendo movimento de meio círculo com as mãos, inicia-se acima do local da cirurgia e vai massageando até a axila oposta. Fazer o movimento de semicírculo dez vezes, encaminhando a linfa até a axila oposta. Fazer esse caminho dez vezes.
- Desenhar outra vez o mesmo movimento de meio círculo, agora iniciando na axila do lado operado até a virilha do mesmo lado da cirurgia. Fazer esse caminho dez vezes.

Mastectomia bilateral

- Desenhar pequenos círculos, apoiando toda a mão na virilha (vinte vezes).
- Desenhar outros vinte círculos na virilha oposta.
- Deslizar a mão da axila até a virilha do mesmo lado, desenhando um meio círculo (dez vezes).
- Repetir o movimento acima, agora no outro lado operado (dez vezes).

COMPRESSÃO DO MEMBRO

Pode ser dividida em duas etapas, deve ser iniciada pelo enfaixamento compressivo e finalizado pelo uso de contenção elástica.

Enfaixamento compressivo

É realizado logo após a Drenagem Linfática Manual (DLM) com o objetivo de manter a diminuição do edema que foi conseguido por meio da DLM ou que possa inibir a rápida progressão do edema.[28,22,90] Abu-Own et al.[87] descreveram que a terapia de compressão remonta a um passado distante. O profeta Isaías indicou compressão para pacientes portadores de insuficiência venosa.

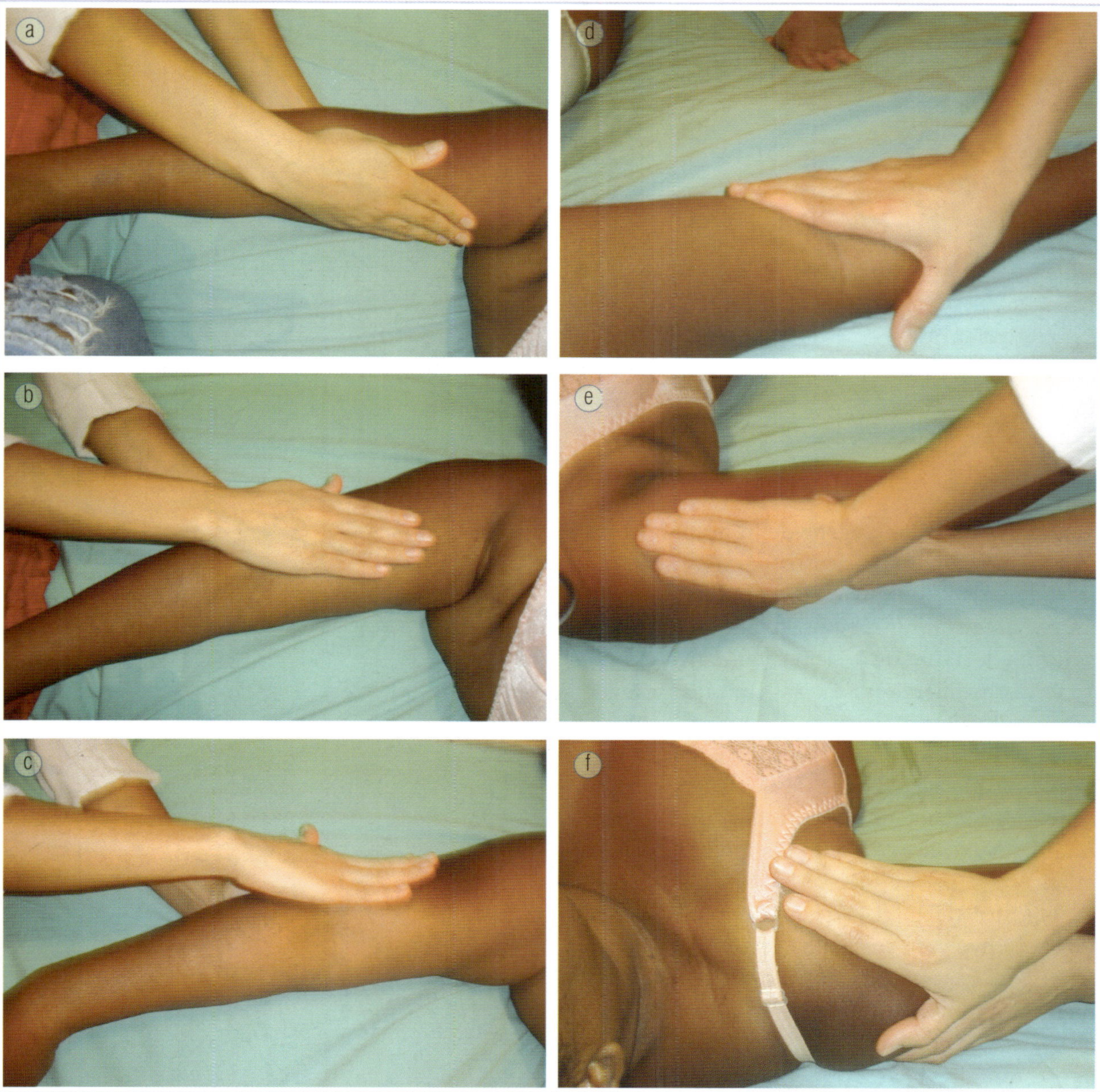

Figura 18.19 a-f Manobras de drenagem linfática do segmento proximal membro superior.

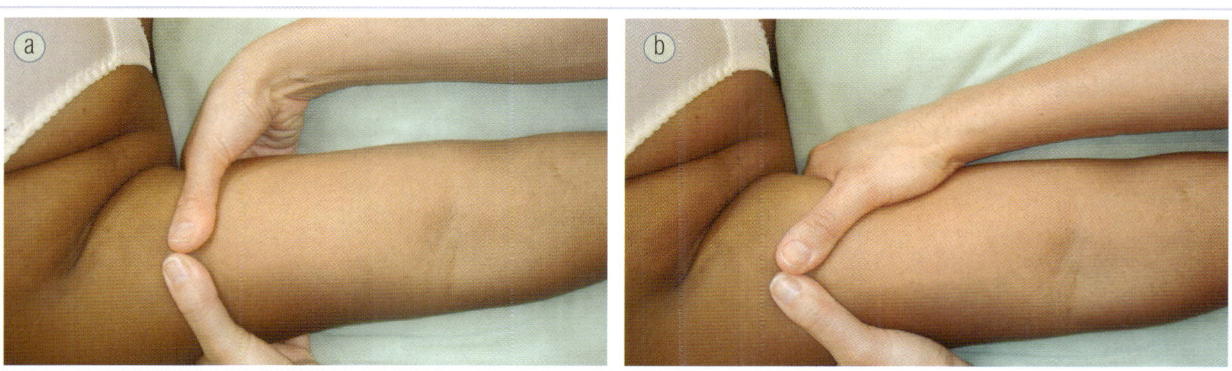

Figura 18.20 a-b Manobras do bracelete segundo Leduc.

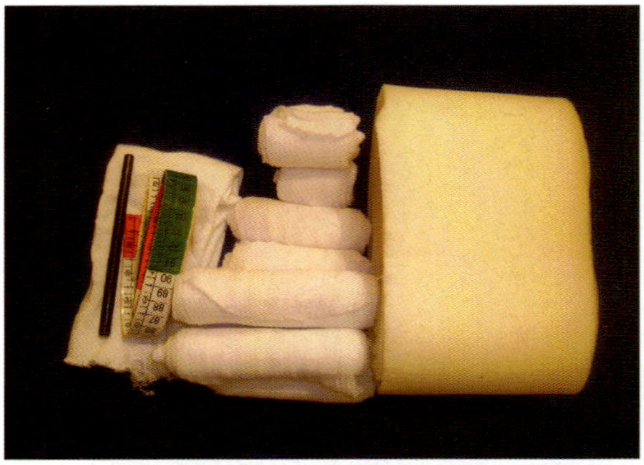

Figura 18.21 Material utilizado para o enfaixamento (malha de algodão, ataduras inelásticas e espuma).

Hipócrates usou bandagens de linho para compressão de membros varicosos.

Em 1768, Wiseman comprimiu a perna de um paciente com uma tira de couro de cachorro para cura de úlcera de origem venosa.[91]

Normalmente as faixas utilizadas são de material inelástico ou pouco elástico (Figura 18.21) e a pressão utilizada é pequena. Volgelfang[89] descreveu que a finalidade desta compressão é o aumento e a manutenção da pressão durante a realização dos exercícios, o que incrementaria o fluxo linfático.

Antes de iniciar o enfaixamento, a pele deve ser envolvida em malha ortopédica (*stockinette*) para proteção da mesma. Na segunda camada, utilizam-se espumas e enchimentos próximos às saliências ósseas e depressões da pele, para diminuir o desconforto, prevenir lesões e distribuir adequadamente o nível das pressões. Na camada seguinte, utilizam-se ataduras de material sintético, como crepon, para não deixar que os enchimentos saiam do local. E na próxima são utilizadas as ataduras inelásticas, começando o enfaixamento à partir da articulação metacarpofalangeana (Figuras 18.22 e 18.23).[28] Com o uso das várias camadas de faixas, realiza-se um ajuste de maneira que as porções mais distais do membro tenham pressão maior que as porções proximais (Figura 18.24).[28,57,86]

Dentre os efeitos da compressão, há o aumento do fluxo sanguíneo nos capilares, a redução da filtragem capilar e melhora da reabsorção

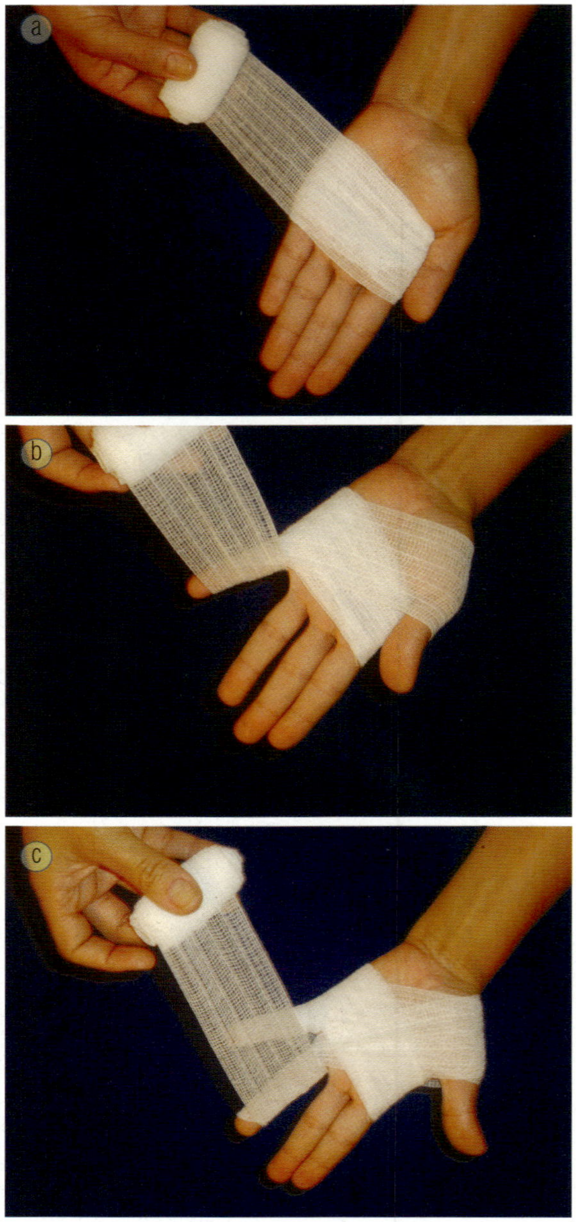

Figura 18.22 a-c Sequência de manobras de enfaixamento das articulações metacarpofalangeanas com ataduras inelásticas.

pelo aumento da pressão hidrostática tecidual,[22] ativando a drenagem linfática local e os efeitos dos mediadores envolvidos na resposta inflamatória local.[28,57]

Abu-Own[87] notou um aumento na velocidade do fluxo microcirculatório, analisando a ação da compressão na microcirculação dos membros inferiores pela fluxometria Doppler *laser*.

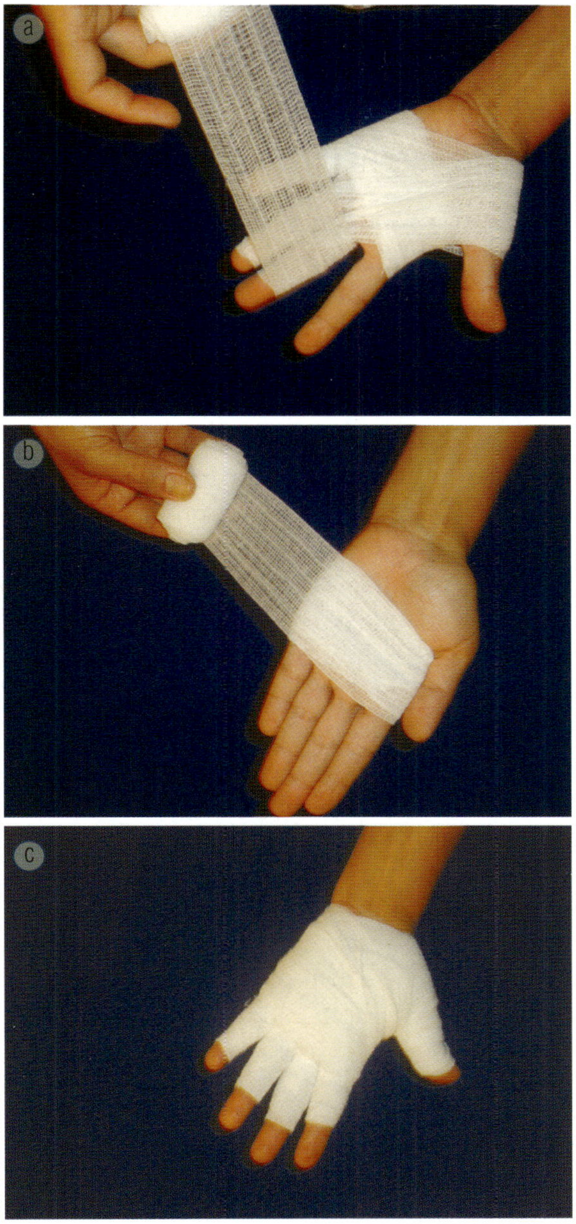

Figura 18.23 a-c Sequência de manobras de enfaixamento das articulações metacarpofalangeanas e interfalangeanas com ataduras inelásticas.

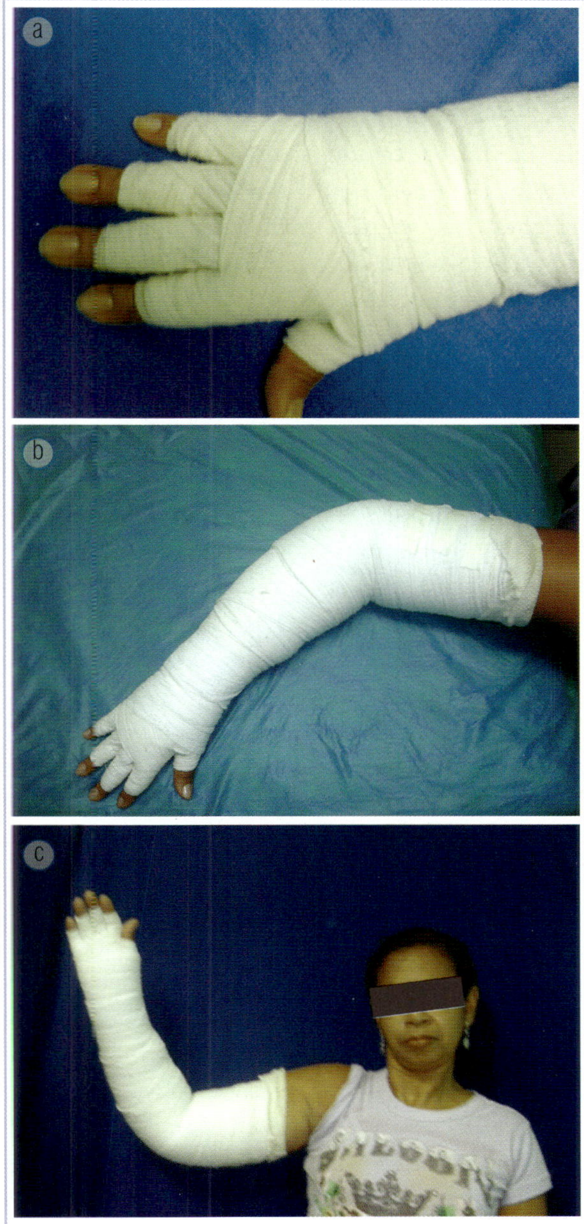

Figura 18.24 a-c Enfaixamento completo em paciente mastectomizada com presença de linfedema em membro superior direito.

Os exercícios miocinéticos

Foi ressaltada por Vogelfang[89] a necessidade da realização dos exercícios miocinéticos ainda durante a fase descongestiva, quando o membro permanece com as ataduras elásticas. Durante a contração muscular, ocorre um aumento das pressões intersticiais devido ao aumento do volume muscular, potencializando a reabsorção linfática e o consequente estímulo da contração dos *linfangions*. Esses exercícios devem ser mantidos durante toda a fase de manutenção.

A técnica de cinesioterapia também foi avaliada como recurso para reduzir linfedema em um grupo de 220 pacientes. Pode ser observado que apresenta efeito satisfatório desde que associado com o enfaixamento compressivo.[99]

Contenção elástica:

Quando o enfaixamento compressivo alcançar a sua meta, uma nova etapa inicia-se: a contenção. Leduc e Leduc[86] salientaram que a pele fica muito frouxa após o uso das bandagens, e a contenção poderá aumentar a pressão tissular. O mercado nos oferece malhas para a contenção com três níveis de compressão: de classe I, aquelas que possuem de 18 a 24 mmHg; de classe II de 25 a 35 mmHg; e de classe III de 36 a 45 mmHg. A contenção elástica mantém as pressões intersticiais equilibradas, mantém e otimiza os resultados obtidos na primeira fase da linfoterapia e evita recidivas do linfedema.

Nos primeiros dias, a drenagem linfática manual e o enfaixamento antecedem a colocação da malha e, em casa, ela deverá ser usada continuamente sendo removida apenas para higiene pessoal. À medida que se consegue maior redução do edema, a terapia com a drenagem manual e o enfaixamento vai sendo gradativamente reduzida, com a contenção sendo usada diariamente. Apenas quando a pele recuperar ou melhorar a elasticidade, inicia-se o desmame gradativo da compressão, ou seja, o uso diário diminuirá gradativamente até chegar a uma vez por semana; porém durante os esforços deverá ser recolocada.[7] Durante os períodos em que a malha compressiva não estiver em uso, a paciente estará utilizando a braçadeira elástica, que por causa da sua complacência só deverá ser usada neste momento de desmame. Como não faz a compressão adequada, não teria efeito sobre a drenagem vascular do edema.

A prescrição da classe e do tipo de malha dependerá da localização e do comportamento do linfedema. A durabilidade da braçadeira é de aproximadamente quatro meses. Após esse período, a sua elasticidade se altera, comprometendo a qualidade do tratamento.[88]

Não se faz necessária a utilização de nenhum tipo de dieta especial concomitante ao tratamento do linfedema, nem o consumo de proteínas precisa ser controlado. Com relação aos diuréticos, o que se observa normalmente é o fato de, ao eliminarem água, causarem uma maior concentração protéica nos tecidos (pressão oncótica aumenta) proporcionando novamente o aparecimento do edema, aumentando a área de fibrose e dificultando a absorção linfática. Além disso, efeitos sistêmicos indesejáveis como a hipotensão, a desidratação e o desequilíbrio de eletrólitos podem surgir, sendo uma desvantagem da terapia medicamentosa.[48]

Cuidados com a pele após a cirurgia

A pele é composta de duas camadas: derme e epiderme. Entre suas funções, podemos citar: proteção quanto à desidratação dos tecidos subjacentes, retenção de fluidos e nutrientes, produção de melanina, proporcionar barreira contra as lesões, regular a temperatura corpórea, proporcionar oxigenação aos tecidos, entre outras.[92]

O processo cicatricial das feridas dérmicas envolve três fases: inflamatória, proliferativa ou fibroblástica e de remodelagem. Na fase inflamatória, a resposta inflamatória usualmente permanece durante 24 a 48 horas e pode perdurar por até duas semanas, chegando a mais duas semanas numa fase subaguda.[93] Nesta fase, a resposta esperada é a remoção de microrganismos, tecidos desvitalizados e material inorgânico, ocorrendo portanto uma limpeza do leito da ferida.[92]

Na fase proliferativa, a ferida é limpa pelos leucócitos e ocorre a continuação da reepitelização até a fase de cicatrização. Durante a fase de reepitelização ocorre a contração da ferida, onde há um movimento centrípeto da pele em toda a sua espessura. A contração inicia-se após cinco dias da lesão. Durante esta fase, ocorre também aumento da força tensil dos tecidos devido aos fibroblastos, responsáveis pela síntese de colágeno. Embora o colágeno seja essencial para que a ferida tenha resistência, a quantidade não é o fundamental, mas sim o entrecruzamento.[92,93] Além do colágeno, também é sintetizado pelos fibroblastos o Glicosaminoglicano (GAG), que é uma substância viscosa que ocupa o espaço entre as fibras do tecido conjuntivo e que proporciona lubrificação e densidade a eles. Quando a quantidade necessária de colágeno é alcançada, os fibroblastos desaparecem e isso marca o surgimento de uma nova fase.[92]

A fase de remodelagem, também chamada de maturação, ocorre após duas a quatro semanas. Gogia[92] descreveu que durante esta fase ocorre modificação na forma, no tamanho e na resistência da cicatriz. Nesta fase, enquanto o colágeno antigo é degradado, ocorre a deposição do novo colágeno. Este processo, segundo Meneghin e

Vattimo,[94] seria provocado por causa da síntese realizada pelos fibroblastos e à lise, coordenadas pelas colagenases. É neste momento que pode ocorrer a cicatriz hipertrófica e o queloide. Gogia[92] relata que esta troca de colágeno é feita de forma balanceada e que se a taxa de produção excede a degradação, o resultado é uma cicatriz hipertrófica ou queloideana, enquanto no contrário a formação de uma cicatriz amolecida e menor far-se-á.

Conforme segue este processo uma organização maior das estruturas é observada e a cicatriz evolui, mudando as características de forma e coloração, passando de uma coloração vermelha para o branco pálido.[42]

O uso da radioterapia é importante para que o prognóstico da doença seja bom, porém, pode acarretar comprometimentos em nível tecidual, que podem interferir na perfeita cicatrização. Bergmann[48] citou que a radioterapia pode apresentar efeitos agudos como eritema, descamação e necrose tecidual, apresentando ainda efeitos tardios que aparecem após alguns meses, sendo irreversíveis como telangiectasias, edema difuso de mama, retração da pele, alterações na pigmentação da mama, fibroses, necrose gordurosa, pneumonite actínica, linfedema, entre outros menos frequentes. Sabe-se ainda que os glóbulos brancos são fortemente atingidos pelo uso da radioterapia, levando à sua destruição e leucopenia, e reduzindo a imunidade do organismo. Uma semana após irradiação severa, as plaquetas começam a desaparecer e o sangue não coagula. Sete semanas depois começa a haver perda de células vermelhas, acarretando anemia e enfraquecimento do organismo.

Segundo Leitão,[95] o baço constitui a maior massa de tecido linfático e sua principal função é a de estocar as células vermelhas mortas do sangue. As células linfáticas são extremamente sensíveis à radiação e podem ser danificadas ou mortas quando expostas.

Os quimioterápicos, por sua vez, podem acarretar o ressecamento da pele, assim como o surgimento de coceiras, erupções e pequenas ulcerações. Algumas pessoas passam a suar mais. A pele, as veias e as unhas podem tornar-se mais escuras, além da propensão a queimaduras solares. As reações agudas retrocedem, geralmente, após 3 três meses da finalização da radioterapia.

A epiderme pode, em alguns casos, paralelamente a uma escamação, sofrer também de vermelhidão, que pode se tornar mais forte quando houver um seio volumoso. Ocasionalmente, também pode ocorrer uma pigmentação marrom da área da pele que foi irradiada.

Listamos abaixo os relatos de alguns autores[7,29,72,91] que indicaram cuidados que a paciente mastectomizada deve ter com a pele no seu dia a dia, e que podem ser orientados pelo fisioterapeuta.

A pele irradiada está sensível a irritações por via mecânica e não pode ser irritada mecanicamente a partir da primeira radiação até três semanas após o tratamento. Por isso deve ser evitado sabonetes que irritam a pele, coçar, escovar, enxugar, usar álcool, benzina, éter, água de colônia, desodorante, esparadrapos, produtos contra reumatismo ou outros cremes, tratamento térmico (compressas quentes ou frias), terapia infravermelha ou exposição solar, bem como roupas apertadas ou que provoquem atrito na pele, sobretudo fibras sintéticas.

Deve-se substituir alças estreitas de sutiãs por alças largas e forradas com algodão.

Em peles intactas, não são necessários tratamentos e cuidados especiais. Porém o uso de um bom creme hidratante deve ser utilizado sempre. Quando surgirem reações de coceira, pele avermelhada ou ressecada, utilize um creme refrescante e hidratante. Caso haja uma escamação seca da pele, use um creme para hidratação, duas ou três vezes ao dia (aplicar uma camada fina). O uso de desodorante deve ser evitado até a cicatrização completa e durante o tratamento radioterápico.

Durante a radioterapia, deve-se lavar a pele apenas com água morna e um sabonete líquido com pH neutro, sem apagar os traços riscados sobre a pele até que as reações acabem.

Evitar tirar cutículas da mão do lado operado, e evitar qualquer tipo de ferimento em toda extensão deste seguimento do corpo (braço, antebraço e mão).

Injeções ou outros procedimentos que exijam o uso de agulhas devem ser evitados no membro do lado operado (vacinas, colher sangue para exames, receber soro). A verificação da pressão arterial deve ser feita no membro oposto ao operado. Evitar dormir sobre o lado operado para não comprometer a circulação do membro.

O esforço realizado com o membro homolateral à cirurgia deve ser leve, e não realizar atividades muito extensa. O ideal é que haja pausas e que as atividades sejam divididas em vários dias. Trabalhos pesados e exaustivos que causem dor e cansaço muscular devem ser evitados.

A axila do mesmo lado à cirurgia não deve ser raspada com o uso de gilete, o uso de barbeador elétrico é mais seguro.

Produtos de higiene e esponja de aço podem causar irritação e micro lesões na pele.

Devem ser usadas luvas de borracha para arrumação da cozinha e jardinagem. Para cozinhar, as mãos devem estar protegidas por luvas acolchoadas.

Evitar picadas de insetos e machucados de plantas com espinho. Não usar relógios ou pulseira apertados. Fazer uso de dedal para proteger o dedo durante a costura. Caso seja fumante, não segurar o cigarro com a mão do lado operado. Evitar excessos ou mudanças bruscas de temperatura. Manter, sempre que possível, o membro em posição de drenagem.

RECONSTRUÇÃO MAMÁRIA

Submetidas à mastectomia, é possível a essas pacientes reconstruírem a mama amputada, por meio de cirurgias para a reconstrução, que para serem realizadas faz-se necessário prévia avaliação. Estudos mostram que em pacientes mais jovens é evidenciado um número menor de complicações.

Técnicas para a reconstrução:

As reconstruções mamárias podem ser realizadas sob duas formas, com enxertos considerados autólogos ou autógenos.

Os enxertos autógenos são os que menos complicações apresentam. Podem ser citados os enxertos feitos, mais comumente com o uso dos músculos retoabdominal, grande dorsal e com menor expressão, o músculo glúteo ou transverso do abdômen (Figuras 18.25).

As pacientes podem submeter-se a esse procedimento em dois momentos, imediatamente após a retirada da mama ou após o término do tratamento do câncer. Esse tempo é determinado por dois pensamentos, ambos defendidos por várias comunidades, inclusive brasileiras. A primeira, imediatamente após a cirurgia, defende que a paciente submetida à reconstrução nesse momento não sofreria as alterações psicológicas vivenciadas em razão da perda da mama, pois a anatomia da mama estaria preservada. Já a segunda, argumenta que quando o procedimento é realizado após o término de todo o tratamento, daria à paciente a possibilidade de enfrentar um tratamento de cada vez, permitindo a recuperação da Mastectomia e, posteriormente vindo a preocupar-se com a reconstrução. Porém, o que é verificado na prática quando o procedimento adotado é esse, é que a maioria das pacientes se familiariza com a amputação da mama, e não realiza a cirurgia de reconstrução posteriormente.

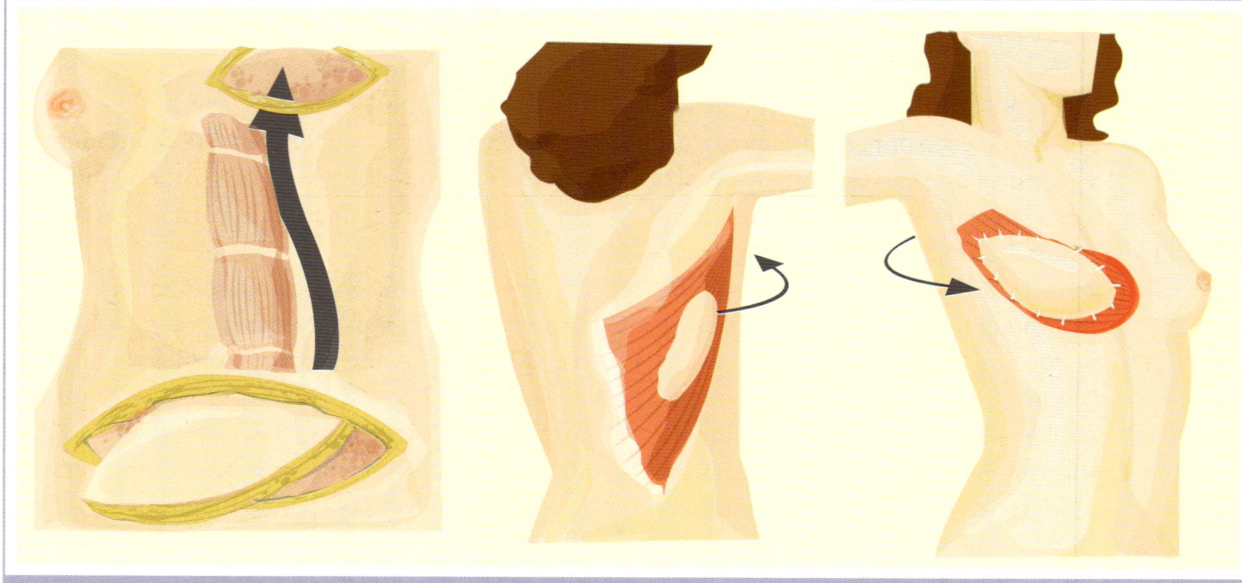

Figura 18.25 – Transposição dos músculos reto abdominal e grande dorsal para a reconstrução da mama.

A outra forma de reconstrução é a técnica de implantes autólogos, na qual são utilizadas próteses de origem externa, que podem ser salinizadas ou de silicone. Porém, é recomendado a pacientes que tenham grande volume de mama, ou que não possuam área doadora suficiente para a reconstrução autógena. São realizadas por meio da colocação de expansores para posterior substituição por prótese de silicone. Nessa técnica, o número de complicações é reduzido quando comparada com a anterior.[100]

De maneira geral, as complicações mais comumente descritas estão baseadas nas alterações de vascularização, precursoras de necrose cutânea. Porém, não é comum na área doadora. Infecção, fibrose, assimetria e insatisfação também são descritas como complicações.

Em minha experiência, também pode ser visto o aparecimento momentâneo de linfedema fase I ou II, segundo a classificação de Földi, que após o período inicial de cicatrização, não perdura.

O trabalho do fisioterapeuta concentra-se na prevenção de complicações comuns, como aderências e manutenção da amplitude do braço, e o voltado para o pós-cirúrgico.

REFERÊNCIAS

1- Alvarenga, M. et al. Contribuição do patologista cirúrgico para o diagnóstico das síndromes do câncer hereditário e avaliação dos tratamentos cirúrgicos profiláticos. *J. Bras. Patol. Med. Lab.*, Rio de Janeiro, v. 39, n. 2, 2003.

2- Ariel, I. M.; Cahan, A. *Tratamento das Lesões Pré-Malignas e do Câncer Inicial da Mama*. Rio de Janeiro: Revinter, 1994. p. 5-12.

3- Ristow, A. V. B.; Silveira, P. R.; Bacelar, S. Linfangites: Tratamento Sintomático. In: Pinto-Ribeiro, A.; Garrido, M. *Linfangites e Erisipelas*. 2. ed. Rio de Janeiro: Revinter, 2000. p. 113-14.

4- Danese, C.; Howard, J. M. Postmastectomy Lymphedema. *Surg. Gynecol. Obstet.*, v. 120, p. 797-802, 1965. In: Júnior, F. et al. Linfedema em Pacientes Submetidas à Mastectomia Radical Modificada. *Rev. Bras. Ginecol. Obstet.*, v. 23, n. 4, p. 205-08, maio 2001.

5- Bernstein, J. L; López-Carrillo, L., Wang L. Epidemiología de los Genes en Relación al Câncer Mamário. *Salud Publica México.*, v. 41, supl 2, p. S114-S123, 1999.

6- Costa, M. *A Saúde dos Seios*. Rio de Janeiro: Diagraphic, 1999.

7- Camargo, M.; Marx, A. *Reabilitação Física no Câncer de Mama*. São Paulo: Roca, 2000.

8- Topper, Y. J.; Freeman, C. S. Multiple hormone interactions in the developmental biology of the mammary gland. *Physiol. Rev.*, v. 60, p. 1049-106, 1980. In: Scott, F. *Developmental Biologie*. 7. ed. Devbio Gilbert, S. F., 1997.

9- Veronesi, U. et al. *Mastologia Oncológica*. Rio de Janeiro: Medsi, 2002.

10- Gardner, E.; Gray, D.; Rahilly, R. *Anatomia estudo regional do corpo humano*. 4. ed. Rio de Janeiro: Guanabara Koogan, 1988. p. 98-121.

11- Skerlj, B.; Antrolp, A. v. 12, n. 304, 1935. In: Gardner, E; Gray, D; Rahilly, R. *Anatomia estudo regional do corpo humano*. 4. ed. Rio de Janeiro: Guanabara Koogan, 1988. p. 98-103.

12- Coleman, M. P. et al. Trends in Breast Cancer Incidence, Survival and Mortality. *Lancet.*, n. 356, p. 590-91, 2000.

13- Nagel, P. H. et al. Arm morbidity after complete axillary lymph node dissection for breast cancer. *Acta Chir. Belg.*, n. 103, p. 212-16, 2003.

14- Freitas, J. R. et al. Linfedema em Pacientes Submetidas à Mastectomia Radical Modificada. *Rev. Bras. Ginecol. Obstet.*, v. 23, n. 4. p. 205-08, maio 2001.

15- Guirro, E. O. C.; Guirro, R. *Fisioterapia Dermato-Funcional*: Fundamentos, Recursos, Patologias. 3. ed. São Paulo: Manole, 2004. p. 23-29, 465-90.

16- Baracho, E. *Fisioterapia Aplicada à Obstetrícia*: Aspectos de Ginecologia e Neonatologia. Rio de Janeiro: Medsi, 2002. p. 446-64.

17- Colditz, G. A. et al. Family History, Age and Risk of Breast Cancer. *JAMA*, n. 270, p. 338-43, 1993.

18- León, A.; Baeza, R.; Vines, E. Cáncer de mama. In: Pérez-Sánchez, A. *Ginecología*. 2. ed. Santiago-Chile: Publicaciones Técnicas Mediterráneo, 1994. p. 359-77.

19- Shino, Y. et al. Clinicopathologic evaluation of immunohistochemical E-cadherin expression in human gastric carcinomas. *Cancer*, n. 11,v. 76, p. 2193-201, 1995.

20- Sociedad Chilena de Mastología. *Jornadas de Consenso en Cáncer de Mama*. Frutillar: Chile, 1999.

21- Niedorf, K. B.; Shannon, K. M. The role of genetic testing and effect on patient care. *Arch. Dermatol.*, v. 11, n. 137, p. 1515-9, 2001.

22- Panobianco, M. S. *Significado do linfedema na vida de mulheres com câncer de mama*. 2002. Tese (Doutorado em Enfermagem em Saúde Pública) – Universidade de São Paulo, Ribeirão Preto, 2002.

23- Sattin, R. W. et al. Family history and the risk of breast cancer. *JAMA.*, n. 253, p. 1908-913, 1985.

24- Schijven, M. P. et al. Comparison of morbidity between axillary lymph node dissection and sentinel node biopsy. *Eur. J. Surg. Oncol.*, n. 29, p. 341-50, 2003.

25- Andersen, T. I. Genetic Heterogeneity in Breast Cancer Susceptibility. *Acta Oncologica*. v. 4, n. 35. p. 407-10, 1996.

26- Lidereau, R. Major improvement in the efficacy of BRCA1 mutation screening using morphoclinical features of breast cancer. *Cancer Res.*, n. 60, p. 1206-210, 2000.

27- Devine, S. K.; Frank, D. I. Nurses Performing and Teaching Others Breast Self-Examinations: Implications for Advanced Practice Nurses. *Clin. Excell. Nurse Pract.*, n. 4, p. 216-23, 2000.

28- Garrido, M.; Pinto-Ribeiro, A. *Linfangites e Erisipelas*. 2. ed. revisada, atualizada e ampliada. Rio de Janeiro: Revinter, 2000.

29- Herbeth, S.; Xavier, R. *Ortopedia e Traumatologia*: Princípios e Prática. 2. ed. Porto Alegre: Artmed, 1998. p. 25-146.

30- Brasil. Ministério da Saúde. *Estimativas da Incidência e Mortalidade por Câncer*. Rio de Janeiro: INCA, 2003. p. 22.

31- Pharoah, P. D. et al. Family history and the risk of breast cancer: A systematic review and meta-analysis. *Int. J. Cancer.*, n. 71, p. 800-9, 1997.

32- Cezar, Jr. O. *Carcinoma de mama em Bragança Paulista*: Experiência de uma década. v. 8. Goiás: Atual, 1996.

33- Freitas, J. R. R. et al. Análise da Sobrevida de Pacientes com Câncer de Mama Localmente Avançado Submetidas à Quimioterapia Neo-Adjuvante (FACV). *Rev. Bras. Mastol.*, v. 7, p. 9-15, 1997.

34- Brasil. Ministério da Saúde. Sistema Único de Saúde. *Estimativas da Incidência e Mortalidade por Câncer*. Rio de Janeiro: INCA, 2001.

35- Tubiana, M.; Koscielny, S. The rationale for early diagnosis of cancer. *Acta Oncol.*, v. 39, p. 295-303, 1999.

36- Monteiro, A. P. S. et al. Auto-exame das mamas: freqüência do conhecimento, prática e fatores associados. *Rev. Bras. de Ginec. Obst.*, Rio de Janeiro, v. 2, n. 3, 2003.

37- Baruffi, I. *Tratado de Oncologia Tocoginecológica e Mamária*. São Paulo: Rocca, 1985. p. 308-336.

38- Paulinelli, R. R. et al. A situação do câncer de mama em Goiás, no Brasil e no Mundo: tendências atuais para a incidência e mortalidade. *Rev. Bras. Saúde Matern. Infantil.*, v. 3, p. 17-24, 2003.

39- Sasaki, T.; Lamari, N. M. Reabilitação funcional precoce pós-mastectomia. *HB Cient.* v. 4, n. 2, p. 121-27, 1997.

40- Barros, A. C. S. D.; Barbosa, E. M.; Gebrim, L. H. *Diagnóstico e Tratamento do Câncer de*

Mama. Sociedade de Mastologia, Sociedade Brasileira de Cancerologia, Sociedade Brasileira de Patologia. Federação Brasileira de Ginecologia e Obstetrícia, p. 1-13. 2001.

41- SCHIAFFINO, R. et al. Correlación entre distintos tipos histologicos de cáncer de mama y receptores estrogénicos. *Rev. Chil. Obstet. Ginecol.*, v. 5, n. 67, p. 377-80, 2002.

42- BASÉGIO, D. L. et al. Tratamento sistêmico do câncer de mama: diretrizes consensuais. *Rev. Latino-Am. Mastol.*, v. 2, n. 5, p. 77-82, 2004.

43- PANOBIANCO, M. S.; VILLELA, M. Complicações e intercorrências associadas ao edema de braço nos três primeiros meses pós-mastectomia. *Rev. Latino-Am. Enferm.*, v. 10, n. 4, p. 554-51, jul. 2002.

44- EDGE, S. B. et al. Emergence of sentinel node biopsy in breast cancer as standad-of-care in academic comprehensive cancer centers. *N. J. Natl. cancer Inst.*, n. 95, p. 1514-21, 2003.

45- TANIS, P. J. et al. *Anatomy and Physiology of Limphatic Drainage of the Breast from the Perspective of Sentinel Node Biopsy 1*. Amsterdam, J. Am. Coll. Surg., v. 192, n. 3, 2001.

46- KÄSER, O.; IKLÈ, F. A.; HIRSCH, H. A. *Atlas de Cirurgia Ginecológica*. 2. ed. São Paulo: Manole, 1988. p. 19-32.

47- SIMMONS, M. R.; ADAMOVICH, T. Skin-sparing mastectomy Surg. *Clin. North Am.*, v. 83, n. 4, aug. 2003.

48- BERGMANN, A. *Prevalência de linfedema subseqüente a tratamento cirúrgico para câncer de mama no Rio de Janeiro*. 2000. Mestrado (Dissertação) – Fundação Oswaldo Cruz, Escola Nacional de Saúde Pública; 2000. xiv, p. 142.

49- EISEN, A. et al. Prophylactic Surgery in Women with Hereditary Predispositon to Breast and Ovarian Cancer. *J. Clin. Oncol.*, n. 18, p. 1980-95, 2000.

50- CHLEBOWSKI, R. T. Primary care: Reducing the risk of breast cancer. *N. Engl. J. Med.*, v. 3, n. 343, p. 191-98, 2000.

51- SENSI, R. et al. Breast Cancer: Psychological background of pacients with non onclogical chronic symptoms. ECCO6, the six European Conference on clinical oncology and Cancer Nursing, Abstract n. 1850, S301. Firenze, 27-31 octobre, 1991. In: VERONESI, U. et al. *Mastologia Oncológica*. Rio de Janeiro: Medsi, 2002. p. 535-44.

52- KISNER, C.; COLBY, L. A. *Exercícios Terapêuticos*: fundamentos e técnicas. São Paulo: Mancle, 1998. p. 626-32.

53- CANTO, R. S. T. et al. Avaliação da Amplitude de Movimento do Ombro em Mulheres Mastectomizadas pela Biofotogrametria Computadorizada. *Rev. Bras. Cancer.*, v. 1, n. 50, p. 27-31, 2004.

54- MARTINO, G.; COLA, A. et al. *Studio delle funzioni biomeccaniche e simboliche di pazienti sottoposte a chirurgia oncologica e riconstruttiva per Ca al seno*. CNR Projeto Finalizzato Aplicazioni Cliniche della Ricerca Oncológica. Istituto Nacionale Tumori, CNR Projetto ACRO n. 92.02361. PS39. Milano, 1982. In: VERONESI, U. et al. *Mastologia Oncológica*. Rio de Janeiro: Medsi, 2002. p. 535-44.

55- NETO, H. J. G. Tratamento fisioterápico do linfedema e terapia física complexa. In: PITTA G. B. B.; CASTRO A. A.; BURIHAN, E. (Ed.). *Angiologia e cirurgia vascular*: guia ilustrado. Maceió: UNCISAL/ECMAL e LAVA, 2003.

56- SILVA, M. P. P. et al. Movimento do ombro após cirurgia por carcinoma invasor da mama: estudo randomizado prospectivo controlado de exercícios livres versus limitados a 90° no pós--operatório. *Rev. Bras. Ginecol. Obstet.*, Rio de Janeiro, v. 26, n. 2, mar. 2004.

57- MACDONALD, J. M.; SIMS, N.; MAYROVITZ, H. N. Lymphedema, lipedema and the open wound. The role of compression therapy. *Surg. Clin. North Am.*, v. 23, n. 3, 2003.

58- CHEN, S. C.; CHEN, M. F. Timing of Shoulder Exercise After Modified Radical Mastectomy: a Prospective Study. *Changgeng Yi Xue Za Zhi*. n. 22, p. 37-43, 1999.

59- CHRISTODOULAKIS, M. et al. Axilare Lymphadenectomy for Breast Cancer: The Influence of Shoulder Mobilisation on Lymphatic Drainage. *Eur. J. Surg. Oncol.*, n. 29, p. 303-5, 2003.

60- HUMBLE, C. A. Lynfedema: incidence, pathophysiology, management, and nursing care, *Contin. Educ.*, v. 22, n. 10, p. 1503-509, 1995.

61- MAMEDE, M. V. *Reabilitação de Mastectomizadas*: um novo enfoque assistencial. 1991. 140 p. Tese (Livre Docência) – Escola de Enfermagem de Ribeirão Preto, Universidade de São Paulo, Ribeirão Preto. 1991.

62- HAAGENSEN, C. D. Resultados com a Mastectomia Radical de Hasteld. In: ______. *Doenças da mama*. 3. ed. São Paulo: Rocca, 1989. p. 929-37.

63- GOMES, R. *Manual de Oncologia Básica*. Campinas: Revinter, 1987.

64- RAO, A.; COHEN, H. J. *Symptom Management in the Elderly Cancer Patient: Fatigue, Pain, and Depression*. J. Nat. Cancer Inst. Monogr., n. 32, p. 150-57, 2004.

65- PRUDÊNCIO, D. A. *Fisioterapia Aplicada ao Linfedema de Membro Superior no Tratamento de Câncer de Mama*. Rio de Janeiro: Ministério da Saúde, 2002.

66- FERRO, A. D. M. et al. *Os Efeitos do Tratamento Fisioterapêutico na Biomecânica Morfofuncional no Pós-Operatório do Câncer de Mama*. Trabalho de Conclusão do Curso (Especialização pós-draduação *Latu-Sensu* em Fisiologia do Exercício e Avaliação-Morfofuncional) – Universidade Gama Filho, Rio Janeiro, 2003. p. 2-4.

67- MALZYNER, A. Metamorfose de uma Angústia: O tratamento do câncer de mama de Halsted ao Brca-1. In: GIMENES, M. G. G; FÁVERO, M. H (Orgs.). Campinas: Editorial Psy, p. 72-107, 1997.

68- NA, Y. M. et al. Early rehabilitation program in postmastectomy patients: a prospective clinical trial. *Yonsei Med. J.*, n. 40, p. 1-8, 1999.

69- SUGDEN, E. M. et al. Shoulder movement after the treatment of early stage breast cancer. *Clin. Oncol.*, n. 10, p. 173-81, 1998.

70- MCKENZIE, D. C.; KALDA, A. L. Effect of upper extremity exercise on secondary lymphedema in breast cancer patients: a pilot study. *J. Clin. Oncol.*, n. 21, p. 463-66, 2003.

71- MARCELINO, D. R.; COSTA, T.; BRAZ, M. M. Atuação da Fisioterapia em uma Paciente Submetida à Tumorectomia. *Rev. Fisioter. Bras*. Rio de Janeiro, v. 4, n. 3, 2003.

72- HERNANDEZ, O. D. Método red como alternativa en el tratamiento del linfedema posmastectomia. *Rev. Cub. Cir.*, Cuba, n. 1, p. 38-46, 2000.

73- DOUSSET, M. P. *Vivendo Durante um Câncer*. São Paulo: Editora da Universidade Federal de Santa Catarina, 1999.

74- FISHER, B. et al. Effect of Preoperative Chemotherapy Onlocoregional Disease in Women with Operable Breast Cancer: findings from National Surgical Adjuvant Breast and Bowel Project. *B- J. Clin. Oncol.* 1997. In: BARROS, A. C. S. D. et al. Diagnóstico e Tratamento do Câncer de Mama. Sociedade de Mastologia, Sociedade Brasileira de Cancerologia, Sociedade Brasileira de Patologia, Federação Brasileira de Ginecologia e Obstetrícia, p. 1-13. 2001.

75- MORNARD, P. Étude anatomique des lymphatiques de la mammelle, au point de vue de l'extension lymphatique des cancers. 1916. In: SILVA, M. P. P. et al. Movimento do ombro após cirurgia por carcinoma invasor da mama: estudo randomizado prospectivo controlado de exercícios livres versus limitados a 90° no pós-operatório. *Rev. Bras. Ginecol. Obstet.*, v. 26, n. 2, Rio de Janeiro, mar. 2004.

76- KISTNER, R. W. Ginecologia, princípios e prática. 4. ed. São Paulo: Manole, 1989.

77- MARQUES, M. A. *Linfedema uma Abordagem Clínica*. Monografia para obtenção do título de residência médica em angiologia. Universidade Federal do Rio de Janeiro. Rio de Janeiro, 2002, p. 16-21.

78- RIETMAN, J. S. et al. Late morbidity after treatment of breast cancer in relation to daily activities and quality of life: a systematic review. *Eur. J. Surg. Oncol.*, n. 29, p. 229-38, 2003.

79- CAROMANO, F. A. et al. Estudo das Relações entre a Postura Sentada e Cadeiras Experimentais. *Rev. UNIMAR*, v. 4, n. 2. p. 37-46, 1992.

80- BOX, R. C. et al. Shoulder Movement After Breast Cancer Surgery: Results of a Randomised Controlled Study of Postoperative Physiotherapy. *Breast. Cancer Res. Treat.*, n. 75, p. 35-50, 2002. In: SILVA, M. P. P. et al. Movimento do Ombro após Cirurgia por Carcinoma Invasor da Mama: Estudo Randomizado Prospectivo Controlado de Exercícios Livres versus Limitados a 90° no Pós-Operatório. *Rev. Bras. Ginecol. Obstet.*, Rio de Janeiro, v. 26, n. 2, mar. 2004.

81- BOX, R. C. et al. Physiotherapy After Breast Cancer Surgery: Results of a Randomised Controlled Study to Minimise Lymphoedema. *Breast. Cancer Res. Treat.*, n. 75, p. 51-64, 2002. In: SILVA, M. P. P. et al. Movimento do Ombro após Cirurgia por Carcinoma Invasor da Mama: Estudo Randomizado Prospectivo

Controlado de Exercícios Livres versus Limitados a 90º no Pós-Operatório. *Rev. Bras. Ginecol. Obstet.*, Rio de Janeiro, v. 26, n. 2, mar. 2004.

82- Bandy, W. D.; Sanders, B. *Exercício Terapêutico Técnicas para Intervenção*. Rio de Janeiro: Guanabara Koogan, 2003. p. 12.

83- Schwartz, G. F.; Guiliano, A. E.; Veronesi, U. Consensus Conference Committee. Proceeding of the consensus conference of the role of sentinel lymph node biopsy in carcinoma or the breast. April 1922, Philadelphia, PA, *Breast. J.* n. 8, p. 124-38, 2002.

84- Torresan, R. Z. et al. Preservação do nervo intercostobraquial na linfadenectomia axilar por carcinoma de mama. *Rev. Bras. Ginecol. Obstet.*, n. 24, p. 221-26, 2002.

85- Haid, A. et al. Shoulder-arm morbidity following axillary dissection and sentinel node only biopsy for breast cancer. *Eur. J. Surg. Oncol.*, n. 28, p. 705-10, 2002.

86- Leduc, A.; Leduc, O. *Drenagem Linfática*: Teoria e Prática. 2. ed. São Paulo: Manole, 2000. p. 3-62.

87- Abu-Own, A. et al. Microangiopathy of the Skin and Effect of Leg Compression in Patients with Chronic Venous Insufficiency. *J. Vasc. Surg.*, v. 6, n. 19, p. 1074–83, 1994.

88- Harris, S. R.; Hugi, M. R; Olivotto, I. A. Clinical practice guidelines for the care and treatment of breast cancer: Lymphedema. *Can. Med. Assoc. J.*, Canadá, v. 164, n. 2, p. 191-99, 2001.

89- Vogelfang, D. *Linfologia Básica*. São Paulo: Ícone, 1995. p. 95-101.

90- Partsch, H.; Rabe, E.; Stemmer, R. *Compression therapy of the extremities*. Paris: Fhlebologiques Françaises, 2000. p. 26-29.

91- Acioly, M. C. A. *Carcinoma Mamário*: Orientações Terapêuticas na Fase Ambulatorial. Trabalho de Conclusão de Curso (Monografia de conclusão de graduação) – UNIPÊ, 2003, p. 11-15.

92- Gogia, P. P. *Feridas-tratamento* e cicatrização. Rio de Janeiro: Revinter, 2003. p. 2-9.

93- Zarro,V. J. *Mecanism of inflammation and repair*. In: Micholovitz, S. *Thermal Agents in reabilitation*. Philadelphia, PA: FA Davis, 1996. p. 3-17.

94- Meneghin, P.; Vattimo, M. F. F. Fisiopatologia do processo cicatricial. In: Jorge, S. A.; Dantas, S. R. *Abordagem Multiprofissional do Tratamento de Feridas*. São Paulo: Atheneu, 2003, p. 31-42.

95- Leitão, A. C.; Gomes, R. A. *Radiobiologia e fotobiologia*: respostas celulares às lesões induzidas por agentes físicos e químicos. 1994. Tese (Doutorado) – Instituto de Biofísica Carlos Chagas Filho, Universidade Federal do Rio de Janeiro, Rio de Janeiro, 1994.

96- Yap, K. P. et al. Factors influencing arm and axillary symptoms after treatment for node negative breast carcinoma. *Cancer.*, v. 97, p. 1369-375, 2003.

97- Gay, J. On varicose diseases of the extremities. In: The lettsomian lectures of 1867. London: Churchil, 1868. In: Silva, M. P. P. et al. Movimento do ombro após cirurgia por carcinoma invasor da mama: estudo randomizado prospectivo controlado de exercícios livres versus limitados a 90 graus no pós-operatório. *Rev. Bras. Ginecol. Obstet.*, Rio de Janeiro, v. 26, n. 2, mar. 2004.

98- Donaldson, S. *Lymphedema*: understanding and managing lymphedema after cancer treatment. Atlanta, Georgia: American Cancer Society, 2006. p. 94.

99- Stanton, A. W. B. et al. Diferences in lymph drainage between swollen and non-swollen regions in arms with breast-cancer-related lymphoedema. *Clin. Science*, v. 101, p. 131-40, 2001.

100-Almeida, G. L. Immediate breast reconstruction with tissue expander: retrospective study. *Rev. Bras. Cir. Plást.*, v. 24, n. 1, p. 36-42, 2009.

Capítulo 19

Cirurgia Plástica: Atenção Fisioterapêutica

Patrícia Froes Meyer
Yuri Alexander de Oliveira Afonso

Objetivos

Quase vinte anos de experiência em atuação fisioterapêutica no pré-operatório e no pós-operatório de cirurgia plástica estética serviram de base para escrever este capítulo, juntamente com a pouca literatura disponível sobre o tema. Entre os objetivos estão a orientação sobre a preparação do paciente no pré-operatório, sugestões de protocolos de avaliação e tratamento para o pós-operatório, incluindo desde as mais novas tecnologias até as técnicas mais simples que podem ser realizadas em domicílio pelo próprio paciente e, finalmente, maneiras de prevenir e controlar possíveis complicações.

A atuação fisioterapêutica em cirurgia plástica trata-se de uma área em expansão dentro da especialidade de Fisioterapia dermato-funcional, com grande necessidade de crescimento científico. Infelizmente, o fisioterapeuta ainda se limita à execução de técnicas, deixando de atuar como verdadeiro profissional de saúde que compreende o paciente de forma global. A atuação fisioterapêutica em cirurgia plástica estética deve atender a todos os aspectos preventivos e a problemas de diversas origens, como alterações de pele, respiratórias, posturais, ortopédicas, neurológicas e vasculares. Portanto, este capítulo busca mostrar uma atuação na saúde funcional do paciente submetido à cirurgia plástica estética.

Agradecimentos: Este capítulo não seria construído sem a importante contribuição das fisioterapeutas Eliane Silva e Débora Oliveira, além do esforço de toda a equipe da Clínica Biofisio (especialmente Carla, Alessandra, Simone e Thaisa).

Nos últimos anos, a cirurgia plástica tem apresentado larga divulgação e importante aprimoramento de suas técnicas. É uma área em amplo crescimento, havendo a necessidade de integração de uma equipe multidisciplinar, a fim de alcançar melhores resultados.

A eficiência de uma cirurgia plástica não depende somente do seu planejamento cirúrgico. A preocupação com os cuidados no pré-operatório e no pós-operatório tem demonstrado ser fator preventivo de possíveis complicações e promotor de um resultado de saúde e estética mais satisfatório.

Atualmente, a Fisioterapia vem agregando notável importância a esse segmento. Sua atuação vai desde a preparação para a intervenção cirúrgica até após a cirurgia, buscando acelerar o processo de recuperação pós-operatória e prevenindo e controlando as complicações mais frequentes.[1]

O não encaminhamento a tratamentos pós-operatórios ou o encaminhamento tardio pode privar o paciente de adquirir uma recuperação mais saudável, mais curta e com menos sofrimento físico e/ou psicológico, além de comprometer o resultado da cirurgia.[2]

CONCEITOS BÁSICOS

Alguns conceitos ou "termos" são constantemente utilizados durante a atenção ao paciente submetido à cirurgia plástica estética, sendo fundamental para o fisioterapeuta, enquanto integrante de uma equipe multidisciplinar e sempre em contato com o cirurgião responsável, o domínio de tais conceitos.

Edema: o edema é um acúmulo patológico de líquidos, localizado preferencialmente nos tecidos conjuntivos intersticiais subcutâneos. Tal edema modifica os contornos do corpo, apresentando uma elevação túrgida do tecido. Edemas podem atingir todo o corpo (generalizado) ou somente partes (localizado), podendo se apresentar como unilateral ou bilateral, e neste último caso, ser simétrico ou assimétrico. São diferenciados pelo conteúdo proteico, e os edemas ricos em proteína (acima de 1 g/dl) são denominados exsudatos, e os pobres em proteína (menos de 1 g/dl), transudatos. Os edemas se formam em primeiro lugar, correspondendo preferencialmente à força da gravidade, nos pés e nas pernas, em pacientes acamados, nas costas, nas nádegas e na região posterior da coxa, podendo aumentar, afetando todo o corpo. No período de pós-operatório de cirurgia plástica, o edema sempre está presente, e geralmente, pode persistir durante até três meses.

Os edemas ricos em proteínas e os edemas localizados pobres em proteínas só são tratados sem efeitos colaterais com a Fisioterapia utilizando-se drenagem linfática manual, manipulação e terapia de compressão.[3]

Seroma: o seroma é um fenômeno autolimitado, fisiológico e reacional caracterizado por um acúmulo de líquido constituído de plasma e linfa na área operada após grandes descolamentos teciduais. A causa provável é a interrupção dos canais linfáticos e vasculares em razão do trauma e a formação de espaço morto como resultante do grande descolamento tecidual. Esse processo parece ser autorregulado pela quantidade de fluido gerado, e sua tendência é resolver-se sem maiores intervenções. Em virtude da ocorrência mais tardia (em torno de seis a dez dias após a cirurgia), o uso de drenos de aspiração parece não contribuir para a prevenção do processo, mas há profissionais que os utilizam com esse objetivo. Apesar de ter uma evolução benigna, pode apresentar alterações, como encapsulamento, infecção, drenagens espontâneas, entre outras, vindo a comprometer o resultado esperado.[4] O seroma é de difícil percepção, mas posicionando o paciente de pé, torna-se mais fácil avaliar a presença de líquido por causa da ação da gravidade, conforme é possível visualizar na Figura 19.1, na região infraumbilical do abdômen.

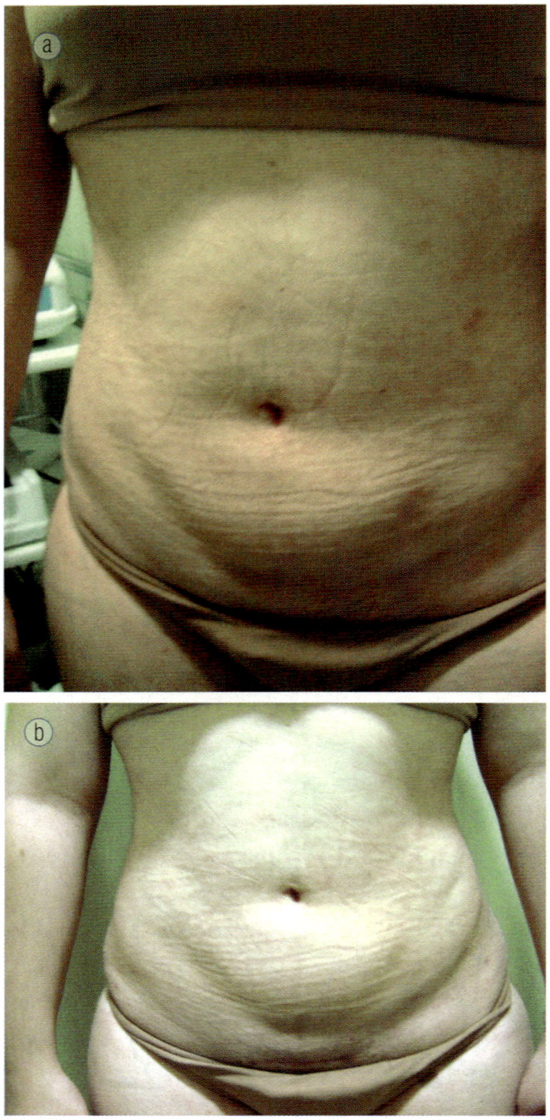

Figura 19.1 a-b Seroma em região abdominal.

Equimose: do grego *ekchýmosis,* significa extravasamento de sangue e resulta de um trauma em que ocorre rompimento de vasos subcutâneos e consequente extravasamento de hemácias (derrame hemático) que se infiltram na malha tecidual superficial, formando uma mancha na pele.[5]

Hematoma: trata-se de uma coleção de sangue que, por ser em maior quantidade, em razão do rompimento de vasos de maior calibre, não consegue espalhar-se pelos tecidos moles, permanecendo agrupado em algum espaço morto. Em casos de hematomas de grandes dimensões, a drenagem cirúrgica torna-se obrigatória.[5]

Visualmente, equimose e hematoma são muito semelhantes, mas há diferenças importantes. Observa-se na Figura 19.2 a presença de equimoses na região da coxa após a lipoaspiração (quinto dia de pós-operatório). Na Figura 19.3, o hematoma está presente junto com a equimose em um pós-operatório de ritidoplastia no quinto dia após a cirurgia.

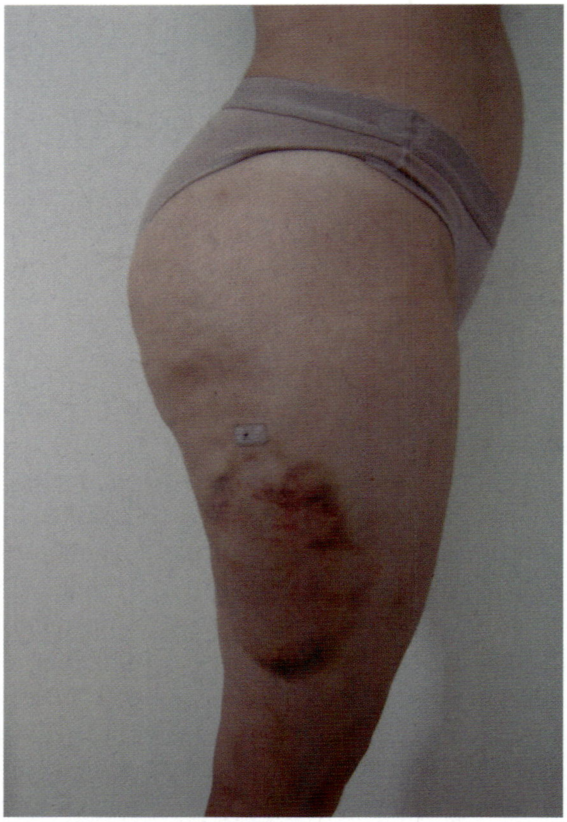

Figura 19.2 Equimose na coxa.

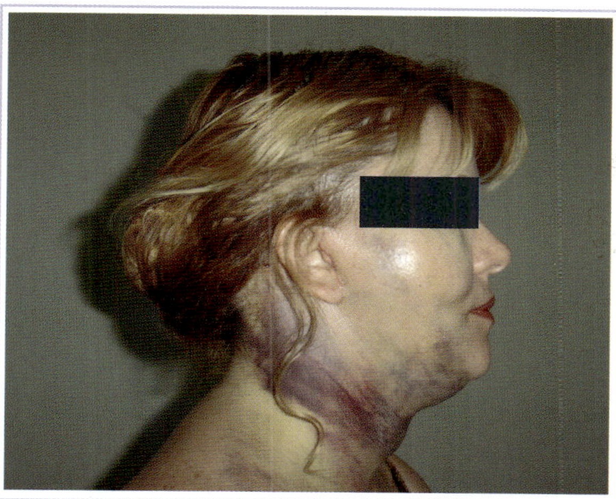

Figura 19.3 Equimose e hematoma associados na face e no pescoço após ritidoplastia.

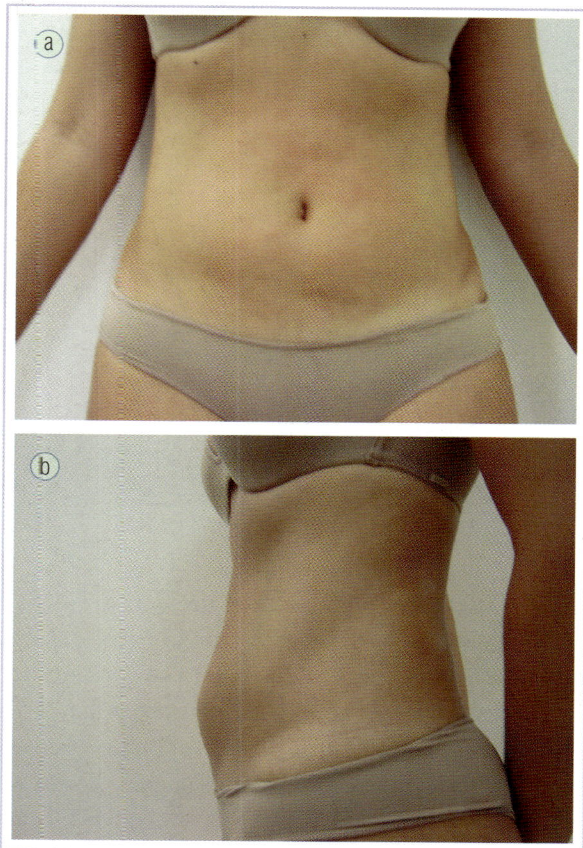

Figura 19.5 a-b Fibrose tardia decorrente da presença de seroma infraumbilical.

Fibrose: trata-se de um processo natural do organismo em reação a uma incisão ou trauma. É a formação ou o desenvolvimento em excesso de tecido conjuntivo em um órgão ou tecido, como processo reparativo ou reativo.[6] A Figura 19.4 a-b mostra um processo de fibrose na fase inicial da cirurgia com uma resposta satisfatória ao tratamento fisioterapêutico. A Figura 19.5a-b apresenta uma fibrose mais tardia, decorrente da presença de seroma infraumbilical, levando a uma deformidade significativa e visível na posição lateral. Na Figura 19.6 percebe-se um caso de exagero de tecido fibroso nos locais tratados, apesar de a paciente apresentar, aproximadamente, oitenta dias de pós-operatório.

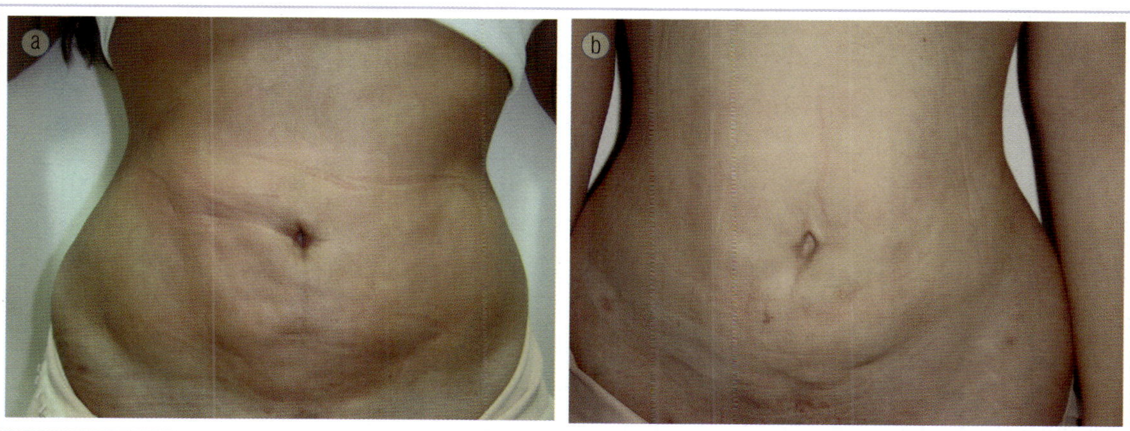

Figura 19.4 a-b Fibrose na fase inicial da cirurgia e após tratamento com radiofrequência.

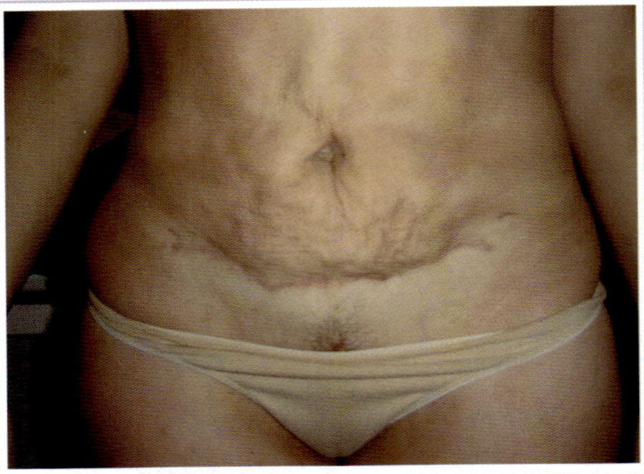

Figura 19.6 Fibrose anormal após a lipoaspiração associada à abdominoplastia após oitenta dias.

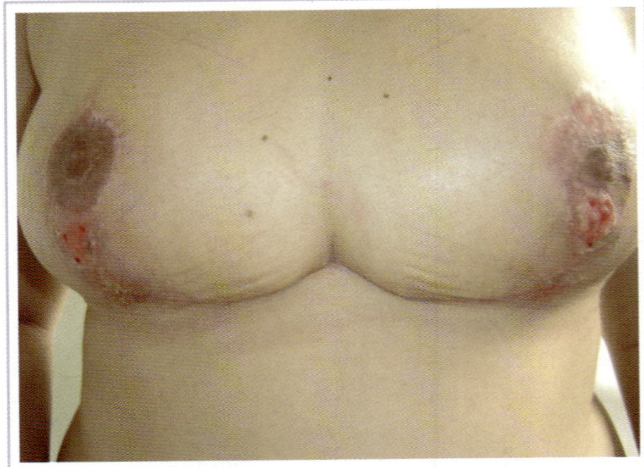

Figura 19.8 Deiscência cicatricial acompanhada de feridas decorrentes de alergia ao Micropore®.

Deiscência: a deiscência de sutura cutânea cirúrgica é uma complicação pós-operatória em que ocorre a reabertura da ferida previamente fechada. Essa complicação pode comprometer o resultado estético da futura cicatriz, além do risco de infecção.[7] Em alguns casos de deiscência, como na Figura 19.7, o processo não deixa sequelas, mas, em alguns casos, como na Figura 19.8, a alergia ao Micropore® desencadeou uma deiscência da cicatriz acompanhada de feridas; entretanto, a mais frequente surge nas cirurgias de mamoplastia, onde há uma cicatriz em "T", pois é um importante ponto de tensão na união das incisões (Figura 19.9).

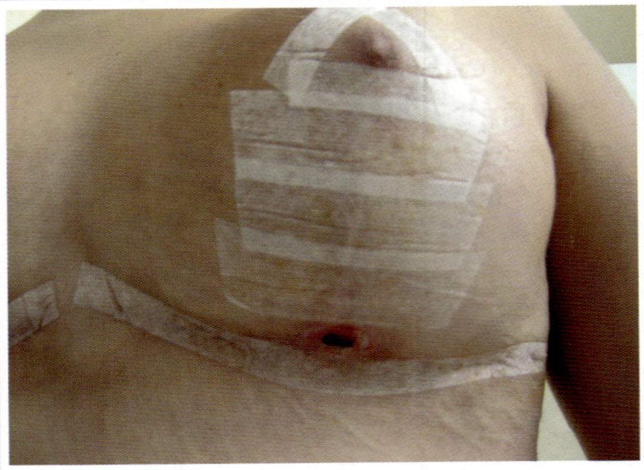

Figura 19.9 Deiscência após mamoplastia, onde há a cicatriz em "T", gerando um importante ponto de tensão na junção das incisões.

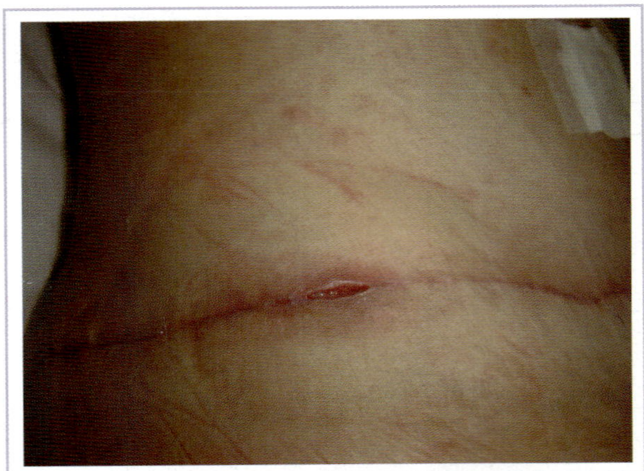

Figura 19.7 Deiscência na cicatriz de abdominoplastia.

Pré-operatório

O pré-operatório é o período entre o momento da indicação de um procedimento cirúrgico e a sua execução. Nesse período, além dos exames laboratoriais obrigatórios e de outros cuidados médicos, é realizada a avaliação fisioterápica e são documentadas as características prévias desse paciente.

Infelizmente, a atenção fisioterapêutica no pré-operatório não faz parte da rotina da cirurgia plástica, e verificam-se poucos encaminhamentos médicos nessa fase. De acordo com os resultados de um estudo, 46% dos fisioterapeutas não atendem nenhum pré-operatório. Embora pareça desnecessário para muitos profissionais, o atendimento é de extrema importância para a reabilitação do paciente operado.[8]

Protocolos para o pré-operatório

A avaliação fisioterápica, prévia à cirurgia, apresenta grande valor. São analisados os aspectos clínicos gerais e as condições da pele, presença de depressões, irregularidades e flacidez. Em um período de trinta a quarenta dias prévios à cirurgia, pode-se realizar um trabalho visando a uma adequação do tecido cutâneo. Nos casos de lipoaspirações do abdômen, devem também ser levados em consideração, durante a avaliação fisioterápica, o estado da musculatura abdominal e a presença de flacidez na região supra-abdominal, que deve ser tratada anteriormente à intervenção cirúrgica, ou influenciará no resultado estético da cirurgia.[1]

Há relatos na literatura de diversos procedimentos para essa fase. A drenagem linfática manual pré-cirurgia tem como objetivo preparar a região a ser operada em determinados aspectos como: estimular a circulação arteriovenosa para evitar riscos de necrose, ativar a circulação linfática, favorecendo o metabolismo celular, melhorar a cicatrização e a recuperação cutânea, manter a camada córnea íntegra e hidratada e estimular a circulação venolinfática para evitar edemas. Foi sugerido o uso da drenagem linfática para prevenir edemas complexos, principalmente em pacientes obesos, e orientado o uso prévio de hidratantes na pele. Apesar disso, há uma carência de estudos que comprovem a eficácia desses protocolos.[8]

A preocupação com a avaliação e o tratamento das alterações posturais no pré-operatório, o fortalecimento muscular, seja com exercício físico, seja com a eletroestimulação, e a aplicação de massagens relaxantes, com o objetivo de diminuir a ansiedade do paciente, são sugestões encontradas para essa fase de tratamento.[9] A postura de protusão abdominal deve ser tratada no pré-operatório para que não prejudique o resultado estético da cirurgia. A flacidez muscular, por exemplo, não se modifica após uma lipoaspiração, mas pode ser melhorada antes da cirurgia (Figura 19.10).

É importante salientar que o conhecimento prévio da estimulação elétrica nervosa transcutânea (TENS) pelo paciente e a verificação dos parâmetros a serem utilizados facilitariam seu uso no pós-operatório. A orientação de padrões respiratórios, de exercícios para melhorar a respiração de base pulmonar e a diminuição da espessura do retalho abdominal, pela redução da adiposidade localizada e do peso, antes da cirurgia, são pontos também positivos para a reabilitação do paciente no pós-operatório.

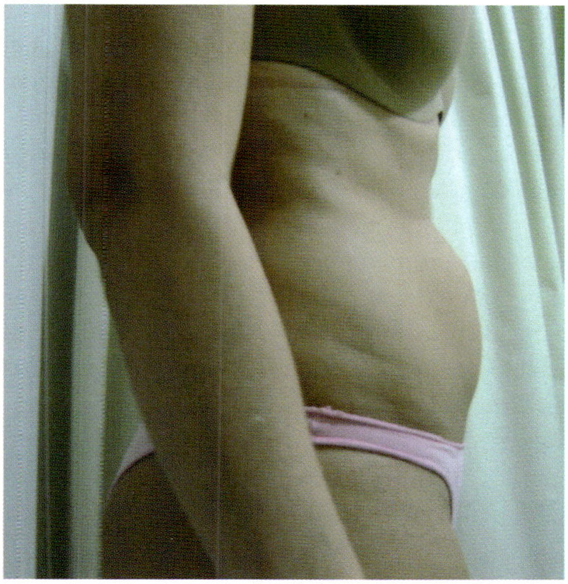

Figura 19.10 Flacidez muscular e protusão abdominal antes da cirurgia.

Infelizmente, os fisioterapeutas têm dificuldade em fazer contato com os pacientes antes da cirurgia, o que dificulta toda a dinâmica desse trabalho preventivo. A atuação em equipe multidisciplinar seria a maneira mais eficaz de atuar em qualquer tipo de cirurgia plástica estética.

No transoperatório (período durante a cirurgia), o paciente se apresenta confuso, sonolento, queixa-se de dor por causa da posição no leito e, à medida que retorna a sua sensibilidade, a dor aumenta de intensidade. Nessa fase, há grande aplicabilidade dos efeitos analgésicos do TENS, de estímulo à execução de padrões respiratórios, da cinesioterapia de membros inferiores e da deambulação (assim que houver liberação médica).

A pressoterapia, utilizada normalmente em procedimentos cirúrgicos que ultrapassam uma hora de duração, pode ser aplicada nessa fase, com o objetivo de melhorar o retorno venoso, estimular a circulação linfática e prevenir a tromboembolia. Em pacientes hospitalizados, sugere-se um protocolo de uso de até 24 horas de tratamento, mas, frequentemente, aplica-se de uma a uma hora e meia por dia.[10,11]

A atuação do fisioterapeuta no pré-operatório e no transoperatório de cirurgia plástica estética depende do reconhecimento de sua importância pelos profissionais envolvidos nesse segmento, principalmente pelo médico. Para isso, tornam-se necessários estudos científicos que comprovem a eficácia desse trabalho e que demonstrem que há grandes diferenças entre um paciente tratado e um não tratado antes da cirurgia.

Pós-operatório

A Fisioterapia dermato-funcional tem sido amplamente recomendada pelos cirurgiões plásticos como forma de tratamento para as cirurgias plásticas. É no pós-operatório que a Fisioterapia apresenta sua maior atuação, e o planejamento do tratamento é variável e depende das características individuais de cada cirurgia. Nessa fase, a manipulação frequente do paciente é fundamental para o diagnóstico, pois o toque nos permite identificar a adequação ou a persistência de algumas alterações cutâneas.

O tratamento fisioterapêutico no pós-cirúrgico possibilita uma melhora significativa na textura da pele, ausência de nodulações fibróticas no tecido subcutâneo, redução do edema, minimização de possíveis aderências teciduais, bem como maior rapidez na recuperação das áreas com hipoestesias, ou seja, não só possibilita uma redução das prováveis complicações, como também o retorno do paciente mais rapidamente ao exercício das suas atividades de vida diária. Busca prover condições adequadas de cicatrização por meio do aumento do aporte circulatório e amenizar a angústia e a ansiedade do paciente no período de recuperação.[12]

Fases do pós-operatório

A fisiopatologia da cicatrização em qualquer tipo de trauma é descrita em três fases, e seu entendimento é necessário a fim de que se possa intervir de forma mais efetiva no pós-operatório. São elas: fase inflamatória, fase proliferativa e fase de remodelagem. Trata-se de uma divisão didática, já que, em alguns momentos, elas se sobrepõem e cada organismo apresenta um tempo de resposta a cada um desses processos de reparo, o que dificulta a quantificação dos dias exatos de cada fase.[13]

Para facilitar a compreensão dessas fases (Figura 19.11), dentro do processo de pós-operatório de cirurgia plástica, quantificaremos, aproximadamente, cada uma delas, mas as diferenças individuais de cada paciente devem ser observadas com uma maior flexibilidade no acompanhamento das características clínicas de cada uma.

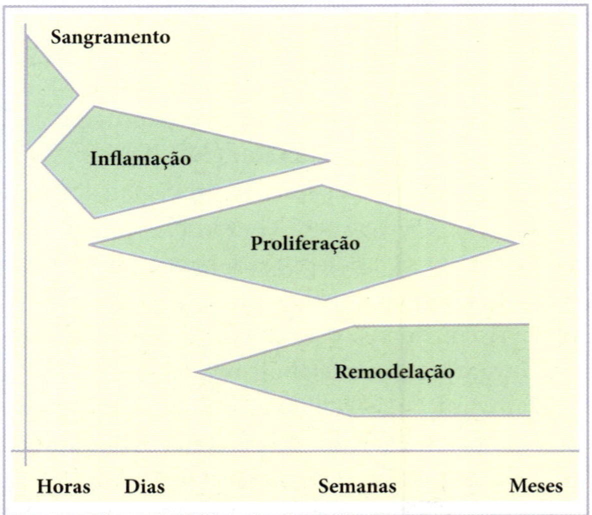

Figura 19.11 Fases da cicatrização.

Fase inflamatória

A primeira fase ou fase de inflamação é uma reação defensiva, localizada e restrita à área que sofreu a agressão de agentes lesivos. O processo inflamatório serve para destruir, diluir ou mobilizar o agente agressor e, em seguida, deflagrar uma série de acontecimentos que curam e reorganizam o tecido lesado. Esse processo promove tanto a regeneração da arquitetura tecidual quanto o retorno da Fisiologia e, em último caso, forma o tecido cicatricial, já que não pode restaurar completamente a fisiologia.

Sabe-se que essa fase começa no exato momento da lesão, e o sangramento que ocorre traz plaquetas, hemácias e fibrina, determinando a aderência entre as bordas da ferida, condição importante para a cicatrização. Portanto, essa fase compreende os processos de hemostasia e resposta inflamatória aguda, limitando a extensão da lesão tecidual.[14]

Em relação ao trauma cirúrgico, considera-se que essa fase inicia desde o término da cirurgia e permanece até 48 a 72 horas após, apresentando-se como uma inflamação aguda. Finalizado esse período, segue de maneira crônica, dependendo da resposta inflamatória do paciente.

Nos aspectos clínicos, resulta num aumento do calibre de capilares responsáveis pela irrigação sanguínea local, produzindo mais hiperemia e aumento da temperatura local (calor). O edema ocorre a partir do aumento da permeabilidade vascular aos componentes do sangue, o que leva ao extravasamento do líquido intravascular para o espaço intersticial extracelular. A dor, outro sintoma característico da inflamação, é causada primariamente pela estimulação das terminações nervosas por algumas dessas substâncias liberadas durante o processo inflamatório, por hiperalgesia (aumento da sensibilidade dolorosa) promovida pelas prostaglandinas e pela bradicinina, mas também, em parte, por compressão relacionada ao edema. O trauma cirúrgico é responsável por lesões nas terminações nervosas livres, e a sensibilidade tátil fica alterada (diminuida).[15]

Em relação às condutas dessa fase, sempre é fundamental avaliar e orientar o paciente e os familiares a respeito de cuidados domiciliares sobre as atividades de vida diária, desde a maneira correta de mudar de decúbito até cuidados com a higiene, curativos e retorno às atividades rotineiras. O repouso é importante, nessa fase, em virtude das características clínicas do edema e dos eventos vasculares já citados. A compressão exerce um importante papel na prevenção do edema, principalmente na fase inflamatória aguda. A associação de acessórios (cintas, sutiãs, faixas etc.), buscando essa compressão constante, poderá reorganizar o tecido cicatricial em alguns tipos de cirurgia plástica.[9] A Figura 19.12 apresenta um dos modelos de cinta para compressão em pós-operatório de abdominoplastia e lipoaspiração.

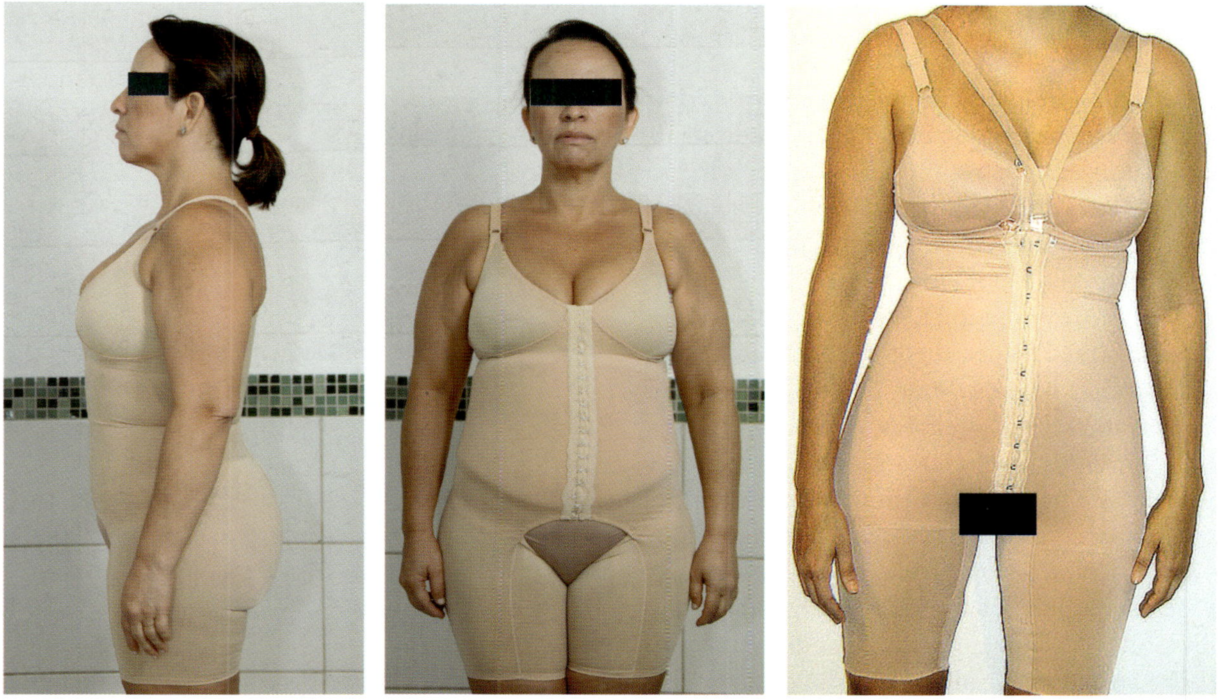

Figura 19.12 Modelo de cinta para compressão tecidual após abdominoplastia ou lipoaspiração.

Caso a cirurgia seja realizada na região do tronco, os exercícios respiratórios poderão ajudar na recuperação do paciente. Os resultados de alguns estudos revelaram que os fatores que mais influenciam nas alterações da função respiratória no período pós-operatório são o tipo de anestesia e as drogas anestésicas empregadas, a manipulação das vísceras e as mudanças na posição, a anemia, a incisão da parede abdominal, a imobilização no leito e o uso de relaxantes musculares, além da distensão e da dor abdominal.[16] As Figuras 19.13 a-c demonstram o trabalho respiratório com respiração apical, diafragmática e costodiafragmática.

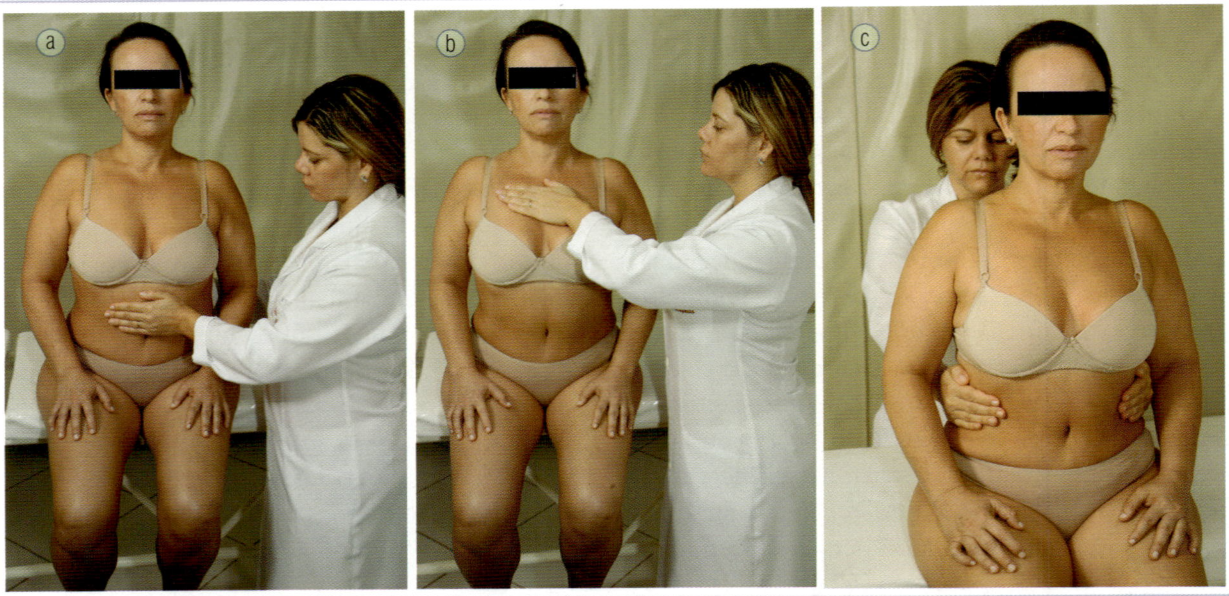

Figuras 19.13 a-c Exercícios respiratórios: respiração apical (a), diafragmática (b) e costodiafragmática (c).

A dor é responsável por uma série de complicações que surgem no pós-operatório de cirurgias. A utilização da estimulação elétrica nervosa transcutânea (TENS) nessa fase demonstrou redução significativa do consumo de analgésicos, sem alterar os níveis de dor em repouso.[17,18]

Muito embora a TENS tenha sido estudada desde o final da década de 1970, em condições inflamatórias, como método de analgesia na dor pós-operatória, em situações que envolveram a implantação de osteossínteses, em reconstruções musculares e tendinosas, bem como em cirurgias abdominais e pélvicas, trata-se de uma terapêutica ainda desconhecida por alguns profissionais da saúde, ainda pouco aplicada à cirurgia plástica e que apresenta algumas divergências de opinião em relação ao seu poder analgésico.[19] A Figura 19.14 mostra a utilização do TENS na região mais acometida pela dor após as cirurgias abdominais.

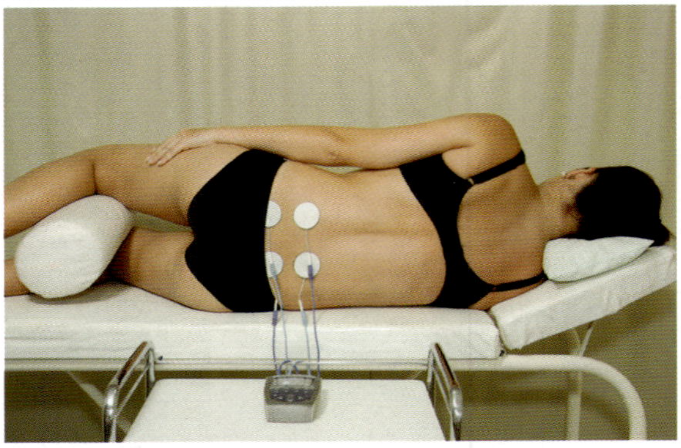

Figura 19.14 Posicionamento dos eletrodos do TENS na região lombar. Essa área, normalmente, causa desconforto ao paciente, em razão do posicionamento frequente em decúbito dorsal no pós-operatório.

A crioterapia é indicada durante o estágio agudo da inflamação, para o alívio da dor e, possivelmente, redução do edema, mas retarda o processo básico de cicatrização, o que poderia prejudicar o reparo de um pós-operatório, pois aplicada na inflamação aguda, minimiza a presença de neutrófilos e macrófagos na área lesionada.[20] O alívio da dor decorre mais provavelmente de uma redução da velocidade de condução nervosa.[21,22] Em virtude das alterações de sensibilidade apresentadas pelos pacientes em pós-operatório de cirurgias plásticas, a crioterapia pode se tornar um bom tratamento, ou talvez, um grande problema, caso esse fato não seja considerado pelo profissional.

Fase proliferativa

A fase de proliferação é caracterizada pela remoção dos restos celulares e pela reparação temporária do tecido formado durante o estágio anterior de inflamação e pelo desenvolvimento dos tecidos substitutos novos e permanentes. O fibroblasto surge por volta do segundo e do terceiro dia após o trauma, é uma célula fusiforme, com núcleo oval, de origem controversa.[20] O tecido de granulação começa a ser formado por volta do quarto dia após a lesão e, nessa etapa, os novos fibroblastos acumulados misturam-se a neoformações de capilares, dando início ao tecido de granulação. O fibrinogênio do exsudato inflamatório transforma-se em fibrina, formando uma rede, onde os fibroblastos depositam-se e passam a multiplicar-se e a secretar os componentes proteicos do tecido cicatricial. Simultaneamente a esse processo de fibroplasia, ocorre a formação de tecido de granulação por meio da proliferação de células endoteliais, da angiogênese e da infiltração densa de macrófagos. Os glicosaminoglicanos (ácido hialurônico e fibronectina) favorecem a interação entre as citocinas e as células-alvo na construção da matriz extracelular (Figura 19.15).[23]

A atividade mitótica do fibroblasto praticamente desaparece em torno de 15 dias. Estes passam a secretar as proteínas presentes no tecido de granulação, produzindo componentes da substância fundamental e colágeno. O colágeno abrange uma série de tipos diferentes de glicoproteínas encontradas na matriz extracelular e proporciona uma rede rígida que facilita a cicatrização subsequente. O colágeno tipo III é gradualmente absorvido e substituído pelo colágeno tipo I. Esses fenômenos ocorrem no período de duas a quatro semanas.[23]

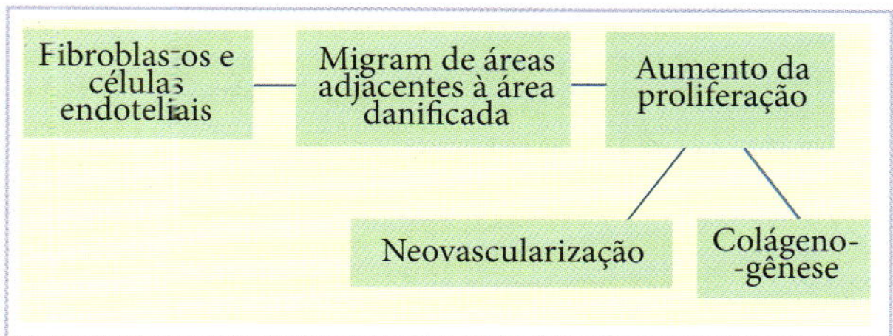

Figura 19.15 Fase proliferativa.

Didaticamente, a fase proliferativa é descrita de três a dez dias de pós-operatório. Os sintomas apresentados pelos pacientes caracterizam-se por edema, alterações de sensibilidade, sendo a dor e a sensação de dormência os principais desconfortos dessa fase.

A utilização da drenagem linfática manual vem sendo defendida para ser iniciada no primeiro dia de pós-operatório, segundo a literatura que descreve sua aplicabilidade nas cirurgias oncológicas.[24] No caso de cirurgias plásticas estéticas, a literatura tem divergências, mas a experiência clínica mostra que, para maior conforto do paciente, a aplicação sobre a área tratada deve ser após 48 a 72 horas, com movimentos suaves e rítmicos. Os efeitos da drenagem linfática manual foram comprovados em diversos estudos, demonstrando por meio de ultrassonografia e ressonância magnética as ações dessa técnica na redução do edema e na revascularização.[9,25] A importância do uso desse tipo de massagem foi pesquisada em um grupo de 28 cirurgiões plásticos, e os resultados mostraram que 96,4% afirmaram que se trata do tratamento mais importante a ser realizado na reabilitação pós-cirúrgica e a mais efetiva para reduzir o tempo de pós-operatório.[12]

A associação da drenagem linfática manual ao RA Godoy, equipamento que realiza movimentos passivos de flexão e extensão dos pés e, consequentemente, da panturrilha, facilitando o bombeamento linfático e o retorno venoso, tem melhores resultados na melhoria do edema pós-operatório (Figura 19.16).

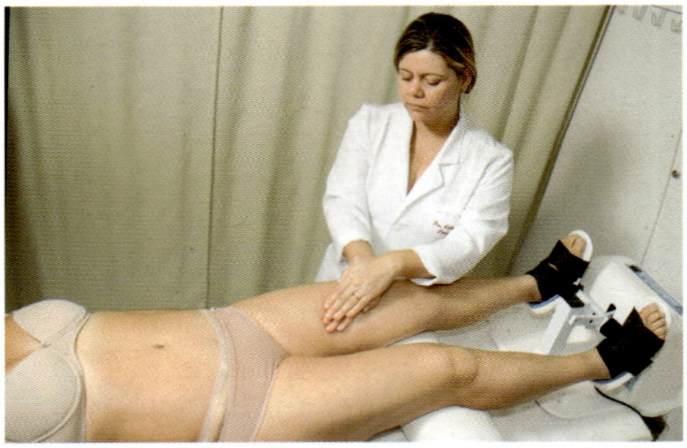

Figura 19.16 RA Godoy® associado a drenagem linfática manual.

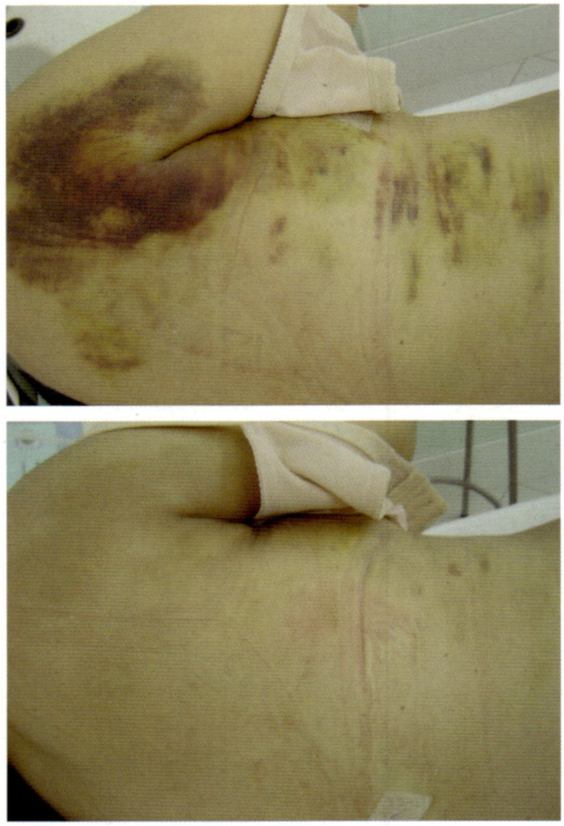

Figura 19.17 Equimose importante pós-lipoaspiração tratada com seis sessões de magnetoterapia.

O ultrassom é um excelente recurso físico para o tratamento de lesões de tecidos moles, podendo acelerar a reparação tecidual nos seus diferentes aspectos. Com a irradiação ultrassônica, é possível melhorar tanto a velocidade da cicatrização quanto a qualidade do tecido cicatricial.[26]

O ultrassom tem como benefícios, no processo de cicatrização, aumentar a síntese de colágeno e regeneração da inervação periférica, aumentar a circulação sanguínea, aumentar o metabolismo celular que traz aumento da síntese proteica dos fibroblastos e aumentar a velocidade de regeneração dos tecidos. Os efeitos benéficos do ultrassom têm sido demonstrados, sobretudo, à baixa intensidade e no modo pulsado. Nessa fase, é capaz de promover a orientação da matriz cicatricial e dos fibroblastos.[27,28] Uma pesquisa verificou que 84% dos fisioterapeutas utilizaram com sucesso esse agente físico nos processos de reparo tecidual.[8]

A reabsorção de equimoses e hematomas é de vital importância nessa fase, já que a sua evolução pode concorrer para a formação de fibroses. Caso o processo de reparo esteja concluído e existam aderências e fibroses instaladas, o ultrassom pode ser utilizado como coadjuvante na diminuição dessas sequelas e melhoria da elasticidade do tecido conjuntivo.[8] Outra opção ainda pouco conhecida no Brasil são os campos eletromagnéticos pulsados (CEMP) ou magnetoterapia, capaz de acelerar a reabsorção de equimoses, como demonstra a Figura 19.17. Sua grande vantagem é que, como se trata de campos eletromagnéticos, esse aparelho pode ser colocado sobre a cinta e as roupas.

Outra opção de tratamento efetivo para essa fase do pós-operatório são as microcorrentes. Elas são citadas na literatura desde 1968, em virtude da sua ação na formação de um denso tecido colágeno. Ainda hoje são amplamente utilizadas nos serviços de Fisioterapia que atendem pacientes com problemas no processo de cicatrização. Entre seus efeitos fisiológicos, está o estímulo da síntese proteica, o incremento do transporte de aminoácidos, o crescimento dos fibroblastos e o alinhamento das fibras colágenas. O reabastecimento de ATP e nutrientes em células lesionadas permite a recuperação do tecido.[9,29] As microcorrentes aplicadas na região pericicatricial de uma cirurgia de abdominoplastia (Figura 19.18) previnem complicações e aceleram o processo de cicatrização.

A mobilização do tecido conjuntivo impede a formação de fibroses, pois, por meio da tensão mecânica, ocorre a deposição ordenada das fibras colágenas, que, nesse momento, ainda estão em fase de cicatrização, permitindo uma organização mais natural. É imprescindível que o fisioterapeuta conheça profundamente as técnicas de massagem do tecido conjuntivo e tenha domínio quanto à sua aplicação, pois a falta de conhecimento das manobras, da pressão, da velocidade e da direção poderá afetar de maneira prejudicial a recuperação do paciente. Esse tipo de técnica segue fazendo parte do protocolo de pós-operatório enquanto a presença de fibrose for detectada.[30]

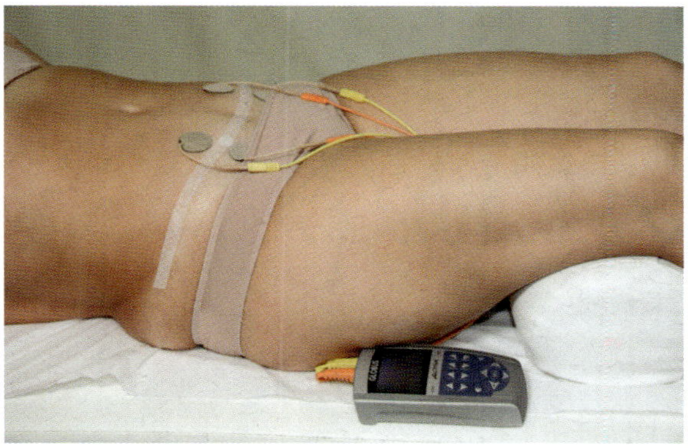

Figura 19.18 Aplicação de microcorrentes na região pericicatricial da incisão de abdominoplastia.

Fase de remodelação

A fase de remodelação é entendida como uma resposta de longo prazo ao ferimento. Observa-se, aqui, que a matriz extracelular modifica-se continuamente, com fibroblastos controlando-se permanentemente até que se forme a matriz estável. A resistência do tecido lesionado aumenta com a deposição de colágeno. O processo de remodelamento da ferida implica no equilíbrio entre a síntese e a degradação de colágeno e redução da vascularização e da infiltração de células inflamatórias, até que se atinja a maturação.

A contração do tecido afetado pela lesão é um dos principais fenômenos dessa fase, impulsionada pela ação de miofibroblastos, que são fibroblastos do tecido de granulação, diferenciados e com estrutura actina-miosina. Nos casos de traumas extensos, a contração é um inimigo, porque leva à deformidade estética e funcional (por exemplo, em caso de queimaduras). Em média, essa fase é observada três semanas após a lesão. Tal maturação tecidual continua e atinge a força máxima do tecido em 10 a 12 semanas, mas nunca alcança a força original.[31,32]

Dentro de uma organização didática, esta fase se inicia no 11º e segue até o 40º dia de pós-operatório, aproximadamente, considerando as diferenças entre organismos e técnicas cirúrgicas. O processo de cicatrização segue após quarenta dias, mas é possível avaliar que as principais ocorrências no processo de cicatrização acontecem até essa fase; portanto, a partir de quarenta dias, muitos médicos já orientam o retorno das pacientes à sua rotina, sempre com algumas restrições, de acordo com o tipo de cirurgia realizado.

As orientações estão relacionadas às atividades em casa e no trabalho, já que a dor está mais controlada, menos incômoda e os movimentos, mais livres, pois permitem um pouco mais de agilidade para efetuar algumas tarefas. A drenagem linfática manual segue fazendo parte do protocolo de atendimento, mas o edema, aos poucos, vai diminuindo e, simultaneamente, o tecido cicatricial torna-se mais rígido e pouco maleável, dificultando a circulação linfática e a nutrição do tecido cicatricial A necessidade da mobilização do tecido conjuntivo aumenta nessa fase, e alguns recursos podem ser importantes ferramentas na melhoria desse processo. As Figuras 19.19a-c mostram alguns exercícios de alongamento que podem ser executados em casa, antes do banho, para melhorar o desenvolvimento de algumas atividades, nessa fase. As Figuras 19.20 e 19.21 mostram modalidades de exercícios ativos e de alongamento para a coluna cervical.

A vacuoterapia, endermologia para Louis Paul Guitay, dermotonia para Serge Karagozian, eletrossucção ou dermotonia (depressoterapia) para Regina Rosseti, é um método de massagem que utiliza pressão negativa e sucção, promovendo uma mobilização do tecido subcutâneo. Essa técnica é outra opção de massagem para o tratamento de fibroses por meio de uma ação mecânica simples no tecido conjuntivo. Deve ser utilizada de maneira suave, sem causar traumas no tecido, e não substitui a massagem manual do tecido conjuntivo, apenas auxilia na melhora da sua maleabilidade.[33]

A vacuoterapia/endermoterapia tem suas ações questionáveis no pós-operatório de cirurgia plástica. Segundo alguns autores, no pós-operatório a vacuoterapia/endermoterapia auxiliam na reabsorção de edemas junto com o ultrassom, que ajuda a desagregar as fibroses persistentes pós-

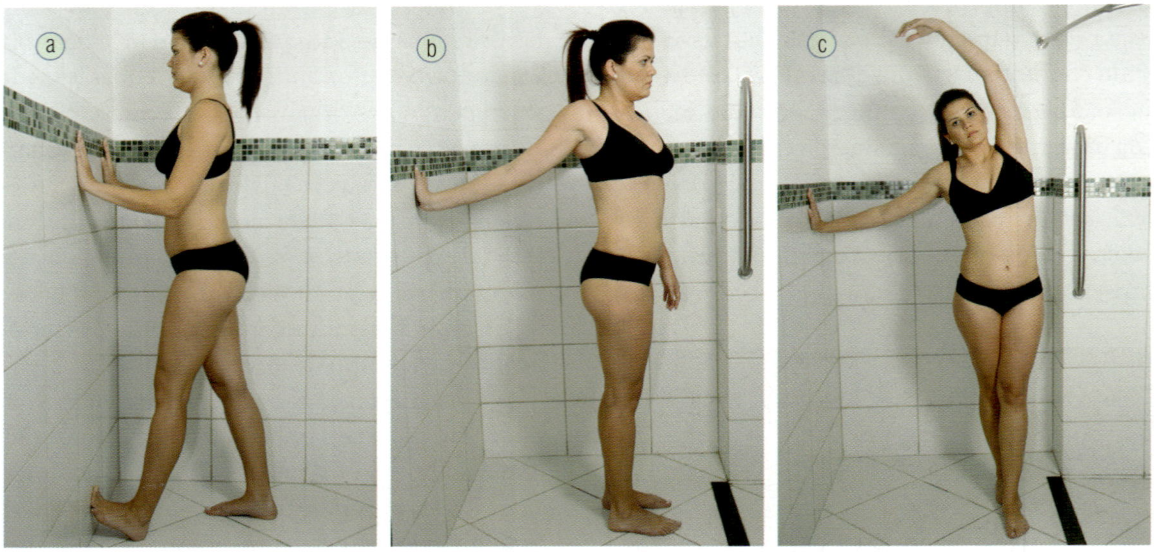

Figuras 19.19 a-c Alongamento de panturrilha (a), músculo peitoral (b), lateral de tronco (c).

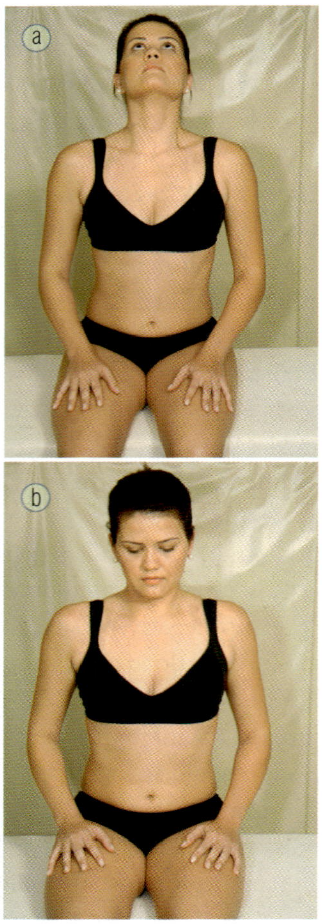

Figuras 19.20 a-b Exercícios ativos da musculatura flexora e extensora cervical (a e b). Em uma fase mais avançada, pode-se realizar alongamento por trinta segundos.

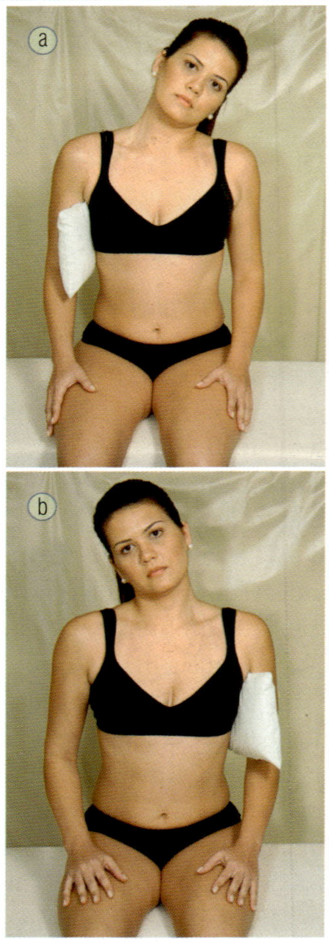

Figuras 19.21 a-b Exercícios ativos de inclinação lateral do pescoço (a e b). Foi utilizada a almofada para prevenir a elevação do ombro e da escápula.

-cirúrgicas e melhora a qualidade do processo de cicatrização. Verificou-se que 28% dos fisioterapeutas entrevistados em uma pesquisa utilizaram a endermoterapia em seu tratamento pós-operatório, e 18% relataram ser a técnica com a qual se obtêm melhores resultados em seu tratamento, mas 42% dos fisioterapeutas não utilizavam esse recurso, principalmente na fase inicial do tratamento, por causa do risco de impedir a aderência da pele, podendo causar flacidez, rompimento de capilares e hematomas, caso não seja manuseado corretamente.[8] A Figura 19.22 apresenta o uso da vacuoterapia com o uso de cabeçote de maior dimensão, e a Figura 19.23 mostra a técnica de vacuoterapia com um cabeçote pequeno, muito utilizado em pequenas cicatrizes.

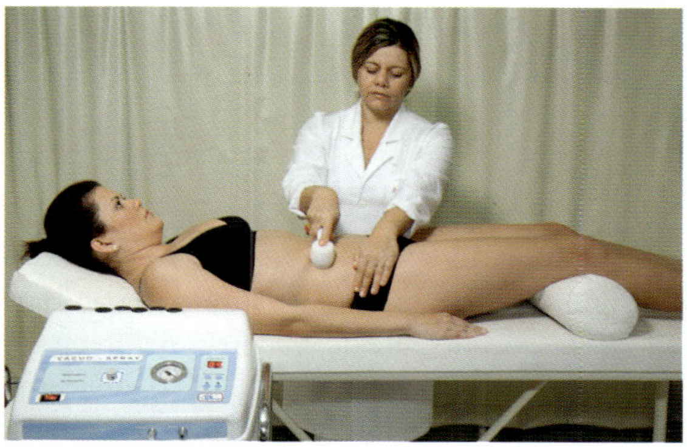

Figura 19.22 Uso da vacuoterapia em pós-operatório.

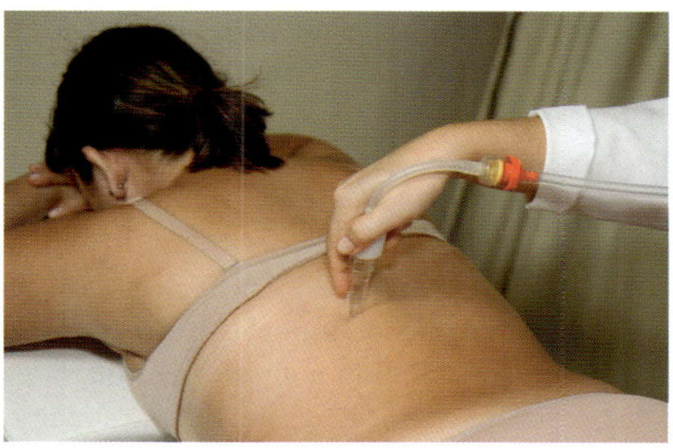

Figura 19.23 Uso da vacuoterapia para cicatrizes com aderência.

Outros autores sugerem que com a utilização do ultrassom contínuo é possível "amolecer" o tecido cicatricial; portanto, esse recurso pode participar da mobilização de cicatrizes aderentes. Além disso, o ultrassom tem a habilidade de incrementar a penetração de agentes farmacologicamente ativos através da pele (fonoforese). Seu efeito é somado ao princípio ativo da droga, melhorando sua penetração e absorção pelos tecidos e agindo na cicatrização. O aquecimento dos tecidos é capaz de promover um aumento da extensibilidade das estruturas colágenas, proporcionando melhora nas propriedades mecânicas do tecido cicatricial.[9, 29, 34,35]

A radiofrequência ressurgiu nos últimos três anos na área da estética em virtude das suas novas indicações, além dos seus efeitos na área dos esportes e no tratamento do câncer (na modalidade ablativa). Suas origens datam do ano de 1891, com D'Ansorval, que estudou as respostas dos tecidos às correntes de alta frequência. Com os avanços da tecnologia, surgiram melhores formas desse tipo de terapia, que possuem menor risco e maior efetividade. Em distintas dosagens, é possível diminuir ou aumentar a densidade do colágeno. Diante desses efeitos, a radiofrequência (Figura 19.24) é utilizada no tratamento de fibroses cicatriciais com o objetivo de amolecer o tecido colágeno e absorver o tecido fibroso.[36]

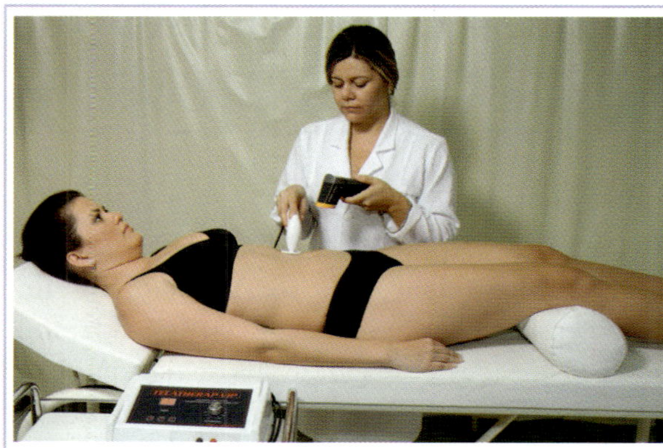

Figura 19.24 Utilização da radiofrequência para o tratamento de fibrose pós-cirúrgica. O termômetro auxilia no controle da temperatura durante a aplicação.

A aplicação do exercício físico no pós-operatório de cirurgia plástica poderá ser precoce, desde que não promova tensão na cicatriz e o alongamento possa ser utilizado respeitando as características de cada fase. Dessa forma, o exercício é bem-tolerado pelo paciente e promove o incremento da circulação sanguínea, nutrição tecidual e efeitos positivos na organização tecidual do colágeno.[8,9,37]

No Quadro 19.1 verificamos o emprego dos diversos recursos terapêuticos usados no período pós-cirúrgico, de acordo com a fase do processo de reparo tecidual.

Quadro 19.1 Condutas mais frequentes utilizadas em cada fase do pós-operatório

Fase inflamatória	Fase proliferativa	Fase de remodelação
Orientações gerais	Orientações gerais	Orientações gerais
Repouso	Drenagem linfática manual	Drenagem linfática manual
Compressão	Ultrassom	Ultrassom
Exercícios respiratórios	Microcorrentes	Vacuoterapia/depressoterapia/ endermoterapia
TENS	Mobilização do tecido conjuntivo	Radiofrequência
Crioterapia*		Mobilização do tecido conjuntivo
		Alongamento**

*Verificar alterações de sensibilidade tátil.

**Respeitar a tensão em cicatrizes.

ATUAÇÃO FISIOTERAPÊUTICA EM CIRURGIAS DE ABDOMINOPLASTIAS (DERMOLIPECTOMIA)

Esteticamente, o abdômen tem sua função de contorno corporal, e suas alterações causam desconforto e implicações sociopsicológicas importantes. Uma das intervenções cirúrgicas comumente realizadas é a abdominoplastia, que consiste na retirada de tecido subcutâneo excedente na região do abdômen, por meio de uma incisão suprapúbica com transposição do umbigo e com plicatura dos músculos retoabdominais. Esta, por sua vez, vem sendo associada a uma lipoaspiração, com a intenção de proporcionar a retirada de excesso de gordura por meio de finas cânulas, possibilitando uma redefinição global do tronco, desenvolvendo um contorno corporal satisfatório ao paciente.[38]

A abdominoplastia é indicada para indivíduos que apresentam gordura localizada abdominal, flacidez decorrente de emagrecimento ou gravidez, flacidez aponeurótica, diástase abdominal, abaulamentos e hérnias. Outra razão para submeter-se a essa intervenção é a presença de cicatrizes abdominais retráteis e dolorosas como consequência de intervenções ginecológicas (cesárea).[12,39] As contraindicações estão restritas aos indivíduos muito obesos, mulheres que desejam ter filhos ou problemas de saúde que sejam empecilhos a uma abordagem cirúrgica.[9]

Técnicas cirúrgicas

São numerosas as técnicas de cirurgia plástica que envolvem a abdominoplastia, sendo a mais comum a incisão infraumbilical baixa ou suprapúbica com transposição do umbigo. O abdômen representa ainda uma importante área doadora de tecido para as mais variadas reconstruções.[9]

Avelar, em 2000, apresentou uma técnica de abdominoplastia em que retira a pele parcialmente da região suprapúbica, sem descolamento do retalho infraumbilical e sem ressecção do panículo e do tecido conectivo, preservando a cicatriz umbilical. Apesar do avanço técnico em relação ao tratamento da região abdominal, a abdominoplastia clássica é ainda um procedimento cirúrgico que apresenta, estatisticamente, um grande número de complicações, tais como hematoma, seroma, epiteliose e necrose de pele, além de reintervenções para a correção de cicatrizes e "orelhas" no pós-operatório tardio. O amplo descolamento do retalho abdominal é, sem dúvida, o grande responsável pela alta incidência de seroma, epiteliose, alterações de sensibilidade e necrose de pele, principalmente nos pacientes fumantes.

Na lipoabdominoplastia, preconizada por Saldanha et al., a ressecção se restringe à pele infraumbilical, preservando a circulação linfática e os tecidos conectivos, aspirando a gordura e evitando, assim, grandes áreas de descolamento e, consequentemente, o desenvolvimento de seromas e de complicações em relação à perda da sensibilidade tátil.[40] O conceito da lipoabdominoplastia preservando vasos linfáticos e perfurantes, diminuindo a amplitude de dissecção, sem prejudicar o deslizamento necessário à abdominoplastia, tem sido empregado com redução significativa do índice de complicações.

Cuidados no pós-operatório

A antibioticoterapia e o uso da cinta ou de uma malha elástica compressiva (modelador) sobre o abdômen faz parte dos cuidados pós-operatórios, mas há diferenças quanto ao tempo de manutenção dessa cinta, que poderá variar entre trinta e noventa dias, dependendo da técnica ou do cirurgião.[39,40,41] A orientação sobre a importância do repouso e a preocupação com a mobilização precoce, buscando evitar o tromboembolismo, são cuidados fundamentais na fase inicial do pós-cirúrgico de abdominoplastia.[4]

Na atualidade, a maioria dos cirurgiões opta pela drenagem (fechada ou aberta) pós-abdominoplastia, no intuito de diminuir a taxa de coleções como seromas e hematomas, mas a permanência de drenos por períodos prolongados não é recomendada, pelo desconforto e pela diminuição da mobilidade do paciente, contribuindo para o aumento de morbidades como tromboembolismo e infecções locais.[4] O dreno de sucção permanece por, no mínimo, cinco dias e deve ser retirado na primeira consulta de revisão ambulatorial. Acredita-se que os drenos de sucção realizem uma prevenção eficaz de hematomas e seromas por meio de uma drenagem ativa prolongada, não causando maior índice de complicações.[41]

Para outros autores, o uso de drenos ativos não previne a ocorrência dos seromas. Solução interessante para esse problema é amplamente divulgada no trabalho de Baroudi e Ferreira, inicialmente publicado em 1996, baseado em pontos de adesão e redução do espaço morto entre os tecidos dissecados, culminando com abolição completa do uso de drenos e ausência de seroma em sua casuística desde 1998.[42]

Complicações

As complicações pós-operatórias mais frequentes são as coleções líquidas, dentre as quais destacamos o hematoma e o seroma.[4] Em relação à causa das coleções líquidas subcutâneas no pós-operatório de abdominoplastia, não há um fator isolado. Grandes descolamentos cirúrgicos, hemostasia insuficiente, uso abusivo do eletrocautério, bem como atividade precoce do paciente e compressão abdominal inadequada podem ser fatores importantes predisponentes a essas coleções. Técnicas de dissecção mais conservadoras, uso da compressão com a malha elástica (cerca de 25 mmHg) e do dreno no pós-operatório imediato podem prevenir o surgimento dessas coleções líquidas, seu encapsulamento e o risco de infecções.[41] A presença de um seroma encapsulado pode ser detectada pelo exame de ultrassonografia, como mostra a Figura 19.25.

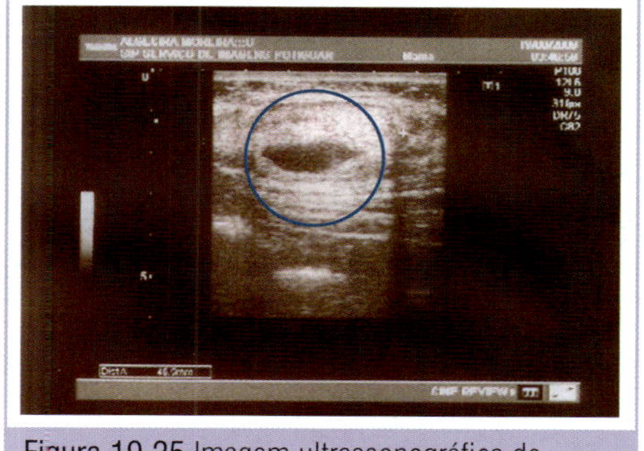

Figura 19.25 Imagem ultrassonográfica de seroma encapsulado.

A ocorrência de necrose no pós-operatório de abdominoplastia é rara, mas pode acontecer pelo excesso de pressão na área central da cicatriz associada à extensa lesão de vasos linfáticos e arteriais, levando a um sofrimento tecidual de pequena ou grande profundidade. Diante de um quadro como esse, deve-se agir precocemente, diminuindo a pressão no tecido e estimulando a vascularização.

Para o tratamento de uma cicatriz aberta, há algumas fontes preventivas em relação ao desenvolvimento de infecções, como a radiação ultravioleta. Atualmente, o *light emitting diode* (LED) azul, com comprimento de onda de 410 nm, é mais utilizado em substituição ao ultravioleta, já que não apresenta efeito térmico. Em nosso serviço, a utilização do LED como estimulador da recuperação da nutrição dessa área tem trazido excelentes resultados, prevenindo grandes extensões de necrose. A associação do LED vermelho (620 nm a 630 nm) e do LED verde (515 nm a 525 nm) tem sido o protocolo mais adequado a esse tipo de quadro. A Figura 19.26 mostra os feixes de luz do equipamento de LED em diversos comprimentos de onda e cores: azul, vermelho e verde.

O LED faz parte dos novos recursos fisioterapêuticos para a cicatrização. Segundo Abramowitz e Arrazola,[43] LEDs são diodos de semicondutores submetidos a uma corrente elétrica que emite luz com comprimento de onda que varia de 405 nm (azul) a 940 nm (infravermelho). A fotoestimulação ou foto-ondulação decorrente dessa luz atua sobre a célula e sua permeabilidade, sobre as mitocôndrias estimuladoras, na síntese de ATP e nas proteínas, como o colágeno e a elastina. Essa luz age também como antimicrobiano e anti--inflamatório e, por isso, é indicada para as mais variadas afecções inflamatórias. Trata-se de uma terapêutica nova, indolor, de resultados rápidos e que usa aparelhos extremamente simples.

O emprego da fototerapia não colimada verde e vermelha durante seis minutos produziu resultados qualitativos na formação da cicatriz de segunda intenção, comprovando a eficácia do LED nos processos cicatriciais, podendo levar à conclusão de que esse recurso é de grande importância para os casos de deiscência de cicatrizes e necrose.[44] O caso apresentado na Figura 19.27 mostra um quadro de necrose já instalado, revertido pela ação dos LEDs vermelho e verde associados, aplicados por seis minutos cada um.

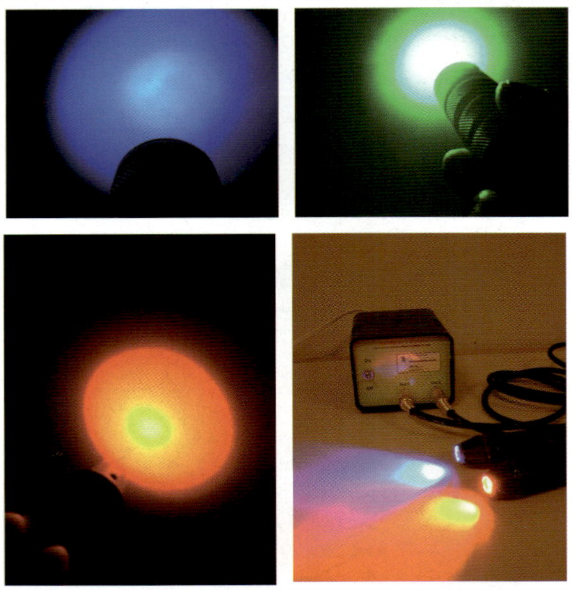

Figura 19.26 Feixes de LED com comprimentos de ondas diferentes.

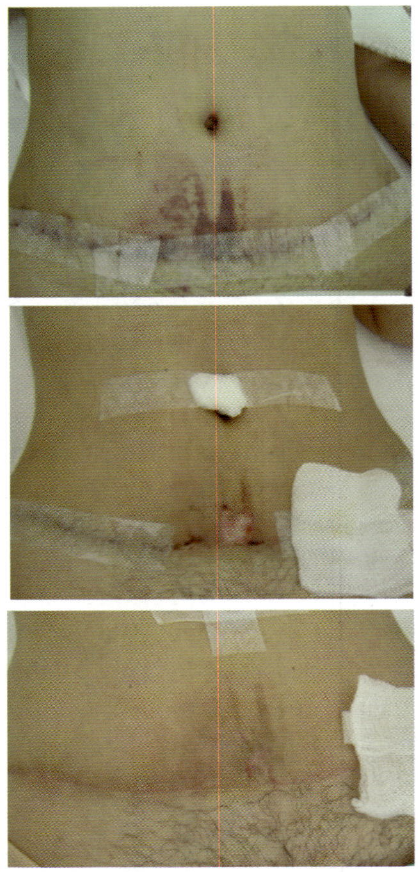

Figura 19.27 Caso de necrose cicatricial tratado com associação de LEDs vermelho e verde.

Ainda nos casos de deiscência, o uso de alta frequência é citado por alguns autores, pois sua ação bactericida auxilia na descontaminação da ferida e consequente estimulação do reparo tecidual.

Outra opção citada na literatura são as microcorrentes, que devem ser aplicadas ao redor da lesão. Elas são citadas na literatura desde 1968, em razão da sua ação na formação de um denso tecido colágeno. Ainda hoje, são amplamente utilizadas nos serviços de Fisioterapia que atendem pacientes com problemas no processo de cicatrização. Entre seus efeitos fisiológicos, está o estímulo da síntese proteica, incremento do transporte de aminoácidos, crescimento dos fibroblastos e alinhamento das fibras colágenas. O reabastecimento de ATP e nutrientes em células lesionadas permite a recuperação do tecido.[29]

Outra tecnologia também aplicada a complicações da abdominoplastia são os campos eletromagnéticos pulsados (CEMP) ou Magnetoterapia de baixa frequência, pois se trata de um método não invasivo, seguro e de fácil manejo para tratamentos de diversas patologias caracterizadas, principalmente, por dor, inflamação e regeneração, causando efeitos biológicos em organismos, sistemas e órgãos.[45]

A magnetoterapia não é uma técnica nova, apenas é pouco conhecida no Brasil. Em virtude do longo tempo de sua utilização em diversos países, existem publicações sobre esse tema, com os seus efeitos regenerativos. Esses efeitos ocorrem porque os campos eletromagnéticos utilizados na magnetoterapia são capazes de influenciar positivamente inúmeros processos bioquímicos: orientação molecular, atividade enzimática, interação oxigênio--substrato, transporte de membrana, síntese de colágeno, síntese do ácido desoxirribonucleico, liberação de endorfinas, inibição de radicais livres e aumento no número de mitoses de células de cultivo. No caso da recuperação de um pós-operatório, em que a lesão precisa ser estimulada para acelerar o processo de cicatrização, a magnetoterapia consegue auxiliar e aumentar a velocidade desse processo para garantir a recuperação e o conforto do paciente. Sua grande vantagem é o uso sobre o próprio curativo fechado ou até mesmo sobre a roupa do paciente, sem a necessidade de expor a incisão aberta.[46,47] A Figura 19.28 mostra um caso de deiscência após abdominoplastia tratada com magnetoterapia com três e seis aplicações de trinta minutos realizadas sobre o curativo fechado.

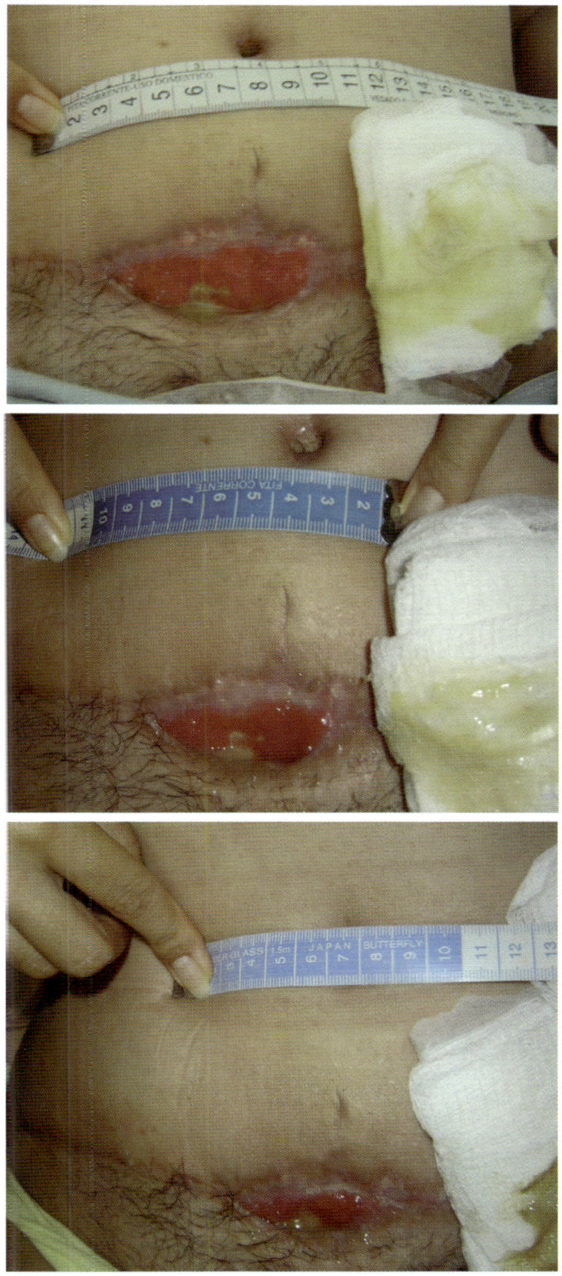

Figura 19.28 Tratamento de deiscência com magnetoterapia.

Ainda se encontra em estudo a biorressonância, equipamento de emissão de ondas sônicas audíveis na faixa de 300 Hz a 3.000 Hz. Elas produzem efeito piezelétrico, fazendo vibrar as estruturas cristalinas, como proteínas, induzindo correntes que favorecem a orientação das moléculas, permitindo melhorar o metabolismo e refazendo o que foi destruído pelos radicais livres, normalizando o pH para acelerar o processo cicatricial. Portanto, o uso das ondas sônicas audíveis em uma incisão cirúrgica acelera o processo cicatricial. Existem equipamentos emissores de ondas sônicas audíveis na Itália e ainda como protótipo no Brasil e na Argentina, para fins de pesquisa, mas em um futuro próximo, poderão ser muito úteis no tratamento de feridas abertas.[48]

Em relação a complicações respiratórias, provas espirométricas evidenciaram que pacientes submetidos à abdominoplastia apresentam significativa diminuição dos seguintes parâmetros: capacidade vital forçada (CVF), volume expiratório forçado no primeiro segundo (VEF1); fluxo expiratório forçado entre 25% e 75% da CVF (FEF 25% e 75%) e o pico de fluxo expiratório forçado (PFE). Essa diminuição da função respiratória foi observada no quarto dia após o tratamento, com normalização dos parâmetros até o 30° dia pós-operatório[48] e está relacionada à perda sanguínea e também à estabilidade do tratamento da flacidez músculo-aponeurótica, que leva a um aumento da pressão interna da cavidade abdominal diretamente proporcional ao grau de diástase encontrado.[16]

Dentre os vários recursos existentes na Fisioterapia, com o intuito de promover reexpansão pulmonar, preconizam-se padrões ventilatórios, espirometria de incentivo, respiração com pressão positiva intermitente (RPPI) e pressão positiva continua nas vias aéreas (CPAP).[49] Portanto, percebe-se a importância do acompanhamento da Fisioterapia respiratória para esse tipo de cirurgia.

A sensibilidade cutânea diminui consideravelmente em pacientes submetidos à abdominoplastia clássica (técnica de Avelar) comparada à lipoabdominoplastia (técnica de Saldanha). A recuperação da sensibilidade tátil só é completa no segundo caso citado, e o mesmo acontece com a sensibilidade térmica e dolorosa.[50]

Em virtude dos problemas de sensibilidade, o uso da compressão constante deve ser avaliado nos primeiros dias para não desencadear riscos de deiscências e necroses, causando futuras cicatrizes hipertróficas. O fisioterapeuta que acompanha diariamente o paciente deve estar atento a qualquer alteração na cicatriz ou na região pericicatricial, ao uso de tratamentos que dependem da resposta da sensibilidade do paciente, e orientar quanto aos cuidados com os curativos e o dreno. A postura para caminhar e dormir também pode influenciar no processo de cicatrização e deve estar de acordo com a técnica cirúrgica utilizada.

No Quadro 19.2, reunimos as complicações comumente encontradas no pós-operatório de abdominoplastia.

Quadro 19.2 Complicações mais frequentes no pós-operatório de abdominoplastia

Hematomas	Irregularidades na superfície da pele: fibrose cicatricial
Seromas	Cicatriz umbilical não anatômica
Infecções	Hipertrofia cicatricial
Edema	Desvios laterais do umbigo
Necroses	Estenoses umbilicais
Deiscências nas suturas	Dor ventilatório-dependente
Recidiva de diástases abdominais	Dispneia constante
Abaulamento do epigástrio	Alterações de sensibilidade tátil
Elevação dos pelos pubianos	Linfedema do retalho inferior
Flacidez residual	

Protocolo fisioterapêutico

A preocupação com as possíveis complicações vasculares decorrentes desta cirurgia leva à orientação da deambulação precoce, ainda no primeiro dia. Preconizam-se os movimentos de pé e tornozelo, cinesioterapia suave, com exercícios de flexoextensão de joelhos sem impacto ao abdômen, o uso de pressoterapia ou do RA Godoy e da drenagem linfática manual nos membros inferiores no pós-operatório imediato.

Um estudo sobre o comportamento do sistema linfático após a lipoabdominoplastia levantou o questionamento sobre a drenagem linfática manual após esse tipo de cirurgia, pois o estudo de um caso demonstrou que, depois de 30 a 72 dias de pós-operatório, a drenagem da linfa por vias linfáticas infraumbilicais para os linfonodos inguinais estava comprometida, pois, segundo o exame de linfocintilografia, a drenagem da linfa estava direcionada para os linfonodos axilares.[38]

Diante do exposto, a drenagem linfática manual deve buscar vias alternativas chamadas *correntes derivativas, transfer ou alternativas*. Algumas delas, que passam pelo tronco e pelos membros inferiores, são a epigástrica, a suprapúbica e as anastomoses axiloinguinais.[11] A aplicação da técnica de drenagem linfática reversa nesse tipo de cirurgia, descrita por Carlucci em 1981, busca utilizar apenas as vias íntegras, aproveitando essas vias alternativas.[9] A sequência utilizada no pós-operatório de abdominoplastia está descrita nas Figuras 19.29 e 19.30.

O protocolo de tratamento, como em qualquer outro pós-cirúrgico, segue as fases de cicatrização, conforme citado anteriormente (Quadro 19.3).

Quadro 19.3 Protocolo de tratamento pós-operatório de abdominoplastia

Fase inflamatória Atendimento diário	Fase proliferativa Atendimento diário	Fase de remodelação Atendimento em dias alternados
Repouso com deambulação frequente de pequenas distâncias	Repouso com deambulação frequente de pequenas distâncias	Exercícios respiratórios associados a exercícios de membros superiores
Orientações quanto à postura, à maneira correta de levantar e deitar, à melhor postura para dormir	Compressão: cinta ou malha modeladora	Compressão: cinta ou malha modeladora
Exercícios respiratórios	Exercícios respiratórios	Pequenas caminhadas após 45 dias
TENS em casos de dor	Mobilização suave do tecido conjuntivo	Mobilização do tecido conjuntivo
RA Godoy ou pressoterapia	Ultrassom de 3 MHz.	Ultrassom de 3 MHz.
Compressão: cinta ou malha modeladora	Orientações de estimulação sensorial na área cirurgiada por meio de uma massagem suave proprioceptiva executada pelo próprio paciente	Vacuoterapia/depressoterapia/endermoterapia (se necessário em caso de fibrose)
Cinesioterapia nos membros inferiores	Microcorrentes, alta frequência, magnetoterapia ou LED, em caso de processos de sofrimento da pele com possível necrose futura ou nos casos de deiscência	Radiofrequência (é necessária em caso de fibrose ou flacidez cutânea tardia)
Drenagem linfática manual nos membros inferiores	Drenagem linfática manual na área cirurgiada e nos membros inferiores, associada ao RA Godoy	Drenagem linfática manual na área cirurgiada e nos membros inferiores, associada ao RA Godoy

Observação: essa sugestão de protocolo de atendimento poderá ser modificada de acordo com a técnica cirúrgica utilizada e a evolução de cada paciente ou diante de complicações.

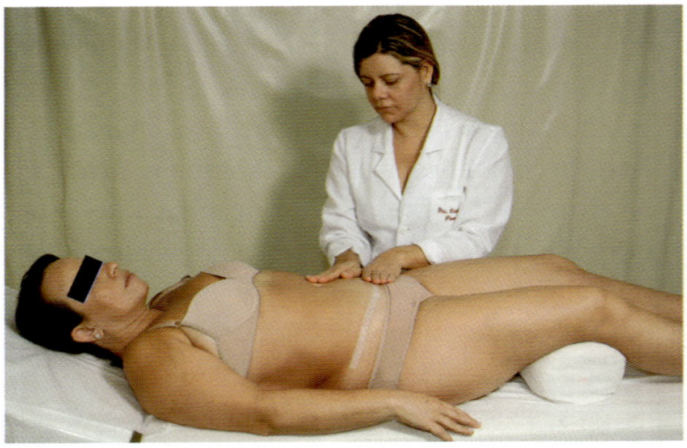

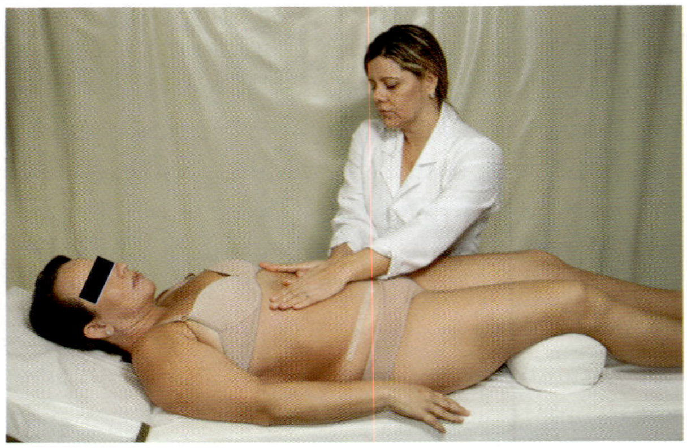

Figura 19.29 Drenagem Linfática do retalho infraumbilical direcionada à região axilar utilizando as correntes derivativas.

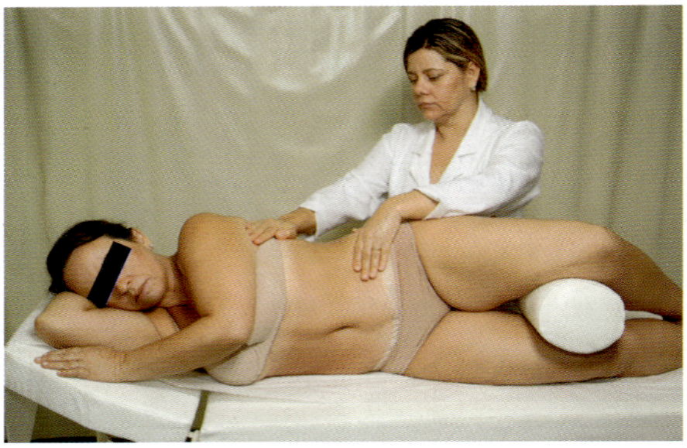

Figura 19.30 Drenagem Linfática na posição lateral utilizando as correntes derivativas axilo-inguinais.

ATUAÇÃO FISIOTERAPÊUTICA EM CIRURGIAS DE LIPOASPIRAÇÃO

A lipoaspiração ou lipossucção consiste na remoção cirúrgica de gordura subcutânea por meio de cânulas submetidas a uma pressão negativa e introduzidas por pequenas incisões na pele.[51]

Técnicas cirúrgicas

A lipoaspiração pode ser realizada com seringa a vácuo, lipoaspirador (aparelho de sucção) e vibrolipoaspiração. A escolha é feita pelo cirurgião, já que esses métodos possuem vários estudos comprovando suas qualidades, vantagens e desvantagens. A *laser*lipólise é um método mais recente, com algumas publicações e poucos adeptos.[10]

A vibrolipoaspiração apresenta vantagens em relação à lipoaspiração tradicional, pois seu funcionamento vibratório facilita a remoção de gordura sem necessitar de grande força mecânica, resultando em um pós-operatório menos traumático para o paciente, facilitando também o aparecimento precoce dos resultados. Um estudo comparou a lipoaspiração tradicional à vibrolipossucção, e os resultados encontrados comprovaram as vantagens do método de vibrolipossucção sobre os demais: menor trauma vascular, menor frequência de equimoses e menor tempo de edema. A vibrolipossucção apresentou menor quantidade de complicações em relação à lipoaspiração tradicional e foi eleita a melhor técnica cirúrgica de lipoaspiração, em virtude de sua relação custo-benefício. Outra pesquisa demonstrou que a vibrolipoaspiração teve menor quantidade de complicações no pós-operatório, menor tempo de acompanhamento fisioterapêutico e sugere o início do tratamento no quarto dia de pós-operatório.[52]

A técnica de lipoaspiração pode, ainda, estar ou não associada à infiltração de soluções (salina, água destilada, substâncias vasoconstritoras e hialuronidase), o que caracteriza a técnica úmida ou a seca, respectivamente. A técnica original de Illouz era uma técnica úmida, em que os tecidos eram infiltrados antes da cirurgia para diminuir o sangramento e facilitar a aspiração. Muitos cirurgiões achavam difícil estimar a quantidade de gordura a ser retirada após a infiltração. Em 1983,

Pierre Fournier apresentou a técnica seca, em que não se infiltrava antes de aspirar. A lipoaspiração tornou-se mais rápida e mais simples. Apesar de simplificar a técnica, essa modificação trouxe muitos problemas. Inversamente ao processo seco, na técnica tumescente infiltram-se nas áreas a serem aspiradas soluções com ou sem anestésicos locais com o intuito de romper as membranas celulares, facilitando a aspiração da gordura por meio de melhor descolamento dos tecidos, além de oferecer certo grau de hemostasia.[53,54]

Lipoenxertia

Trata-se de uma técnica cirúrgica inversa à lipoaspiração, em que ocorre infiltração de gordura (geralmente autógena) em sequelas de ferimentos, como cicatrizes profundas de corte, injeções ou atrofias congênitas e/ou neurológicas. Outras possibilidades de uso da lipoenxertia são sequelas do envelhecimento, como rugas frontais, periorbitais, sulcos nasogenianos ou, ainda, sequelas de lipoaspiração.[9]

Em casos de enxerto de gordura, a área deve ser preservada, e a manipulação é contraindicada. Pesquisas demonstram que pequenas trações no tecido enxertado podem gerar a reabsorção deste pelo organismo. Nos casos de dor tardia, podemos utilizar técnicas eletroterápicas, mas é importante uma avaliação minuciosa para conhecimento de sua causa primária.[1]

Cuidados no pós-operatório

Os cuidados pós-operatórios gerais e locais para a lipoaspiração têm seu início ao término da operação, com o paciente ainda na sala de cirurgia, sob efeito da anestesia, geral ou peridural. O paciente pode deambular livremente no quarto após a liberação da anestesia, e o seu decúbito no leito pode também ser livre. O tempo de internação irá variar de acordo com a extensão das áreas aspiradas, podendo chegar a dois dias.[55]

O curativo realizado nas áreas operadas irá variar de acordo com a região do corpo, mas, no caso da lipoaspiração, deve-se associar o uso da cinta a uma compressão extra com esponjas à base de poliuretano ou borracha de EVA (etil, vinil e acetato) recortadas de acordo com a extensão da região a ser aspirada. Durante a primeira semana de pós-operatório, haverá restrições de todas as atividades diárias de uma pessoa normal, como deambulação, atividades esportivas, exposição ao sol, dirigir automóvel, entre outros.[55] Alguns modelos de compressão que existem no mercado, feitos de diversos materiais, são mostrados na Figura 19.31.

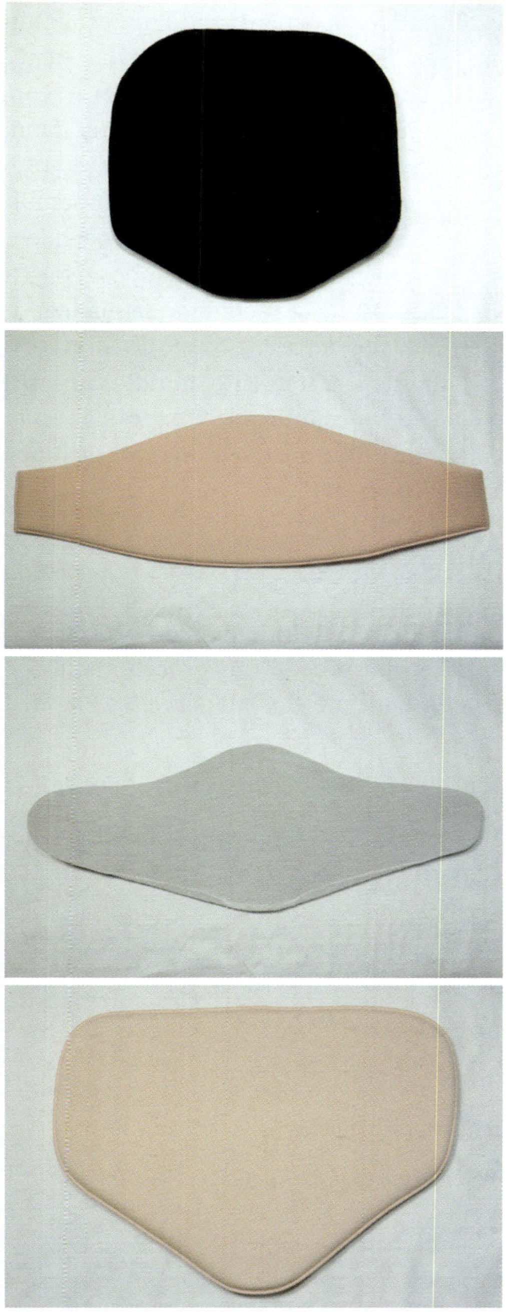

Figura 19.31 Modelos diferenciados de artefatos para aumentar a compressão durante o uso da cinta no pós-operatório de cirurgias abdominais (lipoaspiração e abdominoplastia).

Nos dias que sucedem a operação, pode-se evidenciar uma significativa força tênsil no tecido aspirado. A partir desse momento, o trabalho fisioterápico faz-se necessário para a prevenção de possíveis fibroses ou retrações, podendo ser iniciado no período de 72 horas a 15 dias após a cirurgia.[1]

O paciente deve ser bem-hidratado, incentivado a levantar-se e movimentar-se no dia seguinte. A dor poderá ocorrer quando houver compressão na região operada; deve-se, então, orientar os cuidados do uso da cinta modeladora e de peças íntimas. Em caso de lipoaspiração nos membros inferiores, é importante a sua mobilização precoce como prevenção a tromboses ou tromboembolias.

As dores existem e variam, dependendo do limiar do paciente, mas, em média, todos retornam às suas ocupações normais ao fim do sétimo dia, a partir da retirada dos curativos, ou até dez dias depois.[55]

Durante o tratamento, é indicado o uso de filtro solar e contraindicada a exposição solar direta, a fim de evitar possíveis quadros de hiperpigmentação cutânea.[1]

Complicações

Em mais de vinte anos de existência, a lipoaspiração passou de um procedimento pouco acreditado para um dos mais aceitos em cirurgia plástica. Mesmo assim, esse procedimento continua questionado quanto às suas alterações fisiopatológicas e sua provável participação etiológica no tromboembolismo.[56]

Hoje, a lipoaspiração é considerada um procedimento seguro, se realizado por cirurgião bem-treinado, mas não significa que seja isento de complicações, sejam elas maiores ou menores, que podem ocorrer em qualquer outra cirurgia (Quadro 19.4). Com o refinamento da técnica cirúrgica, a melhora dos equipamentos utilizados e a melhor seleção de pacientes, a morbidade e a mortalidade relacionadas à lipoaspiração diminuíram.[10]

As irregularidades, seromas, hipercromias, fibroses, hematomas e queimaduras de pele são citados em quase todos os trabalhos que avaliam as complicações após a lipoaspiração, porém são consideradas simples, de incidência baixa e estão mais relacionadas com a infiltração tumescente e a lipoaspiração ultrassônica em vários artigos. De um modo geral, são passíveis de correção pelos tratamentos convencionais, como a Fisioterapia, e minimizadas ou evitadas com a maior experiência de cada cirurgião.[10]

Os traumatismos que a lipoaspiração provoca nos vasos sanguíneos e linfáticos podem ocasionar edemas de natureza hiperproteica (linfedemas), que podem evoluir para fibroescleroses,

Quadro 19.4 Complicações no pós-operatório de lipoaspiração

Complicações frequentes da lipoaspiração	Complicações raras e graves da lipoaspiração
Irregularidades	Embolia
Equimoses	Trombose venosa profunda
Seromas	Perfuração de órgãos
Hipercromias	Necrose
Fibroses	
Queimaduras na pele	
Fadiga e cefaleia por anemia	
Hematomas	
Infecções	
Anestesia temporária da pele	
Edema	
Dor ventilatório-dependente	

formando "placas" duras no tecido subcutâneo e nos contornos corporais. Pesquisas em relação a pequenas complicações da lipoaspiração mostram que 10% e 24% de um grupo de 631 e 161 pacientes, respectivamente, apresentaram irregularidades no pós-operatório, e 8% dessas pacientes permaneceram insatisfeitas com a persistência desse problema por mais tempo.[2,57] A fibrose promove um aspecto disforme, afetando a imagem da cirurgia, temporária ou definitivamente, se não for tratada (Figura 19.32).

Sabe-se que as complicações mais sérias relacionadas à lipoaspiração são: embolia gordurosa, trombose venosa e perfurações. Essas complicações são mais frequentes quando se utilizam cirurgias combinadas, como a lipoaspiração e a dermolipectomia – remoção do panículo adiposo e do excesso de pele. O calibre das cânulas, a tumescência inadequada e erros técnicos podem facilitar a ocorrência de perfurações.[51]

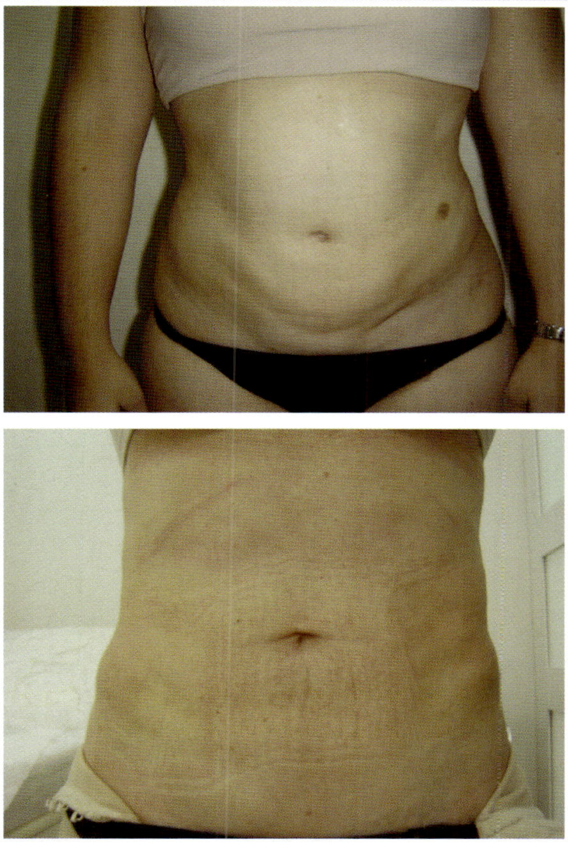

Figura 19.32 Aspecto disforme ocasionado pela fibrose pós-lipoaspiração.

É comum que as equimoses desapareçam em duas a três semanas. O edema pode, normalmente, persistir até três a quatro meses, e por meio do acompanhamento fisioterápico, podemos observar sua recidiva em até sete semanas. A sensibilidade pode apresentar-se diminuída e tende a normalizar com o tempo.[1]

Protocolo fisioterapêutico

A Fisioterapia possui um importante papel, tanto no acompanhamento do pós-operatório como também na avaliação prévia à cirurgia, prevenindo e tratando as respostas advindas das intervenções cirúrgicas, possibilitando ainda a diminuição da ansiedade pós-operatória.[2, 54,58]

A avaliação em pós-operatório de lipoaspiração associada ou não à abdominoplastia foi sugerida na pesquisa de protocolo de avaliação dos níveis de fibrose associada ou não à abdominoplastia. Essa ficha validada é de grande utilidade na atenção ao paciente submetido a esses procedimentos (Quadro 19.5).

Verificou-se uma não uniformização da utilização de critérios para o encaminhamento de pacientes em pós-operatório de lipoaspiração. Há cirurgiões que orientam desde o primeiro dia até casos que somente com trinta ou quarenta dias liberam o paciente para a Fisioterapia, ou seja, percebe-se a inexistência de um consenso sobre o assunto, o que pode ser decorrente da escassez de pesquisas nesta área de atuação.[2]

Os procedimentos fisioterapêuticos podem ser iniciados a partir de 72 horas após o ato cirúrgico, pois, nesse momento, é possível atuar na prevenção de fibroses ou retrações. Durante essa fase, as manipulações devem ocorrer de forma precoce e gradativa, e devem ser realizadas técnicas desobstrutivas e drenagem linfática manual.[8]

Logo nos primeiros dias após a intervenção cirúrgica, a sensibilidade tátil e dolorosa pode estar alterada e, em alguns casos, abolida, mas, com o tempo, tende a se normalizar. Além do tratamento medicamentoso para a dor e o edema resultantes da lipoaspiração, esses sintomas podem ser tratados com o uso da drenagem linfática manual.[60]

Quadro 19.5 Protocolo de avaliação dos níveis de fibrose cicatricial - PANFIC

PROTOCOLO DE AVALIAÇÃO DOS NÍVEIS DE FIBROSE CICATRICIAL-PANFIC

Data de avaliação:___/__/__

I-IDENTIFICAÇÃO

Nome: ____________________ Sexo: ( ) Masculino ( ) Feminino

Endereço: ____________________ Telefone: ____________________

Médico responsável: ____________________ Data da cirurgia: __/___/___

Estado civil: ____________________Idade:____________________

Escolaridade:____________________ Profissão:____________________

II- ANAMNESE

Queixa principal:____________________

H.D.A:____________________

Antecedentes familiares:____________________

Antecedentes patológicos:____________________

III- EXAME FÍSICO

Inspeção:____________________

Posição antálgica: ( ) Sim ( ) Não Qual(is):____________________

Edema: ( ) Sim ( ) Não Local (is):____________________

Hematoma: ( ) Sim ( ) Não Local (is):____________________

Equimose: ( ) Sim ( ) Não Local(is):____________________

Petéquia: ( ) Sim ( ) Não Local (is):____________________

Cicatriz: Local (is): ____________________

Aspecto da pele:____________________

Palpação:

Dor: ( ) Sim ( ) Não Local (is):____________________

Edema: ( ) Cacifo+ ( ) Cacifo- Local (is):____________________

Aderência cicatricial: ( ) Sim ( ) Não Local (is):____________________

Sensibilidade:( )Normal ( )Diminuida ( )Aumentada Local (is):____________________

Fibrose: ( ) Sim ( ) Não

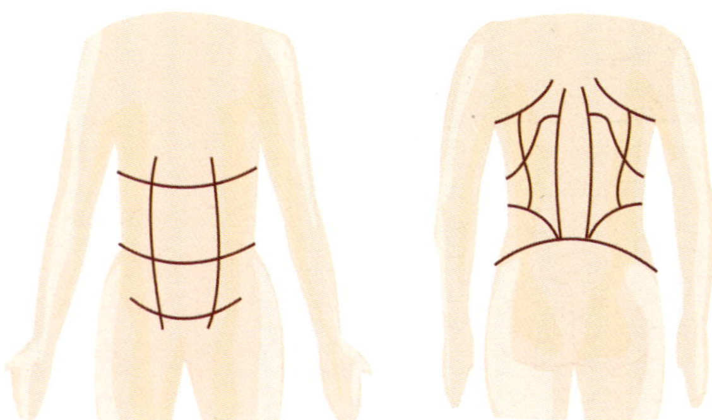

CRITÉRIOS DE PALPAÇÃO PARA OS NÍVEIS DE FIBROSE

- Nível zero (N_0): Não foi detectado indício de fibrose após a avaliação visual e a palpação nas posições: ereta, decúbito dorsal e ventral.
- Nível um (N_1): a fibrose somente é detectada após a palpação da região avaliada, com o paciente em decúbito dorsal e ventral.
- Nível dois (N_2): a fibrose é detectada após a avaliação visual do paciente na posição ereta. Entretanto, nas posições de decúbitos (dorsal e ventral) a detecção é feita após a palpação.

- Nível três (N_1): a fibrose é detectada após a avaliação visual, estando o paciente tanto na posição ereta quanto nos decúbitos, dorsal e ventral.

Observações ______________________________

IV - Tratamento fisioterapêutico

Objetivos ______________________________

Condutas ______________________________

Fonte: Protocolo publicado por Lisboa et al.[59]

Em um estudo com dois grupos de pacientes, constatou-se que, quando a drenagem linfática manual é iniciada precocemente na lipoaspiração, há uma aceleração na reabsorção do edema. Houve diminuição da ingesta de medicamentos pelo grupo que iniciou no segundo dia de pós-operatório e melhor resultado de redução da perimetria e da dor.[60]

Outros recursos fisioterapêuticos também são importantes para a prevenção e a minimização dos eventos teciduais pós-operatórios, como os recursos eletroterapêuticos de ultrassom, a estimulação elétrica nervosa transcutânea (TENS), a vacuoterapia, a endermologia, a crioterapia, o *laser* de baixa potência e manobras suaves de descolamento e mobilização tecidual.[2]

A fibrose é, geralmente, tratada com o ultrassom pulsado, e seu uso está vinculado diretamente ao processo de cicatrização, promovendo a melhora na circulação sanguínea e linfática, possibilitando uma melhor nutrição.[8,60] Outros autores citam o uso do ultrassom contínuo como medida de controle de equimoses, por meio do incremento da angiogênese, do controle de fibroses, da orientação do colágeno e da adequação da atividade dos fibroblastos pela mediação dos macrófagos.[54]

A maneira mais adequada de prevenir a evolução de fibroses ou fibroescleroses é a redução precoce do edema (ou linfedema) presente, justificando a indicação da drenagem linfática manual (DLM) nesse período, em razão de suas características antiedematosas.[2]

Atualmente, a radiofrequência faz parte da rotina do tratamento de fibroses recentes e tardias, com resultados efetivos. Os objetivos da radiofrequência no pós-operatório de lipoaspiração podem variar desde o amolecimento do tecido fibroso (com baixa temperatura) até o enrijecimento da pele flácida, após a lipoaspiração (com altas temperaturas). Em razão do desconhecimento da dosimetria correta para cada caso, muitos tratamentos com profissionais inabilitados podem resultar em insucessos.[36,61]

A associação da radiofrequência à massagem do tecido conjuntivo promove resultados mais satisfatórios e rápidos no tratamento da fibrose pós-cirúrgica. Essa massagem também pode ser utilizada para o tratamento das cicatrizes, sendo capaz de tornar eficiente a circulação local e sistêmica, tanto na fase aguda como na crônica, além de exercer efeito direto e mecânico sobre o retorno venoso, aumentando seu fluxo. Tem como objetivo principal a liberação de aderências por ação mecânica nas traves fibróticas. As Figuras 19.33 a 19.35 mostram uma manobra de tracionamento da fáscia e alguns tipos de alongamentos que auxiliam na remodelação do tecido conjuntivo e aliviam o desconforto e a dor pelo excesso de aderências entre a pele e os músculos após a lipoaspiração.

A vacuoterapia ou depressoterapia tem resultados evidentes nas fibroses e cicatrizes recentes, também observadas nas sequelas antigas, possibilitando assim seu remodelamento. Porém, a sua atuação na reabsorção de edema e de utilização no pós-cirúrgico imediato de lipoaspiração é discutível.[8]

O protocolo de tratamento, como em qualquer outro pós-cirúrgico, segue as fases de cicatrização, conforme citado anteriormente (Quadro 19.6).

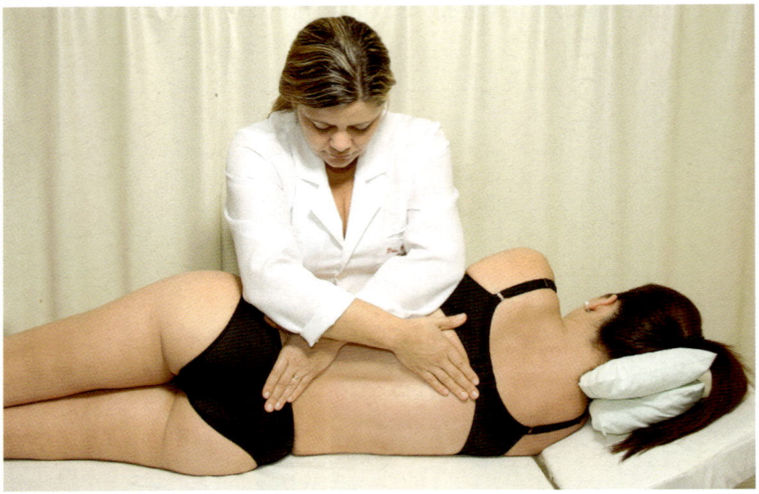

Figura 19.33 Manobra de tracionamento manual da fáscia.

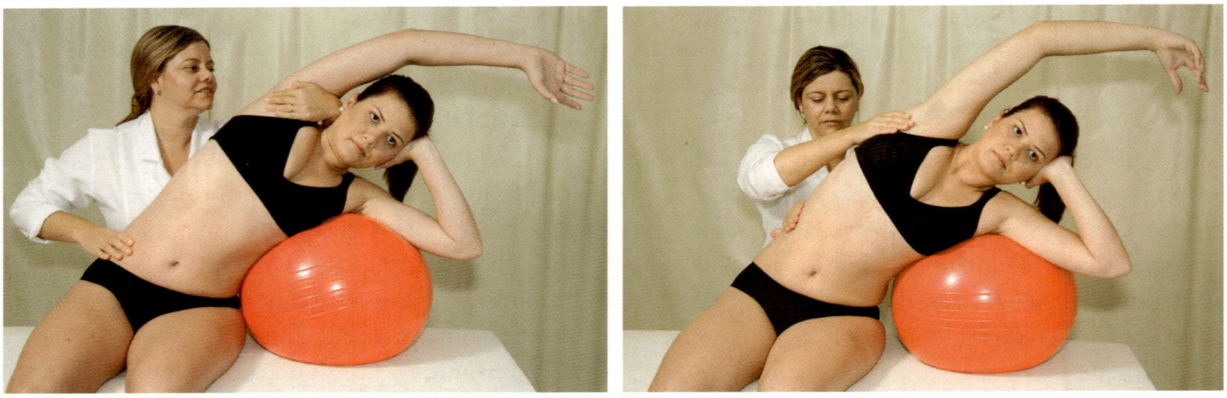

Figura 19.34 Alongamento da musculatura lateral do tronco.

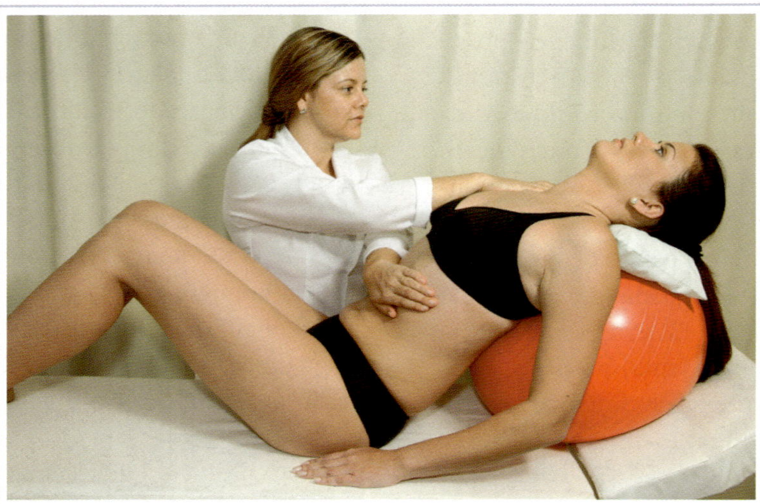

Figura 19.35 Alongamento da musculatura anterior do tronco.

Quadro 19.6 Protocolo de tratamento pós-operatório de lipoaspiração

Fase inflamatória Atendimento diário	Fase proliferativa Atendimento diário	Fase de remodelação Atendimento em dias alternados
Repouso com deambulação frequente de pequenas distâncias	Ultrassom de 3 MHz.	Drenagem linfática manual, se necessário
Compressão: cinta ou malha modeladora	Compressão: cinta ou malha modeladora	Compressão: cinta ou malha modeladora
Exercícios respiratórios	Mobilização suave do tecido conjuntivo	Mobilização do tecido conjuntivo
TENS em casos de dor	Orientações de estimulação sensorial na área cirurgiada por meio de uma massagem suave proprioceptiva, executada pelo próprio paciente	Radiofrequência em caso de fibrose ou flacidez cutânea tardia.
RA Godoy ou pressoterapia	Drenagem linfática manual na área cirurgiada e nos membros inferiores, associada ao RA Godoy	Drenagem linfática manual na área cirurgiada e nos membros inferiores associada ao RA Godoy
Orientações quanto à postura, à maneira correta de levantar e deitar, à melhor postura para dormir		Estimulação elétrica neuromuscular após quarenta dias
Cinesioterapia nos membros inferiores com objetivo de prevenção de tromboembolia		Atividade física após quarenta dias e alongamentos.
Drenagem linfática manual nos membros inferiores (região não tratada)		Vacuoterapia/depressoterapia/endermoterapia/radiofrequência (se necessário em caso de fibrose)

Observação: Essa sugestão de protocolo de atendimento poderá ser modificada de acordo com a técnica cirúrgica utilizada e a evolução de cada paciente ou diante de complicações.

ATUAÇÃO FISIOTERAPÊUTICA EM CIRURGIAS DE MAMOPLASTIA REDUTORA

As mamas têm uma importância muito grande para as mulheres. Estão relacionadas à satisfação pessoal, às relações sexuais, às relações mãe-filho durante a amamentação, dentre outros. Portanto, as mulheres preocupam-se muito com as mamas, principalmente do ponto de vista estético.[62]

Todas as estruturas que compõem as mamas sofrem alterações com o tempo. A pele sob tensão contínua, de acordo com seus princípios biomecânicos, alonga-se na mesma direção da carga aplicada. Ao alcançar determinada extensão, o tecido cutâneo para de se distender, mesmo que se aumente a carga. Os ligamentos suspensores da mama, que conectam o tecido glandular à pele, à aponeurose e à clavícula, também se alongam e perdem tensão com o passar dos anos. O tecido glandular está sujeito à ação hormonal e é substituído por tecido adiposo com o avançar da idade. A aponeurose do músculo grande peitoral é a estrutura que menos se altera, sendo utilizada em muitas técnicas de mamoplastia redutora e mastopexia (correção de flacidez das mamas) como ponto de ancoragem do tecido mamário.[63]

As técnicas da mamoplastia redutora e da mastopexia vêm se desenvolvendo gradualmente. O sucesso da mamoplastia redutora é atingido obtendo-se boa aparência, consistência, tamanho e forma adequados, com a menor cicatriz possível.[64]

Técnicas cirúrgicas

Quando se avalia um paciente para mamoplastia, muitos fatores devem ser considerados: o tamanho e a consistência das mamas; o grau de ptose; os mamilos; a qualidade da pele; e, o mais importante, a relação entre o tecido e a distância da fúrcula esternal. Em resumo, quanto maior o excesso de pele em relação ao tecido mamário, maior será a quantidade de pele removida. A quantidade de pele ressecada determina a extensão da cicatriz inframamária, dependendo do tamanho da mama e, principalmente, da relação entre pele e tecido mamário. São descritas inúmeras técnicas quanto à marcação prévia e à execução, entre elas a técnica do "T invertido" e "L", classificadas assim conforme a cicatriz resultante. Atualmente, a técnica de mamoplastia redutora utilizando um pedículo inferior incluindo o complexo aréolo-mamilar continua sendo a mais utilizada.[63, 65,66]

Na utilização da técnica de pedículo inferior (Figura 19.36), após a ressecção dos excessos laterais, principalmente, e medial de glândula mamária, fazem-se alguns pontos de fixação do pedículo à fáscia do músculo peitoral maior, evitando-se a lateralização desse pedículo.

Essa técnica tem inúmeras vantagens, tais como: fácil reprodução da técnica, sem aumento significativo do tempo cirúrgico; emprego em mamas de formas e tamanhos variados, com maior permanência dos resultados em longo prazo; menor índice de complicações quando de grandes ressecções e/ou ptoses mamárias (Técnica de Liacyr Ribeiro), além da importante manutenção da sensibilidade e ereção do mamilo, somada à grande satisfação das pacientes.[65]

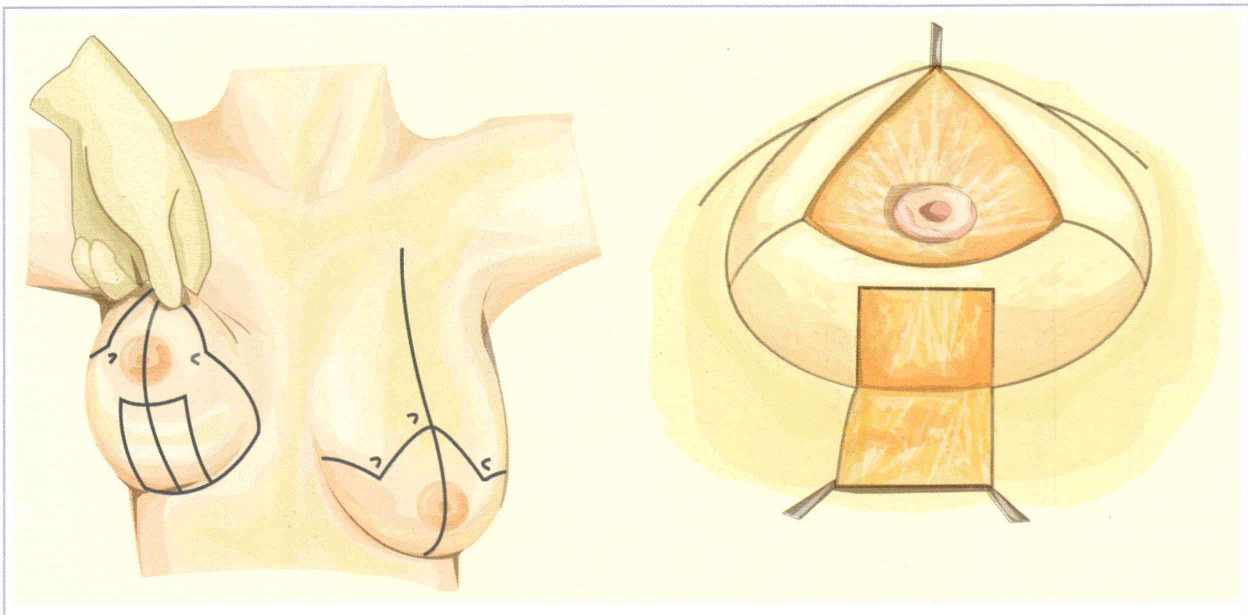

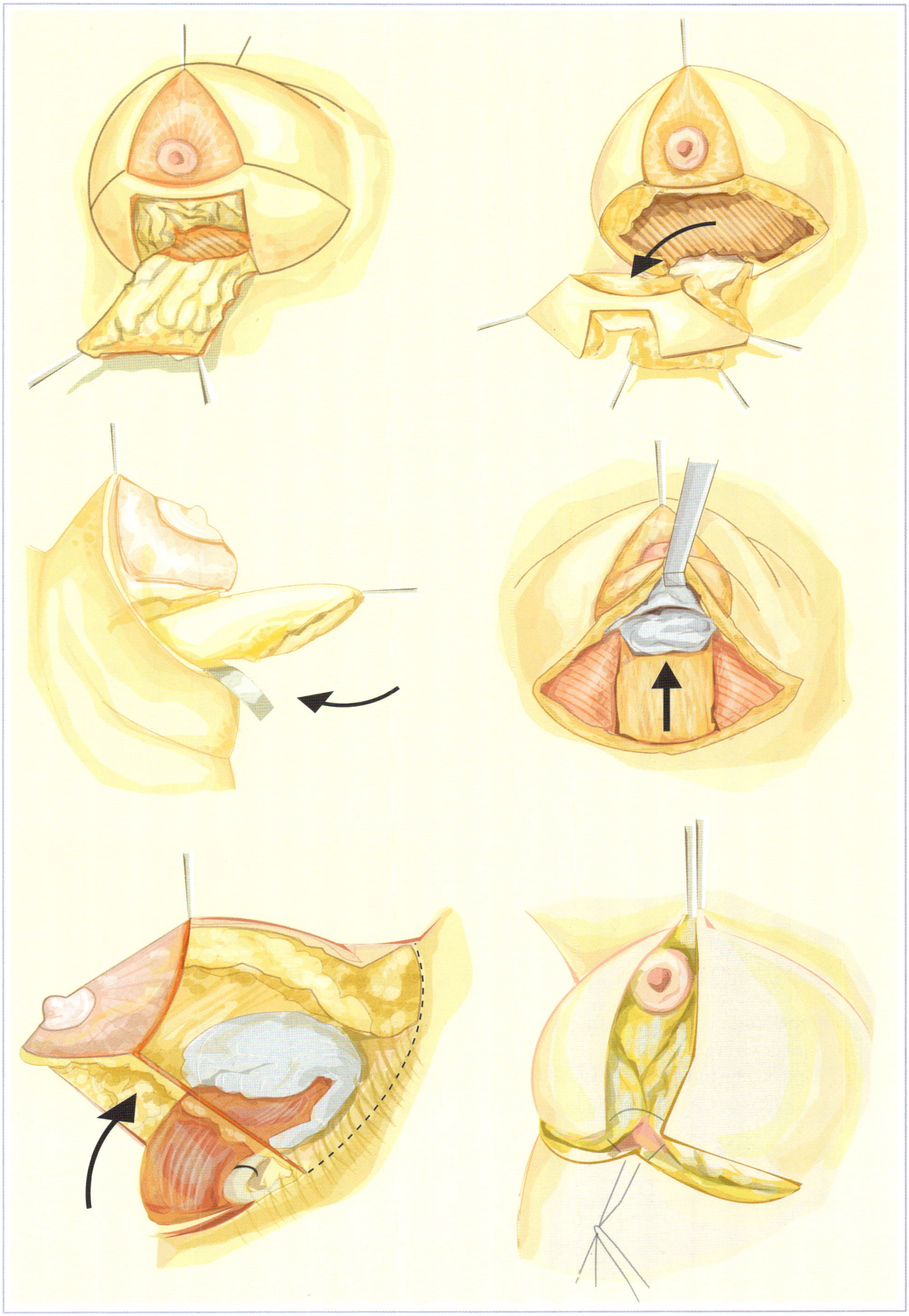

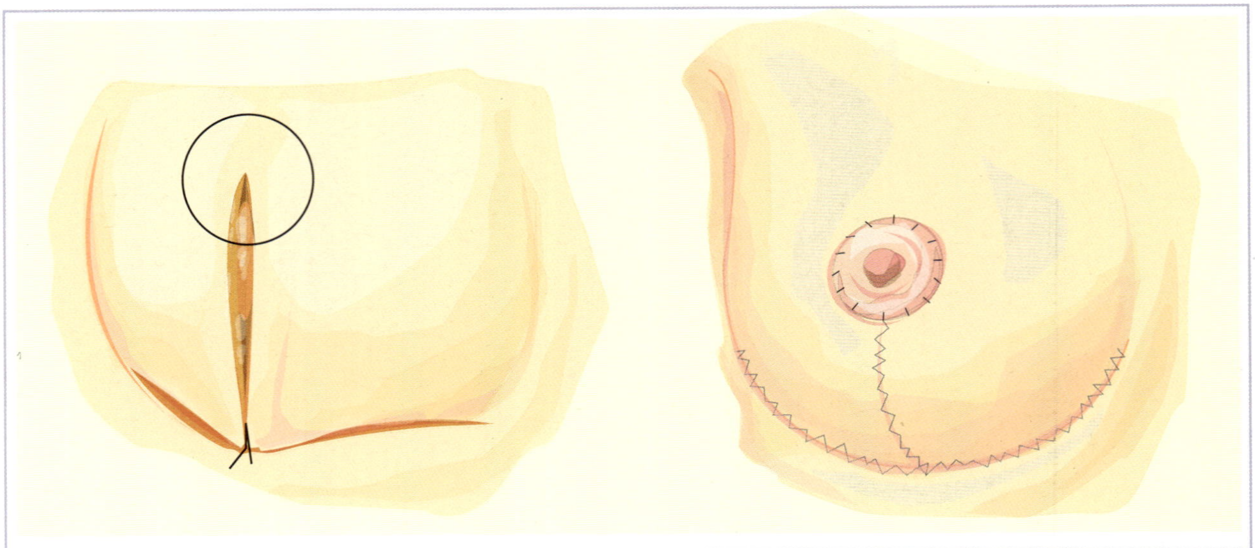

Figura 19.36 Mamoplastia usando a técnica de pedículo inferior.

Cuidados no pós-operatório

O dreno é retirado no segundo dia de pós-operatório, quando os pacientes recebem alta hospitalar. Até um mês de pós-operatório, é mantida a restrição parcial dos movimentos dos membros superiores, ou seja, os cotovelos não podem ultrapassar a altura dos ombros; após essa data, a paciente é liberada para pequenos e médios esforços com os membros superiores. O protocolo de liberação para a elevação dos membros superiores varia muito, dependendo da técnica utilizada e da experiência do cirurgião.[62]

Outros autores utilizam drenos por um período médio de 24 horas. O curativo é realizado com fitas de Micropore®, principalmente nas regiões do sulco submamário e nos prolongamentos axilares e mediais, mantendo sempre as mamas tracionadas superiormente. Esse curativo é trocado no sétimo dia de pós-operatório e, semanalmente, até completar um mês de cirurgia. O sutiã anatômico, sem costuras, é recomendado para a sustentação da mama, e o uso deve ser feito por, pelo menos, sessenta dias.[67,68]

Complicações

As complicações nas cirurgias de mamoplastia são cada vez menos frequentes, sendo as mais encontradas: edema, hematoma, equimose, fibrose (Figura 19.37) e deiscência de sutura. As infecções (Figura 19.38) e necroses gordurosas e areolares são bastante raras. É possível o aleitamento após a execução da cirurgia, portanto pode ser executada em pacientes que ainda não tiveram filhos. [67,69]

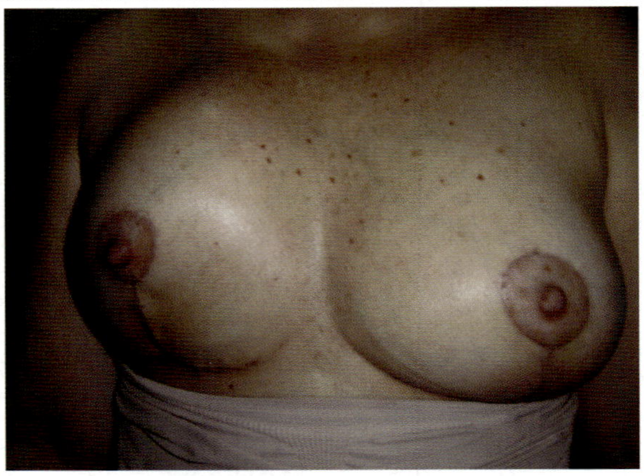

Figura 19.37 Fibrose na mama direita após mamoplastia.

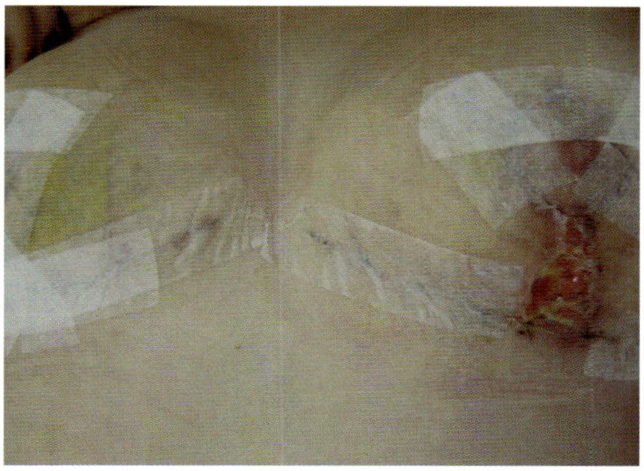

Figura 19.38 Infecção na linha de sutura após mamoplastia.

Protocolo fisioterapêutico

A mamoplastia redutora é um dos procedimentos mais realizados pelos cirurgiões plásticos em todo mundo; entretanto, ainda persiste a discussão sobre a classificação desse procedimento como reconstrutivo ou estético. Além da insatisfação estética, a busca pela eliminação dos sintomas somáticos e a melhora no desempenho das atividades diárias são outros motivos pelos quais as pacientes procuram esse procedimento.[70]

Dentre esses sintomas, os mais relatados são dor cervical e lombar, nos ombros, cefaleia, alteração de sensibilidade nas mamas, parestesia nos membros superiores e intertrigo. Também se queixam frequentemente de dificuldade nas atividades habituais, como encontrar roupas adequadas, vestir-se, deitar-se, sentar-se, levantar-se, abaixar-se, tomar banho, calçar sapatos, pentear cabelos, atividades físicas e interferência na atividade sexual.[70]

Nesses casos, a avaliação fisioterapêutica deve ser iniciada no pré-operatório, objetivando conhecer as alterações preexistentes e identificar os possíveis fatores de riscos para as complicações pós-operatórias. Quando necessário, é instituído o tratamento fisioterapêutico nessa etapa, visando a minimizar e prevenir as possíveis sequelas identificadas. A avaliação pós-operatória deverá priorizar a detecção precoce de complicações, sejam elas linfáticas, posturais, funcionais ou motoras. [71]

O trabalho fisioterápico pós-operatório deve constar, principalmente, de drenagem linfática da mama, resumida em duas a três semanas, buscando a melhora do edema e da dor local. Outro ponto importante é a monitorização da cicatriz cirúrgica, recordando que a atuação do fisioterapeuta só se torna necessária em caso de alguma alteração. Normalmente, a cicatriz de uma cirurgia plástica se desenvolve sem complicações e não evolui para a hipertrofia quando a técnica é realizada corretamente e a paciente segue todas as orientações. Em caso de deiscências ou necrose, seja na mamoplastia, seja na abdominoplastia, a utilização de *laser*/LED e da magnetoterapia tem sido bastante eficaz, reduzindo o tempo da lesão.

Os recursos fisioterápicos como as microcorrentes e o ultrassom, utilizados de forma pericicatricial, são também indicados para casos de deiscências e necrose, principalmente porque, após debridamento, a cicatriz ficará aberta. O aparelho de alta frequência também pode ser usado no intuito de minimizar o risco de infecções decorrentes da abertura da cicatriz cirúrgica. Vale salientar que os resultados e a praticidade das fontes citadas anteriormente (LED, magnetoterapia) têm sido superiores aos da microcorrente e do ultrassom, mas, infelizmente, esses equipamentos ainda não fazem parte da rotina do fisioterapeuta no Brasil.

Os processos dolorosos compensatórios e posturais, em decorrência da imobilidade pós-operatória, podem levar a cervicalgias, mialgias e dor nas articulações escapuloumerais. A tensão muscular no trapézio e no esternocleidomastóideo são tratadas com alongamentos dessa região e relaxamento da cintura escapular.[1]

A alteração da sensibilidade erógena e sensitiva tardia do complexo aréolo-mamilar (CAM) é rara; geralmente ocorre em mamoplastias redutoras que apresentam comprometimento vascular associado ou quantidade significativa de tecido mamário retirado. O trabalho fisioterápico consiste na sensibilização do CAM e deve ser iniciado após a retirada dos pontos de sutura. A estimulação vai desde o toque da própria paciente até a utilização de diferentes texturas. Ainda não foram realizados estudos precisos neste aspecto, sobre a eficácia desse método, apesar de, na prática clínica, ter demonstrado uma recuperação precoce em relação à média.[1]

ATUAÇÃO FISIOTERAPÊUTICA EM CIRURGIAS DE MAMOPLASTIA DE AUMENTO

A cirurgia para aumento mamário, estatisticamente, é o segundo procedimento mais realizado pelos cirurgiões plásticos, superado apenas pela cirurgia de lipoaspiração. A primeira tentativa de aumento de mamas foi realizada em 1895, por Czerny. A inclusão de próteses mamárias de silicone iniciou-se em 1963, com Cronin e Gerow.[72,73]

A cirurgia plástica para aumento do volume das mamas tem se tornado cada vez mais frequente, estimulada pela grande divulgação que vem sendo efetuada na mídia leiga. Existe uma procura, até certo ponto exagerada, pelo aumento do volume das mamas, determinando uma grande procura de pacientes pela mamoplastia de aumento. O cirurgião plástico deve evitar o exagero e orientar as pacientes com relação a possíveis complicações dessa cirurgia.[74]

A mama pouco desenvolvida, hipoplásica, poderá acarretar considerável prejuízo psicológico à paciente, uma vez que a mulher pode se sentir frustrada em sua vida sexual. Excluindo-se outros caracteres sexuais secundários, as mamas proporcionais diferenciam significativamente um tronco feminino de um masculino. Assim, a correção cirúrgica da hipoplasia mamária ou de uma assimetria será fundamental no resgate da identidade feminina e no restabelecimento da satisfação pessoal.[75]

Técnicas cirúrgicas

Quanto ao planejamento de uma mamoplastia com inclusão de prótese, muitos fatores devem ser considerados: o tamanho e a consistência das mamas; o grau de ptose do mamilo e do polo inferior em relação ao sulco inframamário; distância entre a fúrcula esternal e o mamilo; relação entre o tecido mamário e a pele; e a qualidade da pele. O tamanho da prótese a ser incluída também é fator preponderante na escolha da ressecção de pele.[76]

Os aspectos mais importantes a serem discutidos com uma paciente que apresenta hipoplasia mamária são: o volume da mama desejado, o tipo de implante a ser usado e a via de acesso (incisão). As incisões mais frequentemente utilizadas são: incisão transareolomamilar, incisão infra-areolar semicircular, incisão infra-areolar vertical, incisão no sulco submamário, incisão axilar e incisão umbilical. A prótese é posicionada por trás da glândula ou do músculo, neste último caso, se houver pouco tecido mamário.[67]

Existem diversos tipos de próteses, que se distinguem em pré-preenchidas de silicone (Figura 19.39) com superfície lisa ou com textura (mais utilizada) e infláveis com soro fisiológico, cuja consistência não parece tão natural e são menos utilizadas no Brasil.[67]

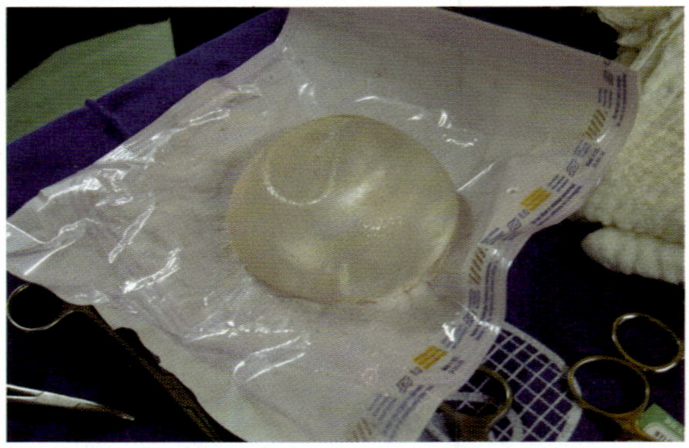

Figura 19.39 Modelo de prótese de silicone.

Cuidados no pós-operatório

O período de hospitalização varia de um a três dias. A drenagem é facultativa (48 horas). A dor é frequente nos primeiros dias. Recomenda-se 10 a 15 dias de repouso com os membros superiores sem elevação acima de 90º. A sensibilidade da placa aréolo-mamilar reaparece em, no máximo, dois ou três meses.[67]

Complicações

Complicações podem ocorrer em qualquer cirurgia, sem que o procedimento seja invalidado. As complicações mais frequentemente encontradas em mamoplastia de aumento são edema, hematoma, deiscências parciais de sutura, necrose do CAM, cicatrizes hipertróficas e, raramente, infecções, mas a grande discussão está relacionada à complicação de contratura capsular.

Nos implantes de superfície lisa ocorrem a formação de uma cápsula circunferencialmente fibrótica, com vigorosas forças concêntricas centrípetas, e tolerância passiva do hospedeiro, causando forte e intensa contração. Nos implantes texturizados ocorrem reduções das forças da cápsula circunferencialmente fibrótica porque a irregularidade da superfície da prótese dissipa parte dessas forças nessa superfície. A prótese com revestimento de poliuretano é bioativa, provoca resposta inflamatória intensa, vascular, celular e adere aos tecidos cruentos, formando milhares de microcápsulas em volta de suas partículas. Mesmo com a dificuldade de introdução e acomodação das próteses revestidas com poliuretano, elas apresentam duas vantagens principais: não há necessidade de massagens e há ausência de contraturas em graus que exijam nova cirurgia. Portanto, as próteses mais utilizadas hoje são texturizadas e de poliuretano, minimizando o risco de contratura e rejeição.[77]

A técnica do retalho de pedículo inferior, descrita por Liacyr Ribeiro, associada ao implante de silicone em situações de ptose mamária, produz bons resultados, com baixo índice de recidiva e poucas complicações em curto e médio prazos. Dos 68 casos operados em uma pesquisa, 63 (92,64%) apresentaram bons resultados, com correção da ptose e hipomastia de forma adequada. Em todos os casos, o formato do cone mamário ficou adequado, sem achatamentos.[78] O aspecto natural é a principal busca da paciente e do cirurgião, e após três meses, é possível perceber o resultado.

Protocolo fisioterapêutico

O trabalho fisioterápico no pós-operatório em cirurgias de prótese mamária tem sido assunto de ampla discussão na prática clínica. Em relação à contratura capsular, acredita-se que a manipulação precoce mantenha uma loja ampla para melhor mobilidade da prótese, bem como reduza o grau de enrijecimento. Entretanto, também se defende que movimentos excessivos e trações na mama são importantes fatores na etiologia das contraturas capsulares, promovendo uma resposta análoga ao tecido conjuntivo nessa região, a uma molécula de colágeno mais contrátil e maior deposição de miofibroblastos, em razão das diferenças em sua configuração espacial. Conclui-se que o papel da Fisioterapia e a manipulação da prótese como profilaxia de contraturas capsulares ainda obedecem aos critérios pessoais de cada cirurgião e fisioterapeuta.[1]

O protocolo de pós-operatório de mamoplastia de aumento baseia-se nas mesmas condutas descritas para a mamoplastia redutora, conforme o Quadro 19.7.

Quadro 19.7 Protocolo de tratamento pós-operatório de mamoplastia redutora e de aumento

Fase inflamatória **Atendimento diário**	**Fase proliferativa** **Atendimento em dias alternados**	**Fase de remodelação** **Atendimento em dias alternados**
Drenagem linfática manual	Drenagem linfática manual	Drenagem linfática manual, se necessário
Compressão: sutiã constante	Compressão: sutiã constante	Compressão: sutiã constante
Relaxamento da musculatura de trapézio e esternocleidomastóideo por meio de massagem e calor superficial ou crioterapia	Exercícios para a postura que não comprometam a restrição médica ao movimento dos membros superiores. Relaxamento da musculatura de trapézio e esternocleidomastóideo e cintura escapular	Exercícios para a postura que não comprometam a restrição médica ao movimento dos membros superiores. Relaxamento da musculatura de trapézio e esternocleidomastóideo e cintura escapular

Continua

Continuação

Fase inflamatória Atendimento diário	Fase proliferativa Atendimento em dias alternados	Fase de remodelação Atendimento em dias alternados
TENS na região comprometida pela dor	Orientações de estimulação sensorial na área cirurgiada por meio de uma massagem suave proprioceptiva executada pela própria paciente	Uso de diferentes texturas para a estimulação sensorial do CAM
Orientações quanto à postura, à maneira correta de levantar-se e deitar-se, à melhor postura para dormir, para executar suas atividades diárias de pentear-se, carregar objetos, vestir-se etc.	Orientações quanto à postura, à maneira correta de levantar-se e deitar-se, à melhor postura para dormir, para executar suas atividades diárias de pentear-se, carregar objetos, vestir-se etc.	Orientação para iniciar caminhada
Observação: essa sugestão de protocolo de atendimento poderá ser modificada de acordo com a técnica cirúrgica utilizada e a evolução de cada paciente ou diante de complicações.		

ATUAÇÃO FISIOTERAPÊUTICA EM CIRURGIAS DE RITIDOPLASTIA

A ritidoplastia é uma cirurgia cujo objetivo é o rejuvenescimento e o realce da aparência facial. As primeiras cirurgias de rejuvenescimento facial foram realizadas na transição dos séculos XIX e XX, com as ressecções de fusos cutâneos faciais, seguidas de suturas. A primeira publicação ocorreu em 1907, por Charles Conrad Miller. A partir dos anos 1960, as ritidoplastias, enquanto cirurgias para rejuvenescimento facial, passaram a ser amplamente utilizadas. Em 1974, Guerrero-Santos et al. divulgaram a técnica de correção das deformidades do pescoço. Em 1976, Mitz e Peyronie descreveram o complexo anatômico denominado sistema musculoaponeurótico superficial da face (SMAS). Em 1977, Owsley publicou o primeiro artigo demonstrando o papel do SMAS nas ritidoplastias.[79]

Técnicas cirúrgicas

A primeira geração de técnicas cirúrgicas foi a ritidoplastia cutânea, em que somente se removia a pele. A segunda geração veio com a descrição do sistema musculoaponeurótico subcutâneo (SMAS). Nesta, o cirurgião aplica um tratamento no SMAS (plicatura, sutura, seção parcial etc.) objetivando tornar mais duradoura a cirurgia. A terceira geração chegou justamente pela tentativa de se alcançar o sulco nasogeniano, que, até então, não era alterado pelas outras técnicas. É a ritidoplastia por planos profundos, em que se disseca profundamente o SMAS. Porém, seu uso está cada vez menor, por causa dos altos índices de lesão de ramos do nervo facial.[80 81,82] A Figura 19.40 apresenta partes da técnica do SMAS na ritidoplastia, sendo cada imagem um momento: marcação, descolamento e tracionamento, seção parcial e sutura, respectivamente.

Nos últimos anos, as técnicas de ritidoplastia com videoendoscopia e subperiosteal vêm sendo cada vez mais discutidas e, progressivamente, aceitas e empregadas pelos cirurgiões faciais. Entretanto, ainda há muita controvérsia quanto às incisões, às técnicas de sutura, ao pós-operatório, à durabilidade e às complicações.[80,83]

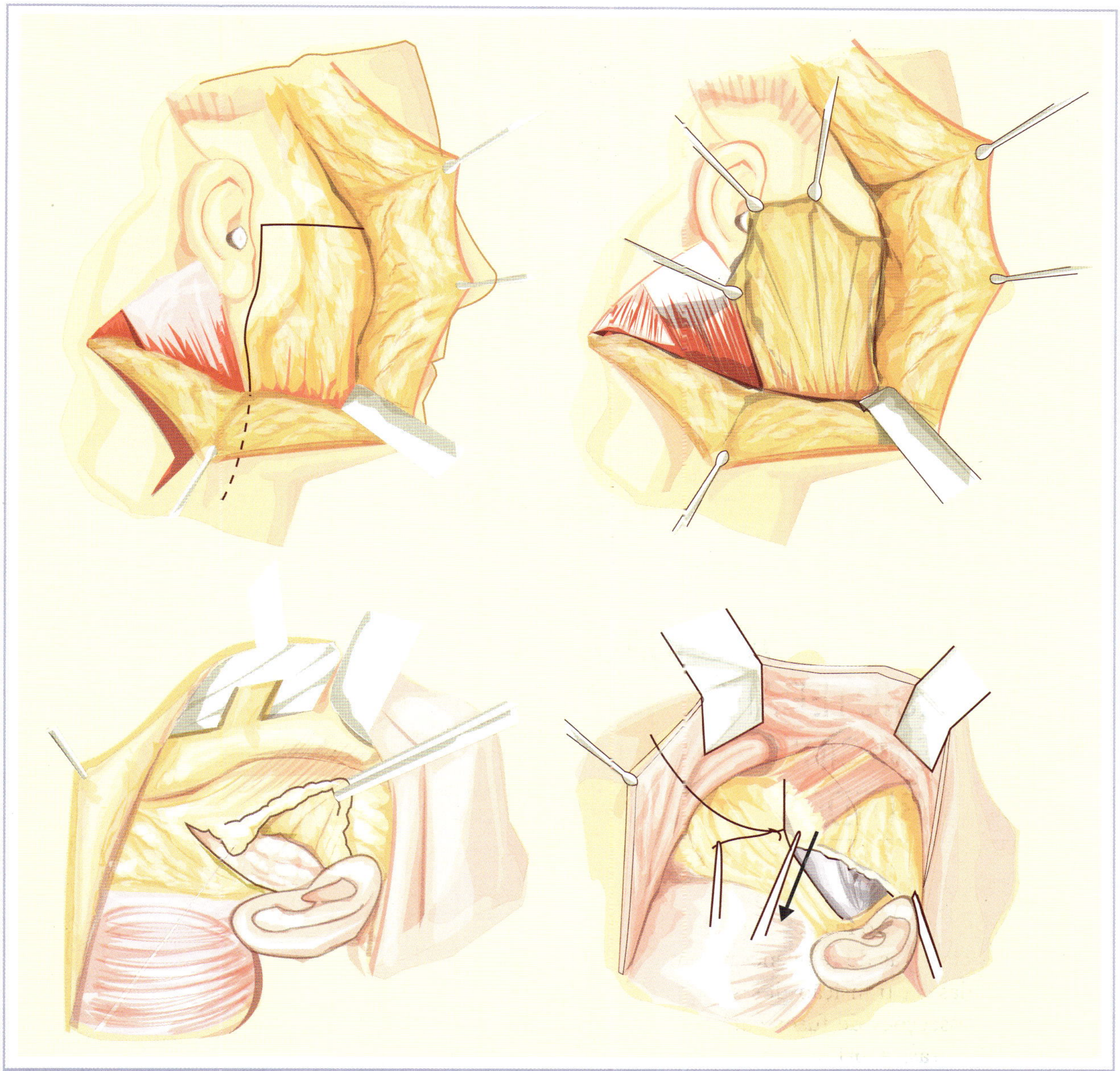

Figura 19.40 Técnica do SMAS na ritidoplastia: marcação, descolamento e tracionamento, secção parcial e sutura, respectivamente.

Cuidados no pós-operatório

O edema facial do pós-operatório é bastante desconfortável. Recomenda-se o uso de dreno e curativo compressivo por 48 horas, além de antibiótico profilático por sete dias.[82]

A evolução do pós-operatório é lenta para o paciente, por envolver sua face e não haver maneiras de ocultá-la, mas dia a dia as modificações vão acontecendo.

Durante as primeiras três semanas, o paciente está ansioso para "ver" o resultado da sua cirurgia, mas o edema geralmente não permite. Nesse período, o paciente está apto a usar maquiagem e arrumar seus cabelos (sem utilizar tintura e o calor do secador), para camuflar alguns sinais que a cirurgia possa ter deixado, como uma cicatriz ou equimose.[84]

O resultado da ritidoplastia pode ser avaliado de quatro a seis meses após a cirurgia. Durante esse período, o edema diminui e as cicatrizes não devem mais ser tão aparentes. Se não houver complicações, as fotos de pós-operatório poderão ser realizadas.[84]

A insatisfação, quando acontece, pode ser evitada com um relacionamento médico-paciente eficiente, com uma consulta pré-operatória detalhada, em que o paciente deve ser informado muito bem sobre a sua cirurgia, os resultados e possíveis sequelas, sem receber mais esperanças do que o cirurgião será capaz de realizar. As correções só devem ser feitas pelo menos seis meses após a primeira cirurgia. Caso ocorram complicações com sequelas, é necessário um apoio psicológico ao paciente até a próxima cirurgia.[82]

Complicações

As complicações da ritidoplastia incluem hematoma, seroma, deiscência de sutura, cicatrização hipertrófica, alopecia, infecção, necrose do retalho, lesão sensorial e motora do nervo facial e fístula salivar. Uma complicação de cirurgia na face gera mais transtornos que em qualquer outra região do corpo.[82]

Hematoma e seroma são as complicações mais frequentes, podendo ser grandes ou pequenos. A maioria ocorre nas primeiras 12 horas de pós-operatório. Os pequenos hematomas ocorrem em 10% a 15% dos pacientes, mas entre o sétimo e o décimo dia se liquefazem ou podem ser aspirados facilmente com seringa. Edema e equimose unilaterais ou dor excessiva devem alertar para esse diagnóstico. As possíveis causas predisponentes para a formação de hematomas são: história de hipertensão, sangramento anormal, uso de medicação, problemas na técnica intraoperatória, hipertensão pós-operatória, tosse, vômitos, agitação e o uso de propofol na sedação. A hiperpigmentação pode ocorrer nos hematomas pelo depósito de hemossiderina, e geralmente, desaparece entre seis e oito meses. [82]

O melhor tratamento para o hematoma é a prevenção. Uma boa técnica cirúrgica, hemostasia meticulosa, drenagem cirúrgica adequada e um bom curativo compressivo são essenciais.

A incidência de infecção após ritidoplastia é de menos de 1%. Isso ocorre em razão do excelente suprimento sanguíneo da região. Quando acontece, deve ser feita uma cultura para determinar o germe. O mais comum é o *Staphylococcus aureus*, que se manifesta 72 horas após a cirurgia e normalmente responde à terapia antibiótica apropriada.[82]

A maioria das cicatrizes decorrentes de ritidoplastia é imperceptível. As cicatrizes hipertróficas são mais comuns na região pós-auricular, onde a tensão na pele é grande. O tratamento mais utilizado é o corticoide.

A necrose tecidual é provocada pelo comprometimento vascular do tecido envolvido e pode provocar uma cicatriz permanente. Quando a necrose é superficial, apenas da epiderme, é possível que não ocorra cicatriz. Os sítios mais comuns dessa lesão são as áreas pós-auricular e mastóidea. Aparece em 4,2% de casos operados, provavelmente pelo fato de a pele ser mais fina e o retalho, mais longo. A necrose pode ser causada por um hematoma não diagnosticado, por um retalho muito traumatizado durante a dissecção, pela excessiva tensão no fechamento, pela lesão térmica ocasionada pelo cautério, por um curativo muito compressivo ou por infecção. A cicatriz resultante pode ser larga e necessitar de correção posterior. As fístulas salivares ocorrem, principalmente, nas dissecações profundas do SMAS. A conduta é expectante, com tendência à melhora em três a quatro semanas. Nos casos mais graves, indica-se a drenagem pela incisão com a permanência de um cateter. Com aumento a cada ano do número de ritidoplastias e com tendência agressiva de dissecções mais profundas do SMAS, o número de lesões da glândula parótida tende a aumentar.[82]

A alopecia pode ocorrer em 3% dos casos. É mais comum na região temporal, por causa do excesso de tensão no retalho ou destruição dos folículos pilosos pela dissecção muito superficial ou pela eletrocauterização. Outro problema frequente é a elevação – ou o apagamento – da costeleta, que persiste como um dos maiores estigmas da ritidoplastia. Essa elevação pode ser inerente ao procedimento, em razão da tração e do reposicionamento superolateral do retalho, afastando a costeleta da cauda do supercílio; ou pode ser resultado da lesão dos folículos pilosos durante o procedimento, por causa de um descolamento muito superficial do retalho facial.[82,85]

A hipoestesia dos dois terços inferiores da orelha, da região pré-auricular e do maxilar, por duas a seis semanas, é resultado da lesão sensitiva decorrente da cirurgia e ocorre na maioria dos casos. A dormência da orelha pode acontecer em 1% dos casos, causada pela seção das pequenas fibras sensoriais sobre o malar e ao redor da orelha. Geralmente, melhora em semanas ou meses. A anestesia permanente do lobo da orelha acontece pela lesão do nervo auricular maior. Esse fato não é frequente, mas quando acontece, deve ser reparado no mesmo ato cirúrgico.[82,86]

A lesão do nervo facial nas ritidoplastias felizmente é rara. Na região pré-auricular, o nervo facial corre profundamente e é protegido pela glândula parótida. Na ausência de parotidectomia prévia, uma lesão da porção proximal é extremamente improvável. Entretanto, mais anteriormente, ele se divide em ramos segmentares e torna-se mais superficial e sujeito a lesão inadvertida. A paralisia temporária do nervo facial ocorre em 3% dos casos. A lesão permanente desse nervo acontece em 0,9%. Os ramos frontal e marginal do nervo facial são os mais comumente lesados. Quando detectada uma lesão neural, esta deve ser imediatamente reparada durante o ato operatório, com sutura do nervo, para se evitar uma parestesia permanente e prevenir o desenvolvimento de um neuroma doloroso.[82,86]

Provavelmente, a popularização de técnicas avançadas de ritidoplastia poderá estimular um interesse renovado na anatomia detalhada dos nervos periféricos na face, e lesões significativas dos nervos serão evitadas no futuro. No caso de lesão temporária ou definitiva, a recuperação é realizada pelo fisioterapeuta por meio das técnicas de facilitação neuromuscular proprioceptiva durante o pós-operatório, com início precoce e após a liberação médica. A eletroestimulação é fundamental na manutenção do trofismo da musculatura paralisada. As lesões mais frequentes seguem no Quadro 19.8.

Nas Figuras 19.41 a 19.43 verificamos a esquematização das lesões do nervo facial na ritidoplastia (ramos temporal, mandibular e bucal) e suas sequelas.

Quadro 19.8 Lesões nervosas e suas consequências

Nervo	Relação com o SMAS	Sequela
Grande auricular	Atrás	Dormência dos dois terços inferiores da orelha e da bochecha e do pescoço adjacentes
Ramo temporal do facial	Debaixo	Paralisia da fronte
Ramo mandibular marginal do facial	Debaixo	Paralisia do lábio inferior
Ramo zigomático e bucal do facial	Debaixo	Paralisia do lábio superior e da bochecha
Supraorbitário e supratroclear	Anterior	Dormência da fronte, da pálpebra superior, do dorso do nariz, do couro cabeludo
Infraorbitário	Anterior	Dormência ao lado da parte superior do nariz, da bochecha, do lábio superior, da pálpebra superior
Mentoniano	Anterior	Dormência da metade do lábio inferior e do queixo

Fonte: Adaptado do livro de Seckel.[86]

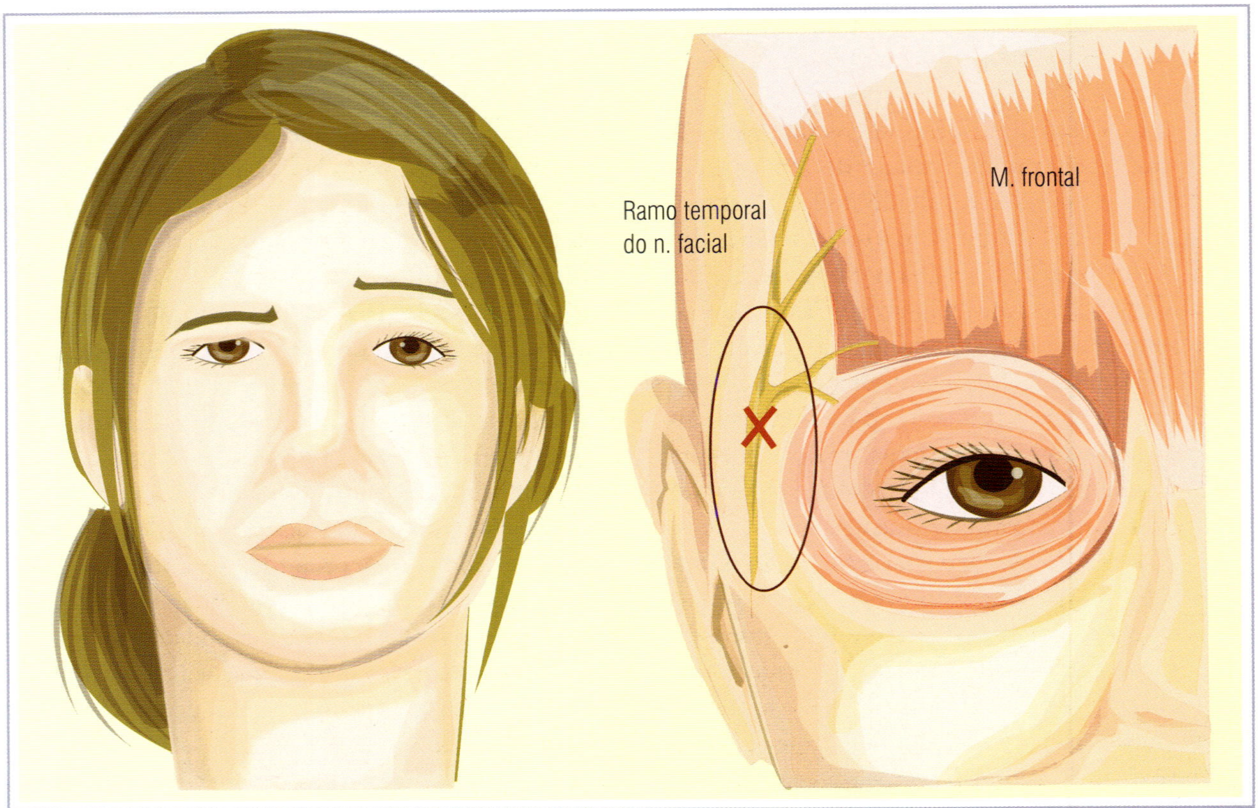

Figura 19.41 Anatomia da lesão do nervo facial, ramo temporal, e sua sequela.

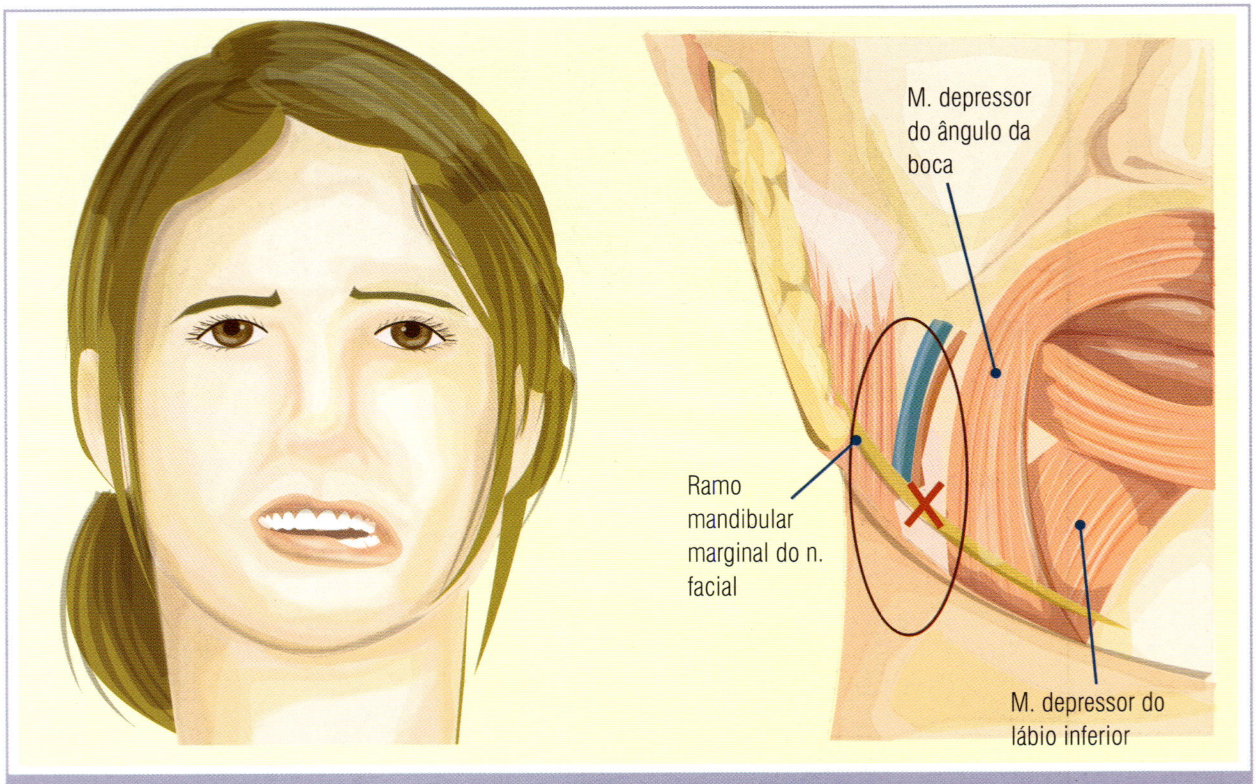

Figura 19.42 Anatomia da lesão do nervo facial, ramo mandibular, e sua sequela.

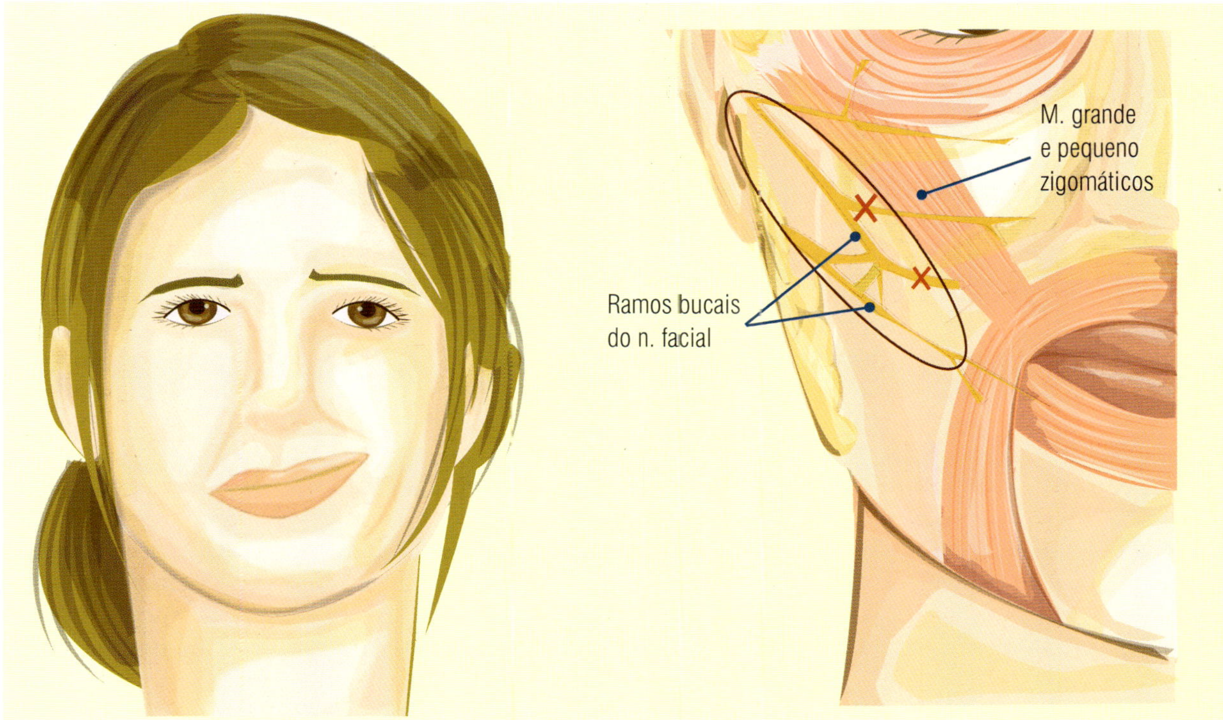

Figura 19.43 Anatomia da lesão do nervo facial, ramo bucal, e sua sequela.

Protocolo fisioterapêutico

O trabalho fisioterápico deve ser iniciado no pré-operatório com o objetivo de manter uma adequada manutenção do sistema musculoaponeurótico superficial e do metabolismo cutâneo. São realizadas técnicas manuais de descolamento miofascicular e de deslizamento superficial e profundo. A drenagem linfática deve ser realizada de seis a três semanas antes da intervenção cirúrgica, principalmente em pacientes fumantes.[1] Infelizmente, na prática, esse fato não acontece, em razão das dificuldades já citadas, e algumas complicações ocorrem sem que nenhuma tentativa de prevenção seja evitada. A realidade do fisioterapeuta ainda é a atuação pós-operatória, buscando a prevenção e o controle do edema e de fibroses que podem aparecer nas primeiras semanas.

O acompanhamento do processo cicatricial deve ocorrer durante todo o pós-operatório, pois o excesso de tensão da pele, decorrente de edema e do tracionamento cirúrgico do SMAS, principalmente nas regiões pré-auricular e retroauricular, pode levar ao alargamento da cicatriz e à hipertrofia. O controle do edema e a cinesioterapia (quando já liberada pelo cirugião) contribuirão para o retorno da normalidade e também poderão prevenir essas complicações.

Recomenda-se também o uso de recursos eletrotermofototerapêuticos, tais como *laser*/LED, microcorrentes, ultrassom etc., no intuito de acelerar o reparo tecidual, assim como de diminuir a inflamação, o edema e hematomas.

A amplitude de movimento do paciente após a cirurgia fica limitada, e todo o corpo gira em bloco: não há dissociação de movimentos entre cabeça e tronco ao executar uma ação simples, como olhar para os lados. Com a retirada dos pontos, o fisioterapeuta tem mais liberdade de trabalhar as dissociações de movimentos, alongando a cintura escapular e realizando, gradativamente, rotação de cabeça, flexão e extensão. Todos esses músculos precisam estar relaxados, e o uso de massagem relaxante alivia muito o quadro de dor decorrente da tensão e da falta de movimentos. A mímica facial precisar ser estimulada, e a cinesioterapia deve fazer parte do protocolo de pós-cirurgia de ritidoplastia durante todo o período de recuperação, mesmo após a alta fisioterapêutica.

O protocolo de tratamento, como em qualquer outro pós-cirúrgico, segue as fases de cicatrização, conforme citado anteriormente (Quadro 19.9).

Quadro 19.9 Protocolo de tratamento pós-operatório de ritidoplastia

Fase inflamatória **Atendimento diário**	**Fase proliferativa** **Atendimento em dias alternados**	**Fase de remodelação** **Atendimento em dias alternados**
Drenagem linfática manual	Drenagem linfática manual	Drenagem linfática manual
Enfaixamento compressivo até 48 horas de pós-cirurgia	Ultrassom de 3 MHz, *laser*/LED, microcorrentes	Radiofrequência, se necessário, para o tratamento das possíveis fibroses
Relaxamento da musculatura de trapézio e esternocleidomastóideo por meio de massagem e calor superficial ou crioterapia. Mobilização de cintura escapular por meio de pompagem	Cinesioterapia com aumento gradativo da amplitude de movimento para os músculos flexores, extensores e rotadores da cabeça e do pescoço. Trabalho proprioceptivo e cinesioterápico, buscando a dissociação de movimentos do tronco e da cabeça	Cinesioterapia para os músculos flexores, extensores e rotadores da cabeça e do pescoço. Trabalho proprioceptivo e cinesioterápico, buscando a dissociação de movimentos do tronco e da cabeça
TENS na região comprometida pela dor	Orientações de estimulação sensorial na área cirurgiada por meio de uma massagem suave proprioceptiva executada pelo próprio paciente	Uso de diferentes texturas para a estimulação sensorial da face
Orientações quanto à postura, à maneira correta de levantar-se e deitar-se, à melhor postura para dormir, para executar suas atividades diárias de pentear-se, carregar objetos, vestir-se etc.	Orientações quanto à postura, à maneira correta de levantar-se e deitar-se, à melhor postura para dormir, para executar suas atividades diárias de pentear-se, carregar objetos, vestir-se etc.	Orientação para iniciar caminhada
Orientação sobre o uso do protetor solar	Orientação sobre o uso do protetor solar e da maquiagem	Orientação sobre o uso do protetor solar, de hidratantes e da tintura de cabelo
	Exercícios para a mímica facial	Exercícios para a mímica facial e para o fortalecimento muscular, caso seja necessário, assim como eletroestimulação em casos de paralisia

Observação: essa sugestão de protocolo de atendimento poderá ser modificada de acordo com a técnica cirúrgica utilizada e a evolução de cada paciente ou diante de complicações.

ATUAÇÃO FISIOTERAPÊUTICA EM CIRURGIAS DE BLEFAROPLASTIA

A blefaroplastia é uma das cirurgias mais comumente realizadas para o rejuvenescimento da região periorbitária em indivíduos com alterações estéticas das pálpebras, como predisposição familiar à blefarocalase (relaxamento do tecido subcutâneo da pálpebra superior), presença de bolsas inferiores e até na reconstrução de cirurgias de tumores.[87,88,89]

A palavra blefaroplastia é de origem grega (*blepharos* refere-se às pálpebras; e plastia é relativo à forma, modelar), utilizada para denominar a cirurgia de rejuvenescimento palpebral. Essa cirurgia pode ser realizada isoladamente ou associada a outros procedimentos que complementam o tratamento dos sinais de envelhecimento daquela região. Ela deve visar não somente aos benefícios estéticos, mas também à preservação do aspecto funcional das pálpebras (Figura 19.44). Assim, é fundamental que se realize uma criteriosa avaliação pré-operatória das alterações palpebrais que, porventura, possam comprometer o resultado funcional e estético.[75]

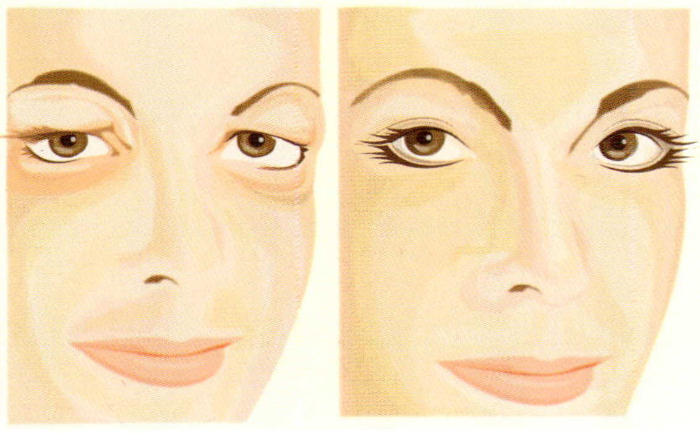

Figura 19.44 Esquematização do aspecto do rejuvenescimento palpebral após blefaroplastia.

Técnicas cirúrgicas

As pálpebras são formadas por pele, tecido conjuntivo, músculo orbicular, tarso, septo orbitário, bolsas gordurosas (duas na pálpebra superior e três na inferior) e conjuntiva, tendo como principal função proteger os olhos contra traumas, corpos estranhos, excesso de luz, suor e chuva. Além disso, têm função na distribuição das lágrimas e da secreção das várias glândulas, lubrificando e umedecendo o globo ocular (córnea) e removendo partículas de poeira que aí se venham a depositar. A pálpebra superior é formada também pelos músculos elevadores da pálpebra, pelo músculo de Müller e pela glândula lacrimal. A pele é fina, elástica e aderida aos feixes musculares do orbicular e do tarso, este composto por lâminas delgadas de tecido conjuntivo e responsável pela forma e pela sustentação das pálpebras. Relaciona-se com o músculo elevador da pálpebra superior e com estruturas dos cantos laterais e internos dos olhos. Os movimentos dos olhos são feitos pelos músculos reto inferior, superior, lateral e medial, bem como pelo músculo oblíquo superior e inferior (Figura 19.45).[90,91]

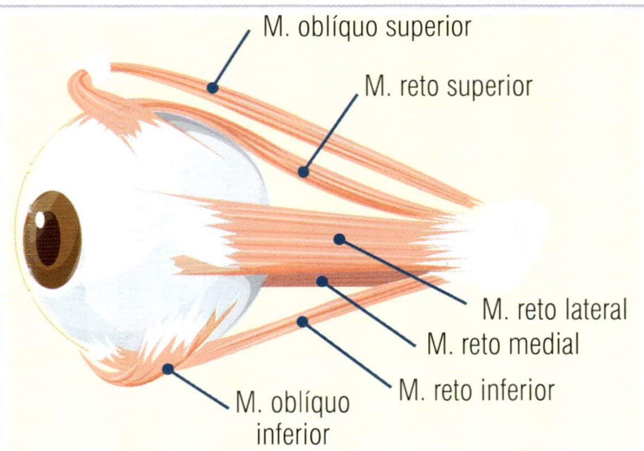

Figura 19.45 Músculos motores dos olhos.

De forma geral, na cirurgia de blefaroplastia utiliza-se anestesia local sob a forma de lidocaína com epinefrina. Para a cirurgia de blefaroplastia superior, marca-se o sulco palpebral superior, que, na maioria dos casos, é facilmente identificável, correspondendo à rima palpebral, ou seja, deve estender-se da projeção do canto lateral à projeção do canto medial (Figura 19.46). Assim, a marcação não ultrapassa os limites palpebrais e deve permanecer totalmente oculta pela pele palpebral com os olhos abertos. Para realizar a marcação da incisão superior, apreende-se o excesso de pele com a pinça anatômica delicada e marca-se o ponto onde a pele coincide com a marcação do sulco. A pele é dissecada da musculatura subjacente com o auxílio de bisturi. A sutura com fio fino é intradérmica.[67,92]

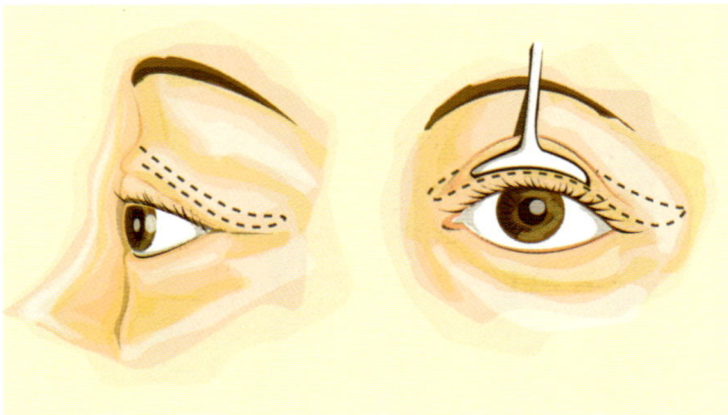

Figura 19.46 Via de acesso da técnica cirúrgica de pálpebra superior.

Na blefaroplastia inferior (Figura 19.47), realiza-se a incisão da pele marcada previamente e do deslocamento do retalho da pálpebra inferior no plano cutâneo ou musculocutâneo, até o rebordo orbitário. Há três tipos de técnicas utilizadas em pálpebras inferiores: técnica do retalho cutâneo, do retalho musculocutâneo e transconjuntival.

Na blefaroplastia com retalho cutâneo, é realizado um deslocamento acima do plano muscular até a borda orbital, onde a incisão do músculo orbicular é feita no sentido das fibras, sobre a projeção das bolsas de gordura.[75,91]

Na técnica com retalho musculocutâneo, a incisão do músculo orbicular é realizada em sua porção tarsal e em seu deslocamento no plano submuscular até a visualização do septo orbital. Nessa técnica, como a pele e o músculo formam um único retalho, a ressecção do excesso cutâneo tende a ser menor, para preservar a função do músculo orbicular. A sutura de ambas as técnicas é feita com pontos simples ou contínuos, utilizando-se fio *mononylon*.[75]

A blefaroplastia por via transconjuntival (Figura 19.48) difere das demais por utilizar uma abordagem direta sobre as bolsas palpebrais, através da conjuntiva, evitando cicatrizes externas. A indicação dessa técnica está relacionada a casos em que não há excesso de pele. Nessa abordagem, são seccionados os retratores da pálpebra inferior. Depois, as bolsas de gordura são identificadas e ressecadas. Esse procedimento não requer sutura, pois as bordas da incisão da conjuntiva mantêm-se em contato, facilitando a cicatrização.[91]

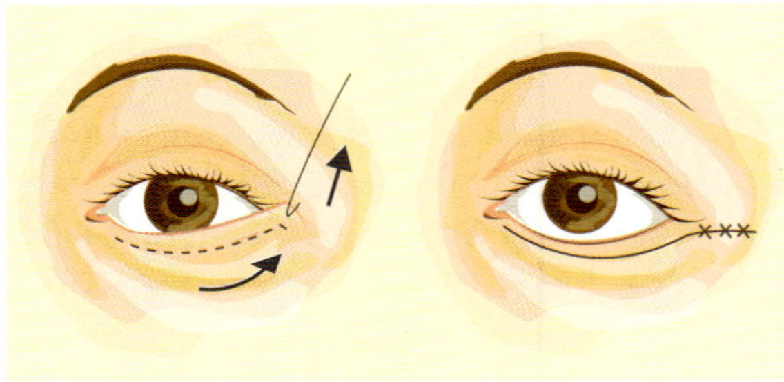

Figura 19.47 Via de acesso da técnica cirúrgica de pálpebra inferior.

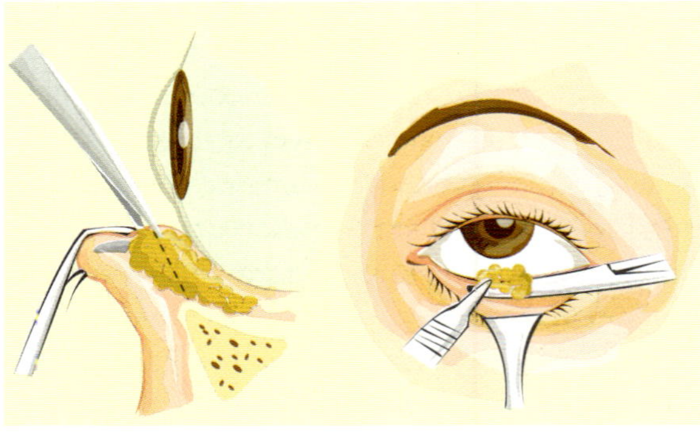

Figura 19.48 Técnica cirúrgica transconjuntival.

Cuidados no pós-operatório

As sequências operatórias são simples, consistindo em curativo oclusivo de duas horas feito com compressas umedecidas em soro fisiológico gelado e acompanhamento de meio dia na clínica. Os pontos são retirados de três a quatro dias após a cirurgia, reduzindo assim a incidência de cistos de inclusão epitelial ou túneis permanentes da sutura. Os edemas e hematomas são variáveis e duram de oito a dez dias.[67,75]

No pós-operatório imediato, podem-se utilizar compressas com soro fisiológico gelado e gotas oftálmicas para refrescamento e lubrificação da conjuntiva e do globo ocular, durante 24 a 48 horas.[91]

Os pacientes são orientados a fazer compressas frias com água em horários alternados, nos cinco primeiros dias, limpeza do canto dos olhos, quando necessário, e dormir com travesseiros altos na primeira semana. As extremidades dos pontos que afloram a pele foram cortadas, enquanto o restante intradérmico será absorvido com o tempo.[93]

Complicações

As complicações da blefaroplastia podem ser temporárias ou permanentes. Complicações temporárias são geralmente relacionadas ao edema, à contratura cicatricial e a retrações palpebrais que podem persistir por vários dias ou semanas.[75]

Dentre as complicações permanentes estão: olho seco, lesão da córnea, assimetria palpebral, ectrópio (eversão da pálpebra que pode gerar exposição de parte do globo ocular) e ptose palpebral. Hematomas palpebrais, infecções, hematoma retrobulbar, enoftalmia (afundamento do globo ocular dentro da órbita) e cegueira (0,04% dos casos operados) são, felizmente, ocorrências raras. É um senso comum que a maioria das complicações ou resultados insuficientes após a blefaroplastia inferior estejam relacionadas ao excesso de retirada de tecidos. A retirada de pele e do músculo orbicular do olho pode resultar em ectrópio (Figura 19.49) e exposição da esclera (Figuras 19.50 e 19.51).[91]

O excesso de manipulação também pode aumentar a chance de fibrose dos tecidos. Mesmo que a quantidade de tecidos mantida no final da cirurgia seja suficiente, o processo de retração em longo prazo pode ocasionar complicações. A técnica transconjuntival é obviamente mais recomendada por não ter incisões externas e também por ocasionar menor trauma aos tecidos e, em especial, à pele, mas nem sempre está indicada para todos os casos. Outro fator que pode também acarretar a retração da pele é o descolamento da pele do músculo orbicular.[91]

Vários trabalhos mostraram a alta incidência de complicações por retração cicatricial da pálpebra pós-blefaroplastia inferior. A desinervação parcial do músculo orbicular do olho durante a técnica cirúrgica do retalho cutâneo é apontada como provável fator desencadeante do mau posicionamento palpebral inferior.[94]

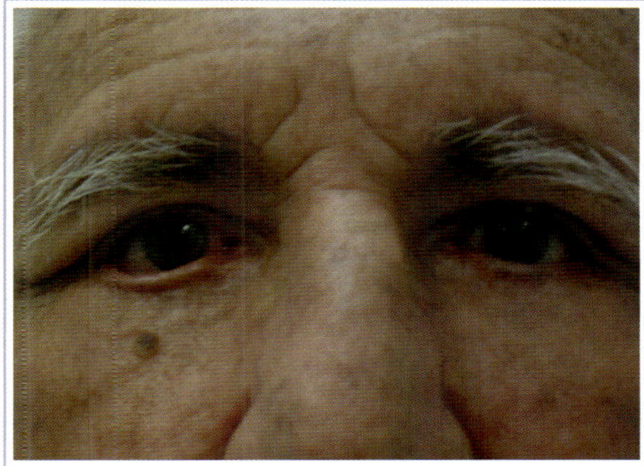

Figura 19.49 Ectrópio.

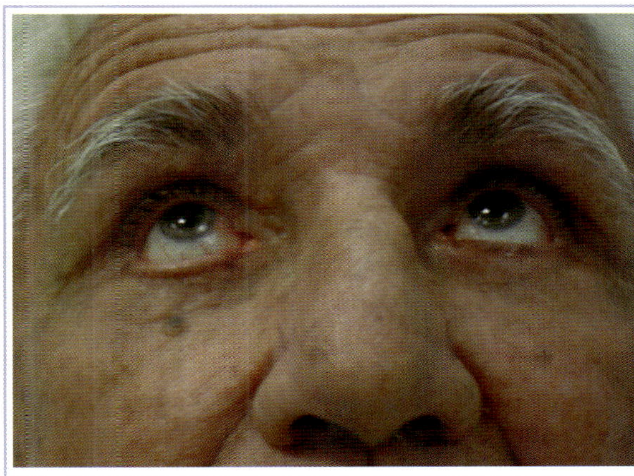

Figura 19.50 O ectrópio torna-se mais visível ao olhar para cima.

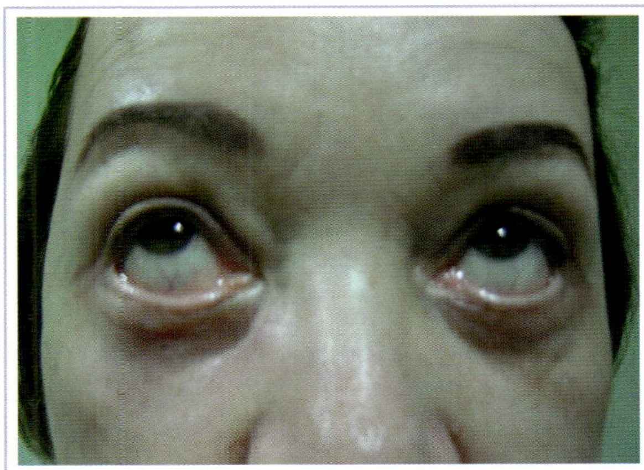

Figura 19.51 Complicação de esclera aparente que se torna mais visível ao olhar para cima.

Dentre as complicações provenientes do pós-operatório (Quadro 19.10), a Fisioterapia dermato-funcional atua na prevenção e na resolução de edemas, fibrose, retração (sinal de lagoftalmo – Figura 19.52) e aderência tecidual, que correspondem às mais frequentes alterações, por meio da drenagem linfática manual (DLM), da massagem do tecido conjuntivo (MTC) e da radiofrequência.

Quadro 19.10 Complicações frequentes em cirurgias de pálpebras superiores e inferiores

Complicações da cirurgia de pálpebra superior	Complicações da cirurgia de pálpebra inferior
Olho seco	Esclera aparente
Retração palpebral	Ectrópio
Dificuldade de fechar os olhos (lagoftalmo)	Deiscência da sutura
Lacrimejamento constante, posteriormente ao olho ressecado	Assimetria
Irritação, sensação de incômodo por causa da diminuição do reflexo palpebral	
Ptose palpebral	
Deiscência da sutura	
Assimetria	

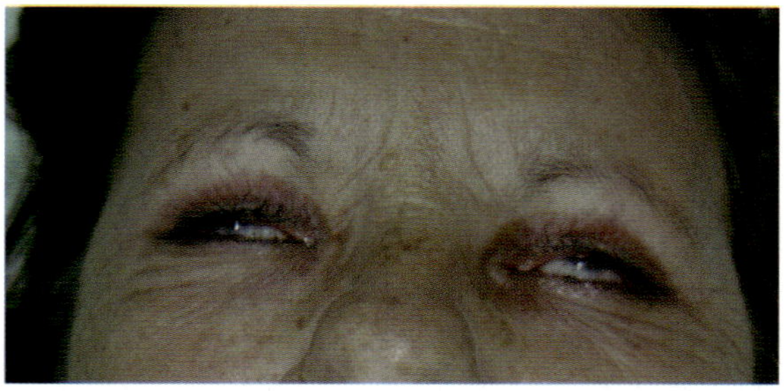

Figura 19.52 Lagoftalmo positivo.

Protocolo fisioterapêutico

A Fisioterapia dermato-funcional tem uma atuação cada vez mais importante na prevenção e no tratamento de respostas advindas de uma cirurgia de blefaroplastia, como fibrose, edema, aderência e retração tecidual, minimizando o tempo pós-operatório, restaurando a funcionalidade, melhorando o resultado do procedimento e possibilitando a reintegração do indivíduo em suas atividades sociais.[1]

Normalmente, é solicitado um acompanhamento fisioterápico somente no pós-operatório, com o objetivo de controle do edema e monitorização do processo cicatricial. Apesar de a literatura citar que este trabalho deve ser iniciado a partir do quinto ao sétimo dia, em nossa prática clínica iniciamos o mais precocemente possível, inclusive com a massagem de deslizamento superficial e deslizamento compressivo na região periorbicular e cicatriz cirúrgica, buscando a prevenção de contraturas e fibrose após a retirada de pontos. Alguns autores[1] sugerem que esse deslizamento deve iniciar somente após 15 dias.

A DLM, quando realizada no pós-operatório imediato, promove uma grande melhora do desconforto e do quadro álgico, por melhorar a congestão tecidual e também o retorno precoce da normalização da sensibilidade cutânea local. A técnica de DLM deve ser aplicada em toda a face e na linfa carreada para a via pré-auricular.[87,95]

A atuação no pós-operatório imediato inicia com a DLM associada a movimentos específicos de auxílio à absorção da linfa, envolvendo o deslizamento sobre a cicatriz cirúrgica e o bombeamento de áreas cirurgiadas, conforme as Figuras 19.53 e 19.54.

As manobras manuais no tecido conjuntivo da área tratada pela cirurgia de blefaroplastia merecem destaque, pois trata-se de um importante método preventivo e de tratamento de diversas complicações já citadas, que são frequentes após esse tipo de cirurgia. A mobilização impede a formação de fibrose, e as manobras de tracionamento contínuo tornam o tecido mais elástico e adequado aos movimentos executados pelos olhos.

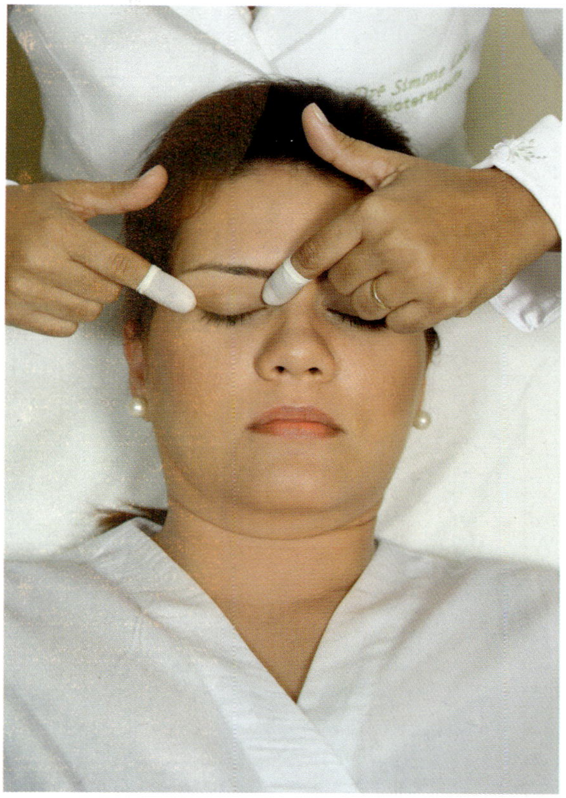

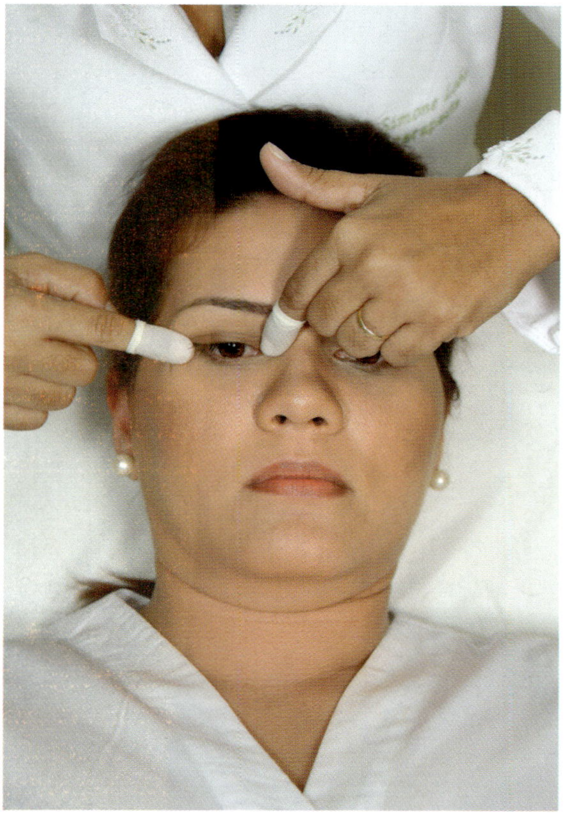

Figura 19.53 Manobra de deslizamento sobre todo o trajeto da cicatriz cirúrgica em sentido ascendente, com pressão suave.

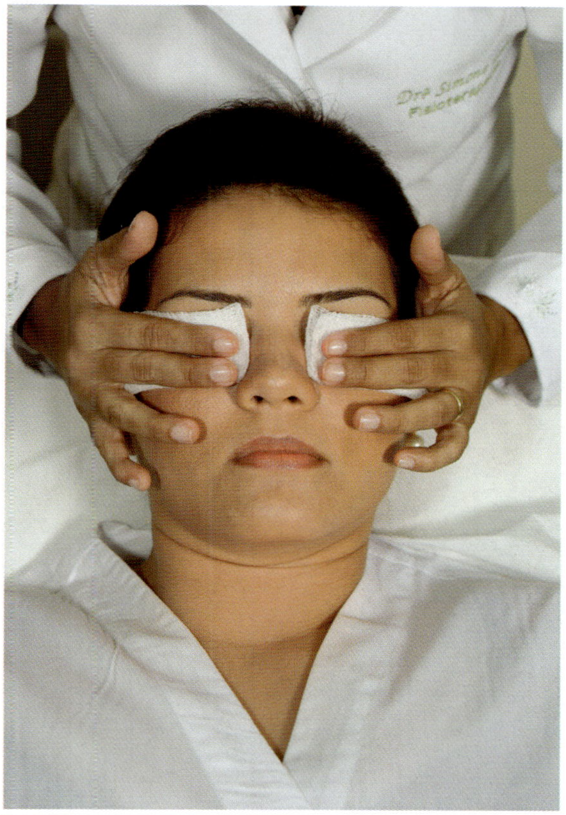

Figura 19.54 Técnica de bombeamento da área das pálpebras superior e inferior. O movimento de bombeamento é suave e realizado para cima e para baixo, de acordo com a pálpebra a ser tratada; inferior bombeia para cima e superior, para baixo.

As manobras descritas a seguir são baseadas nas alterações de fibrose da pele e dos músculos da região ocular e variam de acordo com a técnica cirúrgica utilizada. Apesar de apresentarem pequenas estruturas musculares e faciais, a massagem e o alongamento do tecido conjuntivo, nesta área, também seguem os princípios da liberação miofascial, técnica que combina uma tração fascial não deslizante com quantidades variadas de alongamentos, visando a produzir uma força tensional moderada e sustentada sobre o músculo e a fáscia associada, recordando que, na região ocular, a proximidade dessas estruturas é quase inexistente, favorecendo a ação e evitando o excesso de força.[95] As Figuras 19.55 a 19.57 apresentam algumas manobras importantes em caso de ectrópio.

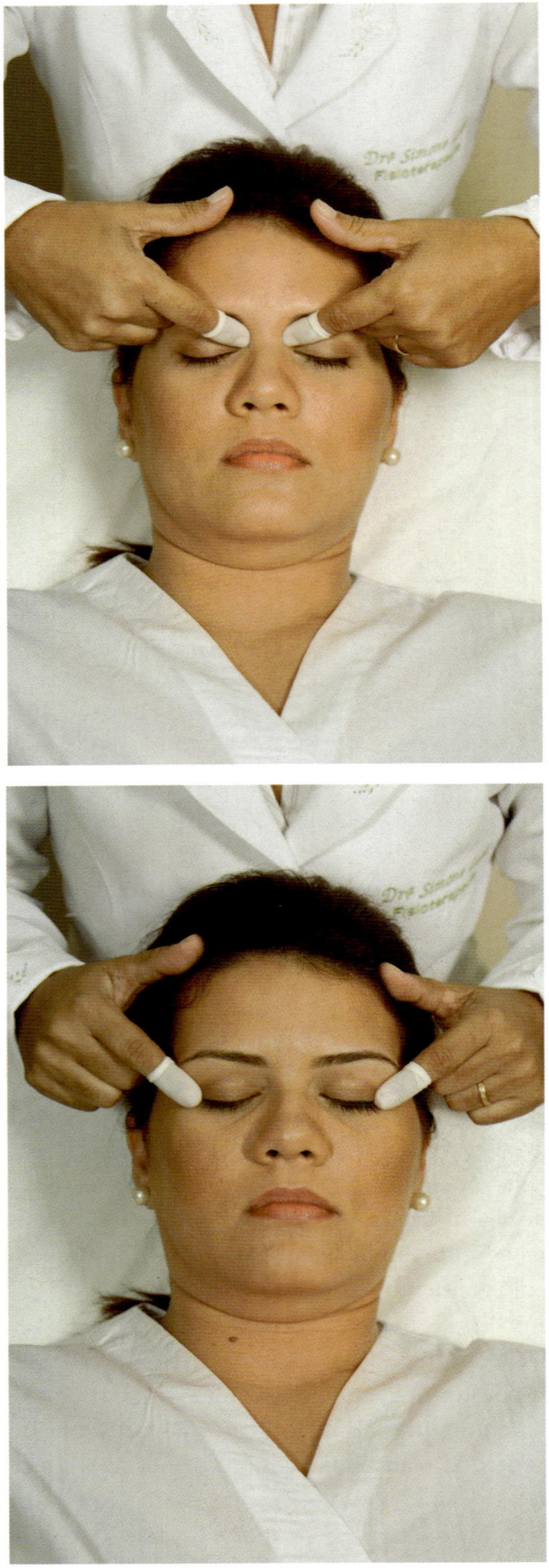

Figura 19.55 Massagem da fibrose da região lacrimal: movimentos circulares e suaves nas regiões interna e externa dos olhos.

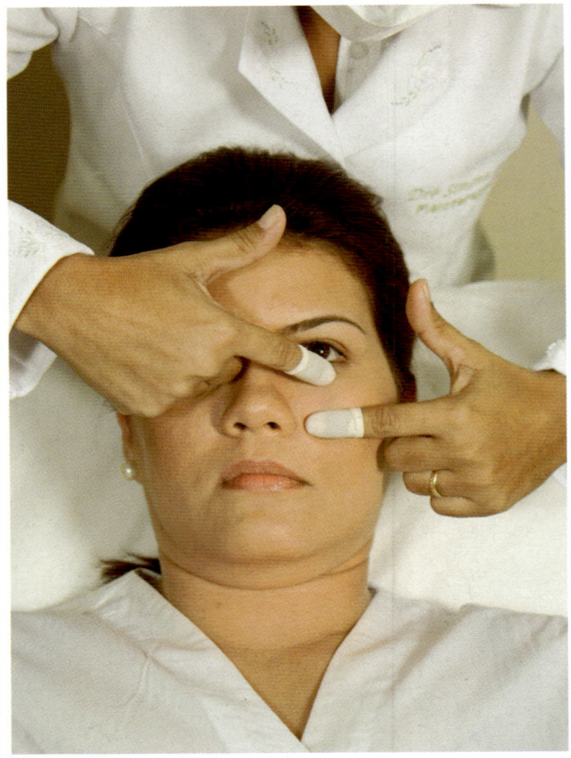

Figura 19.56 Massagem com alongamento da fibrose no nível tarsal.

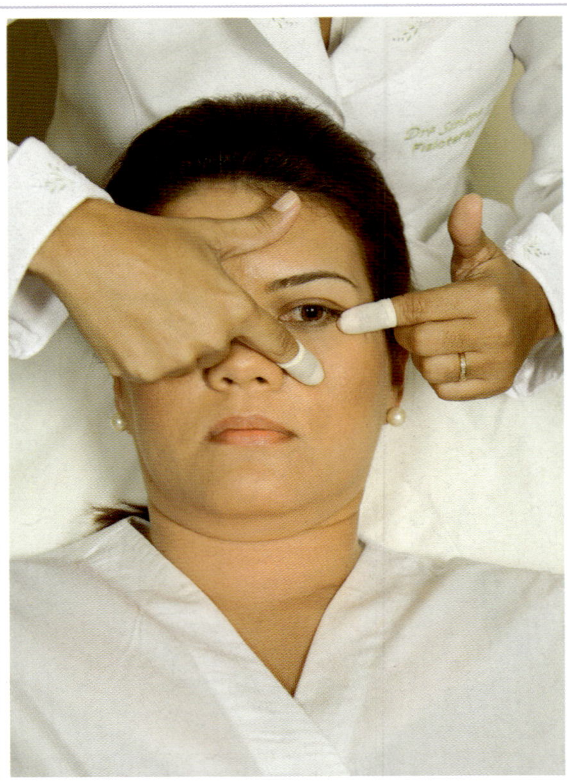

Figura 19.57 Tracionamento/alongamento dos retratores da pálpebra inferior.

Não se deve utilizar nenhum tipo de veículo acessório para a manobra (óleos, cremes etc.), pois podem causar irritação nos olhos. Sugere-se que, antes das manobras, seja utilizada a radiofrequência, buscando o relaxamento das estruturas fibrosas para uma melhor ação posterior da manipulação manual. É necessário que o equipamento de radiofrequência apresente um eletrodo adequado para o trabalho específico dessa região, pois trata-se do aquecimento em um local bastante sensível.[96,97] A aplicação deve ser realizada nas pálpebras inferior e superior, conforme demonstra a Figura 19.58.

Há dificuldade para efetuar a manutenção dos efeitos das manobras de alongamento do tecido conjuntivo, buscando a prevenção de ectrópio, pois o tempo de tratamento normalmente é muito pequeno diante do longo tempo que o paciente permanece em casa sem tratamento. Diante disso, foi desenvolvido em nosso serviço um curativo (Figura 19.59) de sustentação, utilizando Micropore® para posicionar a pálpebra inferior, vencendo a ação da força gravitacional e mantendo a musculatura e a pele mais alongadas durante o período em que o paciente apresenta ectrópio.

O protocolo de tratamento, como em qualquer outro pós-cirúrgico, segue as fases de cicatrização, conforme citado anteriormente (Quadro 19.11).

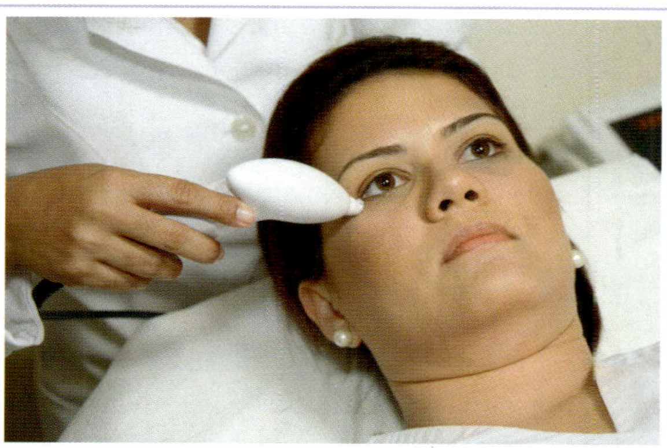

Figura 19.58 Aplicação da radiofrequência na região de fibrose palpebral em caso de ectrópio.

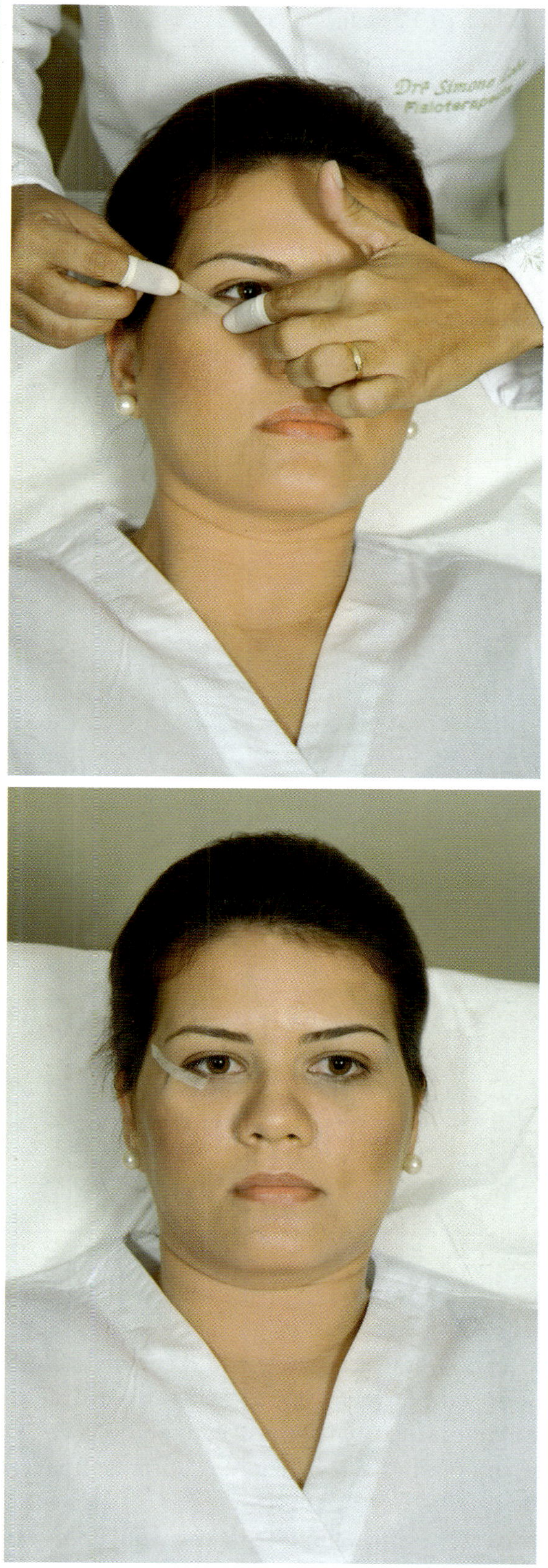

Figura 19.59 Curativo de sustentação utilizado para prevenir e tratar complicações em pós-blefaroplastia como ectrópio.

Quadro 19.11 Protocolo de tratamento de pós-operatório de blefaroplastia

Fase inflamatória Atendimento diário	Fase proliferativa Atendimento em dias alternados	Fase de remodelação Atendimento em dias alternados
Drenagem linfática manual	Drenagem linfática manual	Drenagem linfática manual
Compressas frias domiciliares e orientação sobre a postura para dormir com a cabeceira elevada	Massagem de deslizamento superficial e/ou deslizamento compressivo sobre as cicatrizes das pálpebras superior e inferior após a retirada dos pontos	Massagem domiciliar de deslizamento superficial sobre as cicatrizes das pálpebras superior e inferior com aquecimento superficial prévio.
Orientação sobre o uso do protetor solar	Oclusão noturna dos olhos em caso de ectrópio, presença de lagoftalmo e lesão do canal lacrimal	Radiofrequência em caso de fibrose
	Curativo de sustentação para a prevenção de ectrópio	Massagem e alongamento do tecido conjuntivo e da musculatura afetada em caso de fibrose
	Orientação sobre o uso do protetor solar.	Curativo de sustentação para a prevenção de ectrópio
	Cinesioterapia dos músculos orbiculares, frontal e levantador da pálpebra superior	Orientação sobre o uso de protetor solar e maquiagem
		Cinesioterapia dos músculos orbiculares, frontal e levantador da pálpebra superior

Observação: essa sugestão de protocolo de atendimento poderá ser modificada de acordo com a técnica cirúrgica utilizada e a evolução de cada paciente ou diante de complicações.

ATUAÇÃO FISIOTERAPÊUTICA EM CIRURGIAS DE RINOPLASTIA

A cirurgia de rinoplastia tem a finalidade de remover o excesso, corrigir desvios e assimetrias do nariz, moldando os tecidos remanescentes de modo que formem um todo harmônico com o conjunto facial.[98,99] Os procedimentos cirúrgicos de rinoplastias estão incluídos entre as intervenções mais difíceis e controvertidas em cirurgia estética facial com o fim de conseguir um bom resultado estético e funcional do nariz.[100,101]

Em relação à atuação da Fisioterapia no pós-operatório de rinoplastia, os procedimentos ficam limitados ao uso da técnica de drenagem linfática manual, pois o edema facial é uma das principais queixas. Com a aplicação dessa técnica, o desconforto referente à cirurgia é menor, melhorando a qualidade de vida do paciente, fazendo-o, dessa maneira, retornar mais rapidamente às suas atividades diárias por meio da diminuição dos transtornos desencadeados pela cirurgia.[101]

É solicitado um acompanhamento fisioterápico em razão do linfedema pós-operatório complexo ou residual na face. Normalmente, nas primeiras duas semanas, há queixa de dor e dificuldade respiratória por causa da vasodilatação das narinas e do edema.[1] Os casos de fibrose são raros e, às vezes, persistem na ponta do nariz. É papel do fisioterapeuta notificar ao cirurgião responsável, e o tratamento será baseado em estimular a absorção desse processo, utilizando a radiofrequência e/ou a vacuoterapia.

As dores e desconfortos são moderados e, geralmente, controlados com analgésicos. Existe um pequeno sangramento que exige trocas do curativo externo durante dois dias. A drenagem linfática manual age no sistema nervoso vegetativo, pois os contatos no nível da pele transmitem aos receptores estímulos que serão interpretados pelo sistema nervoso autônomo, diminuindo a sensação de dor no local massageado, promovendo relaxamento e o bem-estar, por meio do efeito relaxante e reparador que a drenagem linfática manual promove.[75,101] A Figura 19.60 demonstra algumas manobras de drenagem linfática manual na face em pós-operatório de rinoplastia.

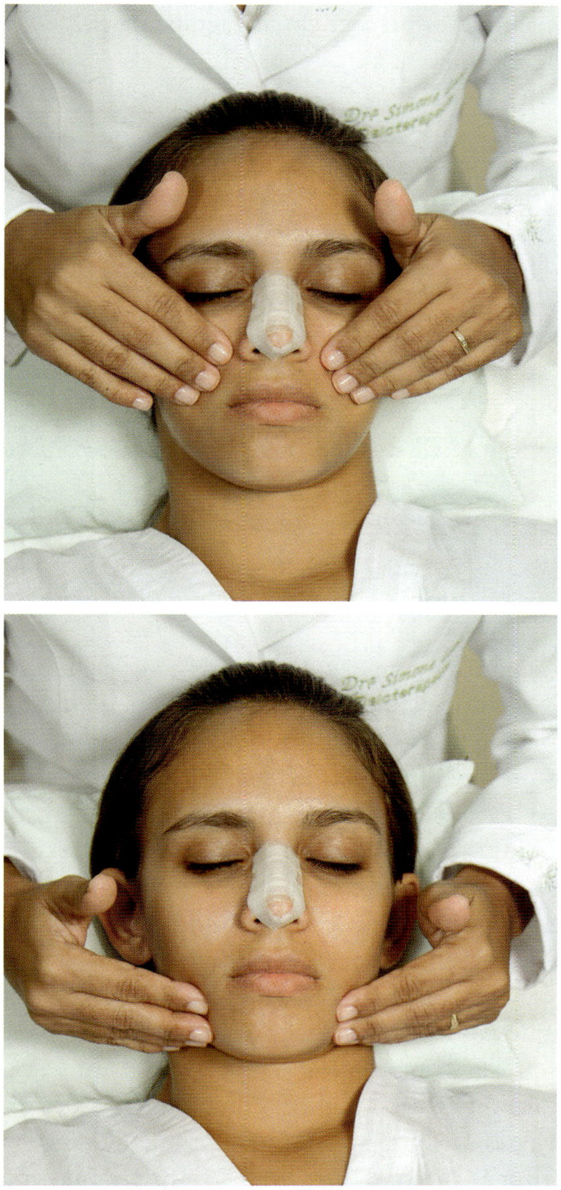

Figura 19.60 Demonstração de manobras da drenagem linfática manual em pós-cirúrgico de rinoplastia.

ATUAÇÃO FISIOTERAPÊUTICA EM CIRURGIAS DE BRAQUIOPLASTIA

A região braquial é importante no aspecto de jovialidade, tanto no sentido de flacidez quanto no de aumento da circunferência. Há cinquenta anos, inúmeras técnicas têm sido aperfeiçoadas para minimizar as complicações da cirurgia do braço (braquioplastia), como cicatrizes alargadas, hipertróficas, inestéticas e retrações cicatriciais. A lipoaspiração, com sua mínima incisão e alta capacidade de emagrecimento do subcutâneo, é promissora. Contudo, traz consigo o ônus da manutenção e até a produção da flacidez da pele, em virtude de sua ação apenas no conteúdo da área aspirada.[102]

A braquioplastia é um procedimento evitado por muitos cirurgiões, por causa da alta taxa histórica de complicações como cicatrizes hipertróficas e retrações, e várias modificações técnicas têm sido criadas para minimizá-las. Essa cirurgia foi descrita em 1954, por Correa e Fernandez. Em 1975, Baroudi descreveu a técnica de dermolipectomia dos membros superiores, posicionando a cicatriz no sulco braquial, com ressecção do excesso dermogorduroso no sentido longitudinal. No mesmo ano, Pitanguy descreveu a correção da lipodistrofia da parede torácica lateral, do braço e do cotovelo em um único procedimento cirúrgico. Em 1979, Júri et al. descreveram o retalho quadrangular no braço, com a resseção e o fechamento da cicatriz axilar em "T". No mesmo ano, Guerrero Santos enfatizou a necessidade de manter a cicatriz no sulco braquial com descolamento superficial do tecido celular subcutâneo, com o intuito de preservar os vasos linfáticos e os nervos. Propôs ainda uma zetaplastia no cavo axilar, evitando a retração. Em 1982, Borges descreveu a incisão em W-plastia para melhor resultado estético da cicatriz. Lockwood, em 1995, adotou o conceito de suspensão do sistema fascial superficial para melhor contorno do braço e melhor resultado da cicatriz. Em 1997, Gilliland e Lyos descreveram a lipoaspiração dos braços pela técnica tumescente como uma alternativa à braquioplastia.[103]

Embora corroborada por estudos e várias propostas técnicas, a braquioplastia pode apresentar, em alguns casos, resultados pouco satisfatórios. Os maiores descontentamentos estão relacionados à ocorrência de cicatriz patológica, deformidades de contorno do braço e edema persistente.[104]

A braquioplastia trata-se de uma cirurgia onde é de grande importância o conhecimento da estrutura linfática pelo cirurgião e pelo fisioterapeuta que atua no pós-operatório. No tecido celular subcutâneo localiza-se o tecido linfático superficial, responsável pela drenagem da pele e do subcutâneo. Esse linfático é irregular e se torna ainda mais superficial na região do cotovelo. No plano da aponeurose está localizado o tecido linfático profundo, responsável pela drenagem dos músculos e ossos. Os linfáticos drenam para os gânglios axilares e subclaviculares. No subcutâneo também estão localizados os nervos sensitivos, e uma eventual lesão está relacionada à dor e à parestesia no pós-operatório. As artérias superficiais estão localizadas no tecido subcutâneo. Vários autores descreveram que na braquioplastia ocorre lesão dos vasos linfáticos, constatando-se casos de linforreia, linfoceles, necroses (Figura 19.61) e edemas persistentes, portanto há necessidade de uma atuação precoce do fisioterapeuta nesse tipo de procedimento.[103]

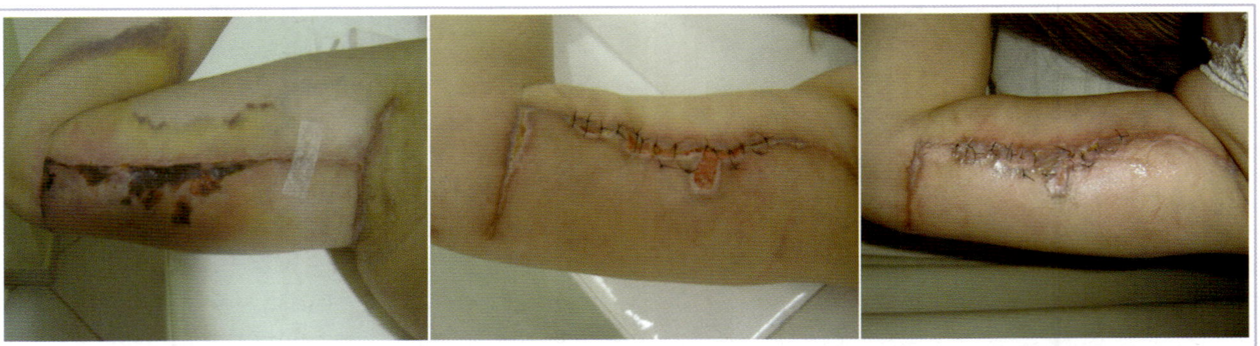

Figura 19.61 Verificamos na primeira imagem necrose de membro superior após braquioplastia; em seguida, imagem da cicatriz após vinte dias de debridamento e sutura; e, finalmente, imagem mostrando uma evolução satisfatória. Posteriormente, foi detectado que a paciente era portadora de doença arterial obstrutiva.

O linfedema de membros superiores pós-operatório é de difícil diagnóstico, principalmente nos estágios iniciais. O diagnóstico diferencial entre o edema de origem linfática e venosa é trabalhoso nos casos de edema persistente. O retardo do diagnóstico de linfedema pode resultar em fibrose e aumento do tamanho do braço. O tratamento precoce permite a regressão do quadro e previne a progressão, baseando-se em drenagem linfática manual.[104]

Em um estudo,[103] observou-se que o exame linfocintilográfico do pré-operatório apresentou diferença estatística significativa quando comparado aos exames pós-operatórios. Comprovou-se que a braquioplastia altera a drenagem linfática dos membros superiores, no entanto, sem resultar em sintomas clínicos. Com esse achado, pacientes com *deficit* da drenagem linfática preexistente podem ter o problema agravado com a braquioplastia, resultando em linfedema. São fundamentais a história clínica e o exame físico pré-operatório e, na suspeita de *deficit* linfático, deve-se solicitar uma avaliação adequada. Acredita-se também que a cirurgia deva resultar em descolamentos limitados e superficiais, preservando as estruturas, evitando assim maiores comprometimentos do tecido linfático.

O trabalho da Fisioterapia deve objetivar a redução do edema e o ganho precoce da funcionalidade, sem comprometer o processo de cicatrização, muito difícil nessa região. A drenagem linfática manual do membro superior comprometido deve valorizar as vias opcionais que não atravessam a axila, área que foi traumatizada com a cirurgia e onde se concentra grande parte do edema. Essas vias opcionais descritas como *correntes derivativas* não apresentam gânglios axilares e recebem o nome dos autores dos trabalhos onde foram descritas: corrente cefálica de Mascagni e corrente escapular posterior de Caplan. [11] Devem-se associar à cinesioterapia de membro superior para complementar a ação da massagem de drenagem linfática, pois o movimento muscular irá exercer um bombeamento da linfa. Na Figura 19.62, visualizam-se algumas manobras de drenagem linfática manual em vias derivativas dos membros superiores.

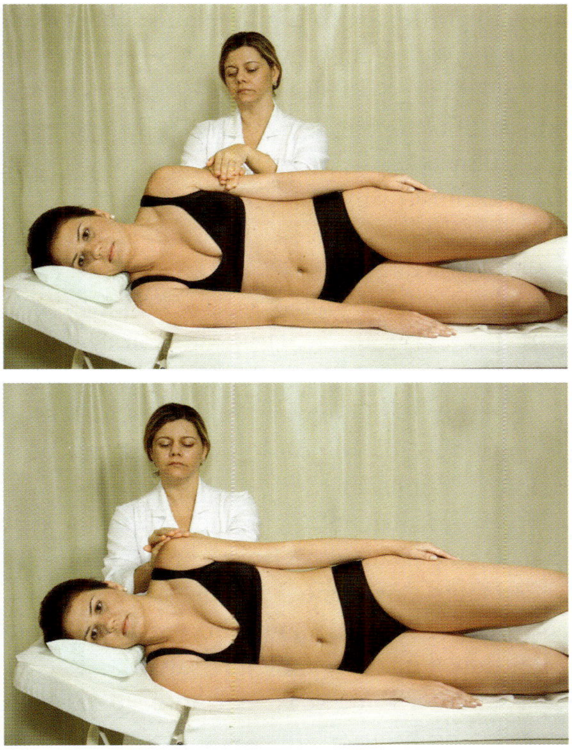

Figura 19.62 Manobras de drenagem linfática manual utilizando as vias derivativas do membro superior, em razão da presença da cicatriz cirúrgica de braquioplastia.

ATUAÇÃO FISIOTERAPÊUTICA EM CIRURGIAS DE GINECOMASTIA

Entende-se por ginecomastia a hipertrofia e hiperplasia benigna da glândula mamária masculina. Segundo a revisão histórica feita por Tendrich, a ocorrência da ginecomastia foi notada há muitos séculos, tendo sido observada no Faraó Seti I (1303 a 1290 a. C.). Galeno foi o primeiro a utilizar o termo ginecomastia, cuja tradução do grego significa: "apresentando mama como mulher" (*gineco* = mulher, *mastia* = mama). Representa a condição benigna mais frequente da mama masculina. Na maioria dos casos, é um processo bilateral, entretanto, pode ser unilateral em 20% deles. Geralmente, sua forma é arredondada, de volume variável, normalmente, subareolar, às vezes, dolorosa, e frequentemente, concêntrica. É causada por alterações na relação hormonal estrogênio-androgênio, sejam elas fisiológicas, idiopáticas (maioria), secundárias a endocrinopatias e ingestão de substâncias ou medicamentos esteroides. A incidência entre adolescentes de 14 a 15 anos chega a 65%. Em adultos, a prevalência chega a 32%, crescendo para 40% a 60% após a andropausa.[105]

Estima-se que cerca de 30% a 50% da população masculina seja acometida em alguma fase da vida. É mais comum na adolescência e na senectude e pode ser um processo transitório. Pode ocorrer por causa do uso de medicações ou de outras doenças orgânicas, embora, na metade das vezes, a causa não seja identificada. A ginecomastia pode trazer prejuízos estéticos, constrangimento e redução da autoestima dos pacientes. Deve-se fazer o diagnóstico diferencial com a pseudoginecomastia, por acúmulo de tecido adiposo em indivíduos obesos, e com o carcinoma mamário, em caso de nódulos [106, 107,108]

A ginecomastia pode regredir espontaneamente em 25% das vezes, quando idiopática ou após a correção do problema desencadeante (uso de medicamentos e/ou doenças associadas). A correção cirúrgica é necessária quando não ocorre a regressão ou quando o indivíduo assim o deseja, por questões pessoais.[108]

O tratamento cirúrgico é indicado quando a ginecomastia é de causa idiopática e não apresenta regressão em dois anos de evolução. A ressecção direta do tecido glandular por abordagem periareolar ou transareolar, com ou sem lipoaspiração, é uma das alternativas mais comuns para a correção cirúrgica. O objetivo do tratamento cirúrgico é a ressecção do tecido mamário anômalo e a restauração do contorno da mama masculina, com cicatriz mínima, sem deformidade residual e sem sofrimento do complexo aréolo-papilar (CAP). O alargamento das cicatrizes é uma intercorrência frequente e ocorre em razão da tensão sobre elas, sendo, geralmente, encontradas em amplas resseções de pele. Hematomas (Figura 19.63) e grande quantidade de edema são complicações comuns, solucionadas com o uso do dreno aspirativo. A Fisioterapia atua da mesma forma que atua em cirurgia de mamoplastia feminina; neste caso, a restrição cicatricial e de movimentos é menor.[105]

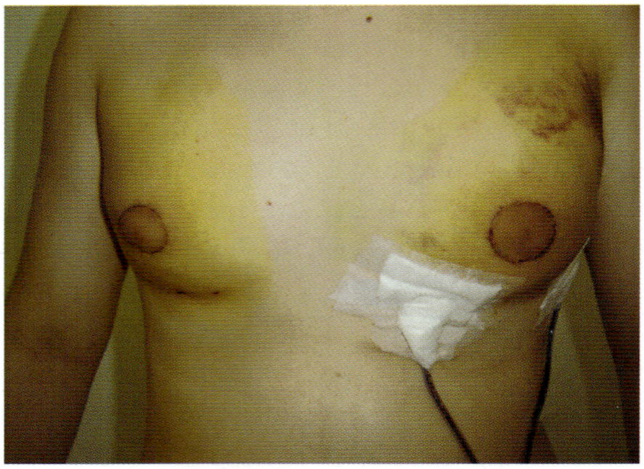

Figura 19.63 Pós-operatório de ginecomastia com evolução para hematoma e necessidade de uso do dreno aspirativo.

ATUAÇÃO FISIOTERAPÊUTICA EM INCLUSÃO DE PRÓTESE DE GLÚTEO E DE PANTURRILHA

O conceito de beleza feminina tem mudado ao longo dos anos, porém, a forma e o tamanho das nádegas e mamas permanecem como símbolos de máxima feminilidade. As nádegas têm recebido muita atenção da mídia nos últimos anos, produzindo um aumento da procura pela cirurgia de gluteoplastia. Esse fenômeno foi refletido na estatística da Sociedade Americana de Cirurgia Plástica com um aumento de 533% nas cirurgias de gluteoplastias entre os anos de 2002 e 2003. Isso ocorre em virtude da melhor avaliação do contorno posterior e das modernas técnicas de gluteoplastia.[109]

A primeira descrição na literatura médica do uso de próteses na região glútea foi feita por Bartels et al., em 1969, que descreveram o uso de próteses mamárias na região glútea posicionadas no plano subcutâneo. Mario González-Ulloa, em 1977, descreveu a utilização de implante glúteo subcutâneo com incisão no sulco subglúteo. Em 1984, Robles et al. apresentaram nova técnica de aumento glúteo com o uso do plano submuscular com a incisão na linha mediana da região sacral. Em 1992, Raul Gonzalez fez modificações na técnica de Robles com a preservação do ligamento sacrocutâneo, posicionamento da prótese junto da crista ilíaca superior e descolamento restrito da loja. Vergara e Marcos, em 1996, publicaram a possibilidade de uso do espaço intramuscular para abrigar o implante glúteo. De La Peña et al., em 2004, descreveram a colocação de próteses em posição subaponeurótica superficial do músculo glúteo máximo. Raul Gonzalez, em 2004, descreveu a técnica XYZ de colocação de prótese glútea na posição intramuscular.[109]

O descolamento intramuscular é o tempo mais importante da cirurgia. Normalmente o sangramento é pequeno e eventuais vasos maiores são cauterizados sem muita dificuldade. É muito importante um descolamento simétrico, não ultrapassando o limite das marcações para evitar projeções da prótese lateralmente, nem realizando descolamentos menores que acabem fazendo a prótese se dobrar, causando irregularidades do contorno. Na literatura existem raros relatos de complicações, entre elas, rupturas relacionadas a traumatismos de quadril, bacteremia por *Mycobacterium avium* em paciente imunodeprimido com prótese sólida de glúteo e fístula anal.[110]

Nos casos em que há significativa falta de volume, hipotrofia dos músculos glúteos ou ptose glútea, há indicação de implante glúteo, que, muitas vezes, é associada à lipoaspiração de áreas adjacentes. O edema pós-operatório é pequeno, e o retorno às atividades normais ocorre após duas a três semanas. A anestesia de escolha é a peridural. O paciente é orientado a usar sabonete líquido antisséptico durante sete dias antes da cirurgia. O preparo da região é rigoroso e é introduzida antibioticoprofilaxia com cefalosporina de segunda geração. É realizada prescrição de analgésicos potentes e relaxantes musculares nos primeiros sete dias. O decúbito ventral é mantido por sete dias, e em alguns casos, por 15 dias, podendo o paciente deambular no dia seguinte à cirurgia. Recomenda-se também ao paciente não sentar-se totalmente ou não sentar-se (dependendo da conduta médica) por duas semanas, apenas recostar-se. Alguns médicos preconizam massagens suaves "para baixo" várias vezes ao dia e o uso da cinta-bermuda por quatro semanas.[109,110,111] A incisão cirúrgica interglútea deve ser preservada mantendo a posição em decúbito ventral, como ocorre no ato cirúrgico.

Para a atuação da Fisioterapia, a maior dificuldade é quando há associação da lipoaspiração abdominal com a gluteoplastia, pois a restrição ao decúbito dorsal e à posição sentada dificulta a execução da drenagem linfática manual no abdômen.

Desde o advento das inclusões de silicone descritas primeiramente por Cronin e Gero, em 1963, os aumentos de panturrilhas tornaram-se possíveis e eficazes e de resultados duradouros. Em 1979, Julien Glicenstein, em Paris, como pioneiro, introduziu 124 implantes de silicone em 84 pacientes com sequela de poliomielite em membros inferiores. Posteriormente, os trabalhos de Carlsen, no Canadá, publicados em 1979, relataram sua experiência em 130 casos, tanto com finalidade cosmética quanto reconstrutiva, nas sequelas de poliomielite com atrofia muscular nos membros inferiores.[112]

Os implantes são encontrados no mercado em dois modelos: simétrico (Glicenstein), que são implantes em forma elíptica, em três tamanhos diferentes, contendo silicone gel, com revestimento liso; e assimétrico (Montellano), que são implantes em forma de "gota", também encontrado em três tamanhos diferentes, contendo silicone gel e revestimento liso.[112]

No procedimento cirúrgico, o paciente é colocado em decúbito ventral e é feita uma incisão transversa na prega poplítea previamente demarcada com, aproximadamente, 5 cm de extensão. Após a abertura da pele e do subcutâneo, procede-se ao afastamento das estruturas superficiais e à ligadura dos vasos encontrados, até identificar a aponeurose do músculo gastrocnêmico medial no nível da incisão. Após a introdução da prótese, a confirmação do seu correto posicionamento e a sutura da incisão, realiza-se um pequeno curativo com gaze e Micropore® e enfaixamento das pernas e dos pés até a coxa, com pressão moderada. O paciente permanece internado por 24 horas, podendo então ter alta deambulando, usando meias elásticas de média compressão.[112]

Solicita-se ao paciente que nos primeiros cinco a sete dias mantenha repouso relativo com as pernas elevadas para a prevenção de edemas. Inicia-se, precocemente, a Fisioterapia constando de drenagem linfática manual e cinesioterapia para retorno venoso, de maneira suave, com exercícios miolinfocinéticos. Após esse período, o paciente poderá deambular sem restrições, mantendo sempre as meias elásticas até o 40° dia pós-operatório, quando estará liberado para qualquer atividade física. Algumas condutas incluem o uso do salto nos sapatos nos primeiros dias, buscando evitar o alongamento da musculatura da panturrilha e consequente tracionamento da incisão. A altura desse salto vai diminuindo de acordo com a evolução do pós-operatório.

Como complicação, poderão ocorrer hematoma no pós-operatório imediato, síndrome compartimental e distrofia simpática reflexa, que podem se apresentar nos primeiros dias ou horas do pós-operatório, caracterizando-se por dores intensas em desproporção ao trauma cirúrgico, edema e distúrbios da sensibilidade. Dependendo das consequências dessas complicações, há indicação de retirada imediata do implante, o que deverá resultar em desaparecimento dos sintomas, acompanhada pela instituição de corticoterapia imediata. A avaliação da Fisioterapia é fundamental para auxiliar o médico na detecção de possíveis sintomas dessas complicações. A deiscência da cicatriz é rara, mas pode ser um aviso de um posicionamento incorreto da prótese.[112]

ATUAÇÃO FISIOTERAPÊUTICA EM CIRURGIAS DE *LIFTING* DE COXAS

Os pacientes após grandes emagrecimentos naturais ou emagrecidos pós-cirurgia bariátrica tornam-se um desafio para o cirurgião plástico que, geralmente, tem de retirar grandes excessos de pele e, às vezes, tecido gorduroso em regiões difíceis, como é o caso da coxa.[109]

A incisão do *lifting* de coxas prolonga-se na virilha até a posição posteromedial da coxa. Se necessário, a região medial das coxas é lipoaspirada e a pele é descolada acima da *fascia superficialis*, somente na extensão que vai ser removida, e a tração é superomedial.[113]

As cicatrizes, em geral, alargam-se porque não há nenhum descolamento e o peso das coxas é grande nesses pacientes. Todas as ressecções de pele devem ser feitas acima da *fascia superficialis*, evitando-se lesões do sistema profundo de

Quadro 19.12 Protocolo de tratamento de pós-operatório de rinoplastia, braquioplastia, ginecomastia, inclusão de prótese de glúteo, inclusão de prótese de panturrilha e *lifting* de coxas.

Tipo de cirurgia	Tratamento pós-cirúrgico	Cuidados e orientações	Complicações frequentes e possíveis tratamentos
Rinoplastia	Drenagem linfática manual	Elevação da cabeceira para dormir e efetuar o tratamento	Fibroses, indicação de radiofrequência, vacuoterapia e massagem do tecido conjuntivo
Braquioplastia	Drenagem linfática manual considerando as vias derivativas	Orientações quanto aos movimentos dos membros superiores	Fibroses, indicação de ultrassom pulsado, vacuoterapia ou radiofrequência e massagem do tecido conjuntivo. Em caso de deiscência e necrose, indicado microcorrentes, *laser*/LEDs, alta frequência, magnetoterapia
Ginecomastia	Drenagem linfática manual precoce	Evitar o excesso de movimentos e grandes amplitudes de movimento e resistência precoce	Ultrassom pulsado, vacuoterapia e radiofrequência, em caso de fibrose, além da massagem do tecido conjuntivo
Inclusão de prótese de glúteo	Drenagem linfática manual	Evitar sentar em decúbito dorsal durante 7 a 15 dias	
Inclusão de prótese de panturrilha	Drenagem linfática manual e cinesioterapia com exercícios miolinfocinéticos auxiliados pelo RA Godoy	Manter os membros inferiores elevados o máximo de tempo possível. Uso de salto nos sapatos	
Lifting de coxas	Drenagem linfática manual e cinesioterapia com exercícios miolinfocinéticos auxiliados pelo RA Godoy	Evitar subir escadas e caminhar muito rápido nos primeiros dias. Manter os membros elevados	

drenagem linfática. Às vezes, é necessário lipoaspirar também as regiões trocantéricas ou culotes e outras áreas. O retalho de pele da virilha deve ser suturado na origem tendinosa dos músculos adutores da coxa para evitar que a cicatriz desça. A superposição de um retalho dermogorduroso nas nádegas oferece um amplo ganho de volume, excelente mobilidade e boa vascularização.[113]

As laterais e as virilhas sofrem constante tração para baixo em razão do peso dos tecidos, da força da gravidade e também da ressecção de pele. As suturas com fios inabsorvíveis fortes, subcutâneas e subdérmicas, de acordo com a experiência dos autores, ajudam na qualidade final das cicatrizes, mas poderá ocorrer a possibilidade de retoque (Figura 19.64).[113]

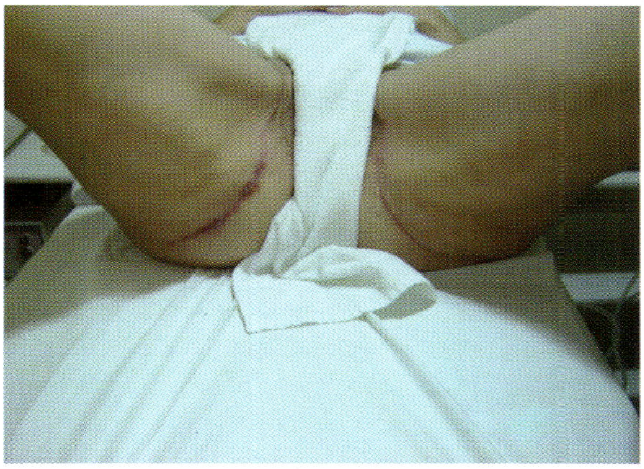

Figura 19.64 Incisão cirúrgica de *lifting* de coxas.

Em relação à atuação da Fisioterapia nesse tipo de cirurgia, trata-se de um procedimento simples que envolve principalmente a drenagem linfática manual e a cinesioterapia, orientada para facilitar o retorno venoso.

Os protocolos de tratamentos do pós-operatório de rinoplastia, braquioplastia, ginecomastia, inclusão de prótese de glúteo, inclusão de prótese de panturrilha e *lifting* de coxas, como em qualquer outro pós-cirúrgico, seguem as fases de cicatrização, conforme citado anteriormente (Quadro 19.12).

REFERÊNCIAS

1- Silva, D. B. A. Fisioterapia dermato-funcional como potencializadora no pré e pós-operatório de cirurgia plástica. *Rev. Nova Fisio.,* 28. ed., ano 5, ago./set. 2001.

2- Tacani, R. E. et. al. Investigação do encaminhamento médico a tratamentos fisioterapêuticos de pacientes submetidos à lipoaspiração. *O mundo da Saúde*, São Paulo, ano 29, v. 29, n. 2, abr./jun. 2005.

3- Herpertz, U. *Edema e drenagem linfática*: diagnóstico e terapia do edema. 2. ed. São Paulo: Roca, 2006.

4- Borile, G. et. al. Estudo comparativo, randomizado do uso de dreno aspirativo em dermolipectomia abdominal. *Rev. Col. Bras. Cir.*, v. 32, n. 6, nov./dez. 2005.

5- Figueirol, V. D. C.; Salgueiro Junior, M. A.; Leme, M. B. P. Hematoma retroperitoneal espontâneo Spontaneous retroperitoneal hematoma. *Rev. Col. Bras. Cir.,* v. 32, n.1, jan./feb. 2005.

6- Dionifer, A. S.; Schutz, S. *Glossário de lipoaspiração*. Disponível em: <http://www6.ufrgs.br/termisul/biblioteca/Glossarios/Lipoaspiracao.html>. Acesso em 15 jul. 2009

7- Candido, L. C. Tratamento clínico-cirúrgico de feridas cutâneas agudas e crônicas. In: *Livro do Feridólogo*. São Paulo: Ed. Senac. 2006.

8- Lopes, D. M. F. et. al. Levantamento da eficácia dos protocolos fisioterapêuticos utilizados na recuperação estética e funcional no pós-cirúrgico de lipoaspiração. *Fisioterapia Ser,* v.1, n.3. 2006.

9- Guirro, E. C. O.; Guirro, R. *Fisioterapia Dermato-Funcional:* Fundamentos – Recursos – Patologias. 3. ed. São Paulo: Manole, 2004.

10- Gomes, R. S. Critérios de segurança em lipoaspiração. *Arquivos catarinenses de Medicina,* v. 32, n. 4, 2003.

11- Warszaski , G. *Drenaje Linfático*: Reabilitación del edema, flebologia y linfologia. Rosário: Corpus Editorial, 2006.

12- Coutinho, M. M. et. al. A importância da atenção fisioterapêutica na minimização do edema nos casos de pós-operatório de abdominoplastia associado à lipoaspiração de flancos. *Revista Fisioterapia Ser*, v. 1, n. 4, 2006.

13- Herson, M. Processo de cura de feridas. In: Maio, M. *Tratado de medicina estética*. São Paulo: Ed. Roca, 2004.

14- Sabiston, D. C.; Courtney, M. T. *Fundamentos de cirurgia*. 17. ed. Madrid: Elsevier, 2003.

15- Silveira, M. P. M.; Claudino, R.; Evaristo, K. D. A. O efeito da crioterapia na fase inflamatória da lesão muscular em ratos (Rattus norvegicus). *Fisiologia do Exercício*, v. 7, n. 3, set./dez. 2008.

16- Perin, L. F. Avaliação espirométrica de indivíduos submetidos à dermolipectomia abdominal. 2007. Dissertação. Faculdade de Ciências Médicas de São Paulo.

17- Sabino, G. S. et al. Estimulação elétrica nervosa transcutânea no pós-operatório de cirurgia torácica ou abdominal. *Fisioterapia em movimento*, v. 19, n. 1, jan./mar. 2006.

18- Ferraz, F. S. et al. Eletroanalgesia com utilização da TENS no pós-operatório de cirurgia cardíaca. *Fisioterapia em movimento,* v. 22, n. 1, jan./mar. 2009.

19- Melo, P. G. et al. Estimulação elétrica nervosa transcutânea (TENS) no pós-operatório de cesariana. *Rev. Bras. Fisioter.,* v. 10, n. 2, 2006.

20- Starkey, C. *Recursos terapêuticos em fisioterapia.* 2. ed. São Paulo: Manole, 2001.

21- Knight, K. L. *Crioterapia no tratamento das lesões esportivas*. São Paulo: Manole, 2000.

22- Prentice, W. E. Calor e frio: métodos de condução. In: Kitchen, S.; Bazin, S. *Eletroterapia de Clayton*. 10. ed. São Paulo: Manole, 1998.

23- Abla, L. E. F.; Ishizuka, M. M. A. Fisiopatologia das Feridas. In: Ferreira, L. M. *Manual de cirurgia plástica*. São Paulo: Atheneu, 1995 p. 5-11.

24- Camargo, M. C.; Marx, A. G. *Reabilitação física no câncer de mama*. São Paulo: Roca, 2000.

25- Meyer, P. F. et al. Effects of lymphatic drainage on celluliti Assessed by Magnetic Resonance. *Brazilian Archives Biology Technolology,* v. 51, Special Number, p. 221-24, dec. 2008.

26- Mendonça, A. et al. Efeitos do ultrassom pulsado de baixa intensidade sobre a cicatrização por segunda intenção de lesões cutâneas totais em ratos. *Acta Orto Bras*, v.14, n. 3, p. 122-5, 2006.

27- Fréz, A. R. et al. Efeito do ultra-som terapêutico contínuo em placas epifisárias de coelhos. *Rev. Bras. Med. Esporte,* v.12, n. 3, 2006.

28- Gonçalves, G.; Parizotto, N. A. Fisiopatologia da reparação cutânea: atuação da fisioterapia. *Rev. Bras. Fisio.*, v. 3, n. 1, p. 3-10, 1998.

29- Agne, J. E. *Eletroterapia teoria e prática*. Santa Maria: Orium, 2006.

30- Noorlander, M. A quantitativer method to determine the orientation of collagen fibers in the dermis. *J. histochemistry and citochemistry*, n. 50, v. 11, p. 1469-74, 2002.

31- Irion, G. *Feridas*. Rio de Janeiro: Guanabara Koogan, 2005.

32- Smeltzer, S. C.; Bare, B. G.; Brunner S. *Tratado de Enfermagem Médico-Cirúrgica*. 8. ed. Rio de Janeiro: Guanabara Koogan, 1998.

33- Bacelar, V. C. F.; Vieira, M. E. S. Importância da vacuoterapia no fibroedema gelóide. *Fisioterapia Brasil*, v. 7, n. 6. nov./dez. 2006.

34- Gonçalves, L. S. et al. Utilização da terapia ultra-sônica de baixa intensidade na redução da lipodistrofia ginecóide: uma terapia segura ou risco cardiovascular transitório? Um estudo pré-clínico. *Anais Brasileiros de Dermatologia*, v. 80, supl. 3, p. 352-9, 2005.

35- Cassar, M. P. *Manual de massagem terapêutica*. São Paulo: Manole, 2001.

36- Ronzio, O. A. *Radiofreqüência hoy,* 2008. Disponível em: <http://www.patriciafroes.com.br./publicacoes/radiofrecuenciahoy.pdf>. Acesso em 21 jun. 2009.

37- Whitney, D. et al. The effect of early postoperative physical activity on tissue oxygen and wound healing. *Biological Research Nursing,* v. 6, n. 2, oct. 2004.

38- Bassalobre, M. et. al. Relato de caso de drenagem linfática de abdômen pré e pós-cirurgia de lipoabdominoplastia: análise por linfocintilografia. *Fisioterapia Ser*, v. 1, n. 4, 2006.

39- Werner, M. *Manual de cirurgia estética*. 13. ed. São Paulo: Masson, 2006. v. 2.

40- Saldanha, O. R. et. al. Lipoabdominoplastia: técnica saldanha. *Rev. Soc. Bras. Cir. Plast*, v. l, n. l, p. 37-46, jan./abr. 2003.

41- Nurkim, M. V. et. al. Incidência de hematoma e seroma em abdominoplastia com e sem uso de drenos. *Rev. Soc. Bras. Cir. Plást.*, v. 17, n. 1, p. 69-74, jan./abr. 2002.

42- Oliveira, E. A et. al. Prevenção do seroma nas abdominoplastias associadas à lipoaspiração e sem drenagem ativa. *Rev. Soc. Bras. Cir. Plást.*, v. 23, n. 1, jan./mar. 2008.

43- Abramovitis, W.; Arrozola, G. A. K. Light-Emitting Diode-Based therapy. *Dermclin*, v. 4, n. 1, p. 157-64, 2005.

44- Meyer, P. F. et al. Avaliação dos efeitos do LED na cicatrização em *ratos wistar.* 2008. Trabalho de Conclusão de Curso. (Graduação) – Universidade Potiguar, Natal, 2008.

45- Markov, M. S. Electromagnetic field therapy: a review. *Bio. Méd.*, v. 26, n.1, p.1-23, 2007.

46- Quintero, H. C. et al. Agentes físicos en el tratamiento de la enfermedad pulmonar obstructiva crónica. *Rev. Cubana. Med. Milit.*, v. 31, n. 2, p. 119-25, 2002.

47- Paz, A. H.; Deben, M. G.; Ceballos, A. Q. Acción del campo magnético de baja frecuencia en la cicatrización de la piel. *Rev. Cubana Invest. Biomed.*, v. 20, n. 3, p. 178-83, 2001.

48- Junior, A. H. et al. Avaliação da função respiratória em indivíduos submetidos à abdominoplastia. *Rev. Col. Bras. Cir.*, v. 33, n.1, jan./fev. 2006.

49- Saad, I. A. B.; Zambom, L. Variáveis clínicas de risco pré-operatório. *Rev. Assoc. Med. Bras.*, v. 47, n. 2, apr./jun. 2001.

50- Fels, K. W. Análise comparativa das alterações da sensibilidade cutânea após abdominoplastias. 2008, p. 95. Tese – Faculdade de Medicina, Universidade de São Paulo, São Paulo, 2008.

51- Utiyama, Y. et al. Estudo retrospectivo de 288 lipoaspirações realizadas no Serviço de Dermatologia do Hospital do Servidor Público Municipal de São Paulo. *An. Bras. Dermatol.*, Rio de Janeiro, v. 78, n. 4, p. 435-42, jul./ago. 2003.

52- Meyer, P. F. Estudo comparativo entre pós-operatório de pacientes submetidos à lipoaspiração tradicional e vibrolipoaspiração. *Rev. Fisio. Brasil.*, nov./dez. 2003.

53- Pinto, E. B. Souza. *Lipoaspiração superficial.* Rio de Janeiro: Revinter. 1999.

54- Gonçalves, C. C. K. et al. *Avaliação da Aplicação de um protocolo de tratamento fisioterapêutico em pacientes submetidos à lipoaspiração* – Estudo de dois casos. Disponível em: < http://www.afidesp.org/Artigos/06.pdf>. Acesso em 7 jul. 2009.

55- Avelar, J. M. Anatomia cirúrgica e distribuição do tecido celular no organismo humano. In: Avelar, J. M.; Illouz, Y. G. *Lipoaspiração.* São Paulo: Hipócrates, 1986. cap. 9, p. 45-7.

56- Martins, E. et al. Avaliação de uma série de 38 casos de pacientes submetidos à cirurgia de lipoaspiração em Tubarão-SC entre outubro de 2004 e fevereiro de 2005. *Arquivos Catarinenses de Medicina*, v. 36, n. 1, 2007.

57- Garcia, P. G. et al. O uso da Eletrolipólise na correção de assimetria no contorno corporal pós-lipoaspiração. *Fisioterapia Ser.*, v. 1, n. 4, 2006.

58- Ceolin, M. M. et al. *Efeitos da drenagem linfática manual no pós-operatório imediato de lipoaspiração no abdômen.* Disponível em: <http://www.fisio-tb.unisul.br/Tccs/06b/marianaceolin/artigomariana.pdf>. Acesso em 7 jul 2009.

59- Lisboa, F. L. F. Avaliação dos níveis de fibrose cicatricial em pós-operatório de lipoaspiração. *Reabilitar*, v. 5, p. 11-8, 2003.

60- Schwuchows, L. S. et al. *Estudo do uso da drenagem linfática manual no pós-operatório da lipoaspiração de tronco em mulheres.* Disponível em: <http://revistaseletronicas.pucrs.br/ojs/index.php/graduacao/article/viewFile/2777/2120>. Acesso em 1º jul. 2009.

61- Ronzio, O. A. Efectos de la transferencia eléctrica capacitiva en el tejido dermico y adiposo. *Fisioterapia*, v. 31, n. 4, p.131-6, 2009.

62- Bono, J. E. P. Mamoplastia ligamentar. *Rev. Bras. Cir. Plást.*, v. 23 n. 3. jul./set. 2008.

63- Castro, C. C. et al. Conceituação sobre as mamaplastias e mastopexias. *Rev. Soc. Bras. Cir. Plást.*, v. 17, n. 11, p. 11-26, set./dez. 2002.

64- Brito, H. R et al. Evolução da posição do complexo aréolo-mamilar e da extensão das cicatrizes após mamoplastia redutora com retalho de pedículo inferior areolado. *Rev. Bras. Cir. Plást.*, v. 23, n. 3, jul./set. 2008.

65- Bezerra, F. J. F.; Moura, R. M. G.; Junior, V. V. S. Mamoplastia redutora e simetrização de mama oposta em reconstrução mamária utilizando a técnica de pedículo inferior. *Rev. Soc. Bras. Cir. Plást.*, v. 22, n. 1, jan./mar. 2007.

66- Mello, A. A. Mamoplastia redutora: marcação em "L" com cicatriz resultante em "T" invertido. *Arq. Ciênc. Saúde.*, 2005.

67- Parienti, I. J. *Medicina Estética*. São Paulo: Andrei, 2001.

68- André, F. S. Planejamento das plásticas mamárias: proposta de uma nova classificação da Biotipologia das mamas. *Arquivos Catarinenses de Medicina*, v. 36, supl. 1, 2007.

69- Panobianco, M. S. et al. Complicações e intercorrências associadas ao edema de braço nos três primeiros meses pós-mastectomia. *Rev. Latino Americana de Enfermagem*, jul./ago. 2002.

70- Cunha, M. et al. Impacto da mastoplastia redutora na qualidade de vida de pacientes portadoras de gigantomastia. *Rev. Bras. Cir. Plást.*, v. 24, n. 1, jan./mar. 2009.

71- Bergmann, A. et al. Fisioterapia em mastologia oncológica: rotinas do Hospital do Câncer III / INCA. *Rev. Bras. Cancerologia*, 2006.

72- Cheffe, M. Implante mamário em duplo plano. *Arquivos Catarinenses de Medicina*, v. 36, supl. 1, 2007.

73- Viterbo, F.; Araújo, R. Implante de silicone mamário: alças para facilitar sua colocação e dar maior precisão ao posicionamento. *Rev. Soc. Bras. Cir. Plast.*, v. 22 n. 3, jul./set. 2007.

74- Fachinelli, A.; Fachinelli, F. A. Anestesia local em mamaplastia de aumento. *Arquivos Catarinenses de Medicina*, v. 36, supl. 1, 2007.

75- Horibe, E. K. Estética Clínica e Cirúrgica. Rio de Janeiro: Revinter, 2000.

76- Anold, R.; Lodeiro, R. Prótese de Mama: planejamento transpor marcação da pele ao plano de descolamento. *Arquivos Catarinenses de Medicina*, v. 36, supl. 1, 2007.

77- Bozola, A. et al. Inclusão de próteses mamárias de silicone – poliuretano. *Rev. Soc. Bras. Cir. Plást.*, v. 21, n. 1, jan./mar. 2006.

78- Gomes, R. S. Mastopexia com retalho de pedículo superior e implante de silicone. *Rev. Soc. Bras. Cir. Plást.*, v. 23, n. 4, out./dez. 2008.

79- Almeida, A. R. H. et al. Utilização de plasma rico em plaquetas, plasma pobre em plaquetas e enxerto de gordura em ritidoplastias: análise de casos clínicos. *Rev. Bras. Cir. Plast.*, v. 23, n. 2, abr./mai./jun. 2008.

80- Patrocínio, L. G. et al. Ritidoplastia subperiosteal: cinco anos de experiência. *Rev. Bras. Otorrinolaringologia*, v. 72, n. 5, set./out. 2006.

81- Aboudib, J. H. et al. Debate sobre ritidoplastias: "radicais ou econômicas?". *Rev. Bras. Cir. Plást*, v. 20, n. 4, out./dez. 2005.

82- Patrocínio, J. A. et al. Complicações de ritidoplastia em um serviço de residência médica em otorrinolaringologia. *Rev. Bras. Otorrinolaringologia*, v. 68, n. 3, mai./jun. 2002.

83- Erfon, J. et al. Uso do retalho de aponeurose temporal em ritidoplastia com videoendoscopia. *Rev. Bras. Cir. Plast*, v. 12, n. 1, jan./mar. 1997.

84- Castro, C. C. et al. Avaliação sobre resultados tardios em ritidoplastia. *Rev. Bras. Cir. Plást.*, v. 20, n. 2, abr./jun. 2005.

85- Radwanski, H. N. et al. Transplante capilar como alternativa para a correção da elevação da linha de implantação pilosa temporal após ritidoplastias. *Rev. Bras. Cir. Plást.*, v. 20, n. 3, jul./set. 2005.

86- Seckel, B. R. *Zonas faciais de perigo*: evitando a lesão de nervos em cirurgia plástica facial. Rio de Janeiro: Di-Livros, 1998.

87- Altomare, M.; Machado, B. Cirurgia plástica: pré e pós. In: Borges, F. S. *Dermato-Funcional*: modalidades terapêuticas nas disfunções estéticas. São Paulo: Phorte, 2006.

88- Gontijo, G. T. Normatização do ensino da cirurgia dermatológica. *An. Bras. Dermatol.*, 1994.

89- Medina, F. M. C. et al. Cegueira após blefaroplastia estética: relato de caso. *Arq. Bras. Oftalmol.*, v. 68, n. 5, 2005. Disponível em: <http://www.scielo.br/scielo.php?pid=S000427492005000500024&script=sci_arttext>. Acesso em 15 abr. 2009.

90- Farina, R. *Cirurgia plástica e reparadora*. 2. ed. São Paulo: Gráfica São José, 1965.

91- Sabatovich, O.; Sabatovich, P. Cirurgia dos olhos – blefaroplastia. In: Kede, M. P. V.; Sabatovich, O. *Dermatologia estética*. São Paulo: Atheneu, 2004.

92- Murta, A. A.; Felippu, A. Blefaroplastia em paciente jovem: indicação e técnica cirúrgica. *Arquivos internacionais de otorrinolaringolo-*

gia, v. 5, n. 4, 2001. Disponível em: <http://www.arquivosdeorl.org.br/conteudo/acervo_port.asp?id=168>. Acesso em 20 abr. 2009.

93- Letízio, N.; Anger, J. Mobilização do músculo orbicular do olho na blefaroplastia inferior transconjuntival. *Rev. Bras. Cir. Plást.*, v. 24, n. 1, jan./mar. 2009.

94- Macedo, J. E et al. Cantopexia lateral como procedimento primário em blefaroplastia inferior. *Rev. Bras. Cir. Plást.*, v. 24, n. 1, jan./fev./mar. 2009.

95- Andrade, C. K.; Clifford, P. *Massagem*: técnicas e resultados. Rio de Janeiro: Guanabara Koogan, 2003.

96- Costa, E. M. Tecaterapia: um recurso terapêutico para a adiposidade abdominal. 2007. Monografia – Universidade Potiguar, Natal, 2007.

97- Hungria, H. *Otorrinolaringologia*. 8. ed. Rio de Janeiro: Guanabara Koogan, 2000.

98- Patrocínio, L. G. et al. *Manobras cirúrgicas realizadas nas rinoplastias de um serviço de residência médica em otorrinolaringologia*. São Paulo, 2006. Disponível em: <http://www.rborl.org.br/conteudo/acervo/acervo.asp?id=3387>. Acesso em 10 ago. 2009.

99- Fortes, F. A. B. et al. Abordagem externa nas rinosseptoplastias. *Rev. Bras. Cir. Plást*, v. 12, n. 1, jan./mar. 1997.

100- Salavagio, S. et al. *Drenagem linfática manual facial no pós-operatório de Rinoplastia*: estudo de caso. Tubarão, 2006. Disponível em: <http://www.fisio-tb.unisul.br/Tccs/06b/sara/artigosara.pdf>. Acesso em 10 ago. 2009.

101- Teixeira, V. Laserlipólise braquial: avaliação da redução na circunferência braquial em 43 pacientes estudados. *Arquivos Catarinenses de Medicina*, v. 36, supl. 1, 2007.

102- Rodrigues, A. et al. Braquioplastia em pacientes ex-obesos mórbidos submetidos a gastroplastia redutora. *Rev. Bras. Cir. Plást.*, v. 24, n. 2, abr./jun. 2009.

103- Guedes, N. H. J. Estudo linfocintilográfico qualitativo dos membros superiores de pacientes com linfedema secundário a tratamento cirúrgico para câncer de mama. 2002. Tese – Faculdade de Ciências Médicas da Santa Casa de São Paulo, São Paulo, 2002.

104- Camargos, A. G. et al. Correção de ginecomastia pela via periareolar circular: uma alternativa para ressecção do excesso de pele. *Rev. Soc. Bras. Cir. Plast.*, v. 22, n. 2, abr./jun. 2007.

105- Oliveira, M. C. et al. Ginecomastia transitória não puberal: relato de três casos. *Arq. Bras. Endocrinol. Metab.*, v. 43, n 5, 1999.

106- Rivera, N. F. et al. Relação da ginecomastia puberal com o índice de massa corporal em amostra de adolescentes atendidos em Unidade de Pacientes Externos de Hospital Universitário. *Arq. Bras. Endocrinol. Metab.*, v. 53, n. 4, 2009.

107- Cardoso, A. A et al. Análise comparativa da técnica da incisão em duplo círculo com as técnicas com incisão periareolar e transareolomamilar de correção cirúrgica da ginecomastia. *Rev. Bras. Ginecol. Obstet.*, v. 29, n. 2, 2007.

108- Júnior, G. L. A. et al. Implante glúteo - técnica XYZ: estudo retrospectivo. *Rev. Bras. Cir. Plást.*, v. 23, n. 2, abr./jun. 2008.

109- Gomes, R. S. et al. Gluteoplastia de aumento. *Arquivos Catarinenses de Medicina*, v. 29, supl. 1, 2000.

110- Paolielo, V. Gluteoplastia de aumento: implante subglúteo por via interglútea. *J. B. M.*, v. 65, n. 3, set. 1999.

111- Teixeira, A. C. et al. Implantes de silicone gel em panturrilhas. *Rev. Bras. Cir. Plást.*, v. 16, n. 1, jan./mar. 2001.

112- Bozola, A. R. et al. Suspensão composta glúteo-crural. *Rev. Bras. Cir. Plást.*, v. 23, n. 3, jul./set. 2008.

Capítulo 20

Terapêutica no Paciente Queimado

Objetivos

Carmen Kligman Barguil

Este capítulo aborda o tratamento fisioterapêutico direcionado aos indivíduos vitimados por traumas térmicos, de origens e intensidades variadas. Sua importância fundamenta-se na gravidade da lesão subsequente à injúria térmica, na história da cirurgia reparadora e plástica no Brasil, e na própria história da Fisioterapia dermato-funcional enquanto campo de atuação. Essa história, ancorada no incêndio do Circo Gran-Americano, em 1962, no Rio de Janeiro, tragédia nacional, mobilizou a equipe de cirurgia plástica da Santa Casa de Misericórdia do Rio de Janeiro, cujos profissionais aperfeiçoaram técnicas e procedimentos, os quais destacaram o Brasil e seus cirurgiões no cenário mundial. Por tratar-se de um livro dedicado à Fisioterapia dermato-funcional, neste capítulo, nos direcionaremos principalmente ao paciente ambulatorial, sugerindo que a abordagem do paciente hospitalar seja aprofundada em outras obras. Nesta condição, conceituaremos as queimaduras, seus tratamentos tópicos e cirúrgicos, enfocaremos a anamnese, a história clínica, a avaliação física, os objetivos do tratamento, as técnicas empregadas e os aprendizados obtidos na prática de tratar esses indivíduos.

O indivíduo vitimado por queimaduras de segundo e terceiro graus atravessa várias fases desde a internação hospitalar (se necessário) até a alta ambulatorial. As modificações subsequentes à injúria térmica são proporcionais às áreas do corpo atingidas, ao agente causal e à profundidade da lesão.

As alterações endócrino-metabólicas pós-trauma térmico irão condicionar a instabilidade ou estabilidade clínica deste paciente, que é, num primeiro momento, monitorado pela equipe de terapia intensiva, integrada pelo fisioterapeuta. Nesse estágio, os objetivos da terapia física são monitorar a função cardiopulmonar, posicionar o paciente evitando fixações posturais e minimizar perdas osteomioarticulares.[1]

O processo de reparação tecidual induzido pelo trauma térmico, no qual o tecido cicatricial sofre incessantes modificações e contínuos remanejamentos de estrutura[2,3,4] pela lise e síntese do colágeno, multiplica o potencial da sequela da injúria térmica. Essa cicatrização em segunda intenção resultará em variações de cicatrizes inestéticas e às vezes disfuncionais, não raro em ambas. Na tentativa de suavizar os efeitos desta cicatrização anárquica, as técnicas cirúrgicas de excisão tangencial, precoce e de enxertia buscam o recobrimento da área lesada o mais precocemente possível. A atuação fisioterapêutica soma aos seus objetivos, nesta etapa, a prevenção de descompensações posturais e a conscientização do paciente para o tratamento ambulatorial.

Por tratar-se de um livro dedicado à Fisioterapia dermato-funcional, neste capítulo, nos direcionaremos ao paciente ambulatorial, sugerindo que a abordagem do paciente hospitalar seja consultada em outras obras.[5] Nesta condição, conceituaremos as queimaduras, seus tratamentos tópicos e cirúrgicos, enfocaremos a anamnese, a história clínica, a avaliação física, os objetivos do tratamento, as técnicas empregadas e os aprendizados obtidos na prática de tratar esses indivíduos.

QUEIMADURA

Queimadura é conceituada como trauma de origem térmica capaz de causar lesões diversas nos tecidos orgânicos. Essas lesões seguem desde hiperemia restrita à área queimada, alterações celulares e imunológicas decorrentes do insulto, envolvimento das vias respiratórias e ocorrência de traumatismos associados, podendo evoluir até o óbito.

As queimaduras são classificadas em primeiro, segundo ou terceiro graus, segundo a espessura da pele atingida. O primeiro e o segundo graus referem-se às camadas da epiderme e/ou derme e o terceiro grau acomete epiderme, derme, hipoderme, tecido celular subcutâneo e outros, inclusive o ósseo. Determinar a profundidade de uma queimadura significa avaliar o prognóstico de gravidade da injúria, conforme as proporções exemplificadas no Quadro 20.1. Em queimaduras profundas, pode ser necessário reavaliar o grau de lesão da pele após as primeiras 48 horas, uma vez que o aspecto inicial agravado pelo edema torna essa precisão inviável.

Atualmente, a principal causa da morte em médios e grandes pacientes queimados é a infecção, em cerca de 75% dos casos. Isso se explica porque o choque hipovolêmico, que foi responsável pela maioria dos falecimentos até a década de 1950, passou a ser monitorado com grande sucesso pelas terapêuticas de ressuscitação ou fluidoterapia. Estas abordagens preconizam a infusão nas primeiras 48 horas pós-trauma, em via endovenosa, de líquidos cristaloides como terapêutica antivolêmica e antiedema, com a observação dos parâmetros clínicos, sobretudo o balanço hídrico.[6]

Com a sobrevivência assegurada, esse paciente passa a ter aumentada sua colonização de microbiotas por via endógena e exógena, uma vez que sua pele, primeira linha de proteção e defesa, encontra-se fragilizada.

As formas de tratamento da infecção relacionam-se aos cuidados diretos como a balneoterapia com soluções degermantes (cujos princípios ativos mais utilizados são o polivinilpirrolidonaiodo

(PVPI) e o clorhexedine), os desbridamentos mecânicos e cirúrgicos, os medicamentos tópicos e as técnicas de enxertia para tamponamento da área queimada no menor tempo possível. A terapia tópica é eletiva de acordo com as condições da ferida, do paciente e o efeito desejado. No Quadro 20.2, apresentamos um comparativo das substâncias adotadas em um Centro de Tratamento de Queimados.[7]

Além dessa gama de terapêuticas, a atenção da equipe de tratamento direciona-se para a pesquisa de sinais clínicos de infecção da queimadura, como: aprofundamento da queimadura ou a conversão de uma lesão de espessura parcial em total; descoloração focal ou generalizada com áreas em tons violáceos, marrons ou negros; lesões em área não queimada; e lesões vasculares em queimaduras de espessura parcial em fase de cicatrização.

Dados epidemiológicos e etimologia das queimaduras

Segundo Serra,[8] as lesões térmicas ocupam o segundo lugar em acidentes que ocorrem mundialmente, somente perdendo para as fraturas. Esse fato, isoladamente, justificaria o estudo das queimaduras e campanhas de prevenção de tais ocorrências.

O autor relatou ainda que as crianças são as principais vítimas destas injúrias, principalmente na faixa etária de 0 a 2 anos, onde ocorre um pico de acidentes, entretanto, estudos realizados pela Organização Mundial de Saúde num período de 20 anos constataram a maior frequência de queimaduras em crianças de 0 a 5 anos.

Esse achado é compatível com a realidade brasileira e os agentes causais mais encontrados são os líquidos superaquecidos, como água, café,

Quadro 20.1 Características e gravidade das queimaduras segundo o grau

Queimaduras	Características	Gravidade
Primeiro grau		
Contato com superfícies aquecidas Pequenas exposições solares	Eritema, dor	Mínima, lesão restrita à epiderme
Segundo grau (espessura parcial)		
Grandes exposições solares Contato com líquidos aquecidos Combustão de substâncias inflamáveis	Flictenas e restos epiteliais Transudação considerável Dor e sensibilidade à exposição Pode haver aprofundamento da lesão	Mínima: Queimaduras inferiores a 15% de superfície corpórea Moderada: Queimaduras entre 15 e 30% de superfície corpórea Crítica: Queimaduras acima de 30% de superfície corpórea; e queimaduras complicadas por lesões de vias aéreas e fraturas
Terceiro grau (espessura total)		
Combustão de substâncias inflamáveis Chama direta Prolongada exposição a líquidos superaquecidos Contato direto com objetos superaquecidos Substâncias químicas Fontes/correntes elétricas	Palidez marmórea ou aparência carbonizada, em couraça Destruição da pele com exposição de tecido gorduroso São pouco dolorosas	Mínima: Queimaduras inferiores a 2% de superfície corpórea Moderada: Queimaduras entre 2% e 10% de superfície corpórea; sem envolvimento de face, mãos ou pés Crítica: Queimaduras acima de 10% de superfície corpórea; e queimaduras complicadas por lesões de vias aéreas e fraturas.

Fonte: Centro de Tratamento de Queimados do Hospital do Andaraí (Rio de Janeiro-RJ).

mingau, caldas, sopas e semelhantes, gerando a lesão por escaldadura.

O segundo agente mais comum é a chama direta em contato com inflamáveis, sobressaindo-se o álcool. O álcool não ocupa essa posição em outros países, e inúmeras campanhas têm sido feitas no sentido de modificar a embalagem de 500 ml para menor e com bocal mais estreito, existindo atualmente uma alternativa que é o álcool em gel.

Em terceiro lugar vêm as lesões químicas, que podem acontecer devido às mais diversas substâncias como ácido sulfúrico, ácido nítrico, soda caústica e amônia anidra. Ocupando a quarta posição, os contatos com objetos aquecidos como panelas, assadeiras, ferros de passar, ferros de solda, tampas de fornos e análogos.

Em quinta ordem vêm as lesões elétricas, que têm as particularidades de intensidade (carga), tipo (alta ou baixa voltagem), tempo de duração, trajeto percorrido e resistência da vítima contribuindo para a gravidade da lesão. Há casos de queimaduras elétricas onde a morte é imediata, como os acidentes com chuveiro elétrico, postes de eletricidade e trilhos elétricos.

Além desses, podemos enumerar alguns outros agentes como os incêndios em local fechado ou aberto, gerando a injúria por inalação, que tem índice de morbidade elevado pelo comprometimento de vias áreas superiores e inferiores.[9]

Mapeamento da lesão e cálculo do percentual de superfície corpórea queimada

Existem duas formas de determinação do percentual de superfície atingida pela injúria. A primeira é a regra dos nove, que constitui o método mais rápido. Este sistema continua sendo utilizado em serviços de emergência não especializados

Quadro 20.2 Medicamentos tópicos utilizados no controle da infecção

Agente	Ação	Penetração	Dor	Curativo	Reações Adversas
Acetato de mafenide (sulfamylon)	Antibacteriana contra bactérias gram – pp pseudomonas	Excelente	Intensa até 30' após aplicação	Aberto	10% de pacientes alérgicos; acidose metabólica por inibição da anidrose carbônica
Sulfadiazina de prata 1%	Antibacteriana pp contra bactérias gram -	Boa	Ausente	Fechado ou aberto	1% de pacientes alérgicos; leucopenia descrita; maceração do tecido são; fibrose acentuada em fase cicatricial
Nitrato de cério + sulfadiazina de prata	Antibacteriana com maior espectro de ação	Boa	Ausente	Fechado ou aberto	Raros pacientes alérgicos
Nitrato de prata 0,50%	Agente profilático	Pequena	Doloroso na retirada	Fechado, umedecido com soro fisiológico a cada duas horas	Uso prolongado pode ocasionar desequilíbrio eletrolítico
PVPI associado a creme alcalino	Antisséptico	Grande absorção	Ausente	Fechado	Toxicidade ao iodo

Tabela 20.1 Tabela de Lund Browder

Nome			Enf.:		Leito:	
Idade	0 a 1	1 a 4	5 a 9	10 a 14	Adulto	Total
Área						
Cabeça	19%	17%	13%	11%	7%	
Pescoço	2%	2%	2%	2%	2%	
Tronco A.	13%	13%	13%	13%	13%	
Tronco P.	13%	13%	13%	13%	13%	
Braço D.	4%	4%	4%	4%	4%	
Antebr D.	3%	3%	3%	3%	3%	
Mão D.	2,5%	2,5%	2,5%	2,5%	2,5%	
Braço E.	4%	4%	4%	4%	4%	
Antebr E.	3%	3%	3%	3%	3%	
Mão E.	2,5%	2,5%	2,5%	2,5%	2,5%	
Genitália	1%	1%	1%	1%	1%	
Nádegas D.	2,5%	2,5%	2,5%	2,5%	2,5%	
Nádegas E.	2,5%	2,5%	2,5%	2,5%	2,5%	
Coxa D.	5,5%	6,5%	8%	8,5%	9,5%	
Perna D.	5%	5%	5,5%	6%	7%	
Pé D.	3,5%	3,5%	3,5%	3,5%	3,5%	
Coxa E.	5,5%	6,5%	8%	8,5%	9,5%	
Perna E.	5%	5%	5,5%	6%	7%	
Pé E.	3,5%	3,5%	3,5%	3,5%	3,5%	

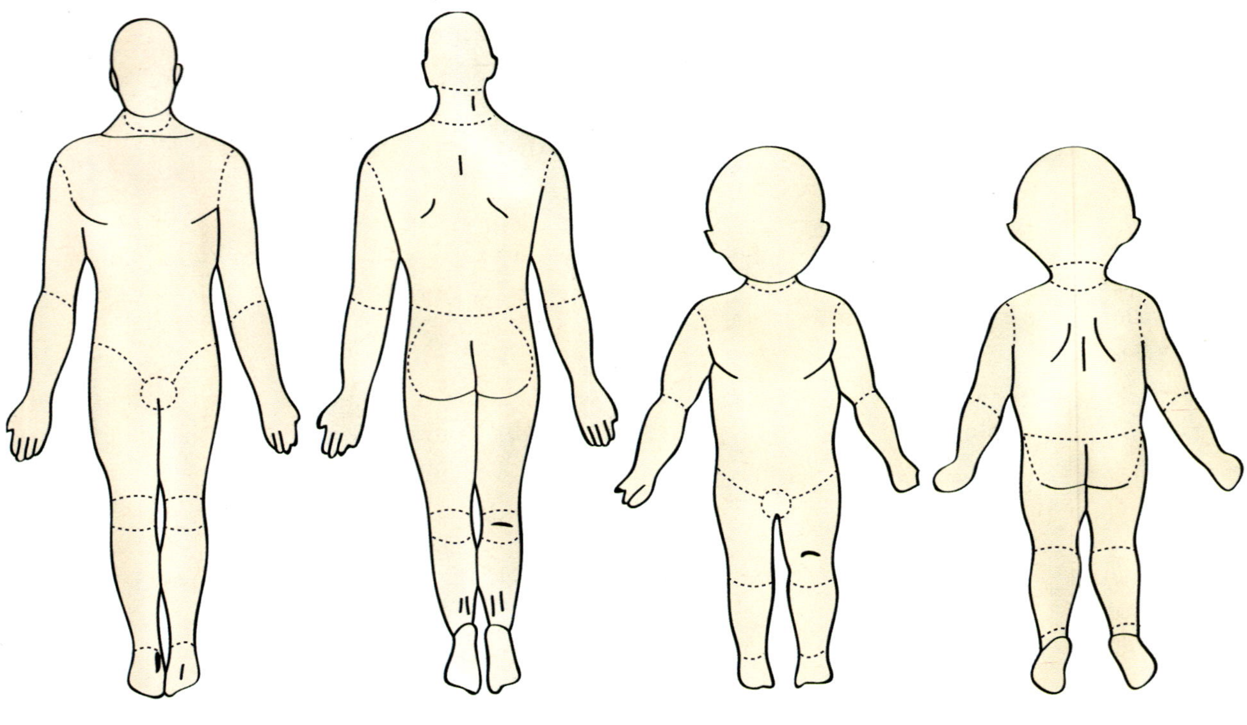

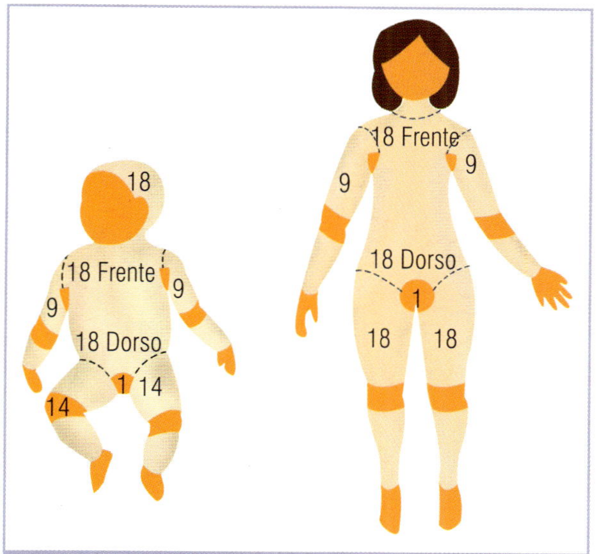

Figura 20.1 Mapeamento da superfície corpórea segundo a Regra dos Nove.

em queimaduras, embora impreciso e indultor de grandes possibilidades de erro em crianças pelas diferenças proporcionais entre o tamanho da cabeça e os demais membros.[6] Neste cálculo, o corpo é dividido em múltiplos de nove, a cabeça vale nove, cada membro superior vale nove, os tórax anterior e posterior valem 18 cada, o períneo vale um e cada membro inferior vale 18 (Figura 20.1).

O outro método, a Tabela de Lund Browder (Tabela 20.1), usada internacionalmente, é simples, porém exige a presença da tabela para sua obtenção. Este sistema é mais exato em relação às proporções dos membros em faixas etárias, principalmente em crianças. A importância do cálculo da superfície corpórea não deve ser subestimada, pois é dado fundamental para o prognóstico do paciente, nem deve ser supervalorizada ou calculada grosseiramente.[6]

Evolução e tratamento cirúrgico

Esse tópico é bastante extenso e poderia-se escrever todo um tratado com suas descrições. Optamos por um resumo com os procedimentos mais encontrados:

- Escarotomias: incisões descompressivas, paralelas, até a fáscia muscular, com a finalidade de evitar garroteamentos em queimaduras profundas e circulares de extremidades e tórax.
- Desbridamentos cirúrgicos: retirada de tecido epitelial desvitalizado e crostas em centro cirúrgico, sob anestesia geral ou na beira do leito, em pequenas áreas.
- Excisão tangencial: técnica de retirada de toda a área queimada, de forma precoce, quase sempre seguida à enxertia imediata, indicada para lesões que acometem pequenas áreas, mãos e pés.
- Enxertia: atualmente, os mais utilizados são os autoenxertos dermoepidérmicos, isto é, o próprio doente cede uma parte de sua pele (área doadora) para ser enxertada em outro sítio. Esses enxertos podem ser: laminares ou expandidos. Nos laminares (espessura parcial, ou total), são retirados da área doadora lâminas de maior ou menor espessura com um instrumento específico, ou com a faca de Blair ou com o dermátomo de Tanner, que gradua as diferentes possibilidades de extração. As lâminas são preferenciais para áreas nobres como mãos, pés, face e genitália. Nos enxertos expandidos ou em malha, as lâminas são submetidas a um redimensionamento de um e meio a nove vezes o seu tamanho inicial, sob uma malha específica, num instrumento denominado Mesh Graft. Este recurso é utilizado quando o indivíduo tem pouca área doadora e muita necessidade de enxertia, como em queimados acima de 30% de superfície corpórea.

A atuação fisioterapêutica é suspensa no segmento enxertado durante um período de aproximadamente oito dias, salvo complicações do paciente como infecções localizadas e perda do enxerto, os quais demandarão mais tempo de recuperação. Esse intervalo é necessário para que ocorra a integração dos enxertos ao seu leito receptor, com a revascularização assegurada e firmeza em seu posicionamento.

Avanços na cirurgia reconstrutiva

Desde a década de 1950, as pesquisas relacionadas a expansores cirúrgicos foram incrementadas em razão de sua possibilidade de utilização nos indivíduos possuidores de más-formações na face.

Atualmente, as técnicas expansivas têm sido empregadas no pós-queimadura para obter tecidos, os quais são utilizados no recobrimento/substituição da pele com retrações.[10, 11, 12, 13]

A técnica de utilização dos expansores renovou o tratamento das sequelas de queimaduras porque significou a possibilidade de obtenção de tecido semelhante ao do sítio da injúria, com as mesmas características de coloração e sensibilidade.

Além disso, pode ser aplicada inúmeras vezes – reexpansões repetidas – para a otimização de resultados. O processo consiste na implantação de um expansor de silicone subcutâneo, o qual é monitorado pelo cirurgião plástico quinzenalmente. Esses artefatos expansivos admitem formatos variados, tais como meia-lua e retangular, de forma a adaptarem-se a áreas como pescoço, submentoniana etc.

O tecido submetido à pressão sofre um acréscimo, tal como em situações de gravidez ou de tumores. Esse novo tecido obtido pode ser transplantado para a área de sequela.

O procedimento tem duas limitações: seu custo e a necessidade de espera do paciente submetido à técnica. A atuação do fisioterapeuta é fundamental, principalmente, com relação às técnicas proprioceptivas e posturais. O acompanhamento conjunto com um profissional psicólogo pode ser recomendável, em virtude do aspecto inestético presente no pré-cirúrgico.

SEMIOLOGIA

Anamnese/história clínica

É importante que tenhamos conhecimento das informações contidas na história clínica do paciente queimado, pois dela depende um bom tratamento fisioterapêutico. Abaixo, listamos algumas das informações que podem ser obtidas através da anamnese deste tipo de paciente:

- Agente causal, tipo de acidente, data e hora do acidente, data e hora da internação (data da alta).
- Assinalar sim ou não quanto à inalação de fumaça, gases e traumatismos associados.
- Cálculo do percentual de superfície corporal queimada e profundidade predominante, segundo a Tabela de Lund Browder.[6]

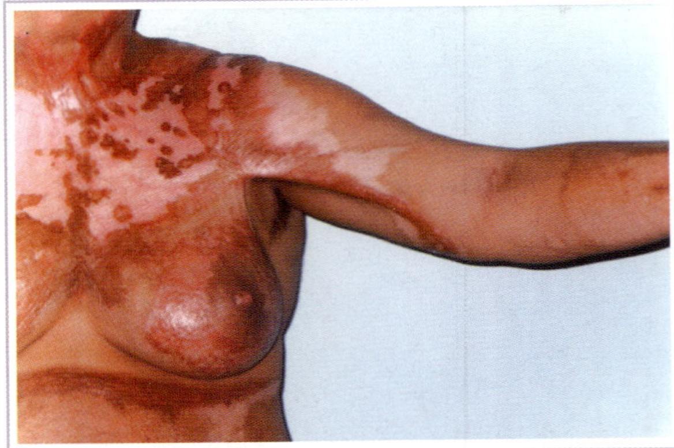

Figura 20.2 Observar cicatrização hipertrófica em pescoço, brida em região axilar e perdas funcionais.

- Após mapeamento de figura (frente e dorso), descrever localização, profundidade da queimadura e enxertos.
- Pesquisa de intervenções cirúrgicas (tipo, data de ocorrência etc.).
- Se faz uso de malha compressiva, qual tipo, data de início, número de horas/dia de uso e intercorrências.
- Presença de mudanças na rotina e/ou comportamento como indícios da necessidade de abordagem terapêutica e/ou psiquiátrica.

Avaliação física

Através da avaliação física conseguiremos levantar informações acerca do estado geral e particular do paciente queimado e que irão nortear, de forma específica, as modalidades terapêuticas implementadas. Abaixo, listamos alguns itens que podem fazer parte desta atividade exploratória:

- Avaliação respiratória: ausculta, padrão respiratório, ritmo respiratório, mobilidade torácica, secreção e sinais vitais (frequência respiratória, frequência cardíaca, pressão arterial, temperatura). Considerar exames clínicos e radiológicos.
- Avaliação articular e funcional: avaliar o comprometimento funcional de cada articulação envolvida, discriminando, segundo o código estabelecido, direita ou esquerda, o

movimento funcional e a alteração encontrada. Podemos atribuir notas de zero a três por intensidade crescente da alteração.

- Avaliação postural: avaliar, discriminando segundo código estabelecido, assimetrias, posturas compensatórias, fixações posturais e retrações. Podemos atribuir notas de zero a três por intensidade crescente de alteração.
- Avaliação das parestesias: hipo ou hipersensibilidade nas áreas atingidas.
- Avaliação do tônus e força muscular: quando necessário, complementar com resultados de eletroneuromiografia.
- Avaliação das feridas não cicatrizadas, se houver, utilizando como parâmetros o tamanho, a coloração da pele, bordas, tipo de exsudato e presença de tecidos necróticos e viáveis.[10]
- Avaliação do tipo de enxerto: laminado, expandido ou retalho, localização das áreas enxertada e doadora, bordas e aspecto.
- Avaliação das cicatrizes: avaliar tipo (cordão fibroso, brida ou placa cicatricial), localização (Figura 20.2), tamanho e intercorrências, como prurido, dor, câibras, formigamento.

OBJETIVOS FISIOTERAPÊUTICOS

Após a alta hospitalar, o paciente necessita de acompanhamento ambulatorial por um período de até dois anos decorridos da injúria térmica. O fisioterapeuta deverá ter como metas de tratamento os itens abaixo relacionados, de forma a estabelecer com o paciente um Programa de Tratamento individualizado e eficaz:

- Identificação e plano de conduta para as cicatrizes hipertróficas, cicatrizes retráteis e bridas; localizar e avaliar limitações articulares e funcionais.
- Orientação domiciliar de exercícios para pacientes com pequenas queimaduras.
- Acompanhamento dos pacientes quanto à manutenção do seu programa de exercícios.
- Orientação e adaptação dos pacientes quanto ao uso de vestes compressivas e placas de silicone, checagem do desenho, do tamanho e dos ajustamentos.
- Tratamento pré e pós-operatório dos pacientes que demandam intervenções cirúrgicas.
- Acompanhamento e tratamento das sequelas de queimaduras de mão, face, pescoço, tronco e membros.

O tratamento das sequelas cicatriciais do tipo hipertróficas e retráteis baseia-se na associação de programa de reabilitação ao uso de vestes compressivas, massoterapia e eletroterapia.

TÉCNICAS TERAPÊUTICAS UTILIZADAS

Fisioterapia respiratória

A função cardiopulmonar deve ser monitorada, principalmente se houver antecedentes de comprometimento como cardiopatia, tuberculose, bronquite, asma, enfisema, lobectomias e outras cirurgias pulmonares.

Na anamnese, deve ser investigada a possibilidade de injúria pulmonar se houver relato de acidente com substâncias inflamáveis, em local fechado, queimaduras em face, vias aéreas superiores, tronco, traumatismos torácicos e complicações pulmonares na fase de internação, como insuficiência respiratória aguda (IRA), síndrome de angústia respiratória do adulto (SARA), edema pulmonar, pneumotórax, derrame pleural, atelectasias e broncopneumonia.

O fisioterapeuta atuará nas áreas de broncodesobstrução, desinsuflação pulmonar, reexpansão pulmonar, reeducação de função muscular respiratória e prevenção das deformidades torácicas subsequentes à lesão.[11]

Nesse capítulo, não serão descritas as condutas utilizadas a não ser na área de prevenção das deformidades torácicas pós-lesão, por entender que esta obra tem por base a visão terapêutica dermato-funcional, e também pelo fato destas condutas fazerem parte do tratamento respiratório

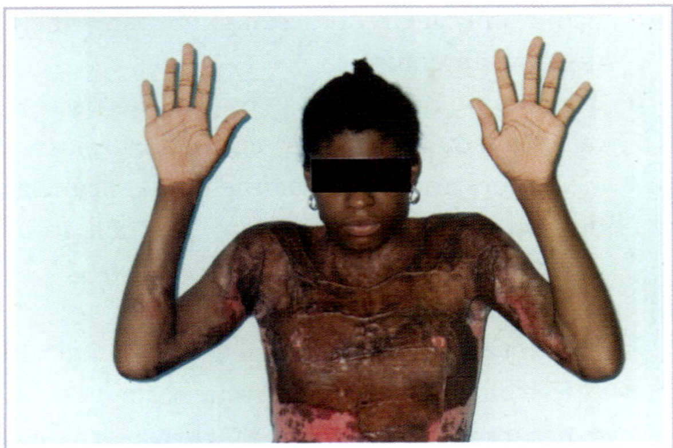

Figura 20.3 Observar encouraçamento torácico e perdas funcionais.

clássico em queimados, encontrado em obras de alguns autores,[12,13] e que devem ser eletivas para cada paciente, segundo seus antecedentes, complicações e avaliação fisioterapêutica.

Prevenção das deformidades torácicas subsequentes à lesão

A possibilidade de sequelas torácicas em crianças ou adultos, que têm como agente causal a chama direta por queimaduras localizadas no tronco, é bastante grande. A prevenção de tais deformidades requer a utilização de cinesioterapia respiratória, articular e funcional, e cinesioterapia postural, complementadas por técnicas específicas como o reequilíbrio toracoabdominal. O tratamento pode necessitar de prescrição de órteses do tipo: colete gessado com ombros abduzidos e rotação externa; imobilizador em oito para clavícula; e espaldeira.

As formas mais encontradas de sequelas torácicas são:

- encouraçamento: pode estar associado a lesões pulmonares do tipo obstrutivas e/ou restritivas; neste tipo de sequela, as alterações na mecânica e nas funções pulmonares somadas ao tecido cicatricial sobreposto conferem um aspecto encouraçado ou blindado ao segmento torácico (Figura 20.3);
- retração unilateral do tronco associada à escoliose;
- retração anterior do tronco associada à cifose;
- formas mistas (associação das duas anteriores).

Fisioterapia articular e funcional

Esse tipo de técnica deve ser utilizado ainda na fase crítica, isto é, durante o período de internação hospitalar, num programa de exercícios modificados periodicamente para atingir os objetivos propostos. Será parte da rotina do paciente até a alta fisioterapêutica.

Tipos de exercício

a) Passivo: bastante empregado em pacientes queimados na fase inicial, devido à exuberância do edema, e quando esses ainda não se familiarizaram com o programa de exercícios. Com este tipo de técnica podemos obter os seguintes efeitos:
   - Auxílio no retorno venoso e linfático pela estimulação dos vasos de pequeno calibre da articulação mobilizada.
   - Preservação e/ou recuperação da integridade articular dos sistemas osteomioarticulares, prevenindo a rigidez articular e o encurtamento de tecidos moles, impedindo aderências e dificultando a atração tecidual.
   - Manutenção da memória de padrões de movimento pela estimulação dos receptores cinestésicos.

b) Exercícios ativos assistidos: o fisioterapeuta atua junto ao paciente, aplicando uma força na direção da ação muscular, para aumentar esta ação e a amplitude do movimento. Podem ser ainda assistidos/resistidos quando o fisioterapeuta aplica a assistência no sentido do eixo e plano do movimento e uma resistência para aumentar a força de contração muscular.

c) Exercícios ativos: o paciente é estimulado a executar sozinho os movimentos, vencendo a força da gravidade.

d) Exercícios resistidos: atuam no sentido de recuperar e/ou aumentar a força e o volume (massa) musculares, e a resistência deve ser progressiva, segundo um plano de tratamento. Podem ser providos por meio da resistência oferecida pelo fisioterapeuta, pesos e circuitos de polias, molas, estruturas elásticas etc.

e) Exercícios isométricos: o paciente realiza contrações musculares contra resistência, sem trabalho articular. Sua finalidade é manter massa muscular nesse paciente e é utilizada em regiões enxertadas do quinto ao oitavo dia de pós-cirúrgico.

f) Estiramento: técnica utilizada para alongamento de fibras musculares e estruturas tendinosas com base em fixação do segmento, colaboração do paciente e utilização de padrões funcionais de movimento.

Nestes pacientes, é recurso de grande valia, podendo ser associado a órteses de posicionamento, calhas gessadas progressivas ou mesmo ser praticado pelo cirurgião sob anestesia.

Deve ser progressivo e praticado com conhecimento da técnica, pois há o risco de lesar estruturas ligamentares, tendinosas e musculares, podendo até mesmo danificar completamente uma articulação.

Após a sessão fisioterapêutica, deve-se observar a manutenção dos ganhos obtidos pelos exercícios de estiramento

Fisioterapia postural

Esse grupamento de técnicas é de importância capital na prevenção de deformidades torácicas subsequentes à lesão e no tratamento de descompensações posturais pós-trauma-térmico (Figura 20.4). Este tipo de tratamento deve ser utilizado desde a fase hospitalar e fará parte de todas as sessões ambulatoriais, sendo conjugado com os outros tipos de fisioterapia ou em sessões essencialmente dedicadas à percepção corporal e conscientização da postura. Utilizamos normalmente o conjunto de exercícios abaixo elencado:

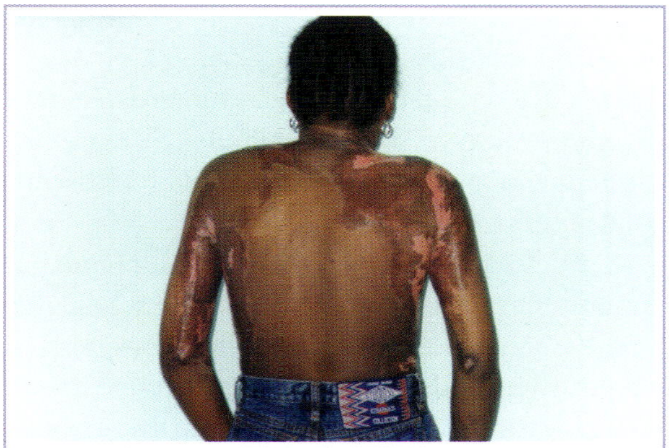

Figura 20.4 Cifoescoliose.

- Exercícios de equilíbrio, coordenação e propriocepção: técnicas que estimulam o sistema sensório-motor, o sistema vestibular e a conscientização corporal; são utilizados exercícios para segmentos corporais (cintura escapular e cintura pélvica, por exemplo) e também para percepção corporal e espacial.
- Exercícios para correção postural: atuam através do relaxamento de zonas contraídas e fortalecimento de musculatura hipotônica.
- Reeducação Postural Global (RPG): Baseia-se na globalidade, causalidade e individualidade. Associa posturas com técnicas respiratórias a fim de corrigir a causa e as descompensações geradas.[14] Utilizada no tratamento ambulatorial.

Fisioterapia da mão

Existe, entre os pacientes ambulatoriais, grande percentual de acometidos da mão, principalmente em acidentes de trabalho (Figura 20.5).[15]

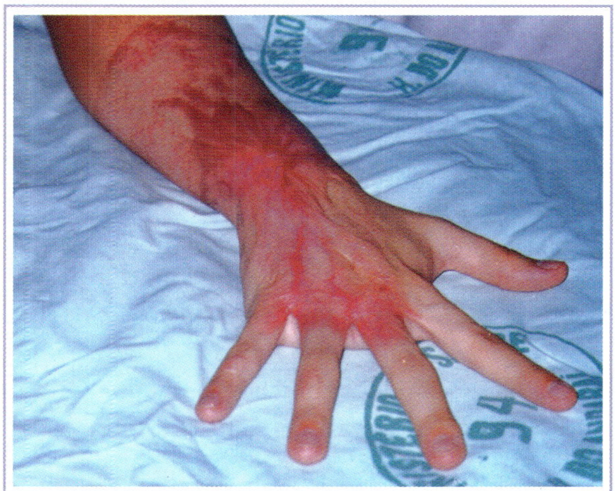

Figura 20.5 Observar cicatrização hipertrófica e redução dos espaços interdigitais em mão queimada.

No tratamento destes pacientes, o fisioterapeuta deverá monitorar, além das funções osteomiarticulares, as capacidades de preensão, os movimentos especializados da mão como escrever, segurar objetos, cortar e outras manobras específicas de cada estágio de desenvolvimento psicomotor.

É conveniente utilizar material de apoio para terapia de mão como: figuras geométricas de madeira, bastonetes, bolas flexíveis, escada de dedos, rolo de punho, massa plástica acrílica etc.

As sequelas de mão exigem um tratamento prolongado, com várias programações cirúrgicas, imobilização pós-cirúrgica, uso de luvas compressivas e fisioterapia contínua. O apoio de um terapeuta ocupacional pode ser indicado para a perda de função e amputações imprescindíveis.

Prescrição de vestes compressivas e placas de silicone em gel

As vestes compressivas são parte do tratamento ambulatorial das queimaduras profundas de segundo e terceiro graus e têm por finalidade exercer pressão contínua sobre as áreas cicatrizadas e enxertadas, de forma a manter o tecido cicatricial elástico e homogêneo, prevenindo a hipertrofia cicatricial (Figura 20.6).

A atuação do fisioterapeuta deverá direcionar-se para:

- Prescrever, quando necessário, tipo e modelo de veste compressiva.
- Checar tamanho, modelo, ajustamentos e compressão.
- Vestir, junto com o paciente ou acompanhante, a malha da primeira vez, orientando quanto à melhor maneira de fazê-lo.
- Orientar e observar aspectos da higiene pessoal do cliente sob uso da malha compressiva. O acúmulo de suor ou prurido prejudica o tecido cicatricial e diminui o tempo de vida da malha.
- Orientar quanto à necessidade de uso contínuo, só devendo ser retirada para o banho, uma vez que não impedem o movimento ou a realização do programa de exercícios.
- Observar ganhos ou estabilização da área cicatrical, encaminhando o paciente para o cirurgião plástico quando necessário.

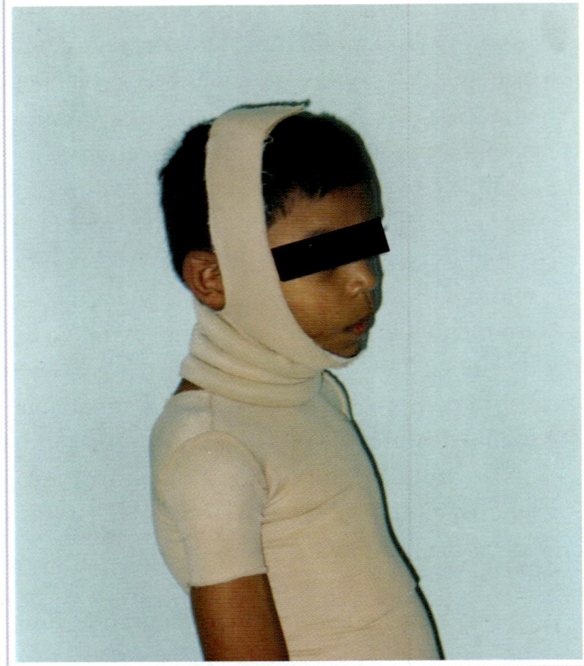

Figura 20.6 Observar máscara compressiva com placa de silicone, colar cervical, veste compressiva e alterações posturais.

- Prescrever, para uso concomitante à malha compressiva, placas de silicone, se necessário.
- Observar estabilização dos ganhos e planejar alta do uso da veste compressiva junto com o cirurgião plástico.

As placas de silicone em gel, dedeiras e moldes de mão do mesmo material são recursos complementares às vestes compressivas para assegurar melhor efeito sobre o tecido cicatrizado.[17] São prescritas em áreas aonde a veste é insuficiente no sentido de prover aderência ao plano cicatricial, como tronco anterior, região axilar, pescoço e espaços interdigitais. Seu tempo de uso diário deve ser estabelecido em número de horas, de modo a multiplicar os resultados da compressão induzida pelas malhas, raras vezes sendo utilizadas continuamente.[18]

A atuação do fisioterapeuta direciona-se em questões da efetividade da compressão, como a necessidade de substituição da veste compressiva, e a persistência de cicatrização exuberante apesar da terapêutica de inibição da vascularização. Essas questões, que são próprias da evolução de cada paciente são abordadas juntamente com o cirurgião plástico, uma vez que a terapêutica é eletiva de acordo com as necessidades de cada indivíduo.

No tocante ao excesso de sudorese e/ou odor fétido sob utilização da veste compressiva, o paciente e/ou acompanhante, no caso de crianças, devem ser orientados para a higiene com a roupa compressiva, que deve ser trocada a cada 24 horas. Este excesso de sudorese pode significar atividade em demasia ou permanência em locais de temperatura elevada. O uso de condicionadores de ar pode ser prioritário em climas tropicais como o do Brasil. A malha usada deve ser lavada com sabão neutro e seca sob a sombra.

Massoterapia e outros recursos complementares

A massoterapia, embora controversa, pode ser utilizada em regiões cicatrizadas, enxertadas ou áreas doadoras, desde que observado o tipo de cicatriz.[2] Ela tem a finalidade de melhorar a aparência do plano cicatricial e liberar aderências, tornando-o mais elástico e uniforme. Por vezes, é utilizado corticoide tópico para inibir hipertrofias segundo prescrição médica, junto com manobras de pressão, deslizamento e técnicas de liberação miofascial.[1,5]

A existência de bridas contraindica o uso destas técnicas, devendo ser corrigidas pelo cirurgião plástico, observada a atuação fisioterapêutica no sentido da manutenção da amplitude articular ou no pós-cirúrgico das zetaplastias (tipo de aporte cirúrgico comum na excisão de bridas, onde a cicatriz sofre incisões no formato da letra "Z", com enxertia imediata).

Eletrotermofototerapia

O ultrassom pode ser utilizado na fase ambulatorial, na dosagem de 1 W/cm^2 a 2 W/cm^2, modo contínuo, objetivando efeitos líticos, atuando na modelagem das fibras colágenas subjacentes à lesão cicatricial.[19] Este recurso pode ainda ser utilizado para a cura das feridas queimadas pelo seu alto poder de regeneração.[20,21,22]

A eletroestimulação tem se mostrado eficaz para a regeneração tecidual.[23,24] Em estudo comparativo,[23] a microcorrente e o *laser* (AsGa) se mostraram recursos extremamente eficazes para a cura de feridas, podendo, portanto serem utilizados para a regeneração tecidual das feridas causadas pelas queimaduras de primeiro grau. Segundo alguns autores,[24] a eletroestimulação em alta voltagem também pode ser utilizada em processos cicatriciais, inclusive de queimaduras superficiais ou de primeiro grau.

Diversos trabalhos,[25,26,27] empregando a radiação *laser*, mostraram que este recurso pode ser utilizado em queimaduras superficiais ou de lesão restrita à derme, principalmente os *lasers* HeNe (632,8 nm) e o InGaAlP (670 nm), pois apresentam alto poder regenerativo e podem ser usados em feridas abertas sem que haja contato da caneta *laser* e o tecido em regeneração.

Cuidados específicos relacionados à pele do indivíduo queimado

A pele queimada, tratando-se de injúrias de segundo e terceiro graus, é uma região em constante mutação, que requer observação continuada para que complicações como cicatrização hipertrófica e limitações funcionais sejam avaliadas conjuntamente com o cirurgião plástico tão logo se manifestem.

Esse tipo de alteração tegumentar, quer seja pelo processo cicatricial advindo do trauma (com contínua produção de fibroblastos e colágeno em agrupamentos desordenados de fibras), pelos efeitos da compressão ou ainda pela adição desses fatores a itens como idade, atividades e condições psicossociais aleatórias, podem gerar as diferenças abaixo relacionadas:

a) Hipersensibilidade: queixas de hipersensibilidade são frequentes e estão relacionadas aos processos aos quais esses pacientes foram submetidos como os desbridamentos, as enxertias, os banhos e curativos diários com retirada dos tecidos desvitalizados e a fisioterapia contínua. Todos esses procedimentos, acrescidos do uso de uma malha que comprime o tecido causam sensações associadas ao desconforto, tipo câibras, formigamento, prurido e mesmo dor. A abordagem fisioterapêutica deve ser esclarecedora quanto às etapas do tratamento, pois formigamento e câibras podem significar regeneração de fibras nervosas ocorrendo de forma descontínua. Técnicas de dessensibilização com texturas variadas podem ser de grande valia, assim como a compreensão do que é dor real e do que é memória da dor.

b) Hipossensibilidade: é usual em sítios enxertados por um período entre seis a 18 meses. O grau de diminuição das sensações pode oscilar, sendo que as bordas têm sua sensibilidade restaurada antes do epicentro. Esse fenômeno pode ser minimizado com técnicas de sensibilização por contato de superfícies térmicas e texturas variadas, uma vez que o retorno à sensibilidade se faz por indução dos estímulos nervosos de áreas circunvizinhas.

c) Cicatrização hipertrófica: após a alta hospitalar, esse é o aspecto que mais suscita monitorização por parte da equipe de tratamento. O fisioterapeuta, por estar mais vezes com o paciente, tem como observar precocemente o aparecimento de cicatrização inestética e, por vezes, disfuncional. Essa abordagem é necessariamente conjunta, pois as opções de tratamento de uma brida axilar, por exemplo, podem ser a cirurgia reparadora imediata ou os ganhos funcionais e tempo de espera para zetaplastia.

Os principais tipos de cicatrização são cordões fibrosos, bridas e placas cicatriciais. A brida distingue-se por formar uma dobra ou plicatura em sua extensão e pela alta resistência tênsil.

Os cordões fibrosos, as bridas e as placas cicatriciais resultam das constantes remodelações do tecido de granulação, incitadas pela lise e síntese do colágeno, fibroblastos e substâncias enzimáticas do local. Esse fenômeno, próprio das queimaduras profundas, é denominado cicatrização anárquica, pela forma com que as camadas celulares se dispõem, desordenadamente, e tendendo a aproximação dos segmentos corporais.[1,2,3,4]

- Aderências cicatriciais ou dos planos enxertados: esses fatos são corrigidos com a combinação de técnicas de massoterapia, como deslizamentos e liberação miofascial, e também com exercícios de estiramento para alongamento.
- Descamação da pele: a desidratação epidérmica deve ser corrigida com o uso de cosméticos que associem propriedades emolientes a princípios ativos eficazes como ureia, óleos (amêndoas doces, semente de uva, e outros) em proporção de 2% a 10%, segundo a alteração observada.

Algumas observações advindas da experiência

O agente causal e a circunstância da queimadura produzem, em cada indivíduo, um efeito diferente.

Pacientes crianças são pouco colaborativos. Devemos incentivar os aspectos lúdicos dos exercícios e jamais coagir a criança a submeter-se à sessão pela força, isso provê melhor resposta em médio e longo prazo.

Pacientes adolescentes e adultos devem ser esclarecidos quanto aos objetivos da fisioterapia e as consequências do abandono do tratamento.

A equipe de tratamento deve utilizar uma linguagem comum e funcionar como um suporte, um envelope protetor,[28] envolvendo o paciente em seu processo de reabilitação.

A abordagem fisioterapêutica do paciente queimado tem dois fundamentos primordiais: avaliação do potencial de sequela da injúria térmica e avaliação da condição psicossocial do indivíduo. Esses dois polos são necessários para que se estabeleça uma relação terapêutica de colaboração e envolvimento do paciente em sua reabilitação.

O processo de tratamento exige uma grande dose de persistência e sacrifícios em prol de ganhos futuros: fisioterapia intensiva, utilização de vestes compressivas por períodos não inferiores a um ano, infiltrações de medicamentos nas áreas de cicatrização hipertróficas e vários tempos de cirurgias reparadoras. A atuação do fisioterapeuta deve ser precoce e contínua, desde a fase de internação à alta dada pelo cirurgião plástico, coincidindo com a alta fisioterapêutica.

Somando-se a isso, esse indivíduo além da lesão cutânea, estética, funcional ou da combinação dessas formas tem sua interface com o mundo atingida, o seu eu-pele,[29] gerando uma injúria narcísica e alterações comportamentais, as quais não podem ser ignoradas pela equipe de tratamento.

Em decorrência destas razões, a atuação de uma equipe multiprofissional, composta de clínico geral ou pediatra, cirurgião plástico, psiquiatra, fisioterapeuta e psicólogo, podendo agregar outros membros se necessário, mostrou-se capaz de alcançar os melhores resultados.

REFERÊNCIAS

1- Barguil, C. M. K. Fisioterapia em Queimaduras. In: Gomés, D. R; Serra; M. C.; Pellon, M.A. *Tratamento de Queimaduras*: Um Guia Prático. Rio de Janeiro: Revinter, 1997.

2- Simon, L.; Dossa, J. *Reabilitação no Tratamento das Queimaduras*. São Paulo: Livraria Roca, 1986.

3- Azevedo, D. O. et al. Assistência de enfermagem ao cliente queimado no ambulatório e/ou no domicílio, após alta da Unidade de Internação. *Boletim Científico do Hospital do Andaraí*, Rio de Janeiro, ano 2, n. 1, p. 21-31,1992.

4- Artz, C. P.; Moncrief, J.; Pruitt, B. A. *Queimaduras*. Rio de Janeiro: Interamericana, 1980.

5- Barguil, C. M. K. Fisioterapia em Queimaduras. In Gomés, D. R; Serra; M C.; Pellon, M. A. *Queimaduras*. Rio de Janeiro: Revinter, 1995. p. 213-226.

6- Centro de Tratamento de Queimados do Hospital do Andaraí. Tratamento do Paciente Grande Queimado, *Boletim Científico do Hospital do Andaraí*, Rio de Janeiro, ano 2, n. 1, p. 6-16, 1992.

7- Guimarães Jr., L. M. Aporte Cirúrgico no Paciente Queimado. In: *Curso Teórico Prático do Centro de Tratamento de Queimados do Hospital Municipal do Andaraí*, Rio de Janeiro, 2005.

8- Serra, M. C. *A Criança Queimada*. In: Gomés, D. R; Serra M. C.; Pellon, M. A. *Queimaduras*. Rio de Janeiro: Revinter, 1995. p. 41-66.

9- Cunha, N. T. Complicações das Queimaduras. In: Gomés, D. R; Serra; M C.; Pellon, M. A. *Queimaduras*. Rio de Janeiro: Revinter, 1995. p. 271-84.

10- Pitanguy, I. Repeat expansion in burn sequela. *Burns*, v. 28, p. 494-9, 2002.

11- Tavares Filho, J. M. Expansores. In: Franco, T. *Princípios de cirurgia plástica*. São Paulo: Atheneu, 2002.

12- Tavares Filho, J. M., Gomes, J. G. V. Tratamento das sequelas de queimaduras da face com uso de expansores de tecidos. In: Avelar, J. *Cirurgia plástica na infância*. São Paulo: Atheneu, 1989.

13- Tavares Filho, J. M. et al Tissue expansion in burn sequelae repair In: *Burns*, v. 33, p. 2; 46-51, 2007.

14- Porto, C. S. *Exame clínico*. 4. ed. Rio de Janeiro: Guanabara Koogan, 2000.

15- Slutzky, L. C. *Fisioterapia respiratória nas enfermidades neuromusculares*. Rio de Janeiro: Revinter, 1997.

16- Azeredo, C. A. *Fisioterapia respiratória moderna*. Rio de Janeiro: Revinter, 1994.

17- Scanlan, C. L., Wilkins, R. L., Stoller, J. K. *Fundamentos da terapia respiratória de EGAN*. 7. ed. São Paulo: Manole, 2000.

18- Souchard, P., Ollier, M. *As Escolioses*: seu tratamento fisioterapêutico e ortopédico. São Paulo: Realizações, 2001.

19- Guimarães, L. M., Barguil, C. M. K. Queimadura elétrica das mãos: tratamento atual. Rev. *Bras. Cirurg.* Rio de Janeiro: Cidades, v. 83, p. 53-5, 1993.

20- Jobst. *Respondendo sobre queimaduras e o uso de malhas jobskin*. EFE Consultoria, Comércio Importação e Exportação LTDA, Rio de Janeiro, 1997.

21- Sproat, J. E. et al. Hypertrophic sternal scars, silicone gel sheet versus kenalog injection treatment. *Plastic ant reconstructive surgery.*, Canada, v. 90, n. 6, p. 989-92,1992.

22- Mc Nee, J. The use of silicone gel in the control of hypertrophic scarring. *Physiotherapy.*, England, v. 76, n. 4, p. 194-7, 1990.

23- Sullivan, S. B. O. *Fisioterapia*: avaliação e tratamento. São Paulo: Manole, 1993.

24- Hoogland, R. Terapia ultrassônica. *Enraf. Nonius. Delft*, Holanda, n. 1434765, 1986.

25- Gonçalves, G., Parizotto, N. A. Fisiopatologia na reparação cutânea: atuação da fisioterapia. *Rev. Bras. Fisio.*, v. 3, n. 1, p. 5-13, 1998.

26- Dyson, M. Mechanisms involved in therapeutic ultrasound. *Physiotherapy*, v. 3, n. 73, p. 116-20, 1987.

27- Demir, H., Balay, H., Kirnap, M. *A comparative study of the effects of electrical stimulation and laser treatment on experimental wound healing in rats*. v. 41, n. 2, 2004, p. 147-54.

28- Gardner, S. E., Frantz, R. A., Schimidt, F. L. Effect of electrical stimulation on chronic wound healing: a meta-analysis. *Wound Rep. Reg.*, v. 7, p. 495-503, 1999.

29- Allendorf, J. D. F. et al. Helium-Neon laser irradiation at fluences of 1, 2 and 4J/cm2 failed to accelerate wound healing as assessed by both wound contracture rate and tensile strength. *Lasers in Surgery and Medicine*. New York, n. 20, p. 340-5, 1997.

30- El Sayed, S. O. et al. Effect of laser pulse repetition and pulse radiation on mast cell number and degranulation. *Lasers in Surgery and Medicine*. London: n. 19, p. 433-7, 1996.

31- Schindl, A. et al. Successful treatment of a ersistent radiation ulcer by low power laser therapy. *J. American Acad. Dermatol.*, Viena, v. 37, n. 4, p. 646-8, out. 1997.

32- Firmino, J. Suporte psicológico ao paciente queimado. In: Macieira, L. *Queimaduras*: tratamento clínico e cirúrgico. Rio de Janeiro: Rubio, 2006.

33- Anzieu, D. O. *Eu-pele*. São Paulo: Casa do Psicólogo, 1989.

Capítulo 21

Terapêutica Urogenital (Reabilitação do Assoalho Pélvico)

Ângela Tavares
Ericka Kirsthine Valentin

Objetivos

Neste capítulo, apresentaremos a fisioterapia uroginecológica que trata das disfunções pélvicas do assoalho pélvico, como a incontinência urinária, distúrbios ginecológicos e sexuais.

Será apresentado uma revisão da anatomia, neurofisiologia e mecanismos etiopatogênicos que podem estar relacionados às disfunções, tais como: fatores genéticos, orgânicos e psicológicos.

Segundo a *American Physical Therapy Association*, a desestruturação da imagem corporal proveniente das alterações do esquema corporal em razão de procedimentos cirúrgicos remodeladores ou reparadores podem desencadear um processo de incapacitação originando deficiências fisiológicas, anatômicas ou psicológicas. Assim, ressaltamos, neste capítulo, a importância de um trabalho fisioterapêutico de sensopercepção nas diferentes disfunções ou distúrbios apresentados.

As condutas e recursos fisioterapêuticos apresentados estarão condicionados a uma avaliação completa do indivíduo por meio de uma anamnese bem elaborada para que se emita diagnósticos e prognósticos corretos, possibilitando intervenções seguras de condutas e recursos para cada distúrbio e disfunção específicos.

Ressaltamos ainda que a relevância do tratamento fisioterapêutico nesta área deve-se ao fato de as alterações uroginecológicas causarem danos à qualidade de vida do indivíduo, podendo levar a desajustes sociais com agravos à autoestima e afastamento do convívio social.

A reabilitação do assoalho pélvico insere-se na fisioterapia uroginecológica e, por serem afecções pertinentes à saúde da mulher, podem e devem ser abordadas e tratadas em dermato-funcional. As disfunções dos músculos do assoalho pélvico (MAP) ocorrem nos homens e nas mulheres, com uma incidência muito superior nas mulheres, em virtude de vários fatores como a gravidez, o parto e as variações hormonais. A incontinência urinária é a disfunção mais evidente, incluindo ainda, sequelas de cirurgias estéticas relacionadas à área genital, incontinência fecal e gasosa, disfunções sexuais como anorgasmia, vaginismo, dispareunia, dismenorreia, endometriose, TPM e outras. No tratamento destas disfunções, são utilizados alguns recursos disponíveis na terapêutica dermato-funcional clássica.

REABILITAÇÃO DO ASSOALHO PÉLVICO

Verificamos em nossa prática clínica, resultados satisfatórios para o tratamento de disfunções relacionadas ao assoalho pélvico, com o uso da eletroterapia, cinesioterapia e terapia comportamental.

O uso da eletroestimulação na reabilitação do assoalho pélvico e nas alterações uroginecológicas pode beneficiar mulheres e homens em diversas disfunções pélvicas. No tratamento da incontinência urinária, encontramos muitas citações médicas e fisioterapêuticas, confirmando o uso da eletroestimulação como conduta dentro da lógica de prescrição.

A utilização de *corrente de média frequência,* conduta estabelecida na nossa clínica diária, em pacientes selecionados na triagem para a reabilitação do assoalho pélvico, tem sido eficiente no fortalecimento e na propriocepção, isto é, promove uma sensação sinestésica auxiliando o paciente na percepção dos músculos que devem ser contraídos. A ação de contração voluntária dos músculos do assoalho pélvico é executada junto com a ação de contração eletroestimulada. As correntes interferenciais proporcionam um resultado eficiente, já no início do tratamento, quanto ao fortalecimento da musculatura.

As condutas fisioterapêuticas a serem propostas ao paciente devem seguir um parâmetro individualizado, pois cada pessoa reagirá com características evolutivas também individuais.

A sensopercepção (autopercepção) corporal influi tanto no surgimento do problema (falta de sensopercepção), quanto na prevenção e tratamento desse (reeducação). O paciente deve ser orientado a perceber o próprio corpo, contraindo os grupos de músculos que são requisitados.

As condutas cinesioterapêuticas são essenciais para um tratamento completo. Podemos utilizar recursos como as bolas terapêuticas, bastões etc.

A atuação fisioterapêutica necessita ser praticada mediante um programa científico que aborde dentro das discussões dos casos clínicos um padrão científico, e não empírico, sendo necessário o acompanhamento da equipe de saúde e utilização de exames complementares para emissão do diagnóstico clínico e cinético-funcional.

Distúrbios e disfunções do assoalho pélvico

Os distúrbios e disfunções que mais atingem a mulher originam-se de alterações anatomofuncionais do assoalho pélvico e estão associados, na maioria das vezes, a alterações psicossomáticas e mecanismo fisiopatológico multifatorial. As alterações mais comuns são: incontinência urinária, prolapsos viscerais, dismenorreia, dispareunia, anorgasmia, incontinência fecal e gasosa, vaginismo e anismo.

Os principais mecanismos fisiopatológicos que desencadeiam os distúrbios e disfunções do assoalho pélvico são: alterações hormonais e neurológicas, disfunções músculos-esqueléticas, frouxidão ligamentar, sensopercepção ausente, desuso, contração inversa de períneo, desnutrição, falta de higiene de vida, processo de envelhecimento, doenças psiquiátricas, entre outros.

Dentre as alterações hormonais, o hipoestrogenismo é a disfunção que mais provoca alterações, tanto no nível físico como no emocional da mulher nas diferentes fases da vida. No período da pré e pós-menopausa, a mulher geralmente apresentará maiores índices de queda estrogênica.

Procedimentos de avaliação e diagnóstico

Em nossa prática diária, utilizamos alguns recursos para avaliação e levantamento de dados no intuito de fornecer o diagnóstico acerca dos distúrbios do assoalho pélvico, e indicar a melhor conduta terapêutica:

- Avaliação clínica: médico e fisioterapeuta.
- Palpação vaginal ou toque bidigital – AFA (avaliação funcional do assoalho pélvico). Utiliza-se para avaliar a função dos músculos do assoalho pélvico.
- Diário miccional: o paciente anota os dados de sua micção, como a hora, se houve urgência, se houve eliminação completa da urina e se houve perda urinária. Estes dados servem para compreender a dinâmica miccional do paciente.
- Urodinâmica; cistometria; fluxometria; eletromiografia.
- *Biofeedback* eletromiográfico: equipamento capaz de mensurar efeitos fisiológicos internos como as contrações voluntárias e as contrações involuntárias não percebidas. Fornece retorno em sinal luminoso, sonoro ou numérico e possui sondas vaginal e anal, além de eletrodos de superfície. Alguns podem ser conectados a um computador por meio de de *software* apropriado, fornecendo gráficos com as contrações musculares.[5]
- Perineômetro (*Miofeedback*): é uma forma de *biofeedback* que utiliza uma sonda inflável acoplada a um manômetro onde a força é quantificada em valores numéricos.[5]

Consideram-se indicações formais do estudo urodinâmico[6] a falha no tratamento anterior e no cirúrgico, pacientes com sintomas mistos, pacientes com prolapsos genitais importantes, pacientes com doenças neurológicas e pacientes com disfunções miccionais.

A fluxometria é o exame urodinâmico mais simples do trato urinário inferior. O fluxo é definido como o volume do líquido expelido pela uretra por unidade de tempo, sendo expresso em milímetros por segundo (ml/s). É realizado com fluxômetro, que faz o registro do volume miccional *versus* tempo. A interpretação simplesmente matemática dos dados obtidos da fluxometria, de fácil execução, leva frequentemente a erros diagnósticos se não for levado em consideração a história clínica do paciente e os resultados dos exames.[7]

A eletromiografia (EMG) é o registro da atividade elétrica muscular, utilizado para avaliar a contração de determinado músculo ou verificar se a inervação é normal ou não. No uso da EMG no estudo urodinâmico, em paciente com disfunção vesical, as agulhas são inseridas no músculo esfíncter da uretra e o registro da EMG deve ser iniciado 15 minutos após a introdução do cateter uretral, pois o estímulo no esfíncter pode causar erro na interpretação do exame.[5,7]

A cistometria é o registro da pressão vesical durante a fase de enchimento, sendo o exame de maior importância para a incontinência urinária, pois os outros métodos serão acrescidos, compondo a avaliação urodinâmica. A falha no registro influenciará os outros exames. Durante o exame, é mantido contato verbal entre o paciente e o examinador para informar a sensibilidade vesical (ex: primeiro desejo miccional, urgência) e comentar resultados observados no decorrer da avaliação. A Pressão Vesical (Pves) é o registro da pressão dentro da bexiga e representa a pressão da bexiga acrescida da pressão abdominal (Pabd). Durante a cistometria, com a mobilização do paciente ou conversa, ocorre aumento da Pves e, para confirmar se há alguma atividade do detrusor, é necessário medir a pressão abdominal (Pabd). A pressão vesical menos a pressão abdominal é igual à pressão do detrusor (Pdet). Na bexiga hiperativa pode ocorrer contração do reto durante o registro do Pabd.

A avaliação urodinâmica que é um procedimento médico, corresponde a um termo genérico que compreende o estudo funcional da bexiga e/ou uretra. Como citado anteriormente, fazem parte desse exame a fluxometria, a cistometria, o estudo fluxo/pressão.

Por meio da cistometria, obtêm-se as seguintes atividades: atividade do detrusor, capacidade vesical, complacência vesical e sensibilidade vesical.

O detrusor hiperativo caracteriza-se por apresentar contrações involuntárias, espontâneas ou desencadeadas por manobras provocativas, como tossir, mudança de decúbito, enchimento rápido etc. Quando as contrações involuntárias estão relacionadas com a lesão neurológica, considera-se como hiper-reflexia do detrusor e quando não há lesão neurológica, denomina-se hiperatividade do detrusor.

Nos pacientes com lesão neurológica, muitas vezes, as contrações são assintomáticas, mas apresentam sintomas como polaciúria, nictúria, urgência e urge-incontinência.

Anteriormente, o valor acima de 15 cmH_2O era considerado como contração não inibida, mas, atualmente, consideram-se quaisquer contrações não inibidas e não existe um valor mínimo. As contrações[7] são consideradas efetivas quando são maiores que 5 cmH_2O.

A capacidade vesical no adulto normal é de 300 ml a 600 ml, representando a capacidade de urina que a bexiga pode conter.

O exame de urodinâmica deve ser indicado sempre que a informação de um desses fatores, como a hiperatividade do detrusor, capacidade vesical, complacência vesical (variação das pressões intravesicais), for importante na compreensão do quadro clínico do paciente.

A videourodinâmica também deveria fazer parte dos exames urodinâmicos, mas apresenta o inconveniente de ter alto custo, e mais a irradiação pela radioscopia e o uso de contrastes. Só é realizado em centros de referência e é utilizado em casos mais complexos, onde é considerado padrão ouro no diagnóstico das disfunções miccionais.[6]

Em Uroginecologia, segundo Lee,[8] a avaliação da cintura pélvica deve dividir-se em *exame subjetivo* (informações gerais sobre o paciente) e *exame objetivo*: avaliação da marcha, postura, exame físico em geral (tônus muscular, potência, *endurance*, coordenação dos músculos, trofismo, força muscular, testes funcionais, entre outros).

Na avaliação do assoalho pélvico, podemos efetuar a seguinte abordagem: avaliação clínica – questionário de triagem; avaliação postural; avaliação cinética funcional; exame do assoalho pélvico (inspeção, coloração, trofismo, retrações, prolapsos); palpação (toque bidigital); avaliação morfofuncional e avaliação da musculatura do assoalho pélvico e músculos acessório/correlatos.

A avaliação de força e tônus muscular, por meio da AFA, pode ser realizada baseando-se nos conceitos de Stephenson e O`Connor:[9]

Segundo Baracho,[6] a avaliação básica da musculatura também pode ser realizada de acordo com o Quadro 21.1.

Graduação Básica
0 – nenhuma contração;
1 – pequeno sinal de contração;
2 – contração fraca;
3 – contração moderada com levantamento do assoalho pélvico;
4 – boa contração com levantamento do assoalho pélvico;
5 – contração forte com levantamento do assoalho pélvico.

Quadro 21.1 - Avaliação básica da musculatura segundo Baracho

Grau	Aspecto visual da contração	À palpação
0	ausente	ausente
1	ausente	reconhecível
2	débil	reconhecível
3	presente	sem resistência
4	presente	com resistência < 5 s
5	presente	com resistência > 5 s

A avaliação quantitativa e qualitativa de força dos músculos do assoalho pélvico pode ser determinada pelo uso de perineômetros digital e de pressão, onde a unidade de medida baseia-se em valores em psi (libras por polegadas quadradas – 0,5 a 3), mmHg ou cmH_2O.

As medidas feitas com o perineômetro devem ser analisadas com cautela, pois a paciente necessita de boa coordenação motora e percepção, para não contrair músculos que são correlatos ou acessórios da musculatura do assoalho pélvico e poderiam mascarar os resultados.

A avaliação da dinâmica miccional, normalmente é baseada no diário miccional (frequência, hábitos), na avaliação da urodinâmica (avaliação do médico) e nos exames laboratoriais (para descartar infecções, alterações hormonais).

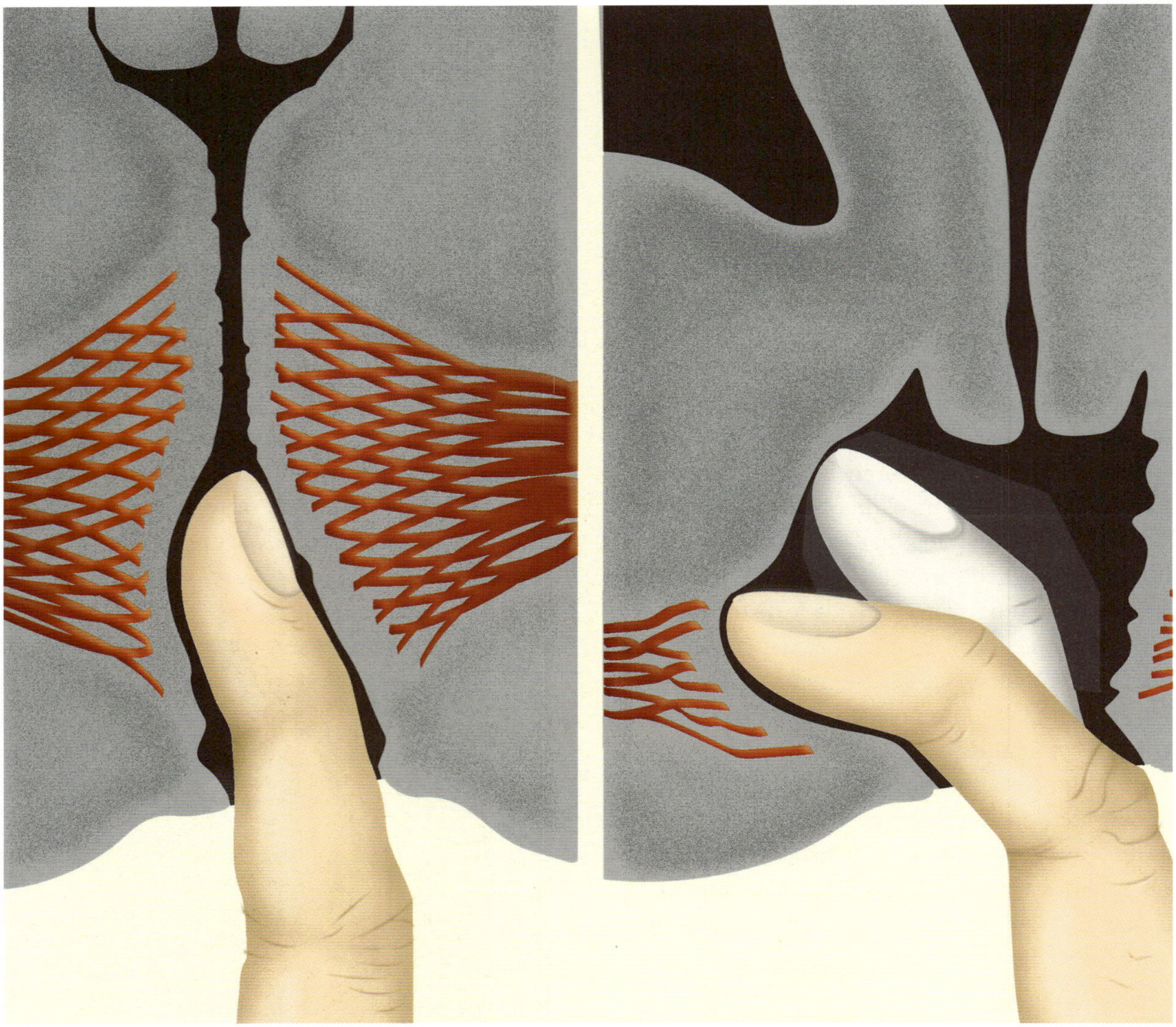

Figura 21.1 Procedimento de percepção digital (palpação vaginal) como modalidade de avaliação.

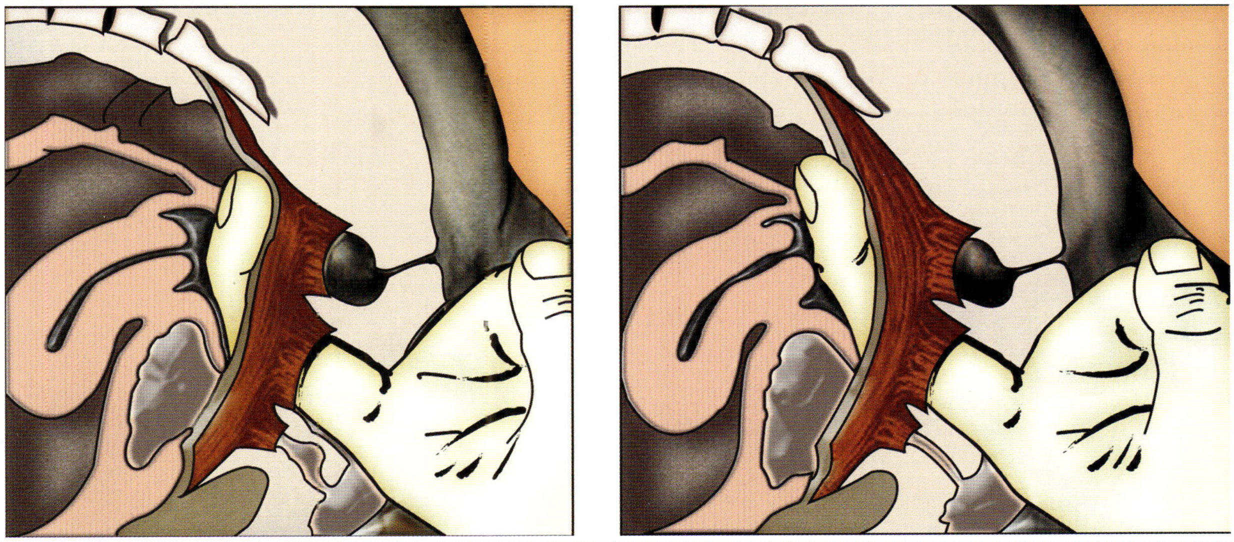

Figura 21.2 Procedimento de percepção digital (palpação vaginal) como modalidade de avaliação.

Os pacientes devem ser atendidos, de preferência, por equipe multidisciplinar, onde haja pelo menos médico e fisioterapeuta. As condutas terapêuticas mais adotadas por parte da medicina são basicamente: avaliação clínica, exame preventivo, exame laboratorial, tratamento farmacológico e avaliação urodinâmica. A abordagem fisioterapêutica na avaliação desses pacientes envolve a avaliação cinético-funcional, avaliação corporal e postural, diário miccional e o programa de tratamento.

As modalidades fisioterapêuticas mais utilizadas para avaliação em nossa prática clínica são: percepção digital (Figura 21.1 e 21.2), terapia comportamental; eletroestimulação; *miofeedback*; *biofeedback* e cinesioterapia. Lembramos que a avaliação pela percepção digital pode ter melhor resultado por meio do toque bidigital.

Anatomia e fisiologia do assoalho pélvico

Assoalho pélvico (diafragma pélvico) se refere coletivamente aos tecidos que ocupam o espaço entre o púbis e o cóccix. A área inclui músculos esqueléticos sob controle voluntário, que respondem às mesmas técnicas de treinamento dos outros músculos esqueléticos do corpo (Figura 21.3).[10,11,12]

O assoalho pélvico foi descrito como uma estrutura anatômica de cinco camadas de fáscia e músculos presos ao anel ósseo da pelve, tendo funções de apoio, esfincteriana e sexual.[13]

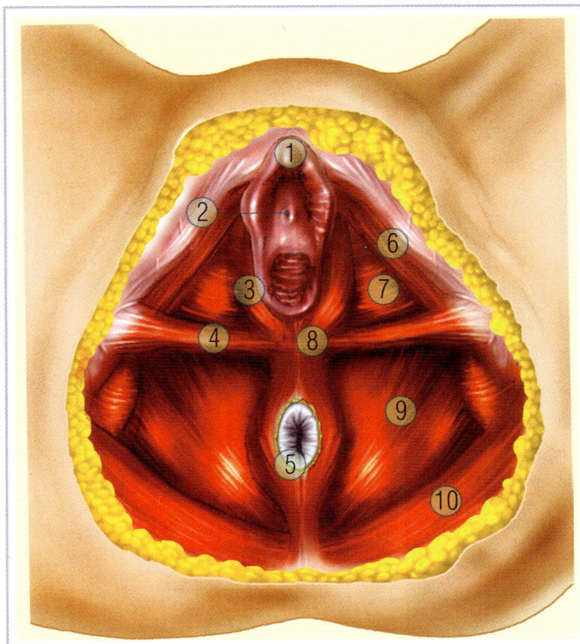

1 – Clítoris
2 – Orifício uretral
3 – Músculo bulboesponjoso
4 – Músculo perineal superficial transverso
5 – Músculo do esfíncter anal externo
6 – Músculo isquiocavernoso
7 – Diafragma urogenital
8 – Corpo perineal
9 – Músculo elevador do ânus
10 – Músculo glúteo máximo

Figura 21.3 Anatomia do assoalho pélvico.

A atuação fisioterapêutica nas disfunções do assoalho pélvico visa à recuperação cinética funcional de seus músculos, esfíncteres e fáscias. Estas estruturas podem sofrer alterações funcionais por causa de fatores envolvendo a vasculatura do complexo arteriovenoso (Figura 21.4), que compromete a coaptação da mucosa que constitui o assoalho pélvico. A deficiência hormonal provoca altera-

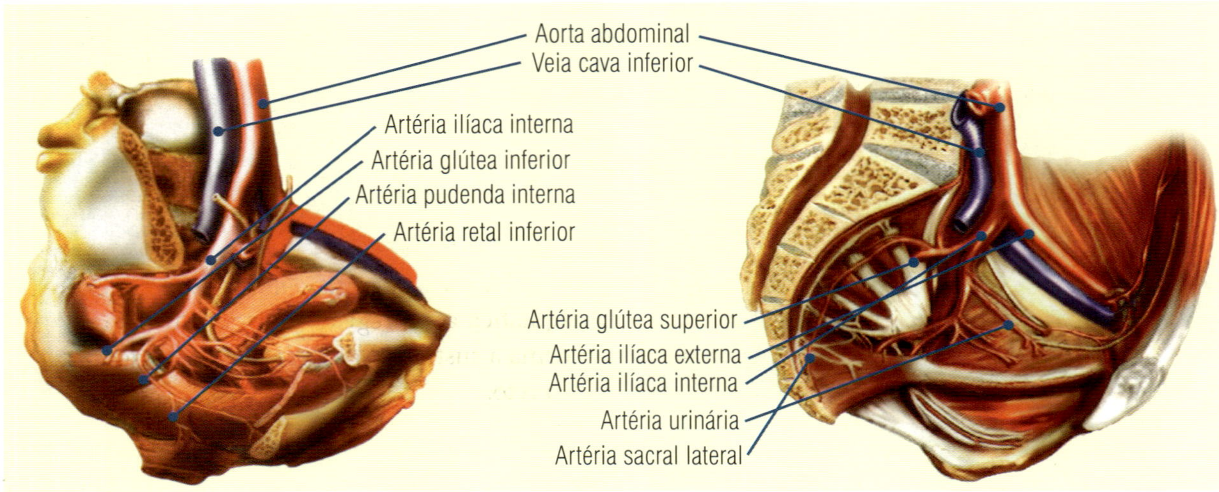

Figura 21.4 Sistema arteriovenoso da pelve feminina.

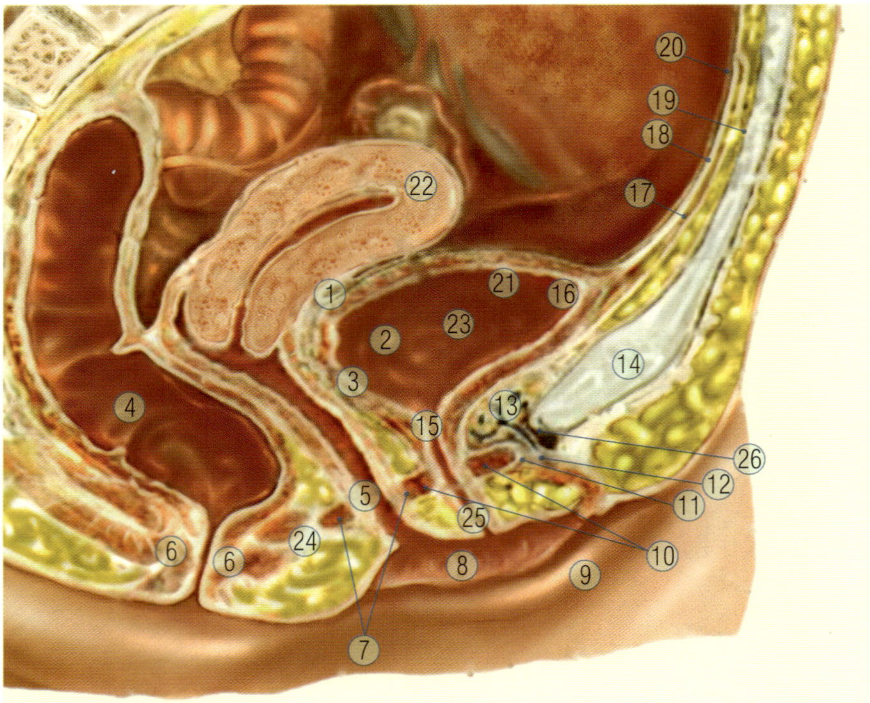

1 – Escavação vesicouteriana
2 – Óstio uretral da bexiga urinária
3 – Trígono da bexiga urinária
4 – Reto
5 – Vagina
6 – Músculo esfíncter externo anal
7 – Músculo transverso profundo do períneo no diafragma urogenital
8 – Lábio menor
9 – Lábio maior
10 – Músculo esfíncter da uretra
11 – Ligamento transverso do períneo
12 – Veia dorsal profunda do clítoris
13 – Espaço retropúbico (pré--vesical) e plexo venoso
14 – Síntese púbica
15 – Colo da bexiga urinária
16 – Ápice da bexiga urinária
17 – Fáscia pré-vesical umbilical
18 – Úraco (ligamento umbilical mediano)
19 – Fáscia transversal
20 – Peritônio
21 – Fundo da bexiga urinária
22 – Útero (fundo)
23 – Corpo da bexiga urinária
24 – Centro tendíneo do períneo
25 – Uretra
26 – Ligamento arqueado do púbis

Figura 21.5 Anatomia do sistema urogenital feminino.

ções no fluxo sanguíneo do complexo arteriovenoso, localizado na camada de musculatura lisa da uretra e seu revestimento uretral, prejudicando a coaptação das mucosas. Daí a grande importância de se manter um programa de exercícios pélvico-perineais para oxigenação permanente desta área.

Segundo Faccog et al.,[14] a sustentação anatômica das estruturas da uretra, bexiga e junção uretrovesical derivam primariamente de uma camada fascial. A fáscia endopélvica é o elemento pélvico responsável principalmente pela manutenção das relações normais entre as estruturas em treliça de tecido que encapsula, suspende e ancora os órgãos pélvicos na posição central. Formada de uma trama tridimensional de colágeno, elastina e músculo liso, envolvem e sustentam as vísceras das cavidades abdominal e pélvica, estendendo-se desde o assoalho pélvico até o diafragma respiratório (Figura 21.5).

A fáscia pubocervical, área específica da fáscia endopélvica, é uma camada de tecido fibroso grosso e apresenta grande importância para a sustentação uretrovesical, localizando-se na vagina, abaixo da bexiga. A fáscia vaginal anterior e a fáscia puberocervical fundem-se com a pele vaginal, proporcionando uma rede ou alça para a uretra e bexiga. Ainda a fáscia pubocervical, une-se proximalmente ao colo, distalmente funde-se à membrana perineal do triângulo urogenital e lateralmente se conecta com a parede pélvica na fáscia da linha alba, que é um espessamento linear da fáscia parietal dos músculos elevadores do ânus.[14]

A fáscia da linha alba se estende da espinha isquiática até a região posterior do osso púbico e forma a sustentação lateral para a bexiga, a vagina e o reto.

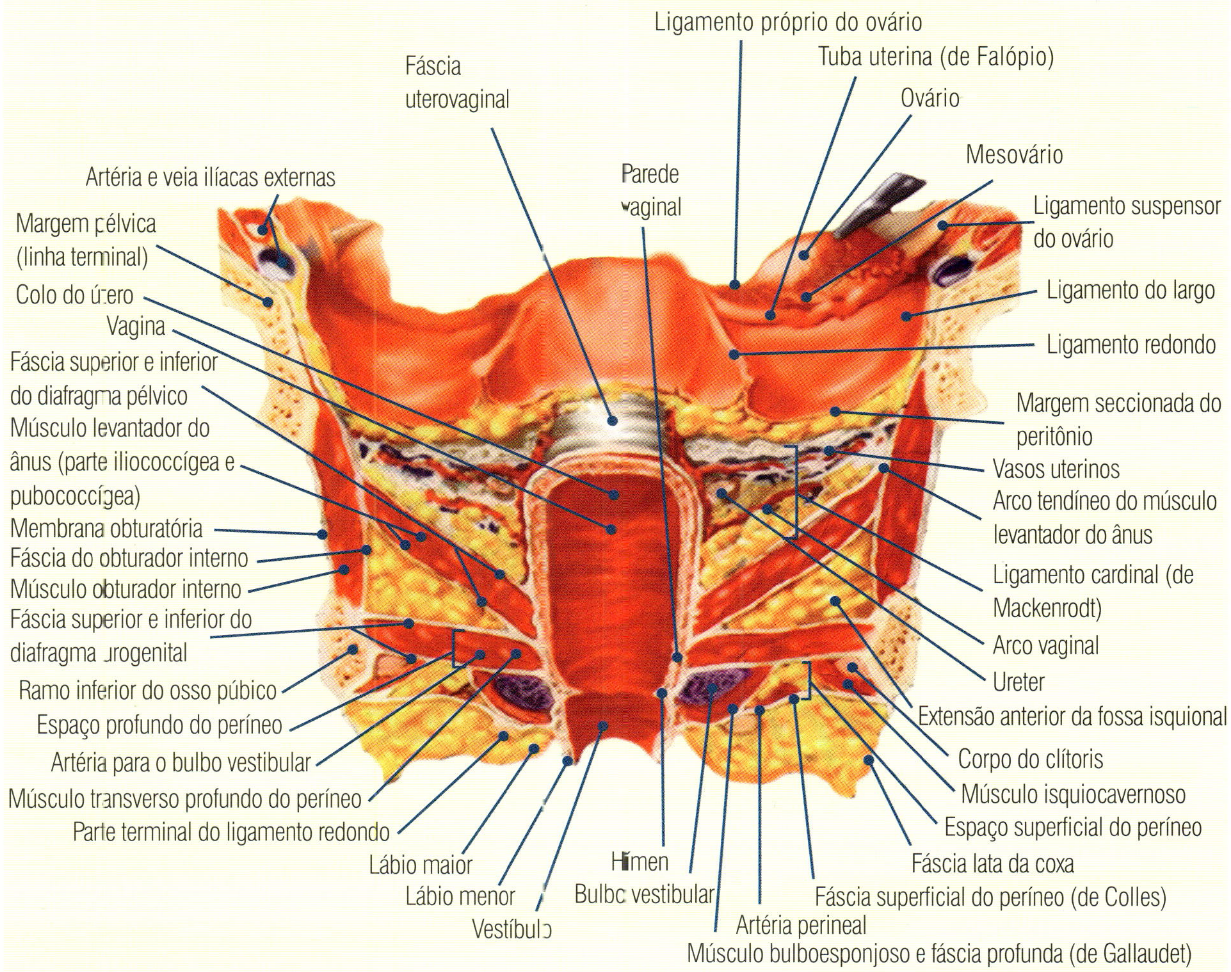

Figura 21.6 Estrutura ligamentar do sistema urogenital feminino.

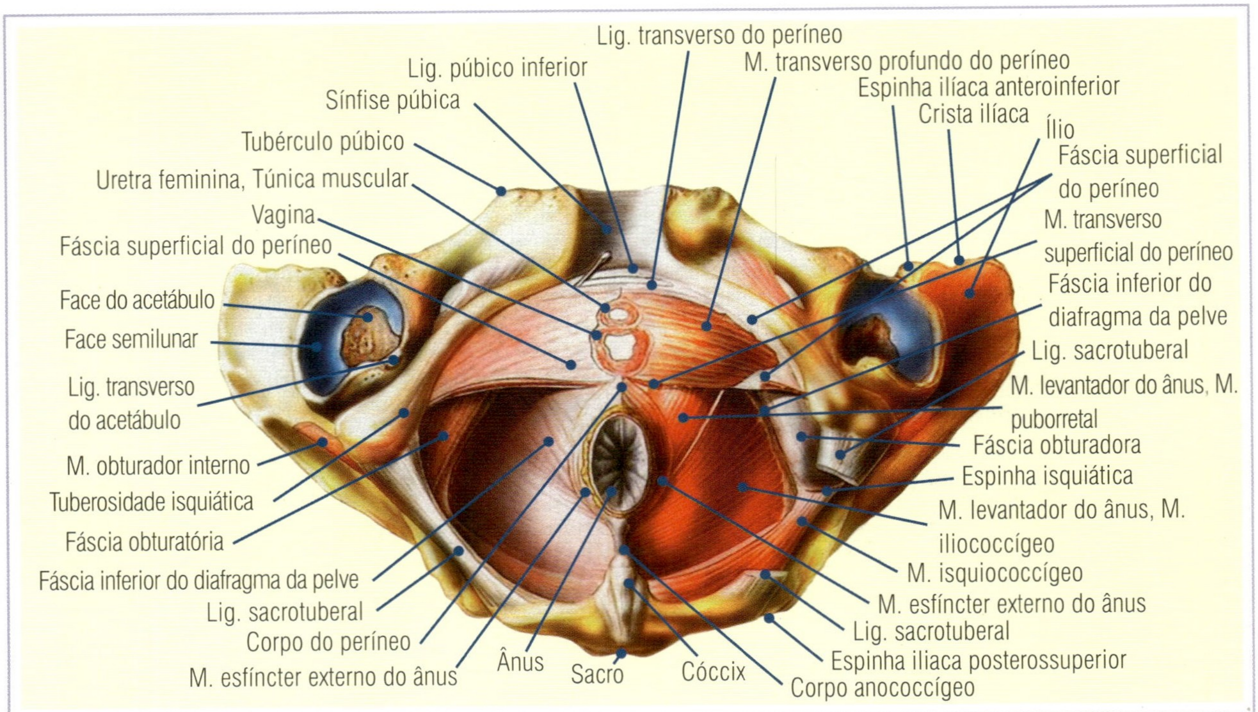

Figura 21.7 Anatomia muscular e ligamentar do assoalho pélvico.

A fáscia pubocervical forma a plataforma horizontal que sustenta a bexiga, e sua porção anterior sustenta a uretra. A junção uretrovesical e a uretra proximal localizam-se próximas à região posterior da sínfise púbica contra a fáscia pubocervical com o aumento da pressão abdominal promovendo a continência.[11,12,14]

Segundo Hall e Brody,[10] os músculos do assoalho pélvico (MAP) são esqueléticos, localizados na base da cavidade abdominal, e referem-se aos tecidos que ocupam o espaço entre o púbis e o cóccix. A área inclui músculos esqueléticos sob controle voluntário que respondem às mesmas técnicas de treinamento dos outros músculos esqueléticos do corpo.

Os autores relataram ainda que os MAP esqueléticos podem ser divididos em quatro camadas, da superfície para a profundidade: o esfíncter anal, o triângulo urogenital, que inclui os músculos perineais superficiais e o diafragma pélvico (Figura 21.7), e o processo de reabilitação também envolve os músculos esqueléticos localizados na base da cavidade abdominal.

O esfíncter anal é o mais superficial e é constituído pelo esfíncter anal interno, formado de músculo liso, e o esfíncter anal externo formado de músculo esquelético. Ambos se fundem com a tipoia puborretal do músculo do diafragma pélvico (levantador do ânus). A inervação neurológica é proporcionada pelo quarto nervo sacro e ramo inferior do pudendo.[11,12,14]

A ação dos músculos puborretal e o esfíncter anal proporcionam a continência fecal.

Os músculos perineais superficiais, que consistem no triângulo urogenital, são o bulbocavernoso, o ísquiocavernoso e o transverso superficial do períneo.

O diafragma urogenital é formado pelos músculos: esfíncter uretrovaginal, compressor da uretra e o esfíncter da uretra. O esfíncter da uretra, ou esfíncter interno da uretra, localizado na junção uretrovesical, é formado por um anel de músculo liso involuntário no trígono da bexiga e por duas alças em forma de U, de músculos lisos derivados do músculo detrusor (Figura 21.7). Os músculos do esfíncter, que são fibras autonômicas, a contração contínua do anel trigonal e o mecanismo da alça detrusora são importantes para manter a continência de repouso. As condições que afetam o nervo pudendo como o trauma de parto, cirurgias, mielodisplasias podem danificar o esfíncter

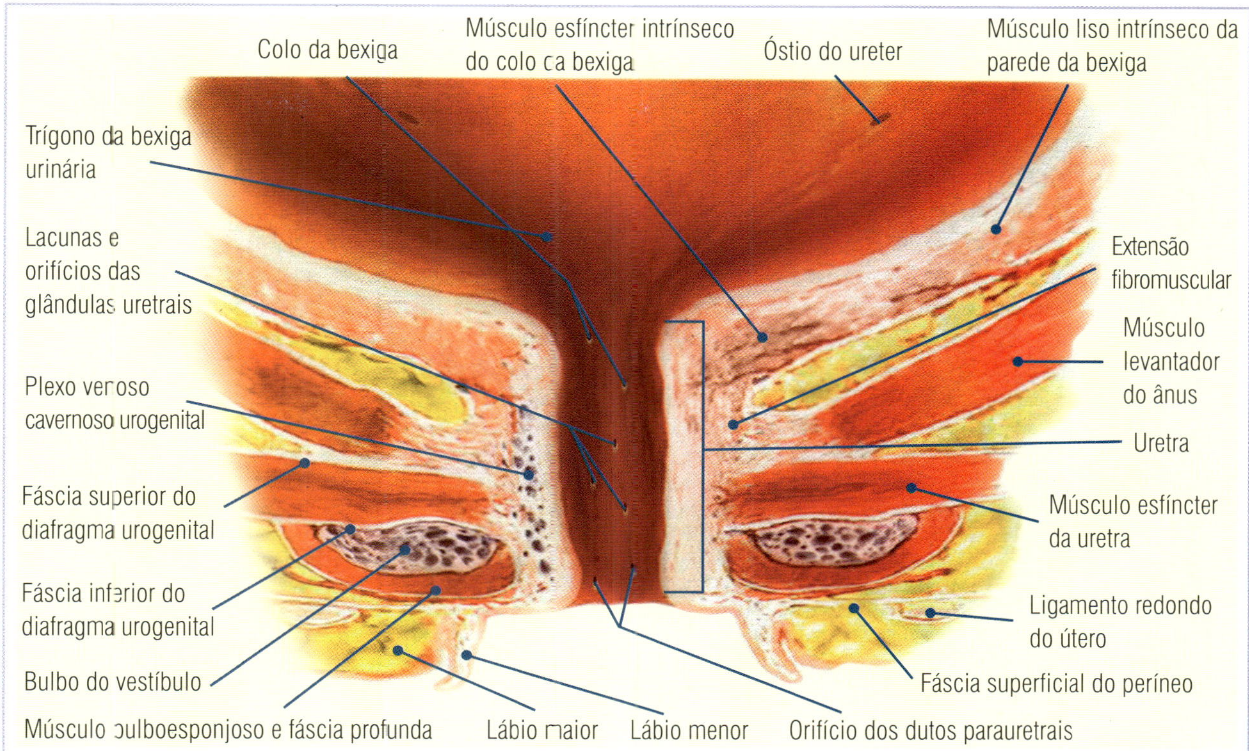

Figura 21.8 Uretra feminina.

da uretra e o esfíncter uretrovaginal e levar à incontinência urinária, mesmo que o suporte nesta área esteja normal.[14]

O esfíncter uretrovaginal ou esfíncter externo da uretra possui um sistema de fechamento que compreende três músculos: o músculo esfincter da uretra, o compressor da uretra e o uretrovaginal. O músculo compressor da uretra se origina das superfícies mediais dos ramos isquiopúbicos, onde ultrapassa o músculo uretrovaginal se dirigindo para a superfície anterior da uretra, agindo como esfíncter da vagina, assim como da uretra.[15] O músculo esfíncter externo da uretra na sua metade inferior funde-se com as paredes anterior e lateral da vagina onde forma o esfíncter uretrovaginal.[5]

A uretra feminina é um tubo fibromuscular de 3 cm a 4 cm de comprimento e tem início no óstio interno na bexiga, no trígono. Encaixa-se na parede anterior da vagina, inclina-se inferior e anteriormente no diafragma pélvico e termina no óstio externo entre o clítoris e o óstio da vagina. Neste caminho, ela passa próximo à face posterior da sínfise púbica, onde se fixa pelos ligamentos puborretais. Em seu terço médio, ela é circundada por fibras de músculo estriado, músculo esfíncter da uretra, cuja força é a responsável pela continência urinária. O músculo levantador do ânus também oferece força na manutenção da continência[11] (Figura 21.8 e 21.9).

O diafragma pélvico é formado pelos músculos coccígeo e levantador do ânus. O músculo coccígeo tem origem no ísquio, insere-se na porção anterior do cóccix e de S4, é inervado pelos ramos ventrais dos nervos sacros quatro e cinco. Sua função é flexionar o cóccix e ajudar a estabilizar o sacro por meio de suas inserções sacrococcígeas (Figura 21.3 e 21.7).[11,12,14]

O músculo levantador do ânus é subdividido em pubococcígeo e iliococcígeo. O iliococcígeo origina-se no ramo púbico e no ligamento do arco tendíneo, que é uma extensão da fáscia obturadora interna, e se insere no cóccix. O músculo pubococcígeo se divide nos músculos pubovaginal e puborretal. O pubovaginal tem origem na parte posterior do púbis e se insere no corpo perineal e nas paredes vaginais. O músculo puborretal se origina no púbis e na fáscia obturadora interna se inserindo na superfície anterior do cóccix e nas paredes laterais

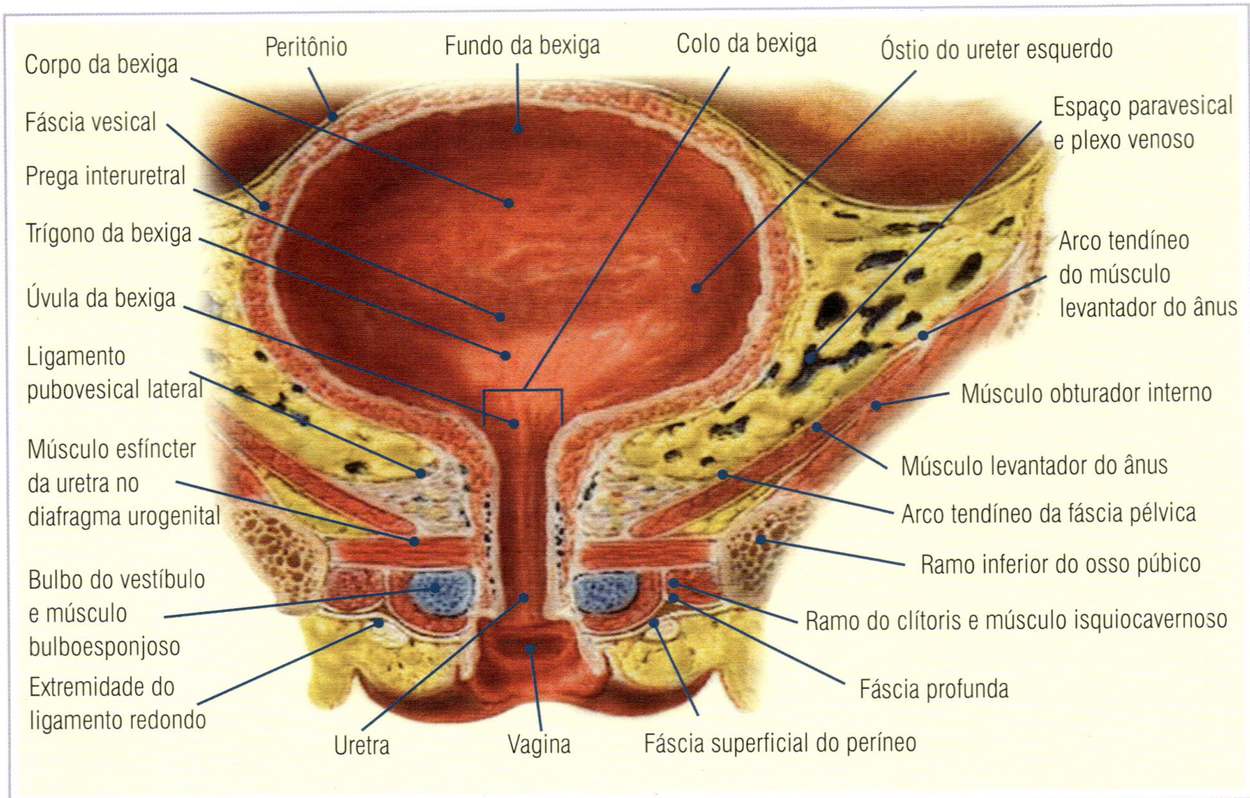

Figura 21.9 Anatomia da bexiga feminina.

do reto. A inervação dos músculos levantadores do ânus provém do ramo retal inferior do nervo pudendo de S2 a S4 e dos ramos retais de S2 a S4. Sua função consiste em apoiar as vísceras pélvicas e comprimir a vagina, a uretra e o reto, permitindo a continência (Figura 21.3 e 21.7).[10,11,12]

As fibras musculares componentes do assoalho pélvico apresentam percentual de 70% de fibras de contração lenta (Tipo I), responsáveis pela manutenção do tônus; os outros 30% são fibras de contração rápida (Tipo II). As fibras tipo I têm ação mais intensa na função de apoio e esfincterianas e as fibras tipo II nas funções esfincterianas e sexuais. A contração voluntária do assoalho pélvico tem ação, mais especificamente, das fibras do tipo II, fazendo que elas se hipertrofiem potencializando a força de contração perineal.[16,17] Esta composição permite a manutenção do tônus por um longo período e a obtenção de aumento repentino do tônus para compensar aumentos da pressão intra-abdominal que ocorre, por exemplo, durante a tosse (esforço).[18]

Hall e Brody[10] relataram que as funções do assoalho pélvico são de apoio, esfincteriano e sexual. A função de apoio proporciona a manutenção das vísceras pélvicas em suas posições por meio do tônus de repouso, das fibras tipo I, dos músculos de contração lenta. Fortalecidos, os músculos do assoalho pélvico ajudam no apoio dos órgãos quando esses sofrem uma elevação da pressão intra-abdominal durante uma atividade muscular aumentada como tosse, espirro, gravidez (peso do útero sobre as vísceras) e parto. Na função esfincteriana, as fibras tipo II, contração rápida, são ativadas no fechamento rápido dos esfíncteres.

O programa de exercícios para tratamento e prevenção das disfunções pélvicas contribui para a contração de ambos os tipos de fibras musculares. Os músculos do assoalho pélvico respondem a alongamentos rápidos e possuem extensa fáscia através das camadas musculares; apresentam sensações de propriocepção e pressão. Os músculos do diafragma pélvico são os maiores do assoalho pélvico e responsáveis pela maioria das funções executadas.[11,12,14]

As deficiências e disfunções pélvicas podem ocorrer em uma única camada ou em todo o diafragma pélvico.

Existem alguns músculos que estão presentes na região pélvica e interferem no assoalho pélvico, como o piriforme e o obturador interno. O piriforme origina-se na superfície anterior de S1 e S4, insere-se no trocanter maior do fêmur e sua borda inferior fica próxima à borda superior do músculo coccígeo. O obturador interno origina-se na reborda interna do forame obturador e se insere no trocanter maior. Os músculos levantadores do ânus se fixam em uma extensão da fáscia obturadora interna (o arco tendíneo).

As deficiências em comprimento, força, *endurance* e padrões de recrutamento dos músculos piriforme e obturador interno também contribuem frequentemente para as disfunções do assoalho pélvico.[10]

Os músculos adutores; psoas menor e maior; iliopsoas e ilíaco são também responsáveis por disfunções lombopélvicas.[10,11,12] Em nossa prática ambulatorial, observamos ser necessário que se faça uma avaliação postural e cinético-funcional completa, evidenciando quadril e pelve, para que haja segurança na prescrição do tratamento e um resultado seguro, nas condutas prescritas.

Incontinência urinária

Mecanismos de continência urinária

Segundo Polden e Mantle,[19] a palavra continência é usada para descrever a capacidade normal de uma pessoa para acumular urina e fezes, com controle consciente sobre o tempo e lugar para urinar ou defecar. Uma mistura sutil de fatores contribui para a continência, de modo que ela não responde apenas pelo estado e pela integridade dos órgãos específicos incluídos e pelos tecidos vizinhos que são importantes, mas também pela saúde geral – tanto física quanto mental – da pessoa integral.

Os autores relataram ainda que a continência é controlada neurologicamente em três níveis: espinhal, pontino e cerebral. Normalmente, esses três níveis interagem de modo harmonioso, por meio de uma mistura de vias autônomas e somáticas, principalmente parassimpáticas.

Segundo Girão et al.,[20] os mecanismos de continência são: esfíncter uretral, topografia intra-abdominal do colo vesical, coaptação e dobras da mucosa uretral, coxim vascular periuretral, diafragmas pélvico e urogenital, ângulos de inclinação uretral e uretro-vesical posterior, fibras elásticas e colágenas periuretrais. O autor relatou ainda que o sistema esfincteriano da uretra é formado pelo esfíncter interno ou involuntário e pelo externo ou voluntário. O primeiro é constituído por fibras musculares lisas e respondem pela manutenção da pressão intrauretral durante o repouso, contribuindo assim para a coaptação da mucosa, que, por sua vez, promove efeito selante da uretra. Já o esfíncter externo, atua sob controle voluntário e apresenta dois tipos de ação, uma tônica, para manter a pressão uretral (fibras de contração lenta), e outra que se responsabiliza pela resposta rápida à variação de pressão intra-abdominal.

A porção distal do esfíncter estriado recebe fibras oriundas do diafragma pélvico e urogenital. As fibras do diafragma urogenital formam dois músculos, denominados compressor da uretra e do esfíncter da uretra.[21] O esfíncter externo não é capaz de manter a continência por longos períodos sem auxílio do esfíncter interno, apesar de desempenhar papel fundamental nos períodos em que exista desejo miccional e que a bexiga esteja cheia.[22]

O coxim vascular periuretral tem participação significativa na composição uretral e é responsável por um terço da pressão uretral, além de contribuir para o efeito selante da coaptação da mucosa.

O colágeno é outro elemento que tem participação na continência e se relaciona ao estímulo estrogênico. Brincat et al.[23] demonstraram existir receptores hormonais nos fibroblastos e que estes diminuíam com a idade e que a TRH (Terapia de reposição hormonal) na pós-menopausa aumenta sua quantidade.

Os estrogênios aumentam, também, o número e a sensibilidade dos receptores alfa-adrenérgicos, potencializando sua ação e melhorando o tônus esfincteriano uretral.[20]

Centros neurológicos de controle da micção

O principal suprimento nervoso da bexiga é por meio de nervos pélvicos que se conectam com a medula espinhal pelos plexos sacros. Nesses nervos pélvicos há fibras nervosas sensoriais (detectam o nível de estiramento da bexiga) e fibras nervosas motoras (esvaziamento vesical).[24]

Segundo Girão et al.,[20] os principais centros neurológicos de controle da micção são:

- Córtex cerebral: controle voluntário da micção; provê atividade inibitória.
- Substância reticular pontomesencefálica: centro de coordenação; integra e coordena os demais centros; provê atividade tônica inibitória.
- Cerebelo: controla o equilíbrio e a postura durante a micção.
- Medula sacral: via de passagem de todos os estímulos aferentes e eferentes; coordena a sincronia da contração de detrusor e o do relaxamento do esfíncter uretral e vice-versa. A continência urinária é obtida pela ação de vários fatores que atuam sinergicamente e o funcionamento adequado de cada um desses circuitos reflexos depende da normalidade de todos.

A distribuição dos receptores do sistema nervoso autônomo é formada por estímulos colinérgicos, alfa-adrenérgicos e beta-adrenérgicos. A inervação do trato urinário baixo é composta pelo sistema simpático (lombar) T10 – L2 e sistema parassimpático (sacral) S2 – S4.

Ação dos estímulos:

Sistema simpático:

- Estímulo beta-adrenérgicos → relaxamento do detrusor.
- Estímulo alfa-adrenérgico → contração do esfíncter vesical.

Sistema parassimpático:

- Estímulo colinérgico → contração do detrusor.
- Estímulo colinérgico → relaxamento do esfíncter vesical.

No sistema nervoso autônomo, tanto o componente simpático como o parassimpático, inerva o trato urinário baixo que recebe também fibras do nervo pudendo.

Na parede do detrusor, encontram-se mecanorreceptores ativados com o enchimento vesical. Estes receptores enviam estímulos aferentes (sensoriais) inicialmente ao centro sacro da micção e depois ascendem ao centro da micção na porção anterior da ponte cerebral. Daí, um estímulo descendente excita as fibras parassimpáticas do nervo pélvico. A estimulação do nervo pélvico faz que o detrusor se contraia, com concomitante abertura do colo vesical. Ao mesmo tempo, ocorre a inibição da contração do esfíncter uretral externo. Essa sucessão de eventos permite que a micção ocorra sob baixa pressão e possibilita um completo esvaziamento vesical.[7]

O reflexo da micção é um ciclo completo único, onde ocorre inicialmente aumento progressivo e rápido da pressão, em seguida um período de pressão sustentada e, por fim, a volta da pressão ao tônus basal da bexiga. Uma vez ocorrido um reflexo de micção, mas que não tenha esvaziado a bexiga, os elementos nervosos deste reflexo geralmente permanecem num estado de inibição por alguns minutos até uma hora ou mais antes que ocorra um outro reflexo de micção. À medida que a bexiga vai sendo preenchida, os reflexos de micção ocorrem com maior frequência e são cada vez mais intensos.[24]

A lesão total ou parcial do nervo pudendo determina menor tônus esfincteriano da uretra e dos músculos do assoalho pélvico, o que acarretará a incontinência urinária.[20]

Mecanismos da incontinência urinária

A incontinência é geralmente definida como a saída involuntária da urina ou das fezes em horas e locais inadequados e antissociais. De início, é bom lembrar que essa definição se aplica somente após a primeira infância; e muitos casos que atendem essa definição são um estado temporário, sendo dificilmente considerados como incontinência real, estando ligada com uma causa específica, por exemplo, incontinência passageira, infecção, traumatismo ou efeitos colaterais de drogas.[19]

A avaliação minuciosa desses pacientes costuma revelar fraqueza dos músculos do assoalho pélvico e comorbidades passíveis de tratamento. Cerca de 80% desses pacientes incontinentes podem receber uma ajuda significativa com as técnicas comportamentais incruentas usadas por fisioterapeutas qualificados. O fortalecimento dos MAP pode ajudar esses pacientes a retomarem um estilo de vida ativa sem o temor do esvaziamento perturbador.[10]

Segundo Mc Gire et al.,[36] a incontinência ocorre quando a bexiga não consegue armazenar a urina ou é incapaz de esvaziar-se completamente. Isso pode ocorrer quando existe uma hiperatividade da musculatura que vai ocasionar uma contração independente do detrusor, gerando uma pressão na bexiga maior do que a uretral, causando a perda urinária, ou pode ser causada por uma uretra hipermóvel ou lesada, que, neste caso, sofre um aumento da pressão abdominal, de modo que a pressão vesical, supera a uretral, ocorrendo a perda urinária.

A incontinência pode resultar também em afecções secundárias, como solução de continuidade da pele, que pode constituir uma consequência médica séria para o paciente idoso.[10]

A incontinência urinária pode ser classificada de acordo com diversos critérios: idade, sexo, etiologia ou por meio de estudo urodinâmico. Ela também pode ser representada por um sintoma, um sinal e uma condição. Quanto ao *sintoma*, o paciente refere perda urinária; no *sinal*, a perda urinária é demonstrada objetivamente; e quanto à *condição*, a fisiopatologia é demonstrada por avaliação clínica ou urodinâmica e pode ser um problema vesical e/ou esfincteriano (anormalidades vesicais: hiperatividade do detrusor e baixa complacência; anormalidades uretrais: hipermobilidade uretral e insuficiência intrínseca do esfíncter). A queixa é frequente em ambos os sexos e nas diversas faixas etárias, sem tratamento adequado.

A maioria dos sistemas de classificação das disfunções vesicais é baseada em características urodinâmicas. A *International Continence Society* (ICS), tendo como base os sintomas e alguns parâmetros urodinâmicos, classificou as disfunções do trato urinário baixo como distúrbios no enchimento ou de armazenamento e distúrbios da fase de esvaziamento. Mas depende de tantos fatores e suas disfunções possuem tantas causas que não existe sistema de classificação que seja abrangente ou fique imune a críticas.[7]

Tipos de incontinência urinária

A incontinência urinária pode ser causada por doenças do trato urinário, do sistema nervoso e também por uma gama de fatores externos. O tratamento eficaz depende de uma avaliação bem programada do paciente, tendo como base um diagnóstico correto e não apenas os sintomas. O sistema de classificação nos ajudaria a ordenar de forma clara e lógica nossa conduta caso a caso.

A padronização da nomenclatura é importante, principalmente, quando se trata da elaboração de protocolos de tratamento. Abordaremos a nomenclatura pertinente às funções do trato urinário baixo, propostas pela ICS, a classificação das disfunções miccionais da fase de armazenamento vesical.

Abaixo descrevemos alguns relatos que definiram uma classificação clínica da incontinência urinária:

- Incontinência urinária de esforço (Estresse): é definida como o vazamento de uma pequena quantidade de urina durante os períodos com elevação da pressão intra-abdominal, como tossir, rir, espirrar e levantar objetos. É uma deficiência na transmissão da pressão intra-abdominal para a uretra proximal. As deficiências fisiológicas incluem desempenho deteriorado dos músculos do assoalho pélvico, *endurance* reduzida e deficiências na coordenação.[10] Os principais fatores de risco para o desenvolvimento dessa incontinência são multiparidade, menopausa e cirurgias pélvicas prévias, predisposição genética (alteração da relação colágeno-elastina tecidual, número de receptores estrogênicos).[22] As causas são semelhantes as da disfunção de apoio. As deficiências fisiológicas incluem desempenho deteriorado dos músculos do assoalho pélvico, *endurance* reduzida e deficiência na coordenação.[19]
- Incontinência de urgência (urge-incontinência): é definida como vazamento de urina associado a uma grande necessidade de urinar. Durante essa necessidade (ânsia), o detrusor permanece estável e não se contrai. Em algumas pacientes, uma enorme necessidade de

urinar está associada às contrações inadequadas do detrusor. A causa subjacente da incontinência de urgência costuma ser obscura e pode incluir um dano neural do SNP ou do SNC, pode haver também uma deficiência na coordenação dos músculos do assoalho pélvico durante a contração do detrusor.[7,10]

- Incontinência mista: representa uma combinação dos sintomas das incontinências de estresse e urgência. Essas pacientes relatam vazamento de urina com as elevações na pressão intra-abdominal e com uma enorme ânsia de urinar.[19]
- Incontinência de transbordamento: a bexiga não se esvazia plenamente e grandes volumes de urina são mantidos dentro dela. Quando a pressão vesical é mais alta que a pressão uretral, pequenas quantidades de urina "transbordam". Esse vazamento pequeno, porém constante, pode ou não estar relacionado ao aumento da pressão intra-abdominal.[10] Muitos casos envolvem uma incoordenação neurológica dos músculos do assoalho pélvico ou disfunção visceral primária e exigem uma intervenção médica.[19]
- Incontinência funcional: é definida como a perda de urina em virtude de uma menor mobilidade. A incontinência é uma condição secundária na incontinência funcional pura; a deficiência primária é uma deficiência de mobilidade – a incapacidade de chegar ao banheiro com a rapidez necessária.[10]
- Outros autores[7] definiram outros tipos de incontinência: incontinência reflexa (provocada por contrações hiperativas do tipo hiperreflexa); e incontinência psicogênica (relacionada a problemas psiquiátricos).

Terapêutica

Tratamento

Em função da melhora dos resultados e dos baixos efeitos colaterais, o tratamento não cirúrgico vem ganhando realce nos últimos anos. As modalidades mais utilizadas são os exercícios perineais, técnicas comportamentais ou de *biofeedback*, eletroestimulação, fármacos, principalmente nas incontinências leves.[25]

Os objetivos principais do tratamento são a diminuição da atividade do detrusor, o aumento do tônus do sistema esfincteriano uretral ou o tônus e o trofismo dos elementos do assoalho pélvico.

A avaliação e a recuperação funcional do assoalho pélvico são importantes para manter a continência. Os exercícios perineais, introduzidos por Kegel[13] visam a favorecer o fortalecimento do músculo pubococcígeo e restaurar a continência, utilizando técnicas baseadas nos parâmetros fisiológicos mensuráveis para educar as pacientes a contraírem a musculatura pélvica. Kegel foi o primeiro que sistematizou um método de avaliação e um programa de exercícios para o fortalecimento dos MAP. Ele utilizava dois métodos na avaliação: a palpação digital (subjetivamente) e o perineômetro (objetivamente). Ele preconizava a supervisão e o encorajamento no tratamento das pacientes e recomendava controle semanal e a recuperação do tônus e da função muscular, ocorrida entre 20 e 60 dias. Em um estudo realizado por ele em 64 mulheres portadoras de IUE foi realizado um trabalho com o uso do perineômetro três vezes ao dia por 20 minutos num período de uma a duas semanas, durante 14 meses. Neste estudo, ele obteve 100% de continência. Já em um outro grupo de 500 mulheres, ele obteve 84% de cura e observou que quando a incontinência era devida primariamente à atrofia parcial dos MAP, não ocorria falha da modalidade terapêutica acima descrita.[26,27]

Segundo Bo et al.,[28] a utilização do *biofeedback* informa ao paciente por meio de sinais sonoros ou visuais, o grupo muscular ou músculo a ser solicitado, promovendo a conscientização dos MAP.

Sabendo-se que a fraqueza e abaulamento do assoalho pélvico são fatores desencadeantes da sintomatologia da incontinência urinária, o fisioterapeuta pode atuar nessa área, obtendo resultados satisfatórios, inclusive em pacientes com indicação de tratamento cirúrgico.[29]

A cinesioterapia clássica possui alguns exercícios para alongamento e fortalecimento muscular, tanto para os MAPs como para a musculatura correlata (Figuras 21.10, 21.11, 21.12, e 21.13). Entre eles, a elevação de quadril utilizando a respiração adequada, lenta e profunda. A contração dos MAPs poderá ser feita durante a expiração, facilitando as diferenças de pressão intra-abdominal e da cavidade pélvica. O uso de bola entre os joelhos tem o objetivo de harmonizar a sínfise púbica, e não de promover a contração de adutores como pensam alguns. É necessário observar que estes exercícios somente serão indicados após a paciente ter aprendido a contrair o assoalho pélvico corretamente.

Peattie et al.[30] utilizaram um protocolo terapêutico em que associaram o uso dos cones vaginais (Figura 21.14) com os exercícios de Kegel por um período de 16 semanas, três vezes por semana, por um total de 48 sessões, demonstrando que a mulher, ao tentar reter os cones de peso crescente na vagina, aumentava o tônus da musculatura pélvica. A ação reflexa da musculatura do assoalho pélvico proporciona o *feedback* necessário; e assim que a melhora é identificada, recomenda-se a utilização de um cone de peso maior (duas a três semanas) e assim por diante até o final do tratamento.

Este protocolo foi aplicado em 75 mulheres com idade, entre 28 e 66 anos, com incontinência urinária de esforço moderada e mostrou, ao seu término, redução das perdas urinárias e aumento significativo da força muscular do assoalho pélvico.[31]

Os cones vaginais utilizados por Peattie et al.[30] consistiam de cinco cones cilíndricos – cônicos de tamanhos iguais e material biocompatível, possuindo na extremidade um fio de *nylon* para realizar sua retirada com pesos entre 20 e 100 gramas.

Os exercícios do assoalho pélvico isolados ou em associação com os cones vaginais mostra-

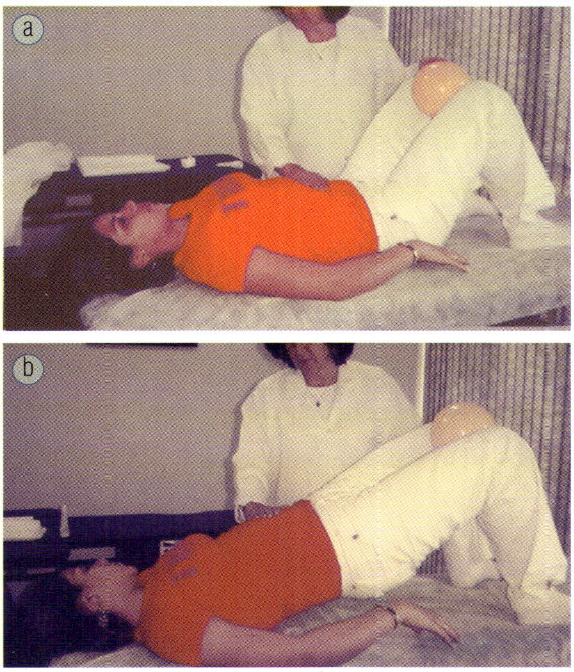

Figura 21.10 a-b Exercício de elevação dos quadris.

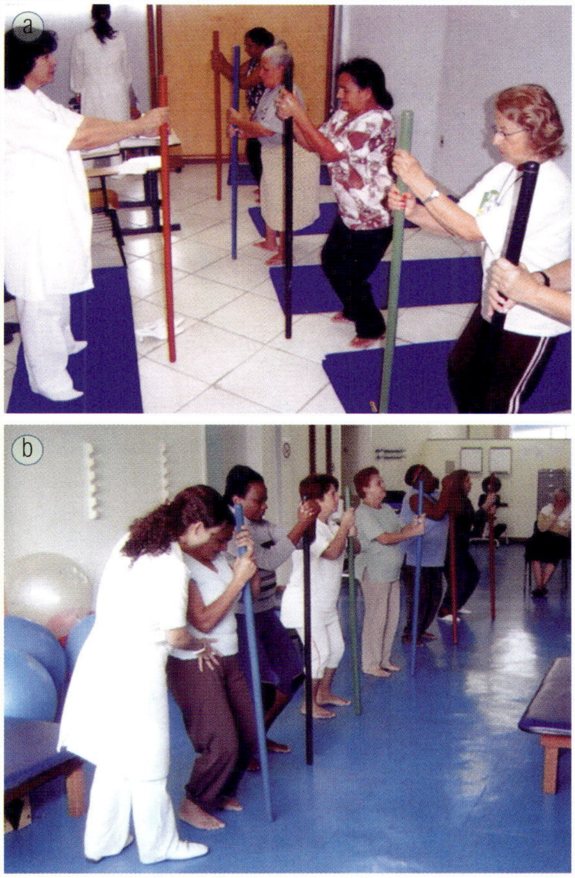

Figura 21.11 a-b Exercício de agachamento e elevação com contração de MAPs (contraindicamos para pacientes que possuem prolápsos).

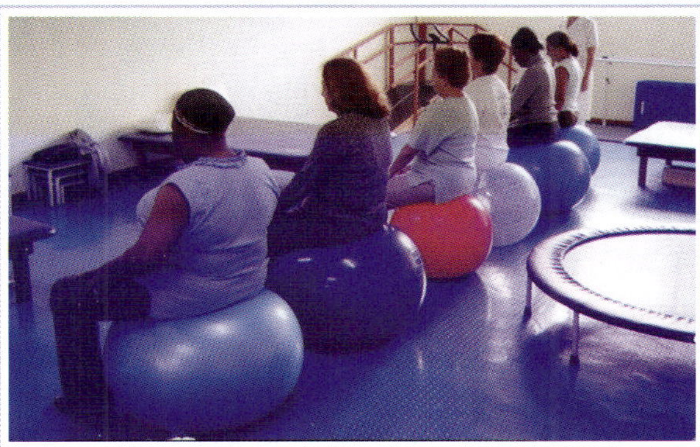

Figura 21.12 Exercício de sensopercepção, alongamento e fortalecimento dos MAPs.

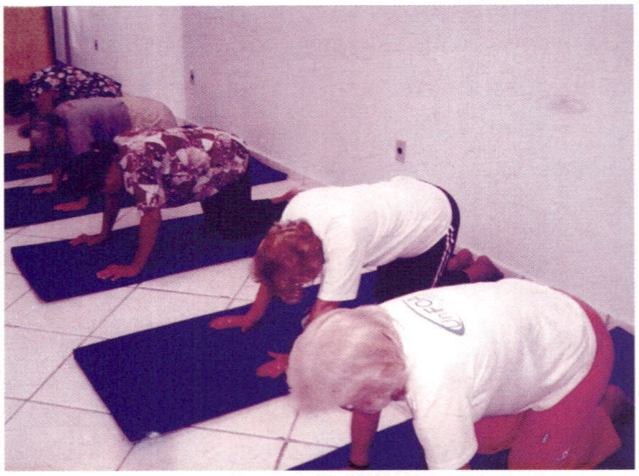

Figura 21.13 Exercícios de quatro apoios, associando contração dos MAPs, e fortalecimento de abdominais.

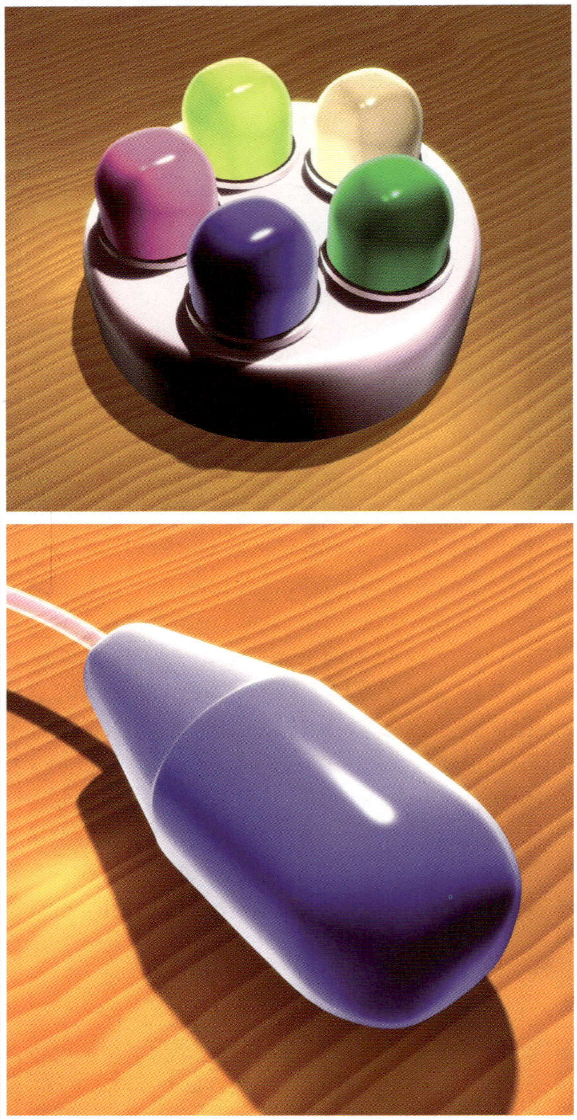

Figura 21.14 Cones vaginais.

ram ser um recurso importante no tratamento da incontinência urinária.

A estimulação elétrica neuromuscular tem sido usada no tratamento da incontinência urinária desde a década de 1960.[31,32] O uso da eletroestimulação, segundo Rubinstein,[15] torna o tratamento menos invasivo e mais eficiente.

Segundo Grosse e Sengler,[33] os estudos da eletroestimulação iniciaram-se na escola sueca, que lançou as bases experimentais da eletroestimulação nas incontinências urinárias, por meio de trabalhos de Fall, no início dos anos 1970. Juntamente com os trabalhos da escola iugoslava, realizados por Plevnik, houve uma simplificação dos equipamentos com desenvolvimento dos estimuladores externos e obtenção de melhores resultados. Os escandinavos desenvolveram a estimulação de longa duração enquanto a escola iugoslava uma ação de estimulação máxima aguda. As duas modalidades tiveram como objetivo diminuir a atividade do detrusor e reforçar a musculatura perineal. As explorações urodinâmicas é que permitiram que a eletroestimulação se transformasse numa técnica eficaz, pois permitiu objetivar e quantificar a ação da eletroestimulação. Na França, a eletroestimulação é utilizada somente para o tratamento da incontinência urinária.

Girão et al.[20] relatou que a paciente devia estar adequadamente motivada e os profissionais habituados a esta prática para que se obtivessem resultados positivos.

A eletroestimulação, utilizada tanto no tratamento da incontinência urinária de esforço como na de instabilidade do detrusor, pode ser feita pelas vias transvaginal, transretal, transcutânea ou percutânea, dependendo do resultado do tipo de equipamento e o estímulo a ser feito, assim como dos critérios adotados para a análise dos resultados.[20]

Por meio dos efeitos da estimulação elétrica na musculatura pélvica e na atividade detrusora, foram verificadas contrações da musculatura pélvica ao estimular cotos nervosos pós-neurectomias. O nervo pudendo é a principal estrutura para a es-

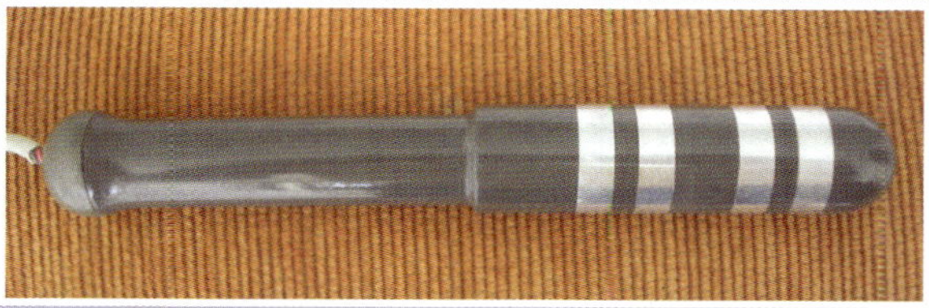

Figura 21.15 Modelo de eletrodo para eletroestimulação endovaginal.

timulação elétrica no tratamento da incontinência urinária de esforço (IUE) e na incontinência por urgência, em virtude de ser o responsável pela extensa inervação do assoalho pélvico, pela atividade reflexa pélvica e detrusora e também pela proximidade com a vagina e o reto.[15]

Os eletrodos colocados tanto na vagina quanto no reto podem acessar uma grande quantidade de fibras aferentes (sensitivas) do nervo pudendo, podendo produzir forte contração dos músculos do assoalho pélvico e/ou deprimir contrações vesicais não inibidas (Figura 21.15).

Segundo Rubinstein,[15] estimulação elétrica pode ser pélvica ou perineal e a sua utilização na IUE visa a aumentar a resistência uretral esfincteriana por meio de fortalecimento da musculatura pélvica por estímulo indireto dos músculos periuretrais e parauretrais, pelas ramificações do nervo pudendo que desenvolve contrações reflexas da região muscular esfincteriana. As formas de aplicação da estimulação elétrica são o eletrodo vaginal e eletrodo anal. O eletrodo vaginal estimularia a musculatura, atuando principalmente nas unidades motoras de contração rápida responsável pela continência nos aumentos súbitos de pressão intra-abdominal, por ativação de fibras aferentes motoras do nervo pudendo que exerceria contração de toda a musculatura do assoalho pélvico, promovendo, em longo prazo, o aumento do tônus, utilizando-se uma estimulação elétrica com frequência em torno de 50 Hz. Várias unidades motoras seriam também ativadas gerando contração reflexa do esfíncter externo, contração reflexa do elevador do ânus, compressão uretral, elevação do colo vesical, elevação uretral, elevação da resistência do fluxo e, portanto, melhora do controle urinário.

O autor relatou ainda que a eletroterapia tem indicação em casos de hiperatividade do detrusor (HD), denominação dada a essa disfunção miccional pela Sociedade Internacional de Incontinência. Esta sociedade indicou outras denominações como "bexiga instável", "bexiga hiperativa", "bexiga hipertônica", "bexiga não inibida", entre outras.

A utilização da estimulação elétrica na literatura atual mostra taxas de cura objetiva de 50% a 60% após o uso da eletroestimulação nas disfunções da bexiga hiperativa e nos casos de hiper-reflexia ou de instabilidade idiopática que apresenta resistência a outros tipos de tratamento.[6]

Em quadro de urgência miccional por instabilidade vesical, a estimulação elétrica por eletrodo vaginal, com frequências entre 5 Hz a 10 Hz, atuaria por via reflexa, onde neurônios simpáticos inibitórios inibiriam neurônios parassimpáticos excitatórios para a bexiga, provocando o desaparecimento ou a diminuição das contrações involuntárias. Os resultados poderiam ocorrer pela ação da estimulação elétrica do detrusor, inibição reflexa do nervo pélvico, melhora na função de reservatório e no controle urinário.[15]

A eletroestimulação intravaginal com frequência de estímulo em torno de 10 Hz inibiu a contração vesical por meio do reflexo pudendo-pudendo, diminuindo assim o número de micções com consequente aumento da capacidade vesical.Na estimulação com frequência de 50 Hz, ocorreu a contração dos MAP, promovendo fortalecimento e melhora da coaptação uretral.[7]

Segundo alguns autores,[31,34] em grande parte dos estudos são utilizados eletrodos vaginais com estimulação elétrica com frequência entre 10 Hz e 50 Hz, onde as maiores frequências são utilizadas no tratamento da incontinência urinária de esforço e as frequências mais baixas no tratamento da incontinência de urgência.

Mantle e Versi[47] fizeram um levantamento em que 77% das pacientes colocaram como a sua primeira ou segunda escolha de tratamento a eletroestimulação, onde consideram eficiente em 63% dos casos. Segundo Baracho,[6] a eletroestimulação deve ser usada como tratamento complementar à cinesioterapia.

A eletroestimulação associada a exercícios perineais demonstra resultados que variam de 50% a 80% na melhora dos sintomas.

Diversos aparelhos podem ser utilizados no tratamento da incontinência urinária (Figura 21.16). Os modelos variam desde os que fornecem pulsos farádicos com curta duração de pulso (0,1 ms a 1 ms) e frequências que giram em torno de 0,5 Hz a 40 Hz,[19] passando pelos modelos do tipo eletroestimulação funcional (FES)[2], indo até os aparelhos de média frequência, mas especificamente a corrente interferencial e a corrente russa, com frequências portadoras na faixa de 2.000 Hz e 4.000 Hz.[19]

Além da variedade de aparelhos, há também diversos parâmetros de modulação de acordo com o aparelho e o objetivo terapêutico. Quanto à frequência, a maioria dos aparelhos que permitem o uso das ondas portadoras de média frequência tem naqueles que utilizam 2.000 Hz, uma maior duração de pulso (0,25 ms) do que aqueles que utilizam frequências na faixa de 4.000 Hz cuja duração de pulso é menor (0,125 ms).[19] Tendo em vista que quanto maior a duração de pulso melhor a qualidade de estímulo, as frequências portadoras na faixa de 2.000 Hz proporcionariam melhor qualidade na estimulação neuromuscular. Além disso, duração de pulso muito curta requer intensidades de corrente muito grandes.[31]

Segundo Fall et al.,[34] por muitos anos, no trabalho urogenital, era indicado o uso de parâmetros de estimulação de frequência na faixa de 50 Hz a 100 Hz, e para os sistemas de reflexo inibitório, utilizavam-se frequências entre 5 Hz e 20 Hz. Atualmente, segundo os autores, a frequência usada e a duração de pulso são 20 Hz e 0,75 ms para inibição de bexiga, e 50 Hz e 1 ms para fechamento uretral.

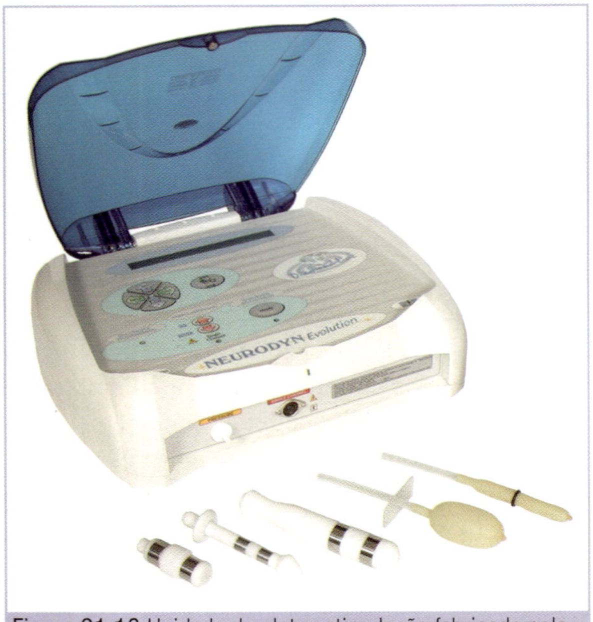

Figura 21.16 Unidade de eletroestimulação fabricada pela Indústria Brasileira de Equipamentos Médicos (Ibramed®).

Apesar dos relatos encontrados na literatura, dando conta dos parâmetros moduláveis de eletroestimulação específicos para determinada afecção urogenital, ressaltamos a importância de se priorizar o tipo de fibra muscular, tipo I ou II, a ser trabalhado, fato esse que irá requerer a adoção de parâmetros específicos para cada tipo de fibra muscular. Caso o objetivo seja estimular as fibras tipo I, recomendamos frequências em torno de 10 Hz a 30 Hz, já para as fibras tipo II indicamos o uso de 50 Hz a 100 Hz.

Aconselhamos somente o uso de correntes alternadas (pulsos bifásicos) nos aparelhos destinados à eletroestimulação urogenital, pois as correntes contínuas (polarizadas) colocam em risco a integridade tecidual em contato com os eletrodos em virtude de provocar lesões, do tipo queimadura química, em razão dos efeitos polares.

No trabalho de eletroestimulação, podem ser usados eletrodos internos ou superficiais (transcutâneos) na melhor posição, sendo comprovado que a contração reconhecível do músculo elevador do ânus é melhor obtida, usando-se um eletrodo anal ou vaginal (internos). A posição do eletrodo deve fazer que a interferência ocorra nas regiões dos nervos pélvico e pudendo a ser obtida dentro da intensidade tolerada pela paciente, e sem se espalhar muito a outros músculos.[19]

A eletroestimulação do assoalho pélvico é para produzir uma contração do músculo elevador do ânus e dos esfíncteres uretral e anal, pela direta estimulação dos nervos pudendos, causando um reflexo inibitório na contração do detrusor. O mecanismo completo de ação da eletroestimulação ainda não é totalmente conhecido, existindo hipóteses de hipertrofia da musculatura pélvica, aumento do reflexo inibitório vesical, reinervação do assoalho pélvico, maior recrutamento das fibras musculares, entre outras teorias, nenhuma totalmente comprovada.[4,31,32,35]

A paciente geralmente é tratada na posição semideitada com os quadris e joelhos levemente fletidos.[3,36] Porém, Hendriks[37] mencionou que a paciente deve ser tratada na posição supina, com as pernas totalmente estendidas e abduzidas.

Foram descritos dois métodos de quatro polos para o tratamento de eletroestimulação. Em um deles, são utilizados dois eletrodos no abdômen, logo acima da parte lateral do ligamento inguinal e dois eletrodos em cima da região medial da coxa, perto da origem dos abdutores,[24] ou abaixo da margem inferior do triângulo femural[3] ou sobre a dobra glútea, no sentido do lado medial do aspecto posterior da coxa.[37] No outro método, são dois eletrodos mediais às tuberosidades isquiais, isto é, de cada lado do ânus, e dois eletrodos laterais à sínfise pubiana, o mais perto possível do forâmen obturador.[38]

Segundo Laycock e Green,[38] no método de dois polos, deve-se colocar um eletrodo de tamanho médio, acima do ânus, cobrindo as fibras posteriores do músculo elevador do ânus, e um pequeno eletrodo é posicionado centralizado logo abaixo da sínfise pubiana.

A eletroestimulação endovaginal por meio de um eletrodo implantável foi utilizada pela primeira vez no tratamento da incontinência urinária por Caldwel,[2] em 1963.

Pélissier et al.[37] utilizaram a eletroestimulação endovaginal por meio de um neuroestimulador, no qual foi utilizado um eletrodo interno colocado no fundo vaginal. A corrente utilizada foi bifásica, e utilizou-se frequência de 12,5 Hz e 50 Hz, com intensidade que variou de 0 a 100 mA, na dependência da tolerabilidade da paciente. Foram obtidos 50% de bons resultados, sendo que em 33% dos casos houve desaparecimento das perdas urinárias, 17% persistiram apenas perdas eventuais.

Bernardes et al.[1] utilizaram a eletroestimulação endovaginal com eletrodo perineal intracavitário, com dois anéis de metal. Neste protocolo, utilizou-se uma corrente bidirecional simétrica, com frequência de 30 Hz, largura de pulso de 1 ms, tempo de sustentação de 6 segundos, com o tempo de repouso duas vezes maior que o tempo de sustentação, e a duração da terapia de vinte minutos. Realizaram-se dez sessões durante dez dias, utilizando-se o mesmo programa, porém, alterando-se a frequência para 60 Hz, com finalidade de provocar uma contração mais potente do assoalho pélvico. A intensidade utilizada foi de acordo com o limiar de cada paciente, observando-se a contração muscular, variando de 10 mA a 30 mA.

Na Figura 21.17, verificamos o esquema do posicionamento do eletrodo no canal vaginal.

Pacientes com incontinência urinária genuína foram submetidos à estimulação elétrica, obtendo excelentes resultados, durante 60 minutos por dia, durante quatro semanas, com uma frequência de 10 Hz, pulso de 0,8 ms, com o tempo de sustentação de quatro segundos. Após as quatro semanas, a terapia passou a ser feita com uma frequência de 35 Hz, durante 15 minutos adicionais por dia, durante duas semanas, com intuito de melhorar a contração dos músculos do assoalho pélvico.[40]

Em um estudo envolvendo 35 pacientes no qual foram utilizados como parâmetros a largura de pulso de 1 ms, com uma corrente alternada de 50 Hz e uma intensidade de no máximo 60 mA, a duração foi de 15 minutos, duas ou três vezes por dia, durante quatro semanas. Neste estudo, foram obtidos 60% de aproveitamento, com a diminuição significativa do número de episódios de incontinência.[41]

Boucier e La Torre[42] obtiveram 62% de bons resultados no tratamento da incontinência urinária, com excitação elétrica endovaginal, e

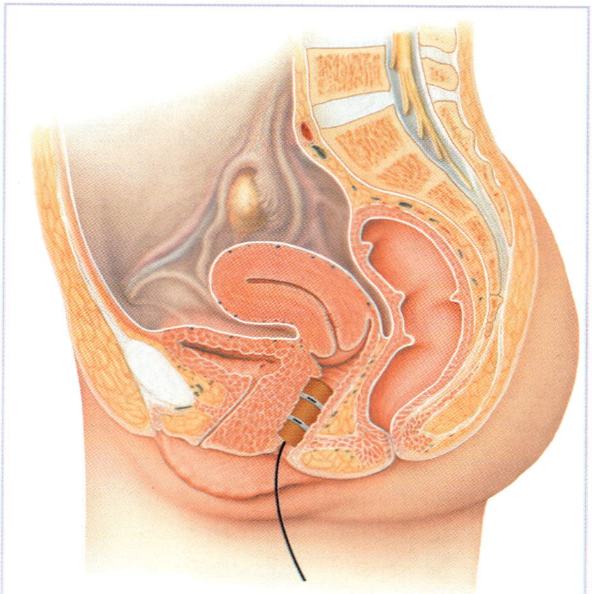

Figura 21.17 Posicionamento do eletrodo intravaginal para o trabalho de eletroestimulação.

uso do eletrodo interno, utilizando ondas quadradas bipolares com pulso de 1 ms, frequência de 20 Hz, com tempo de sustentação de dez segundos e tempo de repouso de 25 segundos.

Excitação elétrica transcutânea, (TENS), foi utilizada para inibir a atividade do detrusor por meio de pontos de acupuntura. Foram colocados eletrodos de superfície, bilateralmente em cima de ambos os nervos de tibial ou ambos os nervos fibulares comuns. É possível que o TENS, facilite a inibição da atividade do detrusor, com parâmetros específicos, como uma frequência de 2 Hz a 10 Hz e larguras de pulsos de 5 ms a 20 ms. Para obter um efeito favorável no esfíncter uretral e na bexiga é necessário que se tenha uma inervação periférica total ou parcial do assoalho pélvico.[43]

É importante ressaltar que gravidez, infecções vaginais, diminuição da percepção sensorial da vagina, infecção urinária, arritmia cardíaca e menstruação, são algumas contraindicações para o uso da eletroestimulação endovaginal.[44]

Em nossa prática ambulatorial, utilizamos a corrente russa como estímulo para a conscientização da memória sinestésica em pacientes com disfunções motoras do assoalho pélvico, pois facilita a correção das disfunções cinético-funcionais. As disfunções motoras do assoalho pélvico se caracterizam, principalmente, por falta de sensopercepção e coordenação motora nos músculos do assoalho pélvico. Os principais distúrbios decorrentes destas alterações são: a incontinência urinária de esforço, dispareunia, anorgasmia e prolapsos das vísceras pélvicas. A utilização da eletroestimulação com corrente de média frequência na região do assoalho pélvico é capaz de produzir um aumento de percepção sinestésica nos pacientes que apresentam disfunções miccionais e sexuais, facilitando assim a contração muscular. A contração isométrica fortalece a musculatura do assoalho pélvico, otimizando as funções esfincterianas, de apoio e sexuais. Os pacientes relatam melhora em curto prazo. Por meio da ação de contração e relaxamento dos músculos responsáveis pelas funções de apoio, esfincteriana e sexual, podemos obter a conscientização e sensibilização de mulheres e homens com disfunção motora e de sensibilidade do assoalho pélvico. Quando a contração voluntária é nula ou fraca, a contração eletroestimulada, facilita a conscientização do mecanismo do movimento.

Os parâmetros de modulação utilizados na corrente russa no tratamento das disfunções do assoalho pélvico são: frequência portadora de 2.500 Hz; frequência modulada de 20 Hz quando o objetivo for o trabalho em fibras tônicas (lentas) e 100 Hz nas fibras fásicas (rápidas); tempo de aplicação de 8 a 20 minutos por grupamento muscular (dependendo da necessidade do paciente); rampa de subida (*Rise*) 3 s e de descida (*Decay*) 2 s; tempo de contração (T *ON*) de 6 s, tempo de repouso (T *OFF*) de 6 s; ciclo (*duty cicle*) de 50%; intensidade de corrente confortável alta; e regime de emissão de corrente no modo sincronizado.

O exame do assoalho pélvico relaciona-se à mensuração do grau de enfraquecimento do períneo e músculos da base pélvica.

Em nosso trabalho ambulatorial, atendemos diversos tipos de distúrbios urinários (incontinência urinária de esforço genuíno; incontinência urinária de urgências; incontinência urinária mista; noctúria). A fisiopatologia mais encontrada, na maioria dos casos foi a hipotonicidade dos músculos do assoalho pélvico.

Encontramos também incompetência de esfíncter vesical, lesões neurológicas (lesão medular, doença de Parkinson, tumor maligno – CA de próstata, neuropatia alcoólica); sequelas de cirurgias histerectomia radical e fístula vésico-vaginal; sequelas de perineoplastia; alterações posturais; estenose uretral; e prolapsos: da parede posterior vaginal (retocele), da parede anterior vaginal (cistocele), de útero (uterocele) e de cúpula vaginal

Após as avaliações e a seleção dos pacientes, utilizamos a corrente russa associada a condutas de cinesioterapia. Em nosso protocolo, nas primeiras cinco sessões, a estimulação é feita por meio da corrente elétrica, nas dez sessões seguintes os pacientes iniciam as contrações voluntárias a partir do sétimo minuto, junto com a contração eletroestimulada.

O posicionamento dos eletrodos que permitirá melhor ação sobre a contração da musculatura do assoalho pélvico será aquele em que dois eletrodos estarão nas laterais da região púbica, dois eletrodos nas laterais do períneo e dois acima da prega glútea, abaixo do cóccix e próximo ao ânus, isto é, em toda a área do assoalho pélvico, acompanhando a "tipoia" do músculo elevador do ânus (Figura 21.18).

Os atendimentos são feitos normalmente em três sessões semanais, com a sessão de cinesioterapia em grupo e atendimento individualizado, utilizando os recursos eletroterapêuticos. São feitas também orientações domiciliares para procedimentos cinesioterapêuticos e métodos terapêuticos comportamentais. Os pacientes com distúrbios miccionais são orientados com objetivo de melhora da qualidade de vida.

Observamos que, na evolução dos pacientes, fica constatado que a partir da quinta sessão do tratamento fisioterapêutico, há uma melhora significativa no quadro clínico desses, que repercute na quantidade de forros que usam por dia.

O tratamento é bem aceito pelos pacientes. Normalmente, ocorre melhora significativa na vida sexual dos indivíduos tratados.

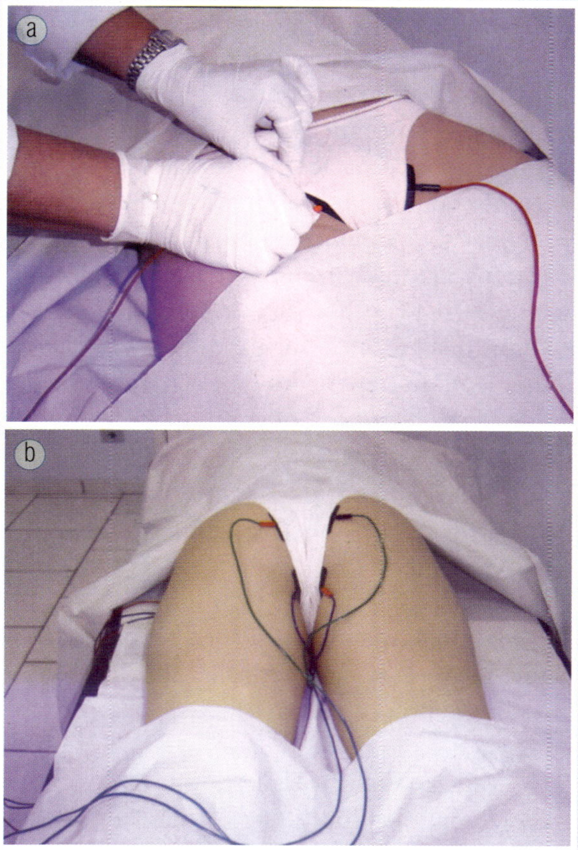

Figura 21.18 a-b Posicionamento dos eletrodos para eletroestimulação dos músculos do assoalho pélvico (memória sinestésica).

Dismenorreia

A reabilitação do assoalho pélvico implica em uma atuação ampla do fisioterapeuta. Nas dismenorreias espasmódicas e/ou congestivas, assim como na TPM (tensão pré-menstrual), a utilização de eletrotermoterapia terá como objetivo principal a analgesia. Para as correções de alterações posturais, poderá ser estabelecido um programa de tratamento que evidencie a harmonização corporal que poderá constar de Ioga, RPG/RPM e Pilates.

O uso da eletroestimulação na dismenorreia para obter-se analgesia, produz ótimos resultados, como foi constatado na nossa experiência clínica, nos ambulatórios universitários. O TENS pode ser utilizado em pontos específicos das regiões dorso-lombar (T10-L1), lombo-sacra (L5-S2) (Figura 21.19), abdominal (supraumbilical e acima da EIAS), sendo a sua principal vantagem a abolição ou diminuição do uso indiscriminado e abusivo de fármacos por causa das cólicas menstruais. Nas mulheres que apresentam endometriose é necessária cautela na prescrição do tratamento de termoterapia, pois o calor profundo é contraindicado, tendo em vista que o uso de recursos como ondas curtas e outros tipos de recursos que emitam calor profundo poderiam aumentar a migração de células endometriais para regiões fora do útero, aumentando os riscos de sequelas irreversíveis como a infertilidade.

Disfunções sexuais

No tratamento das disfunções sexuais, segundo Mannocci,[45] a maioria dos problemas sexuais apresentados pelos homens e mulheres é em razão da falta de cognição, esclarecimento, informações e inadequações simples. Estes fatores, somando-se ao dia a dia, evoluem para as disfunções que, entre as mais frequentes estão: a dispareunia (dor na relação sexual na mulher), a disfunção erétil, a disfunção orgásmica masculina e feminina, o vaginismo, a disfunção do desejo e da excitabilidade. O fisioterapeuta, junto da equipe multi e interdisciplinar de saúde, participa da reabilitação do paciente mediante uma abordagem que inclui a integração do indivíduo com todos os membros da equipe. A conduta do fisioterapeuta inclui técnicas de relaxamento, sensopercepção (autoconsciência corporal), exercícios terapêuticos específicos para

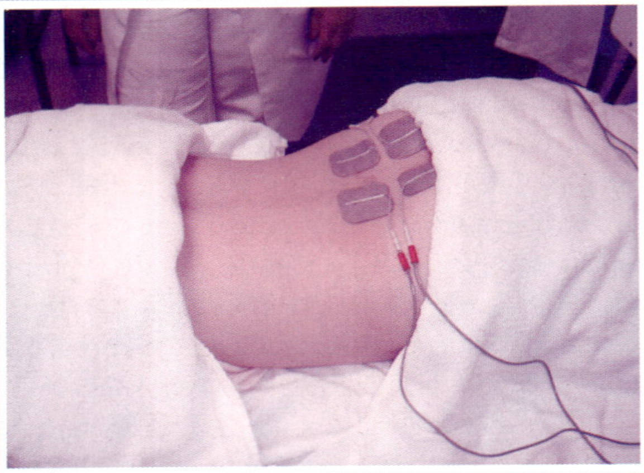

Figura 21.19 Posicionamentos dos eletrodos para aplicação de TENS no tratamento de dismenorreia.

o assoalho pélvico e para o corpo em geral, cinesioterapia com ênfase em psicomotricidade, em virtude da necessidade de se trabalhar a imagem e o esquema corporal, técnica de dessensibilização vaginal, técnica de compressão perineal, hidrocinesioterapia etc.

Os exercícios de Kegel[13] foram idealizados para o tratamento da incontinência urinária, porém aumentam o potencial erótico vaginal. Consistem de treinamento de contrair e relaxar a musculatura do assoalho pélvico de forma rítmica.

Normalmente solicitamos à paciente que execute a contração do assoalho pélvico no momento inicial da expiração e permaneça contraída até o final da expiração. Durante a inspiração, ocorre um aumento da pressão intra-abdominal e o conflito de forças intra-abdominal e intra-cavitária pélvica, dificultam a conscientização e realização do movimento. Durante a inspiração, a paciente faz um relaxamento corporal e retorna à contração no início da expiração.

Na contração dos músculos do assoalho pélvico, é importante que o paciente tenha consciência que ocorre a elevação da musculatura do elevador do ânus, que é direcionado para cima e para frente, em direção ao púbis. É importante evitar a contração inversa do períneo. Todos os exercícios para quadril e pelve podem ser utilizados para fortalecer e alongar os músculos do assoalho pélvico, utilizando a musculatura correlata do assoalho pélvico para otimizar seu fortalecimento. Estes exercícios são utilizados para homens e mulheres.

Estes exercícios podem ser utilizados em diversas disfunções como: diminuição do desejo, distúrbios de aceitação, anorgasmia e vaginismo. Se realizados durante o coito, trazem vários benefícios, produzindo maior excitação, pois aumentam a irrigação local, a capacidade sensorial vaginal, propiciando à mulher melhor coaptação e percepção dos estímulos vaginais, melhor conhecimento e percepção sensorial em razão do autocontrole da musculatura. Todos os exercícios de alongamento, fortalecimento, de sensopercepção utilizados para disfunções miccionais podem ser utilizados nas disfunções sexuais.

A dessensibilização vaginal é uma técnica para paciente com vaginismo e consiste na introdução sistemática de *moldes* que variam de acordo com cada terapeuta. Em nossa clínica diária, costumamos utilizar tubos de ensaio protegidos por preservativos, com tamanhos variados, iniciando-se do menor para o maior. A paciente é bem orientada sobre o tipo de tratamento e seu objetivo.

A técnica de compressão perineal é utilizada para percepção da contração da musculatura perineal e é feita inicialmente pelo fisioterapeuta, que orienta o paciente para dar continuidade a manobra de compressão. A compressão, uni ou bidigital, é feita no núcleo fibroso do períneo, que se localiza na mulher entre a fúrcula vaginal e o orifício anal e, no homem, entre o saco escrotal e o ânus. Esta técnica inibe o reflexo ejaculatório no homem, no tratamento de ejaculação precoce, podendo ser feita no momento do ato sexual, na iminência da ejaculação.[46]

Cirurgias plásticas íntimas

Ninfoplastia - Redução dos pequenos lábios vaginais, em razão da hipertrofia.

É um procedimento simples e definitivo.

Vantagens da cirurgia:

- Melhorar a autoestima e a qualidade de vida. Reduzir um grande incômodo estético e emocional.

- A hipertrofia dos pequenos lábios vaginais pode favorecer o desenvolvimento de infecções extremamente incômodas, como a candidíase.

Prevalência:

- É uma característica genética que ocorre em uma a cada mil mulheres brasileiras.
- A cirurgia é realizada com sedação local e dura em torno de 40 minutos.
- A cicatriz, resultante da ressecção da estrutura vulvar, fica pouco perceptível, em virtude da localização e do tipo de pele do local. A sutura é feita com pontos absorvíveis.
- A sensibilidade dos pequenos lábios vaginais poderá ficar transitoriamente alterada. Mas, a estrutura do clítoris, responsável pela maior parte da sensibilidade sexual, é preservada.

Pós-operatório:

- Não ocorre, geralmente, dor intensa no pós-operatório, podendo surgir um desconforto por causa do edema local, sendo resolvido com anti-inflamatórios e analgésicos comuns.
- O resultado da ninfoplastia ocorre após seis meses, como qualquer cirurgia plástica. Sendo que, em dois meses, já se obtém 80% do resultado esperado.
- O retorno às atividades físicas poderá ocorrer após um mês da cirurgia, iniciando com exercícios menos intensos e progredindo até grandes esforços.
- As relações sexuais estarão liberadas após 21 dias, devendo, no seu retorno, fazer uma boa lubrificação da genitália.

Complicações:

- Raramente pode ocorrer hematoma, infecção, deiscência (abertura dos pontos).

Outras cirurgias:

- Redução do Monte de Vênus – é indicada quando há aumento do volume ou projeção do monte de Vênus, acarretando desconforto ou constrangimento. É realizada uma lipoaspiração e/ou ressecção de pele (existência de gordura/excesso de pele).
- Redução dos grandes lábios vaginais – é indicada quando há aumento ou excesso de pele e flacidez dos grandes lábios vaginais, provocando uma distorção estética da vulva que poderá constranger a mulher.
- Abdominoplastia ou dermolipectomia – cirurgia em razão do abaulamento flácido do abdômen, formado por sobra de gordura e pele.
- A dermolipectomia abdominal remodela o abdômen ajustando a cinta muscular frouxa que interfere, inclusive, na cinética funcional da região pélvica.[49]

Pós-operatório das cirurgias plásticas:

- Não ocorre dor, geralmente, podendo ocorrer edema e equimose que regridem em torno de 14 dias.

Atuação fisioterapêutica:

- O uso da TENS com o objetivo de analgesia é pertinente, a Massoterapia para a dissensibilização é indicada também. A drenagem linfática manual para diminuir o edema, é favorável, no pós-operatório.

REFERÊNCIAS

1- Bernardes, N. O. et al. Métodos de tratamento utilizados na incontinência urinária de esforço genuína: um estudo comparativo entre cinesioterapia e eletroestimulação endovaginal. *Rev. Bras. Ginecol. Obstet.*, v. 22, n. 1, 2000.

2- Caldwell, K. P. S. The electrical control of sphincter incompetence. *Lancet II*, n. 174, 1963.

3- Dougall, D. S. The effects of interferential therapy on incontinence and frequency of micturition. *Physiotherapy*, v. 71, p. 135-36, 1985.

4- Fall, M.; Lindstrom, S. Electrical stimulation: a physiologic approach to the treatment of urinary incontinence. *Urol. Clin. North. Amer.*, v. 18, p. 393-407, 1991.

5- Moreno, A. *Fisioterapia em Uroginecologia*. São Paulo: Manole, 2004.

6- Baracho, E. Fisioterapia Aplicada à Obstetrícia. Aspectos de Ginecologia e Neonatologia. 3. ed. *MEDSI*. v. 32, p. 391-401, 2002.

7- D´Ancona C. A.; Netto N. R. *Aplicações Clínicas da Urodinâmica*. São Paulo: Atheneu, 2001.

8- Lee, D. *Cintura Pélvica*: Uma abordagem para o exame e o tratamento da região lombar, pélvica e do quadril. São Paulo: Manole, 2001.

9- Stephenson, R. G.; O`Connor, L. J. *Fisioterapia Aplicada à Ginecologia e Obstetrícia*. 2. ed. São Paulo: Manole, 2004.

10- Hall, C.; Brody, L. *Exercício Terapêutico na busca da função*. Rio de Janeiro: Guanabara Koogan, 2001.

11- Gosling, J. A. et al. *Anatomia Humana*. Atlas colorido e livro-texto. 2. ed. São Paulo: Manole, 1992, p. 5.2-5.29.

12- Spence, A. P. *Anatomia Humana Básica*. 2. ed. São Paulo: Manole, 1991, p. 215-19.

13- Kegel, A. Sexual function of the pubococygeus muscle. *West. J. Surg. Obstet. Gynecol.*, v. 10, p. 521, 1952.

14- Faccog, D. O. et al. Incontinência Urinária na Mulher. *Clin. Symp*. v. 47, n. 3, Norvartis. 1995. CIBA-GEIGY Corporation.

15- Rubinstein, I. *Incontinência Urinária da Mulher*. São Paulo: Manole, 2002.

16- Hollinshead, I. I. N. *Anatomia*. 4. ed. Rio de Janeiro: Interlivros, 1997. p. 625-71.

17- Schussler, B. et al. *Pelvic Floor Re-education Principals and Pratice*. New York: Springer-Verlag, 1994.

18- Gosling, J. A. et al. A comparative study of the human external sphincter and periurethral levator ani muscles. *Br. J. Urol.*, v. 53, p. 35, 1981.

19- Polden, M.; Mantle, G. *Fisioterapia em ginecologia e obstetrícia*. São Paulo: Santos, 2000. p. 335-86.

20- Girão, M. J. B. C.; Lima, G. R., Baracat, E. C. *Uroginecologia*. Porto Alegre: Artes Médicas, 1997.

21- De Lancey, J.; Richardson, A. Anatomy of genital support. In: Benson, T. (Ed.). *Female Pelvic Floor Disorders*. New York: Norton Medical Books, 1993.

22- Wall, N. P.; De Lancey, J. O. *Pratical Urogynecology*. Baltimore: Willians & Wilkins, 1993. p. 8-127.

23- Brincat, M. et al. Sex hormones ans skin collagen content in post menopausal woman. *Br. Med. J.*, v. 287, p. 1337, 1983.

24- Guyton A.; Hall J. *Tratado de Fisiologia Médica*. Rio de Janeiro: Guanabara Koogan, 1996. p. 31-371.

25- Sartori, M. G. F. et al. Menopausal Genuine Stress Incontinence treated with conjugated estrogens plus progetogens. *Int. J. Gynecol. Obstret.*, p. 343, 1985.

26- Kegel, A. H. Progressive resistance exercise in the functional restration of the muscles. *Am. J. Obst. Gynecol.*, v. 56. p. 238-49, 1948.

27- Kegel, A. H. The physiologic treatment of poor tone and function of the genital muscles and of urinary stress incontinence. *Western J. Surg. Obstet. Gynaecol.*, v. 57, p. 527-35, 1949.

28- Bo, K. et al. Pelvic floor muscle exercise for the treatment of female stress urinary incontinence: I reability of vaginal pressure measurements of pelvic floor muscle strength. *Neurol. Urodyn.*, v. 90, p. 471, 1990.

29- Moulin, D. F. A. et al. O uso de eletroestimulação endovaginal na melhora da incontinência urinaria: uma revisão. *Rev. Bras. Fisiot. Dermato-Funcional*. Ano 1. v. 1, n. 4. 2002.

30- Peattie, A.; Plevnik, S.; Stanton, S. Vaginal cones: a conservative method of treating genuine stress incontinence. *B. J. Obstret. Gynecol.*, v. 95, p. 1049-53, 1988.

31- BELO, J. et al. Reeducação do pavimento pélvico com cones de Plevnik em mulheres com incontinência urinária. *Acta Med. Port.*, v. 18, p. 117-22, 2005.

32- PAYNE, C. K. Consevative Therapy for female urinary incontinence. *AUA Update Series*. v. 15, lesson 34, 1996.

33- GROSSE, D.; SENGLER, J. *Reeducação Perineal*. São Paulo: Manole, 2002.

34- FALL, M.; AHLSTROM, K.; CARLSSON, C. A. *Contelle*: Pelvic floor stimulator for female urge stress incontinence. A multicenter study urology. n. 27, p. 282, 1986.

35- SAMPAIO, F. J. B.; AMARO, J. L.; WROCLAWSKI, E. R. *Tratamento não-cirúrgico da incontinência de esforço da mulher*. I Consenso Brasileiro – Incontinência Urinária, uroneurologia, disfunções miccionais. BG Cultural, São Paulo. 1999.

36- MC GUIRE, W. A. Electrotherapy and exercises for stress incontinence and urinary frequency. *Physiotherapy*, v. 61, p. 305-7, 1975.

37- HENDRIKS, O. Rewiew of the physiological mechanisms involved in electrical stimulation for urinary incontinence. *Physiotherapy*, Ireland. v. 9, n. 1, p. 3-9, 1988.

38- LAYCOCK, J.; GREEN, R. J. Interferential Therapy in the treatment of incontinence. *Physiotherapy*, v. 74, p. 161-68, 1988.

39- PÉLISSIER, J. et al. *Rééducation vésico-sphinctérienne et Ano-Rectale*. Paris: Massn, 1992. v. 103.

40- BLOWMAN, C. et al. Prospective double blind controlled or intensive physiotherapy with and without stimulation of the pelvic floor in treatment of genuine stress incontinence. *Physiotherapy*, v. 77, p. 661, 1991.

41- YAMANISHI, T. et al. Pelvic floor electrical stimulation in the treatment of stress incontinence: an investigational study and a placebo controlled double-blind. *Trial. J. Urol.*, v. 2127, 1997.

42- BOUCIER, A. P.; LA TORRE, F. *Pelvic floor dysfunction, investigations e conservative treatment*. Editors R. A. Appell. Casa Editrice Scientífica Internazionale, 1999. p. 259-64.

43- MC GUIRE, E. J. Treatment of motor and sensory detrusor instability by electrical stimulation. *J. Urol.*, v. 129, n. 78, 1983.

44- RICHARDSON, D. A. et al. Pelvic floor electrical stimulation: A comparison of dally and every-other-day therapy for genuine stress incontinence. *Urology*, v. 48, p. 40-8, 1996.

45- MANOCCI, J. F. *Disfunções Sexuais*. Abordagem Clínica e Terapêutica. 2. ed. São Paulo: BYK Fundo Editorial, 2004. p. 13-239.

46- BOUCIER, A. P.; JURAS, J. C. Nonsurgical therapy for stress in incontinence. *Urol. Clin. North. Amer.*, n. 22, p. 613-27, 1995.

47- MANTLE, J.; VERSI, E. English physiotherapeutic practice: stress incontinence. *J. Neuro. Urodynamics.*, v. 8, n. 4, p. 352-53, 1989.

48- MC GUIRE, E. J.; LYTTON B.; KOHORN E. I. The value of urodynamic testing in stress urinary incontinence. *J. Urol.*, 1980.

49- COLANERI, A., ERTHAL, M. C. *Ninfoplastia*: Cirurgia íntima recupera auto-estima e qualidade de vida. http://www.aimbeleza.com.br/content/detail.asp?iArt=564&iType=3&iChannel=1. [Acesso em julho/2009].

Capítulo 22

Prevenção e Controle de Infecções

José Tadeu Madeira-Oliveira
Ingrid Jardim Azeredo-Souza

Objetivos

Este capítulo foi desenvolvido para proporcionar ao fisioterapeuta, em especial o dermato-funcional, conhecimentos básicos para o desenvolvimento de atividades preventivas e de controle de infecções nos processos terapêuticos realizados nas clínicas e nos consultórios. Os principais objetivos deste capítulo são orientar os profissionais de saúde para as ações de prevenção, bem como controlar as infecções e reconhecer a importância da prevenção e do controle de infecções, como instrumento para garantir a qualidade na prestação de serviços de saúde.

A infecção caracteriza-se pela invasão de um organismo por um agente biológico estranho (bactéria, vírus, fungo ou protozoário), capaz de se multiplicar e ocasionar uma entidade nosológica.[1] A prevenção e o controle de infecção devem ser realizados em todas as unidades de saúde. Os serviços de Fisioterapia merecem especial atenção, pois existe uma escassez na literatura sobre a temática citada, e até mesmo uma momentânea ausência de conhecimento por grande parte dos profissionais de Fisioterapia sobre o processo de transmissão de doenças ocasionadas por bioagentes patogênicos, transmitidas de paciente a paciente, por equipamentos, e do próprio fisioterapeuta ao paciente, pelas mãos. Segundo Bolick et al.,[2] a transmissão pode ser atribuída a falhas como cuidados inadequados com as feridas, manutenção e limpeza inadequadas dos equipamentos e seus acessórios e lavagem das mãos dos fisioterapeutas usando técnica inapropriada.

São sete os procedimentos básicos para evitar a disseminação de bioagentes patogênicos nos serviços de Fisioterapia:

1. ambiente (engenharia e arquitetura);
2. acessórios de proteção individual;
3. manejo do lixo;
4. cuidados com a água;
5. cuidado com a rouparia;
6. limpeza do ambiente;
7. práticas utilizadas pelos profissionais.

Levando-se em consideração um serviço de Fisioterapia dermato-funcional, indicamos os seguintes cuidados:

AMBIENTE (ENGENHARIA E ARQUITETURA)

O serviço de Fisioterapia deve ser estruturado em lugar amplo, arejado, permitindo a circulação do ar em todos os setores. É muito importante projetar o serviço para receber a radiação solar para a redução do consumo de energia, pois, no período da manhã, o setor poderá funcionar com as luzes parcialmente acesas. As divisórias devem ser projetadas em alvenaria revestida por cerâmica ou com a utilização de aglomerados de fácil higienização. Enfatiza-se que a utilização de cortinas favorece a deposição de poeira, e consequentemente, de bioagentes patogênicos, facilitando o processo de hipersensibilidade e desencadeando possíveis reações alérgicas de pele e respiratórias.

ACESSÓRIOS DE PROTEÇÃO INDIVIDUAIS

Deve-se procurar utilizar óculos protetores, luvas estéreis e não estéreis (de procedimentos), jaleco, avental (se possível, descartável) e, em algumas situações, máscaras (Figura 22.1).[2]

MANEJO DO LIXO

O tratamento do lixo deverá ser criterioso – com localização apropriada para o armazenamento – longe das práticas profissionais. Forattini[3] afirmou que o lixo

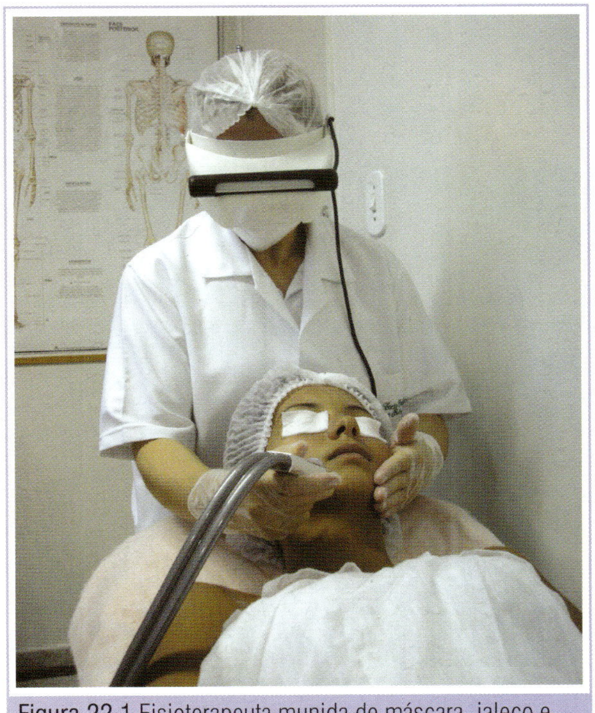

Figura 22.1 Fisioterapeuta munida de máscara, jaleco e luvas durante o procedimento dermato-funcional.

representa componente que não poderia ser desprezado no estudo da estrutura epidemiológica de vários agravos à saúde. A Organização Pan-americana de Saúde – OPAS,[4] em estudos realizados, constatou que, por meio de uma correta solução do problema do lixo, é possível acabar com 90% das moscas, 65% dos ratos e 40% dos mosquitos. Assim, chega-se a um paradoxo de que o cuidado com o lixo é de extrema importância, principalmente quando se trata de um ambiente onde a higiene é fator primordial para o funcionamento de um serviço de Fisioterapia dermato-funcional.

Além do lixo comum, é importante ressaltarmos o cuidado com um tipo de lixo especial provido pela terapêutica dermato-funcional. Trata-se de lixo em forma de agulhas, pois encontramos, na prática da eletrolipólise (eletrolipoforese) e do *eletrolifting*, o uso de agulhas como eletrodos (Figura 22.2). Nesse caso, faz-se necessário coletor descartável para o descarte das agulhas.

As exposições aos coletores de materiais perfurocortantes também são frequentes. Geralmente, ocorrem na tentativa de descarte do material perfurocortante, no acondicionamento ou na manipulação dos próprios coletores. Segundo a World Health Organization,[5] toda unidade de saúde deve criar normas, procedimentos e políticas para o caso de acidentes com material perfurante ou qualquer exposição ao material contaminado. No entanto, muitos profissionais de saúde preferem omitir tais ferimentos. Isso contribui para que as informações sobre exposição de profissionais de saúde sejam inexatas e, mais importante, contribui ainda para a falta de orientação, acompanhamento, exames, tratamento e cuidados. Devem-se ministrar os primeiros socorros logo após um ferimento com material perfurante, incluindo: lavar o ferimento com água corrente, lavar as mãos com água e sabão e, quando houver sangramento, permitir que o sangue escorra durante alguns minutos.

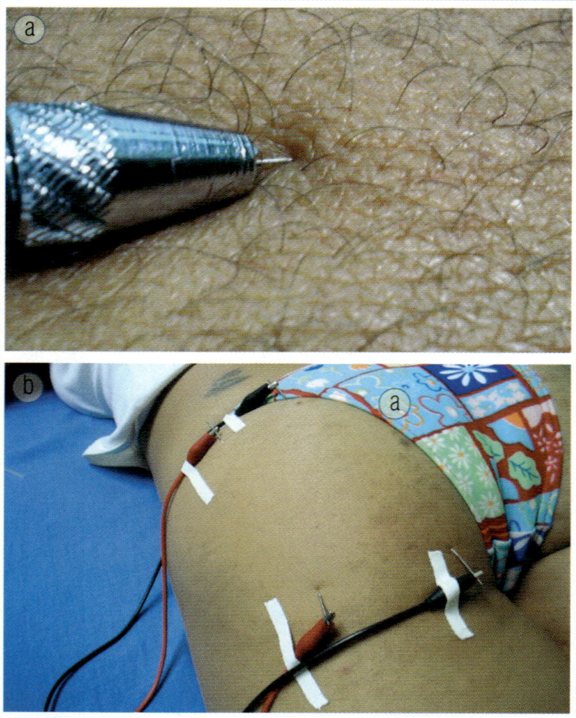

Figura 22.2 a-b Procedimentos de *eletrolifting* e eletrolipólise: ambos utilizam eletrodos em forma de agulhas.

Verificamos que, nesse processo, existem riscos reais de transmissão de doenças. Alguns cuidados são necessários para a prevenção do problema: o manuseio e o descarte seguro do material perfurante; o cuidado após a exposição; e o acompanhamento e a necessidade de sempre avaliar as práticas perfurantes.

CUIDADOS COM A ÁGUA

Segundo Leitão e Leitão,[6] a utilização terapêutica da água ocorre desde a Pré-História, tendo seu aperfeiçoamento e sua continuidade evoluídos até os dias atuais. A água pode veicular um grande número de microrganismos que, segundo Silva,[7] pode contaminá-la e contamina o homem quando em contato com ela. Lima et al.[8] citaram que grande parte das infecções cutâneas é causada por fungos e bactérias, estando estes isolados ou conjuntamente, e que ambos os microrganismos podem ser veiculados pela água. Perestrelo et al.[9] encontraram o mesmo resultado e atentaram para o maior cuidado com a água nos serviços de Fisioterapia.

ROUPARIA

Deve-se priorizar utilizar roupas de cama sempre limpas, trocando-as de paciente a paciente; melhor se forem descartáveis. Estudos realizados por Andrade et al.[10] demonstraram que colchões de unidades hospitalares apresentaram colônias de bactérias e fungos, reduzidas significativamente após o processo de higienização. De fato, a rouparia não está distante desses resultados, uma vez que está em contato com os líquidos corporais, as secreções e as excreções. Preconiza-se a necessidade de um processo eficaz de lavagem das roupas de cama (maca), ou preferencialmente, apesar do custo, a opção por utilização de material descartável, principalmente lençóis. Geralmente, as complicações mais comuns são as de pele e as do sistema respiratório.

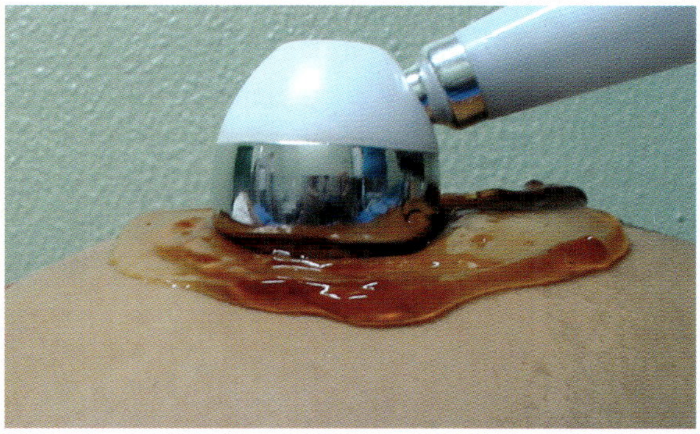

Figura 22.3 Transdutor ultrassônico, instrumento capaz de apresentar contaminação.

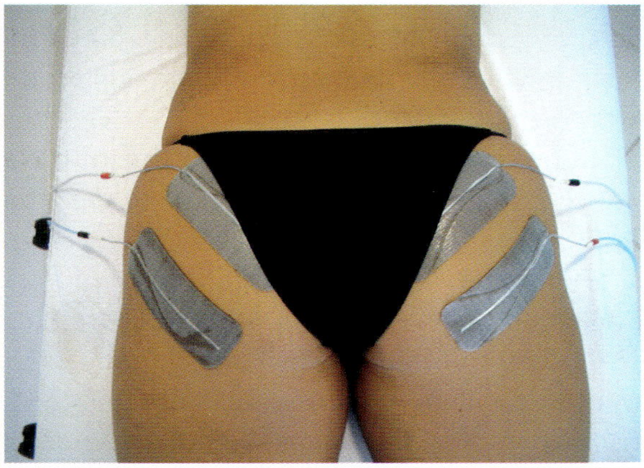

Figura 22.4 Uso de eletrodos autoadesivos nos aparelhos de excitação neuromuscular.

HIGIENIZAÇÃO DO AMBIENTE

Manter o ambiente sempre limpo, evitando o acúmulo de poeira, criando-se um cronograma semanal de limpeza com intervalos reduzidos, contemplando não só o espaço físico, mas também os equipamentos e acessórios, é de fundamental importância para evitar problemas como aqueles previstos por Madeira-Oliveira et al.,[18] que estudaram a situação microbiológica de transdutores ultrassônicos terapêuticos (Figura 22.3) e encontraram contaminação de 65% nas amostras pesquisadas por agentes fúngicos (*Alternaria* spp., *Cladosporium* spp., *Candida albicans* e *Rhodotorulla* spp.) e bacterianos (*Pseudomonas aeruginosa*, *Staphylococcus aureus* e *Klebisiella* spp.). Os mesmos autores pesquisaram, ao mesmo tempo, a ocorrência de bioagentes patogênicos nos eletrodos de borracha siliconizada com impregnação de carbono na eletroestimulação nervosa transcutânea, onde a frequência de contaminação encontrada foi de 59,5% nas amostras avaliadas, sendo os agentes fúngicos (*Alternaria* spp., *Aspergillus* spp., *Candida albicans*, *Cladosporium* spp., *Nigrospora* spp., *Penicillium* spp. e *Sporothrix schenckii*) e os bacterianos (*Pseudomonas aeruginosa* e *Staphylococcus aureus*). Tais resultados apontam para a necessidade de um maior cuidado com a desinfecção de equipamentos e acessórios fisioterapêuticos.

Ressaltamos aqui também os cuidados que devem acontecer com os eletrodos autoadesivos (Figura 22.4), utilizados nos aparelhos de excitação neuromuscular, pois alguns profissionais adotam procedimentos de uso comunitário dos eletrodos, fato que contribui para a proliferação dos agentes patogênicos entre os pacientes. Sugerimos utilizar grupos de eletrodos exclusivos para cada paciente, no intuito de minimizar o contágio da pele.

Há ainda o uso de esponjas embebidas em água, que ficam entre os eletrodos e a pele, usadas para garantir a presença de água nessa interface, garantindo assim maior condutibilidade elétrica. Caso não haja a troca da esponja entre uma aplicação e outra, haverá o risco de transmissão de agentes patogênicos. Ressaltamos também o cuidado com os eletrodos de alta frequência (Figura 22.5), pois muitos tocam a pele durante a aplicação, podendo ser um instrumento de transmissão de agentes nocivos. Recomendamos a limpeza com soluções apropriadas para a higienização ou até mesmo o álcool.

O Centro de Controle de Doenças – CDC[11] referiu que organizações de saúde têm desenvolvido normas de assepsia, desinfecção e esterilização, adotando protocolos de controle da infecção e higiene hospitalar. Schaefer[12] descreveu que essas normas são universais porque devem ser aplicadas a todos os doentes, em todos os tipos de tratamento e para todos os instrumentos e equipamentos. Enfatiza-se também um cuidado todo especial com o tipo de substância que deverá ser utilizada para a limpeza do serviço, pois Miyagi et al.[13] analisaram 33 amostras de desinfetantes quanto à sua eficiência; 42,42% foram eficientes e 57,58% não foram capazes de inativar as bactérias-teste, o que nos deixa uma lacuna na confiabilidade dos produtos utilizados na antissepsia.

Em estudos realizados pelo Instituto Nacional de Metrologia, Normalização e Qualidade Industrial (Inmetro), em 2000,[14] foi pesquisada a eficácia de desinfetantes, água sanitária e detergentes, e verificou-se que, das 12 marcas de desinfetantes analisadas, cinco foram ineficazes no combate a microrganismos; quanto aos detergentes, das oito marcas estudadas, todas se apresentaram eficazes quanto às suas especificações e não agridem o ambiente. No requisito que verifica o desempenho do produto, as 11 marcas de água sanitária analisadas foram consideradas conformes. Todas as marcas mostraram-se eficazes no combate a microrganismos que podem causar doenças. Note-se, neste último, um excelente produto de baixo custo comercial para a limpeza do ambiente e de alguns acessórios fisioterapêuticos.

Em contrapartida, vários álcoois têm demonstrado propriedades antibacterianas, segundo Lynn.[15] Particularmente, o álcool etílico possui características desejáveis que justificam sua maior utilização, conforme descreveu Bandelin:[16] maior disponibilidade, baixa toxidez e ação bactericida. Identifica-se um excelente antisséptico para os equipamentos e acessórios de Fisioterapia dermato-funcional.

Sumita et al.,[17] estudando a atividade do ozônio sobre *Staphylococcus aureus* e esporos de *Bacillus subtilis*, verificaram que os estudos preliminares mostraram que o ozônio é um agente esterilizante, capaz de destruir completamente os esporos de *Bacillus subtilis* em tempo inferior a 15 minutos, e destrói células de *Staphylococcus aureus* quando ele é exposto ao ozônio por dez minutos. Nota-se que o ozônio representa uma opção bactericida importante na abordagem fisioterapêutica dermato-funcional por meio do aparelho de *alta frequência* (Figura 22.5).

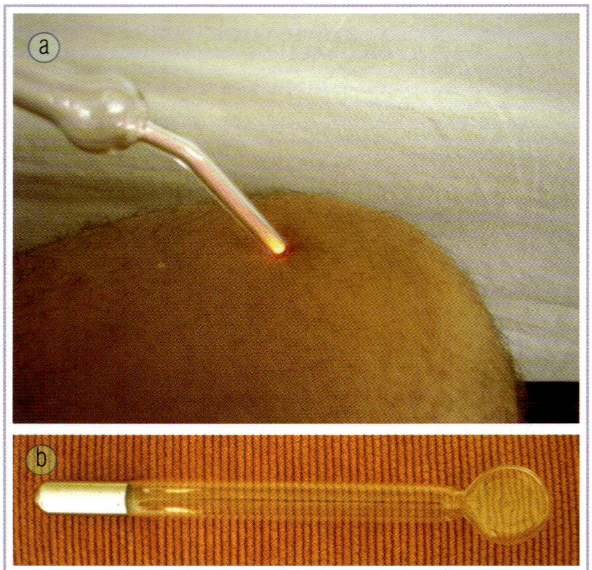

Figura 22.5 a-b Uso do eletrodo de alta frequência, onde há o risco de transmissão de agentes patogênicos.

BOAS PRÁTICAS PROFISSIONAIS

Na prática da Fisioterapia dermato-funcional, de uma maneira geral, verificamos a necessidade de cuidados de assepsia no manuseio de alguns acessórios/equipamentos, principalmente:

a) eletrodos do desincruste;
b) transdutor ultrassônico (Figura 22.3);
c) eletrodos de alta frequência (Figura 22.5);
d) eletrodos de borracha de silicone;
e) eletrodo tipo “rolinho” (Figura 22.6);
f) cabeçote da endermoterapia/dermotonia;
g) eletrodos em forma de máscara;
h) esponjas (utilizadas embebidas em água) para condução elétrica nos eletrodos de borracha.

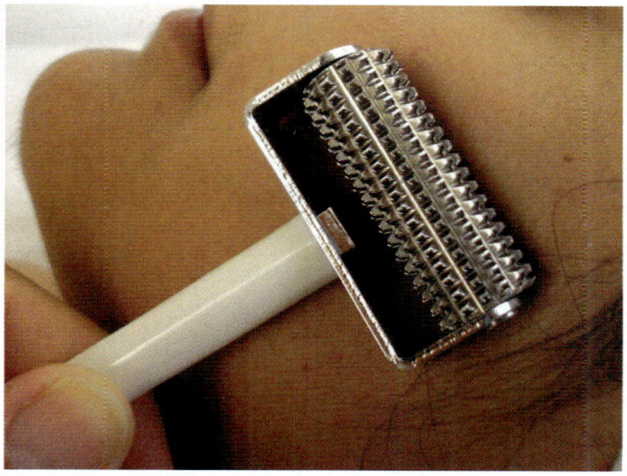

Figura 22.6 Eletrodo tipo "rolinho".

Segundo Bolick et al.,[2] para se evitar a disseminação de infecções, não basta dispor de instalações e equipamentos que facilitem a prevenção e o controle de infecção. Os profissionais que trabalham no setor de Fisioterapia devem estar educados, bem-treinados e informados acerca de como usar e quando utilizar os equipamentos de proteção individual. Contudo, lembre-se de que o método isolado mais eficaz para o controle de infecção nesse setor, assim como em todos os outros serviços, é a lavagem frequente e cuidadosa das mãos.

LAVAGEM DAS MÃOS

Constitui no ato de lavar as mãos com água e sabão, utilizando água corrente, visando à remoção de microrganismos transitórios e outros pertencentes à biota da pele, além de sujidades, pelos, suor, oleosidade e células descamativas. É o processo de lavagem das mãos que previne contra a infecção cruzada, ocasionada pela veiculação de microrganismos de um paciente para o outro, de um paciente para o profissional e de utensílios permanentes para o profissional ou para o paciente.

Segundo Bolick et al.,[2] a função dos antissépticos é destruir as bactérias transitórias e reduzir a contagem das bactérias e dos microrganismos patogênicos residentes na superfície da pele, inibindo, desse modo, seu crescimento. Os mesmos autores destacaram que o agente ideal para a lavagem das mãos deveria ter ação germicida rápida e potente, destruir microrganismos Gram-positivos e Gram-negativos, ser seguro de usar em todas as faixas etárias e jamais ser absorvido pela pele.

Técnica de lavagem das mãos

Material necessário: água, sabão e toalha de papel.

Procedimento:

1. abrir a torneira;
2. molhar as mãos;
3. passar o sabão entre as mãos, friccionando-o;
4. passar as mãos ensaboadas na torneira;
5. conservá-la aberta;
6. proceder assim: palma com palma; palma no dorso (incluso entre os dedos); dorso na palma (incluso entre os dedos); unhas (se possível, utilizando escova);
7. enxaguar;
8. com as mãos em concha, jogar água na torneira;
9. pegar o papel-toalha;
10. secar as mãos, e em seguida, com o mesmo papel, secar a torneira e fechá-la.

Quais as situações em que devemos fazer a higiene das mãos?

1. Ao chegar ao setor de Fisioterapia.
2. Antes e após utilizar o toalete, alimentar-se, assoar o nariz e fumar.
3. Antes de preparar equipamentos e acessórios.
4. Antes e após procedimentos no paciente, se houver sujeira visível ou presença de matéria orgânica.

A seguir (Quadro 22.1), os antissépticos mais utilizados para a lavagem das mãos.

Quadro 22.1 Antissépticos mais utilizados para a lavagem das mãos

Agente	Ação	Ativo contra	Considerações especiais
Gliconato de clorexedina (GCH)	Destrói a membrana celular dos microrganismos e expulsa o conteúdo celular.	Bactérias Gram + e Gram -; menos eficaz contra as Gram -. Alguma atividade contra o bacilo da tuberculose. Ativo *in vitro* contra vírus (HIV, citomegalovírus, herpes simples e *influenza*).	GCH não é absorvido pela pele e não é tóxico para os recém-nascidos (RN). Não deve ser aplicado nos olhos e ouvidos. Raramente ocasionam reações alérgicas (dermatite, doença respiratória e anafilaxia).
Iodo e iodóforos	Os iodóforos rompem as paredes celulares e substituem o conteúdo celular por iodo.	Bactérias Gram + e Gram -, bacilo da tuberculose, fungos e vírus; têm função esporicida.	Desativado pelo sangue e pelas secreções do corpo. Não utilizado no preparo pré-cirúrgico da pele, em razão da aspereza cutânea. São absorvidos pela pele e podem lesar a tireoide nos RN; irritam a pele e podem ocasionar alergias.
Paraclorometaxilenol ou clorexilenol (PCMX)	Causa ruptura das paredes celulares e inativação enzimática.	Atividade contra bactéria Gram + e espécies Pseudomonas. Menos ativo contra Gram -. Pouca atividade contra o bacilo da tuberculose, alguns fungos e vírus.	O PCMX é absorvido pela pele, mas é pouco alergênico. Pouco afetado pelo sangue e pelas secreções corporais.
Hexaclorofeno (HCP)	Destrói a parede celular e provoca a expulsão das proteínas celulares.	Bacteriostático para Gram + (3%). Pouco efeito para Gram -, bacilo da tuberculose, vírus ou fungos.	Pode causar neurotoxicidade nos pacientes queimados e lactentes prematuros. O HCP possui ação longa e resistente. O sangue e as substâncias corporais não inativam o HCP.
Álcoois Concentração 70% (o efeito bacteriano do propílico é ligeiramente maior que o do etílico)	Desnaturação das proteínas celulares.	Ativo contra a maioria das bactérias Gram + e Gram –. Atividade contra o bacilo da tuberculose. *In vitro*, é ativo contra alguns vírus (hepatite B, HIV, sincicial respiratório).	Um dos antissépticos mais seguros para a pele. Ação rápida e redução da concentração de bioagentes. Mais eficaz que qualquer outro antisséptico, num período de tempo menor. Não remove sujeiras; é eficaz em pequenas quantidades de sangue. Altamente inflamável. Resseca a pele.
Triclosano (geralmente encontrado nas concentrações de 1% nos sabões comerciais)	Destrói as paredes celulares.	Boa atividade contra Gram + e a maioria dos Gram –. Poucas informações sobre a atividade contra vírus. Atividade fungicida fraca.	Absorvido pela pele, não alergênico. Utilizado nos sabões comerciais. Necessária a realização de mais estudos para utilização como antisséptico nos serviços de saúde.

Fonte: Bolick et al., 2000.

REFERÊNCIAS

1- MANUILA. L. et al. *Dictionnair. Medical.* 9. ed. [s/l] Paris: Masson, 2001. p. 480.

2- BOLICK, D. et al. *Segurança e controle de infecção.* Tradução: Carlos Henrique Cosendey; revisão técnica: Maria Isabel Sampaio Carmagnani. Rio de Janeiro: Reichamann & Affonso Editores, 2000. p. 353.

3- FORATINI, O. P. Aspectos epidemiológicos ligados ao lixo. In: Universidade de São Paulo. Faculdade de Saúde Pública. *Resíduos sólidos e limpeza pública.* São Paulo. 1973, p. 3.

4- ORGANIZAÇÃO PANAMERICANA DA SAÚDE. *La eliminación de basuras y el control de insectos y roedores.* Washington: 1962. p. 41(Publ. Cient. 75).

5- WORLD HEALTH ORGANIZATION (WHO). *A guide to Preventing HIV Transmission in Health Facilities.* Global Program on AIDS. GPA/TCO/HCS, 1995.

6- LEITÃO, A.; LEITÃO, V. *Clínica de Reabilitação.* São Paulo: Atheneu, 1995. p. 313-14.

7- SILVA, C. H. P. M. *Bacteriologia.* Rio de Janeiro: Eventos, 1999. p. 53.

8- LIMA, E. O.; CHAVES, L. M.; OLIVEIRA, N. M. C. Isolamento de Dermatófitos Geofílicos da Região Litorânea de João Pessoa - Paraíba - Brasil. *An. Dermatol.*, n. 74, v. 2, p. 127-32, 1999.

9- PERESTRELO, M. F.; NORBERG, A. N.; PILE, E. Contaminação sobre microrganismos patogênicos na água de hidroterapia. In: MOSTRA ACADÊMICA E CIENTÍFICA - SEMANA DO CONHECIMENTO DA UNIVERSIDADE IGUAÇU, 1. 2003, Rio de Janeiro. *Cadernos de Resumos...* Rio de Janeiro: Universidade Iguaçu, Gráfica Universitária, 2003, v. 1, n. 1. p.90.

10- ANDRADE, D.; ANGERAMI, E. L. S.; PADOVANI, C. R. Condição microbiológica dos leitos hospitalares antes e depois de sua limpeza. *Rev. S. Públ.*, v. 2, n. 34, 2000.

11- CENTRO DE CONTROLE DE DOENÇAS (CCD). Measles on a college. *Campus.* Ohio: MMWR. 1990, v. 39, n. 1, p. 29.

12- SCHAEFER, M. B. The New CDC surgical water recommendations: why they should be implemented and what they require. Compend. *Cont. Educ. Dent.*, v. 6, n. 17, p. 612-20, 1996.

13- MIYAGI, F.; TIMENETSKY, J.; ALTERTHUM, F. Avaliação da contaminação bacteriana em desinfetantes de uso domiciliar. *Rev. Saúde Pública*, v. 5, n. 34, p. 32-3, 2000.

14- INSTITUTO NACIONAL DE METROLOGIA (Inmetro). *Análise de desinfetantes, detergentes e água sanitária.* Disponível em: <http://www.inmetro.gov.br>. Acesso em 2000.

15- LYNN, B. Chemical disinfectants, antiseptics and preservatives. In: HUGO, W.B.; RUSSELL, A. D. *Pharmaceutical microbiology.* Oxford: Blackwell, 1983.

16- BANDELIN, F. J. Antibacterial and preservative properties of alcohols. *Cosmetics and Toiletries*, v. 92, p. 59-70, 1977.

17- SUMITA, T .C.; UENO, M. O.; JORGE, A. O. V. C. Estudo da Atividade do Ozônio sobre Staphylococcus Aureus e esporos de Bacillus Subtilis. In: ENCONTRO DE INICIAÇÃO CIENTÍFICA, 5., –MOSTRA DE PÓS-GRADUAÇÃO,1., 2000, Taubaté. *Resumos de Biociências...*Taubaté: Universidade de Taubaté, 2000.

18- MADEIRA-OLIVEIRA, J. T. et al. Situação Microbiológica dos transdutores piezoelétricos ultra-sônicos terapêuticos nos serviços de fisioterapia da Baixada Fluminense. In: MOSTRA ACADÊMICA E CIENTÍFICA- SEMANA DO CONHECIMENTO DA UNIVERSIDADE IGUAÇU, 1. 2003. *Cadernos de Resumos*, Rio de Janeiro. Gráfica Universitária... Rio de Janeiro: Universidade Iguaçu, 2003. v. 1, n. 1. p. 88.

Capítulo 23

Fotodocumentação em Fisioterapia Dermato-Funcional

Paula Gasparini Garcia
Fábio dos Santos Borges

Objetivos

É cada vez mais recorrente aos profissionais da área de saúde o registro fotográfico de seus pacientes e de suas intervenções terapêuticas. Tal conduta possibilita o acompanhamento mais percuciente da evolução do quadro clínico e dos resultados da ingerência profissional.

Portanto, o escopo do presente capítulo é oferecer ao fisioterapeuta dermato-funcional conhecimentos sobre fotodocumentação, abordando técnicas de fotografia básica e médica, para que suas imagens possuam validade científica.

Para alcançarmos tal finalidade, oferecemos subsídios para a escolha ideal da câmera fotográfica e de seus acessórios. Orientamos, ainda, quanto aos critérios que devem ser obedecidos para uma retratação reconhecida cientificamente, como a preparação do ambiente, o posicionamento do paciente e a escala de reprodução.

Destaca-se, por oportuno, que é crescente o recurso ao Judiciário em busca de indenizações por danos estéticos provenientes de supostos erros no tratamento, ou mesmo por se ter alcançado um resultado não almejado pelo paciente.

A utilização do registro fotográfico, além de munir o profissional de dados para o aperfeiçoamento e o refinamento das técnicas a serem implementadas, possibilita a formação de um arquivo que servirá como demonstração do rigor profissional para alcançar o resultado pretendido, o que, segundo Leite,[1] pode salvar o relacionamento com o paciente e evitar ou desestimular ações de natureza legal.

Dessa maneira, abordamos também os aspectos relacionados ao direito à imagem, em que relatamos os problemas envolvendo o uso indevido de imagens na prática médica, almejando criar um sentimento de proteção ao fisioterapeuta diante de possíveis questionamentos judiciais por parte dos indivíduos retratados.

O registro fotográfico não é um simples recurso tecnológico que nos permite aprisionar o tempo, mas é, sobretudo, uma linguagem poderosa que nos transmite diversas informações, ideias, significados e emoções.

Desse modo, a fotografia não é vista como mero instrumento de ilustração, mas como um documento de extrema importância, capaz de oferecer aos profissionais da área de saúde dados que, por vezes, se tornam mais relevantes do que aqueles fornecidos pela palavra escrita.

Por intermédio dessa ferramenta, estamos estabelecendo uma nova história na Fisioterapia, não obstante ser imprescindível construí-la com base em conhecimentos técnicos e específicos, os quais são responsáveis pela validade científica das imagens.

Portanto, é nossa preocupação dotar os fisioterapeutas da ciência necessária para tal mister.

CONHECIMENTOS BÁSICOS DE FOTOGRAFIA

Como funcionam as câmeras

As câmeras fotográficas possuem quatro componentes básicos: a objetiva (lente), o diafragma, o obturador e o visor (Figura 23.1).[2]

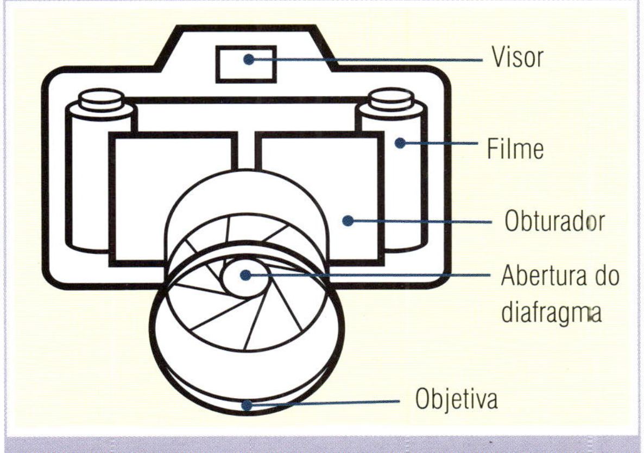

Figura 23.1 Componentes básicos da câmera fotográfica.

Por meio do visor, o profissional localiza a imagem a ser registrada. A luz refletida pelo objeto a ser fotografado é capturada e focalizada pela objetiva. Após ultrapassar a abertura do diafragma, a luz encontra como obstáculo o obturador. Para permitir que o filme seja registrado com a luz proveniente do objeto, o obturador se abre por determinado intervalo, no acionamento do botão disparador.[2]

Objetiva

A lente é também conhecida como objetiva (Figura 23.2). Ela é classificada de acordo com a sua distância focal, a qual é definida como o espaço entre o filme e o centro óptico da lente. Este último, por sua vez, é o ponto onde os raios de luz se cruzam no interior da objetiva, vindos de diferentes fontes luminosas.[3]

Outra definição importante com relação a este componente é o ângulo de visão, que se refere ao ângulo da imagem que a objetiva consegue capturar (Figura 23.3).[3]

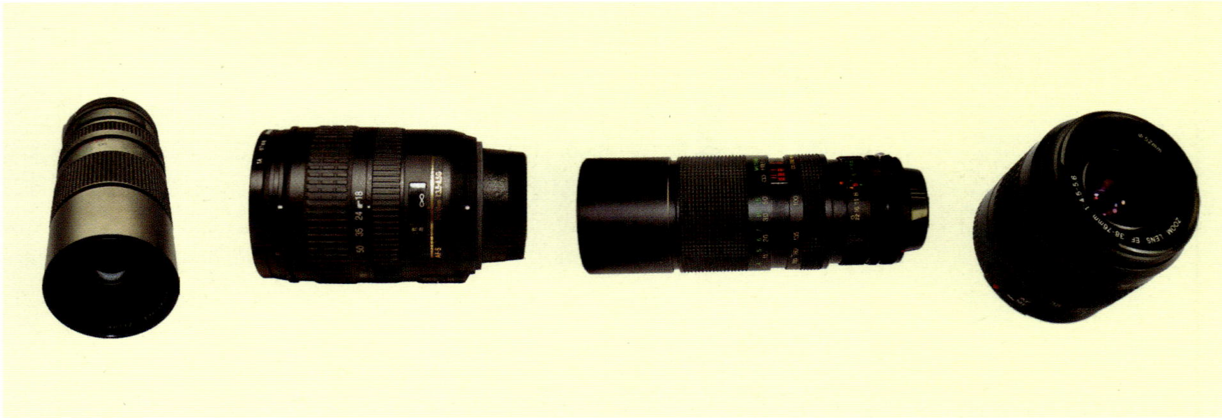

Figura 23.2 Modelos de objetivas.

A *objetiva comum* tem uma distância focal de 50 mm, que é padrão para qualquer câmera de 35 mm, e seu ângulo de visão é de 45º, aproximadamente, igual ao do olho humano. Por esse motivo, ela mostra o objetivo a ser retratado de forma semelhante à imagem vista pelo homem. A *objetiva grande-angular* tem distância focal menor, que vai de 8 mm a 40 mm. Quanto menor em milímetros, maior o ângulo de visão e maior também a distorção da imagem. Por produzir um ângulo de visão largo, a grande-angular é a objetiva ideal para fotografar paisagens e objetos grandes a curta distância.[2,3,4,5]

De acordo com alguns autores,[2,3,4,5] a teleobjetiva apresenta distância focal de 55 mm, e seu ângulo de visão é menor do que o da objetiva comum. É capaz de aproximar a imagem, permitindo que se tirem fotos em *close*, mesmo mantendo-se a distância, pois, à medida que a distância focal de uma objetiva aumenta, o ângulo de visão é estreitado e a imagem aparece ampliada no visor.

Os autores relataram,[2,3,4,5] ainda, que as objetivas *zoom* possuem distância focal variável e, portanto, são mais confortáveis para trabalhar, pois evitam que o fotógrafo tenha de se deslocar ou até mesmo de trocar a objetiva para conseguir o resultado esperado. Está presente na maioria das câmeras compactas digitais.

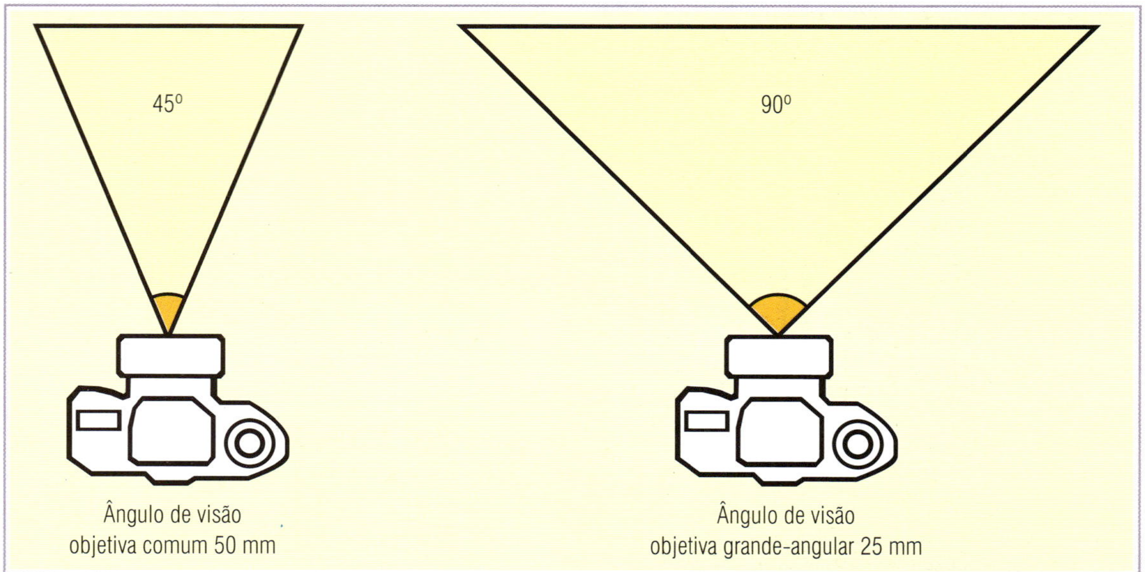

Figura 23.3 Ângulo de visão das objetivas.

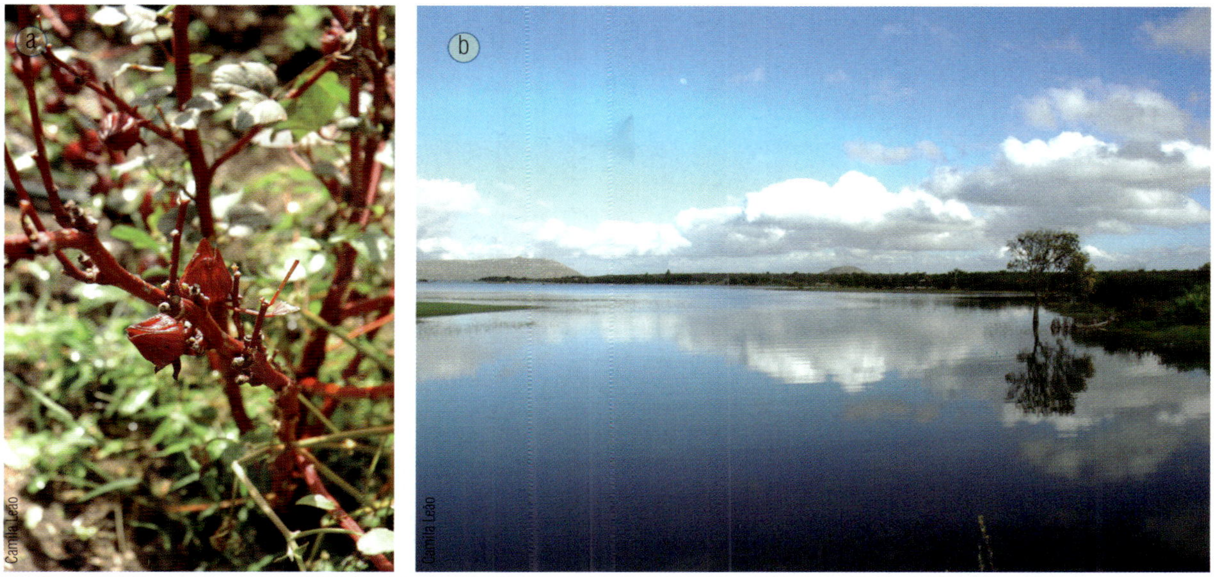

Figura 23.4 a-b Diafragma aberto – fundo desfocado (a); diafragma fechado – toda a paisagem em foco (b).

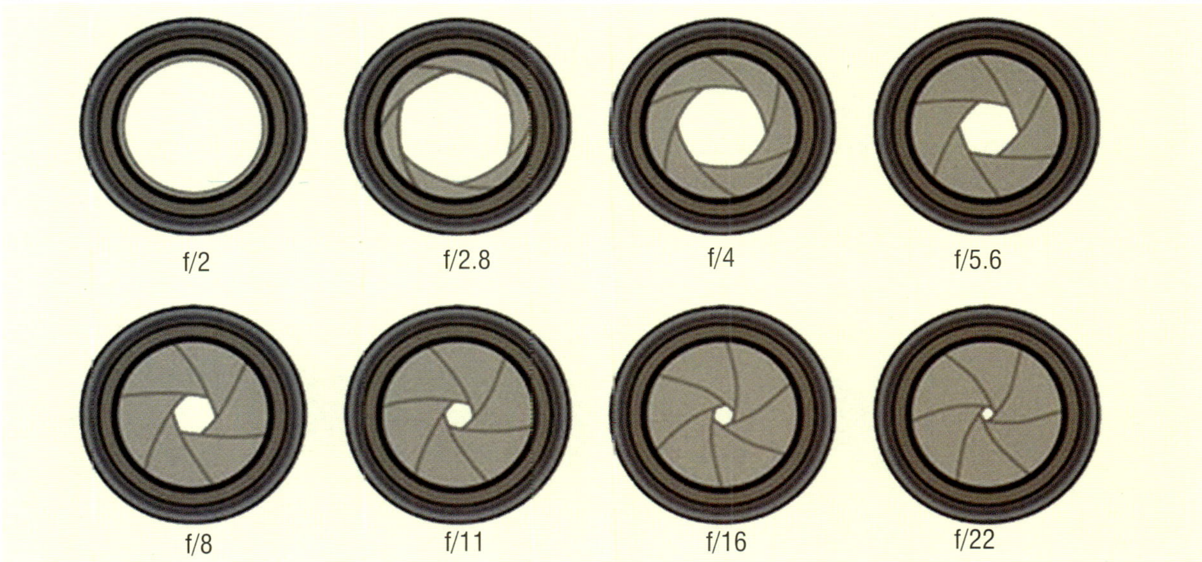

Figura 23.5 Abertura do diafragma e seus valores.

Diafragma

Sua função é controlar a intensidade do fluxo dos raios luminosos que atingem o filme. O diafragma também é um dos fatores que determinam a profundidade de campo, que é a zona nítida de foco. Essa faixa de nitidez se estende para aquém e para além do ponto de foco.[3]

Quanto maior a sua abertura, menor a profundidade de campo, ou seja, com ele bem aberto, o objeto fica em foco, e o fundo, desfocado. O objeto e o fundo entram em foco quando o diafragma está fechado (Figura 23.4 a-b).[2,3,4]

O diafragma é expresso por números, seguidos da letra *f*. O *número f* é a razão entre o diâmetro da abertura e a distância focal da objetiva. Quanto menor o valor do *número f*, maior a abertura.[2,3,4,5]

Obturador

É um dispositivo semelhante ao "piscar de olhos". Quando o botão de disparo da câmera é acionado, o obturador se abre por determinado tempo, permitindo que o filme seja exposto à luz. A velocidade dessa abertura é o que determina o resultado da sensação de movimento dos objetos ou das pessoas fotografadas.[2,4,5]

Segundo Hedgecoe,[2] devemos selecionar a velocidade do obturador, aproximadamente, equivalente à distância focal da objetiva. O autor cita alguns exemplos: com uma objetiva de 50 mm, deve-se usar 1/60 segundos, ou uma velocidade um pouco mais alta; e com uma objetiva de 90 mm a 135 mm, deve-se usar uma velocidade de 1/125 segundos, ou maior.

Com o obturador de velocidade lenta (1/8 s), a imagem do objeto a ser fotografado fica desfocada quando ela está em movimento. Por exemplo, a imagem capturada de uma criança correndo fica sem foco, dando uma sensação de movimento. Já com o obturador rápido (1/500 s), a imagem dessa mesma pessoa é congelada, possibilitando uma fotografia com bastante nitidez (Figura 23.6 a-b).[4]

Visor

O visor é por onde se olha no momento da fotografia, tornando possível o enquadramento da cena antes do *click*. Existem dois tipos: o direto, presente nas câmeras compactas e que provocam o *erro de paralaxe*, assunto que abordaremos a seguir; e o da câmera *reflex*, que, por sua vez, utiliza um pentaprisma, permitindo ao fotógrafo a visualização exata da cena que será registrada.[5]

Escolha do equipamento

As câmeras fotográficas que possuem maior valor monetário não implicam, necessariamente, em fotografias de excelente qualidade e com valor científico. Para tanto, é importante encontrar o tipo de equipamento que atenda à necessidade do profissional, engendrando no procedimento a técnica específica.

Câmera compacta

Existem dois tipos de câmeras compactas: a simples e a avançada (Figura 23.7 a-b).

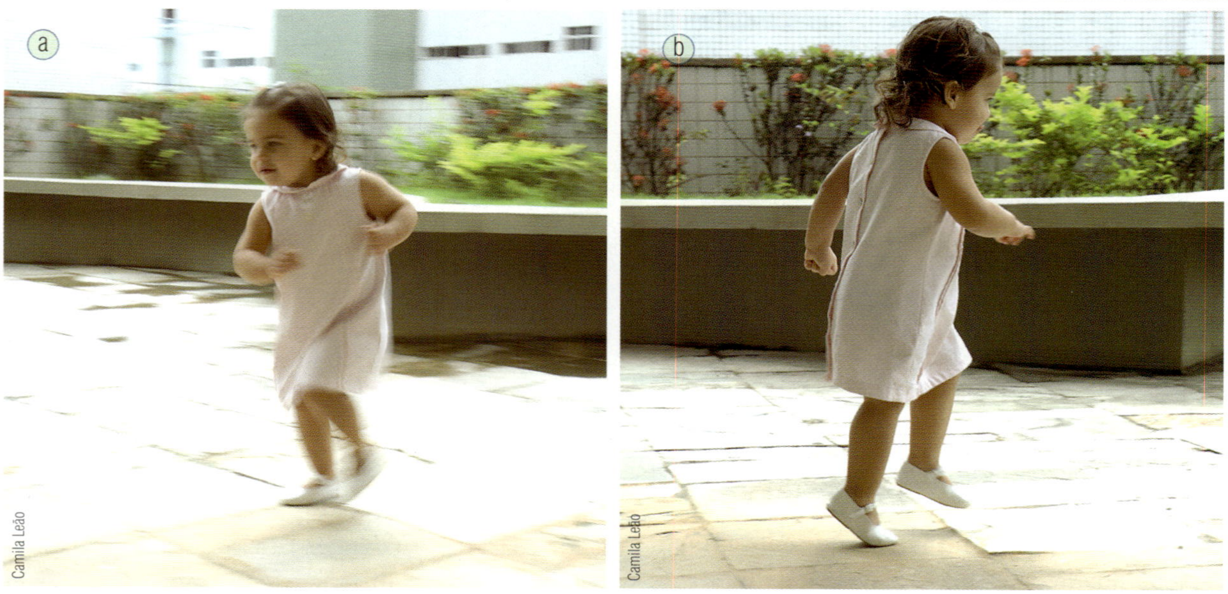

Figura 23.6 a-b Obturador lento – sensação de movimento (a); obturador rápido – imagem congelada (b).

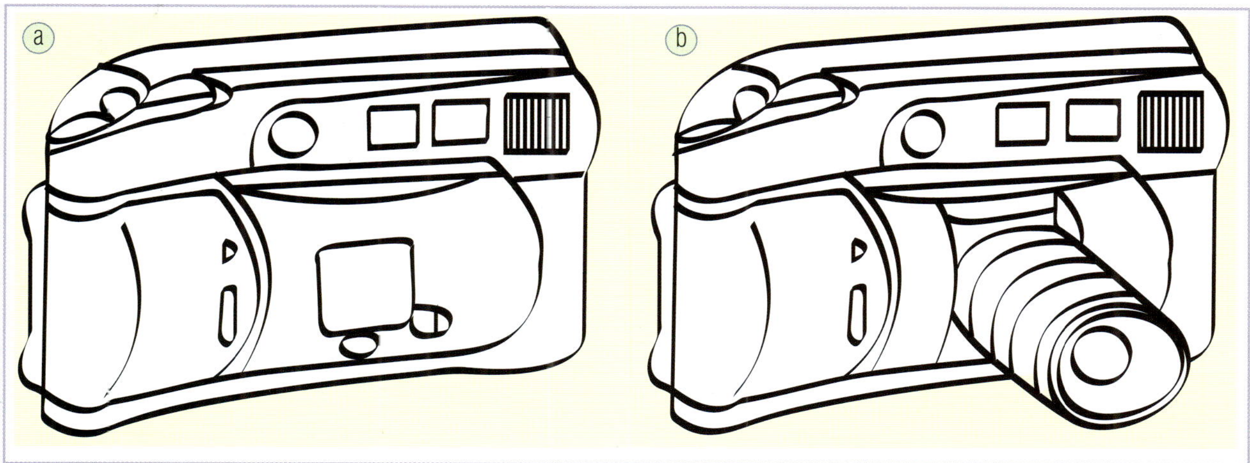

Figura 23.7 a-b Câmera compacta simples (a); câmera compacta avançada (b).

Segundo alguns autores,[3,4] as câmeras compactas simples são de fácil manuseio e financeiramente acessíveis. São ideais para pessoas que desejam fotos informais e que não têm interesse em fotografias cientificamente corretas. Normalmente, possuem uma objetiva fixa, de plástico, com o ângulo de visualização do objeto suavemente aberto. A exposição à luz e a focalização são automáticas. Já as compactas avançadas possuem uma objetiva *zoom*, podendo variar a distância focal da grande-angular à teleobjetiva. Esse tipo de câmera possibilita algum controle criativo sobre a composição e o enquadramento da foto.

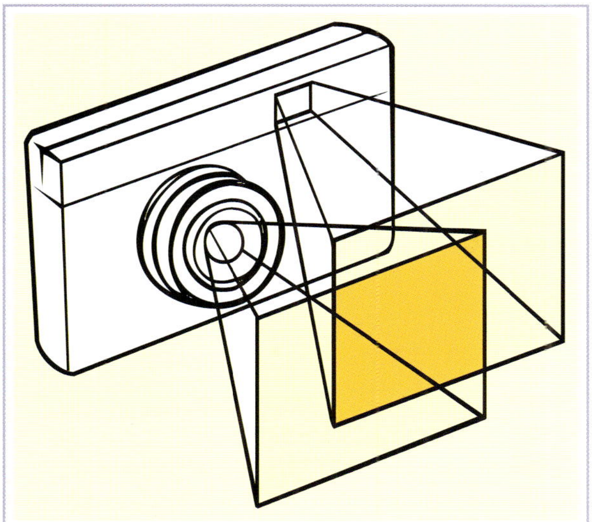

Figura 23.8 Erro de paralaxe.

Os autores[2,3,4,5] relataram ainda que a desvantagem dos modelos compactos, simples ou avançados, é o *erro de paralaxe*. Entende-se por *erro de paralaxe* a diferença da abrangência entre a imagem captada no visor e aquela registrada no filme. Tal realidade tem como fundamento a posição do visor e da objetiva, por onde se alçam enquadramentos ligeiramente diversos, especialmente nas fotografias muito próximas (Figura 23.8).

Câmera *reflex* (*monoreflex*) ou *single lens reflex* (SLR)

É indicada quando a utilização das objetivas e de acessórios for requerida para a obtenção de uma boa fotografia, inclusive para as que possuem destinação científica. Suas vantagens são diversas: possibilita a troca de objetivas e o uso de vários acessórios, pode também ser manuseada na opção manual ou automática e não permite a ocorrência do *erro de paralaxe*, em virtude de um sistema com espelho e prisma que possibilita imagem do visor ser exatamente igual à imagem captada pela objetiva (Figura 23.9).[2,3]

A *reflex* simples possui um sistema completamente manual e pode ser adquirida por um preço quase equivalente ao de uma compacta de boa qualidade. A *reflex* avançada, por sua vez, possui alto valor pecuniário, por causa das suas características básicas, como a conveniência do avanço automático do filme, o autofoco, a exposição automática e a opção de selecionar um controle manual completo. Alguns modelos avançados incluem, ainda, o *flash* embutido e o *motor drive* – um sistema que expõe diversas fotos por segundo.[3,4]

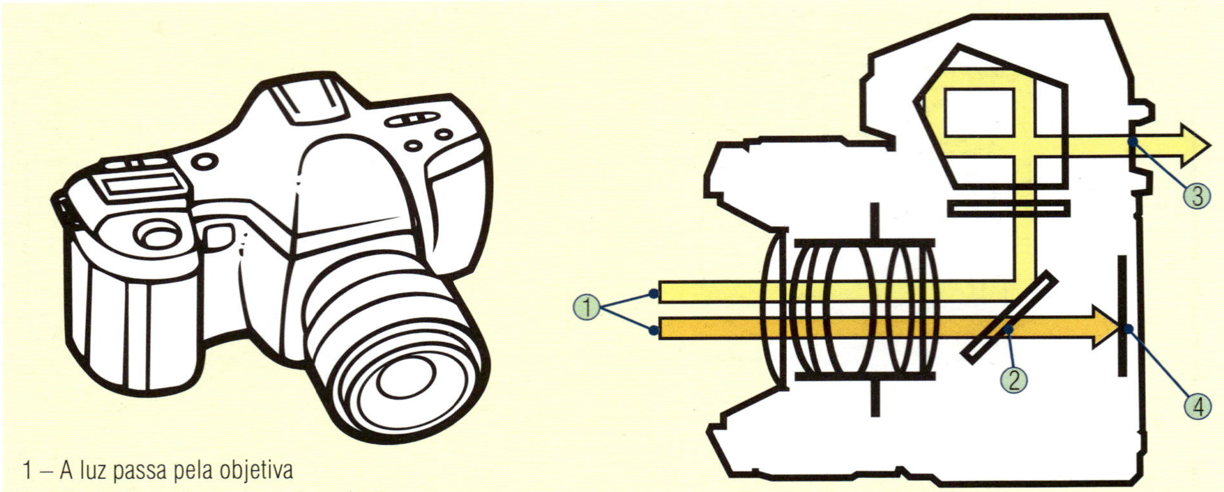

1 – A luz passa pela objetiva
2 – O espelho reflete a luz até o prisma
3 – A imagem é levada até o visor
4 – Ao apertar o botão disparador, o espelho se levanta e permite que o filme ou o sensor de captação da câmera digital seja exposto à luz

Figura 23.9 Câmera *reflex*.

Formas de registro

As câmeras podem registrar a imagem de maneira digital ou por filme.

Registro em filme

É cada vez mais raro o uso de câmeras que operam com filme, contudo, é importante conhecer alguns aspectos dessa forma de registro da imagem.

O filme é denominado de negativo quando registra as cores em tons invertidos, e positivo, também conhecido como *slide*, quando armazena as cores da maneira como vemos.[2,4]

O formato indica o tamanho físico do filme. O mais popular é o de 35 mm, chamado de filme 135, que pode ser usado na maioria das câmeras compactas ou SLR.[3]

Há no mercado filmes que possibilitam a impressão colorida e em preto e branco, muito embora seja possível esse tipo de impressão em filmes originalmente coloridos.[4]

A velocidade do filme está relacionada com sua sensibilidade à luz, representada pela sigla ISO (*International Standards Organization*).

Em ambientes de pouca luminosidade, seja ela natural ou artificial, quando a utilização de *flash* não contribui para a qualidade da foto, aconselha-se a utilização de filmes com ISO 400, pois são mais sensíveis à luz, proporcionando um melhor aproveitamento da luz existente. Na prática, tais filmes permitem a utilização de uma velocidade mais rápida do obturador e/ou menor abertura do diafragma, o que gera pouca exposição do filme à luz proveniente da imagem captada. Os filmes de ISO 100 são ideais para ambientes com muita luz.[2,3,5,6]

Dessa forma, para adquirir um filme com o ISO mais adequado, devemos avaliar cuidadosamente o ambiente em que faremos a sessão de fotos, levando em consideração se no local existe forte influência de luz natural ou artificial e se utilizaremos ou não o *flash* e outros acessórios de iluminação.

Registro digital

As câmeras, compactas ou *reflex*, são consideradas digitais quando realizam o registro das imagens por meio de um dispositivo chamado *charge-coupled device* (CCD), onde a luz é focalizada. Ele é formado por transmissores fotossensíveis, que reagem com as cores vermelha, azul e verde e geram sinais elétricos traduzidos para a linguagem binária dos computadores pelo *analogic digital converter* (ADC). O *digital sign processor*

(DSP), então, processa as imagens e as armazena na memória do equipamento.[5,7]

De variados tamanhos, modelos e preços, o fisioterapeuta deve estar atento às câmeras compactas ou *reflex*, que disponibilizam uma quantidade satisfatória de *pixels*, sabendo que, quanto maior o número de *pixels* por unidade de comprimento da imagem, maior a resolução e maior também a nitidez.[5,7]

As vantagens da câmera digital estão na visualização imediata das imagens capturadas, possibilitando ao profissional descartar as fotos que as afastam do objetivo colimado, assim como manipular os registros em programas de computador.[8,9]

Por precaução, recomendamos que as imagens não sejam salvas apenas no disco rígido do computador, mas também arquivadas em CD-ROM ou impressas, a fim de evitar perda total do material em caso de pane no equipamento de informática.

Acessórios

Tripés e suportes

A maior vantagem do uso de tripés (Figura 23.10) e suportes no momento de fotografar é evitar o balanço da câmera quando formos apertar o botão de disparo, principalmente, nas fotografias de grande aumento (macrofotografia), em que esses acessórios contribuem na manutenção do foco e do enquadramento.[10]

Para dar maior estabilidade à câmera, é possível, ainda, utilizar um disparador a cabo ou o *autotimer*. É importante usá-los também quando o obturador estiver aberto, principalmente, com velocidade lenta de 1/30 segundos, ou menor. A partir de 1/60 segundos, as fotos já podem ser tiradas sem apoio.[5]

Outra importância desses acessórios é garantir a reprodução da imagem dias ou meses após a retratação inicial, garantindo, por exemplo, a mesma altura entre a câmera e o chão, o mesmo enquadramento e o mesmo ângulo de inclinação, fatores que garantem a credibilidade da fotodocumentação.

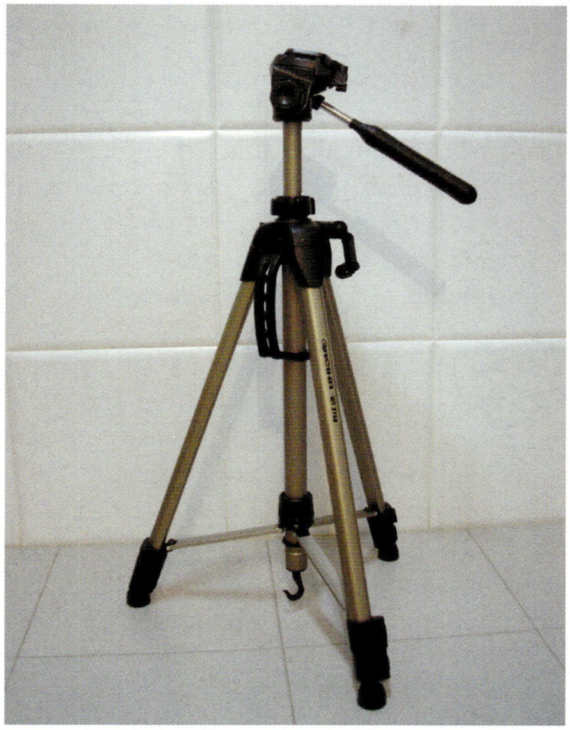

Figura 23.10 Tripé.

Flash

Existem dois tipos de *flashes*: o embutido e o externo.

O embutido está presente no próprio corpo das câmeras compactas e *reflex*, podendo ser disparado automaticamente, quando a iluminação não é suficiente, ou acionado de forma manual, quando o fotógrafo deseja o disparo independente da quantidade de luz no ambiente. Geralmente, apresenta baixa potência, mas, por iluminar adequadamente objetos ou pessoas distantes de dois a cinco metros da câmera, satisfaz ao fisioterapeuta nas fotografias em consultório.[3]

Considerado um acessório, o *flash* externo funciona sincronizado com a câmera e pode ser dividido em *flash* de estúdio ou portátil. Normalmente é utilizado por fotógrafos profissionais ou amadores avançados.[3]

O *flash* circular ou anelar é portátil e tem forma de anel, o qual é acoplado à frente da objetiva nas câmeras *reflex*. É considerado indispensável nas fotografias médicas, por possibilitar imagens em *close*, como de mucosas e cavidades, com a diminuição dos reflexos e das sombras. Tem o inconveniente de, às vezes, "achatar" a imagem. Por isso, torna-se imperfeito quando a retratação do relevo é fundamental.[10,11]

Os *flashes* também podem ser classificados de acordo com seu modo de utilização (preenchimento, rebatimento ou ângulo).[3,4]

Denominamos *flash* de preenchimento quando o utilizamos em locais bem-iluminados, como ambientes ao ar livre, para reduzir ou até mesmo eliminar os efeitos da sombra sobre o objeto. O *flash* de rebatimento é utilizado quando se deseja um efeito natural semelhante à luz do dia, posicionando a cabeça do *flash* para o teto ou uma parede branca, onde a luz rebate e proporciona uma iluminação mais suave. Quando o *flash* é externo e posicionado num local estratégico, formando uma angulação com o objeto a ser fotografado, chamamos de *flash* em ângulo.[3,4,6]

Devemos ter cuidado com a superexposição do paciente à luz, pois podemos mascarar sulcos e rugas. Da mesma maneira, a iluminação deficiente pode provocar sombras que acentuam pregas ou cicatrizes, distorcendo a realidade.[10]

A potência do *flash* é normalmente informada pelo fabricante mediante seu número guia (NG). Pela fórmula, NG = abertura do diafragma x distância entre o *flash* e o objeto, é possível calcular a distância máxima do objeto em relação à câmera para que ele possa ser iluminado corretamente.[4,11]

Hazy ou *soft light*

Estes acessórios projetam uma luz difusa e suave sobre o objeto ou a pessoa a ser fotografada. Para a fotografia médica, é ideal que sejam utilizadas duas unidades deste equipamento, uma em cada lado da câmera, amenizando assim as sombras.[12]

Eles diferem entre si apenas na forma. O *soft*, por ser retangular, é mais indicado para tomadas de corpo inteiro, e o *hazy*, que é quadrado, serve para tomadas gerais (Figura 23.11).[12]

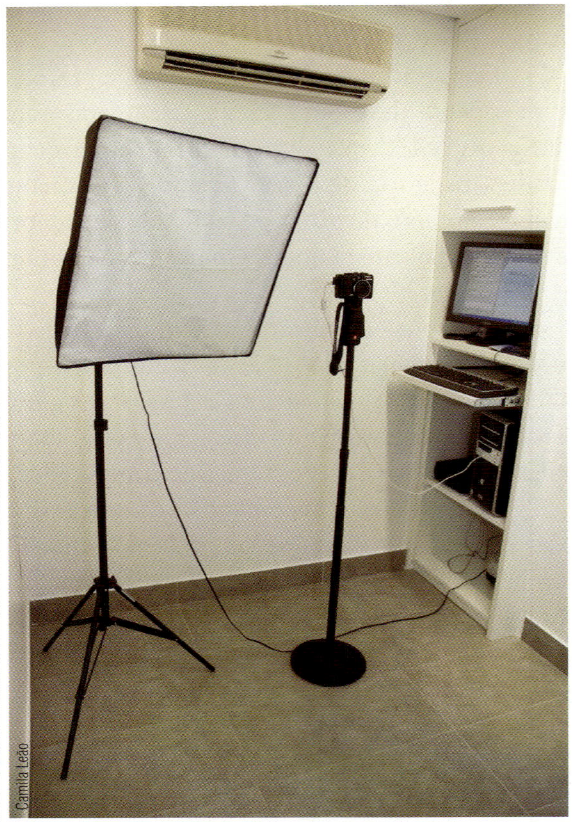

Figura 23.11 Miniestúdio fotográfico em clínica médica, utilizando o hazy light para se obter uma melhor iluminação do paciente.

Macrofotografia

A macrofotografia é a técnica de fotografar à curtíssima distância com ampliação da imagem, mediante auxílio de equipamentos fabricados especialmente para essa finalidade, por exemplo, as *objetivas macro*. Elas apresentam as escalas de distância focal e de degraus de ampliação, e esses dados informam a qual distância deve ser posicionada a objetiva para reproduzir a imagem com um tamanho determinado.[2,3]

As objetivas macro podem alcançar a escala de 1:1, o que significa dizer que a imagem é de tamanho semelhante ao real,[2,3] ideal para fotografias com o intuito de avaliar a evolução de nervo displásico ou de um melanoma, por exemplo. Para fotografias de face, geralmente se utiliza um enquadramento com escala de 1:5.

As câmeras compactas digitais informam, em seu manual de instruções, como acionar a função macro, representada pela imagem esquemática de uma "flor", e qual a distância mínima e máxima a que a câmera deve ser posicionada do objeto a ser fotografado. Por exemplo, utilizando uma objetiva com função macro de 1 cm a 10 cm, a câmera pode estar a essa distância da pele do paciente.

Essa técnica é interessante quando desejamos retratar, por exemplo, uma estria em *close* e seu edema pós punturação por *eletrolifting*, garantindo o máximo de detalhes quanto ao aspecto lesional ou terapêutico.

Devemos tomar cuidado com o uso de *flashes* na macrofotografia. Nas câmeras *reflex*, obtemos melhores resultados com o *flash* anelar, abordado anteriormente.[10,11] Contudo, em algumas situações, é possível optar por desligar o *flash* e ajustar a abertura do diafragma.

Nas câmeras compactas, para se evitar as sombras e excessiva claridade na imagem, desligar o *flash* é sempre uma alternativa que deve ser considerada.

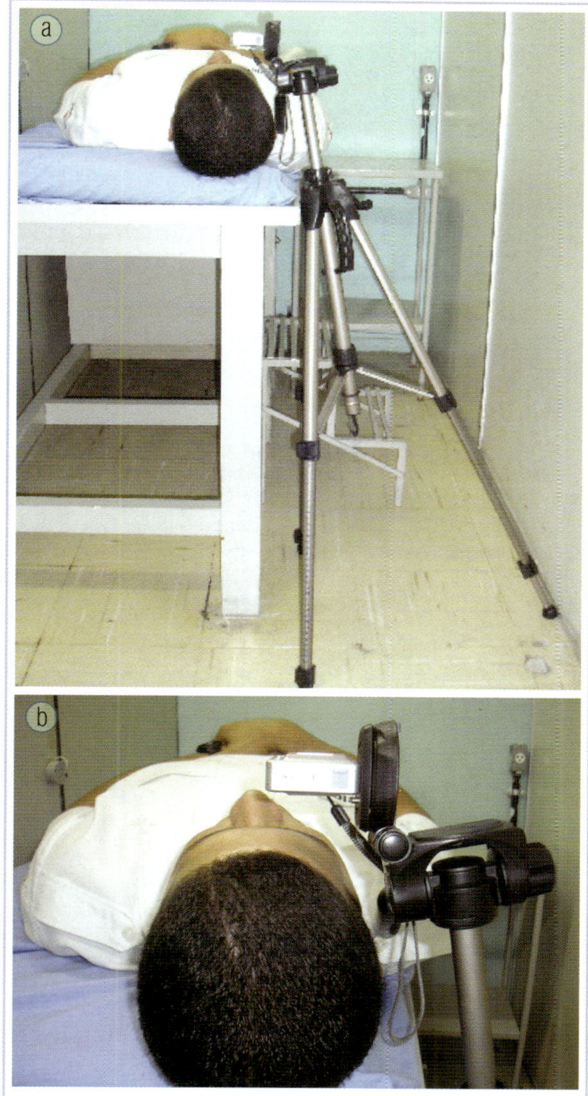

Figura 23.12 a-b Uso do tripé para estabilizar a câmera e manter a focalização na macrofotografia.

Como na macrofotografia a câmera é posicionada muito próxima à pele, qualquer movimento das mãos pode alterar o foco automático, por isso, este não deve ser utilizado. O foco manual é mais indicado, podendo ser necessário o uso de tripé para estabilizar a câmera e manter a focalização (Figura 23.12a-b).[10]

Colocando em prática

Enquadramento e composição

Bons enquadramento e composição não deixam dúvidas da intenção do fotógrafo. Portanto, devemos sempre ter cuidado para não compor uma foto com muita informação, onde tudo se vê e nada se evidencia.

A regra dos terços pode ajudar a compor uma fotografia de maneira correta. Consiste em dividir o visor com duas linhas imaginárias na vertical e duas na horizontal, fazendo o visor ficar dividido em nove terços. Numa fotografia médica, é aconselhável que o objeto seja posicionado no terço central (Figura 23.13), delimitado pelos pontos de intersecção das linhas, chamados "pontos de ouro".[3,5]

Quando o objeto não é posicionado devidamente entre os pontos de intersecção entre as linhas verticais e horizontais, não há harmonia nem estética na composição da fotografia (Figura 23.14).

Além de posicionar a lesão ou a região do corpo no centro do enquadramento, devemos preencher ao máximo o espaço do visor, deixando o mínimo de fundo possível. O fundo deve repartir-se por igual em todos os lados da imagem, para dar sensação de simetria e equilíbrio (Figura 23.15 a-b).[13]

O posicionamento da câmera, se na vertical ou na horizontal, dependerá da região do corpo a ser fotografada. Para se obter um enquadramento correto, o eixo maior da região do paciente deve sempre coincidir com o eixo maior do visor da câmera, conforme ilustrado na Figura 23.16 a-b.[10,13]

Muitas vezes, é necessário fazer mais de uma tomada fotográfica para se registrar toda a informação necessária. As fotografias de corpo inteiro são interessantes apenas quando o objeti-

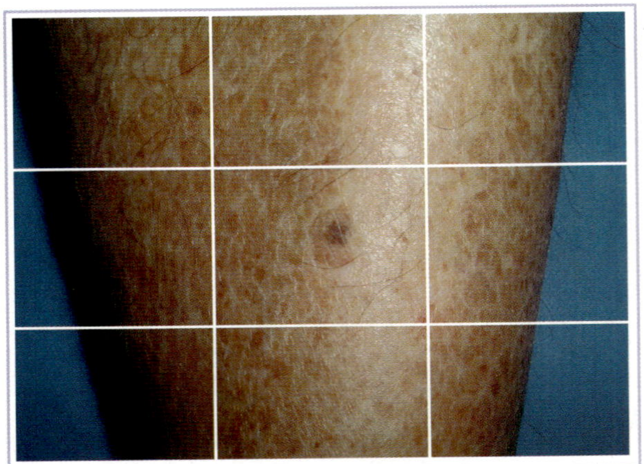

Figura 23.13 Registro de hipercromia obedecendo à regra dos terços.

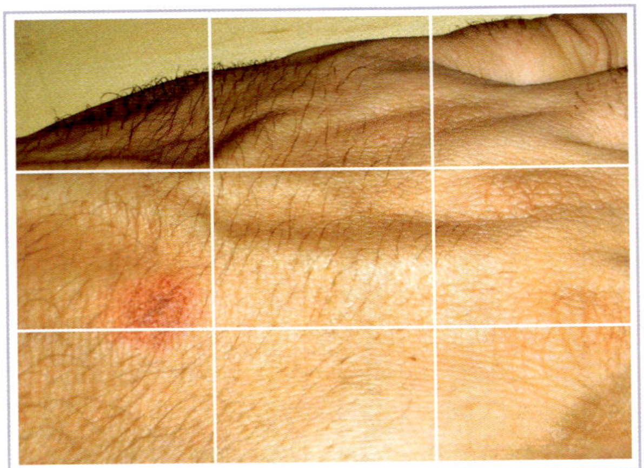

Figura 23.14 Enquadramento incorreto de uma sequela de queimadura.

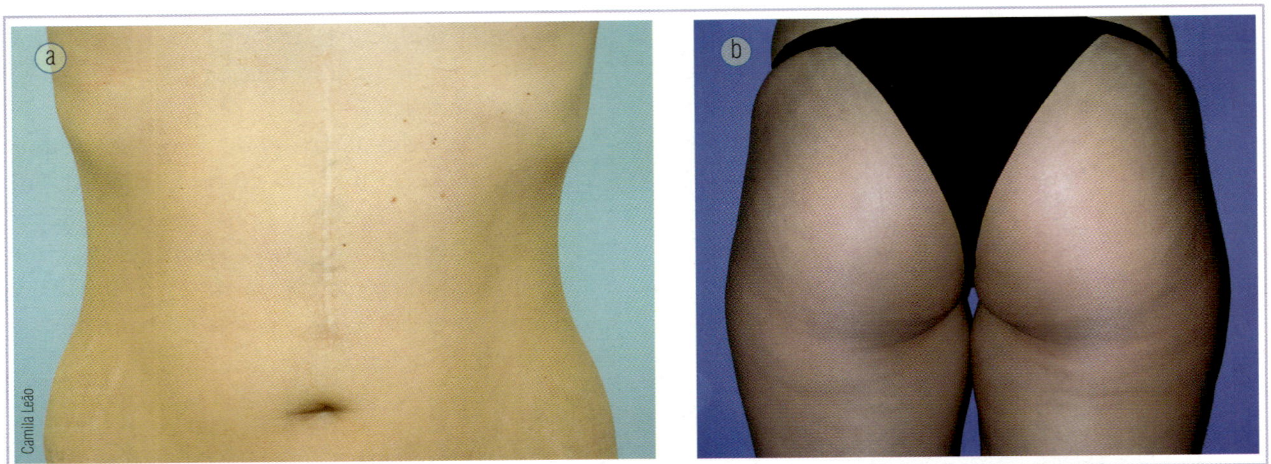

Figura 23.15 a-b Enquadramento adequado, com o mínimo de fundo.

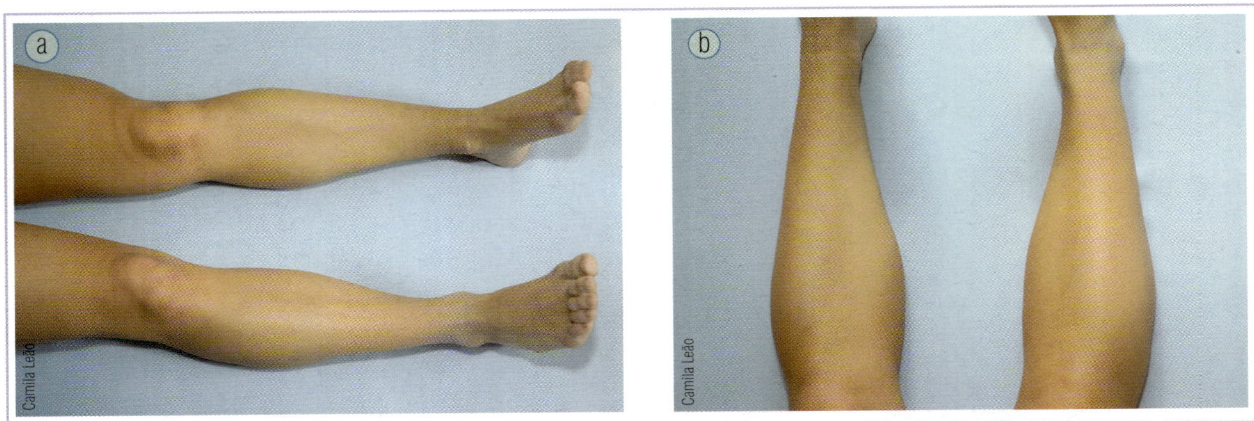

Figura 23.16 a-b a) Posicionamento da câmera de acordo com o maior eixo do segmento corpóreo fotografado; b) Posicionamento inadequado.

vo é informar a relação da lesão com as estruturas circundantes, uma vez que a distância elimina os detalhes e oferece poucas informações. Segundo Hochman et al.,[10] nas fotografias bem próximas à lesão, por norma, deve-se incluir uma articulação em cada extremo de um membro a ser fotografado, para facilitar a identificação da região corporal fotografada (Figura 23.17).

Foco

O foco é um dos ajustes mais importantes na fotografia médica, pois de nada adiantará obedecer às outras técnicas se a imagem aparecer borrada, sem oferecer nitidez dos detalhes (Figura 23.18 a-b).

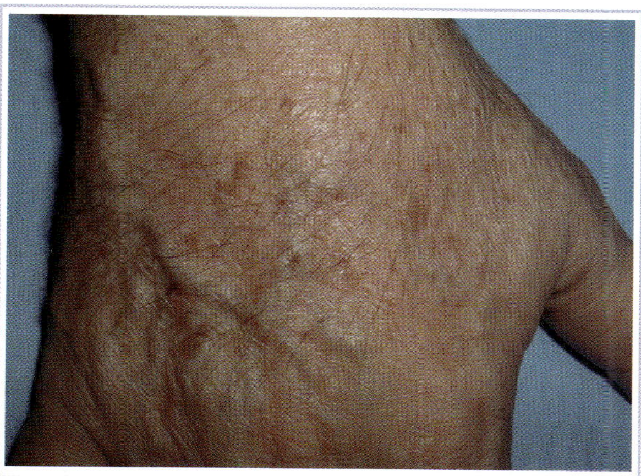

Figura 23.17 Fotografia retratando hipercromia na face dorsal da mão, deixando aparecer as articulações do punho e metacarpofalangeanas.

Seu ajuste manual permite decidir quais elementos desejamos focalizar e quais devem permanecer desfocados; o ajuste automático, por sua vez, apesar de ser considerado muito vantajoso, focaliza apenas o objeto central da cena.[4]

Algumas câmeras mais sofisticadas oferecem a trava de autofoco, que deve ser acionada somente depois que o objeto a ser retratado for posicionado no centro do visor e, devidamente, focalizado. Fazendo isso, é possível enquadrar o objeto fora do centro da imagem, mas devemos nos lembrar de mantê-lo sempre a mesma distância da câmera.

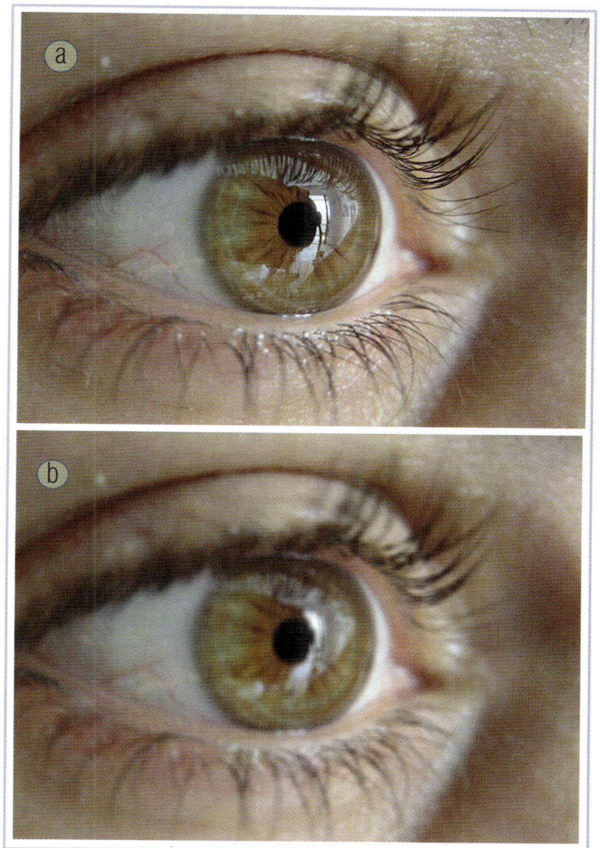

Figura 23.18 a-b Com foco(a); sem foco(b).

Ângulo

É aconselhável que o ângulo entre a câmera e o paciente seja de 90° ou que se aproxime o máximo dessa medida, salvo em situações em que é necessário destacar a altura de lesões perpendiculares à superfície da pele, quando devemos, portanto, fazer uma tomada oblíqua.[13]

Elementos de distração

São considerados elementos de distração tudo aquilo que o paciente usar como adorno durante a sessão de fotos. Por exemplo: roupa, óculos, relógio, colar, anel e maquiagem (Figura 23.19).[13]

Aqueles que fizerem parte do enquadramento da cena devem ser abolidos, pois são responsáveis por distrair o observador ao avaliar a fotografia.

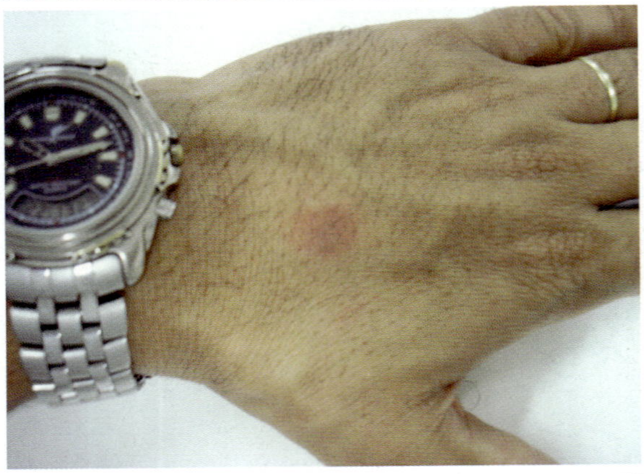

Figura 23.19 Registro de sequela de queimadura na região dorsal da mão com a presença de elementos de distração (relógio e aliança).

Lembre-se sempre de que uma boa fotografia é aquela que maximiza a informação clínica e minimiza ou elimina a informação irrelevante.

Fundo fotográfico

Na fotografia médica, o fundo fotográfico não pode conter objetos que desviem a atenção do observador, como cadeira, mesa, relógio de parede (Figura 23.20).

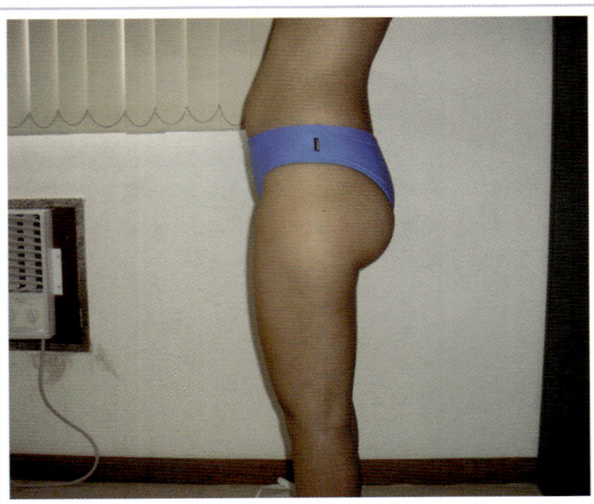

Figura 23.20 Objetos ao fundo (ar condicionado, cortina e armário).

O paciente deve ser posicionado à frente de um fundo neutro, que pode ser um lençol ou pa-

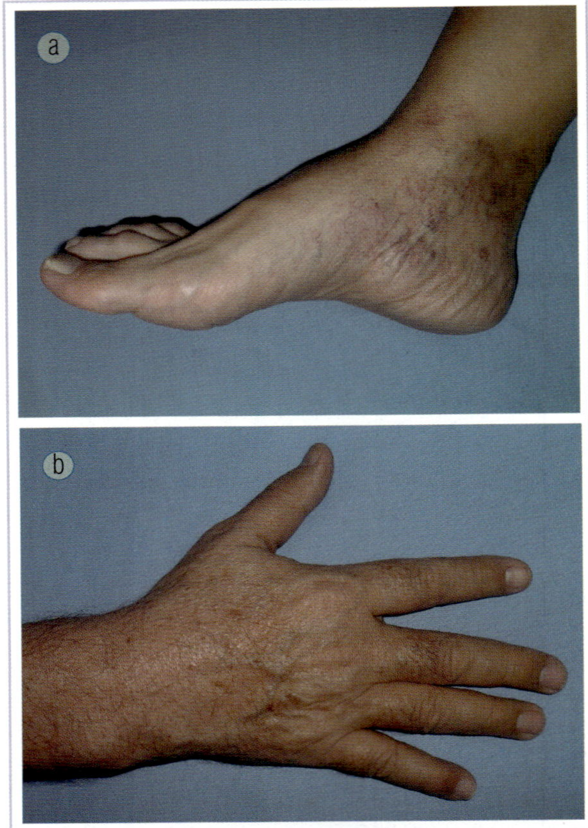

Figura 23.21 a-b Utilização correta do fundo.

rede lisa com tinta opaca, não reflectante e de cor homogênea (Figura 23.21 a-b).[13]

Pibernat[13] relatou que devemos dar atenção especial à cor do fundo. Apesar de ter a vantagem de eliminar as sombras, o fundo de cor preta não pode ser utilizado em pessoas de pele ou pelos escuros porque as margens da figura são perdidas. Pacientes de pele negra são fotografados melhor com fundo verde-claro ou amarelo. Em pessoas de pele clara, são mais apropriadas as cores azul-médio, azul-claro ou verde-médio. Leite[1], por sua vez, indicou o fundo nas cores preta ou azul-marinho, independente do grupo étnico do indivíduo. Bastos[14] informou que devemos dar preferência à cor branca para a composição do fundo.

Entretanto, o Clinical Photography Committee of the Plastic Surgery Educational Foundation elegeu o azul-celeste como a melhor cor para ser usada no fundo fotográfico, independente do tom de pele do paciente, mesmo em fotografias coloridas ou em preto e branco.[10]

Técnicas para a produção do fundo fotográfico

O ideal é ter em sua clínica uma sala específica para fotografar os pacientes. Não há necessidade de grande espaço, mas é essencial que sua estrutura ofereça iluminação adequada, além de parede lisa e pintada com tinta opaca, seguindo as orientações de cor abordadas no item anterior (Figura 23.22).

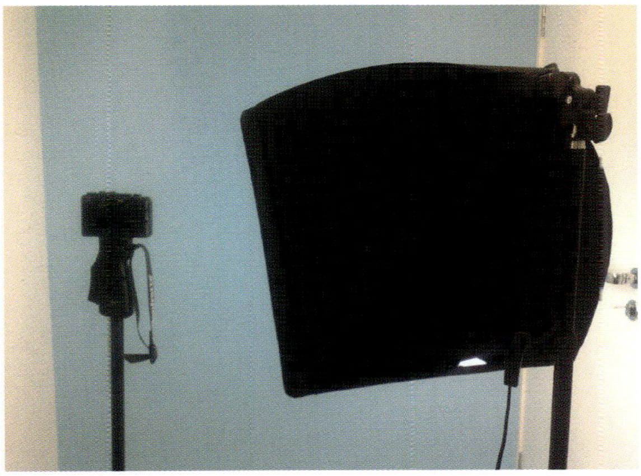

Figura 23.22 Miniestúdio fotográfico em clínica médica: visão posterior da câmera e do hazy light com parede pintada na cor azul.

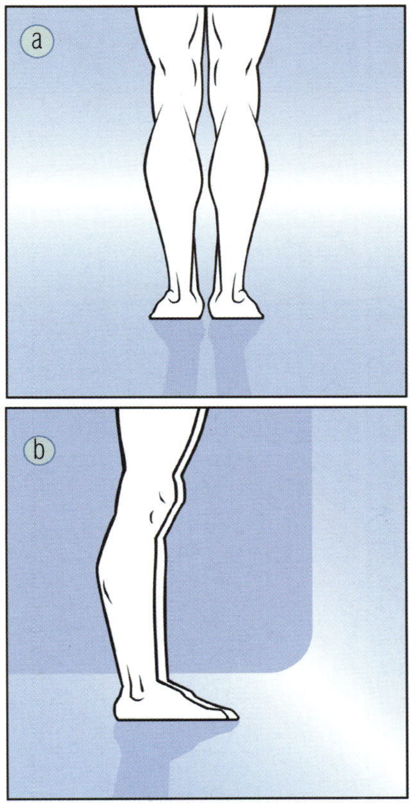

Figura 23.23 a-b Fundo fotográfico tipo foco infinito (a); Visão lateral (b).

Para fotografar membros inferiores, a cor da parede precisa se prolongar até o piso e a junção entre eles deve ser arredondada, insinuando na fotografia um fundo tipo foco infinito, conforme ilustrado na Figura 23.23 a-b.[10]

Para aqueles que desejam fotografar adequadamente seus pacientes, obedecendo as regras que dão valor científico às fotografias, mas não possuem ambiente ideal, existem algumas técnicas de produção e utilização do fundo. Nas Figuras 23.24 a 23.29, verificamos alguns truques para esse procedimento.[13]

É importante lembrar que o mesmo objeto utilizado para a improvisação do fundo, lençol ou cortina, seja novamente usado nas fotografias subsequentes de um mesmo paciente, para garantir a mesma cor e a reprodução fidedigna da fotografia inicial.

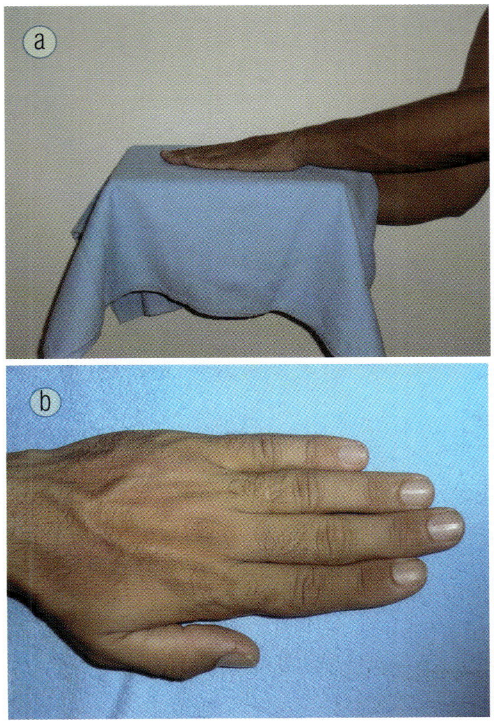

Figura 23.24 a-b Truque do livro coberto com lençol para fotografar mão (a); resultado fotográfico obtido (b).

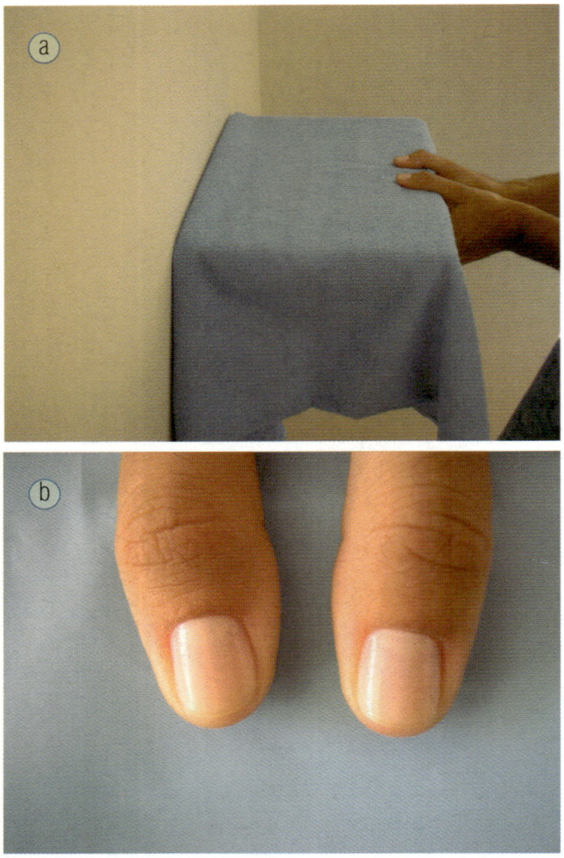

Figura 23.25 a-b Possibilidade fotográfica para registro de lesão nos polegares.

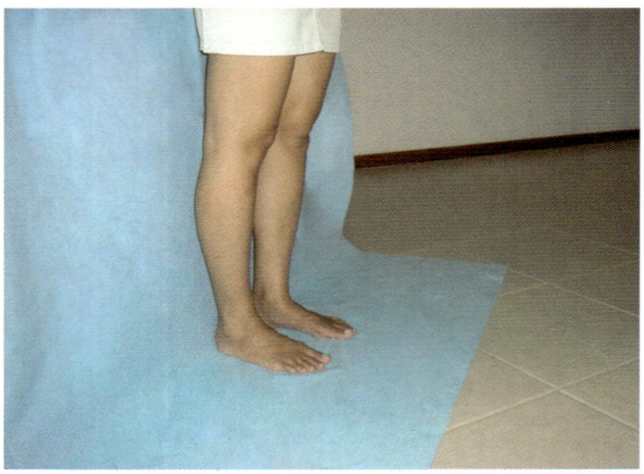

Figura 23.26 Modo de utilização do lençol nas fotografias dos membros inferiores para manter o fundo neutro desde a parede até o piso.

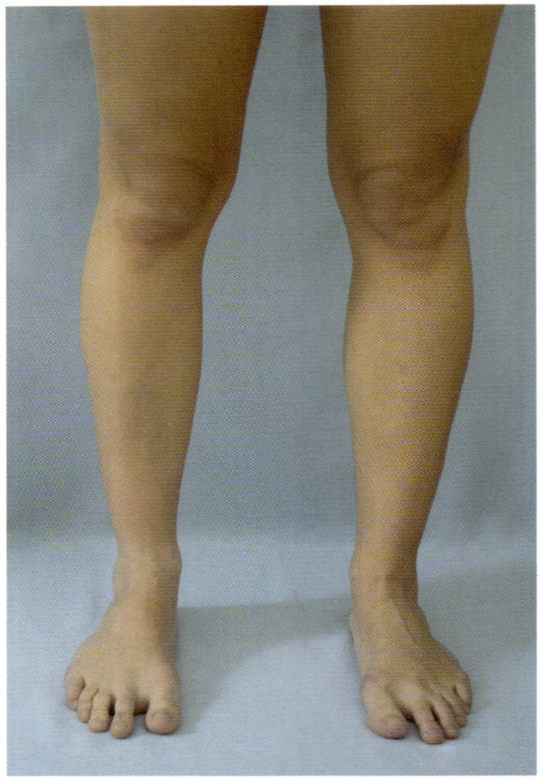

Figura 23.27 Resultado obtido com a técnica da Figura 23.26.

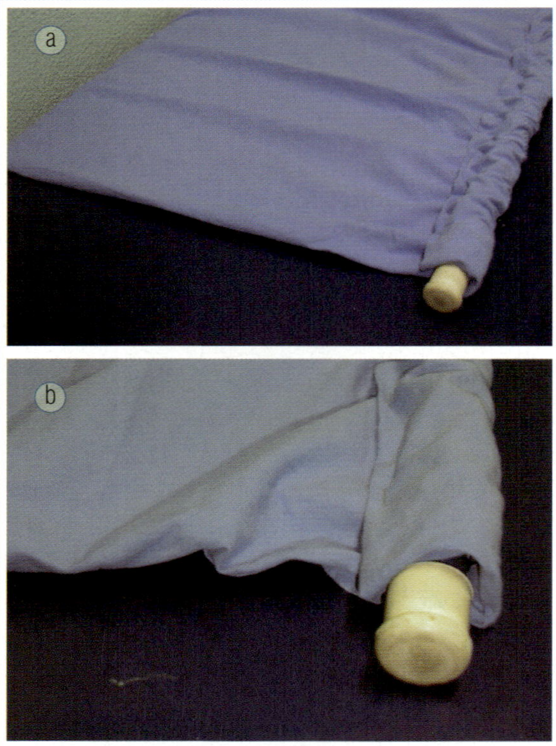

Figura 23.28 a-b Improvisação de fundo feita com lençol e bastão de madeira.

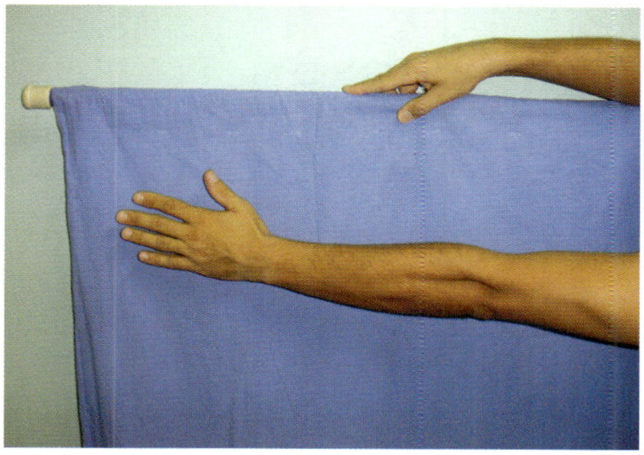

Figura 23.29 Paciente é capaz de segurar o bastão no momento do *click*.

Referência de tamanho

Nas fotografias em *close* de uma certa lesão, quando se deseja medir a sua extensão, é aconselhável colocar na sua proximidade uma régua milimetrada de cor clara e não reflectante. É importante ainda que a régua seja maleável, uma vez que algumas lesões podem se localizar em superfícies curvas, como o ombro e o calcâneo (Figura 23.30).[13]

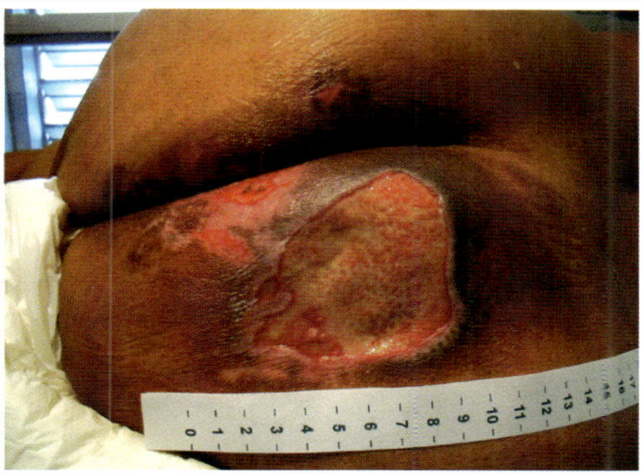

Figuras 23.30 Uso de régua milimetrada para registrar extensão da lesão.

Iluminação da imagem

Com relação à iluminação, muitas câmeras digitais permitem ajustar o contraste e o brilho. Por exemplo, para fotos com o *flash*, a uma distância grande do objeto, é recomendável ajustar a câmera para a opção de imagens mais claras, pois, com a distância, há perda da intensidade do *flash*. Já para fotos mais próximas do objeto, é interessante diminuir o excesso de brilho.

Para destacar certas características da pele, existem técnicas específicas de iluminação da fotografia. A iluminação por *flash*, sistema sem filtro de luz, é usada para documentar a aparência geral da pele.

Segundo Pagnoni,[15] a luz polarizada, por sua vez, utiliza filtros de luz que facilitam a visualização de detalhes da superfície da pele. Na polarização em paralelo, a luz é refletida pela interface ar-estrato córneo, permitindo a definição de estruturas superficiais da pele – como rugas, linhas de expressão, efélides e poros. Na polarização cruzada, a luz é emitida através da epiderme e da derme papilar, possibilitando a visualização dos componentes mais profundos, como telangiectasias, eritema, hipopigmentação ou hiperpigmentação.

O autor relatou, ainda, que a fotografia de fluorescência usa luz emitida na faixa de UVA, fortemente absorvida pela melanina. Isso possibilita a detecção de lesões hipopigmentadas ou hiperpigmentadas, como vitiligo e melasma, respectivamente.

Posicionamentos do paciente

Posicionamento da cabeça

O posicionamento da cabeça do paciente é de grande relevância, pois pode alterar a forma do rosto, fazendo a sua imagem não retratar a realidade. Por exemplo, a flexão cervical pode dar um aspecto de retrusão mandibular.[6,14]

É importante, portanto, que a cabeça esteja em posição neutra, evitando, assim, a flexão, extensão, inclinação lateral, rotação ou qualquer combinação desses movimentos. Nas fotografias frontais, o referencial para o posicionamento correto da cabeça, quanto aos eixos de flexão e extensão, é uma linha imaginária que passa pela ponta dos lóbulos auriculares e pela columela nasal. Quanto ao eixo de rotação lateral, o referencial é a distância entre o canto lateral de cada olho e a linha da têmpora correspondente (Figura 23.31).

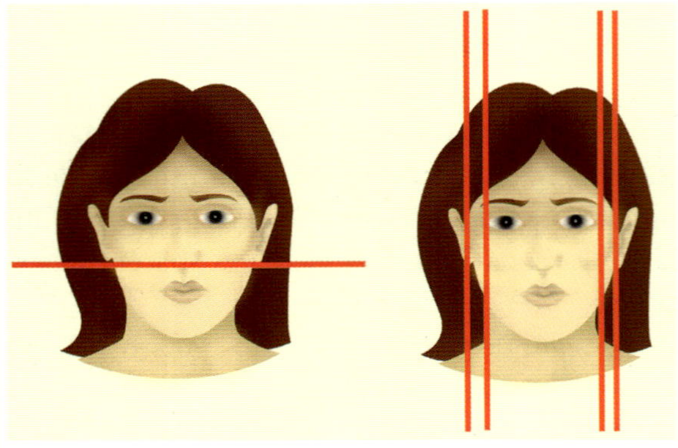

Figura 23.31 Posicionamento da cabeça nas fotografias frontais e suas linhas imaginárias.

O mesmo princípio também deve ser seguido nos enquadramentos de face em fotografias oblíquas quanto ao eixo de flexão e extensão. Contudo, nesses casos, o paciente deve se posicionar de frente para o fisioterapeuta e realizar uma rotação lateral de 45º. Para isso, a referência é uma linha que passa tangencialmente à borda distal da região zigomática e à ponta do nariz (Figura 23.32).

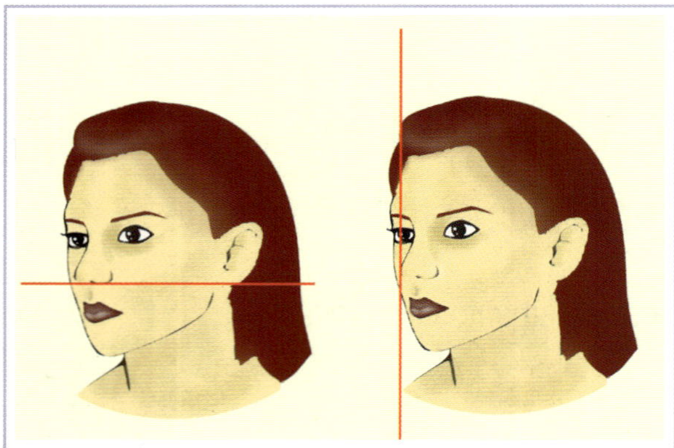

Figura 23.32 Linhas imaginárias para o posicionamento da cabeça nas fotografias oblíquas.

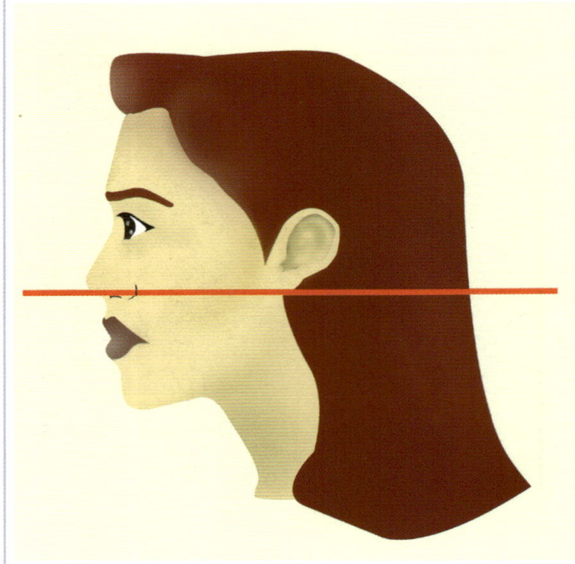

Figura 23.33 Posicionamento correto para fotografias de perfil.

Nas fotografias de perfil, a cabeça deve estar em posição neutra, com a linha de referência passando abaixo do lóbulo da orelha e da ponta do nariz. O paciente deve posicionar-se de lado, com o ombro bem próximo ao fundo (Figura 23.33).[14]

Após o posicionamento correto da cabeça, devemos estar atentos ao enquadramento da cena. Hochman et al.[10] afirmaram que cabe ao fotógrafo aproximar-se ou afastar-se do paciente até que a região a ser fotografada se ajuste ao enquadramento ideal. As incidências frontal, oblíqua e de perfil devem abranger apenas a circunferência da cabeça, desde o vértice do crânio até a articulação esternoclavicular (fúrcula esternal), estando a câmera com o maior eixo na posição vertical (Figura 23.34).[6,10]

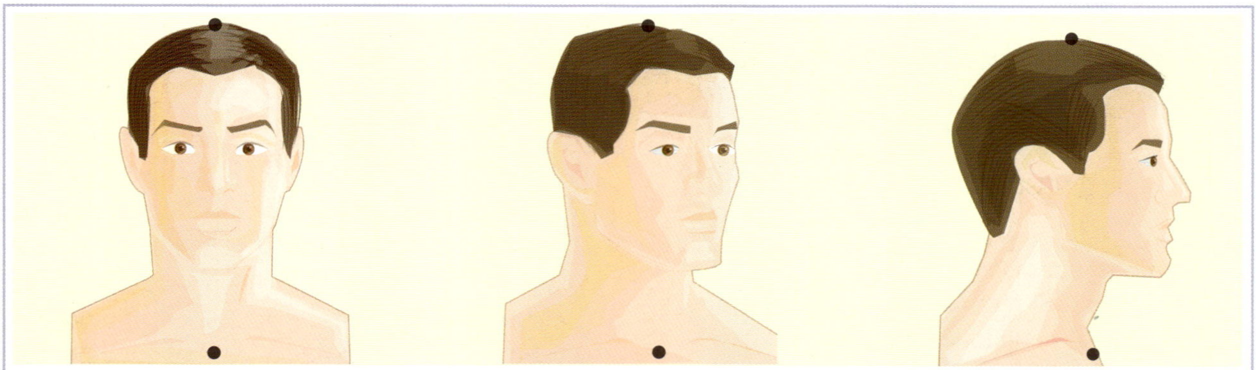

Figura 23.34 Enquadramento fotográfico para face.

Por outro lado, Bastos[14] sugeriu estabelecer uma distância entre a câmera e o paciente nos enquadramentos de frente e de perfil, que pode ser de 1 m a 1,1 m. Para tanto, no intuito de facilitar a reprodução posterior fidedigna, o autor aconselha ainda marcar o piso. Caso contrário, torna-se necessário o registro em prontuário do espaço entre eles.

Nesse caso, quando for necessário retratar o paciente de frente e de perfil, deve-se fotografar primeiro o perfil, e, em seguida, na mesma distância estabelecida inicialmente, fazer a tomada frontal. Isso evita a diferença de proporção entre as fotografias. Apesar de parecer menor, a foto de frente fica proporcionalmente semelhante à de perfil.[14]

O direcionamento do olhar também deve ser cuidadosamente observado, pois este precisa ser dirigido horizontalmente. Pontos de referência demarcados previamente nas paredes da sala servem como auxílio.[10,14]

Caso haja necessidade de se utilizar *flash* externo nas fotografias de face, deve-se estar atento ao melhor posicionamento deste. Os *flashes* podem se localizar em pontos diferentes ao redor da câmera, denominados de acordo com sua posição correspondente à de um relógio; ou seja, *flash* na posição 1 hora, 3 horas, 9 horas ou 12 horas. Quando o paciente estiver de perfil, é recomendável o uso do *flash* na posição 3 horas, e na posição 12 horas, quando de frente. Isso evita a projeção de sombras, possibilitando a visualização adequada da imagem.[14]

Posicionamento dos pés

Nas fotografias de contorno corporal, quando devemos enquadrar membros inferiores, é imprescindível padronizar a posição dos pés de todos os pacientes.

Hochman et al.[10] abordaram esse assunto com muita propriedade. Sugeriram marcar o piso a 70 cm do fundo fotográfico, traçando uma linha paralela a ele, denominada de linha A. Em seguida, traçar outra linha, perpendicular à primeira (linha B). A terceira e a quarta linhas (C e D) são demarcadas a 45º de cada lado da linha B, como ilustrado na Figura 23.35.

O posicionamento exato dos pés pode ser feito mediante marcas no piso sobre as referidas linhas, utilizando tinta ou fita adesiva, com 15 cm e 30 cm de distância a partir do centro. Dessa forma, a face medial de cada pé fica distante uma da outra em 30 cm e 60 cm, respectivamente.

O intuito do afastamento dos membros inferiores é distanciar a face medial das coxas, uma vez que, nas fotografias do contorno corporal, é fundamental não haver compressão entre as partes do corpo. Não se esquecer, portanto, de anotar na ficha do paciente qual distanciamento foi adotado em cada fotografia.

Nas fotografias de incidência anterior e/ou posterior, o paciente deve colocar os pés sobre as marcas na linha A, dispostos simetricamente a cada lado da linha B.

Quando se desejar fotos oblíquas à direita, o paciente será posicionado em frente à câmera e depois girará todo o corpo, em sentido anti-horário, colocando os pés sobre as marcas em cada lado da linha D. O mesmo processo ocorre nas oblíquas à esquerda; contudo, o sentido é horário, em direção à linha C. Por fim, nas fotografias de perfil esquerdo ou direito, os pés ficam em cima da linha B.

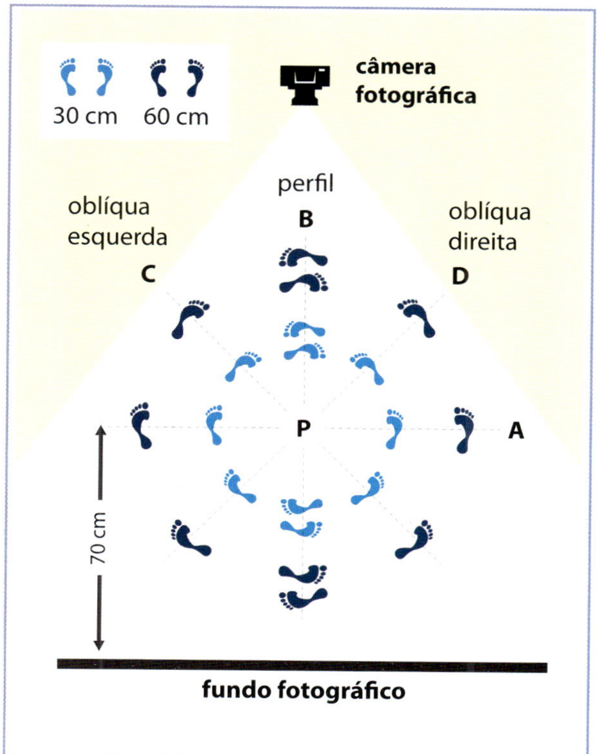

Figura 23.35 Posicionamento dos pés utilizando marcas no piso.

PADRONIZAÇÃO DA IMAGEM

Na fotografia científica, é de fundamental importância que as fotos estejam na mesma escala de reprodução, proporcionando imagens fidedignas, principalmente, quando se deseja comparar o antes e o depois do tratamento.

Portanto, devemos sempre anotar em prontuário todos os dados relevantes para a reprodução da fotografia, como os dados referentes ao equipamento (tipo e marca da câmera, quantidade de *pixels*, velocidade do obturador, abertura do diafragma, objetiva, ISO e marca do filme, entre outros).[16]

Outras variáveis podem influenciar na reprodução da fotografia e, por isso, também devem ser registradas, como: o local onde o paciente foi fotografado, posicionamento do paciente e do fotógrafo, cor do fundo, uso ou não do *flash* etc.[16]

É importante garantir que todas as fotos obtidas, mesmo executadas por diferentes profissionais e/ou em diversos pacientes, ofereçam a mesma quantidade de informações ao fisioterapeuta, possibilitando avaliar, de maneira satisfatória, os resultados obtidos ao comparar a mesma cena. Para que isso se torne possível, para cada região corporal fotografada, é preciso seguir um protocolo único para a tomada fotográfica.

FOTOGRAFIA NA CONSULTA

A fotografia pode ser utilizada como um instrumento de *marketing* ou para a elaboração de material para a educação fisioterapêutica dos pacientes. Além disso, no momento de propor um tratamento ao paciente, a fotografia transmite confiança, segurança e credibilidade no trabalho a ser realizado.

Nesse caso, a câmera digital tem uma vantagem importante. Ela permite a visualização imediata, pelo próprio paciente, do seu quadro clínico, o que facilita seu entendimento quanto ao tratamento a ser proposto pelo fisioterapeuta ou, ainda, a constatação da sua evolução. A fotografia inicial do paciente pode ser usada em cada sessão como referência para aferir o progresso do tratamento, comparada com a fotografia atual.

O acervo fotográfico possibilita ainda o estudo estatístico e a análise da evolução científica de uma equipe.[10]

EQUIPAMENTO IDEAL

A câmera mais adequada à documentação fotográfica nos procedimentos semiológicos e terapêuticos em Fisioterapia dermato-funcional é a *monoreflex* digital. Uma resolução mínima de três *megapixels*[10] para fotografias de tamanho 10 x 15 é suficiente para obter uma boa impressão em papel fotográfico, com cerca de trezentos pontos por polegada (dpi).

Dessa forma, é possível garantir nitidez dos detalhes encontrados nas afecções tratadas, como o aspecto de "casca de laranja" da celulite, as dimensões das estrias, a evolução cicatricial de uma úlcera de pressão etc.

É fundamental que a câmera *reflex* permita o controle manual de alguns parâmetros, como a abertura do diafragma, a velocidade do obturador e o foco, uma vez que isso possibilita uma padronização para se obter fotos comparáveis.

A objetiva comum (50 mm) é útil nas fotografias de corpo inteiro. Contudo, a objetiva de 100 mm com capacidade macro é ideal para a maioria das fotografias de caráter científico.

DICAS INTERESSANTES

- Quando precisar ser trocada a lâmpada do ambiente onde são feitas as fotografias dos pacientes, optar por outra de mesma marca, modelo e voltagem, para evitar diferença na iluminação das fotos seguintes.
- Dependendo da região a ser tratada, sugere-se que o mesmo profissional fotografe o paciente em todas as oportunidades, para atenuar possíveis constrangimentos.

- Nas fotografias de face, o cabelo deve ser disposto atrás das orelhas. Quando necessário, pode ser utilizada discreta tiara ou cinta elástica na cor preta.
- Usar avental branco ou vestuário similar para esconder a roupa do paciente.
- Antes da fotografia, retirar a oleosidade da pele para evitar reflexos do *flash*.
- Calibrar o monitor do computador onde são armazenadas as fotografias dos pacientes, quanto à cor, ao contraste e ao brilho. Existe um programa que possui licença livre, chamado *Calibrize*, que satisfaz a maioria dos profissionais que trabalham com imagens.
- Nas fotografias que enquadram a genitália, faz-se necessária a sua ocultação, pois acabam se transformando num elemento de distração.

AVALIAÇÃO E DIAGNÓSTICO BASEADOS EM ESCALAS FOTONUMÉRICAS E EM FOTOGRAFIAS

As classificações descritivas quanto ao grau de certas lesões de pele podem dificultar uma avaliação exata, uma vez que cada fisioterapeuta pode interpretá-las diferentemente. Pensando nisso, algumas escalas de classificação foram criadas, utilizando a imagem da lesão mediante fotografia, denominadas de escalas fotonuméricas.

Griffiths et al.[17] publicaram uma escala fotonumérica, classificando a gravidade das rugas causadas pelo fotoenvelhecimento. O estudo baseia-se na comparação da avaliação da gravidade da fotolesão entre uma escala descritiva e uma fotonumérica, e foi constatado que a escala visual garante uma avaliação mais segura.

Larnier et al.[18] também desenvolveram uma escala fotográfica para classificar o grau da fotolesão cutânea e constataram que a aplicação desta resulta numa avaliação clínica mais consistente. Segundo Kappes e Elsner,[19] a escala fotonumérica é superior à descritiva. Contudo, acreditam que o uso de ambas proporciona avaliação e classificação mais eficientes da lesão.

Scheinfeld et al.[20] participaram de um estudo com o objetivo de comparar o percentual de acertos nos diagnósticos de lesões cutâneas realizados de duas maneiras: pessoalmente, diante do paciente, e mediante fotografia digital. Cada um deles foi comparado ao diagnóstico definitivo, obtido por meio de biópsias ou de preparação de hidróxido de potássio. Os autores concluíram que o diagnóstico feito mediante imagem era igualmente seguro e confiável, pois apresentou percentual de acerto equivalente ao do diagnóstico realizado na presença do paciente.

DIREITO À IMAGEM

A informação visual por meio de fotografia tem se tornado uma prática muito frequente nos consultórios de Fisioterapia dermato-funcional. É importante, pois, que o fisioterapeuta tenha conhecimento suficiente para entender as diversas relações jurídicas de uma fotografia, bem como as consequências que a utilização indevida pode acarretar.

É direito exclusivo e excludente da pessoa posicionar-se sobre a captação, a difusão e o uso de sua imagem.

O direito à imagem pode ser visto como os dois lados de uma moeda. Um deles (dimensão negativa) se confunde com o direito à intimidade, porquanto, trata-se de garantia – oponível a todos – contra a utilização indevida da imagem. Esse é o lado da moeda que se considera como direito de personalidade. Inalienável, imprescritível, impenhorável, intransmissível.[21,22,23,24] E garantido pela Constituição Federal (norma máxima desse país), em seu artigo 5º, incisos V, X e XXVIII, alínea a). O direito à própria imagem é, portanto, um dos direitos fundamentais da Constituição vigente.

> Art. 5º Todos são iguais perante a lei, sem distinção de qualquer natureza, garantindo-se aos brasileiros e aos estrangeiros residentes no País a inviolabilidade do direito à vida, à liber-

> dade, à igualdade, à segurança e à propriedade, nos termos seguintes:
>
> V - é assegurado o direito de resposta, proporcional ao agravo, além da indenização por dano material, moral ou à imagem;
>
> X - são invioláveis a intimidade, a vida privada, a honra e a imagem das pessoas, assegurado o direito a indenização pelo dano material ou moral decorrente de sua violação;
>
> XXVIII - são assegurados, nos termos da lei:
>
> a) A proteção às participações individuais em obras coletivas e à reprodução da imagem e voz humanas, inclusive nas atividades desportivas;

O outro lado da moeda (dimensão positiva) é um acessório do primeiro. Trata-se de seu caráter patrimonial e consiste "no direito de controle sobre o fluxo da própria imagem".[22] Fosse a imagem unicamente um direito indisponível (dimensão negativa), não poderia ser comercializada. Da mesma forma que não se pode renunciar ao direito à vida, por exemplo. A dimensão positiva do direito à imagem, em virtude de seu caráter patrimonial, é disponível e transmissível.

O direito à imagem não é absoluto. Pode ser limitado por outros direitos (como o direito à informação), bem como pela administração da justiça e pela manutenção da ordem pública.[25] Um criminoso procurado pela polícia não pode alegar violação do direito à sua imagem se tem sua foto publicada nos cartazes de "procura-se", por exemplo. Finalidades científicas e didáticas (como a divulgação da fotografia de pacientes em livros e encontros técnicos) também limitam o direito à própria imagem. Como se percebe, o que se busca proteger – com a limitação do direito à imagem – é o interesse público. O consentimento da própria pessoa – o titular do direito à imagem – também pode restringir o direito à sua imagem.[22] A pessoa pode autorizar o uso de sua imagem por meio de contrato/autorização, chamado de Contrato de Licença de Uso de Imagem.

Uma autorização de uso de imagem para fins de tratamento pode ser suficiente para que o paciente demonstre o consentimento da utilização de sua imagem. Nessa autorização, devem estar claramente alguns pontos mínimos, dentre outros:

a) a que título se concede a imagem (se gratuito ou oneroso);
b) qual a finalidade da imagem (para fins de tratamento etc.);
c) qual o nível de divulgação da imagem (se apenas no arquivo do consultório, se em algum cartaz publicitário etc);
d) tempo de duração;
e) as penalidades em caso de descumprimento;
f) expressão de consentimento livre de qualquer vício.

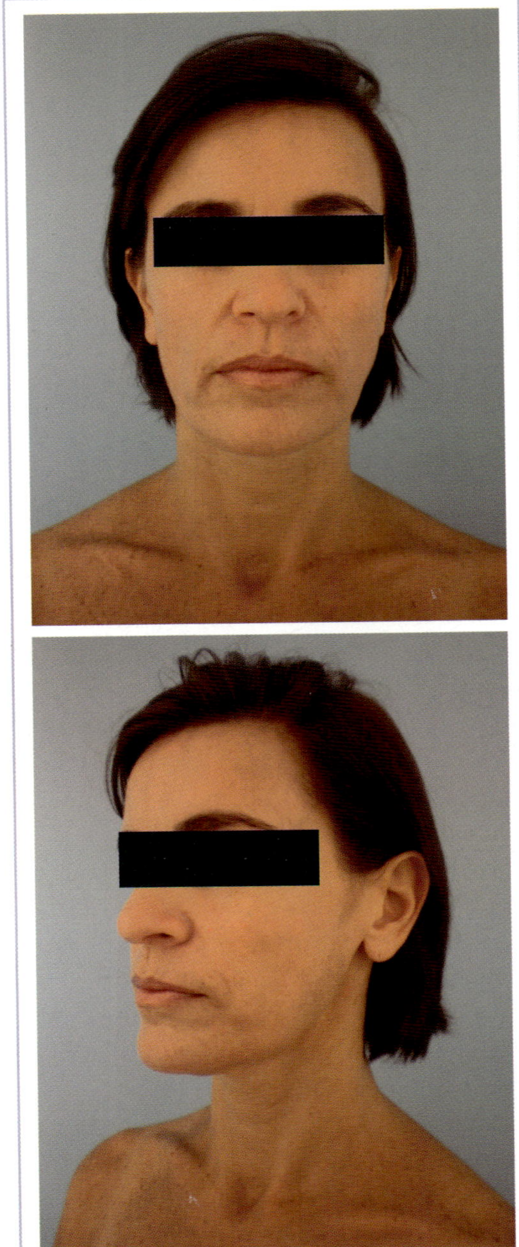

Figura 23.36 Dissimulação da identidade da paciente.

É considerada violação quando ocorre uso da imagem alheia sem o consentimento para tal, ou quando o consentimento é dado, mas o uso vai além das condições permitidas pelo paciente, podendo o fisioterapeuta ser questionado judicialmente para reparação de danos morais e materiais.

O livro *Cosmetic Surgery of the Skin – Principles and Thechniques*[26] oferece um modelo bastante simples de autorização de imagem, mostrado a seguir.

Contudo, é importante destacar que somente um profissional do Direito pode redigir um modelo de autorização ideal e completo, que proteja o fisioterapeuta de "surpresas desagradáveis" no futuro. Um bom advogado se preocuparia inclusive em regular, por exemplo, o destino das fotografias na hipótese de óbito do paciente e/ou do fisioterapeuta.

Mesmo com a autorização do uso da imagem, recomenda-se, por respeito ao paciente, a ocultação dos olhos nas fotografias de face, apesar de ainda ser possível a sua identificação. Podem ser utilizados tarja preta, mosaico ou olhos superpostos (Figura 23.36).[27]

Paciente: ______________________________ Data: ____/____/______

FORMULÁRIO DE CONSENTIMENTO FOTOGRÁFICO

Eu autorizo meu médico, Dr. ______________________, ou qualquer um dos assistentes por ele designados, a tirar fotos minhas em qualquer estágio do meu tratamento, caso seja necessário, para os registros médicos dele.

Se meu médico perceber que as fotos são beneficas à pesquisa ou à educação médica, tais fotografias e informações a elas relacionadas podem ser publicadas ou republicadas em jornais profissionais e livros médicos, ou usadas para outros propósitos de interesse na educação médica de pessoas ligadas à Medicina ou leigas.

Traços de identificação podem ser visíveis, mas eu não devo ser identificado por nome em qualquer publicação.

As fotografias podem ser modificadas ou retocadas, caso meu médico considere necessário.

___________________________ ____/____/______

Assinatura do Paciente Data

___________________________ ____/____/______

Assinatura da Testemunha Data

CONSIDERAÇÕES FINAIS

Um provérbio chinês bastante conhecido diz: "Uma imagem vale mais do que mil palavras". É impossível não concordar com ele, pois a informação revelada por meio da imagem, na maioria das vezes, torna-se mais significativa do que a fornecida pela palavra escrita.

O cirurgião plástico Harold Guillies já tinha essa consciência desde o ano de 1954, quando afirmou, durante o I Congresso Internacional de Cirurgia Plástica, em Estocolmo (Suécia), que o avanço mais importante da especialidade naquela época era a fotografia.[10]

Desde então, é cada vez mais frequente a utilização dessa ferramenta pelos profissionais ligados à saúde. A consciência de todos sobre sua importância na prática clínica tem aumentado significativamente.

Contudo, a imagem só se tornará efetivamente poderosa, preservando o seu rigor científico, quando dispusermos de um equipamento adequado e associarmos a ele todos os conhecimentos abordados neste capítulo.

Faça do registro fotográfico um forte aliado e... boas fotos!

REFERÊNCIAS

1- LEITE, F. E. M. Documentação fotográfica. In: MAIO, M. *Tratado de medicina estética.* São Paulo: Roca, v. 3, 2004, p. 2151-74.

2- HEDGECOE, J. *Guia completo de fotografia.* São Paulo: Martins Fontes, 1996.

3- RAMALHO, J. A.; PALACIN, V. *Escola de fotografia.* São Paulo: Futura, 2004.

4- LANGFORD, M. *101 dicas essenciais*: fotografia. Rio de Janeiro: Ediouro, 1997.

5- ZUANETTI, R.; REAL, E.; MARTINS, N. et al. *Fotógrafo:* o olhar, a técnica e o trabalho. Rio de Janeiro: Editora Senac Nacional, 2004.

6- Como Fotografar Pessoas. *Rev. Bras. Fotografia* - Fotographos, n. 1, ano I, p. 8-19.

7- BASTOS, G. K., SOARES, M. M. A fotografia digital. In: Bastos, G. K. *A fotografia digital na ortodontia.* São Paulo: Santos, 2004, p. 37-72.

8- Qual Deles Escolher: filme ou digital? *Rev. Bras. Fotografia* - Fotographos, n 1. ano I. p. 27-9.

9- SMITH, R. The digital camera. In: Clinical practice. *Otolaryngol. Clin. North. Am.*, v. 35, p. 1175-89, 2002.

10- HOCHMAN, B.; NAHAS, F. X.; FERREIRA, L. M. Fotografia aplicada na pesquisa clínico-cirúrgica. *Acta Cirúrg. Bras.*, v. 20, n. 2, 2005.

11- JÚNIOR, D. B. Fotografia dermatológica. Disponível em: <www.saudetotal.com.br/artigos/dermatologia//fotografia02.asp>. Acesso em 29 jun. 2009.

12- ESCOBEDO, J. L. Iluminação e montagem de estúdio - *Flash*, Iluminação Halógena, Luz Fria, Hazy, Sombrinha e Soft Light. Disponível em: <http://www.jlescobedo.com/blog/2007/09/iluminacao-e-montagem-de-estudio-flash-iluminacao-halogena-luz-fria-hazy-sombrinha-softlight/>. Acesso em 15 jul. 2009.

13- PIBERNAT, M. R. Técnicas de fotografía dermatológica. In: Pibernat, M. R., Castaño, A. L. H., Bravo-Piris, J. *La Imagen en Dermatología*: Fotografia Médica. Barcelona: Masson, p. 59-78, 2000.

14- BASTOS, G. K. Proposta de aplicação. In: Bastos, G. K. *A fotografia digital na ortodontia.* São Paulo: Santos, p. 73-128, 2004.

15- PAGNONI, A. Fotoenvelhecimento e fotodocumentação. *Rev. Cosméstic. Tecnol.* - Cosmetics e Toiletries, v. 15, n. 6, p. 70-6, 2003.

16- TALAMAS, I.; PANDO, L. Specific requirements for preoperative and postoperative photos used In: Publication. *Aesthetic. Plast. Surg.*, v. 25, p. 307-10, 2001.

17- GRIFFTHIS, C. E. M. et al. A photonumeric scale fot the assessment of cutaneous. *Photodamage. Arch Dermatol.* v. 128, p. 347-51, 1992.

18- LARNIER, C. et al. Evaluation of cutaneous. Photodamage using a photographic scale. *British J. Dermatol*, v. 130, p. 167-73, 1994.

19- KAPPES, U. P.; ELSNER, P. Clinical and photographic scoring of skin aging. Skin. *Pharmacol. Appl. Skin. Physiol.*, v. 16, p. 100-7, 2003.

20- SCHEINFELD, N.; KURZ, J.; TEPLITZ, E. A Comparison of the concordance of digital images, live examination, and skin biopsies for the diagnosis of hospitalized dermatology consultation patients. *SKIN Med.*, v. 2, p. 14-9, 2003.

21- D'AZEVEDO, R. F. Direito à imagem. *Jus Navigandi*, Teresina, ano 6, n. 52, nov. 2001. Disponível em: <http://www1.jus.com.br/doutrina/texto.asp?id=2306>. Acesso em 09 abr. 2005.

22- FONTES JÚNIOR, J. B. A. Direito à imagem. Disponível em: <www.esmpu.gov.br/dicionario/tiki-index.php?page=Direito+%C3%A0+imagem>. Acesso em 30 jun. 2009.

23- BIEHL, L. K. L. O direito da imagem como forma alternativa de remuneração dos empregados nas empresas. Disponível em: <www.ufrgs.br/necon/2%20O%20direito%20de%20imagem%20%20Luciano%20Bihel.pdf>. Acesso em 09 abr. 2005.

24- BIANCO, J. C. *A obra fotográfica*: o direito à imagem, à vida privada e à intimidade. Disponível em: <www.buscalegis.com.br>. Acesso em 09 abr. 2005.

25- BRASIL. Código Civil Brasileiro. Lei 10.406, de 10 de janeiro de 2002. Art. 20. Salvo se autorizadas, ou se necessárias à administração da justiça ou à manutenção da ordem pública, a divulgação de escritos, a transmissão da palavra, ou a publicação, a exposição ou a utilização da imagem de uma pessoa poderão ser proibidas, a seu requerimento e sem prejuízo da indenização que couber, se lhe atingirem a honra, a boa fama ou a respeitabilidade, ou se destinarem a fins comerciais.

26- Sebben, J. E. Photography for cosmetic surgery. In: Coleman III, W. P. et al. Cosmetic surgery of the skin – principles and thechniques. St. Louis: Mosby, 2. ed, 1997.

27- Cavero, F. V.; Rodriguéz, I. B. Consideraciones legales em fotografía médica. In: Pibernat, M. R. et al. *La Imagen En Dermatología*.- fotografia médica. Barcelona: Masson, p. 121-7, 2000.

Capítulo 24

Carboxiterapia

Flavia Acedo Scorza
Rodrigo Soliva Jahara

Objetivos

O grande interesse pela carboxiterapia justifica-se pela grande resposta terapêutica obtida nas disfunções dermatológicas e estéticas.

Entretanto, muitos profissionais da área da Fisioterapia dermato-funcional sentem-se inseguros na aplicação e divulgação da técnica em razão da carência de informações e demonstrações práticas da carboxiterapia.

Neste capítulo, procuramos elucidar aspectos sobre as aplicações clínicas, indicações, contraindicações, protocolos e resultados, sempre objetivando o que há de melhor e mais moderno nos tratamentos para os nossos pacientes.

Não podemos nos esquecer de que a chave para o sucesso dos resultados é a correta aplicação da técnica precedida de uma boa e ampla avaliação.

A carboxiterapia é uma técnica nova utilizada nas disfunções dermatológicas e estéticas. Caracteriza-se pelo uso terapêutico do gás carbônico medicinal com 99,9% de pureza administrado de forma subcutânea (percutânea) tendo como objetivo uma vasodilatação periférica e melhora da oxigenação tecidual.

Sua utilização iniciou-se na década de 1930, na Estação Thermal de Royat, na França, onde a carboxiterapia era denominada terapia com gás carbônico. Foi quando começou a ser estudada na forma de balnearioterapia, em que pessoas de toda Europa migravam ao Spy de Royat para realizar tratamento de arteriopatias obliterantes e em feridas, posteriormente, utilizavam-se câmaras de gás, por meio do uso percutâneo do gás até chegar na forma injetável do gás.[1,2] Descrevemos o CO_2 como sendo um gás inodoro, incolor e atóxico.[3,4,5]

Descoberto pelo escocês Joseph Black, em 1754, o gás carbônico desempenha um papel importante na fisiologia respiratória e sanguínea (trocas respiratórias e manutenção do equilíbrio ácido-básico). Segundo alguns autores,[6,7] em situações de repouso, produzimos cerca de 200 ml/min de gás carbônico, podendo chegar até dez vezes mais durante a atividade física. Em Medicina, o CO_2 é o gás mais utilizado para o contraste radiológico na realização de exames como arteriografias, histeroscopias e pneumoperitôneo para cirurgias videolaparoscópicas.[8,9,10,11]

Os trabalhos sobre o tema foram liderados pelo cardiologista Jean Baptiste Romuef e ganharam dimensão cada vez maior, tendo a sua publicação em 1953, após vinte anos de experiência utilizando em seus tratamentos injeções subcutâneas de CO_2.[12,13,14] Logo em seguida, no ano de 1956, outros autores[12,15] contribuíram com publicação de 2.400 casos de arteriopatias crônico-obstrutivas e gangrena, tratadas com CO_2 injetável obtendo bons resultados.

O gás carbônico não provoca embolia gasosa,[16,17,18,19] pois trabalhamos com um volume máximo seguro e, além disso, a partir do momento em que o gás é injetado, vai sendo rapidamente absorvido e eliminado pela respiração.[20]

A carboxiterapia chegou ao Brasil no início desse século e foi direcionada à área da estética (gordura localizada, celulite, flacidez e estria).[21] Atualmente, também é utilizada como coadjuvante no tratamento de cicatrizes inestéticas, na cicatrização de úlceras, em casos de pós-lipoaspiração, alopecias, psoríases, microvarizes, olheiras, acúmulo de edemas em pálpebras, sequela de queimados etc.

DIÓXIDO DE CARBONO (CO_2)

O sistema circulatório é composto por artérias e veias cuja função maior é o transporte de nutrientes e oxigênio para os tecidos e a remoção de produtos de excreção celulares.[3]

Quando o sangue sai do coração, caminha pelas artérias (sangue arterial) carregado de oxigênio e o distribui nas células. Nas células ocorre uma troca gasosa entre o O_2 e o CO_2, dessa forma, o sangue retorna ao coração pelas veias (sangue venoso) carregado de CO_2. Este, por fim, será levado até os pulmões por onde será expelido na respiração.

Os eritrócitos, também conhecidos como hemácias, atuam no transporte da hemoglobina (proteína presente nos eritrócitos); sua estrutura permite a ligação com moléculas de O_2 e CO_2, não simultaneamente, portanto são células portadoras de gases que atuam na circulação sanguínea.[3]

O dióxido de carbono é transportado de três formas químicas no sangue (Figura 24.1). A maior parte (70%) está sob a forma de bicarbonato (HCO_3^-), produto da dissociação do ácido carbônico (H_2CO_3), que é formado pela reação do dióxido de carbono com a água na presença de uma enzima catalisadora chamada anidrase carbônica. Apenas 7% são encontrados dissolvidos no plasma, e 23% na forma de compostos carbamino ($HHb \bullet CO_2$).[3,6,7] Nesse processo, além do bicarbonato, formam-se íons de hidrogênio (H^+), e quando a concentração desses íons eleva-se dentro do eritrócito, o bicarbonato e uma pequena quantidade de hidrogênio difundem-se para o plasma, enquanto os íons de cloreto passam por difusão para o interior dos eritrócitos para substituí-los, fenômeno conhecido como desvio de cloreto. O hidrogênio liberado liga-se à hemoglobina (Hb), formando hemoglobina reduzida (HHb) e oxigênio (O_2).[6] Logo, aumenta-se a acessibilidade da molécula de O_2 para as reações químicas como o carreamento de gás carbônico nos capilares periféricos e seu descarreamento nos capilares pulmonares.[7]

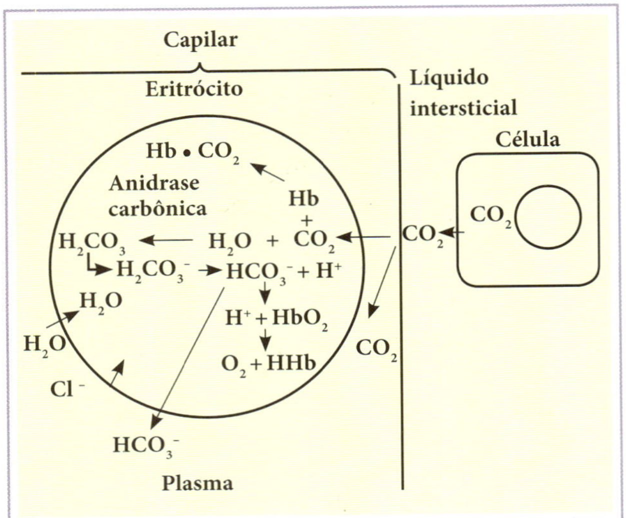

Figura 24.1 Transporte do gás carbônico.

A presença de dióxido de carbono nos capilares sanguíneos desvia a curva para a direita, liberando grande quantidade de O_2 da hemoglobina para os tecidos. É o que denominamos de efeito Bohr. Além disso, o CO_2 dos tecidos desvia a curva para a direita (Figura 24.2), aumentando a concentração de O_2 tecidual.[3]

O CO_2, que se liga quimicamente com a hemoglobina (Hb), forma carbamino-compostos (Hb. CO_2), os quais correspondem a apenas 23% do total do transporte de gás carbônico.[7]

No Brasil, utilizamos o CO_2 medicinal com 99,9% de pureza, próprio para a técnica de Carboxiterapia. É o mesmo gás usado em videolaparoscopia, controle de pH em incubadoras, técnicas ginecológicas de criocauterização do colo uterino etc.

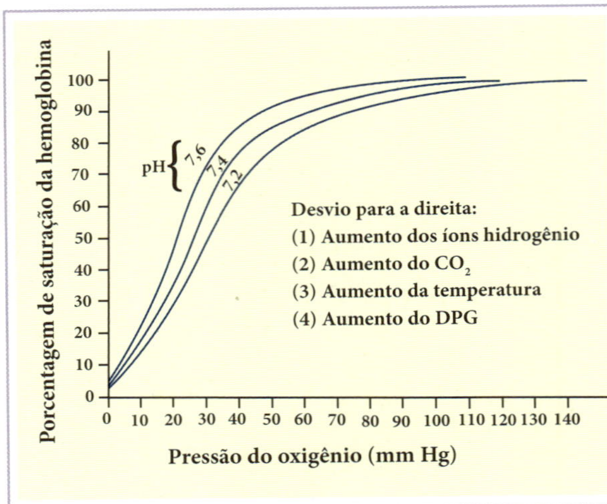

Figura 24.2 Desvio da curva de dissociação da oxiemoglobina para a direita em razão do aumento de H^+, CO_2, temperatura e 2,3-difosfoglicerato (DPG).

EQUIPAMENTO

Trata-se de um equipamento (próprio para a carboxiterapia) que utiliza o gás carbônico medicinal, cujo fluxo (velocidade da entrada de gás no organismo em ml/min.) e volume (quantidade de gás injetado no organismo em ml) são controlados e ajustados de acordo com a terapêutica. Um dos primeiros aparelhos a serem fabricados foi o italiano chamado Carbomed®, elaborado para administração subcutânea do CO_2, com total controle sob a velocidade e volume de gás infiltrado. Ele tem aprovação nas normativas da Comunidade Europeia, desde 2002 (CE 0051). É descrito como dispositivo médico, classe IIb, apresenta padrões de qualidade e segurança e tem a aprovação de comercialização e uso pelo FDA americano, como equipamento de uso médico ambulatorial. No Brasil, atualmente, existem diversas marcas e modelos de aparelhos registrados pela Agência Nacional de Vigilância Sanitária (ANVISA), e sua aplicação oferece conforto e segurança.[1]

O aparelho liga-se a um cilindro de aço ou alumínio, de diversas capacidades (700 g até 33 kg), por meio de um regulador de pressão de gás carbônico (Figura 24.3) e é injetado por via de um equipo (sonda) (Figura 24.4) com uma agulha pequena (agulha insulina 26 G1/2; 30 G1/2) (Figura 24.5) diretamente através da pele do paciente.

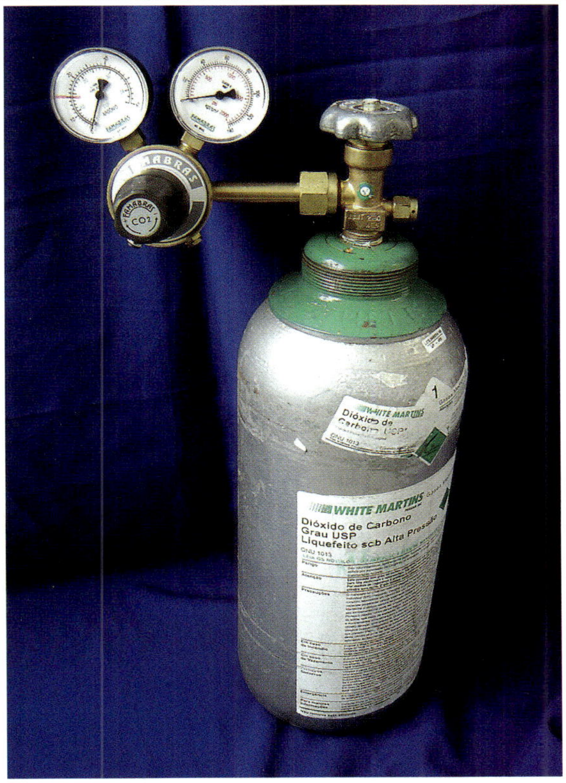

Figura 24.3 Cilindro de aço com regulador de pressão.

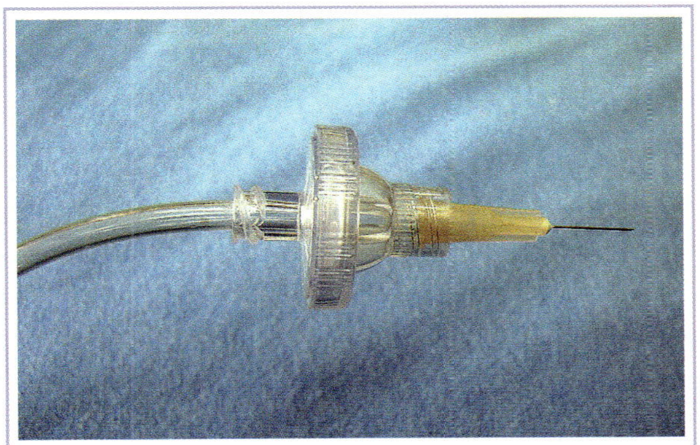

Figura 24.4 Equipo para carboxiterapia com filtro biológico.

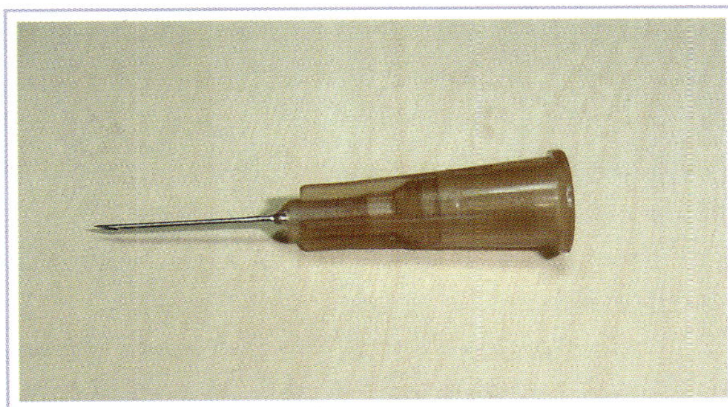

Figura 24.5 Agulha de insulina 30 G1/2 ou 0,30 x 13 mm.

O dióxido de carbono dentro do cilindro é liquefeito, tendo uma pressão de vapor constante de 60 atm, portanto, não deve ser manipulado na posição horizontal, contudo, não há risco de fogo ou explosão, pois não é um gás inflamável.

Verificamos que empresas estão fabricando aparelhos que utilizam dispositivos eletroeletrônicos localizados durante o percurso do gás para o aquecer, antes que ele seja infundido no tecido cutâneo, acreditando que isso possa aliviar o desconforto do paciente. Porém, não se sabe se o aquecimento do gás altera a sua eficácia e os resultados, pois faltam estudos conclusivos sobre esse aspecto. Além disso, na prática clínica, verificamos que há pacientes que não relatam maior conforto durante a terapia com o uso do aquecimento do gás.

Segundo Kaffer,[20] a preferência por equipamentos que possuem o gás aquecido se deve ao fato de o aquecimento promover uma vasodilatação maior e um aporte maior de oxigenação tecidual.

EFEITOS FISIOLÓGICOS

Estímulo circulatório sanguíneo

Na técnica de carboxiterapia, infundimos o gás carbônico por meio de uma agulha fina no tecido subcutâneo. O organismo, por causa da lesão provocada pela agulha e pelo gás, desencadeia um processo inflamatório com o objetivo de cicatrizar e reconstituir o tecido lesado. Decorrente do processo de reparação, ocorre proliferação de vasos sanguíneos (Angiogênese) e fibroblastos (Fibrinogênese).[22] Segundo alguns autores,[23] no local de infusão do gás carbônico há um aumento do calibre vascular e, com isso, um aumento do fluxo sanguíneo.

Basicamente, o transporte de O_2 e CO_2 pelo sangue depende tanto da difusão quanto da circulação sanguínea.[3] Nós temos um equilíbrio na pressão de O_2 e CO_2 na pele, e ao injetarmos gás carbônico (CO_2), a pele interpreta que está faltando oxigênio (O_2). Dessa forma, o CO_2 vai atuar diretamente no miócito das arteríolas, provocando uma vasodilatação local e, concomitantemente, uma hiperemia, que aparece imediatamente após a aplicação do gás (Figura 24.6). Na região onde a concentração de CO_2 é maior irá chegar maior quantidade de hemoglobina oxigenada; pelo aumento do fluxo sanguíneo, esta hemoglobina libera o O_2 e capta o CO_2 que será eliminado por via respiratória.[20]

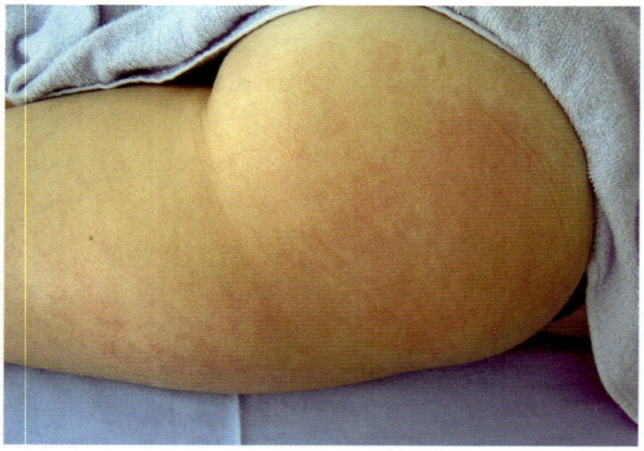

Figura 24.6 Hiperemia reacional à infusão de gás carbônico.

Além da vasodilatação local, ocorre ação do CO_2 no sistema nervoso simpático com consequente vasodilatação reflexa e uma neoangiogênese, causada pela microalteração do pH, de acidose para alcalose. Essa microalteração de pH é responsável pelo estímulo das células totipotentes (fibroblastos, elastoblastos e angioblastos) que passam a formar novos vasos sanguíneos, vasos linfáticos, fibras colágenas, fibras elásticas, resultado este responsável pela regeneração da pele.[20]

Por meio da videolaparoscopia pode-se observar uma vasodilatação persistente. Além disso, estudos demonstraram aumento do fluxo sanguíneo decorrente da carboxiterapia verificado por dopllerfluxometria.[1, 14,23]

Tendo em vista o efeito vasodilatador da carboxiterapia, pacientes que apresentavam arteriopatias periférica foram submetidos ao tratamento com resultados extremamente positivos. Houve uma queda de 83% dos casos de amputação. Segundo os pesquisadores,[13] isso pode ser reflexo do aumento da atividade parassimpática e da diminuição da atividade simpática nesses tecidos.

Efeito Bohr

O efeito Bohr é analisado pela curva de dissociação da oxiemoglobina em resposta às alterações das concentrações de CO_2 e de íons de hidrogênio (H^+).[3]

Quanto mais gás carbônico nós disponibilizamos no tecido, mais hemoglobinas carreadas com oxigênio (HbO_2) vão chegar, por via circulação sanguínea. Pelo fato de a hemoglobina ter maior afinidade com a molécula de CO_2, vai ocorrer liberação da molécula de O_2 para os tecidos e captação da molécula de CO_2, que será transportada e eliminada pela expiração, isso caracteriza o efeito Bohr.

O meio ácido gerado pela carboxiterapia favorece a afinidade da hemoglobina com a molécula de gás carbônico.[20] Por conseguinte, haverá um desprendimento do O_2 ligado à hemoglobina e um aumento da concentração de oxigênio nos tecidos. A presença de níveis mais altos de CO_2 (proporcionada pela carboxiterapia) e íons de H^+ potencializam as reações químicas que ocorrem dentro dos eritrócitos e, consequentemente, o aporte de O_2 tecidual.

Ação bioquímica

O gás carbônico é um catalisador de todos os processos bioquímicos do nosso organismo. É um potente vasodilatador, ocasionando aumento do fluxo sanguíneo no local de sua aplicação.[12,15,24,25,26]

O efeito bioquímico do gás carbônico é decorrente da substituição dele pelo oxigênio, ou seja, nós temos um equilíbrio entre O_2 e CO_2 na pele. Quando aumentamos a concentração de gás carbônico na pele, pela aplicação subcutânea do gás, o organismo entende que está faltando oxigênio (hipóxia), então as arteríolas se dilatam e ocorre a chegada de hemoglobina oxigenada ao local tratado. Posteriormente, como a hemoglobina tem maior afinidade com o CO_2 (efeito Bohr), ocorre um aumento da oxigenação em 56% (hiperóxia) na região submetida ao tratamento.[20]

Além disso, a infusão do gás promove a ativação de barorreceptores,[27, 28] corpúsculos de Golgi e Pacini, em razão da distensão tecidual, com consequente liberação de substâncias "alógenas", tais como a bradicinina, catecolamina, histamina e serotonina. De acordo com alguns relatos,[27,29] essas substâncias atuam em receptores beta-adrenérgicos, ativando a adenilciclase, promovendo, assim, aumento do AMPc tissular e consequente quebra dos triglicérides.

Carbolipólise

O tecido adiposo é formado por células do tecido conjuntivo, caracterizado pela presença de adipócitos.

Lembramos que para que ocorra a quebra dos triglicerídios (lipólise), a lípase hormônio sensível (LSH) deve ser ativada. Sua ativação ocorre por meio de mediadores químicos (AMPc) que são produzidos pela estimulação da adenilciclase (enzima encontrada na membrana celular) pelos hormônios lipolíticos (adrenalina e noradrenalina). Legrand et al.[27] relataram a ação do CO_2 no aumento do AMPc ativando a adenilciclase, resultando numa lise da membrana dos adipócitos.

De acordo com o fluxo ou velocidade com que o gás penetra na pele, ele promove ruptura das células gordurosas (lise celular) e sua substituição por fibras colágenas, elásticas e vasos sanguíneos, também chamado de efeito mecânico do gás.[20]

É comum vermos profissionais associarem a aplicação de soro fisiológico com a carboxiterapia em locais de acúmulos de gordura. Como dito anteriormente, a acidez do meio favorece a ligação da hemoglobina com o gás carbônico. Quando injetamos soro fisiológico antes da aplicação da carboxiterapia, estamos proporcionando um meio mais ácido pela formação de íons de hidrogênio ($CO_2 + H_2O \leftrightarrow H_2CO_3 \leftrightarrow H^+ + HCO_3^-$). Essa acidez tecidual confere um aumento da oxidação lipídica pela ativação das lipoproteínas lípases (LPL), potencializando o poder de queima da gordura.[26]

Ação no tecido conjuntivo

Na carboxiterapia temos o trauma mecânico ocasionado pela agulha e o trauma provocado pelo gás. Um processo inflamatório irá ocorrer seguido de todas as etapas inerentes a ele. Como resultado, teremos a proliferação de fibroblastos com posterior síntese de colágeno, elastina e vasos sanguíneos.

Em virtude da infusão subcutânea do CO_2 e consequente aumento e melhora da distribuição do colágeno, nota-se uma reestruturação do tecido conjuntivo de forma mais pronunciada e mais rápida.

TÉCNICA DE APLICAÇÃO

O efeito terapêutico da carboxiterapia depende do local anatômico onde vai ser aplicado o gás carbônico. Precisamos traçar objetivos de tratamentos antes de iniciarmos as aplicações. A técnica envolve diferentes volumes de gás, com fluxos e frequências individuais para cada disfunção estética.

O procedimento de carboxiterapia requer um equipamento próprio, que possua controle de fluxo e volume total injetado, cilindro de gás carbônico puro medicinal, equipo carboxi com filtro biológico e agulha descartável de 0,30 x 13 mm ou 30 G ½ (agulha de insulina). Antes de iniciar o tratamento, todas as informações devem ser fornecidas ao paciente sobre a técnica com relação ao seu mecanismo de ação e verificar se ele mesmo possui sinais de contraindicações severas. Ele também deverá ser questionado quanto aos seus objetivos específicos, evitando assim conflitos com o profissional com relação a expectativas irrealistas no decorrer das sessões.

O paciente deverá adotar uma posição confortável com a área a ser tratada exposta e livre de qualquer pressão como vestimentas apertadas. Deve-se realizar a assepsia com álcool 70% ou solução alcoólica com Clorexidine a 0,5% onde serão realizadas as punturas. As áreas a serem tratadas deverão ser demarcadas com lápis ou caneta demográfica com o paciente de pé. É comum ocorrer perda do corte da agulha durante o procedimento, para isso basta trocar as agulhas quantas vezes forem necessárias, isso deixa a aplicação mais confortável para o paciente.

O fluxo e o volume total de gás a ser infundido variam de acordo com o objetivo do tratamento e a sensibilidade do paciente.

Habitualmente, na carboxiterapia encontramos parâmetros de fluxo de gás que variam de 20 ml/min a 150 ml/min. Com relação ao volume total injetado, este gira em torno de 600 ml a 1 litro,[30,31,32] podendo atingir 3.000 ml em casos de grandes depósitos de gordura.[31,32] Kaffer,[33] mencionou que o fluxo entre 80 ml/min e 150 ml/min é o ideal para promover lipólise e estímulo para a formação de tecido conjuntivo, e o volume de gás deve ser o mínimo até visualizar uma distenção da pele, sempre respeitando a dor do paciente. Ressaltou ainda que não devemos nos preocupar quanto ao volume infundido, pois em alguns procedimentos, tais como videolaparoscopia, chegam a infundir na cavidade peritoneal 10 a 12 litros da solução sem nenhum prejuízo à saúde, entretanto, verificamos em alguns congressos e eventos, a informação de que a quantidade injetada máxima deverá ser de 2.000 ml por se considerar uma quantidade fisiológica não excessiva, dando assim segurança ao paciente e ao profissional e evitando complicações sistêmicas. Essa quantidade sugerida é um consenso entre um grande grupo de profissionais que realizam a prática da carboxiterapia.

Em nossa prática clínica, verificamos que um fluxo de 80 ml/min atende a maioria das situações e os pacientes suportam bem, e o volume total máximo em cada sessão está em torno de 2.000 ml, sem complicações sistêmicas.

Antes de realizarmos qualquer procedimento, devemos fazer o esvaziamento de todo ar existente dentro do equipo, com o intuito de evitar a infusão de qualquer outro gás (por exemplo, o O_2 atmosférico) que não seja o CO_2 puro. Fazendo isso, deixamos escapar cerca de 180 ml do gás, no primeiro atendimento do dia e 130 ml nos restantes, garantindo assim uma aplicação segura sem efeitos indesejáveis, como o volume nas pálpebras por 24 a 72 horas após a aplicação.

Planos de Aplicação

Kaffer[20] denominou os planos de infusão de gás em: plano mesoepidérmico ou superficial, plano dérmico ou médio e plano hipodérmico ou profundo. Já Carvalho,[26] denominou-os respectivamente de: dérmico superficial ou mesocarboxi, dérmico profundo ou plano de descolamento e plano subcutâneo ou clássico.

O plano mesoepidérmico ou dérmico superficial é realizado de maneira que só o bizel voltado para cima, com a agulha em 45°, é introduzido na pele do paciente, onde promovemos um eritema intenso para a remodelação do colágeno e reestruturação das estrias[20] (Figura 24.7). Segundo Carvalho, [26] nesse plano, o objetivo maior é promover nutrição e oxigenação no tecido, onde ocorre maior vasodilatação e visualizamos uma hiperemia mais forte.

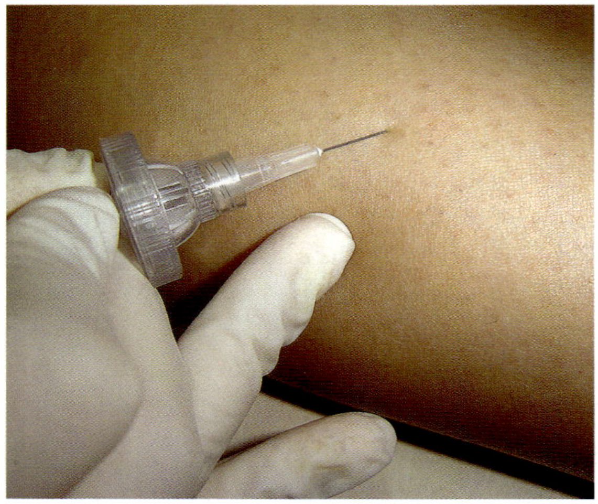

Figura 24.7 Plano mesoepidérmico.

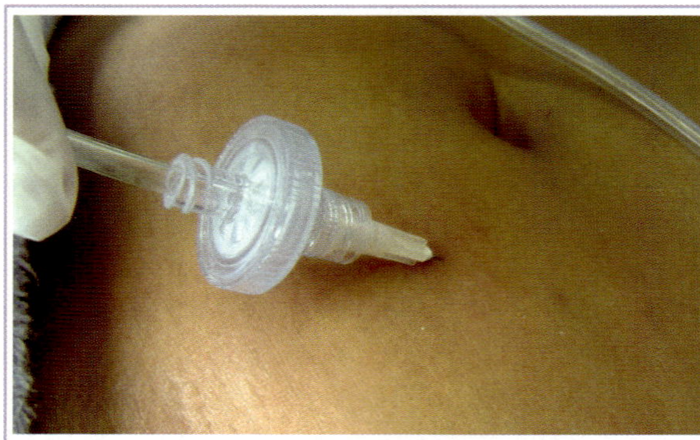

Figura 24.8 Plano dérmico.

No segundo plano, dérmico ou de deslocamento, a agulha é introduzida numa angulação de 25° para atingir a camada desejada (Figura 24.8). Nessa camada teremos a formação de novo colágeno, e a resposta do eritema não é tão acentuada.[20] Carvalho[26] mencionou que nesse plano ocorre uma retração da pele e um aumento da produção de colágeno, caracterizado por um enfisema subcutâneo, sendo indicado para áreas onde se quer retração de pele.

O plano hipodérmico ou subcutâneo, como o próprio nome diz, é a introdução da agulha na camada hipodérmica da pele. Aqui, inclinamos a agulha em 45º e a introduzimos diretamente na camada adiposa (Figura 24.9). Em pacientes nos quais observamos uma camada adiposa pequena podemos introduzir a agulha numa angulação inferior a 45º. O intuito desse plano de aplicação é a lipólise e desfibrosagem profunda. Podemos observar um abaulamento ao redor da agulha (Figura 24.10) quando o gás é aplicado, porém a hiperemia é menos visível e menos expressiva.

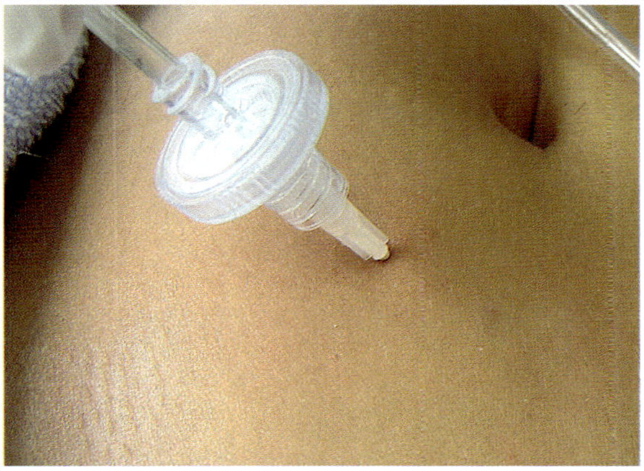

Figura 24.9 Plano hipodérmico.

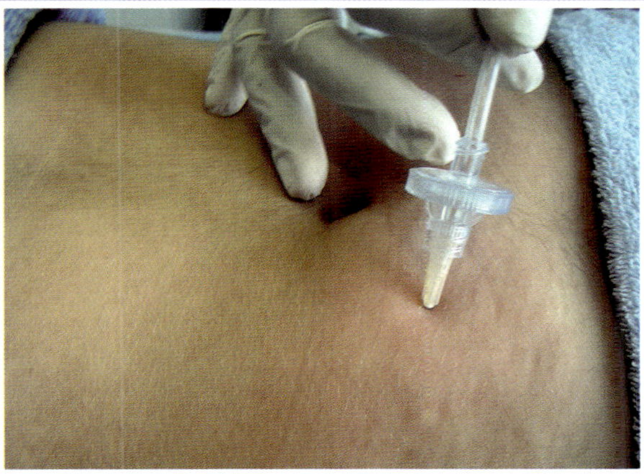

Figura 24.10 Abaulamento da pele após infusão de CO_2.

INDICAÇÕES

Auxiliar para exames complementares

O CO_2 é o gás mais utilizado em medicina, em que são infundidos até 20 litros ou mais do gás na cavidade abdominal com o intuito de criar pneumoperitôneo nas cirurgias videolaparoscópicas.[30]

Segundo alguns pesquisadores,[11,34] esses dados justificam a segurança para o uso desse tipo de gás nesse procedimento terapêutico, demonstrando que não é passível de promover embolia.

Arteriopatias

As primeiras aplicações com o gás carbônico foram com pacientes que apresentavam alterações circulatórias, mais especificamente no reparo de úlceras vasculares, tornando-se terapêutica frequente na Europa, principalmente, na Itália e França.[9,10]

Fabry et al.[10] confirmaram a eficiência da terapia com CO_2 em seu estudo, em que cerca de 20 mil pacientes acometidos de doenças vasculares foram beneficiados com o dióxido de carbono.

As doenças vasculares são caracterizadas por um *deficit* do fluxo sanguíneo, levando a uma isquemia provocada pela hipóxia tecidual.[35] A carboxiterapia é considerada um recurso extremamente valioso nos pacientes que apresentam alterações da circulação periférica, tendo como objetivo promover uma dilatação dos vasos sanguíneos e linfáticos e formar uma circulação secundária (colateral) e neoangiogênese, que permita o aporte nutricional necessário para o membro acometido.[20]

Algumas das principais indicações da carboxiterapia em afecções vasculares são: arteriopatias periféricas,[8,9,11] síndrome acrocianótica,[13] insuficiências venosas e úlceras de membros inferiores.[20,36]

Em úlceras vasculares e diabéticas, devemos aplicar o gás em todo o eixo vascular do paciente, promovendo a formação de um tecido cicatricial bem vascularizado e oxigenado. Às vezes, não conseguimos atingir o local da úlcera na íntegra. Nesses casos, fazemos a aplicação do gás em pontos mais distantes, com o mínimo de lesão cutânea possível, e em seguida movimentos de bombeamento do gás, ou seja, vamos "empurrar" o gás até o local da ferida.[37]

Segundo Kaffer,[37] a carboxiterapia vai atuar tanto na fase aguda, promovendo a cicatrização adequada, quanto na fase crônica, de manutenção do tecido cicatricial, proporcionando bem-estar e qualidade de vida ao nosso paciente.

O autor relatou ainda que, inicialmente, as sessões eram mensais, respeitando o ciclo do colágeno e que, depois do término do tratamento inicial, o acompanhamento poderia ser feito uma vez ao ano. São infundidos pequenos volumes de gás, respeitando a dor do paciente. O fluxo utilizado nos casos que apresentam fibroesclerose pode ser de 150 ml/min e, nos casos de úlceras, sem fibro-esclerose, podemos utilizar fluxos de 60 a 80 ml/min. Nos casos de úlceras, o aquecimento do gás é imprescindível para obtermos o efeito desejado e esperado.[37]

Atualmente, encontramos vários profissionais que, em sua prática clínica, utilizam a carboxiterapia em telangiectasias em membros inferiores com bons resultados estéticos. O fluxo utilizado em nossa prática clínica é de 80 ml/min e a frequência das aplicações será a cada trinta dias.

Celulite

O fibroedema ginoide, mais conhecido como celulite (Paniculopatia Fibroesclerótica), afeta a autoestima da maioria das mulheres, talvez, a maior "inimiga". O impacto dos "furinhos" na mente feminina é tão grande que a busca por tratamentos cada vez mais eficazes se tornou rotina aos profissionais da área de estética.

A celulite é caracterizada por inúmeras alterações metabólicas e circulatórias que atingem o tecido gorduroso até a camada dérmica da pele. Os adipócitos encontram-se aumentados, em razão do aumento do teor de lipídios e da retenção hídrica, o que provoca uma compressão do sistema sanguíneo e linfático gerando um comprometimento do sistema circulatório.

Por sua virtude em promover vasodilatação, hiperoxigenação tecidual e uma lipólise oxidativa, ou seja, pela ação do gás carbônico diretamente nos receptores beta-adrenérgicos das células gordurosas,[20,29,38] a carboxiterapia tornou-se uma grande aliada no tratamento dessa afecção. Lembrando que estamos nos referindo a um tecido celulítico que está congestionado pela retenção de líquido e toxinas, apresentando um tecido conjuntivo viscoso e denso,[1,39] *deficit* circulatório e aparecimento de dor em muitos casos.

Estudos da técnica de carboxiterapia[36,40] observaram importante vasodilatação e aumento significativo do fluxo sanguíneo em pacientes que apresentavam paniculapatia edemato fibroesclerótica. Corroborando esses autores, Corrêa et al.[41] comprovaram a redução de 40,47% no grau da celulite e de 33,78% no quadro álgico, em mulheres acometidas de graus variados de celulite na região glútea, após dez sessões de carboxiterapia.

Como foi mencionado, de acordo com o nível de aplicação teremos um resultado desejado. No caso da celulite, o plano utilizado é o profundo (hipodérmico), com agulha numa inclinação de 45° e 8 mm de profundidade, objetivando a destruição dos adipócitos com posterior formação de fibras colágenas, elásticas e vasos sanguíneos. Para minimizar a dor do paciente, sugere-se fazer um pinçamento da região a tratar antes da introdução da agulha[33] (Figura 24.11).

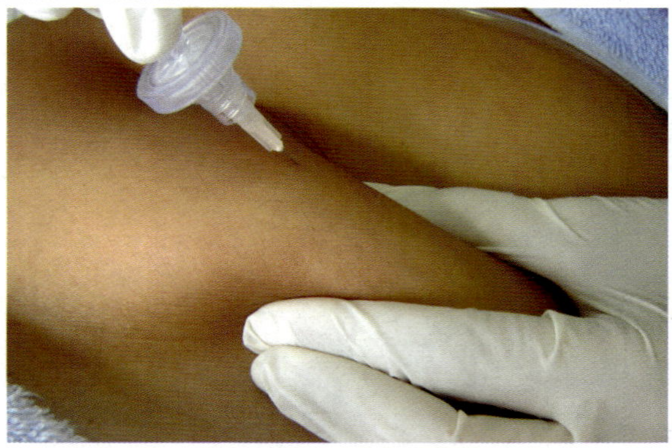

Figura 24.11 Pinçamento da pele.

Por nossa prática clínica, recomendamos um fluxo alto, a partir de 80 ml/min, numa frequência de duas vezes na semana.

Nos casos de celulites graus dois ou três, ou seja, que apresentam traves fibróticas, recomenda-se a aplicação em multiplanos e, posteriormente, faz-se a *técnica de subincisão*, que consiste na demarcação das traves fibróticas, ponto onde há depressão da pele ("furinhos"), nele é aplicada essa técnica para haver descolamento de pele. A agulha ficará a 90°, sob o ponto demarcado (Figura 24.12), com um fluxo de 150 ml/min e volume determinado pela sensibilidade do paciente. O paciente deve relatar quando sentir a sensação de tração da pele, essa é a hora de mudarmos de ponto.[33]

Podemos realizar durante a aplicação um garroteamento da área tratada com o objetivo de

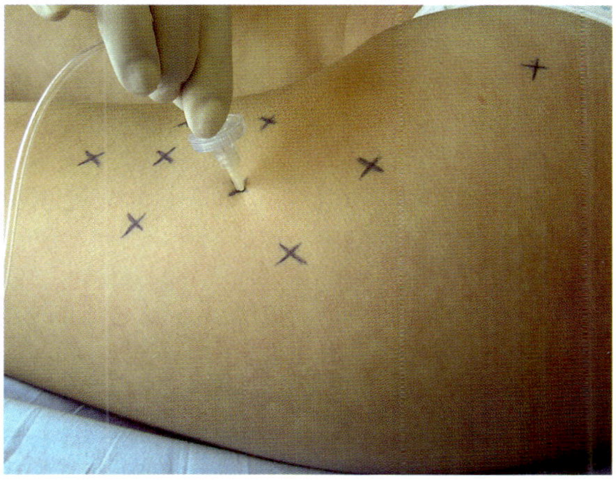

Figura 24.12 Técnica de subincisão em que vemos a marcação dos pontos de puntura.

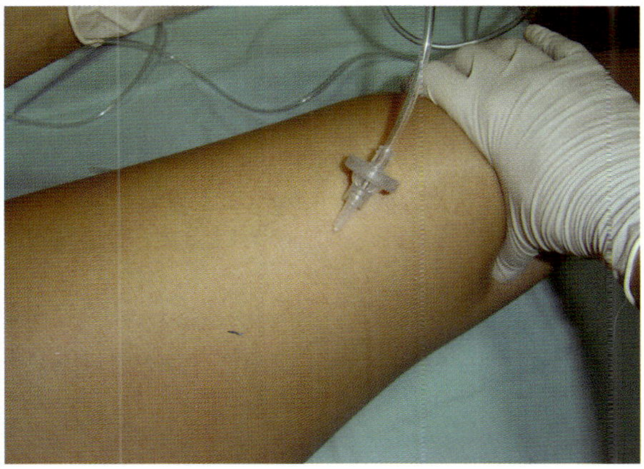

Figura 24.13 Garroteamento da área tratada.

concentrar o gás numa determinada região, potencializando seu efeito (Figura 24.13).

Estrias

As estrias não escolhem classe social, cor da pele, idade, muito menos quando vão aparecer. Abalam o convívio social, principalmente, de adolescentes. Não é para menos, as estrias podem aparecer em qualquer parte do corpo, mas atacam preferencialmente as principais armas de sedução feminina: seios, glúteos e barriga.

Caracterizam-se por atrofias lineares formadas pelo rompimento das fibras de colágeno e elastina, que fazem a sustentação da camada intermediária da pele, responsáveis por sua elasticidade e tonicidade. Assim que surgem, as estrias são avermelhadas, sinal da presença de inflamação e dilatação dos capilares, niveladas ao restante da pele, parecendo arranhões. Com o tempo tornam-se cicatrizes esbranquiçadas e fundas.[42]

A carboxiterapia é utilizada como um recurso viável para estrias comparado a outros tratamentos como *eletrolifting*, *peeling* químico e dermotonia que, por meio de um estímulo elétrico, químico e traumático, respectivamente, provocam um processo inflamatório na estria que responde com o aparecimento de leve edema e hiperemia, a fim de aumentar a capacidade de replicação dos fibroblastos e, consequentemente, a produção de fibras colágenas e elásticas na pele estriada.

A carboxiterapia, por meio do trauma mecânico obtido pelas punturações da agulha, somado ao microdescolamento da pele, promovido pela infusão do gás carbônico, gera uma inflamação local, que levará a um processo de reparação tecidual com consequente estímulo da produção de fibroblastos, elastoblastos e angioblastos.

A realização da carboxiterapia nas estrias deve ser feito de maneira paciente, estria por estria, de forma que haja a infusão do gás em toda a extensão de todas as estrias. No final da sessão, verifica-se se toda a estria foi preenchida com o gás, caso contrário, deve-se fazer um retoque. O tratamento é indicado para todos os tipos de estrias: novas, velhas, brancas, vermelhas, largas ou estreitas.[26]

É comum, em pacientes que apresentam estrias muito próximas uma das outras, o gás se disseminar para estrias vizinhas. Mesmo assim, devemos punturá-las, uma a uma, potencializando a lesão no tecido. Além disso, a troca das agulhas nesse tipo de afecção se torna mais frequente pelo fato de realizarmos múltiplas punturas.

O plano de aplicação é o mesoepidérmico, em que apenas o bizel é introduzido no leito da estria para promover um descolamento rápido pela infusão do gás carbônico (Figuras 24.14 e 24.15), mantendo o bizel sempre posicionado para cima. Após a aplicação, observa-se um eritema intenso nos locais tratados. Quanto mais tempo permanecer esse eritema na pele, melhor a resposta trófica do organismo, ou seja, melhor será a cicatrização da estria com melhor prognóstico.[20]

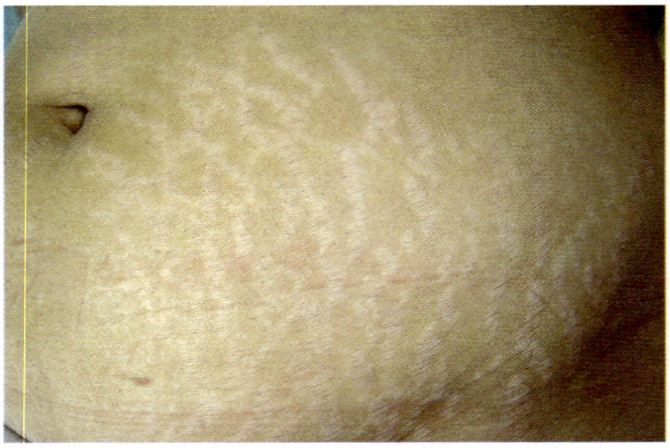

Figura 24.14 Aspecto da estria antes da aplicação do gás.

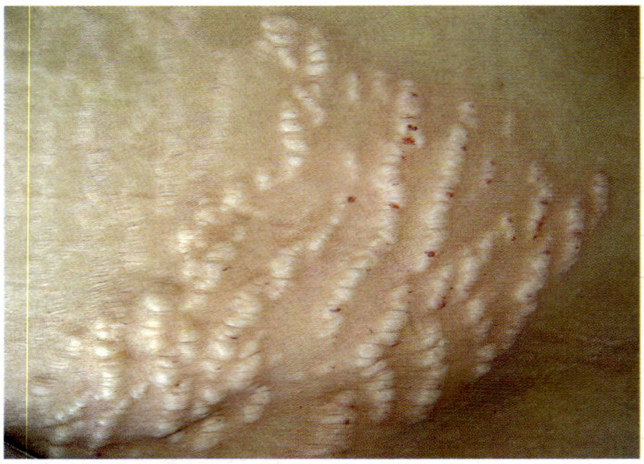

Figura 24.15 Após a aplicação do gás, nota-se o aumento de volume na área estriada.

Não há um volume máximo estipulado, pois durante o procedimento ocorre extravasamento de grandes volumes entre uma puntura e outra, além do que, o volume de gás dentro das estrias é muito pequeno. O fluxo deve estar entre 60 ml/min e 80 ml/min,[43] podendo chegar até 150 ml/min.[20] Devemos respeitar o intervalo entre as sessões de, pelo menos, 21 dias, tempo necessário para a formação e maturação do colágeno.[20,43]

Consideramos um tratamento desconfortável para alguns pacientes. No entanto, segundo alguns autores,[20,43] quando são utilizados equipamentos com o gás previamente aquecido o incômodo diminui.

Gordura localizada

O tratamento de gordura localizada movimenta muito dinheiro no ramo da medicina estética e da fisioterapia dermato-funcional. Ela vai se acumulando no abdômen, culote, flancos, glúteos e se tornam um tormento do ponto de vista estético, principalmente, para o público feminino.

O tecido adiposo é uma especialização do tecido conjuntivo, caracterizado pela presença de células chamadas de adipócitos, que armazenam gordura. Os adipócitos são encontrados isolados ou aglomerados, formando o tecido adiposo.[44,45,46]

Nosso organismo necessita de uma quantidade diária de calorias para desenvolver nossas atividades cotidianas. A quantidade de energia necessária para a realização dessas tarefas depende do seu grau de complexidade e do esforço físico ou mental que irá gastar. Deve haver um equilíbrio entre a ingestão de nutrientes e a necessidade diária desses, caso contrário o excedente ficará contido no interior dos adipócitos,[47,48] sob a forma de triglicerídios.[4,44,49]

O tecido adiposo sintetiza e libera lipoproteína lípase (LPL), não é apenas um depósito de gordura.[48] Em razão da abundante vascularização, as trocas gasosas entre as células adiposas e a corrente sanguínea são intensas. Fato importante, pois o aumento do fluxo sanguíneo ajuda na mobilização dos ácidos graxos.[50]

Como já foi mencionado, o CO_2 possui uma ação direta nos miócitos das arteríolas, promovendo uma vasodilatação e um aumento da concentração de O_2 na área tratada.[21] O aumento da oxigenação pelo aumento do fluxo sanguíneo leva a ativação do metabolismo local, favorecendo a lipólise.[50] Além disso, a infusão de fluxos altos promove a ruptura das membranas das células gordurosas,[21,48] fenômeno esse chamado de carbolipólise.[21]

A carbolipólise também ocorre pela estimulação de barorreceptores que liberam substâncias alógenas (bradicinina, serotonina, histamina e catecolamina) que estimulam os receptores beta-adrenérgicos, com consequente ativação da adenilciclase que irá promover aumento do AMPc, com ação direta na membrana das células gordurosas.[33,27]

O estudo de Brandi et al.[29] demonstrou um aumento da perfusão tecidual, aumento da pressão parcial de oxigênio (PO_2) e redução da circunferência das áreas tratadas com a infusão de gás carbônico. Contudo, houve aumento das fibras colágenas e elásticas (aumento da espessura da pele), lise da membrana do adipócito e preservação total do tecido conjuntivo, incluindo estruturas vasculares e nervosas.

Para gordura localizada, o plano de aplicação utilizado é o hipodérmico, com a introdução completa da agulha a 45º, com 8 mm de profundidade. Nesse plano, o CO_2 vai atingir a hipoderme com o objetivo da lipólise e desfibrosagem profunda. O volume de gás injetado deve possibilitar a vizualização de um abaulamento na pele, sempre respeitando o limite de dor do paciente. O fluxo ideal para esse objetivo deve estar entre 80 ml/min e 150 ml/min.[33] Há relatos[1] que devemos infundir grandes volumes de gás até o limite de 2.000 ml na mesma sessão, e a velocidade do fluxo não é tão importante.

Com relação às frequência das sessões, autores sugerem de duas a três vezes por semana[1] (Figuras 24.16 a 24.20). Kaffer[33] mencionou que ao trabalharmos o plano profundo o intervalo entre as sessões pode ser de menos de 24 horas entre uma sessão e outra.

Carvalho[26] citou a infusão de soro fisiológico no tecido gorduroso antes da aplicação da carboxiterapia, conferindo um meio mais ácido, no intuito de potencializar a queima de gordura. O procedimento deve ser feito com o auxílio de uma seringa, pela qual devemos injetar antes da infusão do gás cerca de 1 ml de soro fisiológico por ponto, distribuídos por toda área a ser tratada.

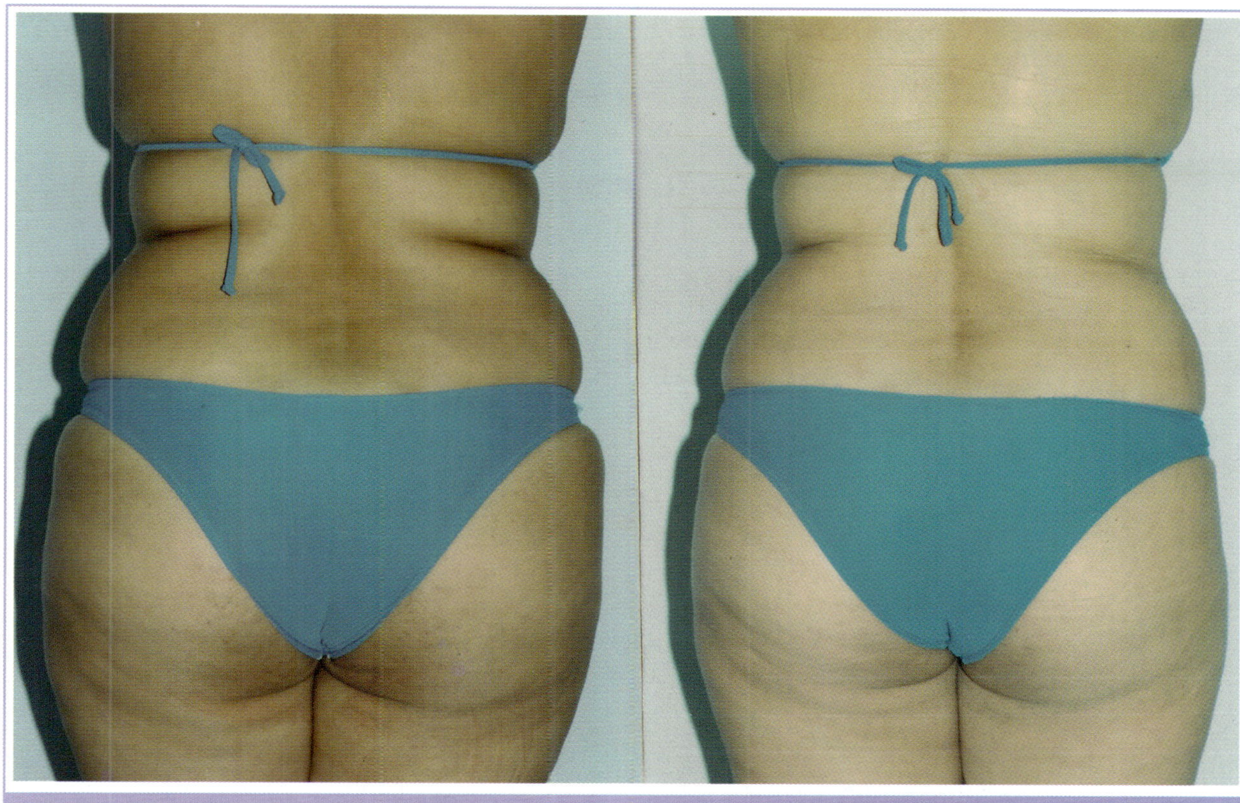

Figura 24.16 Antes e depois de trinta sessões de carboxiterapia em liposdistrofia localizada (duas vezes por semana).

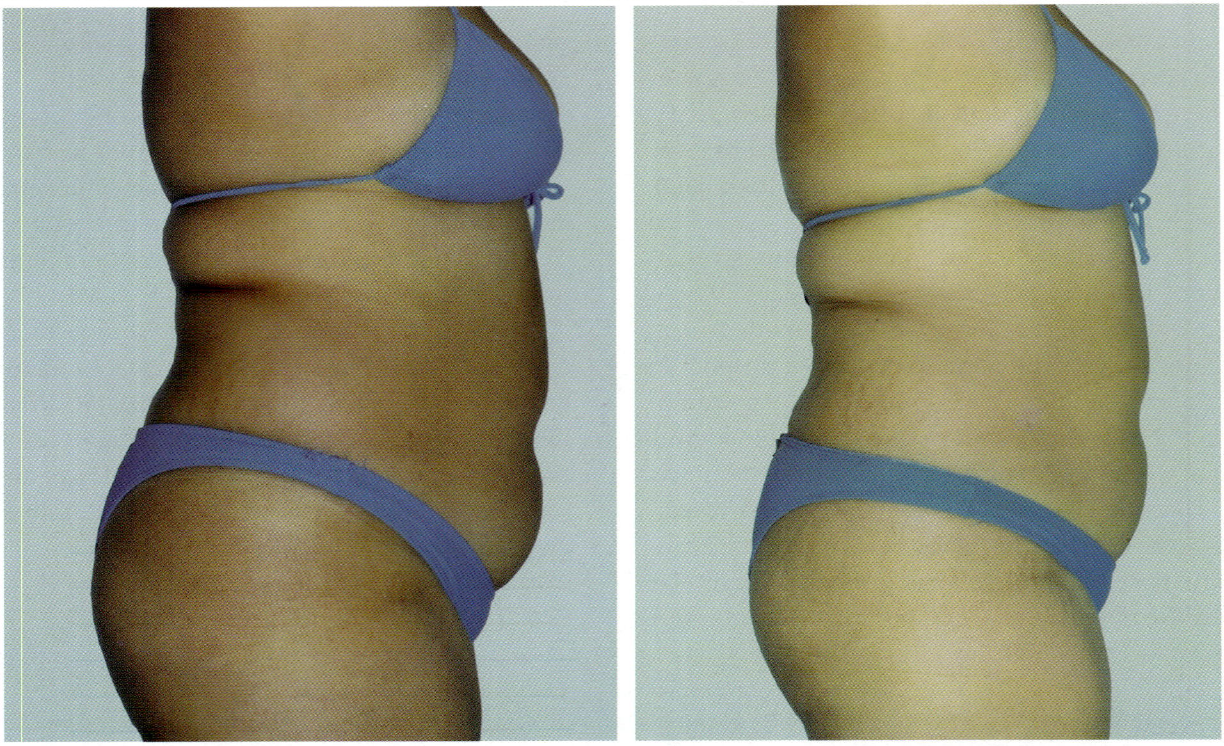

Figura 24.17 Antes e depois de trinta sessões de carboxiterapia em liposdistrofia localizada (duas vezes por semana).

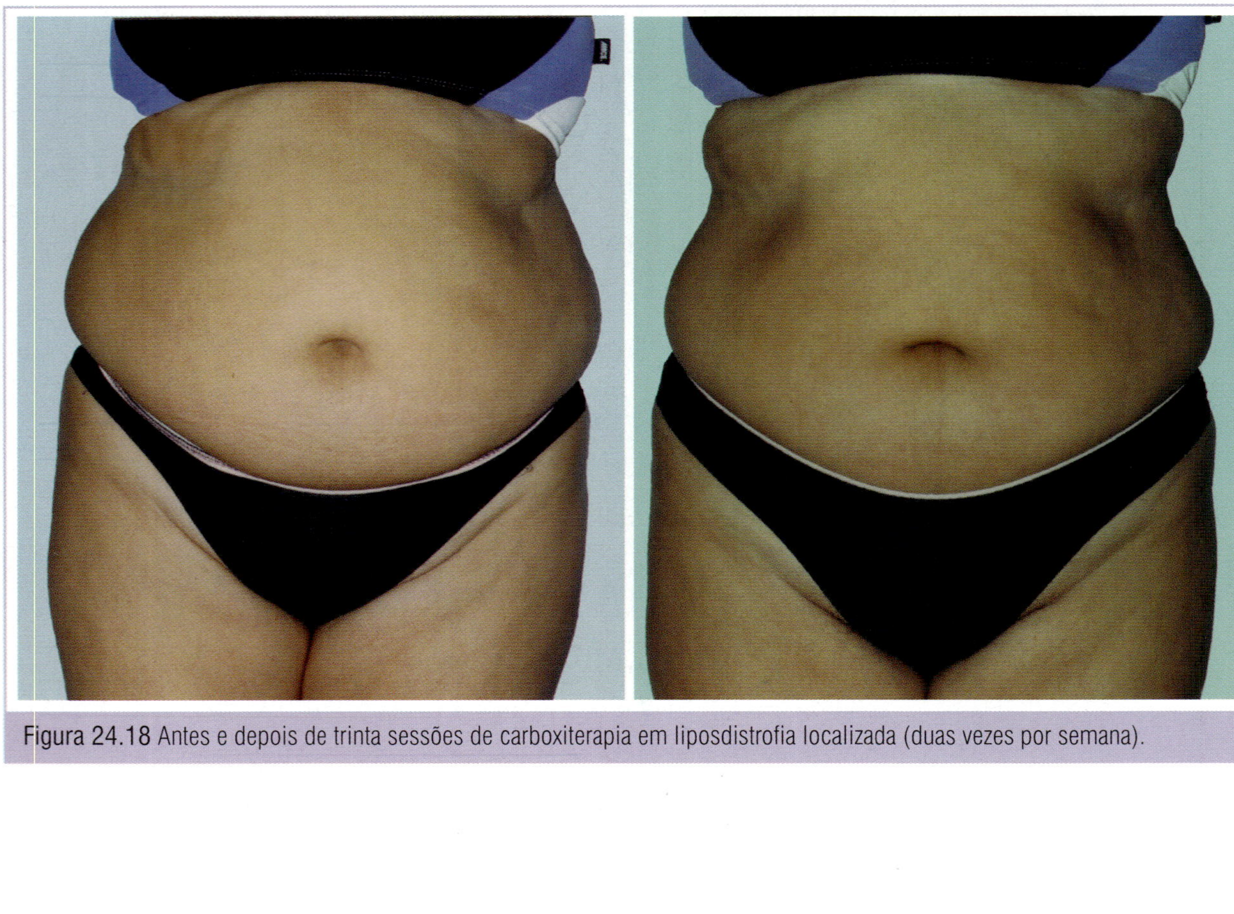

Figura 24.18 Antes e depois de trinta sessões de carboxiterapia em liposdistrofia localizada (duas vezes por semana).

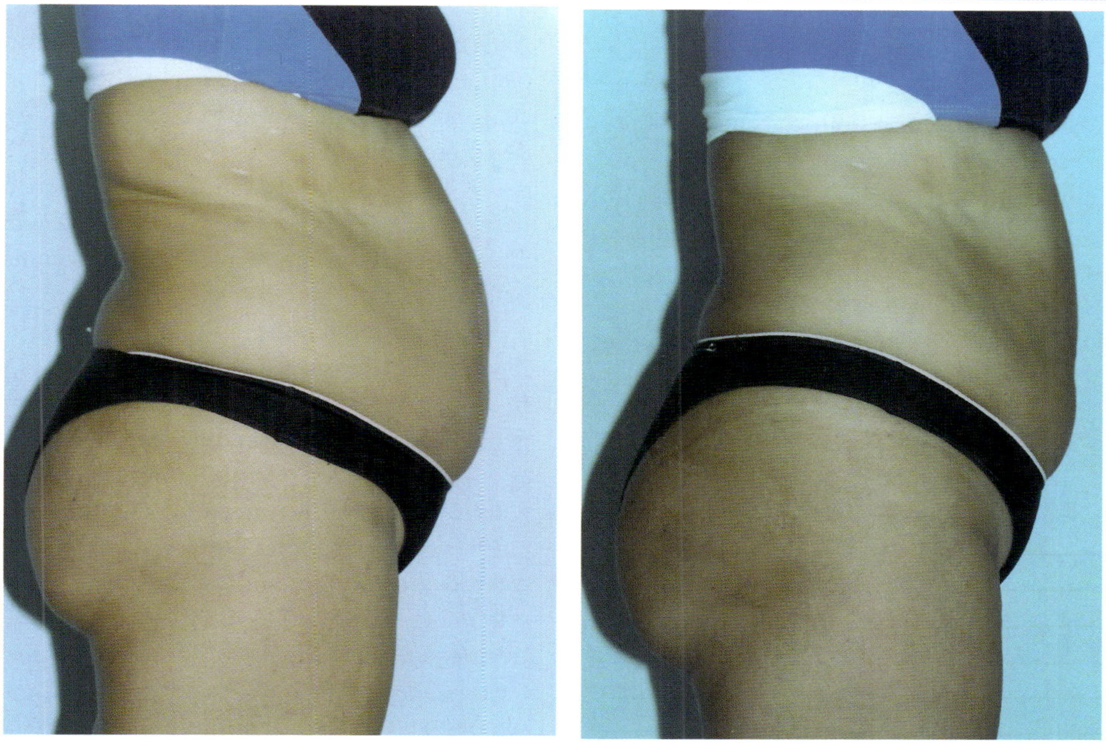

Figura 24.19 Antes e depois de trinta sessões de carboxiterapia em liposdistrofia localizada (duas vezes por semana).

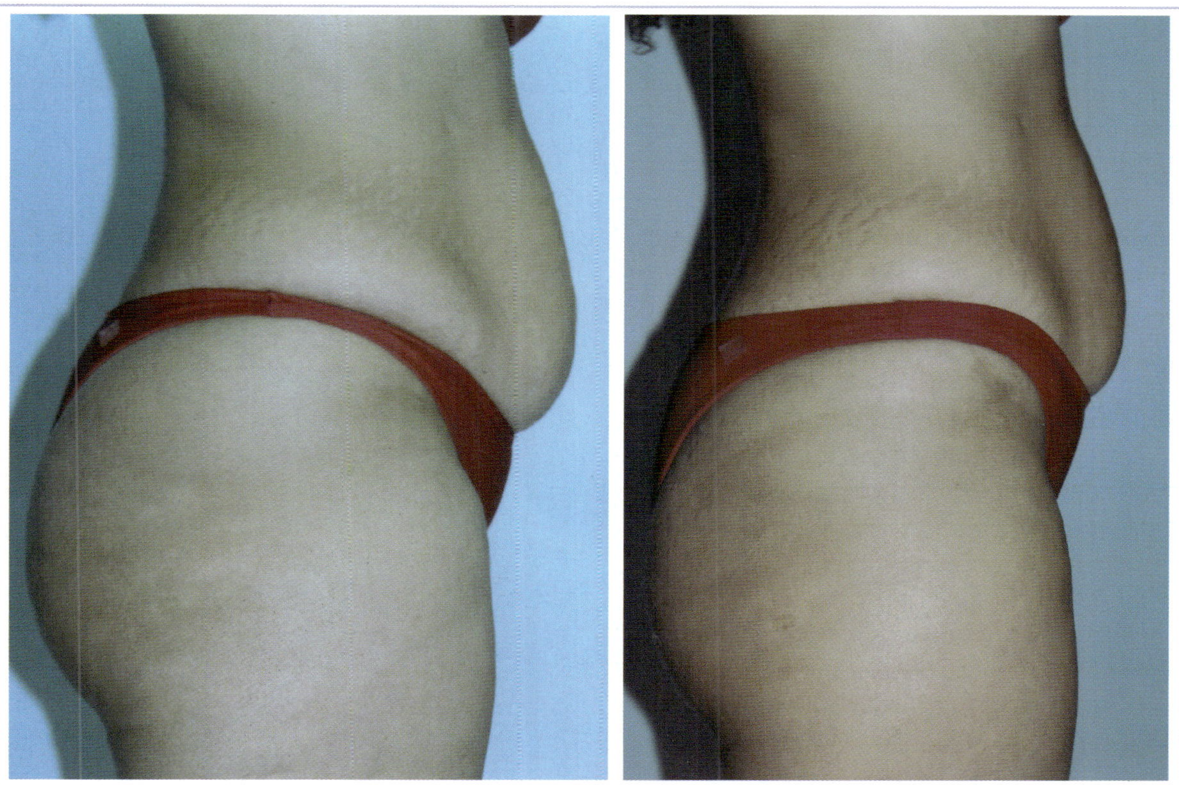

Figura 24.20 Antes e depois de trinta sessões de carboxiterapia em liposdistrofia localizada (duas vezes por semana).

Cirurgia plástica

A carboxiterapia tem sido muito utilizada nos casos de pré-cirurgia plástica e pós-cirurgia plástica. No pré-operatório com o intuito de melhorar a vascularização de retalhos cirúrgicos e no pós-operatório na correção de irregularidades em casos de lipoaspirações e na melhora da qualidade das cicatrizes.[38]

A lipoaspiração é uma técnica cirúrgica desenvolvida para a retirada de pequenos acúmulos de gordura em diversas regiões do corpo com o auxílio de uma cânula conectada a um equipamento gerador de sucção.

Segundo Carvalho,[26] o objetivo da carboxiterapia no pós-operatório de lipoaspiração inclui homogeneizar o tecido, diminuir áreas endurecidas e eliminar possíveis traves fibróticas. A autora mencionou ainda que nas primeiras sessões, em razão da existência de traves fibróticas residuais, a insuflação do gás carbônico se dá de forma irregular na área lipoaspirada da paciente.

Em nossa prática clínica, utilizamos para a correção de irregularidades pós-lipoaspiração o plano subcutâneo ou hipodérmico, com fluxos de 60 a 100 ml/min numa frequência de duas a três vezes por semana.

Resultados positivos da técnica de carboxiterapia a respeito da elasticidade da pele e as irregularidades cutâneas foram verificados por Brandi et al.[38] em pacientes submetidos à lipoaspiração.

No caso das cicatrizes, o plano utilizado é o dérmico, que provoca um descolamento da pele com consequente perda da integridade tecidual e exposição do colágeno. Com isso teremos a ativação do processo de cicatrização.[43] O plano que utilizamos é o dérmico profundo, com fluxos entre 60 e 100 ml/min numa frequência que pode variar de 15 em 15 dias, 21 em 21 dias ou 30 em 30 dias, dependendo da resposta fisiológica de cicatrização de cada paciente.

Flacidez cutânea

A flacidez que atinge braços, pernas, glúteos, abdômen e rosto pode ser muscular (profunda) ou dérmica (superficial) dependendo do tecido acometido, muscular ou cutâneo, respectivamente. Podem ocorrer isoladas ou associadas. A solução pode estar na prática de atividade física, boa alimentação e nos tratamentos estéticos.

A flacidez cutânea, que é o foco do nosso tratamento, é caracterizada por uma atrofia da pele, em razão do enfraquecimento das fibras de colágeno e elastina que dão sustentação aos tecidos do organismo.

Tendo em vista a estimulação da neocolagênese, neoelastogenese e neoangiogênese, a carboxiterapia torna-se um recurso viável no combate a pele flácida.[1,43]

Em estudos histológicos[29] com a carboxiterapia, ficou comprovado um aumento da espessura da derme, evidenciando um aumento do colágeno bem como um rearranjo das fibras colágenas.

O plano de aplicação nos casos de flacidez cutânea em geral é o dérmico, agulha inclinada a 25°, volume máximo até a visualização um de microdescolamento da área, e a produção de um eritema (Figuras 24.21 e 24.22). Nesse caso, objetivamos um estímulo para a formação de um novo tecido conjuntivo, portanto o intervalo entre as sessões deve ser de, no mínimo, 21 dias.[33]

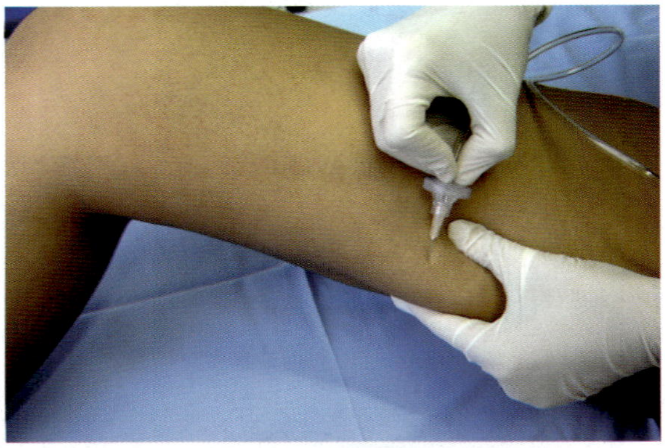

Figura 24.21 Técnica de aplicação para flacidez.

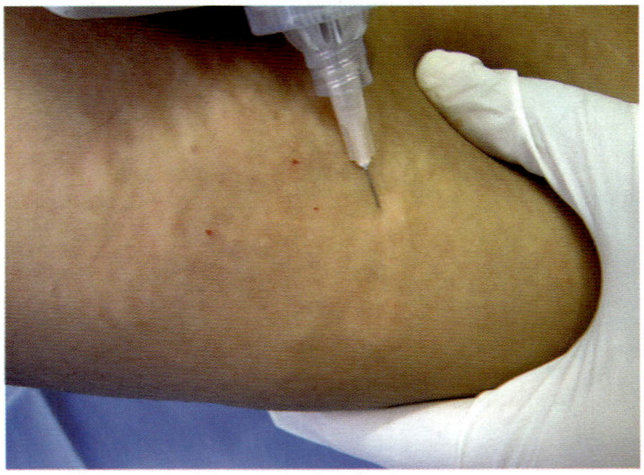

Figura 24.22 Microdescolamento da pele após infusão de CO_2.

Segundo Worthington et al.,[1] mais importante que o volume injetado é o rápido descolamento provocado pelo CO_2, porém a velocidade do fluxo deve estar entre 60 e 80 ml/min. Os autores ressaltaram ainda que, para aliviar o incômodo do paciente, o uso de equipamentos com gás previamente aquecido é válido.

No caso de flacidez de mama, devemos utilizar multiplanos: plano mesoepidérmico e dérmico. Fazemos um "pinçamento" da pele (levantamos a pele) e fazemos micropunturas, promovendo um descolamento em toda a mama (Figuras 24.23 e 24.24). Recomenda-se um fluxo de 150 ml/min, respeitando-se um intervalo de 21 dias entre as sessões. Após a aplicação, faz-se um massageamento de toda a mama, com o intuito de transportar o gás para as camadas mais superficiais.[33]

Kaffer[33] mencionou que quanto maior a flacidez da pele maior o volume que a paciente consegue suportar.

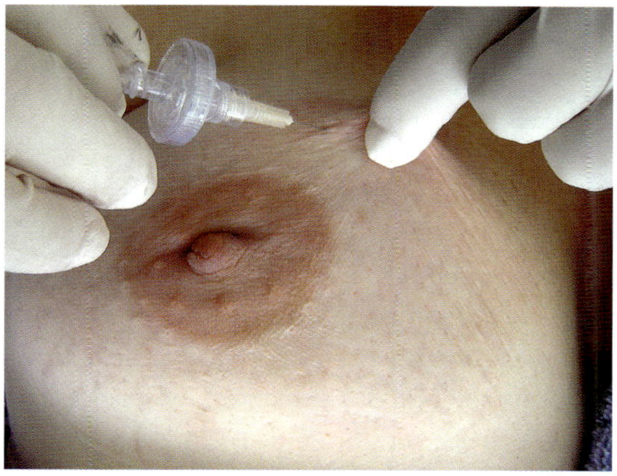

Figura 24.23 Pinçamento da pele para a aplicação do gás carbônico.

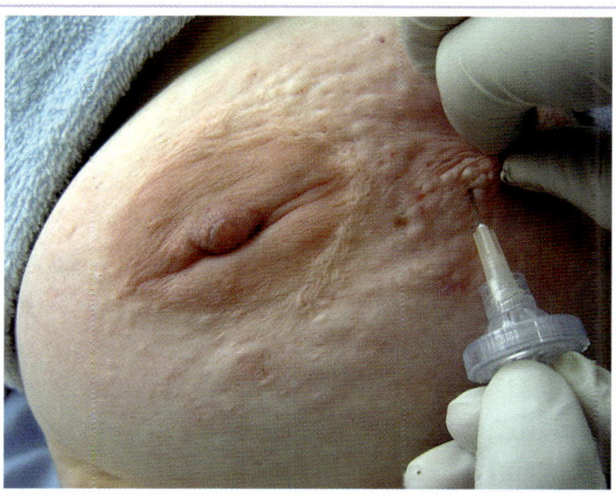

Figura 24.24 Descolamento da pele após a aplicação do gás.

Sequela de Queimados

O trabalho de uma equipe multidisciplinar no tratamento do paciente queimado é extremamente importante e valioso. A fim de evitar grandes complicações (motoras, respiratórias, cutâneas, psicossociais), a intervenção precoce ajuda nos resultados futuros.

Dentre os objetivos fisioterapêuticos com o paciente queimado, podemos citar: o cuidado com as cicatrizes hipertróficas, cicatrizes retráteis, limitações articulares e funcionais, entre outras.[51]

A carboxiterapia como método coadjuvante aos pacientes que apresentam sequela de queimadura tem sido muito utilizada, proporcionando resultados visíveis no que diz respeito aos movimentos, a melhora da cicatrização e regeneração do colágeno.[37] Além disso, oferece uma melhora quantitativa e qualitativa no bem-estar geral do paciente desde a primeira sessão.

O gás carbônico vai agir quimicamente (efeito bioquímico) na modulação das interleucinas pró-inflamatórias, diminuindo a ação destas e aumentando a ação das interleucinas anti-inflamatórias, o que conduz um processo cicatricial normal. Simultaneamente, em razão do efeito mecânico do gás, haverá ruptura do colágeno cicatricial, que se encontra duro, denso, aderente às camadas mais profundas, e sua posterior substituição.[33]

Utilizamos o plano dérmico-superficial, com volume mínimo necessário, para promover microdescolamentos e um eritema em toda a extensão afetada. Recomenda-se pinçar o local nas bordas da lesão (Figura 24.25) utilizando-se fluxo alto, entre 80 e 150 ml/min. Após a aplicação, por meio da palpação, avaliamos pontos de aderência. Nesses pontos a aplicação deve ser feita no plano dérmico-profundo, no volume máximo suportável pelo paciente, objetivando a formação de um novo tecido de sustentação.[33]

Podemos observar que, durante a aplicação do gás em uma determinada área, ocorre uma vasodilatação reflexa em áreas que ainda não receberam o tratamento. Isso significa que haverá um aumento do fluxo sanguíneo no local da aplicação pela ação do CO_2 nos miócitos das arteríolas e um efeito reflexo pela ação do CO_2 no sistema nervoso simpático.[20]

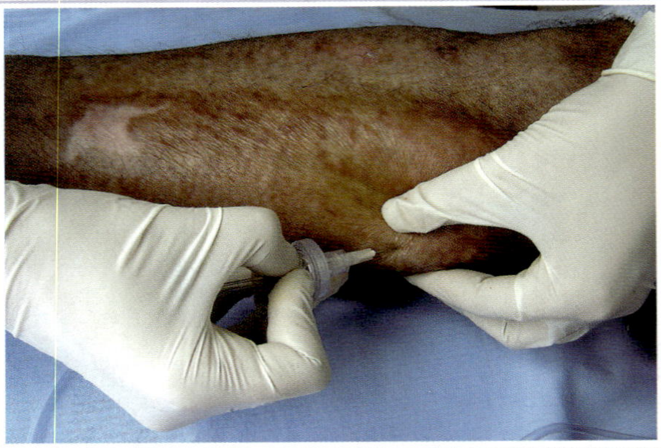

Figura 24.25 Aplicação do gás carbônico.

O intervalo das sessões é de, no mínimo, trinta dias. Durante o tratamento, ocorre um retorno gradual das sensibilidades térmica, tátil e sensitiva nas áreas lesadas.[37]

Rejuvenescimento Facial

Sabemos que hoje em dia é possível rejuvenescer a pele, de modo saudável e apropriado, graças ao constante avanço da medicina estética e da fisioterapia dermato-funcional.

No decorrer dos anos, naturalmente a pele sofre modificações na qualidade, quantidade e organização das fibras de colágeno e elastina, observadas pelo aparecimento de sulcos, ptose e flacidez cutânea.[42,52]

O objetivo da carboxiterapia no rejuvenescimento facial é proporcionar, além da melhora estética visual, condições favoráveis para a formação de um tecido de sustentação levando à melhora estrutural da pele. O estudo de Ferreira et al.[53] demonstrou o aumento de colágeno na pele de ratos após infusões intradérmicas de gás carbônico.

Os pontos a serem trabalhados nesta terapia são: região da fúrcula, região esternal, pescoço, ângulo da mandíbula, região maxilar, sulco nasogeniano, região do arco zigomático, orbicular dos olhos, região glabelar e frontal.[54]

A técnica consiste na aplicação de multiplanos, ou seja, usaremos tanto o plano dérmico como o plano mesoepidérmico. Trata-se da técnica de *bio-oxigenação*. O primeiro plano será utilizado para promover o descolamento de pontos depressores da face, geralmente localizados no sulco nasogeniano e no arco zigomático, não impedindo de realizar o procedimento em outros pontos que julgue necessário. E o segundo para promover um *"lifting"* através de pontos mais superficiais em toda a face.[54]

Antes de qualquer procedimento, deve-se realizar a assepsia do local. O fluxo utilizado está entre 60 e 100 ml/min e recomenda-se respeitar o intervalo das sessões, que é de, no mínimo, 21 dias.

Kaffer[54] aconselhou a realização de uma massagem feita pela paciente em casa (até 72 horas depois), após a aplicação do gás, com o intuito de promover uma "recolocação" da pele no local que desejamos. Além disso, o autor relatou que ocorre um aumento da permeabilidade cutânea, em razão da dilatação dos vasos sanguíneos. Portanto, ao associarmos qualquer cosmético, por exemplo, um clareador no caso de manchas, este terá seu efeito potencializado.

Outras aplicações

São indicações da técnica de carboxiterapia, patologias que se beneficiam com o aumento da circulação e oxigenação. Como é o caso das olheiras, psoríase, calvície e úlceras.

As olheiras, caracterizadas por manchas escuras (arroxeadas ou acastanhadas) ao redor dos olhos, quebram a estética do rosto tanto dos homens quanto das mulheres. Em nossa prática clínica, a carboxiterapia tem proporcionado bons resultados na maioria dos pacientes. Em pacientes que não obtiveram um mínimo de melhora até a terceira sessão, o tratamento é suspenso. A aplicação é feita de forma a promover um descolamento da pálpebra superior e inferior como mostra a Figura 24.26, com um fluxo de 80 ml/min a 150 ml/min e frequência mensal das sessões.

Ultimamente, tem sido grande a procura nas clínicas de medicina estética e Fisioterapia dermato-funcional de clientes com interesse em rejuvenescimento das mãos. O procedimento é simples, porém bastante desconfortável se o gás for infundido diretamente nas mãos. Portanto, nesse caso podemos trabalhar pontos por contiguidade, fazendo um pinçamento da pele do terço médio do antebraço infundindo o gás. Na sequência, devemos "empurrar" o gás com as mãos até as mãos do paciente.[54]

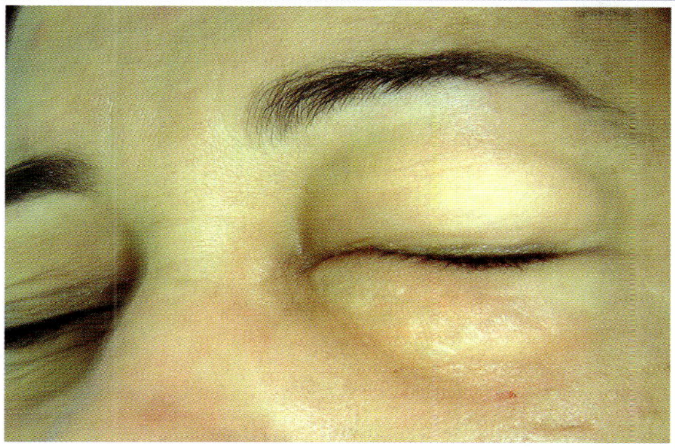

Figura 24.26 Descolamento da pálpebra superior e inferior após infusão do CO_2.

Pacientes portadores do fenômeno de Raynauld adaptaram-se mais facilmente à exposição ao frio após aplicação percutânea do gás carbônico.[55]

Wollina et al.[56] utilizaram aplicações transdérmicas de CO_2 em 86 pacientes que apresentavam úlceras ou escaras, apontando uma mudança favorável na microcirculação e na melhora do tecido de granulação com diminuição da inflamação e dor, possibilitando uma boa cicatrização.

A carboxiterapia é um método eficiente no tratamento de sequelas de acne. Tem como objetivo estimular a produção de colágeno e com isso amenizar as cicatrizes. Utilizamos, nesse caso, o plano dérmico profundo, com fluxos que variam de 60 ml/min a 100 ml/min. Em nossa experiência verificamos melhores resultados quando as sessões são realizadas de 15 em 15 dias ou de 30 em 30 dias.

ASPECTOS RELEVANTES AO PACIENTE

A carboxiterapia, por meio de comprovações científicas, mostra ser uma técnica segura, sem complicações importantes em nível local e sistêmico.

Kaffer[20] mencionou que o único efeito inócuo da carboxiterapia é a infusão de ar na pele do paciente. Fato que ocorre quando não "drenamos" o equipo antes das aplicações.

Pode ocorrer dor no local da aplicação (por causa da infusão do gás), pequenos hematomas ou equimoses (pela perfuração de pequenas veias) e, consequentemente, pequeno sangramento com a retirada da agulha. É comum a sensação de crepitação em razão da formação de "bolhas" ou inchaços subcutâneos causado pelo gás.

No local de aplicação do gás, pode ser observado um aumento da temperatura e hiperemia. Além disso, alguns pacientes relataram a sensação de "cãibra" nos membros inferiores durante o procedimento.

O paciente deve ser totalmente informado com relação ao procedimento que vai submeter-se antes mesmo de ser realizado. É extremante importante o esclarecimento da técnica e seus efeitos pós-aplicação.

Abaixo, sugerimos um modelo de Termo de Consentimento Esclarecido:

Eu, ___________ RG ____________ CPF _____________, declaro que o(a) Dr.(a) _______________ explicou-me a descrição da técnica de carboxiterapia e estou ciente e concordo com o tratamento. Fui informado de que as complicações mais frequentes que podem ocorrer são: equimoses (manchas arroxeadas) nos locais de aplicação das agulhas, em virtude de pequenos vasos superficiais que podem ser perfurados (os sintomas desaparecem em uma ou duas semanas); hiperemia que desaparece em poucas horas; pequeno sangramento com a retirada da agulha, que cessa ao passarmos um algodão com álcool e não traz complicação nenhuma; inchaços subcutâneos por causa do gás no local de aplicação e/ou nos locais mais distantes, que desaparecem em poucos minutos; desconforto doloroso durante a introdução da agulha e/ou a aplicação do gás carbônico. Declaro e confirmo mais uma vez que entendi todas as explicações que me foram fornecidas, de forma clara e simples, ainda permitindo que eu realizasse todas as perguntas e fizesse todas as observações que achei pertinente para entender o que ocorrerá comigo nesse procedimento, não restando dúvidas sobre o procedimento ao qual serei submetido(a). Concordo que sejam tiradas fotografias da região em tratamento, dando total direito ao profissional de publicá-las em livros, revistas, artigos e em vários outros veículos de divulgação da técnica, desde que tal procedimento não venha causar qualquer tipo de dolo à minha imagem pessoal. Estou ciente também de que o grau do resultado do procedimento não pode ser previsto ou garantido pelo profissional.

Data ____________________

____
Assinatura do paciente ou responsável

CONTRAINDICAÇÕES

Como explicado no decorrer do capítulo, a aplicação da técnica de carboxiterapia é fácil, mas requer habilidade do profissional que irá atuar. O procedimento é seguro, e os resultados são satisfatórios na maioria dos casos.

De acordo com alguns autores,[8,39] a carboxiterapia apresenta algumas contraindicações: infarto agudo do miocárdio, angina instável, insuficiência cardíaca, epilepsia, gravidez, distúrbios psiquiátricos, história de atopia (asma brônquica, rinite alérgica, dermatite atópica, conjuntivite alérgica, síndrome da hipereosinofilia e alergias alimentares), paciente em situação atual de qualquer acometimento imunológico local como alergias, pruridos e urticárias, doença do colágeno como lúpus, doenças infecciosas, bacterianas, virais, fúngicas agudas e acne inflamatória no local da aplicação, biodermite local, herpes simples e zoster e neoplasias local.

REFERÊNCIAS

1- WORTHINGTON, A.; LOPEZ, J. C. Carboxiterapia – utilização do CO_2 para fins estéticos. In: YAMAGUCHI, C. *II Annual Meeting of Aesthethic Procedures*. São Paulo: Santos, 2006. p. 567-71.

2- DI CIO, A. V.; GREGÓRIO, A. Mal perforante plantar con calcification arterial: resultados del tratamiento con carbogeno. *Rev. Asoc. Med. Latinoam.*, (Argentina), dic. 30, 1934.

3- GUYTON, et al. *Tratado de fisiologia médica*. Rio de Janeiro: Guanabara Koogan, 2002.

4- GANONG, W. F. *Fisiologia Médica*. 4. ed. São Paulo: Atheneu, 2006.

5- MAZUTI, M. et al. Caracterização química de extratos de *Ocimum basilium – L.* obtidos através de extração com CO_2 a altas pressões. *Quim. Nova,* São Paulo, v. 9, n. 6, nov./dec. 2006.

6- WEST, J. B. *Fisiologia respiratória moderna*. 6. ed. São Paulo: Manole, 2002. p. 76-80.

7- LEVITZKY, M. G. *Fisiologia pulmonar*. Barueri: Manole, 2004. p. 158-61.

8- BROCKOW, T. et al. Clinical evidence of subcutaneous CO_2 insufflations: a systematic review. *J. Altern. Complement. Med.*, v. 6, n. 5, p. 391-403, oct. 2000.

9- AMBROSI, C.; DELANOE, G. Therapeutic effect of CO_2 injected sub-cutaneously in arteriopathies of the limbs. Experimental research (author's transl) *Ann. Cardiol. Angeiol.*, Paris, v. 25, n. 2, p. 93-8, mar./apr. 1976. In: YAMAGUCHI, C. *I Annual Meeting of Aesthetic Procedures*. São Paulo: Santos, 2005. p. 575-79.

10- FABRY, R. et al. Thermal treatment in arterial diseases: an expensive placebo or an effective therapy? *Therapie.*, v. 50, n. 2, p. 113-22, mar./apr. 1995.

11- ZWAAN, W. et al. Carbon dioxide as an alternative contrast medium in peripheral angiographyrofo fortschr geb rontgenstr neuen bildgeb verfahr, v. 165, n. 2, p. 180, aug. 1996.

12- COLIN, C.; LAGNEAUX, D.; LECOMTE, J. Local vasodilatating effects of carbon dioxide on cutaneous blood vessels. *J. Belge. Med. Phys. Rehabil.*, v. 1, n. 4, p. 326-34, 1978.

13- Toryama, T. et al. Effect of artificial carbon dioxide foot bathing on critical limb ischemia (Fontaine IV) in peripheral arterial disease patients. *Int. Angiol.*, v. 21, n. 4, p. 367-73, dec. 2002.

14- Romeuf, J. B. Estude sur l`injection sons cutanee de gaz thermaux de royat. Clermont, Ferrand. Imp Moderne, 15 rue du Port 31, mar. 1940. In: Goldman, et al. *Cellulite – pathophysiology and treatment*. New York: Taylor & Francis, 2006. p. 197-208.

15- Ito, T.; Moore, J.; Koss, M. Topical application of CO_2 increases skin blood flow. *J. Invest. Dermatol.*, v. 93, n. 2, p. 259-62, aug. 1989

16- McMahon,A.J.etal.Helliumpneumoperitoneum for laparoscpic cholecystectomy: ventilatory and blood gas changes. *Br. J. Surg.*, v. 81, p. 1033-36, 1994.

17- Roberts, M. W. Cardiopulmonary responses to intravenous infusion of soluble and relatively insoluble gases. *Surg. Endosc.*, v. 11, p. 341-6, 1997.

18- Wolf, J. S. Jr.; Carrier, S.; Stoller, M. L. Gas embolism: helium is more lethal than carbon dioxide. *J. Laparoendosc. Surg.*, v. 4, p. 173-77, 1994.

19- Yau, P. et al. An experimental study of the effect of gas embolism using different laparoscopy insufflation gases. *J. Laparoendosc. Adv. Surg. Tech.*, v. 10, p. 211-16, 2000.

20- Kaffer, E. N. Carboxiterapia: infusão terapêutica dermatológica de CO_2 em tratamentos capilares, faciais e corporais – novas práticas em Carboxiterapia capilar, facial e corporal. Produção: Assista, DVD 1, 2009.

21- Scorza, F. A.; Borges, F. S. Carboxiterapia: uma revisão. *Rev. Fisioter. Ser.*, ano 3, n. 4, out./nov./dez. 2008.

22- Robbins, S. L.; Kumar, V.; Cotran, R. S. *Patologia Estrutural e Funcional*. 5. ed. Rio de Janeiro: Guanabara Koogan, 1996.

23- Savin, E. et al. Vasomotor effects of transcutaneous CO_2 in stage II peripheral acclusive arterial disease. *Angiology.*, v. 46, n. 9, p. 785-91, sep. 1995.

24- Schnizer, W. The effects of external CO_2 application on human skin microcirculation investigate by laser dopplerflowmetry. *Ir. J. Microcirc. Clin. Exp.*, v. 4, n. 4, p. 343-50, 1995.

25- Grosshans, A.; Gensch, H. CO_2 gas injection indications and results, Z gesante. *Inn. Med.*, v. 42, n. 23, p. 667-70, dec 1. 1987.

26- Carvalho, A. C. O. Carboxitherapy: curso teórico e prático de Carboxiterapia. Produção: Assista. DVD 2, 2005.

27- Legrand, J.; Bartoletti, C.; Pinto, R. Manual práctico de medicina estética. Buenos Aires: Camaronês, 1999.

28- Varlaro, V. La Carbossiterapia. Roma, 2003. Dissertação (Mestrado) – Facoltá de Medicina e Chirurgia dell Universitá degli Studi di Roma, Tor Vergata. 2003.

29- Brandi, C. et al. Carbon Dioxide therapy in the treatment of localized adiposities: clinical study and histopathological correlations. *Aesthetic. Plast. Surg.*, v. 25, n. 3, p. 170-74, may./jun. 2001.

30- Vilos, G. A.; Vilos, A. G. Safe laparoscopic entry guided by Veress needle CO_2 insufflation pressure. *J. Am. Assoc. Gynecol. Laparosc.*, v. 10, n. 3, p. 415-20, aug. 2003.

31- Bacci, P. A.; Leibaschoff, G. La celulitis medical books. Gascón, p. 19-196, 2000.

32- Bartoletti. *Medicina estetica* – metodologie diagnostiche, preventive e corretive. [s. l.]: Editrice Salus Internazionale, 1998. p. 405-23.

33- Kaffer, E. N. Carboxiterapia: infusão terapêutica dermatológica de CO_2 em tratamentos capilares, faciais e corporais – novas práticas em Carboxiterapia capilar, facial e corporal. Produção: Assista, DVD 4, 2009.

34- Lang, E. V. et al. Carbon dioxide angiography: effect of injection parameters on bolus configuration. *J. Vasc. Interv. Radiol.*, v. 10, n. 1, p. 41-9, jan. 1999.

35- Lastória, S. Aterosclerose obliterante periférica. In: Maffei, F. H. A. Doenças vasculares periféricas. *Ed. Médica e Científica*: MEDSI, 1987.

36- Luigi, P.; Vincenzo, V.; Bartoletti, C. A. La Carbossiterapia: uma metódica terapêutica in evoluzione. *Riv. Med. Estetica*, n. 2, 1997.

37- Kaffer, E. N. Carboxiterapia: infusão terapêutica dermatológica de CO_2 em tratamentos capilares, faciais e corporais – Carboxiterapia em dermatologia. Produção: Assista, DVD 1, 2009.

38- BRANDI, C. D. et al. Carbon dioxide therapy: effects on skin irregularity and its use as a complement to liposuction. *Aesth. Plast. Sug.*, 2004.

39- GOLDMAN, M. P. et al. Carboxytherapy. In: GOLDMAN, et al. *Cellulite – pathophysiology and treatment*. New York: Taylor & Francis, 2006. 197-208.

40- FRANCESCO, A. et al. Effetti sul microcircolo di differenti dosi di CO_2 nella pannicolopatia edemato-fibrosclerotica da stasi ("cellulite"). *Riv. Ital. Med. Estetica*, n. 2, 1998.

41- CORRÊA, M. S. et al. Análise da eficácia da Carboxiterapia na redução do fibro edema genóide: estudo piloto. *Rev. Fisioter. Ser.*, ano 3, n. 2, abr./mai./jun. 2008.

42- BORGES, F. S. Eletrolifting. In: BORGES, F. S. Fisioterapia dermato-funcional: modalidades terapêuticas nas disfunções estéticas. São Paulo: Phorte, 2006. p. 236-38.

43- CARVALHO, A. C. O.; VIANA, P. C.; ERAZO, P. Carboxiterapia – nova proposta para rejuvenescimento cutâneo. In: YAMAGUCHI, C. I Annual Meeting of Aesthetic Procedures. São Paulo: Santos, 2005. p. 575-79.

44- CORMACK, D. H. *Ham*: histologia. 9. ed. Rio de Janeiro: Guanabara Koogan, 1991. p. 144-48; 477-78.

45- JUNQUEIRA, L. C.; CARNEIRO, J. *Histologia básica*. 9. ed. Rio de Janeiro: Guanabara Koogan, 1999. p. 169-70.

46- ROSS, M. H.; ROMRELL, L. J. *Histologia texto e atlas*. 2. ed. São Paulo: Panamericana, 1993. p. 117-21.

47- ASSUMPÇÃO, A. C et al. Eletrolipólise (Eletrolipoforese). In: BORGES, F. S. *Fisioterapia dermato-funcional*: modalidades terapêuticas nas disfunções estéticas. São Paulo: Phorte, 2006. p. 209-12.

48- BRAY, G. A. *Endocrinologia básica & clínica*. 5. ed. Rio de Janeiro: Guanabara Koogan, 1997. p. 522-23.

49- KESSEL, R. G. *Histologia médica básica*: A biologia das células, tecidos e órgãos. Rio de Janeiro: Guanabara Koogan, 2001.

50- BÜLOW, J. Subcutaneous adipose tissue blood flow and triacylglycerol - mobilization during prolonged exercise in dogs. Pfiügers Archiv, v. 392, n. 3, jan, p. 230-34, 1982. In: YAMAGUCHI, C. *II Annual Meeting of Aesthethic Procedures*. São Paulo: Santos, 2006. p. 567-71.

51- BARGUIL, C. K. Terapêutica no paciente queimado. In: BORGES, F. S. *Fisioterapia dermato-funcional:* modalidades terapêuticas nas disfunções estéticas. São Paulo: Phorte, 2006. p. 467.

52- SORIANO, M. C. D; PÉREZ, S. C; BAQUÉS, M. I. C. *Electroestética profesional aplicada*: teoría y práctica para la utilización de corrientes en estética. Barcelona: Sorisa, 2000. p. 392.

53- FERREIRA, J. C. T; HADDAD, M. D; TAVARES, S. A. N. Increase in collagen turnover induced by intradermal injection of carbon dioxide in rats. *J. Drugs Dermatol.*, mar. 1, 2008.

54- KAFFER, E. N. Carboxiterapia: infusão terapêutica dermatológica de CO_2 em tratamentos capilares, faciais e corporais – novas práticas em Carboxiterapia capilar, facial e corporal. Produção: Assista, DVD 3, 2009.

55- SCHMIDT, J. et al. Microcirculatory and clinical effects of serial percutaneous application of carbon dioxide in primary and secondary Raynaud´s phenomenon. *Vasa.*, v. 34, n. 2, p. 93-100, may 2005.

56- WOLLINA, U. M. D; HEINIG, B.; UHLEMANN, M. D. Transdermal CO_2 application in chronic wounds. Case Reports. Int. J. low. extrem. wounds., v. 3, n. 2, 2004.

Capítulo 25

Radiofrequência

Oscar Ronzio
Patrícia Froes Meyer

Objetivos

Diante da grande procura por esta técnica dentro do mercado da estética em geral, procuramos organizar uma atualização séria, com bases científicas, para que o profissional conheça amplamente os tipos de radiofrequência, sua classificação, indicações, contraindicações e seus efeitos biológicos. Por se tratar de um agente físico ainda pouco utilizado na Fisioterapia dermato-funcional, há muitas dúvidas acerca dos parâmetros e ainda poucos trabalhos esclarecedores publicados. O segredo está em saber utilizar exatamente a temperatura correta para cada caso, e é no conhecimento dessa temperatura que está o êxito do resultado. Portanto, neste capítulo disponibilizamos informações para que o fisioterapeuta possa trabalhar com segurança, buscando desmistificar a radiofrequência.

As origens da radiofrequência datam de 1891, com D'Ansorval, que estudou as respostas de tecidos para as correntes de diferentes frequências e desenvolveu o equipamento que tem o seu nome.[1,2] A emissão da radiofrequência era de alta voltagem, baixa amperagem e com uma forma de onda sinusoidal atenuada em razão da precariedade tecnológica da época, que trouxe como consequência a geração de faíscas entre o eletrodo ativo e o paciente, ocasionando algumas lesões cutâneas.[3] Desde então, começou-se a buscar formas de alcançar diatermia ou aquecimento profundo do tecido com menor risco. Em 1920, aproximadamente, foi criado um equipamento que emitia radiofrequência e possuía ampolas de vidro com um gás em seu interior, que gerava faíscas entre o equipamento e o paciente. Essas faíscas ocasionavam um leve aumento na temperatura e alteravam o oxigênio na área para ozônio, por causa do componente de radiação ultravioleta. Sua tecnologia também era extremamente simples e seus riscos eram altos, porém, ele serviu de base geradora indutiva de calor, e é um equipamento que já tem muitos anos no mercado latino-americano. Posteriormente, surgiram as ondas curtas capacitivas de 13,56 MHz, 27,12 MHz e 40,68 MHz, com comprimentos de onda de 22,12 m, 11,06 m, e 7,37 m, respectivamente, perpetuadas até hoje para o tratamento de diversas afecções ortopédicas e traumatológicas. No final da década de 1940, período da Segunda Guerra Mundial, surgiram como modalidade de diatermia as micro-ondas ou radarterapia, cuja frequência é 2.450 MHz, fora do alcance das micro-ondas no espectro eletromagnético. Mais tarde, em razão da necessidade de diminuir os riscos de queimaduras por ondas curtas, foram criadas as ondas curtas indutivas, em que se aproveitavam mais os efeitos atérmicos dessas radiações, já que esses equipamentos são capazes de emitir radiações eletromagnéticas de forma pulsada e de produzirem pequeno ou nenhum aumento na temperatura dos tecidos.[4]

A radiofrequência ressurgiu nos últimos anos em todo o mundo por causa do desenvolvimento de novas modalidades e do descobrimento de novas indicações em Fisioterapia dermato-funcional[5] e Traumatologia.[6,9] Também foi incorporada à Medicina na modalidade ablativa para tratamento de tumores cancerígenos[9,14] e de dor.[15,16]

BASES BIOFÍSICAS

Denominam-se radiofrequências (RF) as radiações compreendidas no espectro eletromagnético entre 30 KHz e 3 GHz, e as frequências mais empregadas em equipamentos utilizados em dermato-funcional estão entre 0,5 MHz e 1,5 MHz, mas também encontramos no mercado alguns aparelhos com frequência em torno de 6 MHz e 40,68 MHz.

As radiações eletromagnéticas não necessitam de matéria para se propagar e viajam à velocidade da luz (300.000.000 m/s). Sua forma de onda é bifásica sinusoidal, e no caso de equipamentos modernos, tem-se conseguido que sejam homogêneas (Figura 25.1) e não atenuadas, o que reduz muito o risco de lesões.

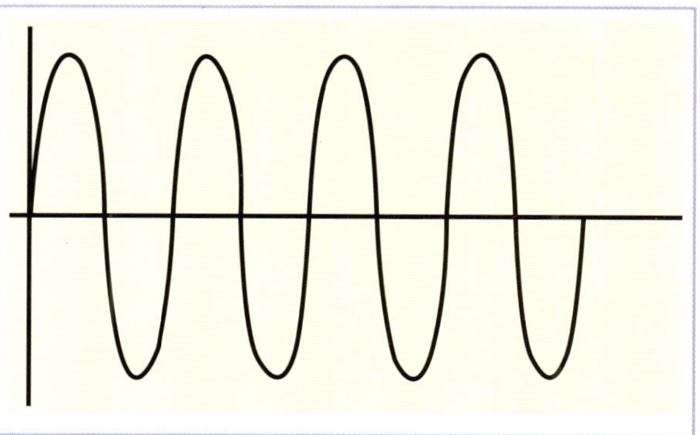

Figura 25.1 Forma de onda da radiofrequência.

As radiofrequências atuam por conversão, já que a aplicação de uma radiação eletromagnética de comprimento de onda hectométrica gera um aumento da temperatura dos tecidos, transformando-se, assim, em calor (radiação infravermelha, que possui um comprimento de onda nanométrico). A partir desse conceito, criou-se uma definição errada de radiofrequência fria, em uma tentativa fracassada para esclarecer que esse agente físico não é calor.

A conversão é gerada pelos seguintes fenômenos físicos:

Movimento iônico: os íons são encontrados em todos os tecidos e fluidos dos seres vivos. Eles têm cargas elétricas que são atraídas e repelidas ao mudar a polaridade da corrente. Isso ocorre no caso das radiofrequências a 500 mil ou mais vezes por segundo, gerando um atrito iônico que irá resultar em conversão de calor de forma muito eficaz.[4]

Movimento de rotação das moléculas dipolares: moléculas que, embora sejam praticamente neutras, possuem uma leve carga elétrica. Esse é o caso da molécula da água, que quando exposta à RF, gira em torno do seu eixo aproximando as áreas de carga ao eletrodo de polaridade oposta (Figura 25.2), causando uma colisão entre os tecidos adjacentes. Esse mecanismo é menos eficaz do que o citado anteriormente na conversão térmica.[4]

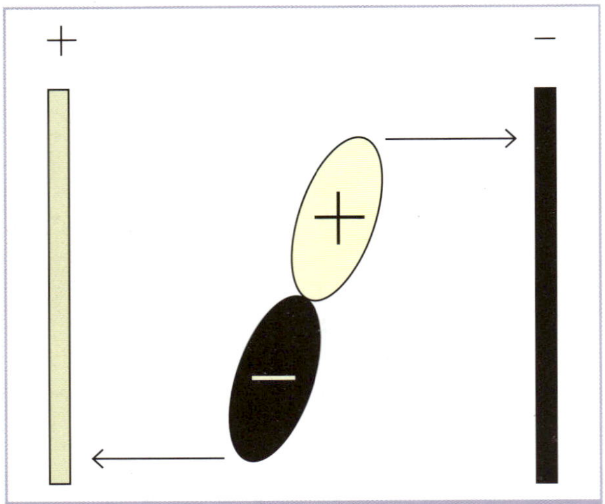

Figura 25.2 Movimento rotacional do dipolo molécula.

Distorção molecular: esse fenômeno acontece no nível atômico. Os elétrons em torno do núcleo são atraídos para sofrer uma distorção em suas órbitas. Isso irá gerar uma conversão mínima de energia elétrica em calórica, mas poderia ser responsável por aumentar a solubilidade das substâncias na água.

A quantidade de calor gerado dependerá também das características para a condução térmica que possui o tecido, da capacidade de dissipação térmica (em razão da vascularização, do tamanho e da localização) e da propensão dessa área a absorver uma radiação. Além disto, sofrerá influência da facilidade do meio para a condução de uma corrente elétrica, já que os tecidos funcionam algumas vezes como capacitores e outras como resistências elétricas. É aqui que entra em jogo a Lei de Joule, pela qual: $Q = I^2 . R . t$

Onde:
Q = Quantidade de calor.
I^2 = Intensidade da corrente elevada ao quadrado.
R = Resistência que o tecido oferece à passagem da corrente.
T = Tempo de aplicação.

CLASSIFICAÇÃO DAS RADIOFREQUÊNCIAS

As radiofrequências empregadas na atualidade podem ser classificadas segundo seu objetivo de uso, a quantidade de eletrodos, a forma em que a radiação se transmite ao paciente e a existência ou não de um sistema de resfriamento.

Objetivo de uso

- *Ablativas*: sua aplicação é invasiva e são empregadas para tratamento de dor crônica e câncer. Essa modalidade de radiofrequência é empregada somente por médicos.
- *Não ablativas*: são empregadas por médicos, fisioterapeutas e esteticistas. Sua aplicação não é invasiva.

Quantidade de eletrodos

- *Mono ou unipolares*: somente um eletrodo se insere no circuito com o equipamento e com o paciente funcionando como massa ou terra. São menos frequentes no mercado.

- *Bipolares*: são usados dois eletrodos. Habitualmente, um desempenha o papel de dispersivo, também chamado de passivo (de maior área física) e outro, de eletrodo ativo (de menor área física). O aumento de temperatura acontece debaixo do eletrodo ativo, pois a radiação estará em maior concentração, já que ele apresenta uma menor área de superfície.

Por sua vez, os eletrodos bipolares podem estar separados (Figura 25.3) ou contidos numa única ponteira (Figura 25.4).

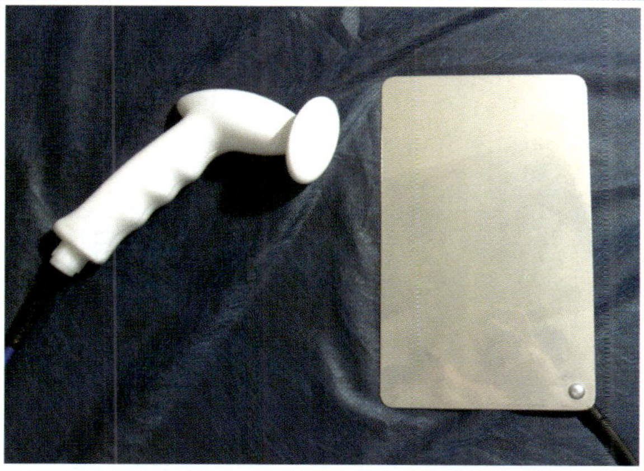

Figura 25.3 Radiofrequência capacitiva bipolar com eletrodos separados. Nota-se que o ativo tem uma pintura isolante.

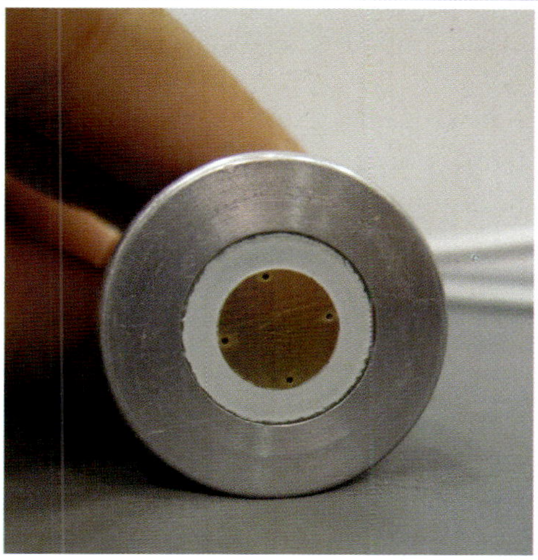

Figura 25.4 Radiofrequência bipolar resistiva com os eletrodos passivos e ativos no mesmo cabeçote. Nesse caso, o ativo é de ouro 24 K.

No caso do equipamento com eletrodos separados, os dois eletrodos são independentes e podem ser colocados em forma coplanar ou contraplanar, segundo as necessidades do operador. Ao serem colocados de forma coplanar (no mesmo plano), longitudinalmente no sentido das fibras musculares, os tecidos ficam paralelos, diminuindo-se assim a resistência à passagem da corrente elétrica, gerando menor aumento de temperatura (Figura 25.5). Se os eletrodos são colocados de forma contraplanar, transversalmente, os tecidos ficam em série, conseguindo-se assim um aumento da temperatura até a uma profundidade superior (Figura 25.6). Isso ocorre em razão da influência da resistência sobre a Lei de Joule.

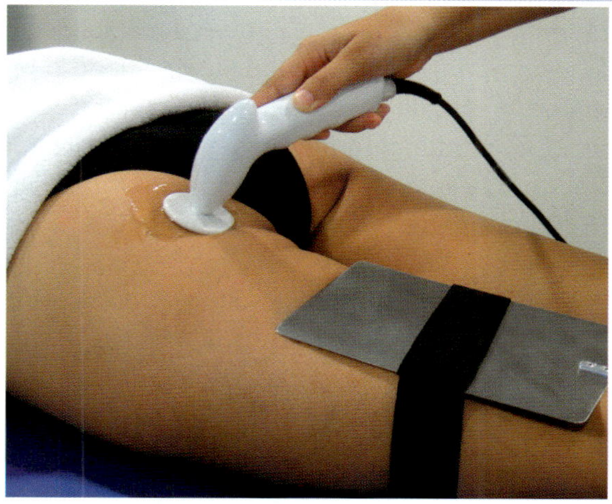

Figura 25.5 Colocação dos eletrodos de forma coplanar.

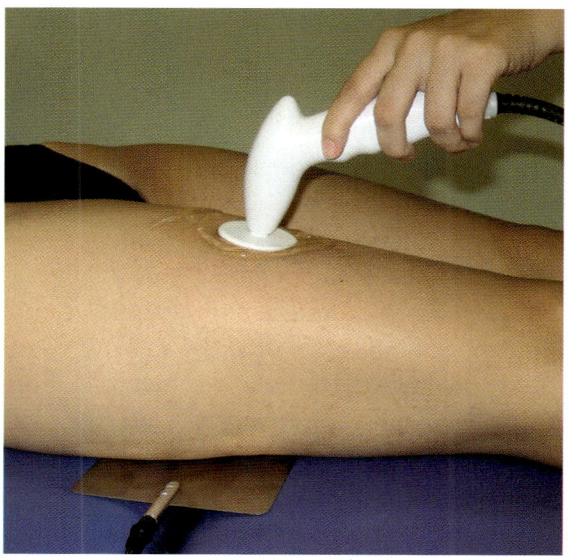

Figura 25.6 Colocação dos eletrodos de forma contraplanar.

Nesse caso, o eletrodo passivo pode ser de metal ou de borracha com carbono. O problema de eletrodos de borracha existe quando se perde a condução com o passar do tempo, aumentando sua resistência e sua temperatura, uma situação indesejável. Entretanto, os eletrodos passivos metálicos raramente aumentam a temperatura dos tecidos e não se desgastam. Com esse sistema, é possível tratar tanto as patologias superficiais (na pele) como as doenças profundas (relacionadas ao sistema musculoesquelético).

No caso dos equipamentos construídos com os dois eletrodos num único cabeçote (Figura 25.4), estes podem ser de tamanhos diferentes (formando um passivo e outro ativo) ou iguais e são usados de forma coplanar. Normalmente, ambos são metálicos, e a distância que os separa é pequena, de modo que a profundidade da radiação será menor do que no caso anterior, alcançando assim um simples aumento da temperatura nos tecidos superficiais. Esse tipo de equipamento foi projetado especialmente para tratamentos estéticos.

- *Tri-tetra-multipolares*: de acordo com o nome, sabe-se a quantidade de eletrodos que há em um cabeçote, os quais geralmente estão localizados coplanarmente.

Essa classificação tem causado muita controvérsia no meio científico e há muita confusão em relação aos equipamentos que são monopolares ou bipolares. Como nos equipamentos de radiofrequência, existem eletrodos de diferentes tamanhos, e o calor é gerado por apenas um desses eletrodos, pelo que erroneamente eles são chamados de monopolares. Talvez o erro venha dos tempos antigos, quando se denominou incorretamente de monopolar a técnica de eletroestimulação que utilizava um eletrodo dispersivo e um ativo e a contração acontecia debaixo deste último. "Mono" vem do latim *μόνο*, significando único ou um só, por isso, é fácil entender que o termo é equivocado, pois o equipamento possui dois eletrodos e, para fazer circular a corrente elétrica, o circuito deve ser fechado por meio destes dois eletrodos. Para gerar mais confusão, há aqueles que declaram que existem diferenças entre monopolar e unipolar, também um equívoco, pois *uni* é originário do latim e significa "um". Deve-se considerar que debaixo do eletrodo passivo não há aumento de temperatura, mas esse fato não implica a ausência de efeitos biológicos atérmicos. Finalmente, a classificação de tripolar ou mais polos também é incorreta, pois só existem dois polos elétricos.

Forma em que a radiação é transmitida ao paciente

- *Indutiva*: é frequentemente conhecida como indutora de calor e, em sua maioria, é realmente radiofrequência monopolar. Tem como aplicador ampolas de vidro de diversas formas, que podem ser trocadas. Elas contêm um gás no interior que facilita a passagem da corrente para o paciente (Figura 25.7). A tecnologia utilizada para a sua fabricação é antiga. O aumento da temperatura que é produzido

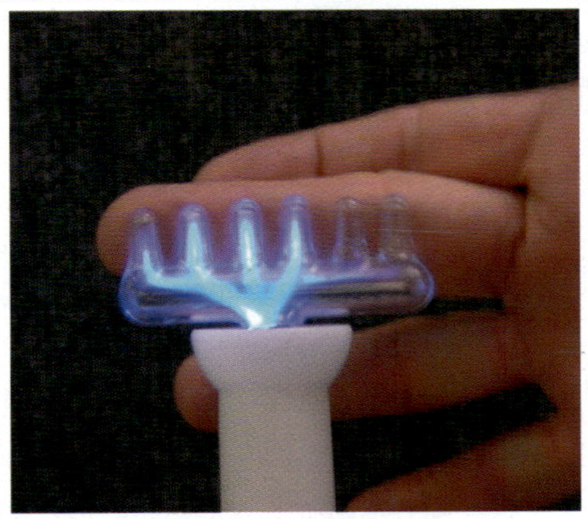

Figura 25.7 Radiofrequência indutiva.

é heterogêneo, considerando-se os picos de temperatura somente em alguns pontos da pele, aumentando o risco de lesões. A modalidade indutiva é considerada bastante ultrapassada, e a manutenção do seu uso nos dias de hoje não é consequência dos seus efeitos biológicos. Os equipamentos que empregam esse método podem ser efetivos para tratamentos superficiais, mas devem ser consideradas as desvantagens dessa técnica antes de utilizá-los. Embora haja grande semelhança, não se deve confundir a radiofrequência indutiva com o aparelho de alta frequência, altamente difundido entre esteticistas, que se utiliza após uma limpeza de pele, pois ambos têm ampolas de vidro, mas a alta frequência não produz aquecimento (para mais informações, vide capítulo específico nesta obra).

- *Capacitiva*: a maioria dos equipamentos existentes no mercado é bipolar. A característica que diferencia a radiofrequência capacitiva de outras é que seu eletrodo ativo fica isolado mediante um dielétrico, formando um capacitor. O capacitor tem a função de armazenar cargas para liberá-las quando o acúmulo de voltagem superar a capacidade de material de isolamento utilizado (Figura 25.3). Esse tipo de equipamento consegue aumentar com mais facilidade a temperatura dos tecidos ricos em água.
- *Resistivas*: a característica diferencial desse tipo de radiofrequência é que seu eletrodo ativo é um condutor metálico, formando assim uma resistência, e não um capacitor (Figura 25.4). Por meio desse método, consegue-se o aumento da temperatura com facilidade, inclusive em tecidos com baixa hidratação.

Portanto, torna-se fácil diferenciar os equipamentos capacitivos e resistivos, já que os eletrodos ativos do primeiro possuem um isolante e os eletrodos do segundo apresentam um condutor.

Os novos equipamentos de radiofrequência que revolucionaram o mercado mundial empregam métodos capacitivos. As diferenças mais importantes entre os três métodos estão explicadas no Quadro 25.1.[17]

Quadro 25.1 Características das diferentes radiofrequências

	Antiga	Atual	Mais recente
Tecnologia	2 MHz, aproximadamente	0,5 MHz, aproximadamente	0,5 MHz, aproximadamente
Aplicador	Gás na ampola de vidro	Isolado por um dielétrico	De metal, condutor
Profundidade	Muito pequena	Média, mas depende da distribuição dos eletrodos	Grande, mas depende da distribuição dos eletrodos
Aquecimento	Heterogêneo	Homogêneo	Homogêneo
Aquecimento específico	Provavelmente, apenas a epiderme	Tecidos ricos em água	Tecidos pobres em água
Temperatura média alcançada	Leve	Muito alta	Muito alta
Possibilidade de lesões	Média	Muito baixa	Muito baixa
Custo	Baixo	Médio – alto	Alto

Com ou sem sistema de resfriamento

Existem equipamentos nas modalidades capacitivas e resistivas que possuem um sistema de resfriamento no eletrodo ativo. O objetivo é esfriar a epiderme, onde estão os termorreceptores,[18] para evitar incômodo e, assim, conseguir alcançar uma temperatura mais elevada nas camadas mais profundas da pele. Sua principal desvantagem é a perda das informações fornecidas pelo paciente sobre a temperatura, pois o operador não poderá ter referência das doses que está aplicando, aumentando o risco de lesões.

EFEITOS BIOLÓGICOS

A radiofrequência produz efeitos térmicos e atérmicos. Os resultados de maior interesse para a Fisioterapia dermato-funcional são os efeitos térmicos. Quando se aumenta a temperatura dos tecidos, poderão ocorrer os seguintes efeitos:

Hiperemia cutânea e profunda

Os seres vivos empregam esse mecanismo para dissipar a temperatura, provocando, consequentemente, um grande aumento na nutrição dos tecidos, situação muito favorável para o fibroedema geloide (FEG), entre outras patologias.

Aumento da atividade do sistema nervoso parassimpático e diminuição do sistema simpático

Da mesma maneira, as ondas curtas, que também são radiofrequência, têm efeitos sobre o sistema nervoso autônomo, causando um aumento do fluxo sanguíneo para os tecidos, fornecendo elementos nutritivos, anticorpos, enzimas defensivas e hormônios anabólicos.

Efeitos anticoagulantes

Observa-se no uso cotidiano que a aplicação de radiofrequência acelera a reabsorção de equimoses e hematomas, resultado dos efeitos vasculares citados anteriormente.

Diminuição da pressão arterial local

Diminuição da pressão arterial por causa da vasodilatação, consequente da diminuição da atividade simpática e dos efeitos anticoagulantes.

Aumento da elasticidade dos tecidos ricos em colágeno

Um ligeiro aumento da temperatura aumenta a distensibilidade e diminui a densidade do colágeno, melhorando patologias como o fibroedema geloide (FEG) e a fibrose pós-lipoaspiração e/ou cirurgia plástica.[19]

Diminuição da elasticidade dos tecidos ricos em colágeno

Maior aumento da temperatura diminui a distensibilidade e aumenta a densidade de colágeno, conseguindo assim diminuir a flacidez da pele.[19] Esse efeito é chamado *lifting* de radiofrequência.

Neocolagenogênese e neoelastogenêse

Um grande aumento na temperatura produz uma inflamação controlada nos tecidos, com um aumento imediato de interleucina 1-Beta (IL-1b), fator de necrose tumoral alfa (TNF-a) e metaloproteinase de matriz 13 (MMP-13) – esta última é marcadora de desagregação da matriz extracelular –, enquanto os níveis de metaloproteinase de matriz 1 (MMP-1), proteína de choque térmico 47 e 72 (HSP47 e HSP72) e fator beta de crescimento transformador (TGF-b) mantêm-se elevados por dois dias. Além disso, a tropoelastina e a fibrilina (responsáveis pela elasticidade e presentes em grande quantidade na pele), junto com o procolágeno I e III, são estimulados por 28 dias após o tratamento. A evolução clínica desses efeitos seria um rejuvenescimento da pele, e esse efeito é mais evidente com radiofrequências mais agressivas, em que se consegue o aumento da temperatura até 72°C e que, habitualmente, são utilizadas por médicos.[20]

Liberação de proteínas de choque térmico

Essa ação no colágeno pode ser explicada pelas proteínas de choque térmico ou HSP (do inglês, *heat shock protein*). Elas já receberam a denominação de proteínas de estresse e pertencem a um grupo de mais de 24 proteínas, as chaperonas moleculares, que exercem o papel de protetoras moleculares contra eventuais danos de estresse sobre as células. Conforme seu peso molecular e sua sequência de aminoácidos, elas podem ser organizadas em famílias como HSP27, HSP47, HSP60, HSP70 e HSP90.

A HSP47 está nas células que sintetizam colágeno e está envolvida mais especificamente na biossíntese de colágeno tipo I. Sua liberação ocorre como uma resposta imediata à agressão causada por temperaturas elevadas (G5, ver dosagem). Essas respostas são parecidas com aquelas produzidas por *laser* térmico, hipertermia e coagulação, tendo como objetivo a captura do procolágeno anormal. A existência das proteínas de choque térmico precocemente é um marcador da aparição de fibrose nos próximos três meses após o uso da radiofrequência. [9-14]

Lipólise

Com relação aos adipócitos, foi observada uma diminuição estatisticamente significativa na derme e levemente significativa na hipoderme[19] com a transferência elétrica capacitiva. Em pacientes nos quais foi aplicada radiofrequência capacitiva e não se indicou que fizessem dieta durante o tratamento, observou-se, com ultrassonografia de 7,5-15 MHz, uma diminuição das medidas, que não foi estatisticamente significativa.[21] A radiofrequência por transferência elétrica resistiva poderia ser mais efetiva, mas não existe, até o momento, evidência científica suficiente para confirmar ou descartar o uso de ambos os métodos na adiposidade localizada.

Aumento do metabolismo

O fator biológico Q10 expressa que, a cada 1°C de aumento na temperatura, aumenta-se também a velocidade dos processos biológicos em 10%,[22] trazendo como consequência, entre outras, uma maior disponibilidade de ATP.[23]

Os efeitos atérmicos encontrados até o momento são menores:

Aumento da sobrevivência de leucócitos

Observamos que a aplicação de recursos atérmicos *in vitro* eleva a sobrevivência dos leucócitos T, que provocam um aumento na atividade biológica defensiva na área.[24]

Teoria de recarregamento celular

A passagem de uma radiofrequência atérmica para os tecidos gera alterações de permeabilidade da membrana celular, favorecendo assim o "recarregamento" ou a normalização do potencial da membrana de repouso. No entanto, alguns autores[25] não encontraram diferenças significativas em relação ao grupo-controle, aplicando primeiro a transferência elétrica capacitiva atérmica em células sanguíneas e, posteriormente, utilizando o material radioativo Tec-99m para a marcação celular, indicando que não houve alteração do funcionamento de alguns canais iônicos no pós-tratamento.

INDICAÇÕES

As indicações relacionadas aos efeitos biológicos são inúmeras, entre elas:

Dermato-Funcional

Fibrose pós-cirúrgica

Diminui a densidade do tecido colágeno, que está elevada nesta patologia, tornando- o pouco elástico (Figura 25.8).

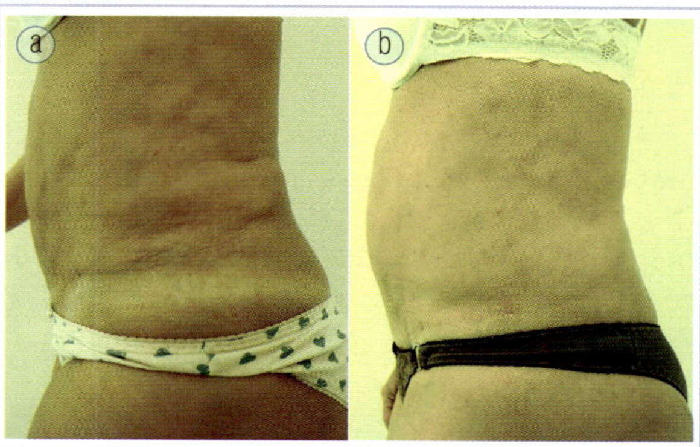

Figura 25.8 Paciente com fibrose causada por uma lipoaspiração, antes (a) e após (b) o tratamento com radiofrequência.

Fibroedema geloide (FEG), comumente conhecido como celulite

Diminui a fibrose dos septos interlobulares e o tamanho dos adipócitos, melhorando a circulação sanguínea e a absorção do edema local (Figura 25.9).

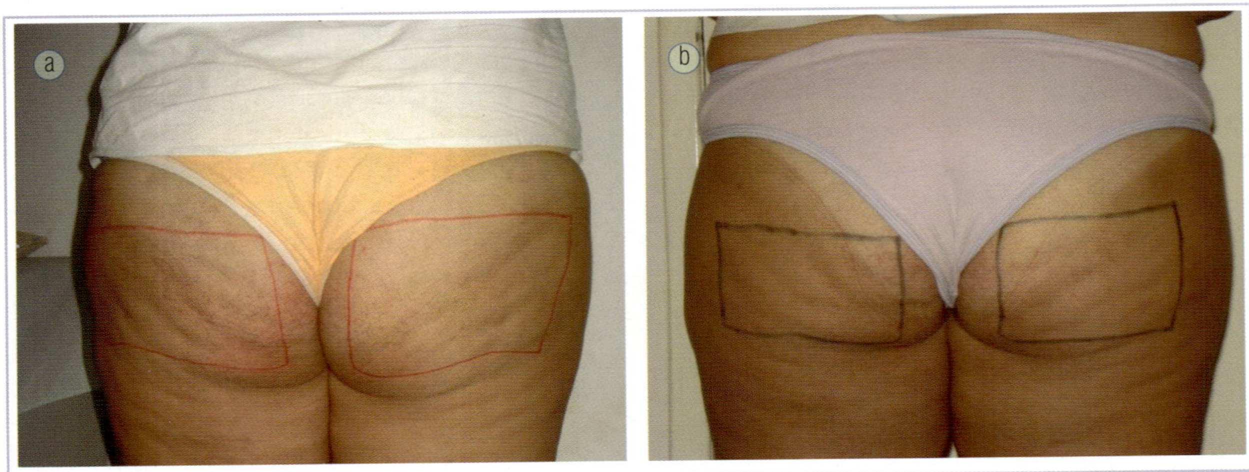

Figura 25.9 Paciente com FEG antes (a) e após (b) o tratamento com RF.

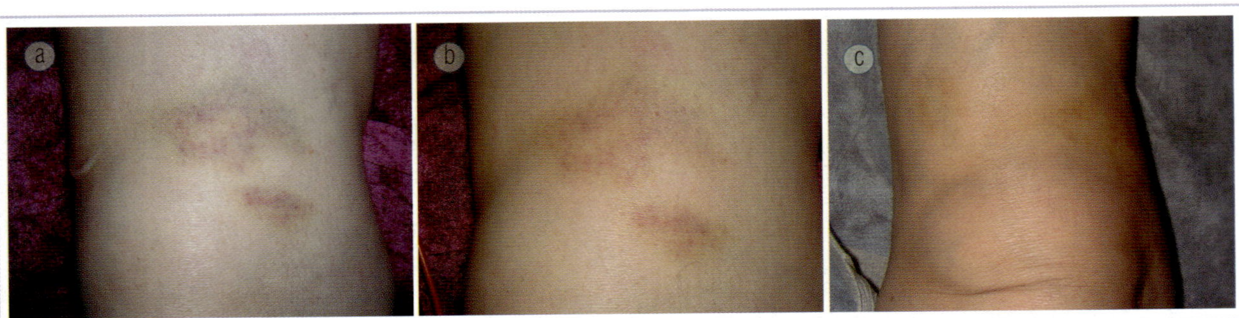

Figura 25.10 Paciente com equimose antes do tratamento com RF (a), após cinco minutos de RF e dez minutos de repouso (b) e após 48 horas do tratamento (c).

Equimoses

Favorece a absorção da equimose, pois a RF tem efeitos anticoagulantes (Figura 25.10).

Edema denso em estado subagudo ou crônico

Amolecimento do tecido fibroso, favorecendo a sua absorção, pois diminui a densidade do tecido.

Abscessos purulentos

Incrementa o metabolismo, ativando o sistema imunológico e diminuindo o tempo de resolução.

Cicatrizes pós-acne

Diminui a densidade do tecido colágeno das cicatrizes decorrentes da acne. A pele fica mais maleável, reduzindo as imperfeições.

Cicatrizes com fibrose

Diminui a densidade do tecido colágeno, amolece e facilita a mobilização cicatricial com técnicas manuais (Figura 25.11).

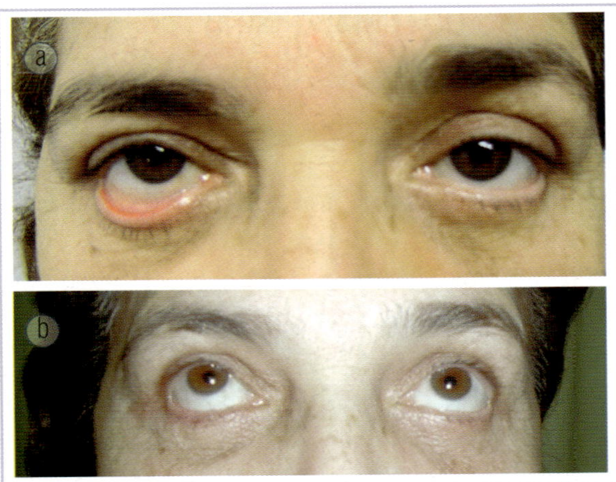

Figura 25.11 Fibrose secundária a uma blefaroplastia (a) e resultados após o tratamento com RF e técnicas manuais (b).

Flacidez da pele (*lifting* não cirúrgico)

Incrementa a densidade do tecido colágeno, estimulando a neocolagenogênese e minimizando a flacidez, tornando a pele mais espessa e com pouca ptose (Figuras 25.12 e 25.13).

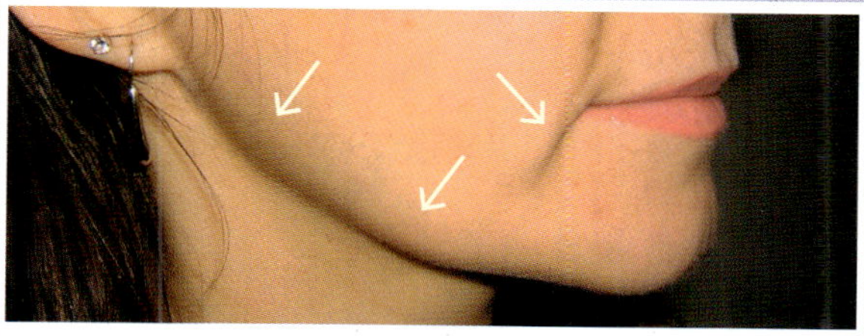

Figura 25.12 Paciente com flacidez de pele, pré-tratamento. Observar o contorno da face e a ptose marcada pelas setas.

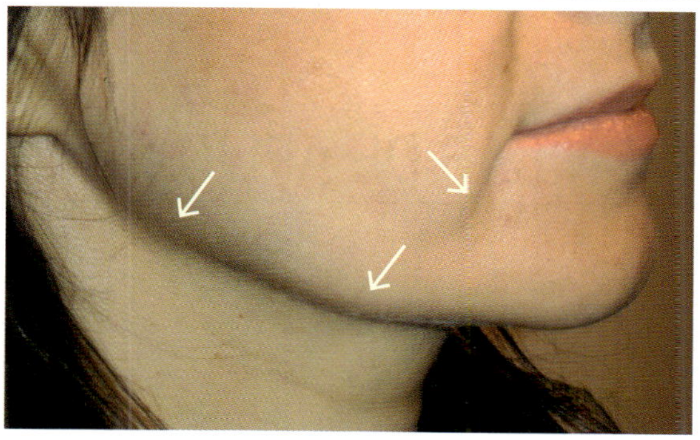

Figura 25.13 Paciente com flacidez de pele, após seis sessões de radiofrequência. Observar o contorno da face e a ptose marcada pelas setas.

Rugas faciais por repetição de movimentos.

Diminui a densidade do tecido colágeno e realiza um relaxamento da musculatura (Figuras 25.14 a 25.16).

Adiposidade localizada

Apesar de ainda não existir evidência científica suficiente para sustentar o emprego da radiofrequência na adiposidade localizada, muitas vezes os profissionais indicam o uso de RF nesse tipo de afecção. Entretanto, existem outros tratamentos mais específicos para essa finalidade (ultracavitação, ultrassom associado a lipolíticos, eletrolipólise etc).

Alopecia

Incrementa o fluxo sanguíneo, o metabolismo de crescimento do pelo e os nutrientes do bulbo piloso.

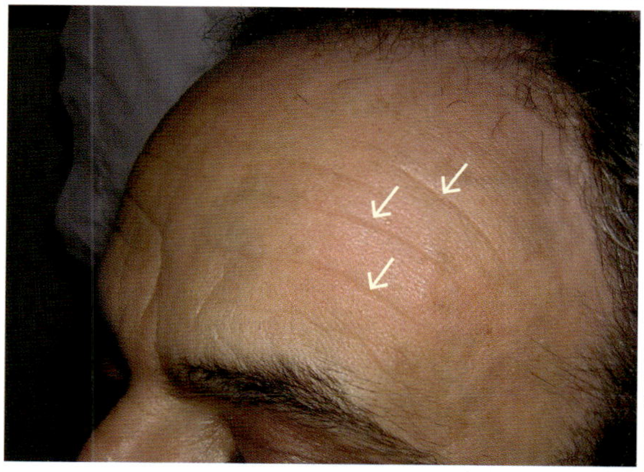

Figura 25.14 Rugas frontais da mímica facial pré-tratamento com RF.

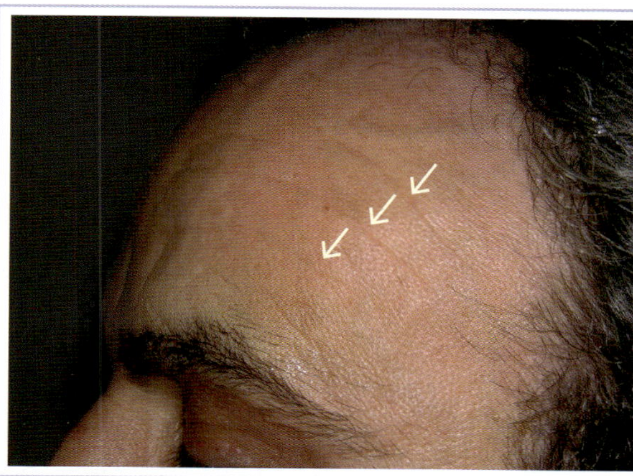

Figura 25.15 Rugas frontais da mímica facial após cinco minutos de tratamento com RF.

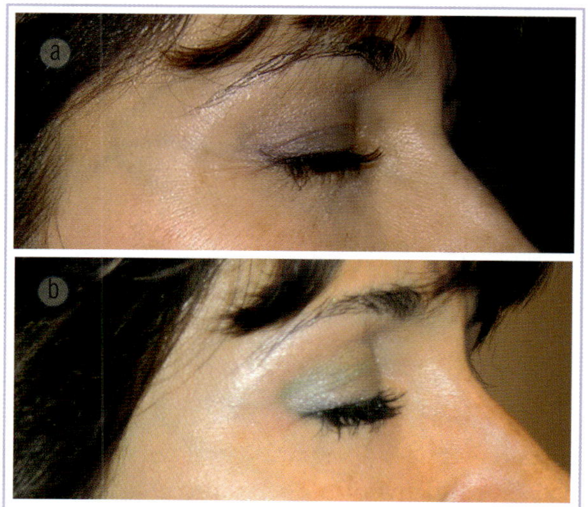

Figura 25.16 Rugas periorbiculares pré-tratamento (a) e após seis sessões de radiofrequência (b).

Inflamações cutâneas

Diminui a densidade do edema, melhorando sua absorção, incrementando a reabsorção dos detritos e normalizando o pH.

Ortopedia e Traumatologia

Dor, tendinopatias subaguda e crônica, fascites e contraturas.

Por meio da termoterapia, usando-se moderadas temperaturas, atuará como recurso analgésico, anti-inflamatório e relaxante muscular. Além disso, suspeita-se que seja capaz de formar neovascularização.

Fibrose muscular

Diminui a densidade do tecido colágeno, amolecendo a fibrose e facilitando as manobras cinesioterapêuticas (Figura 25.17).

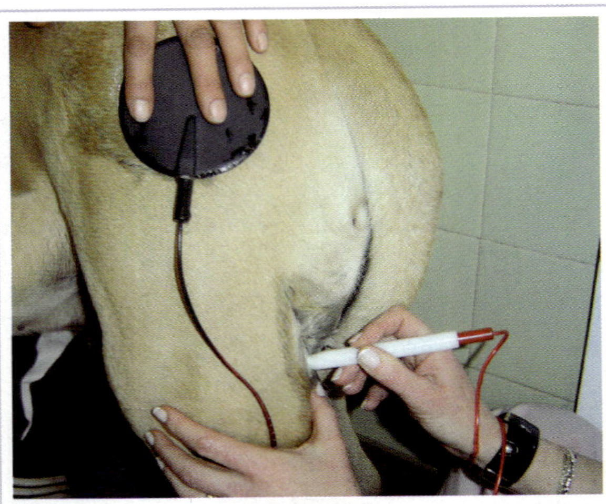

Figura 25.17 Utilização da RF capacitiva em fibrose muscular de um cão. Fotografia gentilmente fornecida pela doutora em veterinária Graciela Sterin, especialista em reabilitação de pequenos animais.

Ruptura do tecido ligamentar e do tecido muscular na fase subaguda e crônica

Por meio da termoterapia, usando-se moderadas temperaturas, atuará como recurso analgésico, anti-inflamatório e relaxante muscular, também melhorando a densidade do colágeno, resistência e a elasticidade do novo tecido.

Hematomas com mais de 72 horas de evolução

Estimulação da reabsorção por causa do efeito anticoagulante.

Aumento da amplitude de movimento articular (ADM)

Diminui a rigidez articular, a dor e a inflamação, facilitando a mobilização ativa.

Doença de Peyroné

A baixa temperatura diminui a rigidez da placa fibrótica dos corpos cavernosos.

TÉCNICAS DE APLICAÇÃO

A variedade de equipamentos existentes no mercado faz cada marca possuir particularidades para realizar a técnica de aplicação, que pode ser encontrada nos respectivos manuais. Entretanto, forneceremos ao leitor regras básicas a seguir.

- Em caso de equipamentos com eletrodo ativo e passivo separados, deve-se colocar o último, preferencialmente, de forma contraplanar à área de tratamento e o mais próximo possível de uma região sem proeminências ósseas e sobre a pele sem roupa. Se o eletrodo dispersivo for metálico, não necessitará de substância de acoplamento; se for de borracha de carbono, é possível que necessite de gel; porém, devem ser seguidas as recomendações do fabricante em ambos os casos. Deve-se atentar para que o eletrodo passivo não aumente a temperatura.
- O apoio do eletrodo ativo deve ser completo, salvo se se deseja concentrar a radiação e incrementar a temperatura bruscamente. Para realizar essa técnica, os equipamentos vêm com eletrodos de diferentes tamanhos.
- Aconselha-se que esse agente físico não seja aplicado simultaneamente com outros equipamentos, pois, na maioria das vezes, interferem na sua emissão ou a alteram. Por exemplo, na prática, tem-se observado o aumento de intensidade de alguns eletroestimuladores

quando estão ligados com equipamentos de radiofrequência.

- Para começarmos um contato correto com eletrodo ativo e um melhor deslizamento, é sempre aconselhável a utilização de emulsões com silicone, de preferência incluindo algum hidratante, como *aloe vera*, para diminuir a irritação da pele. Em alguns casos, as emulsões incluem outros princípios ativos, tais como a cafeína e/ou fosfatidilcolina, mas não se comprovou ainda que mantenham sua integridade com o aumento da temperatura ou que seja percebida uma maior permeabilidade. Deve-se observar, durante a aplicação, o não uso de óleo, pois isso alteraria a condução. O gel de ultrassom só será bom para os equipamentos capacitivos, mas os resistivos tendem a elevar muito a temperatura do gel. Os cremes com óleos também devem ser evitados, já que elevam a sua temperatura muito rapidamente, e dependendo do aparelho, podem ocorrer lesões na pele. Infelizmente, algumas empresas e profissionais indicam seu uso.
- A emissão deve começar quando o eletrodo ativo estiver apoiado na pele, para evitar concentrações de energia em pequenas superfícies.
- Durante a aplicação, deve-se regular a potência do equipamento e realizar movimentos em áreas pequenas de duas a três vezes o tamanho do eletrodo ativo, até alcançar a sensação térmica desejada, conseguindo sempre uma hiperemia. A hiperemia é um indicativo de saturação da capacidade de refrigeração dos tecidos. Se o aparelho possuir uma potência muito alta, será necessário fazer aplicação sobre uma área maior.
- Se o equipamento possui uma potência muito elevada, é aconselhável realizar movimentos rápidos e aumentar o tamanho da área de tratamento. Em equipamentos com baixa potência máxima, deve-se movimentar devagar para tentar alcançar os níveis terapêuticos de temperatura.
- Em aplicações faciais, deve ser realizada uma correta avaliação para definir as áreas em que se requer o aumento da temperatura para combater a flacidez e as áreas cujo objetivo seja relaxar e, assim, tratar as rugas decorrentes da mímica facial, pois a temperatura para cada caso será diferente.
- É importante manter um registro fotográfico para mostrar as mudanças geradas pela terapia.

Algumas variáveis que modificam a temperatura desenvolvida nos tecidos são:

a) Potência do equipamento: quanto maior a potência, maior será o aumento de temperatura, mas se o aquecimento acontece rapidamente, ele não é capaz de atingir os tecidos profundos. Isso foi observado por meio de ultrassom diagnóstico.
b) Tamanho do eletrodo ativo: de modo geral, quando se utilizar um pequeno aplicador, haverá maior concentração de radiação e, portanto, o aquecimento será mais rápido. Mas para toda regra existe a exceção; portanto, é possível encontrar equipamentos que, em razão do desenho eletrônico, têm dificuldade em aumentar a temperatura dos tecidos com aplicadores de menor tamanho.
c) Velocidade com a qual se move o eletrodo ativo: quanto menor a velocidade, maior e mais rápido será o aumento de temperatura.
d) Método utilizado: resistivo, capacitivo.
e) Capacidade de dissipação térmica dos tecidos: não será a mesma no músculo frontal e no músculo glúteo, pois, de acordo com a massa de tecido e a irrigação sanguínea, haverá diferentes facilidades para se dissipar o calor.
f) Propriedades dielétricas dos tecidos e suas mudanças durante o tratamento: com o aumento da temperatura dos tecidos, haverá aumento da condução da corrente elétrica e, portanto, o aquecimento será facilitado. Isso sucederá mesmo com o tecido gorduroso.[31] Além disso, os tecidos ricos em água apresentam melhor condução e, consequentemente, têm uma maior conversão de calor.
g) Tempo de aplicação: variável e diretamente proporcional; quanto maior o tempo de exposição à RF, maior a produção de calor.
h) Localização do eletrodo dispersivo: se for contraplanar, o aquecimento será maior e os

tecidos mais profundos estarão em série. Se estiver coplanar, acontecerá o inverso.

i) Distância entre o eletrodo ativo e o dispersivo: quanto maior a distância, maior será a potência necessária para se conseguir um aumento da temperatura, por isso, recomenda-se que estejam próximos um do outro.

DOSAGEM

Para realizar corretamente o tratamento, utiliza-se um termômetro infravermelho que mede a temperatura na superfície da pele, que está, normalmente, entre 29 °C e 31 °C, aproximadamente, em condições normais (Figura 25.18). A temperatura interna é de 36,5 °C, mas esta não é medida com esse termômetro. Esse equipamento pode, em alguns casos, medir a temperatura mínima, a máxima e a média para a área, sendo de interesse para o operador a temperatura máxima.

Em algumas ocasiões, os equipamentos de radiofrequência interferem nos termômetros, portanto é aconselhável interromper a emissão durante a medição ao se observar variações ilógicas de temperatura.

Outro parâmetro que pode ser empregado para realizar a dosagem é a escala subjetiva de calor,[29] constituída por cinco itens ou graus:

- Grau 1 (G1) = imperceptível;
- Grau 2 (G2) = suave, ligeiramente perceptível;
- Grau 3 (G3) = moderado a forte, mas não desagradável, com aproximadamente 36 °C a 38 °C. (Figura 25.19);
- Grau 4 (G4) = intenso, próximo ao limiar de dor, coincidindo com 39 °C a 40 °C;
- Grau 5 (G5) = insuportável, excedendo o limiar da dor. Na maioria dos pacientes, é alcançado aos 41°C ou acima desse valor.

É importante sempre alcançar e controlar a hiperemia, sem se preocupar com a temperatura final desejada (Figura 25.20).

Para conseguir aumento da distensibilidade do tecido colágeno, recomenda-se G3, chegando apenas ao G4, e, para alcançar o inverso, ou seja, um aumento da tensão do tecido, deve-se atingir o G5.[19]

Com base nesses efeitos, aplicados à fisiopatologia, sugerimos os protocolos expostos no Quadro 25.2.

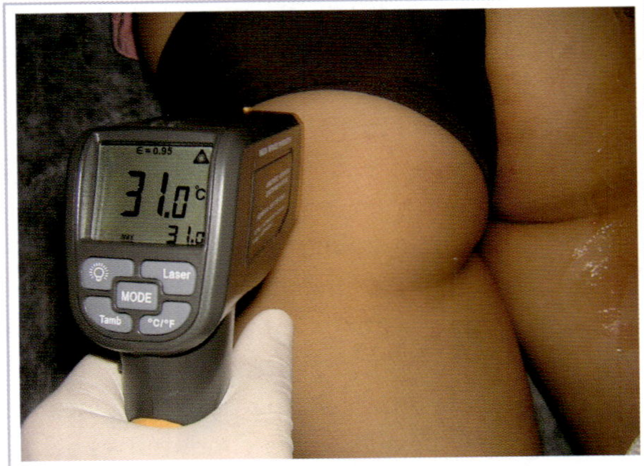

Figura 25.18 Temperatura da pele pré-tratamento com RF.

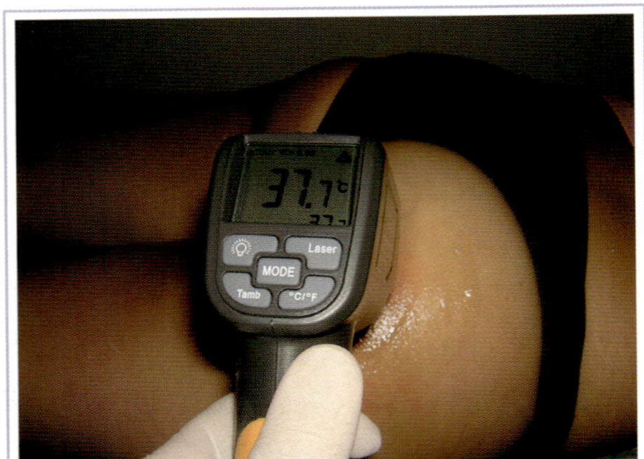

Figura 25.19 Temperatura da pele durante o tratamento com RF para fibroedema geloide.

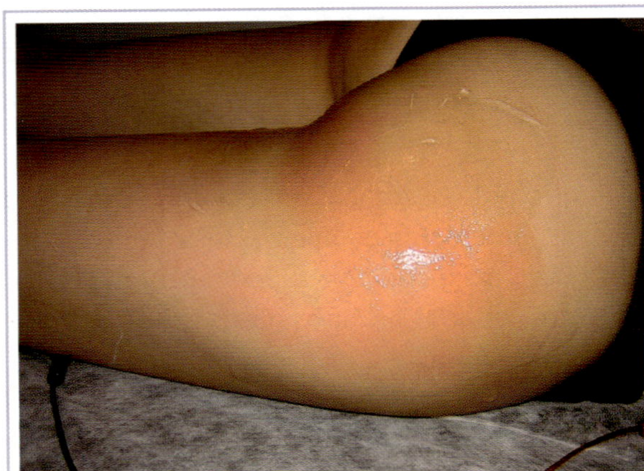

Figura 25.20 Hiperemia causada por um incremento de temperatura até G3 com RF.

Quadro 25.2 Protocolos de tratamento com uso de radiofrequência

Patologia	Modalidade	Temperatura	Frequência de tratamento	Combinações possíveis
FEG	Capacitiva – Resistiva	G3 – G4 leve	Três sessões semanais	Ultrassom, fonoforese, pressoterapia, drenagem linfática manual
Fibrose pós--cirúrgica	Capacitiva – Resistiva	G3	Três sessões semanais	Terapia manual, massagem de tecido conjuntivo, miofibrólise, cyriax
Gordura localizada	Capacitiva – Resistiva	G4	Três sessões semanais	Ultrassom cavitacional, fonoforese, hidrolipoclasia, eletrolipólise
Edema	Capacitiva – Resistiva	G3 – G4	Três sessões semanais	Pressoterapia, drenagem linfática manual
Equimose	Capacitiva – Resistiva	G3 – G4	Três sessões semanais	Fonoforese com heparina sódica em gel, uso domiciliário de heparina sódica em gel, galvanismo no polo negativo
Contraturas	Capacitiva – Resistiva	G3 – G4	Três sessões semanais	Terapia manual, eletroterapia programada para tal fim, ultrassom etc.
Fibrose muscular	Capacitiva – Resistiva	G3 – G4	Três sessões semanais	Miofibrólise, microeletrólise percutânea
Flacidez de pele	Capacitiva, mas poderia ser combinada com resistiva	G4 a quase G5	Máxima: uma sessão semanal Mínima: uma sessão a cada 21 dias	Microcorrentes, ionização, eletroporação, tratamento domiciliar com hidratantes e fármacos funcionais

Continua

Continuação

Patologia	Modalidade	Temperatura	Frequência de tratamento	Combinações possíveis
Neocolagenogênese	Capacitiva – Resistiva	G4 a quase G5	Máxima: uma sessão semanal Mínima: uma sessão a cada 21 dias	Galvanopuntura
Zonas com rugas de expressão	Capacitiva – Resistiva	G3 – G4	Máxima: três sessões semanais Mínima: uma sessão a cada 21 dias	Galvanopuntura, microcorrentes, ionização, eletroporação, tratamento domiciliário com hidratantes e fármacos funcionais
Alopecia	Capacitiva	G2	Três sessões semanais	Microcorrentes, ionização, eletroporação

Os protocolos sugeridos aqui são baseados em anos de experiência dos seus autores, assim como na investigação e casuística em radiofrequência; portanto, devem ser adequados pelo fisioterapeuta ao equipamento disponível, às possibilidades dele e de sua própria experiência e às novas pesquisas que vão surgir no futuro.

CONTRAINDICAÇÕES

As contraindicações serão subclassificadas em absolutas e relativas. Nas primeiras, não se aplicará em nenhuma parte do corpo do paciente, e nas segundas ficará a critério e experiência do profissional decidir se é conveniente a sua aplicação ou não.

Absolutas

Marca-passos cardíacos

Os marca-passos poderiam sofrer interferência da radiação eletromagnética e, portanto, funcionar erroneamente.[26]

Câncer ou metástase

Apesar de ter sido observado que os níveis atérmicos produzem um aumento na sobrevivência de linfócitos, isso não é motivo para aplicá-los nesta patologia, pois existem outros efeitos que seriam prejudiciais, como o aumento da irrigação na área, a neovascularização, o metabolismo aumentado etc.[24]

Gravidez

Os estudos sobre a utilização de radiofrequência durante a gravidez têm sido realizados com ondas curtas, que, frequentemente, têm 27 MHz. A radiofrequência utilizada em estética será de menor ou de maior frequência, porém, de todas as formas se comparam os dados pelas características similares destes agentes. Segundo Shields et al.,[27] não foram encontradas associações com abortos espontâneos, nascimentos prematuros e diminuição de fertilidade, mas sim com má-formação congênita e baixo peso ao nascimento, por isso, é recomendado evitar o tratamento, assim como exposições ambientais.

Diabetes[28]

Dificuldade da cicatrização em caso de alguma lesão e o incremento do consumo de glicose nas células, causado pelo aumento do metabolismo.

Infecções sistêmicas

Incremento do metabolismo e do fluxo sanguíneo, podendo difundir o agente infeccioso.

Imunossupressão

Não existe justificativa para a sua contraindicação, também não se conhecem os efeitos que o tratamento com RF poderia proporcionar; porém, é considerada uma contraindicação absoluta formal.

Artrite

Pode ocorrer um bom efeito em um primeiro momento porque melhora a sintomatologia, mas sabe-se que o aquecimento profundo aumenta a atividade da enzima que destrói a cartilagem, a colagenase,[29] portanto, em longo prazo, a atuação da radiofrequência em artrite será prejudicial.

Tuberculose ativa

É raro encontrar casos de tuberculose, porém esta é apenas uma contraindicação formal para aplicação de todos os agentes físicos.

Aplicações nos testículos

Os espermatozoides são muito sensíveis ao aumento de temperatura.

Ter realizado *peeling* químico agressivo ou *resurfacing* a *laser* no último ano[28]

A pele estaria muito sensível a aumentos de temperatura.

Terapia com retinoides tópicos (ácido retinoico, tretinoína e isotretinoína) nas últimas duas semanas[28]

A pele fica desidratada e sensível.

Relativas

Aplicações sobre glândulas endócrinas e exócrinas

Embora na experiência clínica nem sempre apareçam alterações, devemos estar atentos a possíveis efeitos adversos. Deve-se prestar atenção especial para a glândula tireoide nos tratamentos de flacidez no pescoço, mas em centenas de casos tratados não ocorreram efeitos adversos.

Transtornos de sensibilidade

Tem-se observado queimaduras até de segundo grau, em sua maioria causadas por descuido do operador ao realizar a terapia em pacientes lipoaspirados que possuem transtornos de sensibilidade. As alterações de sensibilidade são consideradas contraindicações relativas; deve-se ter o cuidado de usar um termômetro para medir a temperatura antes de realizar a terapia, pois o paciente não informará o nível de aquecimento que está ocorrendo em sua pele.

Osteossíntese, metais intraorgânicos

Embora se tenha observado um aumento de temperatura desses materiais, é recomendável evitar expor a área, pois pode haver lesão por excesso de corrente, principalmente em ossos superficiais.

Menstruação

Pode ocorrer um aumento no sangramento se a terapia for realizada na região do abdômen inferior, principalmente com eletrodos posicionados de forma contraplanar.

Próteses de solução fisiológica

A aplicação da radiofrequência em próteses dessas características pode elevar a temperatura, causando lesões nos tecidos adjacentes ou alterações na estrutura da prótese. Com as próteses de silicone, a aplicação pode ser realizada sem inconveniente algum.

Infecções locais

Precaução para não aumentar o metabolismo e o fluxo sanguíneo em uma área em que exista infecção, pois pode haver difusão do agente infeccioso.

Pacientes que tenham ingerido vasodilatadores e anticoagulantes

Tendo em vista que a RF gera vasoditalação e tem efeitos anticoagulantes, ela poderia gerar hipotensão, dependendo da zona de aplicação.

Sobre o globo ocular

Com baixa temperatura, a técnica poderá ser feita e até mesmo ser benéfica para melhorar a acuidade visual,[30] porém, em doses elevadas, pode provocar desidratação do globo ocular.

Aplicações de alta temperatura em áreas com transtornos circulatórios

O tecido não poderia dissipar o calor produzido, provocando, assim, uma lesão.

Varizes

A aplicação de termoterapia é formalmente contraindicada nesta patologia, embora se tenha observado clinicamente que aplicações de baixas temperaturas (G2-G3) melhoram a sintomatologia dolorosa.

Terapia com esteroides tópicos nos últimos meses ou esteroides orais nos últimos 12 meses[2]

Poderia diminuir o efeito da radiofrequência.

Terapia com colágeno e toxina botulínica nos últimos seis meses[28]

A aplicação de radiofrequência diminuiria a eficácia destas terapias.

Ter realizado uma microdermoabrasão sobre a área nos últimos três meses[28]

A pele fica sensível.

EFEITOS ADVERSOS

Os efeitos adversos são raros, mas podem aparecer se a técnica for realizada de forma inadequada, sobretudo quando não é possível constatar a temperatura que está sendo gerada no paciente ou também quando se usam equipamentos mais agressivos. Eles são:

- Nódulos subcutâneos.[28]
- Fibrose pós-choque térmico.
- Queimaduras internas e/ou externas (podem ser até de segundo grau) causadas pelo eletrodo ativo.
- Queimaduras externas leves causadas pelo eletrodo passivo (Figura 25.21).
- Aumento da fibrose pós-lipoaspiração, em vez de melhorá-la, caso o aquecimento seja muito intenso.

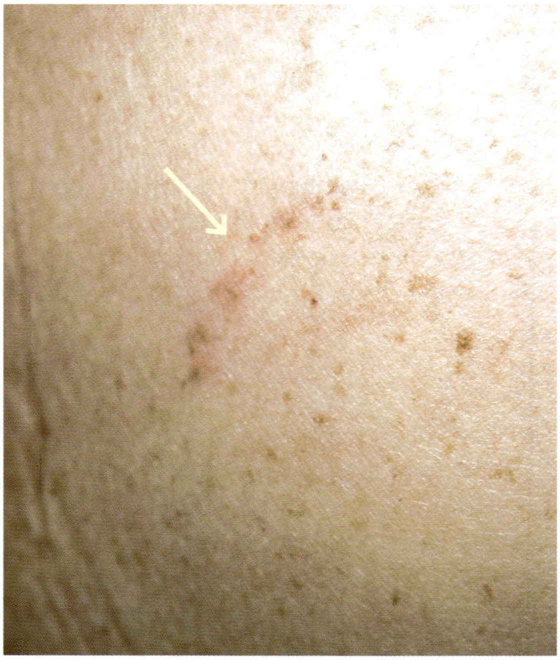

Figura 25.21 Queimadura leve na escápula causada pelo eletrodo passivo por efeito ponta (concentração da emissão em uma pequena área).

- Aumento da flacidez em peles que já tenham esse sintoma, caso o aquecimento seja insuficiente para estimular a neocolagenogênese.
- Lesões nervosas.

A ciência e a tecnologia estão avançando rapidamente e, graças a isso, aparecem novos recursos físicos todos os dias. A radiofrequência, além de estar na moda, tem demonstrado efeitos extremamente surpreendentes, inclusive para outras áreas, como Medicina dos esportes ou Fisioterapia desportiva.

Segundo os estudos já mencionados, é possível ter efeitos contrários aos desejados, por isso, recomenda-se que a aplicação seja realizada por profissionais idôneos da área de saúde, com formação adequada e que estejam devidamente capacitados para o uso desse recurso físico.

REFERÊNCIAS

1- Zaragoza, J. R. *Física e instrumentación médica*. 2. ed. Barcelona: Ediciones Científicas y Técnicas, S.A., 1992.

2- Geddes, L. A. D'Arsonval, physician and inventor. IEEE engineering In: *Medicine and Biology*., p. 118-22, jul./aug. 1999.

3- Martín, J. M. R. *Electroterapia en fisioterapia*. 2. ed. Madrid: Panamericana, 2004.

4- Low, J., Reed A. *Electrotherapy explained*: principles and practice. 3. ed. Oxford (Boston), MA: Butterworth-Heinemann, 2000.

5- Dierickx, C. C. The role of deep heating for noninvasive skin rejuvenation. *Lasers Surg. Med.*, v. 38, n. 9, p. 799-807, oct. 2006.

6- Gomes, J. E., Kruel, A., Muller, L. M. Mechanical changes induced by thermal stimulation in collagenous tissue. *J. Shoulder Elbow Surg.*, v. 17, supl. 1, p. 93S-5S, jan./feb. 2008.

7- Hecht, P. et al. Monopolar radiofrequency energy effects on joint capsular tissue: potential treatment for joint instability. An in vivo mechanical, morphological, and biochemical study using an ovine model. *Am. J. Sports Med.*, v. 27, n. 6, p. 761-71, nov./dec. 1999.

8- Mondardini, R. Nuove metodologie nel tratamento della patologia muscolare traumàtica dell' atleta. *Med. Sport*, v. 52, p. 201-13, 1999.

9- Verrico, A. K., Haylett, A. K., Moore, J. V. In vivo expression of the collagen-related heat shock protein HSP47, following hyperthermia or photodynamic therapy. *Lasers Med. Science*, v. 16, n. 3, p. 192-8, 2001.

10- Cheung, A. Y., Neyzari, A. Deep local hyperthermia for cancer therapy: external electromagnetic and ultrasound techniques. *Cancer Res.*, v. 44, supl. 10, p. 4736s-44s, oct. 1984.

11- Lee, C. K. et al. Clinical experience with thermotron RF-8 capacitive heating for bulky tumors: University of Minnesota experience. *Radiol. Clin. North. Am.*, v. 27, n. 3, p. 543-58, may. 1989.

12- Ley-Valle A. Non invasive intracranial hyperthermia with Electric Capacitive Transference -ECT- Intratumoral and cerebral thermometry results. *Neurocirugia (Astur)*, v. 14, n. 1, p. 41-5, feb. 2003.

13- Ley-Valle, A. Hipertermia intracranial no invasiva mediante la tecnica de Transferencia Eléctrica Capacitiva - TEC. Resultados de la termometria cerebral e intratumoral. Neurocirurgia, v. 14, p.41-45, 2003.

14- Verrico, A. K., Moore, J. V. Expression of the collagen-related heat shock protein HSP47 in fibroblasts treated with hyperthermia or photodynamic therapy. *Br. J. Cancer*, v. 76, n. 6, p. 719-24, 1997.

15- Keskinbora, K., Aydinli, I. Long-term results of suprascapular pulsed radiofrequency in chronic shoulder pain. *Agri.*, v. 21, n. 1, p. 16-21, jan. 2009.

16- Nocom, G., Ho, K. Y., Perumal, M. Interventional management of chronic pain. *Ann. Acad. Med. Singapore.*, v. 38, n. 2, p. 150-5, feb. 2009.

17- Ronzio, O. A. Radiofrecuencia hoy. *Identidad estética.*, v. 6, n. 3, p. 12-6, 2009.

18- Gartner, L. P., Hiatt, J. L. *Texto atlas de histología*. 2. ed. DF: McGraw-Hill Interamericana Editores S.A. de CV, 2002.

19- Ronzio, O. A. et al. Efectos de la transferencia eléctrica capacitiva en el tejido dérmico y adiposo. *Fisioterapia*, v. 31, n. 4, p. 131-6, 2009.

20- Hantash, B. M. et al. Bipolar fractional radiofrequency treatment induces neoelastogenesis and neocollagenesis. *Lasers Surg. Med.*, v. 41, n. 1, p. 1-9, jan. 2009.

21- Costa, E. M. et al. Avaliação dos efeitos do uso da tecaterapia na adiposidade abdominal. *Kinesia*, v. 1, n. 1, p. 37-42, 2009.

22- Cannon, B., Nedergaard, J. Brown adipose tissue: function and physiological significance. *Physiol. Rev.*, v. 84, n. 1, p. 277-359, jan. 2004.

23- Silva, J. E. Thermogenic mechanisms and their hormonal regulation. *Physiol. Rev.*, v. 86, n. 2, p. 435-64, apr. 2006.

24- Úbeda, A. et al. *Effects on primary human lymphocytes of in vitro exposure to CRET signals in athermal conditions*. Phys Med Bio, v. 38, p. 1-12, 2001.

25- Froes Meyer, P. et al. Consequences of the magnetic field, sonic and radiofrequency waves and intense pulsed light on the labeling of blood constituents with technetium-99m. *Braz. Archiv. Biol. Tech.*, v. 50, p. 117-22, 2007.

26- Rodríguez, R. et al. Guías de práctica clínica de la Sociedad Española de Cardiología en marcapasos. *Rev. Esp. Cardiol.*, v. 53, n. 7, p. 947-66, 2000.
27- Shields, N., O'Hare, N., Gormley, J. Shortwave diathermy and pregnancy: what is the evidence? *Adv. Physiother.*, n. 5, 2003.
28- Paasch, U. et al. Skin rejuvenation by radiofrequency therapy: methods, effects and risks. *J. Dtsch. Dermatol. Ges.*, v. 7, n. 3, p. 196-203, mar. 2009.
29- Borrajo Sánchez, J. et al. Corrientes de alta frecuencia. Onda corta. In: Martínez Morillo, M.; Pastor Veja, J. M., Sendra Portero, F. (Eds). *Manual de Medicina Física*. Madrid: Harcourt Brace de España, S.A., 1998. p. 210-23.
30- Ballester Ferreres, F. Aplicación de la transferencia eléctrica capacitiva en oftalmología (TEC). *Revista d'Or de Oftalmología*, p. 43-9, 2001.
31- Pop, M. et al. Changes in dielectric properties at 460 kHz of kidney and fat during heating: importance for radio-frequency thermal therapy. *Phys Med. Biol.*, v. 48, n. 15, p. 2509-25, aug. 2003.

Capítulo 26

Luz Intensa Pulsada

Objetivos

Flávia Maria Pirola
Helena Hanna Khalil Dib Giusti

A terminologia IPL se refere a luz intensa pulsada, que corresponde a aplicações diretas de energia, sob a forma de *flashlamps*, que são circuitos elétricos que geram uma luz brilhante por incorporar o efeito do calor produzido por *flashs*, que atuam diretamente numa estrutura-alvo. Essa energia é transmitida diretamente para lâmpada de xenônio, que transforma a energia elétrica acumulada em energia luminosa.

A IPL apresenta comprimentos de onda variados para diversas aplicações sobre o tecido, nas quais a absorção da energia por eles resulta na conversão da luz em calor, sendo que a luz emitida é absorvida pelos cromóforos (células fotossensíveis à luz).

Os equipamentos possuem filtros de corte (*cut-off*) também chamados filtros ópticos, responsáveis por deixar passar apenas o espectro de luz desejado, em função da terapia a ser realizada, de tal forma a bloquear a passagem dos espectros de luz não desejados. Para tanto, a cada comprimento de onda escolhido, um filtro óptico será selecionado para atingir diferentes tecidos-alvo como os folículos pilosos, os vasos sanguíneos e os fibroblastos.

A IPL diferencia-se do laser por apresentar características de luz policromática, incoerente e não colimada, e apresenta efeitos diversos sobre os tecidos como o fototérmico – em que a energia luminosa é absorvida e transformada em calor, provocando coagulação do tecido-alvo –, fotoquímico com ativações de reações químicas, e a fototermólise seletiva, que apresenta a combinação do comprimento de onda com a duração do pulso luminoso emitido, que irá prover a energia necessária para lesar somente o tecido-alvo, com o mínimo de lesão das regiões adjacentes.

Atualmente, a IPL vem sendo utilizada de forma crescente e também vem apresentando aplicações com resultados fundamentados de cunho científico, tendo, entre os tratamentos, a epilação, alterações da pigmentação da pele, envelhecimento e fotoenvelhecimento tecidual, bem como alterações de crescimento do pelo e atrofia tecidual, tal como as estrias, acnes e melanoses.

Nos últimos dez anos, uma nova técnica de fototerapia tem sido utilizada para aplicações nos campos da Fisioterapia dermato--funcional, Medicina Estética e Dermatologia, por incorporar o efeito do calor produzido por *flashs* que atuam diretamente numa estrutura-alvo determinada pela indicação. Trata-se da luz intensa pulsada (IPL) que, com a sua multiplicidade de comprimentos de onda, permite a realização de diversas aplicações, como fotoepilação, lesões pigmentadas, acne, rejuvenescimento não ablativo e lesões vasculares.

Todos os tratamentos dermatológicos feitos pela técnica de IPL se utilizam dos mesmos fenômenos de interação biológica entre a luz e os tecidos. A maior parte da luz emitida é absorvida pelos cromóforos naturais presentes na pele, tais como a melanina, a oxi-hemoglobina, a água e o colágeno. A absorção da energia pelos tecidos resulta na conversão da luz em calor e a taxa de absorção é duplamente dependente do comprimento de onda da luz emitida e do cromóforo atingido.

Dezenas de equipamentos que emitem a luz policromática da IPL foram desenvolvidos nos últimos anos por diversos fabricantes de equipamentos eletromédicos em todo o mundo e milhares de unidades encontram-se atualmente em operação na Ásia, Europa, Brasil e Estados Unidos, onde a técnica recebeu a aprovação do Food and Drug Administration (FDA).

A técnica de IPL tem sido largamente utilizada, principalmente por ter-se provado altamente efetiva nos seguintes tratamentos clínicos dermatológicos:

- Lesões pigmentares da pele.
- Lesões vasculares.
- Acne ativa.
- Manchas "vinho do porto".
- Hirsutismo, Hipertricose e Epilação duradoura.
- Estimulação da produção metabólica de colágeno e elastina.
- Melanoses.
- Dermatoses.

E menos efetivo, ou ainda não analisada por estudos científicos e histológicos, o tratamento para estrias, porém, com investigações iniciais, partindo de resultados eficazes por meio das respostas teciduais apresentadas posteriormente às aplicações de IPL, empregando parâmetros semelhantes aos utilizados para rejuvenescimento da pele.

Quanto às áreas de tratamento efetivas dos equipamentos de luz intensa pulsada, elas são, em geral, maiores que 8 cm^2 – podendo, em alguns sistemas, chegar a 15 cm^2 – resultando num tempo de aplicação muito menor em comparação com outros sistemas a *laser* que tipicamente possuem áreas efetivas de exposição menores que 1 cm^2.

Nos campos da Fisioterapia e da Medicina, tal recurso vem sendo estudado principalmente por análise de cortes histológicos, com a finalidade de comprovação científica e de eficácia clínicas, de forma que cada estudo possa validar a técnica, com seus efeitos fisiológicos e aplicabilidades dentro da Fisioterapia dermato-funcional.

HISTÓRIA DOS *FLASHLAMPS*

O xenônio é um gás nobre e inerte comumente usado como fonte de geração de energia luminosa de alta intensidade para fins terapêuticos e científicos em razão do espectro luminoso amplo e intenso em toda a sua extensão, o qual é produzido quando excitado por uma fonte de energia elétrica apropriada. Como um *laser*, ele pode ser extremamente potente podendo, até mesmo, ser útil em aplicações industriais.[1]

A lâmpada de xenônio, primeiramente desenvolvida como uma fonte de energia para os raios *laser*, vem sendo usada terapeuticamente com aplicações diretas de sua energia nos equipamentos de IPL, sob a forma de *flashlamps* – circuitos elétricos que promovem um repentino estouro num fusível, gerando uma luz brilhante.[2] Da mesma forma que os *lasers*, os *flashlamps* de IPL começaram a ser usados com propósitos médicos nos anos 1960 e, na última metade da mesma década, surgiram dados em uma publicação sobre tratamentos nos olhos e em problemas na pele.[1,3]

Em meados dos anos 1990, pesquisas exploraram o uso de *flashlamps* para o tratamento de lesões vasculares. No ano em que o primeiro *flashlamp* foi liberado pelo Food and Drug Administration (FDA) para uso em tratamento de lesões vasculares, um estudo mostrou perda de pelos em virtude do efeito colateral do tratamento;[3] outras pesquisas indicaram resultados promissores em alguns tratamentos de veias dos membros inferiores, proporcionando a um fabricante a possibilidade de pedir e conseguir a aprovação do FDA para a remoção de pelos e para tratamentos secundários como a telangiectasia . Em seguida, no ano de 2000, o FDA, com a finalidade de regulamentar a técnica, permitiu que fosse solicitada a aprovação para uso com o objetivo de tratamento para a redução duradoura dos pelos.[4]

CONCEITOS FÍSICOS

Para uma melhor compreensão das técnicas aplicadas pela luz intensa pulsada, torna-se imprescindível uma breve descrição de alguns conceitos físicos fundamentais, aplicados em equipamentos de IPL.

Luz - é uma onda de radiação eletromagnética, de espectro amplo, que transporta energia em *quanta*, conhecida como fótons.[5]

Segundo Gordon et al.,[6] quando um feixe de luz atinge um corpo qualquer, está, na verdade, bombardeando os átomos da matéria que compõem esse corpo com fótons. Esses fótons, ao atingirem os elétrons, fazem estes se desprenderem de sua camada orbital e se destacarem a uma órbita ou subcamada mais afastada e, portanto, mais energética. Tal migração torna o átomo instável, o que força o elétron a retornar para a sua camada orbital original, restabelecendo o estado de equilíbrio energético do átomo. Ao retornar à sua órbita original, o elétron excitado produz, com esse movimento, um *quanta* de energia, que é dissipada em forma de calor ou de luz, por meio da emissão de um novo fóton.

Em feixes de radiação luminosa com comprimentos de onda mais curtos, os fótons transportam mais energia do que nos de comprimentos de onda mais longos; em compensação, nos mais longos existe mais penetração da energia nos tecidos. [5]

Comprimento de onda - considerando que a luz também possui o comprimento de uma onda eletromagnética e que esta se propaga no vácuo a uma velocidade *c* com o valor de $3x10^8$ m/s, pode-se calcular o comprimento de onda (λ) desta radiação através da formula: $\lambda = c/f$, na qual f é a frequência dessa onda no vácuo. Nada mais é que a distância (em metros ou submúltiplos) entre duas cristas ou dois vales consecutivos de uma onda, geralmente caracterizada pela letra grega λ – Lambda – Figura 26.1.[5,7]

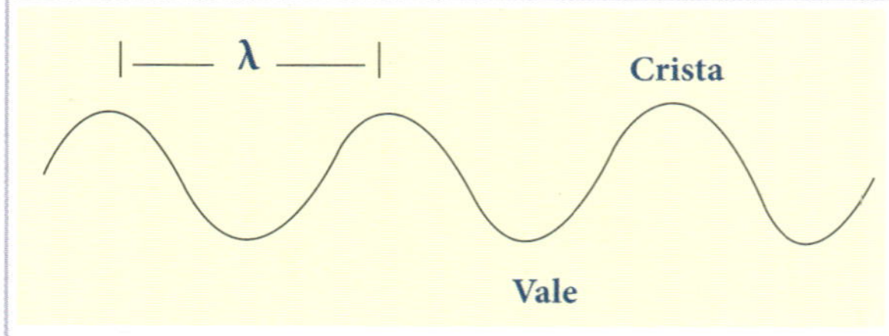

Figura 26.1 Representação esquemática de uma onda.

Quanto menor for o comprimento de uma onda, maior será a sua fluência e, de acordo com a teoria de Planck, as emissões de maior frequência são as mais energéticas. [5,6,7,8]

A maioria dos equipamentos de IPL trabalha com comprimentos de onda medidos em nanômetros (nm), isto é, 1/1.000.000.000 m ou 10^{-9} m.

Espectro eletromagnético - ***Luz visível*** - o espectro eletromagnético compreende a reunião das energias eletromagnéticas ordenadas de acordo com seus diferentes comprimentos de onda (Figura 26.2). Pode-se dividir o espectro eletromagnético em duas faixas de espectro: visível e invisível. O espectro de luz visível é a banda ou porção do espectro eletromagnético que pode ser detectada pelo olho humano. As radiações eletromagnéticas, cujos comprimentos de onda pertencem a essa banda, são denominadas luz visível ou simplesmente luz. O olho humano é sensível a radiações na faixa de comprimentos de onda que variam de 380 nm a 750 nm que, em termos de frequência, corresponde, aproximadamente, à banda que vai de 790 a 400 terahertz (na ordem de 7,9 x 10^{14} a 4 x 10^{14} ciclos por segundo).

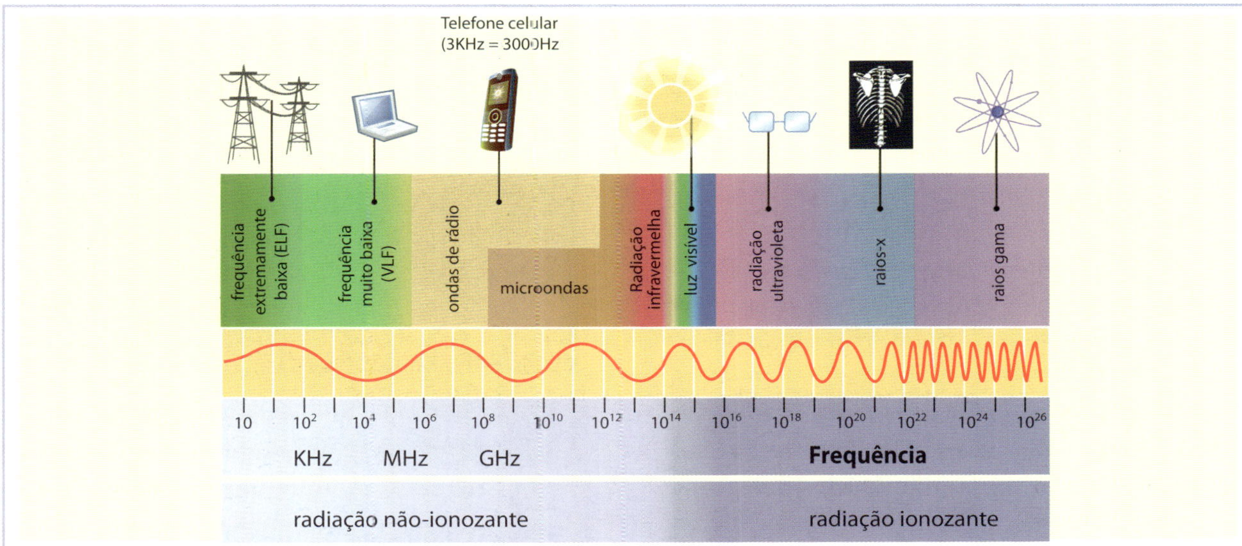

Figura 26.2 Diferentes espectros das ondas eletromagnéticas.

O espectro de luz visível (Figura 26.3) pode ser observado quando um feixe de luz branca incidente sobre um prisma é disperso e dividido em vários feixes nas cores do espectro visível em razão do fenômeno da refração. As várias cores do espectro visível são divididas em faixas de acordo com seu comprimento de onda e vão desde o violeta até o vermelho (Tabela 26.1).

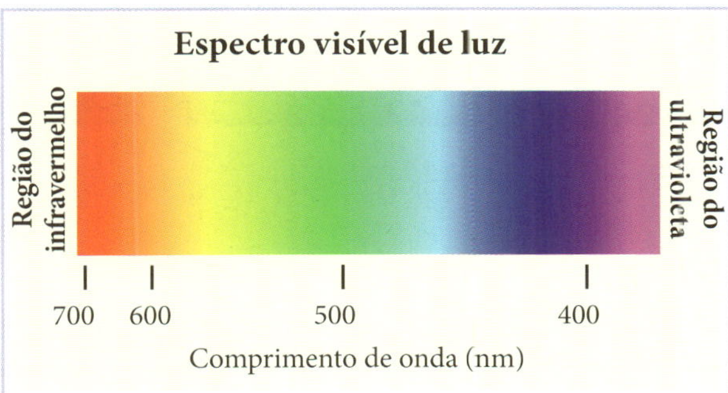

Figura 26.3 Representação do espectro luminoso visível através de suas cores.

Tabela 26.1 Referência do espectro luminoso às suas cores e respectivos comprimentos de onda

Cor	λ - Comprimento de onda
Violeta	380 nm a 450 nm
Azul	450 nm a 495 nm
Verde	495 nm a 570 nm
Amarelo	570 nm a 590 nm
Laranja	590 nm a 620 nm
Vermelho	620 nm a 750 nm

Potência - é a taxa de liberação da energia ou a quantidade de energia liberada por segundo. É medida em watts (W) e equivale a um joule por segundo 1 W = 1 J/s.

Potência (W) = energia (J) / tempo (s)

Energia - é a quantidade de potência entregue ao tecido em um dado intervalo de tempo e é medida em Joules (J). É este parâmetro que governa a resposta térmica do tecido ou a resposta térmica local fornecida pela peça de mão ou *handpiece* do equipamento.

E (J) = potência (W) x tempo (s)

Fluência/Dose - é a quantidade de energia (J) liberada sobre uma área (cm^2), sendo expressa em J/cm^2. Quanto maior a fluência, mais rápido será o aumento de temperatura no tecido e, consequentemente, a intensidade do efeito desejado.

Fluência (J/cm^2) = energia (J) x área (cm^2)

Tempo de exposição - para uma mesma fluência, é a variação do tempo de exposição (duração do pulso) que vai determinar o grau de lesão térmica de uma determinada estrutura-alvo. Para controlar essa lesão, faz-se necessário controlar também o tempo de resfriamento do alvo, predominantemente causado pelo equilíbrio térmico do alvo com as estruturas circundantes, o que significa que não só o alvo em si vai ser aquecido, mas toda a região na qual ele está contido. Consegue-se um aquecimento mais seletivo do alvo quando a energia é aplicada a uma taxa maior do que a do resfriamento das estruturas-alvo.

Para restringir esse processo ao local desejado, é necessário compreender o processo do *tempo de relaxamento térmico*.

Tempo de Relaxamento Térmico **(TR)** - é definido como o tempo necessário para que o alvo escolhido perca 50% do calor pelo processo de dissipação térmica.[6,7,8,9,10]

Se a duração do pulso da radiação luminosa emitida for menor ou igual ao TR, menor será a dissipação de energia para as estruturas adjacentes, o que resulta em menor risco de intercorrências. O tempo de relaxamento da melanina da epiderme é de 3 ms a 10 ms e da melanina do pelo de 40 ms a 100 ms.[8]

CARACTERÍSTICAS DA LUZ INTENSA PULSADA

Características físicas do feixe de radiação da IPL

Os sistemas de IPL utilizam uma luz intensa de *flash*, controlada por sistemas microprocessados, e essa radiação luminosa possui características como:

• Policromaticidade – é o efeito que ocorre quando a radiação luminosa apresenta uma mistura de duas ou mais cores, como a luz branca do sol ou a emitida por uma lâmpada comum; esse espectro luminoso em geral possui uma faixa de 320 nm a 1.200 nm. A principal diferença entre a radiação da luz intensa pulsada e a radiação a *laser* é que esta última possui somente uma cor: monocromática.

Nos equipamentos de IPL, a seleção do comprimento de onda apropriado para cada aplicação terapêutica é realizada por meio de filtros ópticos seletivos.[11]

• Incoerência – diferente do *laser*, a energia do equipamento de IPL é emitida em todas as direções e as frentes de ondas irradiadas não são transmitidas todas na mesma fase (Figura 26.4). O direcionamento do feixe luminoso IPL é realizado por meio de refletores espelhados especiais colocados atrás da lâmpada de xenônio.

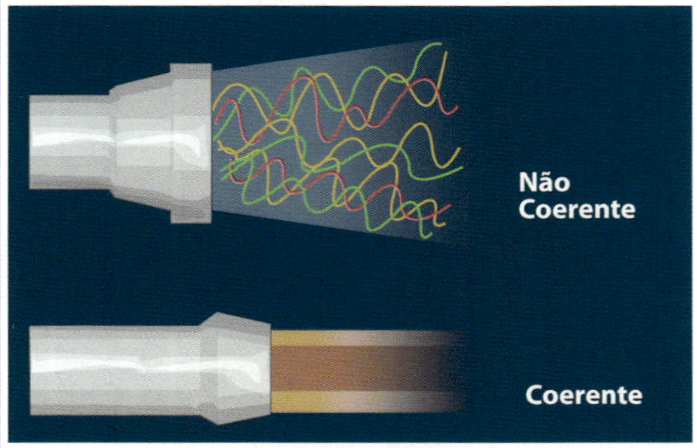

Figura 26.4 Ilustração da incoerência com os raios caminhando em fase no tempo e no espaço.

• Não colimado – a luz da IPL possui divergência angular muito grande, não havendo um ponto focalizado como se fosse uma lâmpada comum (Figura 26.5).

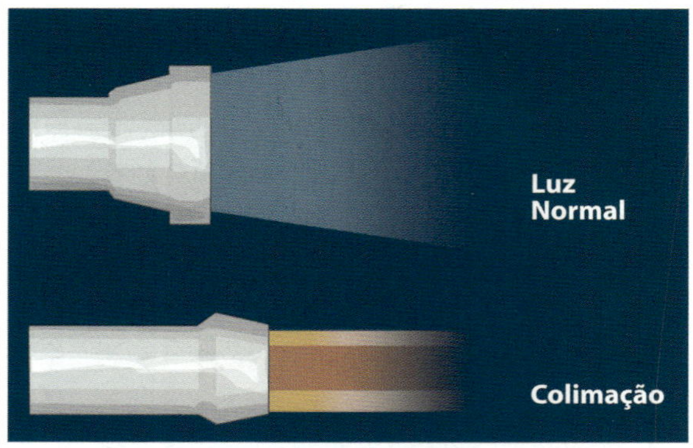

Figura 26.5 Divergência da luz de IPL.

• Reflexão – é o retorno da luz a partir de seu alvo e ocorre principalmente na epiderme (Figura 26.6)

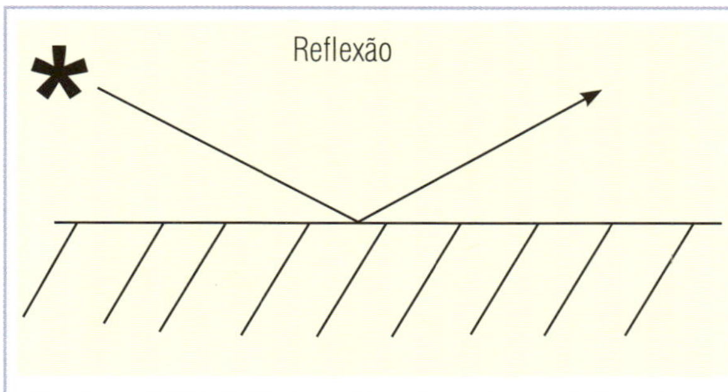

Figura 26.6 Representação da reflexão da IPL ao nível da pele.

- Transmissão – é a passagem da luz pelo tecido alvo e depende diretamente dos comprimentos de onda, em que os mais curtos (300 nm a 400 nm) penetram menos de 0,1 mm, enquanto os mais longos penetram mais porque sofrem menor dispersão (Figura 26.7).[12,13,14,15,16,17]
- Dispersão ou Espalhamento – a luz assume uma direção desordenada em uma área maior e mais profunda ao se chocar com o cromóforo alvo, promovendo um efeito difuso sobre o tecido (Figura 26.8).[12,13,18,19]
- Absorção – é a retenção da energia luminosa nas estruturas orgânicas tratadas. A luz é absorvida por componentes fotorreceptivos do tecido alvo, denominados cromóforos (*cromo* = cor / *phoro* = portador), que convertem a energia luminosa em calor através da absorção;[15] os cromóforos são:[12,15,19]
  - Melanina: capta radiação ultravioleta (340 nm a 1.000 nm); luz verde (532 nm) e radiação infravermelha (800 nm a 1200nm);
  - Hemoglobina: capta radiação ultravioleta-A (300 nm), luz azul (450 nm), luz verde (520 a 540 nm) e luz amarela (570 nm a 580 nm);
  - Colágeno: capta luz visível (380 nm a 780 nm) e radiação infravermelha (800 nm a 1.200 nm);
  - Água: capta radiação infravermelha (acima de 1.200 nm).

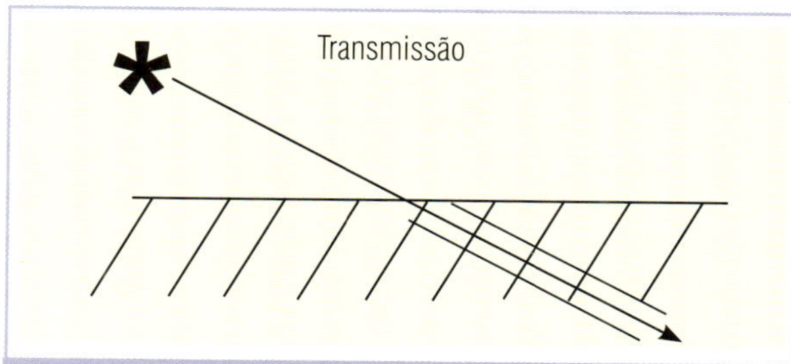

Figura 26.7 Representação da transmissão da IPL através das estruturas tratadas.

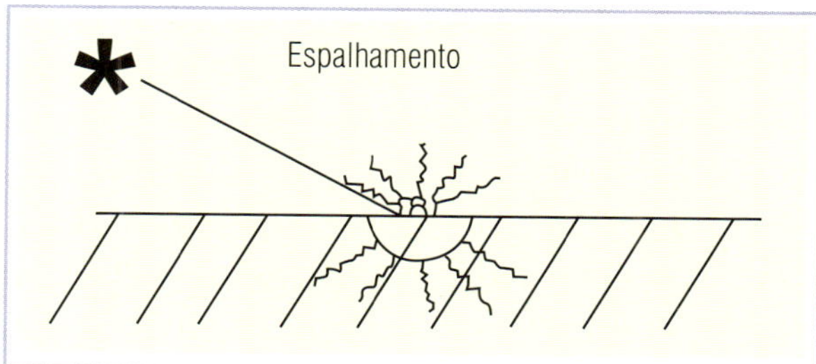

Figura 26.8 Representação da transmissão da IPL através das estruturas tratadas.

Funcionamento da IPL

Quando acionado o disparo no equipamento de IPL, a energia elétrica, previamente armazenada pelo equipamento, é liberada em fração de segundos com intensidade e tempo de duração previamente programados. Essa energia é transmitida diretamente para a lâmpada de xenônio, a qual transforma a energia elétrica acumulada em energia luminosa (Figura 26.9).

A luz emitida pela lâmpada é direcionada para um filtro de corte (*cut-off*) também chamado filtro óptico, sendo este responsável por deixar

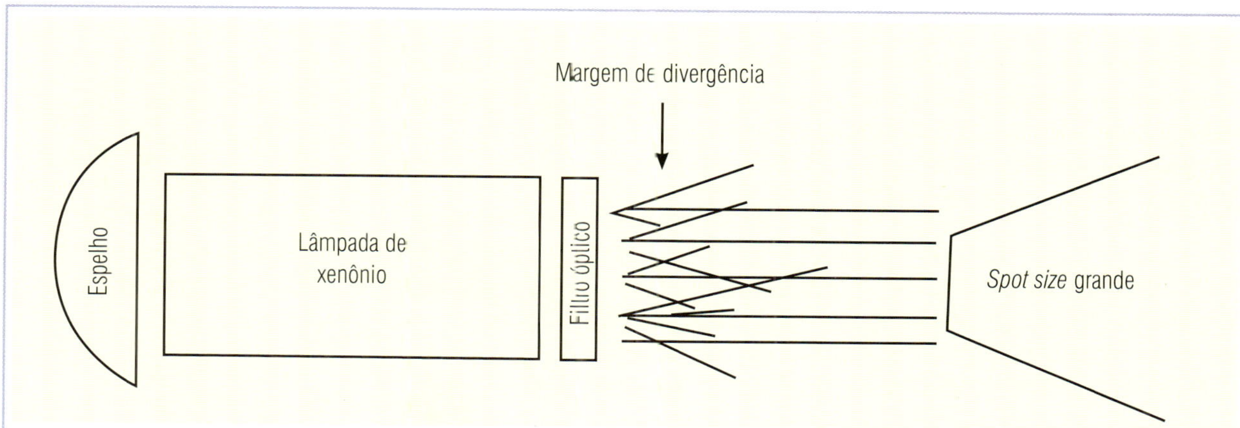

Figura 26.9 Representação esquemática do funcionamento de um equipamento de IPL.

passar apenas o espectro de luz desejado, em razão da terapia a ser realizada, ou seja, os filtros do tipo *cut-off* funcionam de tal forma a bloquear a passagem dos espectros de luz não desejados, otimizando a ação de determinado comprimento de onda em virtude do objetivo terapêutico proposto. Exemplificando: um filtro de 640 nm a 1.200 nm funcionará de tal forma a bloquear a passagem dos espectros anteriores a 640 nm e posteriores a 1.200 nm. A Figura 26.10 ilustra esse fato.

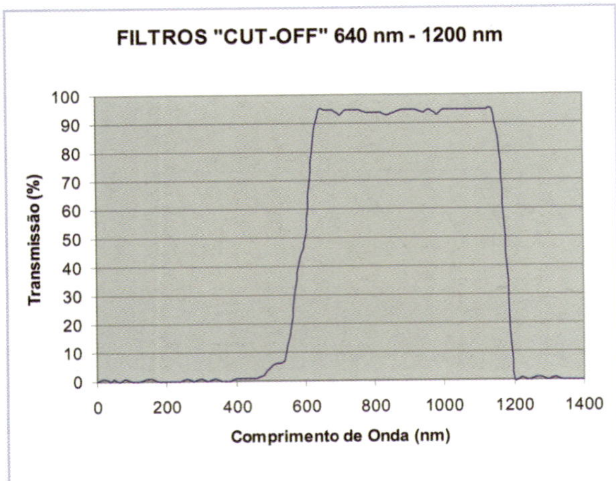

Figura 26.10 Representação do filtro de corte de, aproximadamente, 640 nm a 1.200 nm.

Os filtros de corte são componentes produzidos a partir de materiais técnicos, altamente resistentes a choques térmicos e mecânicos, possuem características físicas e ópticas de reflexão, refração, absorção e transmitância apropriados para a seleção da radiação luminosa nas frequências desejadas e impede aquelas que não forem de interesse para uma dada aplicação, conforme discutido adiante.[5,7,16]

Portanto, é através dos filtros ópticos que a entrega selecionada de comprimentos de onda específicos é feita para atingir diferentes tecidos-alvo, como os folículos pilosos, os vasos sanguíneos e os fibroblastos.[9,15]

EFEITOS SOBRE O TECIDO

Quando a luz incide no tecido, ela é parcialmente transmitida e refletida, tendo uma parte que se dispersa e a outra que é absorvida. Com isso, teremos os seguintes efeitos sobre os tecidos:

- Fototérmico – a energia luminosa é absorvida e transformada em calor, provocando coagulação do tecido-alvo.[8,9,11,15]
- Fotoquímico – ativações de reações químicas.[8,9,11,15]
- Fototermólise Seletiva – a combinação do comprimento de onda com a duração do pulso luminoso emitido proverá a energia necessária para lesar somente o tecido-alvo, com o mínimo de lesão das regiões adjacentes.[7,8,9,10,11,12,13,14,15]

A maioria dos comprimentos de onda (300 a 1.200 nm) tem afinidade com a melanina, ocorrendo um pico máximo de absorção em torno de 532 nm; assim, vale ressaltar que há diminuição da eficiência do tratamento quando a estrutura-alvo está abaixo da derme papilar (depilação, lesões vasculares, lesões pigmentadas). Desse modo, é preciso aumentar a fluência (dose) a fim de se obter resultado efetivo, e em peles mais escuras (Quadro – 26.1 Classificação de Fitzpatrick), há mais absorção de luz quanto maior for a quantidade de melanina e chance de sequelas desagradáveis, como queimaduras, manchas hipocrômicas ou hipercrômicas. Para que esse processo não ocorra, é necessário o emprego de soluções simples como aplicação de compressas de gelo previamente à aplicação ou mesmo o próprio sistema de refrigeração do aplicador (caso o equipamento disponibilize), para que haja dissipação de calor nas primeiras camadas da pele.[8]

Quadro 26.1 Classificação de Fitzpatrick dos tipos de pele

Tipo de Pele	Reação
I (pele branca)	Sempre queima, nunca bronzeia
II (pele branca)	Sempre queima, bronzeamento mínimo
III (pele normal ou morena clara)	Queima moderadamente, bronzeia discretamente
IV (pele morena)	Queima o mínimo, sempre bronzeia bastante
V (mulato)	Raramente queima, bronzeia profusamente
VI (negro)	Nunca queima, pigmentado profusamente

MECANISMO DE AÇÃO

- Com o conhecimento prévio dos mecanismos físicos e biológicos da luz policromática, os tratamentos com equipamentos de IPL (Figura 26.11) consistem basicamente na aplicação da energia de uma fonte de luz intensa – *flash* – sobre uma dada estrutura-alvo com a finalidade de gerar calor em seus tecidos ou células, obtendo uma "microlesão" localizada e controlada por meio da desnaturação, por efeito térmico de moléculas selecionadas de acordo com a resposta biológica a um determinado comprimento de onda da IPL (fototermólise seletiva).[7,8,9,10,11,12,13,14,15]

Por tal seletividade dos cromóforos é que se torna imprescindível a aplicação dos filtros ópticos, para que se atinja a estrutura-alvo com eficácia.

Os filtros, geralmente, podem variar de acordo com o comprimento de onda apropriado para absorção em determinados tecidos, da seguinte forma:

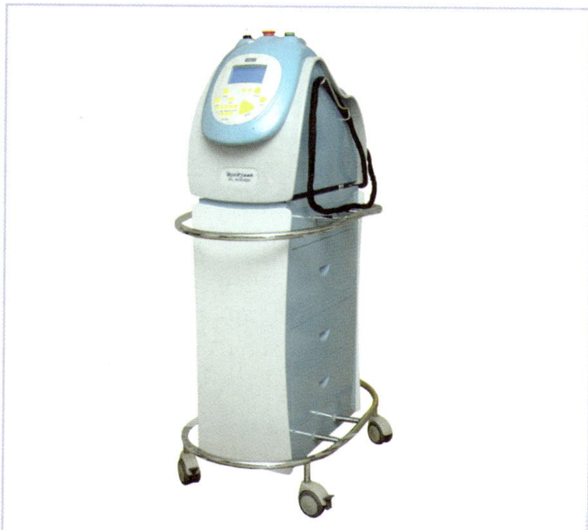

Figura 26.11 Modelo de equipamento de IPL encontrado no mercado e fabricado pela Bioset® - Indústria de Tecnologia Eletrônica.

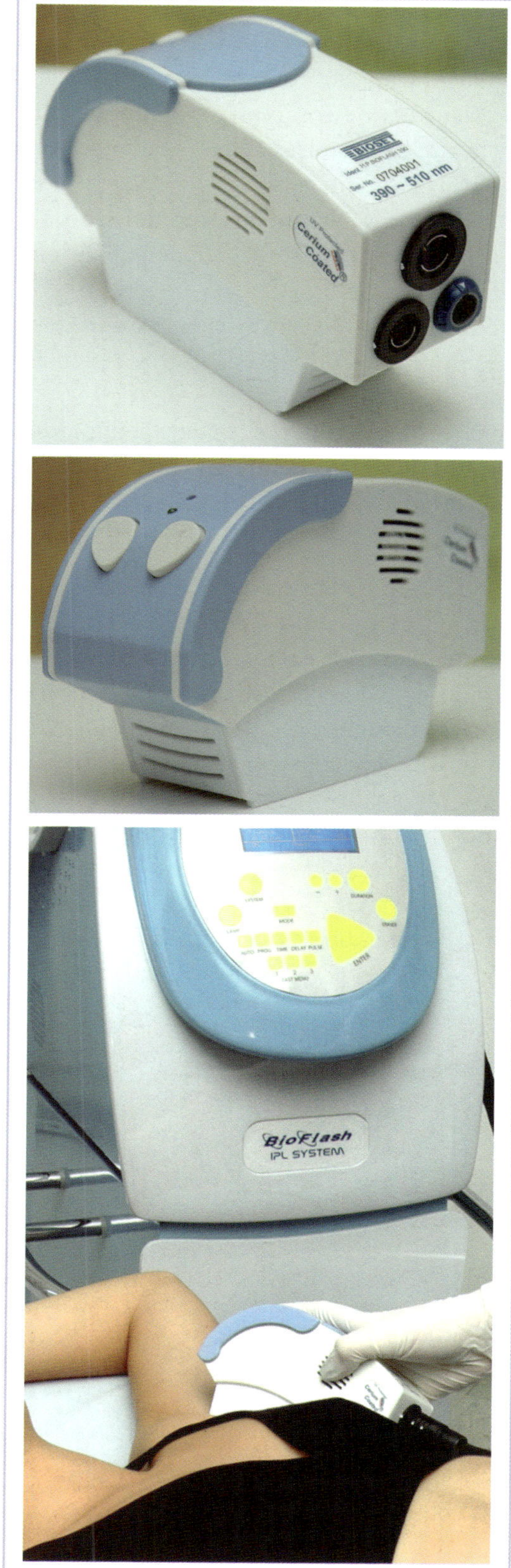

Figura 26.12 Manípulo aplicador com filtro óptico 390 ~ 510 nm fabricado pela Bioset® - Indústria de Tecnologia Eletrônica.

- 390 nm a 510 nm: tratamentos dermatológicos de acne ativa (Figura 26.12).
- 520 nm a 1.200 nm: tratamentos de lesões vasculares de rosáceas e poiquilodermia de Civatte e melanoses de peles de fototipos I, II e III (com cautela).
- 590 nm a 1.200 nm: epilação duradoura e estímulo de colágeno da derme papilar em fototipos I e II.
- 640 nm a 1.200 nm: epilação duradoura e estímulo de colágeno da derme reticular em fototipos III e IV.
- 750 nm a 1.200 nm: epilação duradoura e estímulo de colágeno da derme reticular em fototipos V e VI.

O modo de emissão pode ser realizado em simples pulso ou pulsos repetidos. Em simples pulso, toda a energia é liberada em um único pulso disparado, com durações variando de 2 ms a 100 ms e fluências, em média, de 4 a 90 J/cm^2 (Figura 26.13). Já em pulsos repetidos, em um único disparo se terá a emissão de vários pulsos espaçados por um incremento de tempo, dividindo-se, dessa forma, a liberação da energia em vários pulsos (Figura 26.14). Os pulsos podem ser em número de 1 a 4, com tempo de duração variando de 2 ms a 10 ms, com tempo de repouso (*delay*) entre os pulsos de 2 ms a 50 ms.

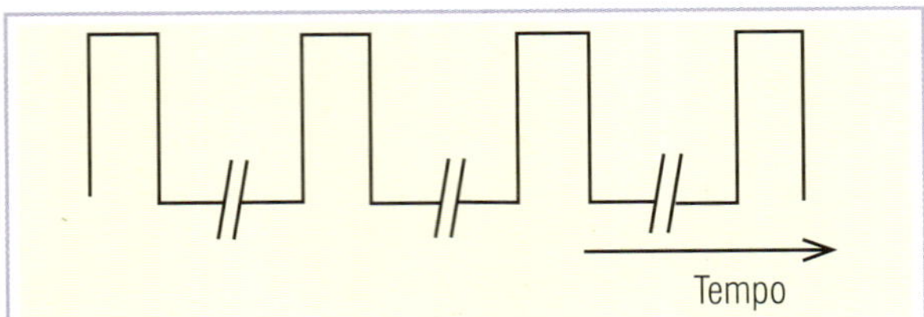

Figura 26.13 Modo simples pulso.

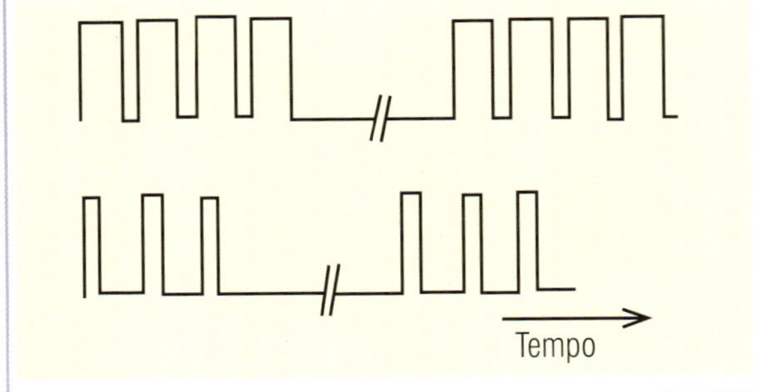

Figura 26.14 Modo Burst.

INDICAÇÕES

A IPL, como já citado anteriormente, é uma luz não coerente, não caracterizada como *laser*, que possui uma lâmpada com *flash* filtrado, com emissão de luz visível, policromática pulsada de alta intensidade, que poderá promover a produção de efeitos variados, tais como remoção de tatuagens, telangiectasias, fotoenvelhecimento, fotoepilação, hipertricose, lentigos, malformações vasculares, dermatoses seguidas de atrofias, hiperpigmentação e atrofia tegumentar, neocolagênese e a organização das fibras de colágeno.[20,21,22]

Estrias

As estrias são lesões cutâneas que se caracterizam pela atrofia tegumentar, sendo, inicialmente, avermelhadas, rubras e, à medida que aumentam de espessura e comprimento tornam-se esbranquiçadas e nacaradas. A lesão e a perda da elasticidade ocorrem na matriz extracelular de forma contínua e progressiva.

Histopatologicamente as lesões poderão variar com a idade e o envelhecimento da pele, e, frequentemente, apresentam-se superficiais, com danos de infiltração linfocitária perivascular e células inflamatórias eosinófilas, com vasodilatação venular e edema na derme. A perda do tecido colágeno é seguida da perda do tecido elástico, levando à perda da espessura da derme.[20,21,22]

A IPL é indicada para o tratamento de estrias, por causa das características semelhantes de respostas ao rejuvenescimento tecidual, proporcionando resultados benéficos, como melhora da elasticidade, textura e coloração das estrias, principalmente naquelas que se apresentam em estado inicial de surgimento, como na fase avermelhada; porém, apresenta, também, resultados satisfatórios em estrias brancas. Os resultados são potencializados quando, após aplicações com IPL, ministra-se tretinoína ou ácido glicólico, de uso tópico.

Os achados histológicos demonstram que o IPL incentiva a organização de colágeno, melhorando a camada dérmica superficial e profunda. Um estudo com o uso de IPL em estrias, desenvolvido com 15 voluntárias da etnia hispânica, fototipo de pele III e IV, utilizando-se um protocolo de tratamento com aplicador de 640 nm, com fluência de 30 J/cm², elevada a cada sessão para 33 J/cm² e 36 J/cm², de acordo com a resposta do tecido, em modo de aplicação de duas pulsos com duração variando de 2 ms a 4 ms, separados por um *delay* (tempo de repouso entre os pulsos) de 20 ms e cinco sessões, mostrou alteração da atrofia de severa para leve, e algumas não apresentaram atrofia. Houve aspecto de edema e inflamação de forma leve ou ausente no pós-tratamento, havendo, também, aumento da espessura epidérmica e, por conseguinte, um importante aumento da espessura dérmica, por meio do percentual de elastose e uma melhora elevada na qualidade do colágeno. Na análise visual, no pós-tratamento, houve redução em número, largura e comprimento das estrias de forma estatisticamente significativa, constituindo-se numa forma de tratamento eficaz e em mais uma alternativa de conduta fisioterápica no tratamento das estrias atróficas. [20]

Vale ressaltar que a avaliação pré-tratamento é de suma importância para que possa excluir mulheres em período de amamentação, que apresentem sinais de *cushing* ou histórico de ingestão de corticoide próxima à avaliação e/ou pré-tratamento. Também é importante orientar a paciente, após a aplicação da IPL, para fazer o uso de protetor ou bloqueador solar, mínimo de 15 FPS, e evitar a exposição solar durante o período de aplicação. Poderá ocorrer uma hiperpigmentação inflamatória, após a aplicação da luz, que desaparecerá após algumas semanas, podendo ser resolvida também com o uso tópico de hidrocortisona prescrita pelo médico. Essa hiperpigmentação inflamatória poderá ser evitada reduzindo-se a fluência ou aumentando o *delay* entre os pulsos.[20,21,22]

De acordo com nossa prática clínica, recomendamos no tratamento de estrias a utilização do filtro de 520 nm a 1.200 nm e/ou 590 nm a 1.200 nm com fluências variando de 15 J/cm² a 30 J/cm² (para estímulo de colágeno) e com repasses duplos ou triplos de acordo com a resposta observada.

Fotorrejuvenescimento, poiquilodermia de Civatte, telangiectasias

Geralmente, após o tratamento por meio da IPL para o combate do envelhecimento e fotoenvelhecimento, obtêm-se, por consequência, os tratamentos de telangiectasias e alterações pigmentares, assim como a hiperpigmentação, manchas "vinho do porto", principalmente as superficiais, e poiquilodermia de Civatte. Assim, algumas indicações serão abordadas em conjunto.

Segundo Tamura et al.,[23] a IPL tem se mostrado muito eficaz no tratamento para o envelhecimento cutâneo, mas como a técnica é ainda muito recente e não se conhecem os efeitos a longo prazo, existem algumas recomendações para que não se utilize essa modalidade terapêutica em determinadas situações, como histórico de câncer de pele, uso de determinadas drogas, doenças com sensibilidade à luz etc.

O fotoenvelhecimento promove alterações da matriz da derme e da junção dermoepidérmica, incluindo as reduções em pró-colágeno I e III, colágeno VII, rede de fibrilina microfibrilar, que servem de aparato da junção dermoepidérmica, levando também a alterações dos componentes da matriz extracelular do tecido conjuntivo, com a desorganização de elastina e grande perda do colágeno intersticial, como as alterações que afetam os capilares superficiais podendo levar a telangiectasia s. Portanto, o envelhecimento da pele consiste em alterações teciduais com textura áspera do tecido, alterações de pigmentação, perda da elasticidade da pele, que podem ser causadas pela exposição excessiva e/ou sem proteção dos raios ultravioletas, por fatores genéticos e idade. O tratamento do fotoenvelhecimento com a IPL é baseado na absorção seletiva da luz pela hemoglobina e fluidos da pele, promovendo o reparo dérmico e subsequente síntese de colágeno, fenômeno pelo qual promoverá o rejuvenescimento da pele.[24]

Em estudo realizado por Anderson et al.[25] com 20 voluntárias, entre 15 a 66 anos, para rejuvenescimento facial, apresentando rugas, discromias, telangiectasias, rosácea, lentigos, poiquilodermia de Civatte e efélides, mostrou que, com a utilização da IPL, ocorreu aumento significativo de fibroblastos e despigmentação tecidual. As voluntárias receberam três aplicações de IPL com parâmetros de 530 nm e 750 nm, fluências de 10 J/cm² a 19 J/cm², quatro pulsos de 4 ms e *delay* de 48 ms.

Resultados histológicos por meio da análise de luz polarizada[25] apontaram que houve aumento do número de fibroblastos, neocolagênese na derme papilar e reticular, com bandas de colágeno mais compactas, homogêneas e organizadas, tendo assim o depósito de colágeno de forma pronunciada, principalmente, na derme papilar (Figuras 26.15 e 26.16). Nesse estudo, notou-se também uma redução da elastose solar entre pré-tratamento e pós-tratamento, não houve diferença no número e distribuição dos melanócitos, não ocorrendo também lesão dérmica pós-tratamento com IPL, edema endotelial ou trombofibrina; os ramos nervosos apresentaram-se intactos, assim como as glândulas sudoríparas e folículos sebáceos, demonstrando que parâmetros adequados não lesionam a pele pelo aquecimento e efeitos proporcionados, desde que se respeite o tempo de relaxamento térmico e evite altos picos de temperatura.

Dados histológicos[25,26] mostraram também que as respostas teciduais para o rejuvenescimento tecidual ocorreram de forma pronunciada em voluntárias jovens, inclusive houve também a resolução de hemangioma localizado em uma das voluntárias com idade de 15 anos, nas quais o comprimento de onda de 530 nm aplicado atingiu de forma seletiva os cromoforos, perfazendo sua ação de fototermólise seletiva, destruição das lesões pigmentares e remoção das telangiectasias superficiais, sem danificar o tecido.

Em estudo realizado por Hedelund et al.[28] com 28 voluntárias com média de idade de 47 anos, foram utilizadas três aplicações com 530 nm e 750 nm, fluência de 8,5 J/cm², dois pulsos de 2,5 ms e *delay* de 10 ms. As voluntárias foram avaliadas um, três, seis e nove meses após o tratamento; no primeiro mês os resultados demonstraram pequena diferença; porém, após seis e nove meses de tratamento as telangiectasia s e hiperpigmentação apresentaram respostas significativas. Carruthers e Carruthers[29] utilizaram o IPL nos mesmos parâmetros e apresentaram respostas significativas em hiperpigmentação, telangiectasias e rugas após duas aplicações da luz no terceiro mês pós-tratamento, e para os lentigos e telangiectasias após cinco aplicações, com resultados avaliados até 26 semanas pós-aplicação.

No estudo de Weiss et al.,[30] para o tratamento de fotoenvelhecimento de pele, foram observados resultados significativos nas regiões da face, pescoço e colo, com 80 voluntários que apresentavam atrofia tegumentar, telangiectasias e alteração

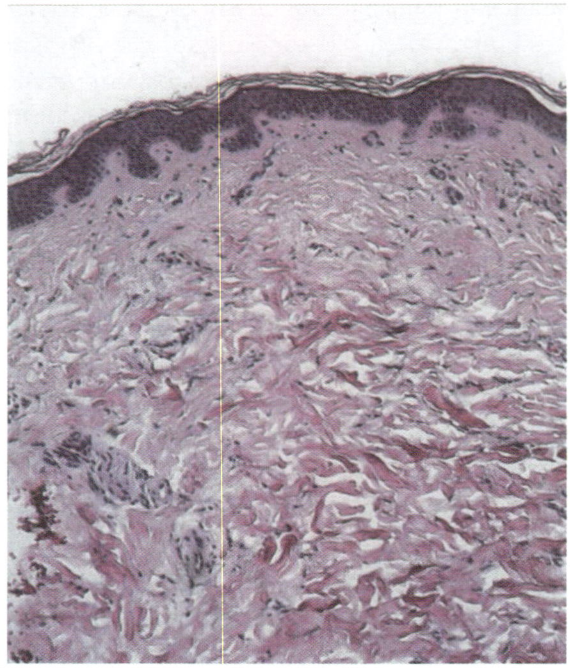

Figura 26.15 Epiderme atrófica e delgada, com danos de fibras colágenas e derme fina.

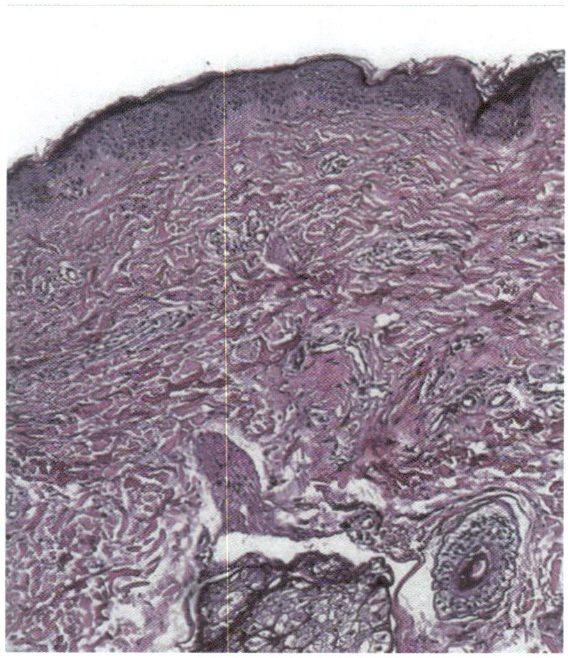

Figura 26.16 Após tratamentos, epiderme apresenta-se mais espessa e grande quantidade de fibroblastos na derme.

de pigmentação. A IPL foi aplicada com comprimento de onda de 550 nm e 750 nm, pulsos duplos de 2,4 ms e 10 ms de *delay* e também pulsos simples com duração de 4 ms. Após as aplicações se totalizarem, as voluntárias foram orientadas ao uso tópico de ácido glicólico, retinoico e L-ascórbico, para a potencialização dos efeitos de fotoenvelhecimento e pigmentação uniforme, assim como prolongamento dos efeitos proporcionados pela IPL. Após três sessões de tratamentos, na avaliação dos resultados, constatou-se uma melhora significativa de 90% da uniformidade e textura da pele, redução das telangiectasias e pigmentação uniforme.

Metelmann[31] realizou um estudo do rejuvenescimento fotodinâmico e do rejuvenescimento cutâneo, com voluntários de idade entre 52 a 62 anos, filtro de 550 nm e 850 nm, sendo utilizada como terapia combinada após o uso da IPL a aplicação tópica de acido 5-aminolevulínico (ALA). Após o tratamento foi observado melhora da textura da pele, das pigmentações, das rítides e lesões actínicas, o que apresentou ser uma opção de tratamento segura e eficaz.

Por nossa prática clínica, recomendamos para o tratamento de fotorrejuvenescimento, poiquilodermia de Civatte e telangiectasias a utilização do filtro de 520 nm a 1.200 nm; para o tratamento de fotorrejuvenescimento pode-se combinar o uso dos filtros de acordo com o fototipo cutâneo da seguinte forma: filtros de 590 nm a 1.200 nm para fototipos I e II, 640 nm a 1.200 nm para fototipos III e IV e 750 nm a 1.200 nm para fototipos V e VI.

A Figura 26.17 evidencia a melhora obtida no tratamento de rugas com IPL por meio da associação dos filtros de 520 nm a 1.200 nm, 590 nm a 1.200 nm e aplicação de ácido.

Rosácea e lentigos

O tratamento com IPL em rosácea e lentigos é possível uma vez que a aplicação é absorvida pela oxi-hemoglobina e pela melanina. Ocorre vasoconstrição no local, bloqueando a passagem do fluxo e lise dos melanossomas, que respondem com escurecimento do lentigo, posterior descamação do local e clareamento.

A aplicação da IPL em rosácea e lentigos demonstra resultados satisfatórios, com comprimentos de onda aplicados de 550 nm a 670 nm.

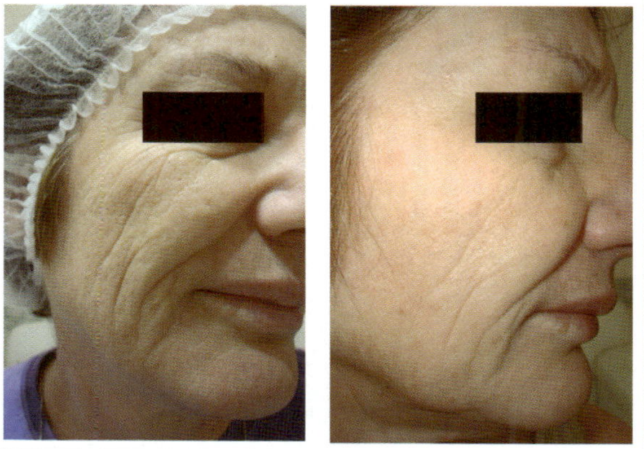

Figura 26.17 Antes e depois de tratamento com IPL com redução da espessura e comprimento das rugas e vincos e, consequentemente, revitalização tecidual.

Kawana et al.,[32] num estudo no qual foram realizadas seis aplicações durante quatro semanas, com 550 nm a 670 nm e fluência de 21 J/cm^2, pulso de 20 ms, com resfriamento do tecido pré-aplicação da IPL, observaram eficácia de 92% no tratamento dos voluntários que apresentavam rosácea e significância de 67% nos resultados dos lentigos senis (Figura 26.18).

De acordo com nossa prática clínica, recomendamos, no tratamento de rosáceas, a utilização do filtro de 520 nm a 1200 nm com repasses duplos ou triplos e fluências variando de 16 J/cm^2 a 30 J/cm^2 dependendo da eritema obtido.

Discromias, hemangiomas e melanoses

A IPL também mostra eficácia nas discromias com hipopigmentação (ptiríase vesicolor de repetição etc.) com parâmetros comumente aplicados de 390 nm, fluências de 24 J/cm^2 a 27 J/cm^2, no mínimo quatro sessões quinzenais, promovendo estímulo da pigmentação nas áreas comprometidas, com ausência de queimaduras, lesões ou alteração da coloração da pele normal.[33,34]

No tratamento dos hemangiomas, que correspondem à multiplicação de vasos bem diferenciados ou proliferação de células angioblásticas, com neoformações vasculares em graus variados de diferenciação, apresentando mácula vinhosa, a IPL com filtros de 520 nm, 590 nm e 640 nm demonstrou resultados satisfatórios.[33,34]

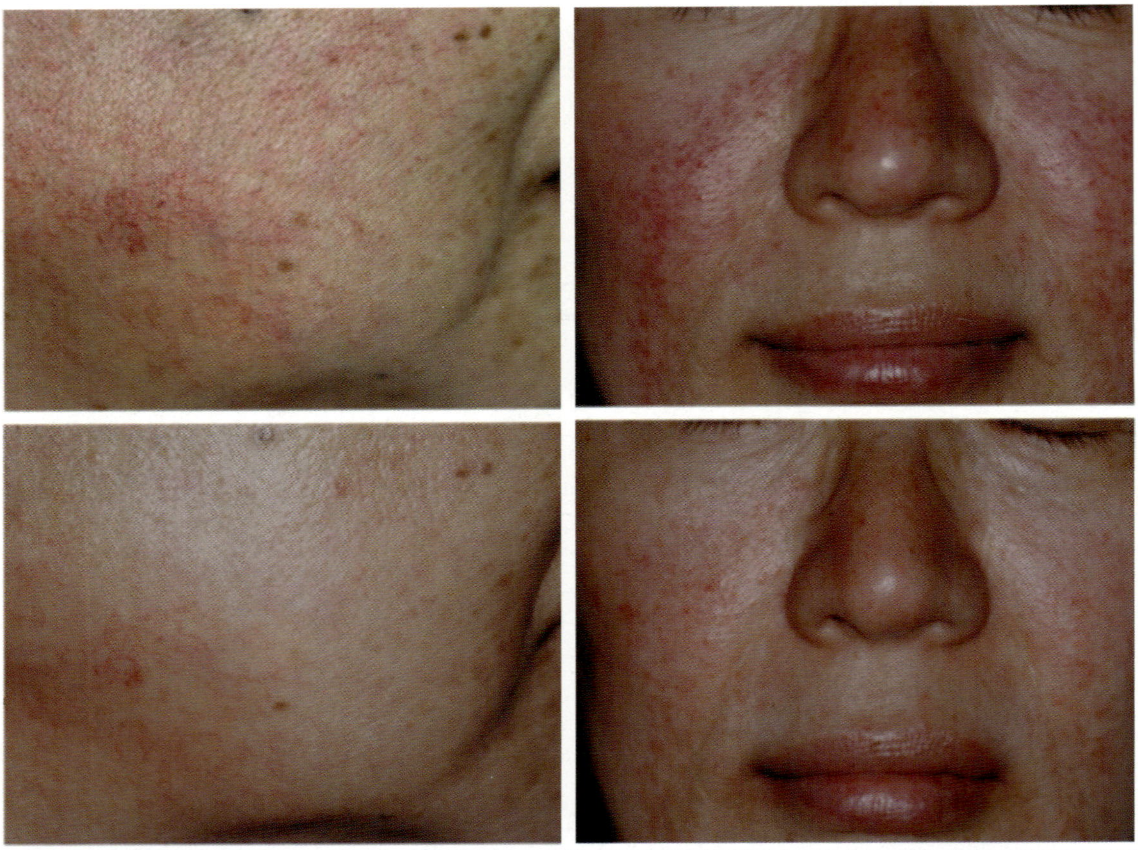

Figura 26.18 Resultados pós-aplicação da IPL em rosácea e telangiectasias.

Nos casos de melanoses, ocorre lise de melanossomas por ação do calor e a melanina é fragmentada em pequenas partículas, e as células que contêm melanina (melanócitos e ceratinócitos) são danificadas, apresentando respostas a luz como:

- Acinzamento – dispersão da melanina.
- Escurecimento – agregação da melanina.
- Eritema ao redor da lesão – inflamação do local.
- Clareamento – tardiamente, uma vez que as partículas de melanina das lesões pigmentadas e os fragmentos celulares são eliminados pelo sistema imunológico e podem formar uma crosta fina na superfície que se despregam em torno de 10 a 12 dias após a aplicação (Figuras 26.19 a 26.21).

Segundo estudo de Sadick et al.,[35] com cinco pacientes com melanoses no dorso das mãos, os resultados foram satisfatórios com redução e/ou desaparecimento das melanoses solares. Foram necessárias, no mínimo, três sessões mensais para se obter uma diminuição visível das melanoses. Algumas pacientes apresentaram eritema e formação discreta de crostas no dorso das mãos, referindo também discreto ardor após a sessão. Nenhuma paciente apresentou vesículas, atrofias ou cicatrizes.

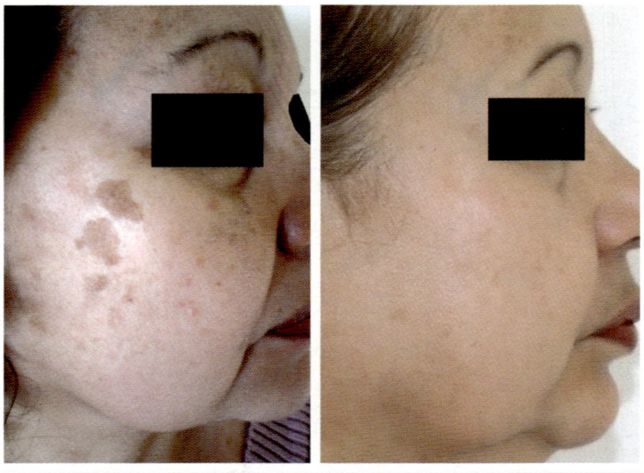

Figura 26.19 Resultado após cinco aplicações da IPL em melanoses faciais.

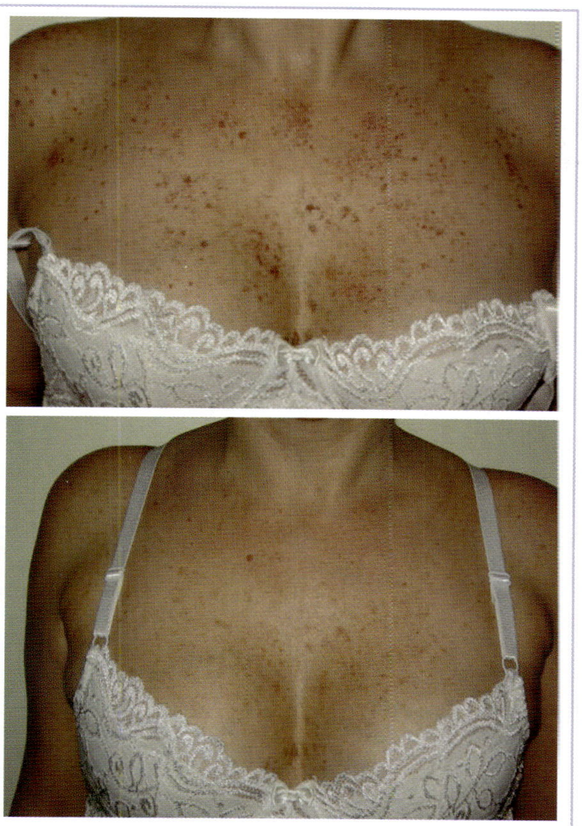

Figura 26.20 Resultado após três aplicações de IPL em melanoses solares na região de colo.

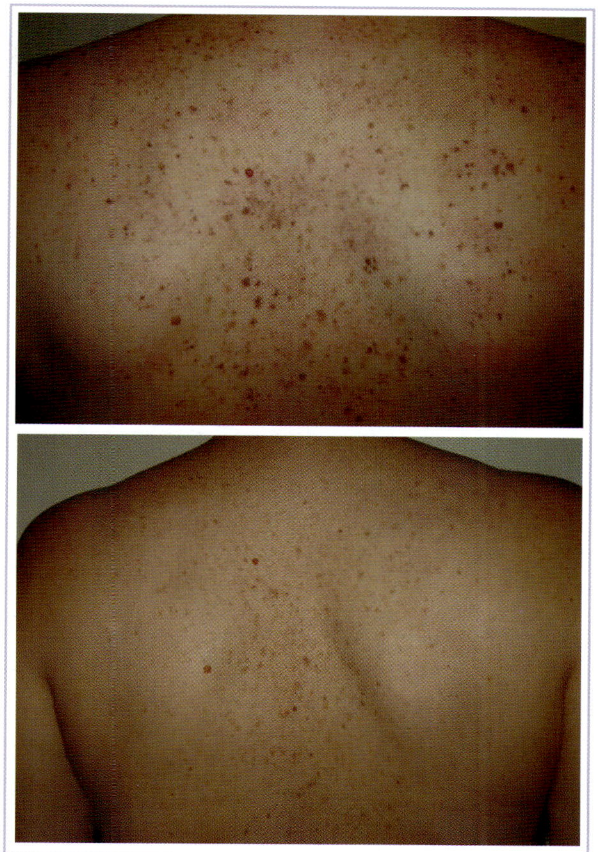

Figura 26.21 Resultado após três aplicações de IPL em melanoses solares nas costas.

De acordo com nossa prática clínica, recomendamos, no tratamento de melanoses, a utilização do filtro de 520 nm a 1.200 nm com fluências de 25 J/cm^2 a 40 J/cm^2, com repasses duplos ou triplos (o repasse é efetuado até que a mancha escureça, porém, a epiderme precisa permanecer íntegra).

Epilação

O pelo é uma matéria semiviva (já que internamente recebe nutrição do folículo e externamente é um segmento "morto"), de relativa importância para o ser humano, que recobre determinadas partes do corpo como face, braços, axilas, virilhas, pernas, sobrancelhas, narinas, fronte, buço e mento, com função protetora, refletindo o equilíbrio psicossomático e recebendo influência dos hormônios.[38] Quando a irrigação é muito ativa, o crescimento do pelo é mais rápido e se apresenta mais espesso, sendo que tal crescimento ocorre em fases alternadas durante seu ciclo (Figura 26.22).

Ciclos de crescimento do pelo[35,36]

- Fase anágena – é a fase de crescimento da matriz, com rápida proliferação de células. O folículo anágeno penetra mais profundamente na pele, no nível do subcutâneo, e se um pelo anágeno for arrancado, sai com uma "gelatina" em volta. A duração dessa fase é variável entre as diferentes regiões do corpo. Essa fase é o alvo temporal do tratamento por IPL, pois com a rápida divisão celular ocorre o maior pico de produção e concentração de melanina. O equipamento de IPL é mais efetivo na fase anágena precoce, pois nesta o bulbo e a bulge estão menos profundos na derme e mais acessíveis à penetração da luz, enquanto na fase anágena tardia estão mais profundamente.

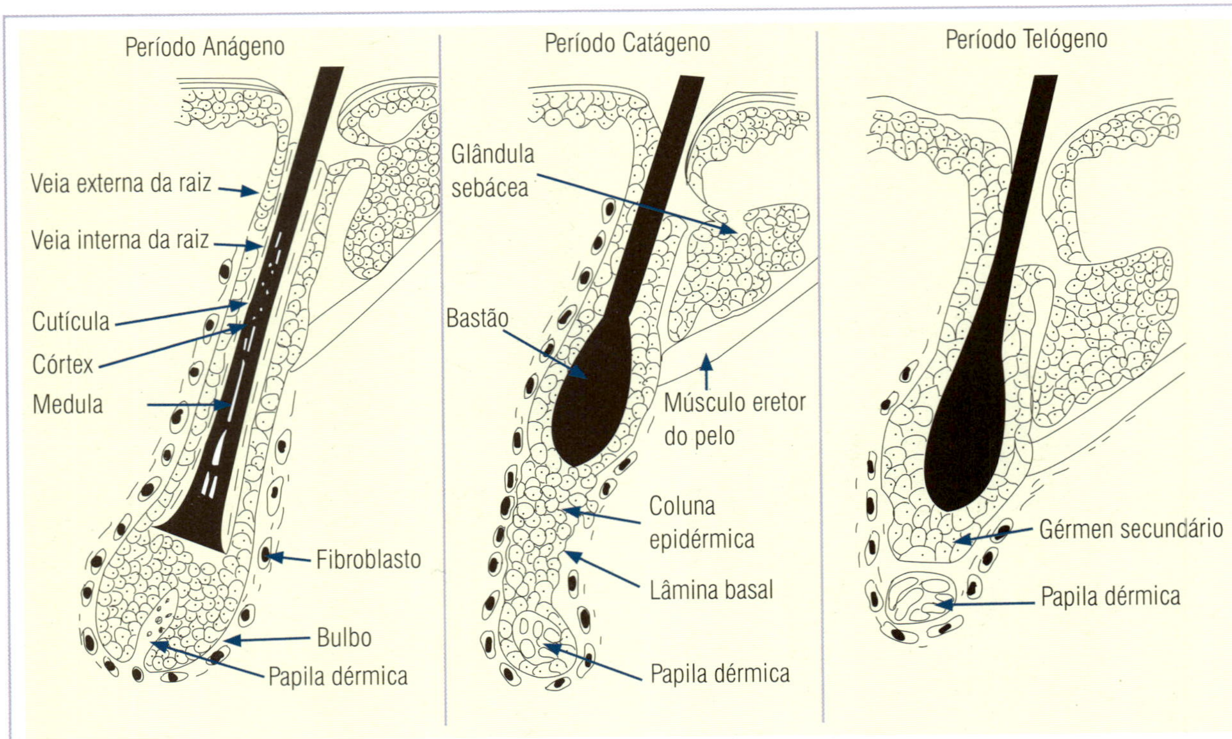

Figura 26.22 Ciclo de crescimento do pelo.

- Fase catágena – é a fase de transição entre a anágena e a telógena, caracterizada pela atrofia do folículo que regride a um terço de suas dimensões anteriores. Interrompe-se a melanogênese na matriz e a proliferação celular diminui até cessar. A extremidade do pelo assume forma de clava, constituindo o "pelo em clava". A duração dessa fase é de cerca de três semanas.
- Fase telógena – é a fase na qual o pelo se desprende e o folículo entra em repouso, tornando-se quiescente e reduzindo-se à metade de seu tamanho normal. Há uma desvinculação completa entre a papila dérmica e o pelo em eliminação. Essa fase dura três a quatro meses.

Os folículos pilossebáceos não estão sincronizados na mesma fase, independentemente da região do corpo, o que explica a necessidade de um tratamento com exposições subsequentes de IPL para obter resultado, ou seja, não se pode pretender uma epilação duradoura numa única sessão.

É importante a distinção entre redução permanente e depilação definitiva, uma vez que após o tratamento completo não há eliminação total, mas substituição de pelos grossos por pelos finos e claros. O pelo não destruído retorna com diâmetro, número e qualidade modificados, transformando-se progressivamente de pelos terminais para pelos intermediários e para penugem.

A IPL é um recurso amplamente utilizado para efeito epilatório (Figura 26.23), uma vez que sua larga escala no espectro luminoso permite que a luz atinja até os pelos de maior implantação em torno e 4 mm a 7 mm. A destruição do pelo se faz por coagulação, fenômeno obtido por meio da obtenção de parâmetros de modulação apropriados, principalmente, da fluência (dose) e comprimento da onda para que se obtenha uma temperatura em torno de 60 °C e destruição do folículo (Figura 26.24). Quando esse fenômeno não é atingido, os pelos se enfraquecem, porém, crescem novamente e de modo mais lento.[35,36,37]

Vale ressaltar que pelos mais grossos e mais escuros absorvem mais energia, proporcionando um resultado mais rápido, enquanto os mais finos e/ou mais claros requerem maior número de aplicações. Nenhum equipamento de luz é eficaz na epilação de pelos brancos, uma vez que o folículo

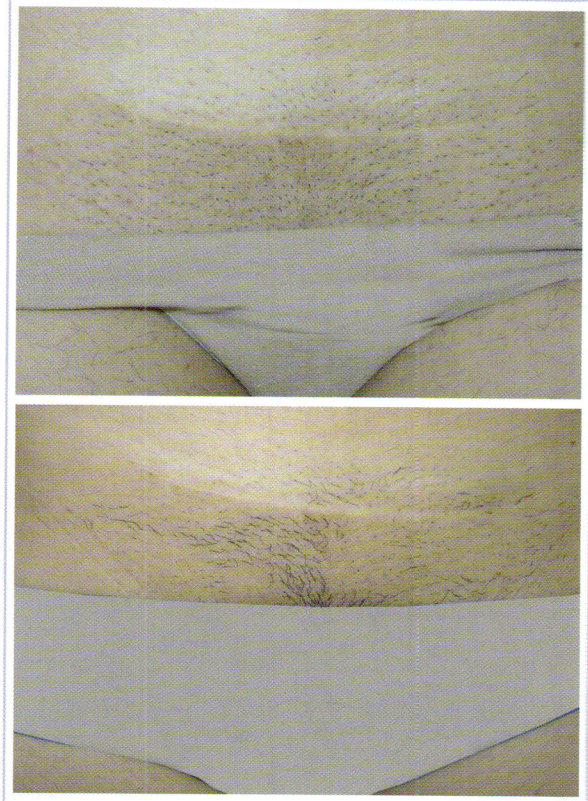

Figura 26.23 Antes, área preparada para epilação; após, resultados da epilação após duas aplicações de IPL, com algumas áreas sem pelos.

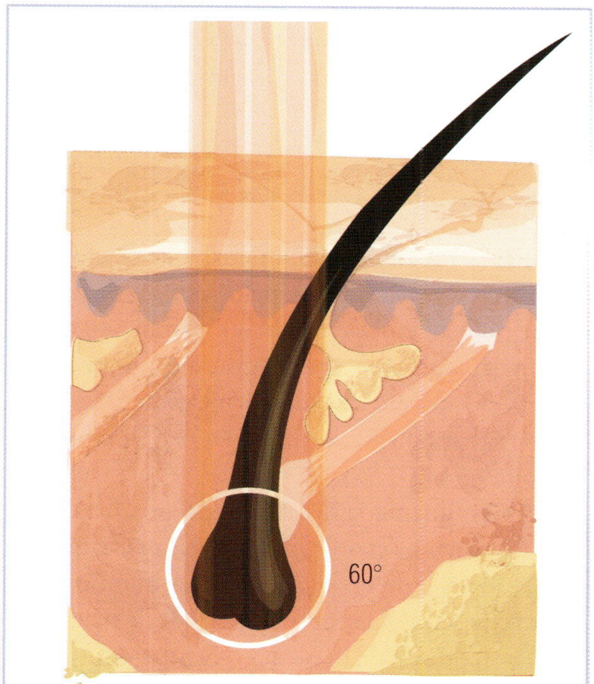

Figura 26.24 Ilustração da temperatura necessária para a coagulação do pelo.

não dispõe de boa irrigação e é desprovido de melanina, não havendo possibilidade do processo de fototermólise seletiva.

Os parâmetros envolvidos nesse processo são:[35, 37,38]

- Comprimento de onda – pelos finos e superficiais serão atingidos com comprimentos de ondas curtas em torno de 550 nm a 750 nm e os pelos mais grossos e de implantação profunda com comprimentos de onda maior de 750 nm a 1.100 nm. Pelos brancos não são atingidos pela IPL.
- Duração do pulso – pelos finos e superficiais serão atingidos com duração de pulso curto de 5 ms a 20 ms e os pelos mais grossos e de implantação profunda com duração de pulso maior em torno de 20 ms a 40 ms.
- Fluência – quanto maior a fluência, melhor a eficácia da depilação; porém, vale ressaltar que a eficácia depende da interação da destruição do folículo sem lesão de estruturas adjacentes.
- Área ponteira (*spot size*) – *spots* maiores permitem abrangência de áreas maiores em menos tempo (Figura 26.25).
- Resfriamento da epiderme – para diminuir as chances de queimaduras, recomenda-se o resfriamento da epiderme para permitir a aplicação de fluência maior, porém deve-se respeitar a adaptação da fluência ao fototipo de pele.

Para o fenômeno da coagulação, algumas teorias explicam o efeito da redução total ou parcial dos pelos tais como:[36, 37]

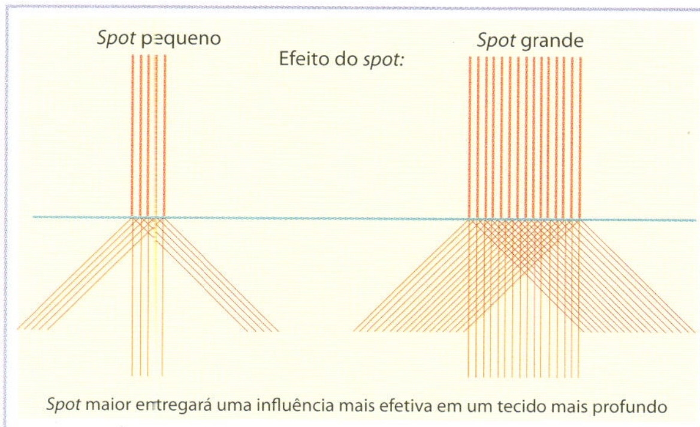

Figura 26.25 Ilustração da área de abrangência do *spot*.

Teoria da papila dérmica – apresenta-se como um local fundamental para a regeneração folicular, sendo uma pequena estrutura conjuntiva ricamente vascularizada e inervada. A maior parte da atividade mitótica do pelo está nessa estrutura, situada na metade inferior do bulbo, na matriz, onde ocorreria uma rápida reprodução celular, gerando as diferentes linhagens celulares e permitindo o crescimento da fibra do cabelo na ordem de 0,4 mm ao dia. De acordo com essa teoria, o alvo do aparelho de luz seria a papila dérmica, que apresenta profundidade variando de 4 mm (na maioria das pessoas) a 7 mm da superfície da pele.

Teoria da bulge – protuberância próxima à inserção do músculo eretor do pelo, na porção média do folículo (Figura 26.26), que está cerca de 1,5 mm da superfície da pele, formada por células-tronco indiferenciadas ultraestruturalmente. Defende-se que as células-tronco dos folículos pilosos estão na bulge, e não no bulbo, e que estas células teriam ciclagem lenta e papel fundamental na regeneração folicular. Portanto, a maioria das células-tronco do folículo está na bulge e tem alto potencial proliferativo e clonogenicidade, podendo gerar grandes quantidades de tecidos por longos períodos. Essas células contribuem para a formação de células da epiderme, bainha radicular interna, bainha radicular externa, haste do pelo e glândula sebácea. E será essa região da bulge um dos alvos do aparelho de luz para destruir o folículo piloso.

Observação: os vasos sanguíneos são fundamentais para o crescimento do pelo; são eles que levam nutrientes até a papila dérmica permitindo a reprodução celular, que também serão um dos alvos da luz para destruir o folículo piloso. Finalmente, para que se obtenha um resultado satisfatório em epilação eficaz e duradora, faz-se necessário a destruição das partes essenciais na reprodução do pelo, como bulge, papila dérmica e vasos sanguíneos.

Metelmann[39] realizou um estudo comparativo na epilação utilizando a IPL, com 550 nm e o *laser* de NdYAG 1.064 nm, ambos com aplicação mensal, sendo avaliadas as variáveis dor, eritema, edema, queda dos pelos e número de aplicações necessárias; verificou que os resultados pós-aplicações da IPL, mostraram-se estatisticamente mais eficazes, rápidos, menos dolorosos, com menos eritema e edema, e com a queda de pelos mais precoce em relação aos resultados mais retardatários promovidos pós aplicação do *laser* NdYAG, com mais eritema e edema.

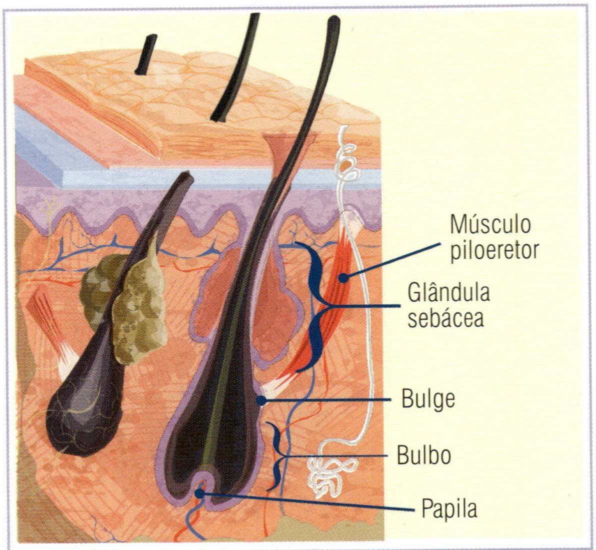

Figura 26.26 Anatomia do pelo.

De acordo com nossa prática clínica, recomendamos, no tratamento de epilação, a utilização dos filtros de 590 nm a 1.200 nm em fototipos I e II ou pelos mais finos; 640 nm a 1.200 nm em fototipos III e IV; 750 nm a 1.200 nm em fototipos V e VI ou pelos mais grossos; e fluências que variam de 39 J/cm² a 50 J/cm² para que se obtenha a coagulação do pelo e posterior resultado.

Hipertricose

Em mulheres e homens, bem como em transexuais, o excesso de pelos em alguma parte do corpo – que pode causar um problema de caráter psicossocial que pode levar até a um estigma social e de aparência – tem, principalmente, causa hormonal adquirida, tornando a região muito incômoda.

Geralmente, a IPL tem sido procurada por não ocasionar os efeitos indesejáveis ocorridos por outras formas de epilação, como a química (que pode levar a queimaduras e manchas de pele), mecânicas (como navalhas, que levam a um crescimento rápido dos pelos e pouca durabilidade da ausência aparente), a eletrólise associada à corrente galvânica (que poderá levar a lesões localizadas e insatisfação de ausência do pelo, lesões de pele, dermatites e hipersensibilidade).

A IPL proporciona, além dos tratamentos citados no texto, como hemangiomas, telangiectasia s, melanoses, o efeito perdurativo e duradouro no processo de epilação em casos de hipertricose. Após o uso da IPL, em estudo histológico realizado por Raulin et al.,[40] observou-se uma intensa infiltração linfocitária perifolicular e perivascular após duas horas de aplicação, importante distrofia da região de crescimento do pelo com os folículos pilosos conservados. Após quarenta aplicações, a atrofia dos folículos pilosos foi observada, e após seis meses de aplicação, verificou-se um resultado satisfatório em relação ao não crescimento dos pelos. Para esse estudo, foram utilizadas a IPL com 550 nm, com intervalos quinzenais e, após trinta sessões, 590 nm, com fluências de 32 J/cm² e 40 J/cm², levando-se em consideração que, nas regiões mais sensíveis como pescoço e buço, a fluência deve ser mais baixa.

Em outro estudo histológico com Raulin et al.,[40] em regiões de buço e queixo, com intervalos de aplicações quinzenais, apresentou, após treze sessões, ausência de pelos, sendo que, já após nove semanas, a biópsia apresentou atrofia dos folículos terminais, com ausência de aparecimento de pelos, permanecendo após seis meses de aplicação.

Em comparação aos parâmetros aplicados da IPL nos estudos supracitados, bem como relatos de resultados pós-epilação, um resultado melhor quanto à atrofia do folículo piloso e ausência de crescimento de pelo, ocorrem com a aplicação de comprimentos de onda entre 590 nm a 1.200 nm, 640 nm a 1.200 nm, 750 nm a 1.200 nm.

De acordo com nossa prática clínica, recomendamos no tratamento de hipertricose o mesmo procedimento utilizado para epilação.

Acne

Acne vulgar é uma doença inflamatória de unidades pilossebáceas que afeta mais que 80% da população jovem. Ocorre em razão da produção anormal de sebo que leva à obstrução do canal e gera o comedão. Tal processo fica exposto a bactérias anaeróbicas como a *Propionibacterium acnes*, e sua atração pelo sebo desenvolve a acne que, geralmente, deixa sequelas, uma vez que a inflamação leva à destruição de colágeno e formação de fibrose.[41]

Desse modo, a IPL em comprimentos de onda visíveis de 400 nm a 570 nm, é capaz de estimular as porfirinas endógenas, promovendo oxidação da *Propionibacterium acnes*, reduzindo sua colonização e melhorando as lesões, ou seja, quando a luz verde incide na acne, a porfirina torna-se quimicamente ativa e libera oxigênio, este age diretamente na bactéria, que é anaeróbica, e a destrói. Concomitante a isso, a luz vermelha cessa todo o processo inflamatório e, desse modo, há a finalização da reação química e destruição total da *Propionibacterium acnes*[42] (Figura 26.27).

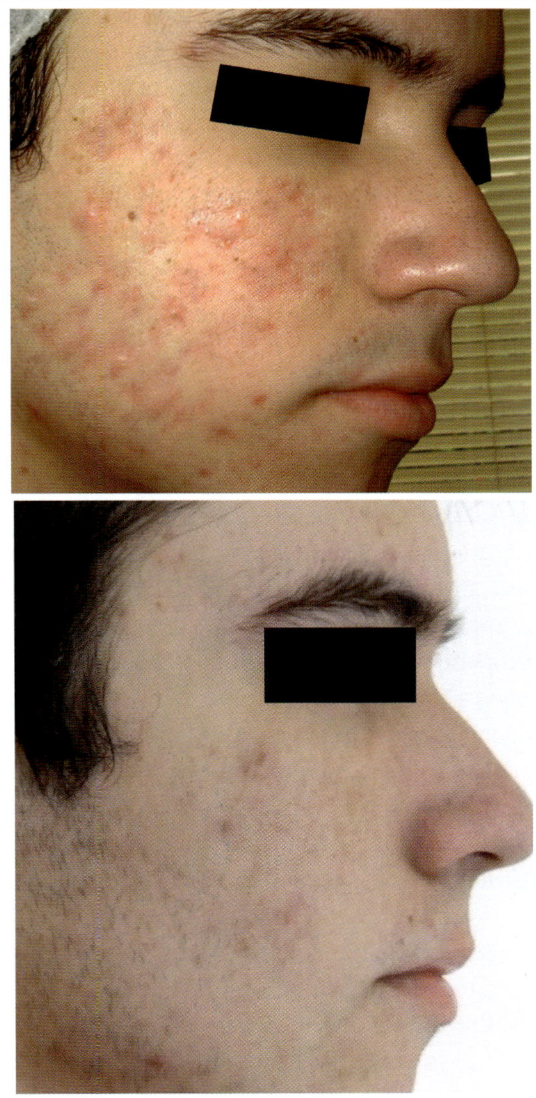

Figura 26.27 Resultado da melhora inflamatória e localizada da acne pós quatro aplicações da IPL 390 nm a 510 nm.

Estudos[42,43] mostram que a associação da IPL com ácido 5-aminolevulínico (ALA) deve ser empregada para a obtenção de melhores resultados, menos sessões de tratamento, e longa duração de remissão.

Rojanamatin e Choawawanich[41] realizaram um estudo com 14 pacientes (dez do sexo feminino e quatro do masculino), com idades compreendidas entre os 16 e 27 anos, com acne inflamatória facial acne e fototipos III a V, com três sessões e intervalos de três ou quatro semanas, filtro de 390 nm a 510 nm, fluências entre 25 J/cm^2 e 30 J/cm^2, em pulsos duplos de 2,4 ms a 6 ms e *delay* variando de 20 ms a 40 ms, obtendo melhora significativa superior a 75%, perdurando até 12 semanas após a última aplicação. O estudo também relatou que as cicatrizes de acne podem ser tratadas com filtro de 560 nm a 590 nm para estímulo da produção de colágeno.

Por nossa prática clínica, recomendamos, no tratamento de acne e suas sequelas, a utilização do filtro de 390 nm a 510 nm com fluências variando de 15 J/cm^2 a 27 J/cm^2 para acne, com repasses duplos ou triplos, de acordo com a resposta observada, e o filtro de 520 nm a 1.200 nm para melhora de colágeno e da hiperpigmentação na sequela.

Tatuagem

A IPL também pode ser aplicada sobre tatuagens que apresentem reações alérgicas pelo uso de pigmentos exógenos sobre a pele a ser tatuada, como também para apagar. Dentre as complicações mais comuns após a aplicação desses pigmentos têm-se as reações alérgicas que levam a lesões eczematosas no local da tatuagem, causadas por uma reação de hipersensibilidade mediada por células granulomatosas, liquenoides, também por lesões causadas por inoculação como hepatite, HIV, tuberculose, sífilis e cicatrizes hipertróficas e queloidais.[43]

Muitas vezes o indivíduo, após a aplicação do pigmento da tatuagem, apresenta prurido, edema e escamação, principalmente próxima às áreas com coloração vinhosa. Segundo Sacks e Barcaui,[44] essa cor deve-se ao sulfeto de mercúrio (cinabre), que poderá levar a reações alérgicas e inflamatórias relatadas, assim como reações sarcoídicas. Portanto, pode-se usar a IPL com a finalidade de resolução dos processos alérgicos e inflamatórios, apresentando resultados em cerca de duas sessões, usando filtro em torno de 515 nm, pulso único de 3 ms, fluência entre 25 J/cm^2 a 28 J/cm^2 ou 550 nm, pulso duplo de 2,4 ms e fluências de 41 J/cm^2, sendo tais parâmetros utilizados tanto para leve descoloração da tatuagem como para processos alérgicos provocados pela coloração do pigmento.

LUZ INTENSA PULSADA COMO TERAPIA FOTODINÂMICA

A terapia fotodinâmica é indicada para formas de câncer de pele do tipo não melanoma, ou seja, para formas menos agressivas de câncer de pele como carcinoma basocelular, também em ceratose actínica, vitiligo e tratamento de acne; porém, só deverá ser aplicada conforme prescrição de um dermatologista e sob supervisão. Essas formas de câncer são as mais comuns, cerca de 95% de todos os casos detectados, de acordo com o Instituto Nacional do Câncer (INCA).[44] Os resultados da terapia fotodinâmica são excelentes, mas é importante que o diagnóstico seja feito por um médico o quanto antes, inclusive para evitar que o câncer evolua para uma forma mais agressiva. Todo o processo pode ser aplicado com o paciente desperto em clínicas e hospitais equipados para realizar a terapia fotodinâmica.[8,18]

A terapia fotodinâmica depende de dois agentes: o primeiro é um composto fotossensibilizador em forma de creme sobre a lesão. Esse creme adere preferencialmente às células cancerígenas, preservando as células saudáveis ao redor da lesão. O segundo agente da terapia fotodinâmica é uma luz específica para ativar o creme fotossensível que foi aplicado sobre a pele que será tratada. Ao aplicar a luz sobre a região tratada o fotossensibilizador começa a agir destruindo as células cancerígenas. Após um tempo determinado pelo médico, a luz é desligada e o processo está concluído. Dependendo da resposta após a primeira aplicação, ou seja, se houve interação benéfica com a pele, outras aplicações poderão ser realizadas de acordo com intervalos relacionados com o fotossensilizante prescrito.[8,18]

Tamura et al.[44] realizaram estudo de caso com paciente do sexo feminino, 37 anos, que apresentava dois tumores de pele (carcinomas basocelulares), com quadro importante de envelhecimento da pele e ceratoses actínicas. Realizaram seis aplicações com filtro de 640 nm e fluências de 18 J/cm² a 27 J/cm² em todas as sessões, combinando o filtro de 520 nm nas três primeiras aplicações com fluência também de 18 J/cm² a 27 J/cm² e o filtro de 590 nm nas três últimas com fluência de 18 J/cm² a 28 J/cm². Os resultados mostraram melhora importante do quadro sem qualquer sinal de recidiva do carcinoma basocelular, aparecimento de novos tumores ou das ceratoses actínicas.

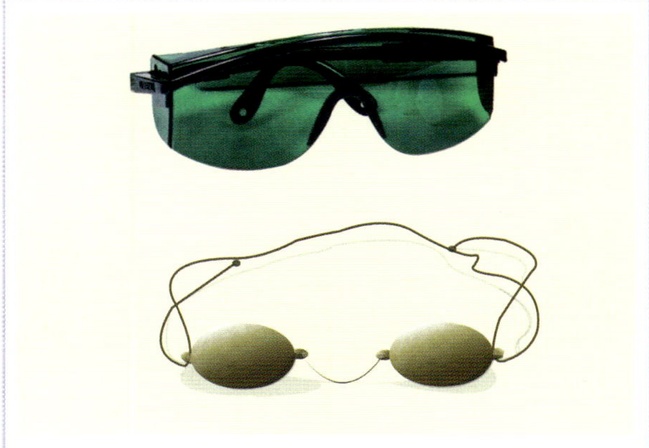

Figura 26.28 Modelos de óculos de proteção. O modelo à direita facilita tratamentos periorbiculares com total proteção ocular à luz.

TÉCNICA DA APLICAÇÃO

Medidas de segurança

A segurança é o aspecto mais importante na aplicação correta para a IPL, pois a sua aplicação pode vir acompanhada de certos riscos ao paciente/cliente. É importante que o operador do equipamento conheça os riscos envolvidos na sua utilização e que desenvolva um conjunto de padrões para garantir que o equipamento seja utilizado com a maior segurança possível.[8,15,16]

Essa medida inicia-se por um treinamento adequado e pela familiarização do usuário com as indicações e com o uso de seus dispositivos/aplicadores. Assim, ele alcançará eficiência e maior grau de segurança no uso do respectivo equipamento.[8,15,16]

A proteção dos olhos é imprescindível, uma vez que a falta de cuidado pode ocasionar lesões na retina. A fim de assegurar a proteção, os fabricantes já disponibilizam os óculos junto com o equipamento (Figura 26.28), os quais devem ser utilizados pelo paciente/cliente e pelo operador do equipamento.[18]

É importante salientar a proteção de áreas íntegras ao redor de uma lesão pigmentar, por exemplo, com micropore, esparadrapo ou até pintar com lápis branco a região. Assim, atinge-se apenas a área afetada sem causar danos a estruturas adjacentes.

Preparo para a aplicação

- Avaliar o paciente segundo a coloração de pele, seguindo a classificação de Fitzpatrick, a espessura da pele, do pelo, a cor do pelo ou da lesão pigmentada. Vale ressaltar que pelos brancos não são atingidos pela IPL, que pelos mais finos e mais claros requerem maior energia e maior número de sessões, enquanto os mais grossos e escuros têm a destruição dos seus folículos de maneira mais rápida e com menor energia.
- Para o tratamento com IPL, é importante uma anamnese completa com atenção às precauções e contraindicações.
- Em sessões de epilação, o pelo deverá ser cortado com lâmina de barbear, previamente à sessão (pode ser de dois a três dias antes da aplicação), devendo permanecer com um comprimento aparente, não muito curto (2 mm a 3 mm). Isso pode variar de acordo com o equipamento utilizado. Enquanto perdurar o tratamento epilatório, os pacientes deverão eliminar os pelos somente com lâmina de barbear, não podendo usar cera ou outro método, pois prejudicarão a eficácia do tratamento.
- A região a ser tratada deverá estar limpa e seca, sem o uso de hidratantes, óleos, prote-

tores solares, desodorantes, ou seja, livre de todo e qualquer produto.

- Podem-se aplicar compressas geladas para a proteção da epiderme contra o aquecimento ou ocultar áreas adjacentes íntegras ao redor do alvo para aumentar a proteção da epiderme sadia.
- Selecionar o aplicador (*hand-piece*) (Figura 26.29) de acordo com o tamanho da área e ajustar os parâmetros disponíveis no equipamento como fluência e duração do pulso.
- No início do tratamento, a fluência deve ser mais baixa, sendo aumentada gradualmente conforme a necessidade e a resposta epidérmica.
- Para a execução dos disparos é bom ter cautela, não os sobrepor, em alguns casos, a fim de evitar o risco de superaquecimento da área com consequente risco de lesão térmica na epiderme.
- Sempre limpar o anteparo e o filtro do aplicador (*hand-piece*), para evitar que apareçam manchas no filtro do aplicador, garantindo o seu perfeito funcionamento.
- Avisar os pacientes em tratamentos de lesões pigmentadas que pode haver, e deve haver, a formação de microcrostículas, que cairão entre 7 e 15 dias, não devendo ser extraídos.

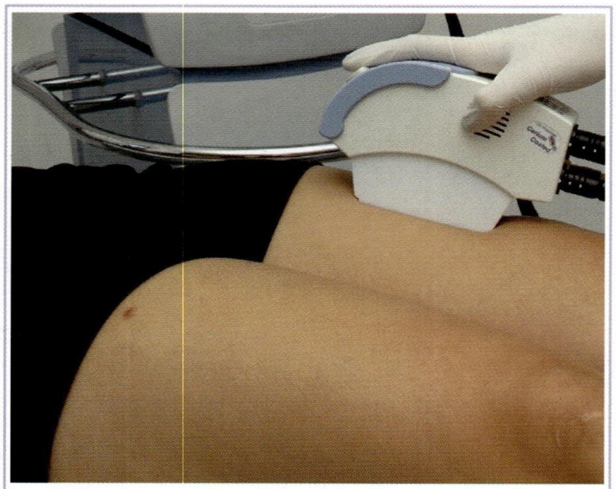

Figura 26.29 – Imagem da utilização do aplicador (*hand-piece*) da IPL.

CUIDADOS PÓS-APLICAÇÃO

- Após as sessões de IPL, indica-se aplicar na área tratada compressas geladas ou cosméticos calmantes (máscaras) utilizados para o alívio do desconforto térmico e eritema pós-aplicação em razão do aquecimento gerado pela luz emitida; esses cuidados devem ser associados a movimentos leves para que se evitem lesões e a persistência do edema e eritema.
- O pelo pode ser cortado com lâmina de barbear, até 24 horas após a aplicação, a fim de se evitar foliculite.
- Utilizar bloqueador solar ou um FPS de, no mínimo, 15 e evitar ao máximo expor-se ao sol durante o tratamento e, no mínimo, um mês após, pois o bronzeamento após a sessão pode estimular a produção de melanina, resultando em hiperpigmentação.
- Para melhores resultados quanto ao rejuvenescimento tecidual e alterações de pigmentação, recomendam-se o uso de ácidos como o retinoico, à base de peptídeos como forma de terapia combinada para incremento da eficácia após aplicação de IPL.
- A pele deverá ser diariamente hidratada, como forma de rotina aos cuidados da pele e facilitador do rejuvenescimento.
- Em caso de eventuais bolhas ou queimaduras, utilizar a pomada recomendada, geralmente à base de hidrocortisona, a qual deverá ser prescrita pelo médico.
- O uso de maquilagem deve ser evitado em caso de formação de crostas ou descamação.
- Evitar deixar cair água muito quente no local no mesmo dia da aplicação.
- Respeitar os intervalos mínimos de 21 dias entre as sessões para que não haja fotossensibilidade excessiva na pele com consequente hipercromia.
- Usar roupas confortáveis e leves no dia da aplicação para evitar irritações/assaduras no local da aplicação.

CONTRAINDICAÇÕES

Segundo alguns autores[8,15,16,18] podemos considerar como contraindicações ao IPL:

- Pessoas que fazem uso de isotretinoína (Roacutan, comumente usado no tratamento de acne), de medicamentos via oral e tópica à base de corticoides e anticoagulantes há mais de três meses, uso de ácido acetilsalicílico, medicamentos anti-inflamatórios não hormonais. A luz reduz a recuperação tecidual por haver uma diminuição da atividade de mitose celular ocasionada pelo uso do medicamento.
- Pacientes em uso de medicamentos fotossensibilizantes (furocumarina).
- Pacientes bronzeados e em exposição contínua aos raios UV há pelo menos quatro semanas antes do tratamento, pois a luz pode interagir demais com o tecido bronzeado e gerar alterações de pigmentação no local do disparo.
- Pelos brancos, pois não há melanina para captar a luz e gerar dano ao folículo piloso.
- Dermatoses desencadeadas ou agravadas pela luz.
- Diabetes descontrolada.
- Pacientes com histórico de queloides, uma vez que a má utilização na aplicação pode causar dano térmico e como consequência o desenvolvimento de queloides.
- Pacientes lactantes e gestantes (contraindicação relativa) a fim de evitar futuros problemas com as mães que tiverem crianças com alterações congênitas.
- Distúrbios hormonais, pois acarretam distúrbio no crescimento dos pelos, impossibilitando tratamento satisfatório.
- Pigmentação irregular e que não seja por lúpus eritematoso sistêmico (LES).
- Sinais de infecção e inflamação de pele, doenças inflamatórias, imunodeficiência, que não apresentem diagnóstico médico, pois os efeitos proporcionados pela luz poderão gerar alterações ou retardo na recuperação das afecções.
- Histórico de herpes simples que estiver utilizando de medicação antiviral. Deve-se aguardar o processo infeccioso cessar para que a resposta pró-inflamatória ocorra de forma satisfatória.
- Sensibilidade à radiação da luz.
- Neoplasias e metástases, em razão do estado orgânico do indivíduo poder apresentar um quadro de imunodeficiência e pelo fato de não haver estudos que assegurem que o uso da IPL próximo ou sobre tecidos neoplásicos não provocará o incremento do crescimento tumoral.

COMPLICAÇÕES E INTERCORRÊNCIAS

As complicações mais comuns e que normalmente desaparecem ao longo de 15 a 20 dias são: ligeira ardência, eritema, prurido, bolhas, crostas, discromias, e cicatrizes hipertróficas.

Diante disso, faz-se necessário submeter a cliente a um termo de consentimento livre e esclarecido. Abaixo sugerimos um modelo a ser adaptado às especificidades desse trabalho:

Eu, ___________ RG.: ____________ CPF.: _____________, declaro que o (a) dr. (a) _______________ explicou-me a descrição da técnica de IPL e estou ciente e concordo com o tratamento. Fui informado de que as complicações mais frequentes que podem ocorrer são:

- Após o procedimento, a pele poderá ficar rosada, podendo sentir leve ardência e depois ser notada formação de algumas crostas ou hipercromias (manchas de tonalidade escura).
- As complicações podem ocorrer, sendo bem frequente a sensação de ardência. Na ocorrência de qualquer complicação mais grave, informarei imediatamente o terapeuta.
- Recebi, entendi e concordo com as informações referentes à forma de tratamento e aos efeitos desse procedimento e também me comprometo a seguir todas as orientações de cuidados antes e depois do procedimento.
- Concordo que sejam tiradas fotografias da região em tratamento, dando total direito ao profissional de publicá-los em livros, revistas, artigos e em vários outros veículos de divul-

gação da técnica, desde que tal procedimento não venha causar qualquer tipo de dolo à minha imagem pessoal.

Assim, declaro, para todos os fins, que tenho completo entendimento do acima exposto e que concordo em realizar o procedimento indicado, o qual, embora seja um procedimento estético, existe a possibilidade de que os resultados almejados possam não ser alcançados naquilo que cada um considera, segundo critérios subjetivos, como o parâmetro ideal de beleza.

Data: ____ / ____ / ____

____

Assinatura do paciente ou responsável

O avanço tecnológico ainda apresenta grandes desafios para a terapia com IPL, porém, o método se mostra altamente eficaz em melanoses, peles acneicas, bem como em epilação. Entretanto, os resultados serão atingidos desde que haja conhecimento técnico sobre a terapêutica com luz intensa pulsada, uma boa anamnese, experiência e escolha de um bom equipamento a ser utilizado.

Nota de agradecimento

Bioset Indústria de Tecnologia Eletrônica/Rio Claro, em especial Antônio José Bucalon e Júlio César Bucalon pelo apoio, prestatividade e cooperação.
Sérgio Luiz Cristofoletti.
Bioflash IPL System fabricado pela Bioset Indústria de Tecnologia Eletrônica.
Larissa Zuzi Lopes Borges

REFERÊNCIAS

1- L'Esperance, F. A. Jr. Clinical comparison of xenon-arc and laser photocoagulation of retinal lesions. *Archives of Ophthalmology*, v. 75, p. 61-7, jan. 1966.

2- Dishington, R. H.; Hook, W. R.; Hilberg, R. P. Flashlamp discharge and laser efficiency. *Applied Optics.*, v. 13, n. 10, p. 2300-12, 1974.

3- Verhagen, A. R. Light tests and pathogenetic wavelengths in chronic polymorphous light dermatosis. *Dermatologica*, v. 133, n. 4, p. 302-12, 1966.

4- Food and Drug Administration (FDA) Docket K950493. Aug. 7, 1995.

5- Halliday, D., Resnick, R., Walker, J. *Fundamentos de Física.* 7. ed. São Paulo: LTC, 2006. v. 1.

6- Gordon, J. P.; Ziegler, H. J.; Townes, C. H. The MASER: new type of amplifier, frequency standard and spectrometer. Physiol Rev. n. 99, p. 1264-74, 1995. In: Badin, A. Z. D.; Moraes, L. M.; Roberts III, T. L. *Rejuvenescimento facial a laser*. Rio de Janeiro: Revinter, 1998.

7- Badin, A. Z. D.; Moraes, L. M.; Roberts III, T. L. *Rejuvenescimento Facial a Laser*. Rio de Janeiro: Revinter, 1998.

8- Osório, N.; Torezan, L. A. R. *Laser em dermatologia* - conceitos básicos e aplicações. São Paulo: Roca, 2002.

9- Hee L. J. et al. Photo-epilation results of axillary hair in dark-skinned patients by intense pulsed light: comparison between different wavelength and pulse width. *Dermatol. Surg.*, n. 32, p. 234-40, 2006.

10- Raulin, C.; Schroeter, C. Treatment possibilities with an intense, pulsed light source Photo Derm 1 VL. *Hautarzt*, n. 48, p. 886-93, 1997.

11- Anderson, R. R.; Parrish, R. R. Selective photothermolysis: precise microsurgery by selective absorption of pulsed radiation. *Science*, n. 220, p. 524-7, 1983.

12- Goldman, M. P. Treatment of benign vascular lesions with the PhotoDerm VL high-intensity pulsed light source. *Adv. Dermatol.*, n. 13, p. 503-21, 1998.

13- Dierickx, C. C. et al. Thermal relaxation of port-wine stains vessels probes in vivo: the need for 1–10-millisecond laser pulse treatment. *J. Invest. Dermatol.*, n. 105, p. 709-14, 1995.

14- Dover, J. S.; Sadick, N. S.; Goldman, M. P. *The role of lasers and light sources in the treatment of leg veins*. Dermatol Surg 1999, n. 25, p. 328-36.

15- Ross, E. V. Laser versus intense pulsed light: competing technologies in dermatology. *Lasers Surg. Med.*, n. 38, p. 261-72, 2006.

16- Boechat, A. A. P. et al. Bend loss in large core multimode optical fiber beam delivery system. *Appl Opt.*, n. 30, p. 321-7, 1991.

17- Raulin, C.; Greve, B. et al. *Laser und IPL - technologie in der dermatologie und a sthetischen medizin*. 1. ed. New York: Schattauer Stuttgart, 2001.

18- Goldberg, D. J. et al. *Laser em Dermatologia*. São Paulo: Santos, 2007.

19- Goldberg, D. J. et al. *Laser e Luz*. São Paulo: Elsevier, 2006. v. 1.

20- Pérez, E. H.; Charrier, E. C.; Ibiett, E. V. Intense pulsed light in the treatmente of striae distensae. *Dermatol. Surg.*, n. 28, p. 12, dec. 2002.

21- Requena, L.; Sánches-Yus, E. Striae distensae. *Dermatopathol. Pract. Concept.*, n. 3, p. 197-202, 1997.

22- Pribanich, S. et al. Lowdose tretinoin does not improve striae distensa: a double-blind, placebo-controlled study. *Cutis*, v. 54, p. 121-4, 1994.

23- Tamura, B. M. et al. Fotorejuvenescimento e tratamento da queratose actínica com luz intensa pulsada. In: Departamento de Laser da Universidade Santo Amaro. São Paulo. *Anais...* Rio de Janeiro: Bras. Dermatol., v. 180, jun./ago. 2005. Suplemento 2.

24- Weiss, R. A.; Weiss, M. A.; Beasley, K. L. Rejuvenation of Photoaged skin: 5 years results with intense pulsed light of the face, neck, and chest. *Dermatol. Surg.*, n. 28, p. 1115-19, 2002.

25- Anderson, K. L.; Leavitt, M.; Nisar, N. *Photo rejuvenation utilizing a krypton light source: a clinical and histological study*. Advanced Dermatology, 1994.

26- Goldberg, D. J. New collagen formation after dermal remodeling with an intense pulsed light source. *J. Cutan. Laser Ther.*, n. 2, p. 59-61, 2000.

27- Bitter, P. H. Noninvasive Rejuvenation of Photodamaged Skin Using Serial, Full Face, intense Pulsed Light Treatments. Discussion 843. *Dermatol. Surg.* n. 8, p. 35-42, sept. 26/9. 2000.

28- Hedelund, L. et al. Skin rejuvenation using Intense Pulsed Light. *Arch. Dermatol.*, v. 142, aug. 2006.

29- Carruthers, J.; Carruthers, A. The effect of full-face broadband light treatments alone and in combination with bilateral crow's feet botulinum toxin type A chemodenervation. *Dermatol. Surg.*, n. 30, p. 355-66, 2004.

30- Weiss, R.; Goldman, M.; Weiss, M. Treatment of poikilodermia of Civatte with an intense pulsed light source. *Dermatol. Surg.*, n. 26, p. 823-8, 2000.

31- Metelmann U. Fotorejuvenescimento fotodinâmico: terapia fotodinâmica associada à Luz intensa pulsada no rejuvenescimento cutâneo. In: Departamento de Laser da Universidade Santo Amaro. São Paulo. *Anais...* Rio de Janeiro: Bras. Dermatol., v. 80, junho/ago. 2005. Suplemento 2.

32- Kawana, S.; Ochiai, H.; Tachihara, R. Objective Evaluation of the Effect of Intense Pulsed Light on Rosacea and Solar Lentigines by Spectrophotometric Analysis of Skin Color. *Dermatol. Surg.*, n. 33, p. 449-54, 2007.

33- Tamura, B. M. et al. Tratamento da discromia com luz intensa pulsada. Departamento de Laser da Universidade Santo Amaro. São Paulo. *Anais...* Rio de Janeiro: Bras. Dermatol., v. 80, jun./ago. 2005. Suplemento 2.

34- Tamura, B. M. et al. Tratamento do hemangioma com luz intensa pulsada. Departamento de Laser da Universidade Santo Amaro. São Paulo. *Anais...* Rio de Janeiro: Bras. Dermatol., v. 80, jun./ago. 2005. Suplemento 2.

35- Sadick, N. S., Weiss, R. et al. Photorejuvenation with intense pulsed light: results of a multi-center study. *J. Drugs Dermatol.*, v. 3, n. 1, p. 41-9, jan./feb. 2004.

36- Sampaio, S. A. P.; Rivitti, E. *Dermatologia*. 3. ed. São Paulo: Artes Médicas, 2007.

37- Sadick, N. et al. Long-term photoepilation using a broadspectrum intense light source. *Arch. Dermatol.*, n. 136, p. 1336-40, 2000.

38- Troilius, A.; Troilius, C. Hair removal with a second generation broad spectrum intense pulsed light source – a long-therm follow-up. *Cutaneous Laser Therapy*, n. 1, p. 173-87, 1999.

39- Metelmann, U. Estudo comparativo entre Nd:YAG 1064nm e a luz intensa pulsada na epilação. Departamento de Laser da Universidade Santo Amaro. São Paulo. *Anais*... Rio de Janeiro: Bras. Dermatol., v. 80, jun./ago. 2005. Suplemento 2.

40- Raulin, C. et al. Effective treatment of hypertrichosis with pulsed light: a report of two cases. *Plastic Surgery.*, v. 39, n 2, p. 169-73, 1997.

41- Rojanamatin, J.; Choawawanich, P. Treatment of inflammatory facial acne vulgaris with intense pulsed light and short contact of topical 5-aminolevulinic acid: a pilot study. *Dermatol. Surg.*, v. 32, n. 8, aug. 2006.

42- Yeung, C. K. et al. A Comparative Study of Intense Pulsed Light Alone and Its Combination With Photodynamic Therapy for the Treatment of Facial Acne in Asian Skin. *Lasers in Surgery and Medicine.*, n. 39, p. 1-6, 2007.

43- Sacks, T.; Barcaui, C. Laser e luz pulsada de alta energia: indução e tratamento de reações alérgicas relacionadas a tatuagens. *An. Bras. Dermatol.* Rio de janeiro, v. 79, n. 6, p. 709-14, nov./dez. 2004.

44- Tamura, B. M. et al. Fotorejuvenescimento e tratamento da queratose actínica com luz intensa pulsada. Departamento de Laser da Universidade Santo Amaro. São Paulo. *Anais*... Rio de Janeiro: Bras. Dermatol., v. 80, jun./ago. 2005. Suplemento 2.

Capítulo 27

Crochetagem– Aplicação na Dermato-Funcional

Objetivos

Henrique Baumgarth
Isis Maia Baumgarth

Objetivamos, com este capítulo, esclarecer o fisioterapeuta e os profissionais da área da saúde que atuam no campo da dermato-funcional sobre um recurso altamente necessário na recuperação da funcionalidade estrutural e corporal do paciente que foi submetido a qualquer trauma cirúrgico. O leitor encontrará informações acerca das peculiaridades que envolvem a técnica da Crochetagem, descrição do material, formas de tratamento, sua ação e efeitos fisiológicos e terapêuticos. Nossa intenção é oferecer subsídios ao fisioterapeuta dermato-funcional para não só intervir, por meio da Crochetagem, nas diversas áreas de atuação, como também para intentar processos investigativos na busca de novos desígnos para esse recurso tão valioso. Finalmente, listamos algumas indicações, contraindicações e precauções, assim como peculiaridades da técnica de aplicação, na tentativa de nortear diretrizes de trabalho dentro do contexto dermato-funcional.

A Crochetagem foi idealizada no fim dos anos 1940 pelo fisioterapeuta sueco Kurt Ekman.[1] Ele trabalhou durante muito tempo com o dr. James Cyriax, na Inglaterra, que idealizou a técnica de massagem transversa profunda (MTP), a qual consiste em eliminar as áreas dolorosas e os nódulos fibrosos, graças a uma massagem manual, utilizando fricções profundas.[2] Ekman, baseando-se nos princípios da MTP, porém, dando-se conta das limitações da palpação e do tratamento manual dos tecidos moles, elaborou uma instrumentação específica. Nos planos de deslizamentos mioaponeuróticos profundos, as aderências e os depósitos de pequenas dimensões são dificilmente palpáveis – do que surgiu a ideia de se criar instrumentos em forma de ganchos metálicos que apresentassem diferentes curvas adaptáveis aos relevos anatômicos, permitindo um acesso melhor a essas estruturas patológicas, a fim de eliminá-las.[1,2]

As técnicas de terapia manual conhecidas na época apresentavam limitações no que tangia a atingir uma profundidade ideal que permitisse acesso às aderências e à produção de lise. A Crochetagem veio para preencher essa lacuna. Ekman considerou seu método totalmente inovador, pois ainda não havia ouvido falar do estilete metálico que termina em uma esfera, utilizado durante a massagem puntiforme chinesa nos pontos de acupuntura, nem do estilete de madeira cuja extremidade é cega, inventado por Lange (1931) para tratar com eficácia a miogelose descrita anteriormente por Schade (1919).

Ekman baseou a reputação da sua técnica nos excelentes resultados clínicos obtidos graças à Crochetagem aplicada nas nevralgias occipitais de Arnold, nas epicondilites, nas tendinites do tendão de Aquiles e nas anquiloses articulares pós-traumáticas.

No Brasil, a Crochetagem passou a ser difundida a partir do ano 2000 pelo prof. Henrique Baumgarth, presidente da Associação Brasileira de Crochetagem, com sede no Rio de Janeiro, e pelo dr. Raldrei Natividade, por meio de apresentações em congressos, comprovações publicadas em revistas científicas, orientações monográficas e prática clínica alicerçada na pesquisa científica, baseada em evidências de resultados indiscutíveis, assim como pelo desenvolvimento de pesquisas com acréscimos do conhecimento da Periostbehandlung de Vogler-Krauss (Alemanha), em laboratórios de diferentes universidades, nas diversas cidades do país.

Uma nova configuração do gancho foi desenvolvida nos anos 2000, na Associação Brasileira de Crochetagem, com o objetivo de facilitar a abordagem terapêutica quanto à ergonomia por meio de novos ângulos de curvas e de novas extremidades espatulares que passaram a apresentar uma junção de duas superfícies: uma externa convexa e uma interna plana com borda ligeiramente bisotê desbastada. Ele permite reduzir o risco álgico sem risco irritativo cutâneo, justificado pelo arrasto subdermal, potencializando a interposição do instrumento nas estruturas aderidas (Figura 27.1).

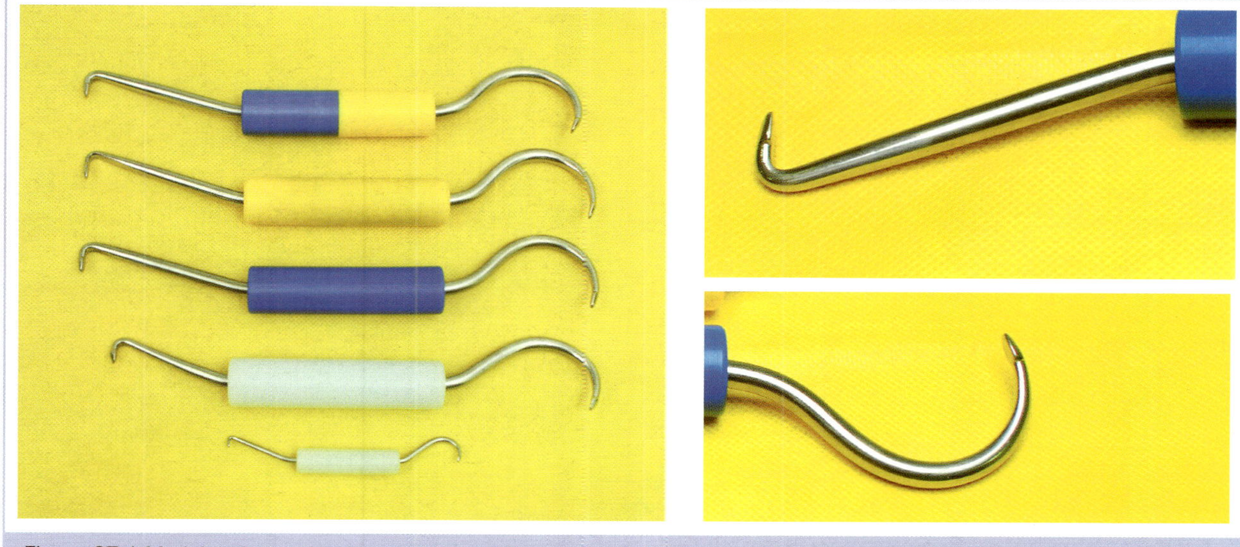

Figura 27.1 Modelos de gancho desenvolvidos pela Associação Brasileira de Crochetagem.

PROPRIEDADES

A Crochetagem é definida como um método instrumental de tratamento das algias de origem mecânica do aparelho locomotor para a destruição das aderências e dos corpúsculos irritativos interaponeuróticos ou mioaponeuróticos por meio de um instrumento metálico aplicado e mobilizado contra a pele. Esse método provoca, segundo os seus protagonistas europeus, uma solução dos tecidos fibrosos patológicos situados em profundidade e inacessíveis à palpação digital.

Metodologia da Crochetagem

Constitui-se por cinco etapas sucessivas: palpação digital, palpação instrumental, raspagem, lise da aderência - tração e drenagem – (deslizamentos superficiais e profundos).

Palpação digital

Esta etapa realiza-se, para os destros, com a mão esquerda e vice-versa. Caracteriza-se por uma palpação manual que permite localizar as diferentes estruturas anatômicas e apreciar de forma grosseira as estruturas lesionadas (Figura 27.2).

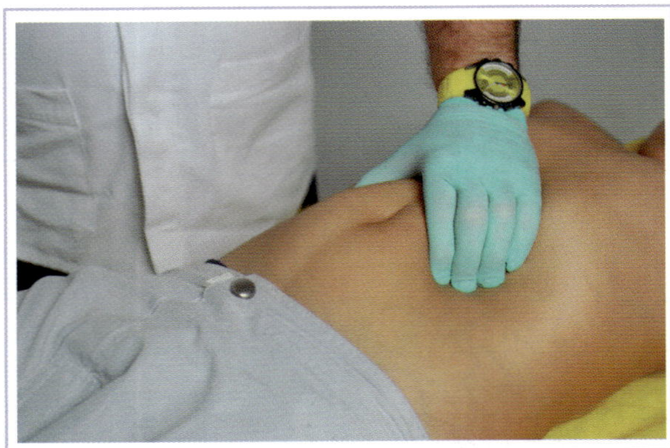

Figura 27.2 Palpação digital.

Palpação instrumental

Esta etapa realiza-se com o gancho mantido pela mão dominante do terapeuta. Ela permite localizar com precisão as aderências e os corpúsculos fibrosos. A mão do terapeuta que não está segurando o gancho palpa a região a ser ganchada criando uma "onda" com os tecidos moles da área a ser palpada (prega tecidual). O terapeuta induz um movimento lento de mobilização dessa "onda" (tração em direção ao terapeuta, seguida do retorno à posição neutra – Figura 27.3). A procura palpatória se faz com o gancho, no final da tração manual sobre a "onda". A sensação palpatória instrumental do tecido patológico caracteriza-se por uma resistência seguida de um ressalto, em caso de corpo fibroso, ou de uma resistência seguida de uma parada brusca, em caso de aderência.

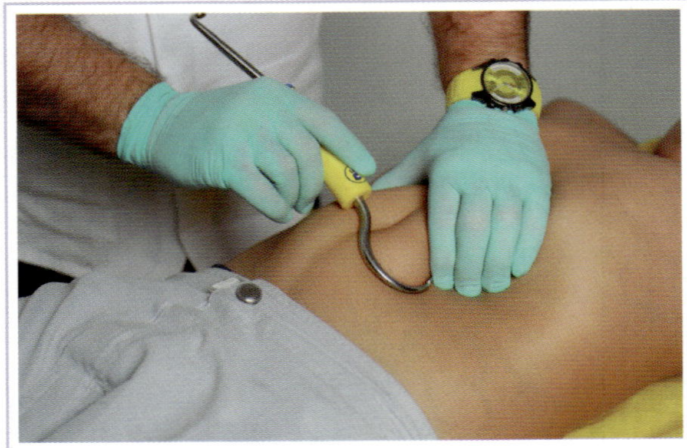

Figura 27.3 Palpação instrumental.

Raspagem

Consiste em uma fricção longitudinal sobre a zona de transição musculotendinosa, principalmente sobre os pontos de inserção muscular (Figura 27.4 a e b), utilizando a parte menor do gancho. Aplica-se, nesse caso, a metodologia de James Cyriax, realizando a *fricção tranversa*.

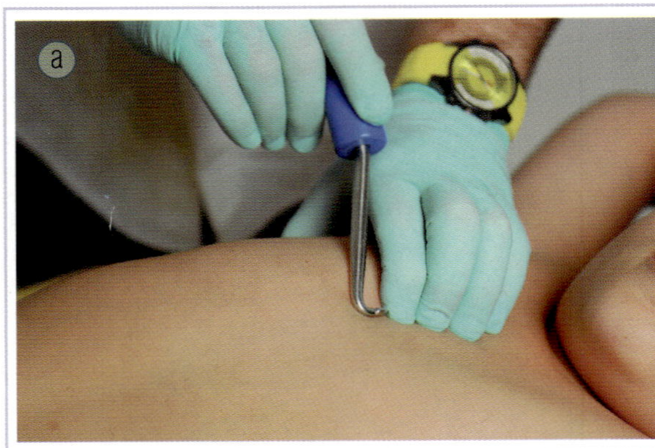

Figura 27.4 a Raspagem.

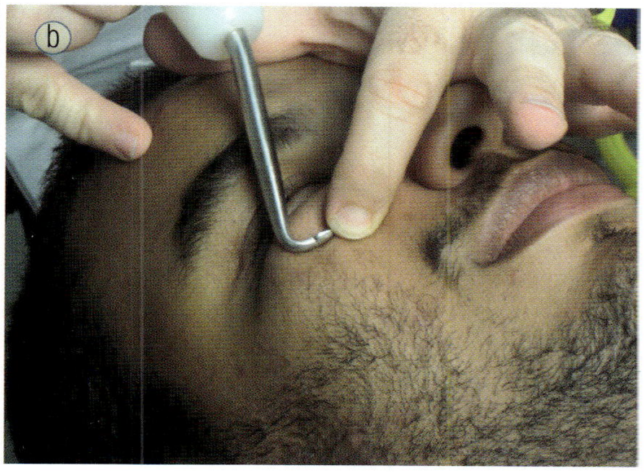

Figura 27.4 b Raspagem.

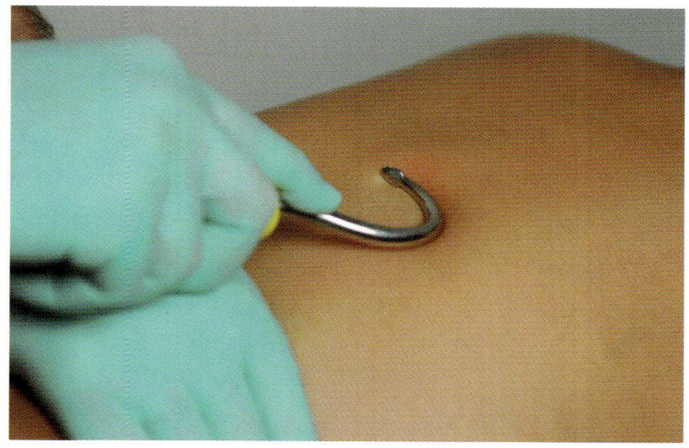

Figura 27.6 Drenagem com a curva maior do gancho.

A lise da aderência – tração

Constitui a etapa terapêutica da técnica. No final da tração manual da "onda" pelo terapeuta, realiza-se uma tração breve sobre o gancho para estirar ou até mesmo romper as aderências e reorganizar as alterações causadas pelos corpúsculos fibrosos (Figura 27.5).

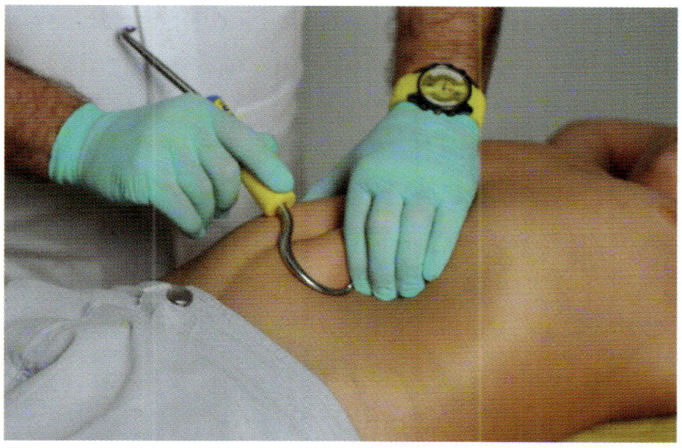

Figura 27.5 Lise da aderência – tração.

Drenagem

Consiste nos deslizamentos superficial e profundo (manobras fundamentais da massoterapia Ling) realizados com a superfície convexa do gancho maior sobre as estruturas miofasciais, a favor do retorno venoso, mudando o ângulo de inclinação de "ataque" a fim de atingir o objetivo de facilitação da circulação de retorno, produzindo um efeito relaxante pelo descongestionamento muscular (Figura 27.6).[3]

As duas etapas palpatórias são totalmente indolores, se o terapeuta souber respeitar minuciosamente o princípio metodológico não protocolar. No entanto, uma leve sensação dolorosa relacionada ao estado fibroso pode ser sentida durante a etapa das aplicações das manobras. Dependendo do paciente, o tratamento raramente provoca reações adversas, mas podem ocorrer equimoses, ligeiros edemas e aumento da temperatura local.[4]

O maior inconveniente da Crochetagem é o aspecto psicológico relacionado à imagem do gancho que, por intimidação, sugere sensação dolorosa. Segundo Colombo e Gamba,[5] a restrição elástica dos tecidos envolvidos por aderência ou por cicatriz que produz sensação dolorosa diminui consideravelmente, imediatamente após a primeira sessão, em razão da liberação histamínica.

Técnica

O princípio do tratamento baseia-se numa abordagem do tipo centrípeta, iniciada de fora para dentro dos tecidos. Na presença de dor em um local específico, o terapeuta inicia sua busca palpatória manual nas regiões afastadas (proximais e distais) do foco doloroso. Essa busca palpatória segue as cadeias musculares e fáscias lesionadas que estão relacionadas anatomicamente (mecânica, circulatória e neurologicamente) com a lesão. Esta concepção permite evitar o aumento da dor, chamado de efeito rebote, consequência de um tratamento exclusivamente sintomático.[6]

EFEITOS

Os efeitos baseiam-se, inicialmente, nas observações empíricas e clínicas de Kurt Ekman e dos seus seguidores. Os supostos efeitos podem ser divididos em ação mecânica, efeito circulatório e efeito reflexo (ou neurológico).

Ação mecânica

A Crochetagem, por sua ação penetrante, porém não perfurante, sobre o tecido conjuntivo, exerce evidente efeito mecânico nos tecidos. A técnica pode recuperar e manter a extensibilidade do tecido conjuntivo ao promover o realinhamento e a remodelação das fibras de colágeno.[7] Com isso, entende-se que ela pode resultar na recuperação e na manutenção da amplitude articular e na mobilidade capsular.[8]

Sua ação mecânica promove afrouxamento das aderências das mioaponeuroses pela ação controlada da pressão tracional das espátulas sobre a inserção muscular. A conformação da espátula atua nos planos tissulares profundos que seriam inacessíveis à manipulação ou fricção manual profunda. Semelhante à mobilização de Cyriax, a fricção profunda repetitiva produz hiperemia profunda, aumentando a perfusão tecidual e estimulando os mecanoceptores.[3]

Efeitos circulatórios

Nos locais dos contatos cutâneos nos quais se realiza o ponto de apoio de tração com a face lateral da espátula do gancho, podemos observar, durante alguns minutos, um rubor acompanhado de um edema semelhante a uma "picada de mosquito".

Essa hiperemia reativa transitória, após a intervenção do gancho, demonstra uma reação histamínica (hiperemia profunda). Em nossa prática clínica, passamos a utilizar um protetor entre o aço do gancho e a pele durante a aplicação dos deslizamentos superficiais e profundos, a fim de minimizar o atrito provocado pelo material metálico.

Num dos primeiros estudos, realizado por Thieme em 1986, foi demonstrado, por meio de termografia, que uma sessão de Crochetagem induz um aumento de temperatura na estrutura anatômica tratada.[9]

Willieme, em 1993, demonstrou, após observações feitas por meio de ultrassonografia, que uma sessão de Crochetagem do tendão de Aquiles provocou, em alguns indivíduos, uma lâmina hipoecogênica peritendínea, associada a uma discreta heterogeneidade da ecoestrutura interna do tendão. Esse fenômeno foi interpretado, por alguns radiologistas especializados em ultrassonografia muscular, como uma espécie de "limpeza" líquida no tendão. No entanto, essa opinião não foi unânime entre os especialistas.[10]

Efeitos reflexos

A extrema velocidade do relaxamento tecidual obtido e o fato de a Crochetagem ser particularmente eficaz quando praticada nos pontos reflexos de inibição, segundo as cartografias específicas de Travell[11] e Jones,[12] sugerem que uma parte dos resultados seja consequência de modificações nas vias reflexas.

Alguns efeitos reflexos prováveis têm como base o que se sabe da Neurobiologia do sistema neurológico.[13] Com isso, a rapidez dos efeitos da Crochetagem pode estar associada aos efeitos de um estiramento muscular, principalmente no nível dos *trigger points* (pontos-gatilho – Figura 27.7). Os efeitos da Crochetagem sugerem a presença de um efeito reflexo pela ação mecânica do gancho, que promove uma inibição pré-motoneurônio, que induz a menor descarga motora e consequente relaxamento muscular.[14]

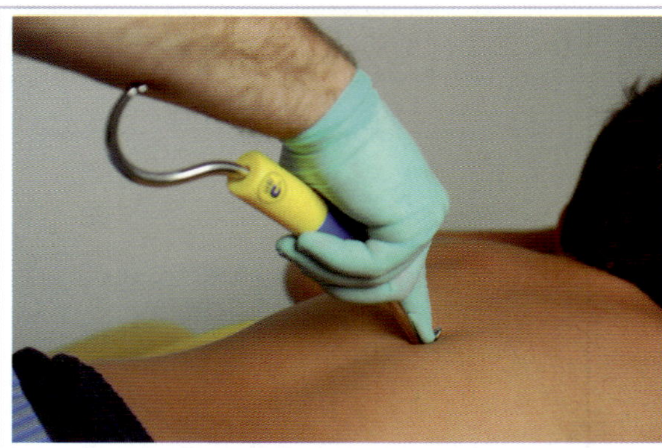

Figura 27.7 Estimulação de ponto-gatilho.

Um estudo realizado por Waterloos, em 1997, sugeriu que a Crochetagem provoque, em alguns indivíduos sadios, uma inibição do reflexo Hoffmann ou reflexo H, equivalente elétrico do reflexo miotático, que nada mais é que o componente eletrofisiológico do reflexo monossináptico, descrito em 1918,[15] durante o tratamento. Todavia, a grande disparidade das medidas experimentais não permitiu tirar conclusões baseadas numa análise estatística dos resultados.

Periodicidade do tratamento por meio da Crochetagem

A periodização do tratamento respeita diretamente o princípio da individualidade, em que se observa que não existem duas pessoas iguais, não existem dois pacientes iguais, portanto, não existem dois tratamentos iguais,[16] logo, o intervalo entre cada sessão está diretamente ligado à permanente reavaliação aproximanda ou afastanda (de acordo com o relato do paciente) da sessão subsequente, atentando também para a qualidade da pele e para o aspecto geral da natureza da cicatriz e sua localização, tempo de existência e gravidade da lesão a tratar, e a motivação pelo paciente em relação ao resultado apreciado.

As sessões são repetidas até o desaparecimento completo das aderências. A duração total de uma sessão é diretamente proporcional à extensão da cicatriz.

INDICAÇÕES

Algias (inflamatórias ou não) do aparelho locomotor

- Miosite, epicondilites, tendinites, periartrites escapuloumerais, pubalgia, lombalgia, torcicolo. Como citado anteriormente, embora não seja uma opinião unânime[10], a Crochetagem no tecido tendinoso pode provocar alterações na imagem ultrassonográfica caracterizando uma "limpeza" líquida no tendão. No entanto, essa opinião não foi unânime entre os especialistas.[10]

Nevralgias consecutivas a uma irritação mecânica dos nervos periféricos

- Nevralgias cervicobraquiais, ciatalgia, nevralgia intercostal, algia occipital de Arnold. Após a localização palpatória do nervo occipital maior, que apresenta hipersensibilidade, realizamos três séries de quatro repetições de fricções perpendiculares com a borda lateral da espátula do lado menor do gancho no sentido posterior para o anterior do crânio, sobre todo o trajeto do nervo. Obtivemos (segundo relato dos pacientes) um resultado surpreendente e duradouro de analgesia, tanto nas queixas bilaterais como nas unilaterais.

Algias pós-ajuste do aparelho ortodôntico

- A utilização da Crochetagem após o ajuste do aparelho ortodôntico promoverá um aumento significativo da vascularização por meio de rítmicas fricções longitudinais do gancho com a curva maior em cada espaço interdental, aplicando-se, de central para a lateral, três repetições por quadrante com, aproximadamente, 15 g de pressão, potencializando, assim, a ação da histamina; esse aumento da vasodilatação irá acelerar a renovação do ligamento periodontal e a remoção de toxinas causadoras de irritações dolorosas, promovendo analgesia e diminuição do tempo de permanência do aparelho ortodôntico.

Aderências cicatriciais consecutivas a uma fibrose cicatricial pós-traumática ou pós--cirúrgica (desenvolvida no Brasil objetivando a dermato-funcional)

- A ação mecânica do gancho promove afrouxamento das aderências mioaponeuróticas pela ação controlada da pressão tracional das espátulas sobre a inserção muscular. A conformação da espátula atua nos planos tissulares profundos, que seriam inacessíveis à manipulação ou à fricção manual profunda. Como citado anteriormente, a fricção profunda repetitiva produz uma hiperemia semelhante à mobilização de Cyriax, aumentando a perfusão tecidual e estimulando os mecanoceptores.[3]

CROCHETAGEM E SUA APLICAÇÃO NA DERMATO-FUNCIONAL

Formação anormal de cicatrizes

As cicatrizes são os resultados inevitáveis da lesão, intencional ou acidental, da pele, podendo apresentar-se atróficas, normotróficas ou hipertróficas, neste último caso em razão da desregulação entre a proliferação e a apoptose dos fibroblastos dérmicos.

As cicatrizes hipertróficas surgem precocemente; limitam-se às áreas de lesão, nunca ultrapassando suas bordas; são assintomáticas; e tendem à regressão com o tempo. São discrômicas e não possuem poros e pelos.

Os queloides podem surgir sem uma lesão prévia e ocorrem em indivíduos predispostos, não se resolvem espontaneamente, caracterizam-se por ultrapassarem os limites da injúria cutânea, pela manutenção do crescimento, por relatos de dor, prurido e parestesia, bem como pela tendência à recidiva após a sua retirada cirúrgica. Normalmente, são tumores duros, salientes e de cor rosa, castanha ou branca, de acordo com a idade.

Durante o período de maturação da cicatriz (primeiros seis meses), a exposição solar pode desencadear um aumento de sensibilidade dos melanócitos na fase de cicatrização. A cicatriz fica originalmente rosada ou avermelhada nas fases iniciais do reparo e, em cerca de seis meses, é considerada madura e adquire coloração próxima à da pele. Uma cicatriz normal é hipopigmentada e espessa quando madura. Geralmente, a cicatriz adquire somente 70% da força da pele original, antes da lesão.[17]

As cicatrizes, do ponto de vista geral e dinâmico, não só constituem problemas estéticos significativos como, também, de acordo com sua arquitetura, profundidade e extensão, comprometem a cinesiofuncionalidade osteomioarticular, como as viscerais-peristálticas (quando incidem na região toracoabdominal), que são de tratamento complicado. No caso apresentado na Figura 27.8, as fibras colágenas não se orientam como nas cicatrizes normais, ao longo das linhas de fenda, mas sim em espiral, projetando-se sobre a superfície cutânea.

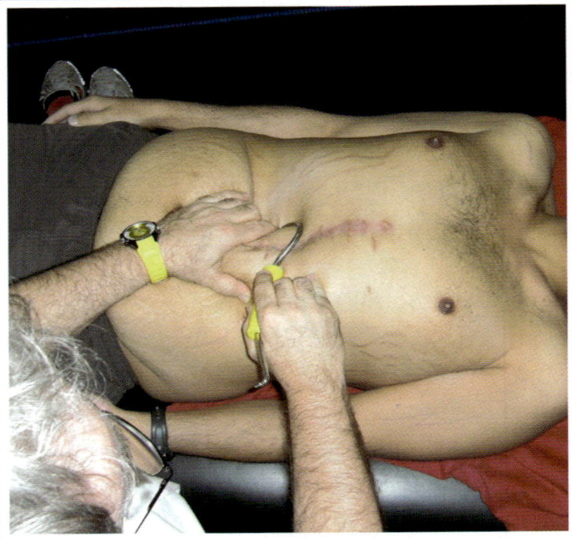

Figura 27.8 Cicatriz de alta complexidade.

Posologia da Crochetagem no tratamento da cicatriz

A avaliação das aderências cicatriciais, do ponto de vista da Crochetagem, consiste na aplicação, sobre a cicatriz, do esquema em estrela de seis ramos de Maigne (Figura 27.9).[18]

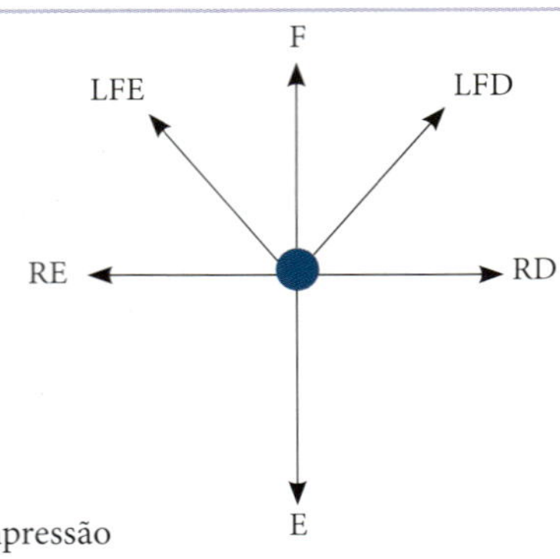

F (flexão) / E (extensão)

RE (rotação esquerda) / RD (rotação direita)

LFE (lateroflexão esquerda / LFD (lateroflexão direita)

Figura 27.9 Estrela de seis ramos de Maigne.

Segundo o esquema em estrela de Maigne, serão avaliados os seguintes parâmetros de mobilidade do tecido: parâmetro de flexão, de extensão – mobilidade longitudinal em relação à cicatriz –, de lateroflexão direita e esquerda – mobilidade perpendicular em relação à cicatriz – rotação direita e esquerda – mobilidade em tensão combinada- e, por último, o parâmetro de compressão, que avaliará o grau de maciez e de rigidez do tecido. Respeitando-se os parâmetros observados pela avaliação manual, desenvolver-se-á a Crochetagem objetivando-se a recuperação da mobilidade do tecido cicatricial.

O método de tratamento consiste em utilizar o gancho para realizar a "lise" nas áreas aderidas da cicatriz, com o objetivo de promover a liberação tecidual devolvendo a elasticidade e a plasticidade ao tecido mole acometido. A abordagem da cicatriz, segundo a Crochetagem, pode ser dividida didaticamente em três etapas, em que a primeira compreenderá quatro trajetos de aplicação e a segunda e a terceira, dois trajetos.

Na primeira etapa, realizam-se movimentos curtos de tração com aproximadamente 9 mm de distância entre cada ponto de tração, em um eixo paralelo à cicatriz por todo o seu trajeto longitudinal, da direita para a esquerda e da esquerda para a direita. Esse procedimento deve ser realizado bilateralmente, de modo que se completem quatro trajetos de aplicação, dois em cada lado da cicatriz (Figura 27.10).

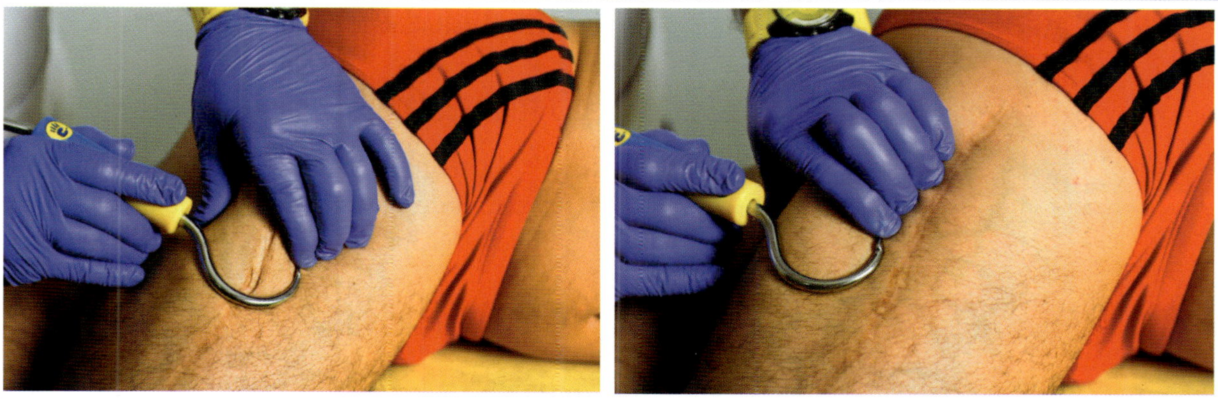

Figura 27.10 Movimento de tração perpendicular à cicatriz.

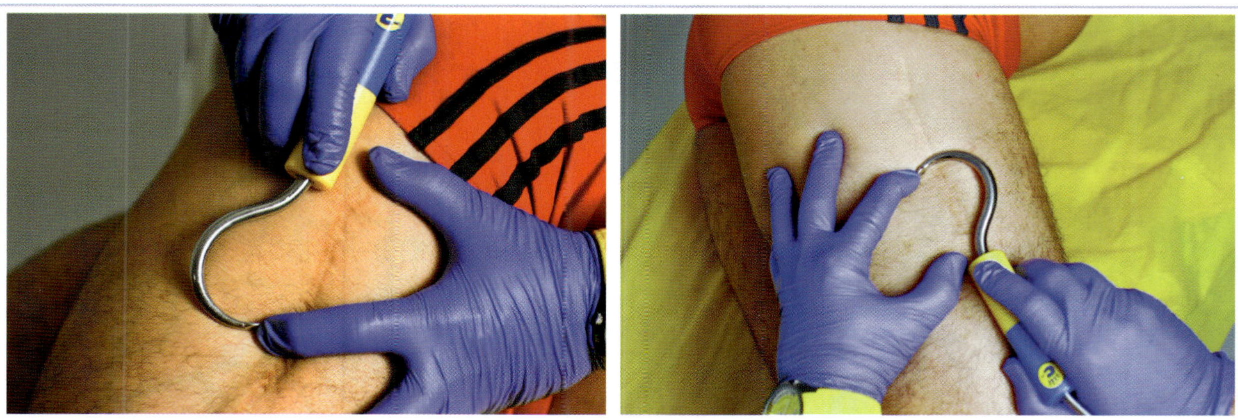

Figura 27.11 Tração longitudinal à cicatriz.

Na segunda etapa, os movimentos serão realizados em um eixo perpendicular à cicatriz, também por todo o seu trajeto longitudinal. Essas trações perpendiculares devem ser realizadas de maneira que cruzem sobre a cicatriz. Esses movimentos também serão realizados bilateralmente, de modo que sigam dois trajetos de aplicação de uma extremidade a outra da cicatriz (Figuras 27.11 e 27.12).

Na terceira etapa, os movimentos serão realizados de maneira semelhante à segunda etapa, seguindo os mesmos eixos e trajetos. A diferença será que, nesta etapa, os movimentos não cruzarão sobre a cicatriz, ou seja, os movimentos terão início imediatamente após o bordo mais externo da cicatriz. (Figuras 27.10 e 27.13)

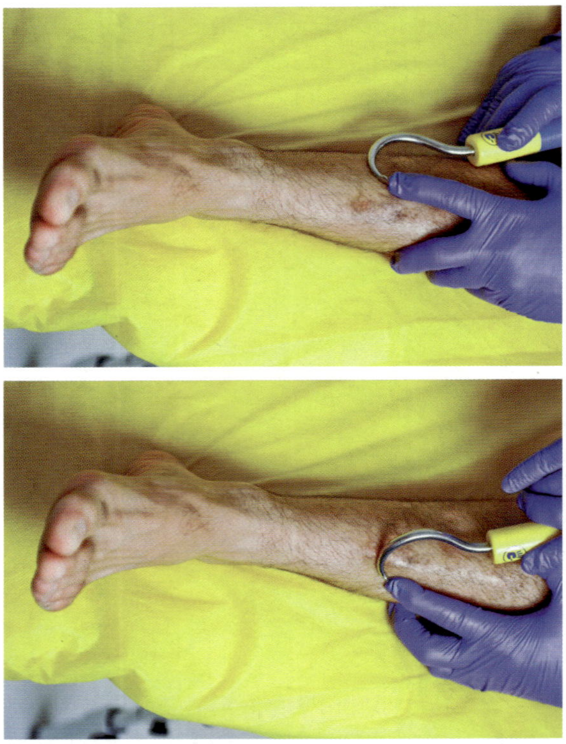

Figura 27.12 Tração longitudinal à cicatriz.

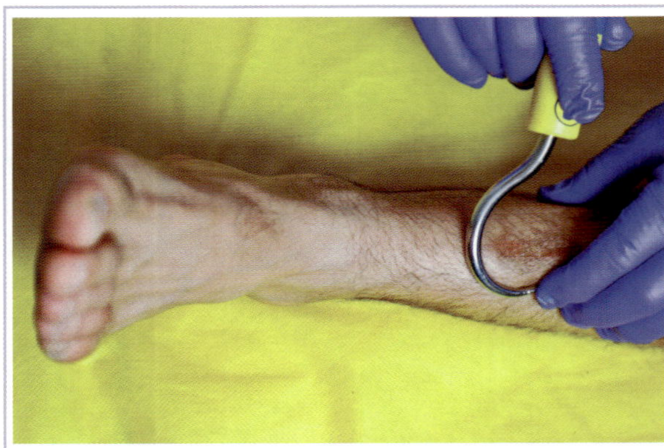

Figura 27.13 Tração perpendicular à cicatriz.

CONTRAINDICAÇÕES

O mau estado cutâneo

Na *pele diáfana* com muito pouca presença de melanina (elemento protetor natural da pele), podem-se criar com facilidade marcas indesejáveis após a aplicação.

Na *pele hipotrófica,* que acompanha comumente o avançar da idade, há uma deficiência nutricional compatível com catabolismo, isto é, degradação tissular associada à idade.

Na *pele ulcerosa* ou de *ferimentos abertos,* há incompatibilidade com o uso do gancho, em virtude da possibilidade de contaminação.

O mau estado do sistema circulatório

A fragilidade dos vasos capilares pode causar equimose, apresentando o resultado e aspecto indesejáveis pós-tratamento.

Presença de varizes

O atrito do gancho na parede do vaso comprometido pode potencializar o processo degenerativo valvular.

Presença de adenomas

O arrasto subdermal do gancho pode irritar a glândula, desregulando a produção de hormônio.

Reações hiper-histamínicas

Nos pacientes fazendo uso de determinadas medicações, tais como anticoagulantes – fluidificantes – e vasodilatadores, a facilidade alcançada pelo efeito da medicação na permeabilidade do sangue pode produzir equimose na região de tratamento. Torna-se contraindicação relativa, quando o paciente é informado com a devida antecedência e se conclui que a prioridade de tratamento é a Crochetagem.

Abordagem demasiadamente direta sobre um processo inflamatório

O processo inflamatório tem como característica a hipersensibilidade dolorosa, podendo ser potencializado com o estímulo mecânico do gancho.

Fobia

O paciente sente-se ameaçado pelo aspecto e tamanho da ferramenta, em virtude de desconhecimento do tratamento ou de ignorância técnica.

REFERÊNCIAS

1- Guissard, N. Effects prolongés d'untraitament de fibrolyse diacutanée. *Arch. Physiol. Bioch.*, v. 108, n. 1-2, p.154, 2000.

2- Amorim, P. C. *A técnica de diafibrólise percutânea no tratamento das aderências e cicatrizes.* Trabalho de Conclusão de Curso (Graduação em Fisioterapia) – Universidade Severino Sombra, Vassouras, 2005. Disponível em: <http://www.Crochetagem.com/site/downloads/paulo_caminha_amorim.pdf>. Acesso em 15 set. 2009.

3- Nascimento, M R.; Lauria, W. S.; Nascimento, V. R. *Morfometria arteriolar comparativa de tendão calcâneo de ratos normais após o uso da Crochetagem.* , p. 13. Trabalho de Conclusão de Curso (Graduação em Fisioterapia) – Universidade Estácio de Sá, Rio de Janeiro, 2007. Disponível em: <http://www.Crochetagem.com/site/downloads/rodrigo_mono_final.pdf>. Acesso em 15 set. 2009.

4- Ekman, K. Eine neue Methode der Fibrolyse zur Unterstützung der Manuellen Therapie. *Manuelle Medizin.*, n. 10, p. 3-6, 1972.

5- Colombo, I., Gamba, E. La fibrolisi diacutanea nella pratica fisistria. Indicazioni cliniche. *La reabilitazione*, n. 1, jan. 1985.

6- Kiffer, J. C. *A Diafibrólise percutânea na lombalgia provocada pelo encurtamento do músculo quadrado lombar em atletas de judô.* Trabalho de Conclusão de Curso (Graduação em Fisioterapia) – Universidade Estácio de Sá, Rio de Janeiro, 2004.

7- Paoli, S. Entrevista na Universidade Estácio de Sá (campus Rebouças), 24 de fevereiro, Rio de Janeiro, 2009.

8- Andrade, C. K., Clifford, P. *Massagem:* técnicas e resultados. Rio de Janeiro: Guanabara Koogan, 2003.

9- Thieme, V. *La technique de fibrolyse diacutanée: essais d'objectivation dans le traitement des lésions tendino-musculaires du membre inférieur.* Mémoire en Kinésithérapie, Bruxelles: ULB, 1985-1986.

10- Willieme, M. C. *Essais d'objectivation des effets de la fibrolyse diacutanée sur l'appareil musculo-tendineux*. Mémoire de licence en Kinésithérapie. Bruxelles: ULB, 1992-1993.

11- TRAVELL, J.; SIMONS, D. *Myofascial pain and dysfunction: the trigger point manual*. Lippincott Williams & Wilkins, v. 2, 1983.

12- JONES, L. H. *Strain and counterstrain*. Newark, Ohio: American Academy of Osteopathy, 1981

13- DOMENICO, G.; WOOD, E. C. *Técnicas de massagem de Beard*. 4. ed. São Paulo: Manole, 1998.

14- GUISSARD, N.; DUCHATEAU, J.; HAINAUT, K. Mechanisms of decreased motoneurone excitation during passive muscle stretching. Laboratory of Biology, Université Libre de Bruxelles. *Exp. Brain. Resp.*, v. 137, n. 2, p. 163-9, mar. 2001.

15- DISHMAN, J. D.; CUNNINGHAM, B. M.; BURKE, J. *Comparison of tibial nerve H-reflex excitability after cervical and lumbar spine manipulation. J. Manip. Physiol. Ther.*, v. 25, n. 5, p. 318-25, 2002.

16- MEZIÈRES, F. *Revolution em gymnastique orthopedique – causes et traitment des deviations vertébrales et algies d'origine musculaire*. Paris: Polycopiéss, 1965, p. 19.

17- GUIRRO, E. C. O.; GUIRRO, R. *Fisioterapia dermato-funcional – fundamentos, recursos, patologias*. Barueri: Manole, 2004.

18- MAIGNE, R. *Medicina ortopédica, manipulações vertebrais: princípio, indicações, contraindicações e técnicas*. Rio de Janeiro: Revinter, 1996.

Índice

A

B

C

D

E

F

G

H

I

J

K

L

M

N

O

P

Q

R

S

T

U

V

X

Z

Sobre o Livro
Formato: 21 x 28 cm
Mancha: 16,5 x 24 cm
Tipologia: Minion Pro, Swiss 721 Cn BT
Papel: Couché 115 g
Número de páginas: 680
2ª edição: 2010

Equipe de Realização

Edição de texto
Nathalia Ferrarezi (Assistente-editorial)
Fernanda Duarte Ribeiro (Preparação e copidesque)
Ok Linguística (Revisão)

Editoração eletrônica
Márcio Maia (Projeto gráfico, diagramação, tratamento de imagem e capa)
Fabiana Tamashiro (Diagramação)
Ricardo Howards; Márcio Maia; Natalia Tallavasso; Lucas Romano; Ivan Nilton Conceição; Vinícius Cintra; Jonatas dos Santos Jacob (Ilustração)
Renata Tavares (Capa)

Impressão
Gráfica Imprensa da Fé